Thimme ■ Deimel ■ Hölter

Bewegung und psychische Gesundheit von Kindern und Jugendlichen

Till Thimme ■ Hubertus Deimel
Gerd Hölter

Bewegung und psychische Gesundheit von Kindern und Jugendlichen

Grundlagen – Störungsbilder – Therapie

Mit Fotografien von Lucas Heinz und Till Thimme

Schattauer

Dr. Till Thimme
Agrippinenstraße 5
53115 Bonn
Till.Thimme@lvr.de

Dr. Hubertus Deimel
Lindauer Str. 41
50935 Köln
hubertus.deimel@tele2.de

Prof. Gerd Hölter
Bergkreuzweg 7
53332 Brenig/Bornheim
gerd.hoelter@aol.de

Die digitalen Zusatzmaterialien haben wir zum Download auf www.klett-cotta.de bereitgestellt. Geben Sie im Suchfeld auf unserer Homepage den folgenden Such-Code ein: **OM40014**

Bibliografische Information der Deutschen Nationalbibliothek
Die Deutsche Nationalbibliothek verzeichnet diese Publikation in der Deutschen Nationalbibliografie; detaillierte bibliografische Daten sind im Internet über http://dnb.d-nb.de abrufbar.

Besonderer Hinweis
Die Medizin unterliegt einem fortwährenden Entwicklungsprozess, sodass alle Angaben, insbesondere zu diagnostischen und therapeutischen Verfahren, immer nur dem Wissensstand zum Zeitpunkt der Drucklegung des Buches entsprechen können. Hinsichtlich der angegebenen Empfehlungen zur Therapie und der Auswahl sowie Dosierung von Medikamenten wurde die größtmögliche Sorgfalt beachtet. Gleichwohl werden die Benutzer aufgefordert, die Beipackzettel und Fachinformationen der Hersteller zur Kontrolle heranzuziehen und im Zweifelsfall einen Spezialisten zu konsultieren. Fragliche Unstimmigkeiten sollten bitte im allgemeinen Interesse dem Verlag mitgeteilt werden. Der Benutzer selbst bleibt verantwortlich für jede diagnostische oder therapeutische Applikation, Medikation und Dosierung.
In diesem Buch sind eingetragene Warenzeichen (geschützte Warennamen) nicht besonders kenntlich gemacht. Es kann also aus dem Fehlen eines entsprechenden Hinweises nicht geschlossen werden, dass es sich um einen freien Warennamen handelt.

Schattauer
www.schattauer.de

Printed in Germany
Cover: Bettina Herrmann, Stuttgart
unter Verwendung eines Fotos von © Lucas Heinz
Gesetzt von Kösel Media GmbH, Krugzell
Gedruckt und gebunden von Friedrich Pustet GmbH & Co. KG, Regensburg
Lektorat: Volker Drüke
Projektmanagement: Dr. Nadja Urbani
ISBN 978-3-608-40014-4

Auch als E-Book erhältlich

Widmung
Frau Professorin Dr. Judith Sinzig

An dieser Stelle sollte das *gemeinsame* Geleitwort von Frau Prof. Dr. Judith Sinzig und ihrem Vater, dem renommierten Kinder- und Jugendpsychiater Prof. Dr. Martin Schmidt, stehen. Kurz vor Fertigstellung des Buches verstarb Frau Prof. Sinzig jedoch überraschend plötzlich nach langer Krankheit.

Als Chefärztin der kinder- und jugendpsychiatrischen Abteilung der LVR-Klinik Bonn vertrat Frau Prof. Sinzig ein modernes Versorgungs- und Behandlungskonzept: individuumszentriert, entwicklungsorientiert und störungsspezifisch in der Ausrichtung – multimodal und interdisziplinär in der Arbeitsweise. Zwei Aspekte, um die es auch in diesem Buch geht, hat sie in ihrer Arbeit immer wieder zum Ausdruck gebracht und betont: Die Wertschätzung für die Eigenständigkeit und Vollwertigkeit der unterschiedlichen therapeutischen Ansätze und die Wichtigkeit einer engen Zusammenarbeit der verschiedenen Professionen. Die Fachtherapien Bewegungstherapie, Ergotherapie und Heilpädagogik verstand sie dabei nicht nur als *ergänzende* und *komplementäre* Maßnahmen, sondern als zentrale Säulen der Behandlung neben der Psychotherapie und der Pharmakotherapie. In diesem Sinne hat sie sich u.a. für eine entsprechende räumlich-apparative Ausstattung und die Einstellung von qualifiziertem Fachpersonal eingesetzt und innovative Praxiskonzepte und wissenschaftliches Arbeiten in diesen Bereichen gefördert. Dieses Lehrbuch ist unmittelbar mit ihr verbunden und wäre ohne sie nicht in dieser Form entstanden. Viele der Fallbeispiele und »examples of best practice« stammen aus dem klinischen Alltag ihrer Abteilung.

In ihrem beruflichen Gestalten und Wirken hat Frau Prof. Sinzig unzähligen psychisch erkrankten Kindern und Jugendlichen geholfen und sich mit großer Leidenschaft und unermüdlichem Engagement für deren Wohl eingesetzt. Ihre besondere Strahlkraft, ihr Mut, ihr Vertrauen und ihre Zuversicht waren dabei nicht nur für die jungen Patienten und ihre Familien inspirierend, sondern auch für viele Kolleginnen und Kollegen.

In großer Dankbarkeit für die Jahre gemeinsamer Zusammenarbeit, Diskussion und Förderung widmen wir ihr dieses Buch.

Geleitwort

Die meisten Therapieprogramme der Kliniken, Ambulanzen oder Praxen zur Behandlung psychisch kranker Kinder und Jugendlicher umfassen heute neben Psychotherapie und Pharmakotherapie auch körperbezogene Behandlungen. Bewegungstherapien nehmen darunter den breitesten Raum ein. Derartige Interventionen treffen die Lebenswelt junger Menschen und können an zentrale Bedürfnisse und wichtige Ressourcen junger Menschen anknüpfen. Auffallend ist demgegenüber die nicht selten anzutreffende Unsicherheit bezüglich der Wirkung nicht primär an die Sprache gebundener Therapien. Die Bewegungstherapie teilt diese Unterschätzung mit anderen Vorgehensweisen aus ihrem beruflichen Umfeld. Das mag auch daran liegen, dass ihre Effekte weniger gut und seltener sichtbar gemacht werden können und wurden als die der gängigen Psychotherapieverfahren. Studien zur Wirksamkeit der Bewegungstherapien sind methodisch aufwändig. Über die dabei zu berücksichtigenden Parameter und Belege bestehen unterschiedliche Vorstellungen. Der Weg bis zu derzeit akzeptierten Evidenzbeurteilungen erscheint mitunter noch lang.

Die Autoren dieses Buches umgehen diese Schwierigkeiten ihrer Profession nicht, auch nicht die Anleihen, die sie bei Nachbarwissenschaften gemacht hat. Ihre Kernkompetenz sehen sie in der Beurteilung und Beeinflussung der Motorik, die nicht ohne Selbst- und Fremdwahrnehmung möglich ist. Wesentliche der erwarteten Wirkungen der Bewegungstherapien hängen nämlich von der Schulung der Wahrnehmung eigener Bewegungsabläufe durch den Patienten ab: Wie wirkt diese Wahrnehmung auf sein Befinden, auf sein Verhalten und auf die Art seiner Kommunikation? Die Professionalität der BewegungstherapeutIn zeigt sich darin, dass er/sie nicht PsychotherapeutIn sein will, sondern die Wahrnehmung der eigener Bewegung und ihrer Begleiterscheinungen beim Patienten optimal fördert; denn sie begünstigt erhoffte Veränderungen in Persönlichkeitsbereichen jenseits der Motorik. Natürlich hängen Art und Ausmaß dieser Bewegungswahrnehmung vom Entwicklungsstand des jeweiligen Patienten ab. Diesen auf verschiedenen Ebenen korrekt zu beurteilen und dabei psychopathologische Phänomene von anderen differenzieren zu können ist die Basis bewegungstherapeutischer Diagnostik. Darauf aufbauend kann der Therapeut/die Therapeutin aus dem störungsspezifischen Erfahrungswissen schöpfen, das in seiner Profession bislang gesammelt wurde und in diesem Buch ausgebreitet wird. In diesem Sinn verstehen die Autoren ihr Buch mit Recht als Lehrbuch. Diese Nutzung verdient es auch wegen seiner Fokussierung auf Wahrnehmung und Entwicklung in körperlichen und psychischen Dimensionen, ohne die Bewegungstherapie zum Training verkäme und so selbst auf breite Teile ihres Potenzials verzichtete. Mit dieser Intention hat Judith Sinzig, die dieses Geleitwort nicht mehr mitschreiben kann, die Bewegungstherapie an der von ihr geführten Klinik gefördert.

Martin Schmidt

Vorwort

Ein Buch zu schreiben lässt sich mit einer Reise mit ungewissem Ausgang vergleichen. Man kann die Hauptstationen der Reise zwar planen, sich in der Ausrüstung angemessen vorbereiten und mit Sorgfalt die Reisegefährten auswählen, aber es bleiben Unwägbarkeiten: Sind bei näherer Auseinandersetzung die geplanten Wege noch begehbar? Wann kann man von der Reiseroute abweichen, und bewähren sich die Reisegefährten auch in Momenten des Zweifels und der Uneinigkeit? Wir haben uns zu dritt auf eine fast dreijährige Autorenreise begeben und sind dabei tatsächlich auch den genannten Unwägbarkeiten begegnet.

Ausgangspunkt für unser gemeinsames Projekt war zunächst die Feststellung, dass die Bewegungstherapie in der Behandlung psychisch erkrankter Kinder und Jugendlicher mittlerweile in zahlreichen Fachaufsätzen beschrieben wird, ein geschlossenes Kompendium zu dieser Thematik in Deutschland jedoch fehlt. Die Zeit schien uns reif, die bisherigen Erkenntnisse aus Praxis und Forschung zusammenzutragen und die vielseitigen und wirksamen Anwendungsmöglichkeiten für diese Zielgruppe aufzuzeigen. Unser Plan war ein Lehrbuch, das wissenschaftlichen Kriterien genügt und gleichzeitig jene Menschen anspricht, die sich eine Hilfe bei ihrer praktischen Arbeit oder bei der Vorbereitung für ihren Beruf erhoffen. In Anlehnung an andere Werke mit ähnlichen Themen waren die Hauptstationen des Weges schnell ausgemacht: Auf Basis einer theoretischen Orientierung sollte die Bewegungstherapie als Verfahren dargestellt und mit ihren eigenständigen Merkmalen und Besonderheiten beschrieben werden. Als Herzstück des Buchs schwebte uns ein Kapitel vor, in dem spezifische Zielsetzungen, methodische Besonderheiten und relevante Forschungsfragen für die wichtigsten psychiatrischen Erkrankungen herausgearbeitet werden. Gezielte Handreichungen und Hilfen boten sich für einen erfolgreichen Wissenstransfer in die Praxis an. Unsere gemeinsame Ausrüstung bestand aus einer mit der Bewegungs- und Sportwissenschaft verbundenen Grundausbildung, der Weiterbildung in anerkannten psychotherapeutischen Verfahren, hinreichender Expertise bei der Abfassung von wissenschaftlichen Texten sowie breit gestreute Praxiserfahrungen im Bereich von Schule und Jugendhilfe, stationärer und ambulanter Therapie sowie von Prävention und Nachsorge. Die Auswahl der Gefährten beruhte auf langjähriger Freundschaft und Kollegialität sowie einem gemeinsamen professionellen Interesse.

Uns wurde dennoch im Laufe des gemeinsamen Arbeitsprozesses klar, dass es aufgrund des Altersunterschieds, der unterschiedlichen wissenschaftlichen und praktischen Erfahrungen oder der Zugehörigkeit zu verschiedenen therapeutischen Traditionen Differenzen gab. Obwohl dieses Buch eine Gemeinschaftsarbeit ist, haben wir nicht versucht, unterschiedliche Auffassungen zu vereinheitlichen oder unseren individuellen Denk- und Schreibstil mehr als notwendig zu glätten. Dabei waren manchmal nicht ganz einfache Schritte der Konsensfindung und die Bereitschaft zu Kompromissen notwendig.

Ein wichtiger Diskussionspunkt nach etwa einem Jahr war u. a. die Auswahl des Buchtitels, der gleichzeitig einen Paradigmenwechsel signalisiert. Soll es um die Behandlung von Störungen im Sinne der klassischen Psychopathologie und gängiger Klassifikationssysteme gehen, oder empfiehlt sich eher eine Orientierung an aktuelleren Modellen von Krankheit und Gesundheit? Nach intensiver Beschäftigung mit der Salutogenese, der Ressourcenorientierung und der Resilienz haben wir uns schließlich für das Letztere entschieden, auch in Überstimmung mit der internationalen Terminologie in diesem Bereich *(mental health)*. Diese Perspektive schließt eine störungsspezifische Ausrichtung allerdings nicht aus – im Kontext der medizinischen Versorgung orientiert sich die Bewegungstherapie an internationalen Klassifikationssystemen und nationalen Behandlungsleitlinien. Dies haben wir an vielen Stellen des Buches, z. B. bei den klinischen Informationen zu den Störungsbildern, den zahlreichen Fallbeispielen aus dem stationären Setting oder den praktischen Empfehlungen, berücksichtigt.

Ein weiterer Anlass für Absprachen und Kompromisse war die Breite der theoretischen und praktischen Bezüge. Die Bewegungs- und Sportwissenschaft hat sich seit ihrer Existenz in Wellenbewegungen mal mehr und mal weniger an verschiedene »Mutterdisziplinen« wie die Medizin, die Psychologie oder die Pädagogik angelehnt und wurde teilweise als eine ihrer Unterkategorien interpretiert. Wir vertreten hier die Auffassung, dass die Bewegungs- und Sportwissenschaft mit dem elementaren Phänomen *Bewegung* und seinen vielfältigen Ausdrucksformen ihren eigenen Gegenstand hat. Konsequenterweise kann die Bewegungstherapie auch deshalb als eigenständiges therapeutisches Verfahren verstanden werden. Darüber hinaus haben wir auch intensiv um die »richtige« Auswahl von praktischen Zugängen aus dem breiten Spektrum bewegungstherapeutischer Inhalte gerungen. Welche gehören zum Kern dieses Verfahrens und welche sind eher randständig? Welche haben eine lange Tradition und welche sind eher neu? Welche werden spezifisch eingesetzt und welche werden polyvalent genutzt? Ein Diskurs um notwendige und mögliche Etappen, um Haupt- und Nebenwege und um die Bedeutung einzelner Abschnitte benötigt Zeit. Wir danken an dieser Stelle dem Lektorat von Schattauer für den gewährten Spielraum, unsere »Reise« an verschiedenen Weggabelungen etwas auszudehnen und hierdurch lohnenswerte Perspektiven mit einbeziehen zu können.

Weniger ein Reibungspunkt, aber ein grundlegendes Dilemma war der Umgang mit der Sprache, und dies in zweifacher Hinsicht. Zunächst im Hinblick auf die Adressaten. Dieses Lehrbuch richtet sich an Studierende der Bewegungs- und Sportwissenschaften, aber auch an Fachpersonen mit bewegungsorientierten Grundberufen, die ihr therapeutisches Hintergrundwissen vertiefen und ihr Handwerkszeug erweitern möchten. Darüber hinaus sprechen wir auch Berufsgruppen an, die an wichtigen interdisziplinären Versorgungsschnittstellen arbeiten: Ärzte, Psychologen, Psychotherapeuten, Pädagogen oder Entscheider im Gesundheitswesen. Angesichts dieser breiten Leserschaft haben wir uns um eine Sprache bemüht, die sowohl dem Anspruch der Wissenschaftlichkeit als auch der

Verständlichkeit gerecht wird, und hoffen, dass uns dieser Spagat gelungen ist. Im Sinne einer besseren Lesbarkeit haben wir in diesem Zusammenhang die Genderfrage so gelöst, dass wir unsystematisch mal von dem Patienten oder der Patientin bzw. der Therapeutin oder dem Therapeuten sprechen.

Mit dem zweiten »Sprachproblem« verbindet sich eine Entwicklung, die unseres Erachtens eine enorme Auswirkung auf die Rezeption und Bedeutung eines in Deutschland konzipierten Verfahrens hat. Die deutsche Sprache spielt als Wissenschaftssprache eine immer geringere Rolle. Dies ist uns besonders bei der Bearbeitung der Forschungslage zu den Störungsbildern aufgefallen. Viele Meta-Analysen und systematische Reviews schließen explizit andere als englischsprachige Publikationen aus, und leider spiegelt sich diese Entwicklung in vielen deutschsprachigen Lehrbüchern und Leitlinien wider. Dabei hat die einseitige wissenschaftliche Orientierung an der externen Evidenz und einem naturwissenschaftlichen Paradigma enorme Auswirkungen auf die Wahrnehmung und Rezeption von Konzepten, die ursprünglich im deutschsprachigen Raum entstanden sind. Dies trifft auch auf die u.a. in der Tradition der Leibeserziehung und Psychomotorischen Übungsbehandlung entstandene Bewegungstherapie in hohem Maße zu. Sie fristet in den Leitlinien und Lehrbüchern für Kinder- und Jugendpsychiatrie ein Schattendasein, obwohl sie als klinische Behandlungsmaßname fest etabliert ist und meist standardmäßig verordnet wird. Diese Diskrepanz war ein bedeutendes Motiv für unseren Versuch, in diesem Lehrbuch ein Verfahren theoretisch und praktisch zu begründen, das wir für bedeutsam und zukunftsfähig halten. Denn die Bewegungstherapie fördert nicht nur die Gesundheit und lindert Krankheitssymptome – sie ist dabei auch noch nebenwirkungsfrei, verursacht geringe Kosten und ist leicht in den Alltag integrierbar. T. Fydrich, der Vorsitzende des Wissenschaftlichen Beirats für Psychotherapie, hat uns in dieser Hinsicht mit seiner Aufforderung, »theoretische und praktisch begründete ›grenzüberschreitende‹ Weiterentwicklungen nicht nur zu erlauben, sondern gezielt zu fördern« (Fydrich 2019, S. 15), darin bestärkt, dies am Beispiel der Bewegungstherapie für die psychische Gesundheit von Kindern und Jugendlichen in Angriff zu nehmen. Wir verbinden hiermit die Hoffnung, dass die Bewegungstherapie nicht länger als »ergänzende Maßnahme« oder »unterstützender Ansatz« wahrgenommen wird, sondern als eigenständiges und vollwertiges therapeutisches Verfahren.

Wir freuen uns, Ihnen nach unserer dreijährigen Autorenreise mit dem vorliegenden Buch einen ersten umfassenden Entwurf zu dieser spannenden Thematik präsentieren zu können, und wünschen eine anregende und lehrreiche Lektüre.

Till Thimme, Hubertus Deimel und Gerd Hölter

Danksagung

Komplexe Fachbücher entstehen nicht im »luftleeren Raum«, sondern auch im Austausch mit Fachkollegen und Fachkolleginnen. In dieser Hinsicht danken wir besonders W. Beudels, I. Bräuninger, R. Hammer, H. Michels, M. Welsche und M. Schulz. Ein besonderer Dank gebührt dem Psychologen und geschätzten Kollegen Herrn A. Quiske von der LVR-Klinik Bonn für seinen fachfremden Blick und die vielen bereichernden Anregungen. Ein großer Dank gebührt Frau N. Urbani von Schattauer für die wertvolle Hilfe in der Planung und Realisierung des Projekts und Herrn V. Drüke für sein hervorragendes Lektorat und seine wertvolle Hilfe bei der Durchsicht und Korrektur der Manuskripte. Frau N. Greßler danken wir für die schnelle und geduldige Hilfe in der Bearbeitung der Entwürfe.

Einstimmung

In der Einstimmung werden zunächst uns wichtig erscheinende fachliche Aspekte, die mit zum Entstehen dieses Lehrbuchs geführt haben, in einen größeren gesundheitspolitischen und wissenschaftlichen Zusammenhang gestellt. Des Weiteren werden wir – ausgehend von einer Definition der Bewegungstherapie aus der Zeit ihrer umfassenderen Etablierung im Gesundheitssystem vor über 50 Jahren – die inhaltlichen Schwerpunkte des Lehrbuchs erläutern. Hierzu gehört auch eine eigene Definition am Ende des ersten Kapitels.

Seit über 40 Jahren haben sich Praxis, Ausbildung und wissenschaftliche Erkenntnisse zur Prävention und Versorgung von Menschen mit psychischen Erkrankungen durch das »Heilmittel« Bewegung kontinuierlich weiterentwickelt. Diese Entwicklung hat dazu geführt, dass Personen mit unterschiedlichem professionellen Hintergrund in diesem Teilbereich der klinischen und außerklinischen Versorgung beschäftigt werden. Allerdings ist eine intensive fachwissenschaftliche Auseinandersetzung einer Bewegungstherapie, die über funktionelle Aspekte hinausgeht, in der Sportwissenschaft kaum und in der Medizin nur in Ansätzen festzustellen. Indikatoren für diese Einschätzung sind u. a. eine geringe Berücksichtigung dieser Thematik in den einschlägigen Lehrbüchern und Fachzeitschriften sowie in den meisten Leitlinien zu psychischen Erkrankungen und uneinheitliche Einstellungsstandards für qualifiziertes Fachpersonal in den klinischen Einrichtungen.

Daher ist es am Ende des zweiten Jahrzehnts dieses Jahrhunderts mehr denn je notwendig, die Bedeutung und Tragweite eines bewegungsorientierten präventiven und therapeutischen Vorgehens bei psychischen Erkrankungen deutlich zu machen. Wir wählen hier als Benennung – in Anlehnung an die international gebräuchliche Terminologie – zunächst als neutralen Leitbegriff *Bewegungsaktivitäten* (physical activity), werden uns aber in einem eigenen Kapitel ausführlicher mit der Vielfalt körper- und bewegungsorientierter Verfahren auseinandersetzen und hierzu eine eigene inhaltliche Position formulieren.

In der folgenden Argumentation orientieren wir uns in den Grundzügen an mehreren neueren englischsprachigen Publikationen sowie an einer aktuellen deutschsprachigen psychiatriekritischen Position (Ekkekakis & Cook 2013; Faulkner & Duncan 2017; Weinmann 2019).

Erstens: In allen westlichen Industrieländern ist eine erhebliche Zunahme von psychischen Erkrankungen zu beobachten. Demnach leiden in der EU mehr als 38 % der Bevölkerung unter psychischen Erkrankungen. Dieser erhebliche Anteil bezieht sich auf psychische Erkrankungen im engeren Sinne, also affektive Störungen, Angststörungen, Persönlichkeitsstörungen und Psychosen, wie auch auf damit zusammenhängende Komorbiditäten (Jacobi et al. 2014). Für das Jahr 2030 wird prognostiziert, dass unipolare Depressionen, Suchtmittelerkrankungen sowie Demenz zu den zehn Erkrankungen gehören werden, die weltweit den *DALY-Index* (Disability Adjusted Life Years) sowie die *Global Burden of disease* (GBD) am meisten bestimmen werden (The Lancet 2017). Die umfangreichen Gesundheitsreports der Krankenkassen in Deutschland (DAK 2015; Knieps & Pfaff 2015) bestätigen diese Entwicklung. Der Anstieg von psychischen Erkrankungen und Störungen lässt sich bei Erwachsenen sowie bei Kindern und Jugendlichen gleichermaßen beobachten (Barkmann & Schulte-Markwort 2012). Davon werden von den diagnostizierten psychischen Erkrankungen nur maximal die Hälfte behandelt (VDR 2002, 2006; Wittchen & Jacobi 2001). Es wird bei diesen Prognosen weniger thematisiert, dass die Zuschreibung von Störungen mit Krankheitswert und der Zugang zu Behandlungen u. a. entscheidend von den herrschenden gesellschaftlichen Normvorstellungen sowie von einer Sensibilität und Aufmerksamkeit für psychische Auffälligkeiten abhängen. Zusätzlich sind hierfür eine sach- und adressatengerechte Diagnostik, der soziale Status, die regionalen Gegebenheiten und die Zugehörigkeit zu bestimmten ethnischen Gruppen von Bedeutung. Bezogen auf Kinder und Jugendliche, bekommen die begrenzten Zugangsmöglichkeiten zu Behandlungen eine zusätzliche Brisanz, da ca. 50 % der psychischen Erkrankungen im Kindes- und Jugendalter beginnen, aber nicht erkannt und behandelt werden, wobei von einer großen Dunkelziffer auszugehen ist. In den neueren Kinder- und Jugendstudien in Deutschland wird von einer Prävalenzrate von ca. 20 % von behandlungsbedürftigen Kindern und Jugendlichen mit psychischen Störungen ausgegangen (u. a. Shell-Studie von Albert et al. 2019). Dieser Prozentanteil hat sich in den letzten Jahrzehnten allerdings kaum verändert (vgl. Harnack 1958).

In diesem Zusammenhang wird wiederholt auf die Fragwürdigkeit der zugrunde liegenden Zuschreibungen hingewiesen. »Abweichungen«, »Störungen« oder »Auffälligkeiten« liegen Normen zugrunde, die »weder vom statistischen noch vom klinischen Standpunkt her eine allgemeine Definition von Normalität oder geistiger Gesundheit [erlauben] (…). (…) Übereinstimmung gibt es nur über Extreme, nicht über Bereiche des Übergangs oder des Umschlagpunkts« (Redlich 1967, zit. nach Bittner et al. 1971, S. 15 f.). Aktuell hat Weinmann (2019) diese Problematik mit dem provozierenden Untertitel seines Buchs »Täuschung und Selbsttäuschung eines Fachgebiets« für die Psychiatrie genauer bearbeitet. Dabei hat er neben den vorschnellen und zweifelhaften Zuschreibungen von psychischen Erkrankungen den Biologismus bei den Ursachenerklärungen und auch die Datenmanipulation zu der Anwendung von Psychopharmaka, geleitet von Profitinteressen, präzise unter die Lupe genommen. Ähnlich wie andere Autoren mündet seine Kritik in einem Plädoyer für eine stärkere Beachtung von psychosozialen Determinanten und einer Betreuung auf der Ebene der Gemeinde (vgl. Krisor 2005). Das hier vorliegende Lehrbuch folgt zwar in weiten Teilen dem psychiatrischen »Mainstream«, allerdings ist die psychosoziale Komponente ein unverzichtbarer Bestandteil bewegungs-, spiel- und sportorientierter Interventionsformen, und dies machen wir an unterschiedlichen Stellen deutlich.

Die gesellschaftlichen Kosten, die mit psychischen Erkrankungen verbunden sind, spiegeln sich zum einen in den direkten Behandlungskosten wider, zum anderen aber auch in den erheblichen indirekten Kosten, bei Erwachsenen u. a. durch den hohen Anteil von Arbeitsausfallzeiten und Frühberentungen. Für Kinder und Jugendliche bestehen diese indirekten Kosten aus der Notwendigkeit zu besonderen »exklusiven« pädagogischen Betreuungsangeboten in Förderschulen oder in ambulanten Therapien sowie aus längerfristigen Kosten, wie bei Abbrüchen in Bildungsgängen. Insgesamt sind diese Kosten in den letzten zehn Jahren fast um ein Drittel gestiegen, verbunden mit erheblichen Konsequenzen für die Versicherungs- und Versorgungssysteme. Diese Tatsache führt zu einem zweiten Argument bzw. – präziser – zu einer Grundsatzfrage.

Zweitens: Müsste nicht auf der Basis dieser Fakten ein »Paradigmenwechsel«, also eine grundsätzlichere Veränderung und kritische Überprüfung der bisherigen gesellschaftlichen Reaktion im Umgang mit der Behandlung von psychischen Erkrankungen in Erwägung gezogen werden?

Zur Beantwortung dieser Frage beschränken wir uns hier auf Adressaten mit psychischen Störungen im Kindes- und Jugendalter und auf eine kritische Betrachtung der bisher üblichen Behandlungsverfahren, wie Psychotherapie und Pharmakotherapie. Im klinischen Rahmen wird diese Standardbehandlung meistens durch eine Reihe fachtherapeutischer Verfahren erweitert, etwa die Ergo-, Musik-, Kunst- und Bewegungstherapie. Hinzu kommt die Unterstützung durch den Sozialdienst und in die Klinik integrierte Bildungsangebote.

In Bezug auf die Wirksamkeit von Psychotherapie und Pharmakotherapie sind in den letzten Jahren die kritischen Stimmen zu der spezifischen Wirksamkeit dieser beiden Interventionsformen lauter geworden. Bei einer genauen Untersuchung von Interventionsstudien zur *Psychotherapie* zeigte sich, dass der Varianzanteil von Techniken spezifischer psychotherapeutischer Schulen mit ca. 15 % im Vergleich zu Placebos (15 %), zu außertherapeutischen (40 %) und allgemeinen Faktoren (30 %) überschaubar bleibt (Miller et al. 2000; Hubble 2001; Wampold 2001, 2015; Strauß 2019). Das bedeutet, dass die in vielen Untersuchungen nachgewiesenen Veränderungen sich nur eingeschränkt auf spezifische psychotherapeutische Techniken zurückführen lassen. Es ist zu vermuten, dass sie im Wesentlichen von Faktoren abhängen, die häufig nicht bekannt und nicht evaluiert wurden. Der Zweifel an der Wirksamkeit von Interventionen innerhalb der Psychotherapie, die sich ausschließlich an einer psychotherapeutischen Richtung orientieren, hat so u. a. bei Grawe zu dem Konzept einer Allgemeinen Psychotherapie geführt, in dem allgemeinere Aspekte wie Ressourcenaktivierung, Problemaktualisierung und -bewältigung sowie therapeutische Klärung als wirksame Vorgehensweisen identifiziert werden (Grawe 1995, 2004). Bezogen auf die Wirkfaktoren der Bewegungstherapie ist zu vermuten, dass hier ebenfalls über die funktionellen Wirkungen hinaus allgemeine Faktoren wie Erwartungen, therapeutische Beziehungsgestaltung, Empfehlung von Aktivitäten etc. von großer Bedeutung sind. Hierfür gibt es u. a. sehr gute empirische Hinweise (Koemeda-Lutz et al. 2006). Das könnte vielleicht auch der Grund dafür sein, dass sich in einer Reihe von hochrangigen Evaluationsstudien zur Behandlung von mittelschweren Depressionen die Erfolge von psychotherapeutischen, pharmakologischen und exercise-orientierten Interventionen nicht signifikant voneinander unterscheiden (Faulkner & Duncan 2017; Schuch et al. 2018).

In Bezug auf die Wirkung der *Pharmakotherapie* ist ebenfalls Skepsis angebracht. Sie bezieht sich u. a. auf eine interessengeleitete inflationäre Verbreitung von Medikamenten, aber auch auf eine Reihe von z. T. unbekannten Nebenwirkungen. So erhalten beispielsweise zwischen 5 % und 7 % der Kinder und Jugendlichen mit *Aufmerksamkeitsdefizit- und Hyperaktivitätsstörungen* (ADHS) Psychopharmaka. Der Anstieg der Prävalenzraten von psychischen Erkrankungen mag z. T. einer größeren gesellschaftlichen Sensibilisierung und einer verbesserten Diagnostik geschuldet sein. Der Nutzen bezieht sich dabei vor allem auf die Pharmaindustrie. So haben sich die Produktionsmenge und Gewinne auf diesem Industriezweig für ein einziges Medikament wie das Ritalin im Zeitraum von 2000 bis 2015 mehr als verzehnfacht. Das in den USA nachgewiesene Suchtpotenzial von opiathaltigen Schmerzmitteln hat erst kürzlich verstärkt die Aufmerksamkeit auf die Nebenwirkungen zahlreicher Medikamente gelenkt. So warnte schon 2004 die amerikanische *Food and Drug Administration* (FDA) wegen eines fast doppelt so hohen Suizidrisikos ausdrücklich vor einer Anwendung von Serotonin-Wiederaufnahmehemmern (*SSRI*; Antidepressiva) bei Kindern und Jugendlichen (vgl. Becker & Correll 2020).

Fasst man die bisher genannten Behandlungsstrategien im Umgang mit psychischen Erkrankungen zusammen, dann liegt es auf dem Hintergrund steigender Prävalenzraten und gesellschaftlicher Kosten sowie der insgesamt begrenzten Reichweite der bisherigen Interventionen nahe, nach solchen Alternativen zu suchen, die

- möglichst nebenwirkungsfrei sind,
- großen gesellschaftlichen Gruppen gemeindenah zugänglich sind,
- geringe Kosten verursachen,
- sich auf bio-psycho-sozialen Aspekte einer Erkrankung beziehen lassen und
- gleichermaßen in Prävention, Behandlung und Nachsorge anwendbar sind.

Bei diesen Kriterien stellt die Bewegungstherapie neben der Pharmako- und Psychotherapie ein zunehmend bedeutendes therapeutisches Verfahren dar. In der fast 40 Jahre alten Definition des Berufs- und Interessenverbandes für Gesundheitssport und Sporttherapie (DVGS) wurde sie damals als eine *»ärztlich indizierte und verordnete Bewegung«* verstanden, *»die vom Fachtherapeuten geplant und dosiert, gemeinsam mit dem Arzt kontrolliert und mit dem Patienten alleine oder in der Gruppe durchgeführt wird«* (Schüle & Huber 2012, S. 30).

Die Adressaten der so definierten Bewegungstherapie waren anfänglich vor allem Patienten mit funktionellen Einschränkungen, wie Herz-Kreislauf-Erkrankungen, orthopädische Erkrankungen und später dann Atemwegs- und Krebserkrankungen. Allmählich erfuhren dann auch psychische und psychosozial bedingte Erkrankungen wie Depression und Sucht eine verstärkte Beachtung. Mittlerweile hat sich das Feld der Bewegungstherapie mit zahlreichen Facetten in der Spanne zwischen Physis und Psyche so ausdifferenziert, dass eine neue Definition für das diesem Lehrbuch zugrunde liegende erweiterte Therapieverständnis notwendig scheint. Unsere Definition am Ende dieses ersten Kapitels ist das Ergebnis von mehreren theoretischen und praktischen Teilschritten, die aus unserer Sicht für die Begründung eines eigenständigenVerfahrens notwendig sind.

Den Weg auf der Suche nach einer für das Thema dieses Lehrbuchs passenden Definition gehen wir im *ersten Kapitel* über mehrere Zwischenschritte. Zunächst über eine Zusammenfassung der historischen Entwicklung dieses Fachgebiets und dann über eine Darstellung des Bewegungsphänomens aus der Sicht unterschiedlicher Fachperspektiven. Im folgenden Teilkapitel verdichten wir die allgemeineren theoretischen Überlegungen auf vier Rahmentheorien, die einen direkten Einfluss auf das hier entwickelte Konzept haben. Wenn therapeutische Interventionsformen im bestehenden System der Gesundheitsversorgung anerkannt werden, bewegen sie sich nicht in einem (ver-)ordnungsfreien Raum, sondern unterliegen dem Nachweis ihrer Wirksamkeit. Daher erläutern wir den national und international üblichen Rahmen der Einordnung von Erkrankungen und setzen uns mit Überlegungen zur Evidenz und Wirksamkeit auseinander. Als Synopse der bisherigen Überlegungen stellen wir am Ende dieses Kapitels eine eigene Definition unseres Verständnisses der Bewegungstherapie vor. Hieran schließen wir einen Überblick zu den bisher eigenständigen diagnostischen Verfahren an. Das erste Kapitel schließt mit Informationen zur aktuellen Verankerung der Bewegungstherapie im klinischen Setting und der Erläuterung von Wegen der Professionalisierung in diesem Arbeitsfeld.

Im *zweiten Kapitel* werden die Merkmale und Besonderheiten der Klientel detailliert erörtert. Wir bringen dies in Verbindung zu spezifischen Zielsetzungen und einer exemplarischen Darstellung von bewegungs- und sportbezogenen Inhalten. Am Schluss dieses Kapitels werden fünf unterschiedliche Settings näher beschrieben.

Das *dritte Kapitel* ist das umfangreichste dieses Buches. Hier werden acht psychiatrische Störungsbilder bei Kindern und Jugendlichen nach einheitlichen Gliederungspunkten beschrieben und in einen direkten Bezug zu fachspezifischen Zielen und methodischen Vorgehensweisen gesetzt. Dabei werden zur Veranschaulichung Fallbeispiele in die Darstellung integriert. Am Abschluss jedes Teilkapitels wird der bisherige Forschungsstand erläutert, und die bisherigen Erkenntnisse werden kompakt zusammengefasst.

Das *vierte Kapitel* ist aus den langjährigen klinischen und außerklinischen Erfahrungen im praktischen Umgang mit Kindern und Jugendlichen bei besonderen Auffälligkeiten und in besonderen Problemlagen entstanden. Es zielt darauf ab, solchen Leserinnen und Lesern Hilfen und Materialien an die Hand zu geben, die an einer direkten praktischen Anwendung interessiert sind.

Arbeitsblätter und Vorlagen zum Download unterstützen den erfolgreichen Wissenstransfer in den eigenen Arbeitskontext.

Geben Sie im Suchfeld auf www.klett-cotta.de den folgenden Such-Code ein: **OM40014**

Inhalt

1 Grundlagen und theoretische Orientierungen

Das Wissen, dass psychischen Erkrankungen auch mit einer Beeinflussung des körperlichen Zustandes und der Anwendung von bewegungsorientierten Maßnahmen begegnet werden kann, ist alt und lässt sich weltweit in unterschiedlichen Heilkulturen beobachten. Auf die ältere Geschichte und einen interkulturellen Vergleich können wir hier nicht eingehen. Wir beschränken uns im ersten Teilkapitel auf den Zeitraum vom Beginn des 20. Jahrhunderts bis heute sowie auf die Entwicklung und den Stellenwert von Bewegung, Spiel und Sport in der Behandlung von psychisch erkrankten Kindern und Jugendlichen. Da sich in diesem Teilbereich der Gesundheitsversorgung eine immer größere Vielfalt, aber auch eine Unübersichtlichkeit in den Konzepten und theoretischen Orientierungen entwickelt hat, die letztlich einer breiteren Anerkennung im medizinischen Versorgungssystem entgegensteht, streben wir in diesem Lehrbuch eine größere Eindeutigkeit an. Wir beziehen uns vorwiegend auf die Bewegungs- und Sportwissenschaft, wie sie sich nach dem Zweiten Weltkrieg in Deutschland entwickelt hat. Dies ist zwar auch eine »fragile« Eindeutigkeit, da diese Disziplin wiederum eine Querschnittswissenschaft ist, aber ihr zentraler gemeinsamer Gegenstand ist die menschliche Bewegung.

Als Vorbereitung für eine Darstellung verschiedener Rahmentheorien, die für die therapeutische Anwendung von Bedeutung sind, gehen wir zunächst näher dem Bewegungsphänomen als grundlegendem Element der menschlichen Entwicklung, des Erlebens und des Verhaltens nach. Dies geschieht aus unterschiedlichen Perspektiven, die natur- und geisteswissenschaftliche, psychologische, pädagogische und soziologische Fragen berühren. Nach einer präzisen Darstellung ausgewählter Bezugstheorien, die neben der Beschreibung und Klassifikation von Erkrankungen auch die Bewegungstherapie als Interventionsform erwähnen, gehen wir in den folgenden Teilkapiteln näher auf das wissenschaftliche Umfeld ein, in dem sich dieses therapeutische Verfahren nicht nur in Deutschland bewegt. Das erste Kapitel endet mit einer Synopse der bisherigen Überlegungen und einer Definition der Bewegungstherapie als einem *eigenständigen Verfahren* im Spektrum der Interventionen bei psychisch auffälligen Kindern und Jugendlichen. Ergänzend werden hierzu fachspezifische Aspekte der Diagnostik und Formen der Professionalisierung dieser Therapieform in Deutschland dargestellt.

1.1 Geschichte der Bewegungstherapie bei psychisch erkrankten Kindern und Jugendlichen

Eigenständige kinder- und jugendpsychiatrische Überlegungen entstehen in Deutschland ab dem Ende des 19. Jahrhunderts. Dies hängt u.a. mit der Anerkennung von Kindheit und Jugend als eigenständigem Lebensabschnitt zusammen. Das erste deutschsprachige Lehrbuch zu »Psychischen Störungen des Kindesalters« von Emminghaus, in dem Bewegung und vor allem hydrotherapeutischen Maßnahmen erwähnt werden, erschien 1887 (Emminghaus & Gerhardt 1887). Aber schon einige Jahre zuvor finden sich vereinzelt Fachbeiträge, die u.a. das »Turnen in Idiotenanstalten« (Rall 1880) thematisieren. 1904 verfasste Heller (1904) sein Lehrwerk »Grundriss der Heilpädagogik«, das sich aus kinderpsychologischer und heilpädagogischer Perspektive mit denselben Adressaten beschäftigt. Bei Heller sind dies v.a. Kinder und Jugendliche mit angeborenen oder erworbenen Sinnesbehinderungen, mit Störungen der motorischen, sprachlichen, kognitiven oder emotionalen Entwicklung sowie Schwererziehbare und Dissoziale, wohingegen Emminghaus schwerpunktmäßig auf die sog. Kinderpsychosen eingeht.

Die institutionelle Betreuung dieser insgesamt sehr heterogenen Klientel fand bis Mitte des letzten Jahrhunderts größtenteils in allgemeinpsychiatrischen Anstalten statt, z.B. in der Psychiatrischen Universitätsklinik Burghölzli in Zürich, in der Westfälischen Klinik für Jugendpsychiatrie in Gütersloh, in Sondereinrichtungen für Sinnesbehinderte oder auch in besonderen Erziehungsheimen, wie in dem von August Aichhorn geleiteten Heim in Oberhollabrunn bei Wien.

Die disziplinäre Zuständigkeit im Hinblick auf die Diagnostik, die Behandlungsmethoden und die Unterbringung für diesen Bereich bewegte sich zwischen Pädiatrie, Kinder- und Jugendpsychiatrie und Heilpädagogik, z.T. verbunden mit »Dominanzansprüchen« der unterschiedlichen Disziplinen. So nannte Czerny 1919 seine Vorlesungen zur Kinder- und Jugendpsychiatrie in Straßburg »Der Arzt als Erzieher des Kindes«, und er verstand die Heilpädagogik als eine Art »angewandte Kinderpsychiatrie« (Neuhäuser 1990, S. 122). Der Züricher Psychologe und Heilpädagoge Hanselmann wies hingegen 1958 im Nachwort seines erstmalig 1930 erschienenen Standardwerks »Einführung in die Heilpädagogik« mit aller Bestimmtheit *»jene Hybris zurück«*, die *»auf psychiatrischer Seite hie und da zum Ausdruck kommt und in welcher der Heilpädagoge nur als eine Art Unterassistent oder als besserer Wärter betrachtet wird, der nichts Anderes tun solle, als ärztliche Befehle auszuführen«* (ebd., S. 544).

Blickt man auf die Entstehungszeit der Kinder- und Jugendpsychiatrie zurück, dann zeigt sich, dass sich damals schon Fragen und Probleme andeuteten, die bis heute noch aktuell erscheinen, wie z.B. die Frage nach den Adressaten sowie die nach der disziplinären Zuständigkeit und den Institutionen, die eine Behandlung oder Förderung vornehmen sollen.

Die disziplinären Zuständigkeiten und – damit verbunden – die Institutionen, in denen eine Behandlung oder Förderung stattfindet, sind bis heute nicht eindeutig geregelt. Dies hängt neben der Intensität und Qualität der Diagnostik auch mit den regional verschiedenen Behandlungs- und Fördermöglichkeiten zusammen. Zusätzlich bestehen Unklarheiten, welche bewegungsorientierten Teildisziplinen, oder die Ergo- und Physiotherapie, für welche sensomotorischen Auffälligkeiten im Kindesalter zuständig sind. Bei der Fülle von spiel,- sport-, körper- und bewegungsorientierten Inhalten und Verfahren, die seit dem Bestehen einer eigenständigen Kinder- und Jugendpsychiatrie für diesen Bereich genannt werden, bietet sich zur Klarstellung eine Systematik an, die mit kleinen Varianten von unterschiedlichen Autoren vorgeschlagen wird (Löwnau 1957; Braun 1990; Hölter 2011a). Es handelt sich um Ziele und Verfahren, die sich im Schwerpunkt auf die folgenden drei Aspekte beziehen:

1. eine Veränderung bzw. Verbesserung der Funktionalität von Motorik und Wahrnehmung, vornehmlich durch Übung und Training,
2. eine Veränderung bzw. Verbesserung von Motorik und Wahrnehmung, verbunden mit dem Anspruch einer Förderung kognitiver, emotionaler und sozialer Kompetenzen und
3. eine psychotherapeutische Behandlung, bei der Bewegung, Spiel und Sport als ein kindgemäßes therapeutisches Medium angesehen wird, in dem sich zentrale Konfliktlagen offenbaren können.

Zu 1: Die ersten Vorschläge zu körper- und bewegungsorientierten Maßnahmen in der Kinder- und Jugendpsychiatrie waren ausschließlich funktionell ausgerichtet. Sie folgten vorwiegend dem Ziel, den Patienten »ruhig zu stellen« und seine Bewegungsfähigkeit einzuschränken. Emminghaus greift diese Vorschläge auf, allerdings legte er großen Wert darauf, dass seine Behandlungen ohne Zwang durchgeführt werden. Er empfahl u. a. kalte Abwaschungen, feuchte Einpackungen und warme Vollbäder bei einzelnen kinderpsychiatrischen Störungsbildern, etwa bei der Melancholie oder der Hypochondrie. Außerdem erwähnte er häufig das *elektrotherapeutische Verfahren der Galvanisation* (Gleichstromtherapie) sowie Massagen, Diäten und gesunde Ernährung.

Diese Empfehlungen finden sich auch in späteren Publikationen (Asperger 1968; Hamburger 1939). Dabei betrachtet z. B. Asperger die hydrotherapeutischen Mittel sehr differenziert: So empfiehlt er warme Bäder zur Beruhigung, rät jedoch von Kaltwasserkuren wegen der erregenden Wirkung ab. Bewegung im Sinne von Sport und Muskelarbeit wird in den kinderpsychiatrischen Lehrbüchern zunächst nur als präventive Maßnahme zur Verhütung von psychiatrischen Krankheiten erwähnt. So schlägt Emminghaus zur Prophylaxe der kindlichen Hypochondrie u. a. »*Turnen, Schwimmen, Spaziergänge, (und) gehörige Muskelübung*« vor (Emminghaus & Gerhardt 1887, S. 198). Bei Hanselmann, Asperger und Lutz (Hanselmann 1958; Lutz 1961; Asperger 1968) wird dann die Nützlichkeit des Turnens und vor allem der Rhythmik bei der Behandlung psychisch kranker Kinder herausgestellt. So konstatiert Asperger, dass in der Behandlung der Neuropathen die »*körperliche Betätigung*« eine große Rolle spiele, da »*wesentlich für die Neuropathen (…) der leere Bewegungsluxus*« sei. Weiter meint er dazu: »*Gelingt es nun, anstelle dieser gestörten Motorik (…) gelöste Bewe-*

gung zu setzen, so hat man (…) nicht nur die Motorik, sondern die ganze Persönlichkeit auf eine höhere Stufe der Integration gehoben (…). Eine wesentliche Hilfe ist dabei (…) Rhythmus und Melodie« (Asperger 1968, S. 74). Allerdings gehen diese Ausführungen schon über eine funktionelle Betrachtung der Bewegung hinaus. Sie bilden vielmehr die Grundlage für die Entwicklung weiterer, weitaus weniger funktionell orientierter bewegungstherapeutischer Methoden, wie sie unter den Stichworten Psychomotorik und Psychotherapie beschrieben werden.

Zu den aktuellen mehr funktionsorientierten Konzepten müssen u. a. die Sensorische Integrationsbehandlung nach Jean Ayres gezählt werden sowie weitere Wahrnehmungstrainings- und Förderprogramme bei Teilleistungsschwächen bzw. umschriebenen Entwicklungsstörungen. Zudem lassen sich auch einige Entspannungsverfahren zu den eher funktionell ausgerichteten Methoden zählen. Darüber hinaus wurde in den letzten Jahren das Neurofeedback vor allem in der Behandlung von Kindern mit Aufmerksamkeitsdefizit- und Hyperaktivitätsstörungen beschrieben (Lindermüller et al. 2014).

Zu 2: Die zweite Facette der Bewegungstherapie in der Kinder- und Jugendpsychiatrie mit dem Anspruch über die Motorik hinaus zu wirken, wurde ab Mitte der 1950er-Jahre durch den Diplom-Sportlehrer und späteren Professor für Sportwissenschaft an der Universität Frankfurt, E. J. Kiphard, zunächst unter dem Namen »Psychomotorische Übungsbehandlung« entwickelt. In Zusammenarbeit mit der Westfälischen Klinik für Kinder- und Jugendpsychiatrie und den klinisch-heilpädagogisch orientierten Psychologen Schilling und Eggert wurde dieser Ansatz später in Analogie zur Logopädie als Mototherapie und Motopädagogik bzw. unter dem Sammelbegriff »Psychomotorik« bekannt. Heute noch berufen sich mehr als zwei Drittel der in der Kinder- und Jugendpsychiatrie tätigen Bewegungstherapeutinnen und -therapeuten auf die »Psychomotorik« als dem ihrer Arbeit zugrunde liegenden Konzept (Welsche et al. 2009).

Dabei ist die Psychomotorik im Kiphard'schen Sinne deutlich vom Psychomotorik-Begriff in der psychiatrischen und kognitionspsychologischen Grundlagenforschung zu trennen. Kiphards praxeologischer Ansatz mit unterschiedlichen theoretischen Begründungsmustern – von der Bewegungslehre und Sensomotorik über die Leibeserziehung bis zur Sonderpädagogik – findet trotz einer breiten internationalen Anerkennung keine direkte Entsprechung in englisch- oder französischsprachigen Publikationen. Hier wird der Begriff »Psychomotorik« fast ausschließlich entweder empirisch bewegungsanalytisch und neurologisch oder in der Tradition von Piaget und Ajuriaguerra, d. h. kognitionspsychologisch und psychiatrisch, ausgelegt bzw. – vor allem in Frankreich – auch als tiefenpsychologisch-psychotherapeutisches Verfahren verstanden (Basquin et al. 1988).

Der Kinderpsychiater Göllnitz entwickelte fast zeitgleich, ab 1950, in Rostock eine ähnliche Methode der Bewegungsförderung, die er »rhythmisch-psychomotorische Therapie« nannte (Göllnitz & Schulz-Wulf 1976, S. 400 ff.). Er bezog diese Intervention ursprünglich auf Kinder mit frühkindlichem Hirnschaden, weitete das Konzept jedoch später aus, da er feststellte, dass es bei Kindern mit unterschiedlichen psychischen Störungen sinnvoll einzusetzen war. Zudem verfolgte er zunächst eine sehr straffe, rein auf die Verbesserung der Motorik ausgerichtete funktionelle Übungstherapie, erkannte aber später, dass dies »viel zu sehr von einem gewollten therapeutischen Effekt aus entwickelt« war (ebd., S. 120) und die Kinder hierbei eine zu geringe Motivation und wenig Freude hatten. Daher strebte er später eine über die Funktionalität hinausgehende, »die ganze Persönlichkeit fesselnde, beeinflussende und fördernde, über den motorischen Rückstand und umschriebenen Defekt gezielt ansetzende heilpädagogische Therapie« an (ebd.).

Kiphard und seine Kollegen aus dem Bereich der stationären Kinder- und Jugendpsychiatrie waren sehr an einer wissenschaftlichen Fundierung des Ansatzes interessiert. Neben Forschungsprojekten zur Förderung von Kindern mit hirnorganischen Defiziten sowie zur Diagnostik fanden ab 1968 regelmäßig internationale Motorik-Symposien statt (Eggert & Kiphard 1972). So war Kiphards Ansatz dann auch bald in den kinderpsychiatrischen Lehrbüchern zu finden und wurde international rezipiert. Allerdings hat dieses Konzept in der Kinder- und Jugendpsychiatrie 20 Jahre später einen erheblichen Bedeutungsverlust erfahren. So bemerkt Steinhausen:

> *In der Gegenwart hat die Ausstrahlung der Mototherapie (…) – nicht ganz unabhängig von fehlenden gestalterischen Ansätzen und Persönlichkeiten – deutlich nachgelassen. Auch sind der Entwicklung von Behandlungsansätzen Bemühungen zur Evaluation der Effekte nicht gleichermaßen gefolgt. Diese sind aber in Zeiten evidenzbasierter Medizin unablässig (…).« (Steinhausen 2010, S. 454)*

Diese Kritik ist insofern berechtigt, da sich nicht nur die Psychomotorik Kiphard'scher Prägung, sondern die Bewegungstherapie mit Kindern allgemein in verschiedene Richtungen ausdifferenziert hat. Die »gestalterischen Ansätze« haben sich zwar vervielfacht, die Bewegungstherapie als therapeutisches Verfahren wurde dadurch aber diffuser und schwieriger evaluierbar. Der Anteil von Themen zu Fragen der Kinder- und Jugendpsychiatrie im engeren Sinne ist in der deutschen Psychomotorik auf unter 10 % gesunken und damit auch der Anteil an klinischen Evaluationen (Fischer & Behrens 2012). Im Umfeld der akademischen Sportwissenschaft finden sich zwar mehrere umfangreiche Publikationen zur Bewegungstherapie in der Kinder- und Jugendpsychiatrie (Hölter 2011a; Deimel & Thimme 2016), aber insgesamt hat dieses Thema bisher in der deutschen Sportwissenschaft eine eher marginale Bedeutung.

Zu 3: Eine dritte Facette der Bewegungstherapie mit Kindern und Jugendlichen orientiert sich mehr an psychotherapeutischen Theorien. Sie nutzt Bewegungsaktivitäten, u. a. in der Psychomotorik, im Spiel oder im Tanz, als attraktives Medium für Interventionen in einem mehr kindertherapeutischen Sinne. Dabei verlagert sich der Akzent von funktionellen oder erlebnisorientierten Aspekten zum symbolischen Ausdruck von Konflikten, die sich in Bewegungs- und Spielaktivitäten »leibhaftig« offenbaren können. Das macht für Bewegungstherapeuten zusätzlich psychotherapeutische Kenntnisse erforderlich, die sowohl in den berufsspezifischen Fort- und Weiterbildungen vermittelt werden als auch das zentrale Anliegen von erheblich aufwendigeren bewegungspsychotherapeutischen Zusatzqualifikationen sind, etwa der Tanztherapie oder der Konzentrativen Bewegungstherapie. Über solche Zusatz- und Doppelqualifikationen verfügen mittlerweile eine Reihe von Fachpersonen, die im Bereich der Kinder- und Jugendpsychiatrie tätig sind (Welsche et al. 2007).

Resümiert man die über hundertjährige Geschichte der Bewegungstherapie in der Kinder- und Jugendpsychiatrie, so lässt sich eine Entwicklung von der Förderung körperlicher Funktionen durch angeleitete Übungen über die stärkere Berücksichtigung des Erlebnischarakters von Bewegung, Spiel und Sport bis hin zur psychotherapeutischen Interpretation des Bewegungsgeschehens beobachten.

1.2 Bewegung als elementares Phänomen von Entwicklung, Erleben und Verhalten

Die menschliche Bewegung ist ein komplexes Phänomen, dem man sich von vielen Perspektiven her annähern kann. Für dieses Lehrbuch beschränken wir uns auf die Betrachtung von solchen Sichtweisen, die beitragen können, eine eigenständige Bewegungstherapie für psychische Störungen im Kindes- und Jugendalter zu begründen. Dies sind in der Mehrzahl Perspektiven, die sich einem erklärenden Wissenschaftsmodell verpflichtet sehen und die bei dem augenblicklichen Erkenntnisstand in der Kinder- und Jugendpsychiatrie dort anschlussfähig sind.

Als erste Perspektive beschreiben wir einige ausgewählte evolutionsbiologische und entwicklungsphysiologische Aspekte, die auch die Basis für das Bewegungshandeln in einem therapeutischen Kontext bilden. Wir deuten hier solche Verbindungen nur kurz an und werden sie an anderer Stelle wieder aufgreifen.

Als zweite Perspektive werden mit der Entwicklungspsychologie und -pathologie solche Prozesse beispielhaft beschrieben, die Bewegung im Zusammenhang mit der Aneignung von kognitivem und emotional-sozialem Verhalten thematisieren und auffällige Entwicklungsprozesse analysieren.

Die dritte Perspektive beschäftigt sich mit der Beschreibung und Analyse des Bewegungsphänomens selbst – zum einen als Gegenstand einer allgemeinen *Bewegungswissenschaft* (movement sciences), zum anderen als Gegenstand der kognitiven Psychologie.

Im Mittelpunkt der vierten Perspektive steht die Frage nach der Bedeutung von Bewegung, Spiel und Sport in pädagogischen und therapeutischen Kontexten.

In einer fünften Perspektive wird auf Ergebnisse von neueren Studien zur Kindheit und Jugend in Deutschland eingegangen, in denen die Bedeutung von Bewegung, Spiel und Sport für das Erleben und Verhalten von Kindern und Jugendlichen beschrieben wird.

Wir beenden dieses Kapitel mit einem Fazit, in dem noch einmal zusammenfassend die Besonderheit und Eigenständigkeit des Bewegungsphänomens verdeutlicht wird.

1.2.1 Evolutionsbiologie und Entwicklungsphysiologie

Evolutionsbiologie

Die besonderen sozialen, sprachlichen und kulturellen Leistungen des Menschen beruhen auf stammesgeschichtlichen Entwicklungen, die sich über einen Zeitraum von ungefähr 3,3 Millionen Jahre erstrecken. Die Evolutionsbiologie erforscht diese Entwicklungen, und in Bezug auf die Motorik lassen sich hier mehrere Teilphänomene beobachten.

Bedingt durch sich verändernde Umweltbedingungen verfügt der Mensch schon sehr früh über die Fähigkeit zum aufrechten Gang. Dadurch werden die Hände fast vollständig von der Fortbewegungsfunktion freigestellt und ermöglichen zum einen den Werkzeuggebrauch. Zum anderen bilden sie sich zu einem wichtigen Wahrnehmungs- und Spürorgan aus und sind mit ihrer Fähigkeit zur Gestik eine wesentliche Grundlage der Kommunikation. Im Bereich des Kehlkopfes verändern sich zudem die Schleimhäute und bereiten so seine Umgestaltung zum Gebrauch der Sprache vor.

Der aufrechte Gang, eine differenzierte Handhabung der Hände als Werkzeug, Spür- und Zeigeorgan sowie die Fähigkeit zur Sprache sind konstitutive Merkmale des Menschen. Weitere evolutionsbiologische Bezüge zur Bewegungstherapie verweisen auf den Unterschied zwischen willkürlichen und unwillkürlichen (autonomen) Bewegungen. »Autonom« sind neben der propriozeptiven, vestibulären und taktilen Wahrnehmung alle Grundbewegungen der Extremitäten, z. B. das Mitschwingen der Arme beim Gehen, die Atembewegungen, die Steuerung der Ausscheidungsfunktionen, aber auch gelernte und dann automatisierte Bewegungen, wie sie z. B. bei vielen »gekonnten« sportlichen Bewegungen eine Rolle spielen. Neurologisch werden die autonomen Bewegungen durch das Stammhirn und das verlängerte Rückenmark gesteuert und sind eng mit Emotionen verbunden. Daher mag vielleicht auch die Aussage rühren, dass der Körper »nicht lüge«. Allerdings sind gute Schauspieler in der Lage, ihren körperlichen Ausdruck und ihre Emotionen so zu manipulieren, dass autonome Reaktionen geschickt überlagert werden können. Dies gelingt Kindern und Jugendlichen manchmal auch.

Willkürliche Bewegungen, wie das Erlernen schwieriger motorischer Abläufe, die Sprachproduktion sowie der differenzierte Einsatz von Mimik und Gestik, werden von der Hirnrinde und dort von spezifischen Hirnarealen gesteuert. Willkürbewegungen und autonome Bewegungen sind nicht voneinander getrennt zu denken. Sie hängen miteinander zusammen, denn »autonome Bewegungen können nicht willentlich intendiert, aber von Willkürbewegungen überformt und so in deren Dienst gestellt werden« (Duncker 2005, S. 180). Ein Beispiel für die willkürliche Übung eigentlich autonom ablaufender Vorgänge sind die zahlreichen bewegungstherapeutischen Techniken zur Steuerung der Atmung oder

der Beeinflussung von Tonus, Haltung und Rhythmus, die sich in fast allen bewegungstherapeutischen Verfahren in unterschiedlichen Varianten wiederfinden. Besonders konsequent orientiert sich der ergotherapeutisch-psychomotorische Ansatz der Sensorischen Integration an der Vorstellung, dass aufgrund der evolutionsbiologisch geprägten neurologischen Organisation eine wichtige Beeinflussung kindlicher Auffälligkeiten von der Lernbehinderung bis zur Verhaltensstörung gelingen könnte. Dies ist allerdings empirisch bisher kaum belegbar (Leyendecker 2005).

Der Schwerpunkt bewegungstherapeutischer Interventionen bei psychischen Erkrankungen liegt zwar nicht auf einer Behandlung funktioneller Störungen, aber dennoch sind »autonome« Bewegungsäußerungen wie Atmung, Tonus, Raumorientierung und Gleichgewichtsregulierung bedeutsam. Sie zeigen sich z. B. in der Praxis oder in der Diagnostik: Welche Standfestigkeit erfordert ein gezielter Wurf mit dem Ball? Welche Regulation des Gleichgewichts hilft mir beim Ringen und Raufen? Was bedeutet eine gute Raumorientierung bei Mannschaftsspielen? Welche Funktion hat eine gute Atmung beim Krafttraining usw.? Die Willkürmotorik spielt hingegen im Hinblick auf die Sprachfähigkeit und die menschliche Kultur- und Sozialentwicklung eine entscheidende Rolle. Dies sind beides interessante Aspekte, die wir an dieser Stelle nicht vertiefen können.

Entwicklungsphysiologie

Die Entwicklungsphysiologie beschäftigt sich nicht mit der Phylogenese, also der allgemeinen Entwicklung des Menschen, sondern mit seiner individuellen Entwicklung, der Ontogenese. Im Mittelpunkt steht die Frage, wie sich die »normalen« körperlichen Vorgänge von der vorgeburtlichen Entwicklung bis zur Adoleszenz beschreiben lassen. Die hierfür untersuchten physiologischen Aspekte haben sich analog zu der Entwicklung in der allgemeinen Medizin immer mehr ausdifferenziert, sodass sie sich heute nicht nur auf die Entwicklung von körperlichem Wachstum, Atmung, Ernährungsverhalten, Verdauung oder Kreislauf beziehen, sondern auch auf die Genetik, das Immunsystem und die hormonelle und neurologische Steuerung.

Uns ist bewusst, dass die genannten Aspekte miteinander verknüpft sind und einen Bezug zur motorischen Leistungsfähigkeit und Bewegungsfähigkeit haben können. Dies ist z. B. bei Früh- und Risikogeburten der Fall, die beträchtliche nachgeburtliche Auswirkungen auf die motorische, sozial-emotionale und kognitive Entwicklung haben können (Gebhard 2009). Wir beschränken uns hier auf eine Betrachtung der Entwicklung von Motorik und Wahrnehmung und ihrer möglichen Einflüsse, vor allem im Hinblick auf psychische Störungen. Dies ist insofern nicht neu, da sich die entwicklungsphysiologischen und neuropsychologischen »Klassiker« von Gesell und Amatruda (The Clinic of Child Development) immer schon den pathologischen Abweichungen und dem speziellen Wahrnehmungs- und Bewegungsverhalten – z. B. bei Kindern mit autistischen und psychotischen Störungen oder mit einer damals sog. *Minimal Brain Damage* (MBD) – gewidmet haben (Knobloch & Pasamanick 1974, 1958). Obwohl sich die hiervon abgeleiteten Verhaltensbeobachtungen und Entwicklungstests (z. B. Kiphard 1970; Pikler 1988) meistens auf das frühe Kindesalter bis 6 Jahre beziehen, lassen sich auch für das spätere Kindesalter bedeutsame Zusammenhänge zwischen psychischer und motorischer Entwicklung nachweisen. Wie eng entwicklungsphysiologische Aspekte mit psychischen Auffälligkeiten verbunden sein können, illustriert das folgende Fallbeispiel.

Matthias

Der 13-jährige Matthias besucht eine Förderschule für emotionale und soziale Entwicklung. Zur diagnostischen Abklärung seines sozial-oppositionellen Verhaltens befindet er sich in stationärer klinischer Behandlung. Sein Verhalten wurde dann besonders übergriffig, wenn er in Sport- und Spielsituationen merkte, dass er nicht mehr angespielt wurde und sich somit ausgeschlossen fühlte. Bei genauerem Hinsehen hing dies u. a. damit zusammen, dass er kaum in der Lage war, einen Ball zu fangen oder zielgerichtet zu werfen. Nach einer intensiven motorischen Diagnostik und der Überprüfung seiner Wahrnehmungsfähigkeiten stellte sich heraus, dass er über keine altersgemäße Orientierung im Raum verfügte und er aufgrund einer visuellen Störung Schwierigkeiten bei der Auge-Hand-Koordination hatte. In der Bewegungstherapie wurde daher eine gezielte Einflussnahme auf seine *umschriebene motorische Entwicklungsstörung* (UMES; international: *Developmental Coordination Disorder*, DCD) versucht. Hierzu gehörten u. a. das gezielte Üben von elementaren Bewegungsfertigkeiten und der Ausgleich von sensorischen Defiziten.

Es kann daher mit zu den Aufgaben des Bewegungstherapeuten zählen, nicht altersgemäße motorische Entwicklungsschritte in Trainings- oder Übungsschleifen nachzuholen oder Defizite in der Wahrnehmung auszugleichen. Dies setzt eine vertiefte Kenntnis der normalen und abweichenden Motorik- und Wahrnehmungsentwicklung voraus.

1.2.2 Entwicklungspsychologie und -pathologie

Die Entwicklungspsychologie befasst sich als über 100-jährige Teildisziplin der Psychologie mit der Beschreibung und Erforschung unterschiedlicher Facetten der menschlichen Entwicklung über die Lebensspanne. Hierzu gehören an prominenter Stelle die körperliche und motorische Entwicklung, die als Wachstum und Reifung besonders deutlich von außen erkennbar sind. Es gibt zahlreiche Darstellungen, die z. B. die Entwicklung vom Liegen und Krabbeln zum selbstständigen Gehen zeigen. In diesen grafischen Darstellungen ist jedoch meistens nicht erkennbar, dass mit den motorischen Entwicklungsschritten und einer stetigen Weiterentwicklung der Bewegungsfähigkeit weitere wichtige Facetten der Entwicklung im Bereich der Kognition, der Emotion und des sozialen Verhaltens verknüpft sind. Die Verbindungen zwischen Bewegung und anderen Aspekten des Verhaltens sind im frühen und mittleren Kindesalter deutlich erkennbarer, als dies später der Fall ist. Beginnend mit dem Jugendalter findet allmählich eine Überlagerung von sichtbaren körperlichen Ausdrucksformen statt. Das Verhalten wirkt dann häufig als »cool«, Emotionen wie Freude, Interesse, Wut oder Scham werden so weit wie möglich verborgen, was insgesamt die Einschätzung des psychischen Zustands schwieriger macht. Bei verschiedenen schweren psychischen Erkrankungen können frühere Entwicklungsstadien reaktiviert oder der innere Zustand in extremer Form körperlich ausgedrückt werden. Dies gilt für viele Menschen in besonderen Konflikt- oder Gefühlslagen, sodass frühere motorische Muster wie Hin- und Herwiegen oder Fingerlutschen wiederaufgenommen werden, wenn auch weniger stark.

Wir werden uns in der weiteren Darstellung exemplarisch auf zwei Bereiche beschränken, in denen die herausragende Bedeutung des Bewegungsphänomens empirisch sehr gut belegt ist: auf die Ausbildung von exekutiven Funktionen und die Entwicklung des Selbstkonzepts. Dabei werden wir gestörten Entwicklungsverläufen, wie sie intensiver in der neueren Disziplin der Entwicklungspsychopathologie thematisiert werden, eine besondere Aufmerksamkeit schenken.

Bevor wir hierauf näher eingehen, soll noch auf zwei sehr aktuelle theoretische Hintergrundaspekte hingewiesen werden, die in der neueren Entwicklungspsychologie zu einem verstärkten Interesse an einer Neubewertung und Würdigung von Bewegung und Körperlichkeit geführt haben: auf die Rezeption des Entwicklungsphysiologen Bernstein in den USA, u. a. durch Thelen und Smith (2006) und auf die Embodiment-Forschung in der kognitiven Psychologie.

Thelen und Smith schreiben Körperlichkeit und Bewegung eine fundamentale und verbindende Bedeutung für alle Entwicklungsbereiche zu. Die Entwicklung wird dabei nicht als Folge von motorisch-kognitiv gesteuerten Programmen aufgefasst, sondern als handlungsbezogene Person-Umwelt-Beziehung (Fischer 2011; Bahr et al. 2016). Eine besondere Rolle spielt dabei die Selbstregulation, die bei dem Konzept der entwicklungsorientierten Therapie in der Kinder- und Jugendpsychiatrie (Mattejat & Remschmidt 2008) ebenfalls als ein herausragendes Merkmal von Entwicklung genannt wird.

Die Embodiment-Forschung kann als eine kognitiv-neurologische Facette der Leib-Seele-Diskussion verstanden werden. In dieser Forschungsrichtung wird versucht, das wechselseitige Verhältnis zwischen Körper- und Bewegungsgeschehen und seelischem Erleben auf der Basis neuerer kognitionspsychologischer Theorien und mithilfe einer weiterentwickelten neurologischen Diagnostik näher zu untersuchen (Storch et al. 2006, 2017). Ähnlich wie bei dem dynamisch-systemischen Entwicklungsverständnis wird Denken, Geist und seelisches Erleben als ein Prozess verstanden, dem im Austausch mit der Umwelt ein körperliches Geschehen zugrunde liegt; »*dass der Geist, also Verstand, Denken, das kognitive System, die Psyche mitsamt seinem Organ, dem Gehirn, immer in Bezug zum gesamten Körper steht. Geist/Gehirn und Körper wiederum sind in die restliche Umwelt eingebettet.*« (ebd., S. 15) Der Prozess der gegenseitigen Beeinflussung wird entscheidend durch Umweltfaktoren, z. B. gesellschaftliche Normen oder Geschlechterklischees, und fast noch stärker durch die Meinung der »Peers« beeinflusst. Entspricht es z. B. den gesellschaftlichen Normen, dass Jungen nicht weinen oder verlieren dürfen, oder ist es »uncool«, überhaupt Gefühle oder Interesse zu zeigen, dann hat das auch Auswirkungen auf die Realisierung und Akzeptanz von therapeutischen Bemühungen und Konsequenzen bei der Auswahl von geeigneten Therapieverfahren bei der Anwendung der therapeutischen Methodik.

Ein Beispiel der Relevanz der Embodiment-Forschung für die Bewegungstherapie sind hierbei u. a. die empirischen Arbeiten zur nonverbalen Synchronie, die schon vor vielen Jahren als ein bedeutender Wirkfaktor in der Tanz- und Bewegungstherapie identifiziert wurde (Schmais 1991). Es geht dabei um das Phänomen des gleichzeitigen Mitbewegens oder des Spiegelns von Bewegungen im Dialog zwischen Therapeuten und Patienten. Es lässt sich heute nachweisen, dass eine hohe Synchronie mit einer höheren Beziehungsqualität und positiven Affekten verbunden ist. Was zunächst im Hinblick auf die Mimik und Gestik bei verhaltens- und familientherapeutischen Interventionen in dyadischen Interaktionen untersucht wurde, lässt sich mittlerweile auch bei komplexen Bewegungssituationen nachweisen, u. a. bei schizophrenen Patienten (Martin et al. 2016). Weitere Untersuchungen zur Resonanz und zum Rhythmus versprechen ebenfalls Ergebnisse, die den wechselseitigen Einfluss des Körpergeschehens auf das psychische Erleben bestätigen (Tschacher & Storch 2017).

Während die Studien zum Embodiment zurzeit noch eher der Grundlagenforschung zuzurechnen sind, haben andere Forschungsergebnisse, z. B. zu den Auswirkungen von Bewegungsaktivitäten bei Kindern auf ausgewählte Aspekte von kognitivem und psychischem Verhalten, eine längere Tradition. Dies wird im Folgenden mit Bezug auf zwei Bereiche einer Einflussnahme durch Bewegung dargestellt, die in der Mehrzahl in den Symptombeschreibungen bei psychischen Erkrankungen im Kindes- und Jugendalter eine große Rolle spielen: die Untersuchung des Zusammenhangs zwischen Bewegungsaktivitäten und ausgewählten kognitiven Funktionen sowie die Rolle von Körperlichkeit und Bewegung bei der Entwicklung des Selbstkonzepts.

Bewegung und exekutive Funktionen

In der Vergangenheit wurde schon häufiger die Frage gestellt, ob Bewegung nicht nur motorisch geschickter und funktionell gesünder mache – was sie tut –, sondern auch schlauer und sozial kompetenter. Empirische Nachweise hierfür waren in dieser Pauschalität kaum zu erbringen und führten z. T. zu einer Kritik am sog. »Tugendkatalog des Sports«, die sich bis heute noch auf die Akzeptanz der Bewegungstherapie im klinischen Rahmen auswirkt. Auf der Suche nach einem Zusammenhang zwischen Bewegungsaktivitäten von Kindern und Jugendlichen und Kognition wurden in den letzten Jahren zunehmend die Auswirkungen von Bewegung auf einzelne kognitive Funktionen untersucht. Dazu gehörte z. B. die Anspruchsniveausetzung in der Motivationsforschung, die eine strukturelle Ähnlichkeit mit Bewegungsaufgaben hat.

Denn bei einer einfachen Bewegungsaufgabe wie »Werft den Ball so an die Wand, dass Ihr ihn, ohne dass er den Boden berührt, direkt auffangen könnt!« werden neben motorischen Fertigkeiten und Fähigkeiten Facetten einer Selbsteinschätzung und -regulation wirksam, die auf mehreren kognitiven Prozessen beruhen. Sie werden in den zahlreichen Forschungsarbeiten zu den exekutiven

Funktionen nach den Aspekten *Arbeitsgedächtnis*, *Inhibition* und *kognitive Flexibilität* genauer differenziert, und sie lassen sich auf den Bereich der Bewegungsförderung übertragen (► Abb. 1-1).

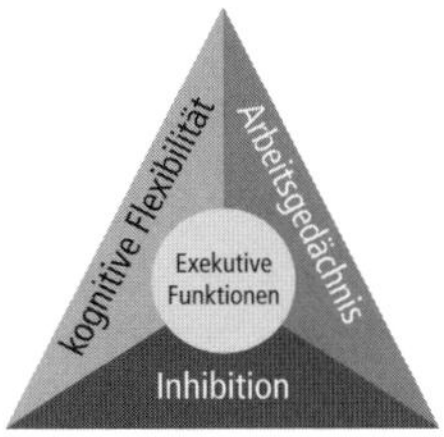

Arbeitsgedächnis	• Informationen kurzzeitig speichern und mental weiterverarbeiten • Handlungen planen und Ziele setzen • Probleme lösen
STOP Inhibition	• Impulskontrolle, Emotionsregulation • Aufmerksamkeitssteuerung, Ausblenden von Störreizen • Unterstützt situationsangemessenes Verhalten
kognitive Flexibilität	• Sich auf neue Situationen und Anforderungen einstellen • Perspektivenübernahme und Perspektivenwechsel • Entscheidungsfindung

Abb. 1-1 Aspekte der exekutiven Funktionen und ihre Aufgaben (mod. nach Deffner 2017)

Bezieht man die in der Abbildung genannten Aspekte auf die Bewältigung der Bewegungsaufgabe »Werfen und Auffangen«, so lassen sich unschwer mehrere damit direkt verbundene exekutive Funktionen identifizieren.

Zum einen geht es um ein Bewegungsproblem, zu dessen Lösung möglicherweise Erfahrungen mit ähnlichen Aufgaben in der Vergangenheit oder auch vorher erprobte Planungsstrategien beitragen können (Arbeitsgedächtnis). Es geht aber auch um eine Aufmerksamkeits- und Impulssteuerung durch Ausblendung von Störfaktoren (Inhibition), z. B. das Lärmen und Herumturnen von anderen Kindern in der Gruppe, sowie um die Einstellung auf eine neue Anforderung und Situation (kognitive Flexibilität).

Mittlerweile existieren zahlreiche Belege dafür, dass zwischen spezifisch angeleiteten Bewegungsaktivitäten und der Entwicklung von exekutiven Funktionen wie Handlungsplanung, Impulskontrolle und Flexibilität ein nachweisbarer Zusammenhang besteht (Deffner 2017). Hierzu ergänzend folgendes Fallbeispiel:

Finn

Der achtjährige Finn nimmt seit einem Jahr an einer ambulanten Gruppe für hyperaktive Kinder teil. In den meisten Symptomlisten werden als charakteristische Verhaltensmerkmale für diese Kinder große Impulsivität, fehlende Verhaltenskontrolle und mangelhaftes Planungsverhalten genannt. In den Gruppenaktivitäten werden bewusst solche Bewegungsaufgaben gestellt, die gegenseitige Absprachen, ein Abwarten-Können und ein Planungsverhalten erforderlich machen. So wie bei dem Spiel »Urwalddurchquerung«, das alle Kinder immer wieder mit großer Begeisterung spielen: Ein Mattenboot für maximal vier Passagiere muss einen gefährlichen Fluss überwinden, was eine intensive Absprache unterschiedlicher Strategien kognitiver und sozialer Art erforderlich macht.

> Durch die Art der Aufgabe wird eine »zwingende Situation« geschaffen, die für Kinder im Allgemeinen sehr attraktiv ist und sich aufgrund der unmittelbaren Handlungsnähe erheblich von den eher »trockenen« Aufgaben kognitiver Übungsprogramme zur Lenkung von Aufmerksamkeit unterscheidet. Finn nimmt immer wieder gern an dieser Spielaufgabe teil, und es gelingt ihm immer besser, sich mit seinen Mitspielern abzusprechen und seine Bewegungen so zu kontrollieren, dass das Boot nicht kentert.

Bei aller Schwierigkeit, den Transfer von bereichsspezifischen, hier: bewegungsorientierten Verhaltensweisen zu generalisieren, schlug sich z. B. bei Finn eine positiv veränderte Handlungskontrolle nicht nur im Lehrer- und Elternurteil nieder, sondern auch in einem weniger impulsiven Verhalten. Derartige Ergebnisse ließen sich im Rahmen eines größeren Forschungsprojektes mit standardisierten Messverfahren bestätigen (Beudels & Hamsen 2005b).

Bewegung und Selbstkonzept

Im Vergleich mit isolierbaren kognitiven Funktionen ist der Nachweis des Zusammenhangs von Bewegungsaktivitäten zu komplexeren psychischen Konstrukten wie dem Selbstkonzept schwieriger. Besonders auch deswegen, weil sich unter diesem Begriff ein weites Spektrum von unterschiedlichen Theorien und Teilbegriffen versammelt, die in der Fachliteratur sehr heterogen verwendet werden. Der Begriff des Selbst geht auf einen der Begründer der modernen Psychologie, William James (1890; James et al. 1909), zurück. James differenzierte in die beiden Aspekte »I« und »Me«, wobei »I« die subjektive Urheberschaft der eigenen Handlung betont (»Ich spiele zusammen mit anderen Fußball.«), wohingegen das »Me« die objektive Betrachtung des eigenen Ichs thematisiert. (»Ich sehe mich selbst in der Gruppe Fußball spielen.«). Überspringt man die vielfältigen Ausdeutungen und terminologischen Variationen, die sich seit James mit dem Phänomen des Selbst beschäftigen, so geht es im Kern um die Frage der Selbstwirksamkeit (»Wie erlebe ich meinen Beitrag zum Spiel?«) und um die Einstellung und Bewertung der eigenen Handlungen, die in der Summe als Selbstwertgefühl oder auch Selbstkonzept bezeichnet werden (»Wie bewerte ich meine Leistung im Spiel?«). In der Fachdiskussion zum Selbstkonzept wird meistens auf das hierarchische Modell des Selbst von Shavelson et al. (1976) Bezug genommen. Dem Konstrukt eines generellen Selbstkonzepts werden auf der nächsten Hierarchieebene verschiedene bereichsspezifische Selbstkonzepte wie das soziale, emotionale und physische Selbstkonzept zugeordnet.

Den konzeptionellen Überlegungen mit Modellcharakter folgten in den letzten 20 Jahren vielfältige Bemühungen, das Selbstkonzept auch empirisch greifbar zu machen. Dazu wurden z. B. Teilkonzepten wie dem physischen Selbstkonzept als weitere Dimensionen die »sportliche Kompetenz« und die »körperliche Erscheinung« hinzugefügt und in ihrer Bedeutung näher untersucht. Im Laufe der weiteren Entwicklung erfolgte eine Ausdifferenzierung in weitere Aspekte des physischen Selbstkonzepts, die sich weniger an sportlich-motorischen Kompetenzen orientieren, sondern Aspekte des Körperwissens, der körperlichen

Orientierung und des körperlichen Befindens berücksichtigen (Eggert et al. 2003; Deusinger 2013).

Die zentrale Frage für therapeutische Zusammenhänge ist, ob und wie sich durch Bewegungsaktivitäten das Selbstkonzept von psychisch erkrankten Kindern und Jugendlichen verändern lässt. Diese fallen oft durch ihr geringes Selbstbewusstsein, ihre negative Selbsteinschätzung oder ihr unrealistisches Körperbild aus. In Bezug auf das Körperbild wurde dies vor allem bei Essstörungen intensiver untersucht. Für nichtklinische Populationen wie für Kinder im Vorschul- und Grundschulalter liegt hierzu eine reichhaltige Datenbasis vor (Seyda 2011).

Resümiert man die Schlussfolgerungen der Forschungsarbeiten und Empfehlungen für die pädagogische und therapeutische Praxis, vor allem zum Selbstkonzept, dann lassen sich die Erkenntnisse zu dem jetzigen Zeitpunkt folgendermaßen zusammenfassen. Zum einen bestehen keine automatischen Ursache-Wirkungs-Beziehungen zwischen der Förderung von Teilbereichen des Selbstkonzepts und der Veränderung des allgemeinen Selbstkonzepts. Die Effekte sind eher indirekt, d. h., durch angeleitete bewegungsorientierte Aktivitäten können über das physische Selbstkonzept hinaus Transferwirkungen auf andere Aspekte des Selbst erzielt werden. Zum anderen ist nicht mit Breitbandeffekten für alle Teilnehmer zu rechnen. Fördermaßnahmen sind im Hinblick auf unterschiedliche Kontexte und Personengruppen zu differenzieren. Allgemein werden für Kinder und Jugendliche deutlichere Effekte erzielt als für Erwachsene – und hier besonders für Personen mit sehr niedrigen Ausgangswerten. Bei einer Differenzierung von Personengruppen sind außerdem die geschlechtsspezifischen Unterschiede in der Bewertung des Körperselbstkonzepts zu beachten. So kann u. a. bei jugendlichen Mädchen die im Vergleich zu Jungen überwiegend negative Bewertung der eigenen körperlichen Erscheinung zu gravierenden klinischen Symptomen, z. B. Anorexia nervosa, führen (▸ Kap. 3.5).

Für Fördermaßnahmen wird eine Variabilität in Bezug auf Inhalte und Methodik für sinnvoll gehalten. In den Anfängen der bewegungsorientierten Selbstkonzeptforschung bezogen sich die meisten Inhalte auf sportliche Aktivitäten im engeren Sinne, etwa auf Laufen oder auf ein Training an Fitnessgeräten. Heutzutage werden jedoch besonders bei Kindern breit angelegte psychomotorische Bewegungsaktivitäten mit einer großen Variabilität in der Gestaltung bevorzugt (Behrens 2011; Ruploh et al. 2013). Für die Methodik werden eine »personenzentrierte Vorgehensweise« mit verbalen Rückmeldungen und positiven Bekräftigungen durch den Leiter/die Leiterin und eine Rückmeldung durch die Gruppe empfohlen (Wagner & Alfermann 2006; Seyda 2011).

Von den meisten Autoren wird auf den engen Zusammenhang möglicher Effekte bewegungs- und körperorientierter Maßnahmen mit allgemeinen Wirkfaktoren hingewiesen. Hierzu zählen Variablen des therapeutischen Klimas und der Beziehungsgestaltung. Allerdings werden solche Variablen bisher kaum in Evaluationsuntersuchungen berücksichtigt (vgl. hierzu ▸ Kap. 1.5.2). In der Entwicklungspsychopathologie wird zunehmend auch der Zusammenhang zwischen auffälligem und normalem Verhalten in der Motorik und Wahrnehmung mit ihren Folgen für psychische Störungen untersucht. Eine solche Sichtweise gewinnt vor allem im Zusammenhang mit einem bio-psycho-sozialen Verständnis von psychischen Erkrankungen an Bedeutung. Hierauf werden wir näher in ▸ Kap. 1.3.4 eingehen.

1.2.3 Bewegungswissenschaft

Die wissenschaftliche Befassung mit dem Phänomen Bewegung findet in Deutschland als Bewegungslehre bzw. -wissenschaft bisher vorwiegend als Teilgebiet der Sportwissenschaft statt. Darüber hinaus werden im Rahmen der Kognitionsforschung in der Psychologie unter dem Begriff »Psychomotorik« zunehmend grundlegende Bewegungsphänomene untersucht. Aus bewegungstherapeutischer Sicht sind hier vor allem zwei thematische Schwerpunkte von besonderem Interesse:

1. Differenzierte Überlegungen zur motorischen Entwicklung und zur diagnostischen Erfassung von Bewegungsauffälligkeiten
2. Erkenntnisse zur kognitiven Steuerung von grundlegenden Bewegungsprozessen

Zu 1) Die bewegungswissenschaftliche Literatur zur Entwicklung von motorischen Fähigkeiten und Fertigkeiten ist sehr umfassend. Dabei werden zunehmend genetische, neurophysiologische und psychologische Entwicklungseinflüsse berücksichtigt und der Entwicklungsbegriff von der frühen Kindheit bis zum Erwachsenenalter ausgedehnt. Dies erweitert und bereichert die Hintergrundkenntnisse auch für pädagogische und therapeutische Anwendungen. Allerdings liegt der Gesamtfokus der meisten wissenschaftlichen Arbeiten in diesem Bereich eher auf einer Analyse der Entwicklung von sportlichen Bewegungen. Eine Ausnahme bildet dabei die intensivere Befassung mit der diagnostischen Erhebung von motorischen Fähigkeiten, die in der Zusammenarbeit von Psychologen und Bewegungsexperten entstanden ist. In einer systematischen Erhebung aus dem Jahr 2007 in 81 Einrichtungen der Kinder- und Jugendpsychiatrie zeigte sich, dass motodiagnostische Methoden wie der *Körperkoordinationstest für Kinder* (KTK) oder der *Motoriktest für Kinder* (MOT) weithin bekannt sind und auch angewendet werden. Das diagnostische Spektrum wird in neuerer Zeit durch die *Movement Assessment Battery for children* (M-ABC-2) ergänzt (Henderson et al. 2009). Allerdings fassen die Autoren der Überblicksstudie zusammen, dass es insgesamt *»nur sehr wenig Literatur über bewegungsdiagnostische (...) Themen in der Kinder- und Jugendpsychiatrie gibt und der Ansatz der Bewegungsdiagnostik (...) einen geringen Stellenwert einnimmt«* (Welsche et al. 2007, S. 437).

Zudem werden besonders der fehlende Bekanntheitsgrad von international standardisierten qualitativen Methoden der Bewegungsbeobachtung – wie dem *Kestenberg Movement Profile* (KMP) oder der *Laban Movement Analysis* (LMA) – sowie die fehlenden diagnostischen Instrumente für das Jugendalter beklagt. In ▸ Kap. 2.5 werden wir noch einmal näher dieser Frage nachgehen.

Die in Deutschland hauptsächlich in der Sportwissenschaft verankerte Bewegungswissenschaft befasst sich vor allem mit der Optimierung von Bewegungskompetenzen. Ein Arbeitsschwerpunkt ist daher konsequenterweise das motorische Lernen, wobei sich die wissenschaftlichen Bezüge vornehmlich auf die Neurophysiologie und -psychologie, auf die Biomechanik und die experimentelle kognitive Psychologie beziehen. Und dies meistens in ihrer angloamerikanischen Interpretation. So verweisen die Herausgeber Mechling und Blischke in der Einleitung des Handbuchs »Bewegungswissenschaft und Bewegungslehre« schon 2003 auf die Dominanz englischsprachiger Theorien und Quellen und damit auf eine Forschungsausrichtung hin, bei der *»pädagogische und geisteswissenschaftliche Wurzeln der Sportwissenschaft (…) zurzeit praktisch keine Rolle mehr«* spielen (Mechling & Blischke 2003, S. 14). Dass der Bezug auf solche Wurzeln als Rahmentheorie für eine Bewegungstherapie bei psychischen Erkrankungen durchaus sinnvoll sein kann, wird ausführlich in ▶ Kap. 1.3.1 erläutert.

Zu 2) Das Phänomen Bewegung ist nicht ausschließlich Gegenstand der Sportwissenschaft. So werden in der *Bewegungswissenschaft* (movement sciences) zunehmend Forschungsarbeiten aus anderen Disziplinen integriert, vor allem aus der kognitiven Psychologie. Das psychologische Interesse an Bewegung wurde vor allem durch den Handlungsbezug von Bewegungen hervorgerufen. Denn:

> *Kognition manifestiert sich nicht nur in der Kognition an sich, sondern auch in den Verhaltenswirkungen der Kognition. Menschen drücken sich nicht nur sprachlich aus, sondern sie besitzen eine verblüffende Flexibilität in den motorischen Systemen für solchen Ausdruck. (…) Nur Menschen stricken Pullover, bauen Schränke, spielen Posaune. Nur Menschen tanzen, spielen Fußball und turnen. (Heuer & Keele 1994, S. XXI)*

International werden die Forschungsarbeiten in diesem Bereich als »Psychomotorik« bezeichnet, die sich hier allerdings – anders als in der praxisnahen Variante der Psychomotorischen Übungsbehandlung Kiphards – auf die grundlegende Erforschung des Zusammenspiels von Kognition und Bewegung bezieht. Dazu gehören experimentell-empirische Arbeiten zur Bewegungskoordination und Synchronisierung, zur zeitlichen Steuerung von Bewegung, zu Haltung und Fortbewegung oder zur Detailanalyse von Fangen und Greifen (Heuer & Keele 1994). Auf den ersten Blick ist es nicht einfach, hier Bezüge zum praktischen bewegungstherapeutischen Handeln zu entdecken. Auf den zweiten Blick wird jedoch deutlich, wie es mithilfe der Grundlagenforschung gelingt, z. B. das subtile Zusammenspiel zwischen sensorischen Informationen durch Sehen und Berühren und Bewegungskoordination oder die Tatsache der Bedeutung des gemeinsamen Bewegens von Patient und Therapeut in der nonverbalen Synchronie besser zu verstehen. Es ist zu erwarten, dass sich in absehbarer Zeit weitere Aspekte ergeben werden, die ein vielleicht zurzeit noch intuitives und erfahrungsgeleitetes Handeln in der Bewegungstherapie auch bewegungswissenschaftlich untermauern.

1.2.4 Bewegung in Pädagogik und Therapie

Wir stellen in diesem Teilkapitel zunächst eine Systematik für die zentralen Bedeutungsdimensionen von Bewegung in pädagogischen und therapeutischen Kontexten vor. Im Anschluss erläutern wir einige markante Unterscheidungsmerkmale zwischen Pädagogik und Therapie, eine Differenzierung, die auch bei der Anwendung in anderen Settings von Bedeutung ist (▸ Kap. 2.3).

Im Hinblick auf eine Systematik des Feldes orientieren wir uns an zwei Quellen, die ursprünglich im Zusammenhang mit pädagogischen Fragestellungen beschrieben worden sind, sich aber sinnvoll auf bewegungstherapeutisches Handeln übertragen lassen. Zum einen an der Beschreibung unterschiedlicher Funktionen von Bewegung durch Funke-Wieneke (2004), die auf einer systematischen analytischen Reduktion, der »Bedeutungsaspekte des menschlichen Bewegungshandelns« von Grupe (1976) beruht. Zum anderen beziehen wir uns auf eine disziplinübergreifende empirische Analyse zum Stellenwert der Bewegung in frühkindlichen Bildungs- und Entwicklungsprozessen (Fischer 2016a).

Ommo Grupe, der bekannteste Begründer der akademischen Sportwissenschaft in Deutschland nach dem Krieg, hat in einem interdisziplinären Austausch mit Medizinern, Philosophen und Soziologen Kernmerkmale von Bewegung so beschrieben, dass sie vielfach als theoretische Vorlage für sportpädagogische, aber auch für bewegungstherapeutische Zielsetzungen dienten. In diesem Zusammenhang wird in der Fachliteratur häufig auch von der »Multidimensionalität« bzw. »Multiperspektivität« des Bewegungshandelns gesprochen.

Die empirische Analyse wurde in Zusammenhang mit einem mehrjährigen Forschungsprojekt erstellt und bestand aus einer systematischen Auseinandersetzung von grundlegenden Monografien und ca. 900 Beiträgen in 64 nationalen und internationalen Fachzeitschriften zur Bedeutung von Bewegung und Körperlichkeit für Bildung und Entwicklung. In die Analyse wurden Beiträge anderer Fachwissenschaften wie der Medizin, der Neurowissenschaften und der Psychologie mit einbezogen (Bahr et al. 2016; Fischer 2016a). In dem thematischen Zusammenhang dieses Buches versuchen wir im Folgenden, die beiden Ergebnisse in einem Modell miteinander zu verbinden, sodass ein theoretisches Gerüst und eine Orientierung für die pädagogische und therapeutische Anwendung erkennbar wird (▸ Tab. 1-1).

Eine erste wichtige Unterscheidung ist die Differenzierung in »Bewegung als eigener Lerngegenstand« und »Bewegung als Medium«. Für Bildungsprozesse, für leistungssportliches oder rehabilitationsorientiertes Training im Sinne von »exercise« und auch für die Bewegungstherapie in der Kinder- und Jugendpsychiatrie ist die *Bewegung als Lerngegenstand* wichtig. So sollen solche Bewegungsfähigkeiten und -fertigkeiten neu gelernt, entwickelt und trainiert werden, die zu einer Verbesserung des psycho-physischen Befindens und auch zu einer möglichen Teilhabe an Bewegungsaktivitäten außerhalb von Schule und Therapie befähigen. Grupe (1976) – und später ähnlich Funke-Wieneke (2004) – verstehen unter der *instrumentellen Bedeutung* die Tatsache, dass Bewegung in einem bestimmten Verwendungszusammenhang steht. Sie wird benutzt, um etwas zu

Tab. 1-1 Ordnungsmodell zu den Bedeutungsdimensionen der Bewegung und ihrer Relevanz für die Bewegungspädagogik und -therapie

A Bewegung als eigener Lerngegenstand			
Instrumentell	Sensibel/explorativ	Sozial	Weitere
Motorische und sportliche Alltagsfähigkeiten und -fertigkeiten	Erleben, Erfahren, Spüren von Körperlichkeit und Bewegung	Gemeinsames Bewegen und Spielen	Expression und Gestaltung Kontemplation und Entspannung/ Bezüge zu anderen kreativen Medien
B Bewegung als Medium			
Für eine allgemeine Gesundheits- und Entwicklungsförderung, wie u. a. die Förderung von exekutiven Funktionen, der Stärkung des Selbstkonzepts, den Umgang mit Emotionen, der Förderung des sozialen Verhaltens usw.			
C Bewegung als symbolischer Ausdruck			
Von Entwicklung, Problemlagen, Krisen, Konflikten, pathologischen Zuständen			

erreichen oder herzustellen, z. B. in der Therapie den Erhalt oder die Wiedergewinnung von Gesundheit. Je nach Kontext kann die instrumentelle Funktion in anderen Bereichen, etwa im Schul-, Leistungs- oder im Rehabilitationssport, anders akzentuiert sein.

Eine weitere Funktion von Bewegung ist ihre *sensible und explorative Bedeutung.* Hierbei wird durch Bewegung die eigene Körperlichkeit, das sog. »Leibempfinden« erfahren. Neben der Entwicklung und Exploration des Körpergefühls geht es auch um Momente des Erlebens einer Körper-Seele-Einheit, wie es sich manchmal bei sehr gelungenen Bewegungsvollzügen einstellen kann (Flow-Erleben). Diese Effekte können besonders eindrücklich in Bewegungserlebnissen mit einem explorativen Charakter vermittelt werden, z. B. beim Klettern als einer Aktivität, bei der grundlegende motorische Fertigkeiten eine Rolle spielen sowie ein Gefühl für das Material und die Hindernisse, aber auch soziale Fähigkeiten wie die gegenseitige Unterstützung und Hilfestellung. Dies verweist auf die dritte wichtige, die sog. *soziale Dimension.*

Viele sportlich-spielerische Aktivitäten gelingen erst dann, wenn auf Partner und Mitspieler Rücksicht genommen wird oder eine Bindung an ein Regelwerk erfolgt. Die Differenzierung dieser Dimension in die drei Modalitäten des sozialen Kontakts, des *Miteinanders* (sharing), des *Füreinanders* (caring) und des *Gegeneinanders* (against) in Anlehnung an Sherborne bietet für die Gestaltung der pädagogischen und therapeutischen Praxis wertvolle Anregungen (Welsche & Friedrich 2017; Welsche 2018a).

Die hier vorgeschlagene Systematik ist nicht als geschlossenes System zu verstehen. Je nach Ziel, Adressaten, besonderen Vorlieben und Fähigkeiten der Therapeuten lassen sich mit Bewegungsaktivitäten auch weitere Bedeutungen verbinden. Hierzu zählen z. B. die expressive, die kontemplative und meditative oder die kompetitive Bedeutung. Teilweise wird auch die Verbindung zu kreativen Medien wie Kunst, Musik, Tanz oder Theater als eigene Bedeutung genannt. Für Interventionen in der Kinder- und Jugendpsychiatrie erscheinen uns die drei genannten Bedeutungsdimensionen *instrumentell*, *sensibel/explorativ* und *sozial* besonders elementar zu sein, aber bei der exemplarischen Beschreibung von ausgewählten Inhalten für die Kinder- und Jugendpsychiatrie werden wir uns zusätzlich auch an anderen Akzentsetzungen und Auswahlkriterien orientieren (▸ Kap. 2.2).

In Bildungsprozessen und – mehr noch – in der Bewegungstherapie bei psychischen Auffälligkeiten erfahren Bewegungsaktivitäten über das Erlernen von Bewegungsformen und einer physiologischen Aktivierung hinaus eine zusätzliche Bedeutung. Bewegung kann hier ein *Medium zur Erreichung weitergehender Ziele* sein, z. B. zur Förderung von Entwicklung und Gesundheit, zur Stärkung des Selbstkonzepts, zum Umgang mit Emotionen als Basis für kognitives, emotionales und soziales Lernen usw. Am Beispiel des Kletterns lässt sich gut verdeutlichen, dass es neben einem motorisch-instrumentellen und explorativen Aspekt auch darum geht, zu lernen, die eigenen Ängste, Über- oder Unterforderung, die Bereitschaft, Risiken einzugehen, zu erkennen und damit umzugehen.

Mit einem gesellschaftlichen Wandel und seinem Einfluss auf Bildungsziele und therapeutische Ziele haben sich auch die mit Bewegungsaktivitäten verbundenen übergreifenden Erwartungen zu Beginn des 21. Jahrhunderts gewandelt. Man spricht in diesem Zusammenhang häufig von einem »Tugendkatalog des Sports«, in dem vom Aggressionsabbau über die Entwicklung von Fairness bis hin zum sozialen Zusammenhalt eine Fülle von gesellschaftlich wünschenswerten Zielen genannt werden. Aus wissenschaftlicher Sicht wird eine solche Transferannahme nüchterner betrachtet. So werden z. B. in der sportpädagogischen Forschung schon seit langem empirische Zusammenhänge zwischen der Entwicklung der Leistungsmotivation und kognitiven Leistungen, der Entwicklung des Selbstkonzepts und des sozialen Verhaltens untersucht. Jedoch ist es aufgrund der Komplexität des pädagogischen Settings insgesamt schwierig, hier einfache lineare Zusammenhänge nachzuweisen (▸ Kap. 1.2.3).

Für den klinisch-therapeutischen Bereich ist dies aufgrund homogenerer äußerer Bedingungen auf den ersten Blick einfacher, obwohl hier bisher ebenfalls der Einfluss ausschließlich bewegungsorientierter Interventionen schwer von anderen therapeutischen Maßnahmen abgrenzbar ist. Hierauf werden wir in dem Kapitel zur Evidenzorientierung und Wirksamkeit sowie in den störungsspezifischen Kapiteln noch näher eingehen. Es besteht jedoch in der Fachdiskussion weitgehend Übereinstimmung darin, dass sich besonders bei Kindern und Jugendlichen Bewegung, Spiel und Sport im therapeutischen Kontext nicht nur als funktionelle Förderung gut eignen, sondern darüber hinaus als Medien wichtige Funktionen für die Behandlung störungsspezifischer Ziele haben können. Richardson et al. (2005) sprechen in diesem Zusammenhang von einer »two route strategy« der Bewegungstherapie. Die eine Route stärkt die funktionellen Grundlagen, und die zweite Route eröffnet Chancen der Beeinflussung anderer Aspekte des Verhaltens (Hölter 2011a).

Die bisher genannten Bedeutungsdimensionen von Bewegung als eigener Lerngegenstand und als Medium für mögliche pädagogische und therapeutische Ziele beziehen sich auf die Bewegung als *Handlung* und weniger auf ihre Funktion als *Ausdruck* von Erregungen, Empfindungen, Gefühlszuständen, Konflikten usw. Diese offenbaren sich häufig unbewusst in den sog. »Gestaltmerkmalen« der Bewegung wie *Körperhaltung*, *Mimik* und *Gestik*, *Atmung*, *Tonus* sowie in einzelnen Qualitäten der Bewegung wie *Rhythmus* und *Koordination*. In der Grundlagenforschung zur nonverbalen Kommunikation, aber auch bei der Analyse von psychotherapeutischen Prozessen und in der Embodiment-Forschung gewinnt die Analyse von körper- und bewegungsbezogenen Ausdrucksaspekten eine zunehmende Bedeutung (Wallbott 1982; Storch & Tschacher 2014; Lausberg 2013).

Funke-Wieneke (2004) bezeichnet die Ausdrucksdimension von Bewegung als ihre *symbolische Funktion*. Er unterscheidet hierbei zwischen *kollektiven* Formen der Symbolik, z. B. Drohgebärden oder universelle Gesten sowie Mimik und Haltung bei Trauer und Freude, und dem *individuellen symbolischen Ausdruck* von innerpsychischer Entwicklung, aktuellen Konflikten oder psychischen Dysfunktionen.

Es ist davon auszugehen, dass in den meisten Bewegungshandlungen gleichzeitig und untrennbar auch ihre symbolische Funktionen wichtige Rollen spielen, so wie das Kind, das fast ausschließlich Verstecken und Wiederfinden spielen möchte, oder der Jugendliche, der sich wie besessen dem Krafttraining widmet, um einem bestimmten Körperideal vor allem in seiner Peergroup zu entsprechen. In der heilpädagogischen und psychomotorischen Literatur ist nicht nur seit Zulligers Werk zu den »Heilenden Kräften des kindlichen Spiels« (Zulliger 1953) der symbolischen Bedeutungsebene des Bewegungs- und Spielhandelns Rechnung getragen worden (Lapierre & Aucouturier 1984, 2002; Seewald 1989, 2007). Hier drängen sich Verbindungen und Brückenschläge zu entwicklungspsychologischen und therapeutischen Theoriebildungen und Interventionen geradezu auf. Dem entspricht z. T. die in der Kinder- und Jugendpsychiatrie vorgeschlagene »entwicklungsorientierte Psychotherapie« (EOP; vgl. Mattejat 2017). Eine solche an der kindlichen Entwicklung orientierte Perspektive, einschließlich der Anregungen für Interventionen, ist für den Bereich der Psychomotorik und der Bewegungstherapie nicht neu. So hat u. a. Seewald in seinem Werk »Leib und Symbol« (1989) systematisch kindliche Entwicklungsphasen typischen motorischen Ausdrucksformen zugeordnet und ihre mögliche Bedeutung im Spiegel psychologischer Theorien interpretiert.

Damit werden die Perspektiven einer ursprünglich sportwissenschaftlich oder auch an der Gymnastik, Rhythmik oder Physiotherapie orientierten Bewegungstherapie enorm erweitert und ihre theoretischen Bezugspunkte in Richtung auf psychologische und psychotherapeutische Theorien verschoben. Gleichzeitig werden dadurch die Grenzen zu einer Form der Psychotherapie unschärfer, die mit dem Medium Bewegung und anderen körperorientierten Ausdrucks- und Beeinflussungsformen eine zusätzliche Variante der Psychotherapie repräsentiert (Geuter 2013, 2015; Röhricht 2019). Im Sinne eines ganzheitlichen Menschenbildes und dem Postulat einer Einheit von Soma und Psyche, ist das Zusammendenken verschiedener Bedeutungsdimensionen und Funktionen sinnvoll, einschließlich der symbolischen Funktion. Für einen als ganzheitlich verstandenen therapeutischen Prozess ist es u. E. unverzichtbar, diesen Zusammenhang wahrzunehmen und zu reflektieren. Daher ist es zum besseren Verständnis des Zusammenhangs von Bewegungshandlungen und Bewegungsausdruck für Bewegungstherapeuten besonders im klinischen Setting notwendig und bereichernd, andere theoretische Referenz- und Denksysteme, z. B. aus der Entwicklungspsychologie und Psychotherapie, zu kennen. Dies vermag den therapeutischen Blick für zusätzliche Perspektiven beim Verständnis des Bewegungsgeschehens zu öffnen. Solche Erkenntnisse und Einsichten sind allerdings keine ausreichende Legitimation zur Anwendung der Bewegungstherapie als psychotherapeutische Methode. In den letzten Jahren sind zahlreiche körperorientierte Therapiemethoden entstanden und populär geworden, die sich fast ausschließlich an psychotherapeutischen Referenzsystemen orientieren. Dies ist auch bei ursprünglich auf Bewegung und Wahrnehmung zentrierten Methoden wie der Tanztherapie und der Konzentrativen Bewegungstherapie zu beobachten, was teilweise auch von ihren »Gründungsmüttern« in Deutschland kritisch angemerkt wird (Gräff 1995; Willke 2007). In der Weiterbildung stoßen allgemein körperorientierte psychotherapeutische Methoden auf ein großes Interesse, insbesondere bei Personen, die ursprünglich in Bewegung ausgebildet worden sind. Für einen Einsatz von Bewegung und Körperlichkeit als »psychotherapeutisches Mittel« ist es aus unserer Sicht unabdingbar, die Psychotherapie als eigenes Verfahren mit ihrer theoretischen Fundierung, einer hinreichenden therapeutischen Selbsterfahrung usw. ausreichend zu kennen und systematisch zu erlernen.

In Deutschland ist dies an ein aufwendiges, mehrjähriges Weiterbildungsstudium mit einer Prüfung und – je nach Verfahren – mit einer staatlichen Anerkennung verbunden. Eine berufliche Doppelqualifikation Bewegungs-/Psychotherapeutin bzw. -therapeut kann sicherlich die klinische Versorgung und die Kommunikation zwischen unterschiedlichen Berufen bereichern – sie ist aber so für die meisten Menschen nur mit einem erheblichen zeitlichen und finanziellen Aufwand zu realisieren. Umgekehrt trifft diese Grenzziehung auch auf Personen mit einer medizinischen, psychologischen oder psychotherapeutischen Ausbildung zu, die auf der Basis einer eingeschränkten Kenntnis und Praxis von einigen bewegungsorientierten Methoden oder Interventionsformen bewegungstherapeutisch tätig werden.

Eine realistische Perspektive für die klinische Praxis ist aus unserer Sicht eine Arbeitsteilung und ein intensiver Austausch zwischen unterschiedlichen Fachberufen, am besten in einem therapeutischen Team mit Anerkennung und Respekt von unterschiedlichen Fachkompetenzen und Ausbildungswegen.

In anderen Settings, wie z. T. bei den ambulanten Hilfen, in der Jugendhilfe sowie in Prävention und Nachsorge, ist die Grenzziehung zwischen einer pädagogischen und einer therapeutischen Einflussnahme schwierig. Obwohl der griechische Ursprungsbegriff *therapeia* neben »Heilung und Behandlung« auch »Bildung und Erziehung« bedeutete, ist es trotz aller gleitenden Übergänge und vielfach einer Vermischung sinnvoll, zwischen solchen Beeinflussungsformen des Verhaltens zu unterscheiden, deren »Epizentren« verschieden sind (Kobi 1987). Das Epizentrum für therapeutisches Handeln ist nach Kobi Gesundheit bzw. ihre Wiederherstellung. Sie wird im allgemeinen Verständnis in der Regel als Abgrenzung zur Krankheit verstanden und ist finanziell, institutionell und professionell anders verankert als die Systeme von Erziehung und Bildung. Als ein wichtiges äußeres Unterscheidungsmerkmal nennt Kobi z. B. den Aspekt der zeitlichen Begrenzung. Eine *»lebenslängliche Therapie«* wäre seiner Meinung nach *»ein Widerspruch in sich«* (ebd., S. 216). An dieser Stelle soll die Diskussion hierzu nicht weiter vertieft werden (vgl. Hölter 1991).

1.2.5 Bewegung in der Lebenswelt von Kindern und Jugendlichen

Im Folgenden wird vor allem auf zwei umfangreiche neuere Studien des Medienpädagogischen Forschungsverbunds Südwest Bezug genommen: die sog. KIM-Studie für Kinder von 6 bis 13 Jahren und die JIM-Studie für Jugendliche von 12 bis 19 Jahren (mpfs 2019). Die Ergebnisse decken sich weitgehend mit anderen bundesweiten Studien, z. B. die KIGGS-Studie. Ein Ergebnis bei den genannten Studien mit n = 1200 Befragten verdeutlicht, welchen bedeutsamen Stellenwert bewegungsorientierte Aktivitäten in der Lebenswelt von Kindern und Jugendlichen im Vergleich mit anderen Freizeitaktivitäten haben. Bei Kindern steht dabei nicht »Sporttreiben« an erster Stelle, sondern »Freunde treffen« und »Draußen spielen«, gefolgt von »Fernsehen«. Besonders bei den draußen stattfindenden Spielen ist zu vermuten, dass es sich um Bewegungsaktivitäten, z. B. auf dem Spielplatz handelt, der wiederum gleichzeitig ein Ort der Begegnung mit Freunden ist (► Abb. 1-2).

Auffällig sind in dem frühen Schulalter die geschlechtsspezifischen Unterschiede, die bei den Jungen fast doppelt so häufig zum Sporttreiben und vermutlich auch zu einem relativ frühen Zeitpunkt zu einer Vereinsbindung führen.

Bei Jugendlichen lassen sich ebenfalls geschlechtsspezifische Unterschiede feststellen, aber bei ihnen nehmen geschlechtsunabhängig Sporttreiben und auch die Teilnahme an Sportveranstaltungen an Bedeutsamkeit für die Freizeitgestaltung noch zu (► Abb. 1-3).

Dabei sind in einem Jahreszeitraum von zehn Jahren die Beliebtheit von Sportaktivitäten in etwa gleich geblieben, ergänzt um das Element einer passiven Beteiligung am Sportgeschehen. Die Bedeutung des sozialen Kontakts hat in dem o. g. Zeitraum zugenommen, wobei gemeinsame sportliche Aktivtäten meistens mit intensiven sozialen Kontakten verknüpft sind. Es ist allerdings auch festzustellen, dass Vereinsbindungen häufig an den sozialen und auch den Bildungsstatus gebunden sind und die Bindung im frühen Erwachsenenalter deutlich nachlässt. Dies gilt für junge Frauen früher als für Männer. Die Bedeutung des Sports, zumindest die des Vereinssports als wichtige Sozialisationsagentur für

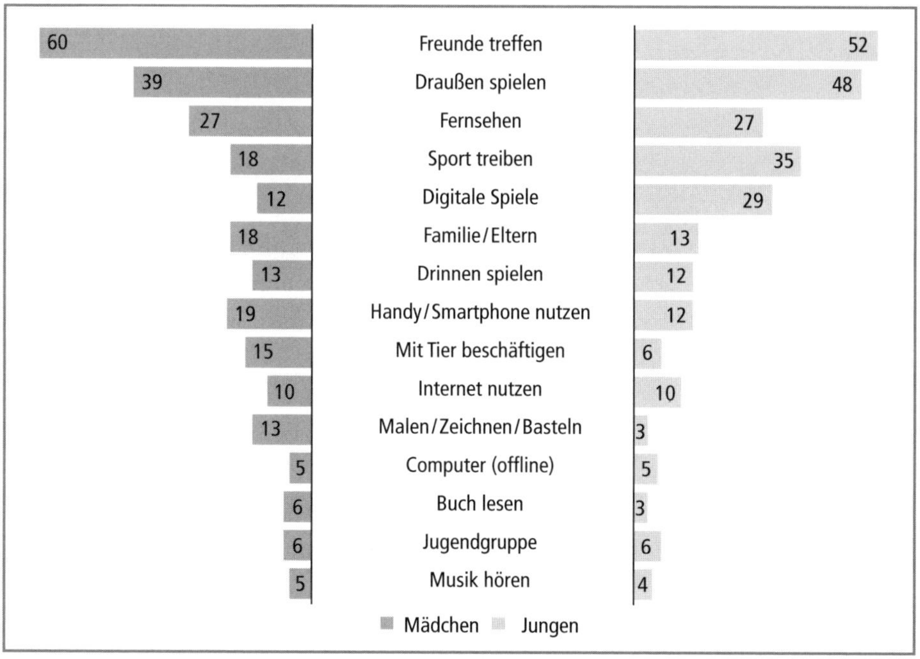

Abb. 1-2 Liebste Freizeitaktivitäten von Kindern im Alter von 6 bis 13 Jahren (n = 1231) im Jahr 2018 (Datenquelle: KIM-Studie; mpfs 2019)

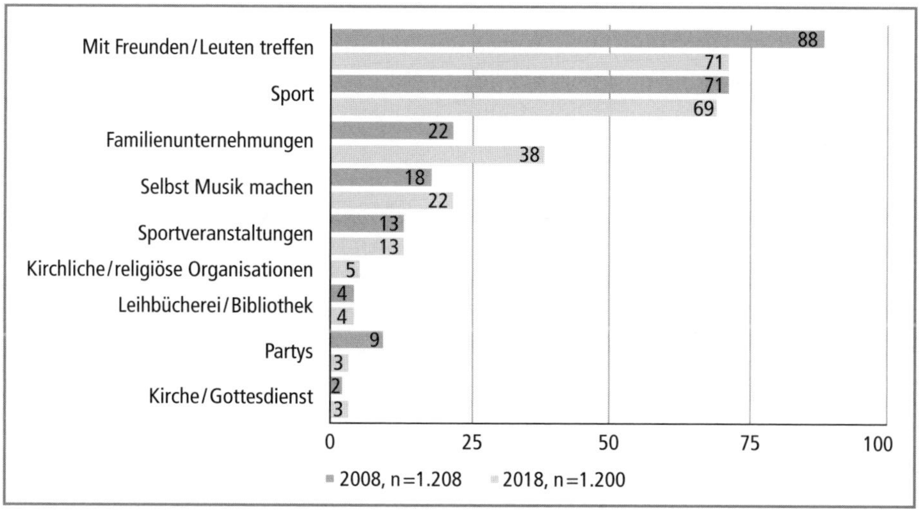

Abb. 1-3 Freizeitaktivitäten von Jugendlichen im Alter von 12 bis 19 Jahren (n = 1200) in den Jahren 2008 und 2018 (Datenquelle: KIM-Studie; mpfs 2019)

Jugendliche, nimmt mit zunehmendem Alter ab oder wird z. T. in anderen Settings wie Fitnessstudios fortgesetzt (Fuchs 2003).

Insgesamt ist davon auszugehen, dass eine Interventionsform wie die Bewegungstherapie, inhaltlich verknüpft mit unterschiedlichen Formen des Sports, bei den realen Interessen der meisten Patienten ansetzt und erfahrungsgemäß bei den meisten Teilnehmern auf eine große Akzeptanz trifft.

1.3 Rahmentheorien der Bewegungstherapie

Es gibt zahlreiche Theorien, die sich mit dem Bewegungsphänomen beschäftigen. Dabei lassen sich die Erkenntnisperspektiven und Vorgehensweisen unterschiedlicher Fachdisziplinen gut durch die beiden Merkmale »Erklären« und »Verstehen« charakterisieren: Einen erklärenden Anspruch haben im bewegungswissenschaftlichen Bereich vorwiegend solche Fachdisziplinen, die sich an ihre naturwissenschaftlichen oder technischen Mutterwissenschaften anlehnen, wie die Biomechanik, die Trainingsphysiologie oder die Neurobiologie. Sportpädagogische und psychologisch-psychotherapeutische Konzepte orientieren sich hingegen eher an verstehenden Zugängen in der Phänomenologie und der Pädagogik. In der Psychologie und Psychotherapie finden sich Erklären und Verstehen gleichermaßen.

Für ein Lehrbuch, das sich der Übertragung theoretischer Überlegungen auf eine praxisbezogene Anwendung in einem klinischen Kontext bei Kindern und Jugendlichen verpflichtet sieht, erläutern wir aus einer Vielzahl möglicher theoretischer Annäherungen in einem ersten Schritt drei Zugänge anhand einiger typischer Merkmale: einen eher anthropologisch-phänomenologischen, einen sportwissenschaftlichen und einen neurobiologischen Zugang. Sie repräsentieren unterschiedliche Aspekte, die in den letzten 40 Jahren im Rahmen der Sport- und Bewegungswissenschaft als Begründungen für bewegungs- und sportorientierte Aktivitäten in therapeutischen und rehabilitativen Zusammenhängen entwickelt wurden.

In einem zweiten Schritt schlagen wir eine Integration dieser unterschiedlichen Zugänge durch eine Verbindung zu zwei allgemeineren, theoretisch-praktischen Überlegungen vor, die beide Eingang in die gesundheits- und sportwissenschaftliche Diskussion gefunden haben. Dies ist zum einen das Theoriemodell der Salutogenese in Anlehnung an Aaron Antonovsky (1979), zum anderen der mit diesem Modell verbundene Aspekt der Resilienz, der besonders für die Praxis von Prävention und Therapie von großer Bedeutung ist.

1.3.1 Anthropologie und Phänomenologie

Ein zentrales Problem in der Geschichte der Medizin und Philosophie ist bis heute der Versuch, die Komplexität des Menschen als physisches, emotionales, denkendes und soziales Wesen zu erklären und zu verstehen. Eine Möglichkeit war (und ist), die Komplexität zu reduzieren und sich Teilfunktionen näher anzuschauen. So gab es z. B. im Mittelalter den Versuch, dem Seelischen durch Sezieren aller Teile des Körpers auf die Spur zu kommen. Die Medizin der Neuzeit tendierte zu einer zunehmenden Spezialisierung und Reduzierung auf defekte

Organfunktionen, die den Menschen mit seinen Gefühlen, Stimmungen, sozialen Bezügen etc. immer mehr in den Hintergrund treten ließen. Historisch und aktuell sind Versuche, dieser Abspaltung und Spezialisierung entgegenzuwirken. Besonders markant und für die pädagogische und therapeutische Nutzung von Bewegung bedeutsam waren dabei die theoretischen Entwürfe von Maurice Merleau-Ponty (1966) und Jacobus Buytendijk (1956), die etwa zur gleichen Zeit entstanden sind, und zwar in den 40er-Jahren des letzten Jahrhunderts. Beide Autoren haben den Anspruch, die zur Erklärung des Menschen als unangemessen empfundene Spaltung zwischen »Maschinenkörper und beseeltem Leib« zu überwinden. Parallel dazu entstand, mit einer ähnlichen Zielrichtung, in der Medizin die Fachrichtung der Psychosomatik.

Allen Entwürfen gemeinsam sind ihre intensiven Bezüge zur Philosophie- und Medizingeschichte, die an dieser Stelle auch nicht ansatzweise angemessen wiedergegeben werden können. Wir beschränken uns hier auf die Erörterung von drei zentralen Aspekten, die u. E. für eine aktuelle Begründung und theoretische Fundierung der Bewegungstherapie Bedeutung haben. Zum einen ist dies das besondere Verständnis von Leib und Bewegung. Des Weiteren die Definition von Bewegung als »sinngeleitete Handlung« (Uexküll et al. 1994) und schließlich der Weltbezug des Bewegungshandelns.

Leib und Bewegung

In Deutschland hat der Begriff des Leibes in Abgrenzung zu dem des Körpers eine lange Tradition, die so in anderen europäischen Sprachen nicht existiert. Im sprachlichen Alltagsgebrauch schlägt sich dies in vielen Begriffen und Redewendungen nieder, z. B. in den Begriffen »leibhaftig«, »Leibspeise«, »Leibarzt«, »Leibrente«, »Leib und Leben« oder auch in den etwas aus der Mode geratenen Begriffen »Leibesübungen« und »Leibeserziehung«. Letztere lassen sich nicht ohne Bedeutungsverlust oder -verschiebung durch Begriffe wie »Körpererziehung« oder »Sport« ersetzen. Man muss allerdings auch feststellen, dass dem Leibbegriff heutzutage etwas Altmodisches anhaftet. Der Begriff des Leibes verweist vor allem darauf, dass der physische Körper des lebendigen Menschen untrennbar mit seinem Erleben, Empfinden, Fühlen und Denken verknüpft ist. Merkmale des Leiblichen sind u. a. Formen der Kommunikation jenseits der gesprochenen Sprache, die in der Therapie von großer Bedeutung sind, z. B. bei frühen Störungen oder bei verbalen Blockaden. Hierzu zählen als Ausdrucksformen des Leiblichen, z. B. Gebärden, Mimik, Gestik, Rhythmus, Tonus. Es ist darum kein Zufall, dass Leibanthropologen und -philosophen wie Buytendijk und Merleau-Ponty Bewegung als herausragendes Merkmal der menschlichen Existenz beschreiben. Es werden dabei dem physischen Körper nicht psychische oder soziale Begleitprozesse hinzugefügt, sondern sie werden als etwas Eigenes, als etwas »Drittes« verstanden, in dem Physiologisches, Seelisches, Kognitives und Soziales miteinander verschränkt sind. Dieses »Dritte« kann sich je nach Befinden mehr auf körperlich-physiologische Aspekte beziehen, wie es bei den meisten Krankheitszuständen oder auch leistungssportlichen Erfahrungen der Fall ist, während

z. B. ein Bewerbungsvortrag oder eine Liebeserklärung ein anderes Leibempfinden, z. B. eine veränderte Atmung, ein Erröten oder nervöse Gesten, in den Vordergrund rücken kann (vgl. Seewald 1989; Dederich 1995). Dieses »dritte« situationsabhängige und variable Körperempfinden lässt sich in im Modell der Salutogenese als eine mögliche Positionierung auf einem Kontinuum zwischen Wohl- und Missbefinden gut wiederfinden (▸ Kap. 1.3.4).

Neben einer verstärkten (Wieder-)Anlehnung an phänomenologisch-anthropologische Überlegungen in der deutschsprachigen Psychiatrie, insbesondere durch Fuchs (2000; Fuchs et al. 2010), finden aktuell einige zentrale Konzepte der Leibphänomenologie wieder eine verstärkte Aufmerksamkeit. Hierzu gehören die Konzepte und Forschungsarbeiten rund um den Mindfulness- und Awareness-Begriff (Anderssen-Reuster 2011), die Arbeiten des Entwicklungspsychologen Stern (Stern & Vorspohl 2011) sowie die Embodiment-Forschung, auf die wir in ▸ Kap. 1.2.4 schon kurz eingegangen sind.

Bewegung als sinnvolle Handlung

In Abgrenzung zu einer rein physiologischen Sichtweise, die Bewegung als Reaktion eines Reflexbogens bzw. als Antwort auf äußere Reize versteht, ist in der Phänomenologie die Kategorie des subjektiven Sinns von großer Bedeutung. Dieser Aspekt wird später in den mehr psychologisch-orientierten Entwürfen, wie der Handlungstheorie oder der Entwicklungspsychologie, z. T. unter dem Fachbegriff »Intentionalität« wiederaufgenommen.

Nach Buytendijk lässt sich der Sinn einer Bewegungshandlung, wie das statuenhafte Verharren eines Katatonen, die Unrast des Hyperaktiven oder das Hungern der Anorektikerin, nur durch *»eine möglichst vollständige Einsicht in die Umstände, die Situation, ihre Ausführung (und ihre historische Entwicklung) erschließen«* (Buytendijk 1956, S. 60). An dieser Stelle wird die Verbindung zu den beiden eingangs erläuterten elementaren wissenschaftlichen Vorgehensweisen Erklären und Verstehen deutlich. Buytendijk (1956) differenziert dabei die Bewegung in zwei Aspekte: die *Bewegungsausführung*, die er auch Handlung nennt, und die Suche nach dem *Beweggrund*. Die Bewegungsausführung/-handlung hat ein Ziel, einen Anfang und ein Ende, und sie lässt sich mithilfe erklärender Methoden quantitativer oder qualitativer Art größtenteils auch messbar machen. Die Suche nach dem Beweggrund richtet sich hingegen stärker auf den Bewegungsausdruck als dem möglichen Träger der Bedeutung. Eine solche Differenzierung des Bewegungsbegriffs hat konzeptionelle und praktische Konsequenzen: Für die fachliche Begleitung der Bewegungsausführung ist auf Therapeutenseite eine hinreichende Bewegungskompetenz notwendig, während ein Verstehen des Beweggrunds und seine theoretische Einordnung weitere Kompetenzen erforderlich machen – u. a. aus der Entwicklungspsychologie oder von Ansätzen der Körper- und Bewegungspsychotherapien.

Der Weltbezug des Bewegungshandelns

Weltbezug wird in der Übersetzung des Werkes von Merleau-Ponty im Deutschen auch *Zwischenleiblichkeit* genannt (Waldenfels & Giuliani 2000; Petzold 1988). Hierbei handelt es sich um den Versuch, die Entwicklung und das Verhältnis zwischen dem Selbst und dem anderen näher zu bestimmen. Dialog und Empathie, »Gefühlsansteckungen« (wie Mitleid oder Mitfreude) können nur dann entstehen, wenn eine Teilhabe am leiblichen Erleben der anderen oder eine gegenseitige Verflochtenheit wie in einem »Gewebe« existiert. Besonders deutlich ist dies in der frühen kindlichen Entwicklung beobachtbar, in der sich die Interaktion zwischen Mutter und Kind zunächst ausschließlich auf der leiblichen Ebene abspielt: Mimik, Gestik, Laute, Berührung, Bewegungen wie Schaukeln und Schwingen sind die dominierenden Formen der frühen Kommunikation. Ähnlich verhält es sich in der Bewegungstherapie bei sog. frühen Störungen, und jenseits der Sprache können so z. B. durch eine nonverbale Kommunikation andere Formen des menschlichen Dialogs eröffnet werden.

In der Embodiment-Forschung wird u. a. versucht, dieser Form des Dialogs mit empirischen Möglichkeiten der Bewegungsbeobachtung auf die Spur zu kommen. So wurden in einem dyadischen therapeutischen Prozess bei Gesprächen die unbewussten Synchronisierungen von Bewegungen mit technischen Mitteln aufgezeichnet und mit Aussagen zu der Art von erlebten Affekten in Beziehung gesetzt (Tschacher & Storch 2017). Bei einer hohen nonverbalen Synchronie zwischen Patientin und Therapeutin werden die Gespräche als besonders positiv erlebt. Demnach ist der Körper nicht nur Spiegel der Seele, sondern das emotionale Erleben spiegelt auch leibliches Erleben wider. Fuchs (2000) spricht in diesem Zusammenhang von einer zwischenleiblichen Resonanz und Ajuriaguerra (1970) von tonischem Dialog. Aus dieser Perspektive hat das empathische Verstehen auf der Bewegungsebene eine große therapeutische Relevanz. Eine unverzichtbare bewegungstherapeutische Voraussetzung ist dafür eine hinreichend breite und intensive eigene Bewegungserfahrung.

Die Überlegungen und Forschungsarbeiten zur Zwischenleiblichkeit beziehen sich bisher weitgehend auf dyadische Situationen, also dem nonverbalen Dialog zwischen Säugling und Mutter oder zwischen Therapeutin und Klientin. Dabei lässt sich die Herstellung von Weltbezug mithilfe von Sport und Bewegung durchaus weiter verstehen: im klinischen Rahmen auf die Arbeit in kleinen interessengeleiteten Gruppen von der Akrobatik bis zum Tanz und außerhalb der Klinik in einer Institution der organisierten Zwischenleiblichkeit wie dem Sportverein oder in nicht vereinsgebundenen gemeinschaftlichen Bewegungsaktivitäten.

1.3.2 Sportwissenschaft

Die Sportwissenschaft hat sich in ihrer Entwicklung neben der Sportmedizin in viele weitere Teildisziplinen differenziert, die sich z. T. eng an wissenschaftliche Mutterdisziplinen wie Biomechanik, Informatik, Medizin, Soziologie, Allgemeine Pädagogik, Psychologie, Ökonomie etc. anlehnen. Die dort in anderen Zusammenhängen entwickelten Theorien, Modelle und Konzepte werden auf den Bereich der Bewegung und des Sports übertragen. Aufgrund ihres interdisziplinären Charakters wird deshalb auch vielfach von Sportwissenschaften gesprochen.

Im Rahmen unserer theoretischen Orientierungen werden im Folgenden ausgewählte Teilbereiche und Ansätze aus jenen sportwissenschaftlichen Disziplinen besprochen, die aus unserer Sicht einen wichtigeren Bestandteil der interdisziplinären Grundlagen der Bewegungstherapie bilden. Diese können an dieser Stelle jedoch nur ausschnitthaft dargestellt werden; umfassende Beschreibungen finden sich in den entsprechenden Lehrbüchern dieser sportwissenschaftlichen Disziplinen (Alfermann & Stoll 2017; Hollmann & Strüder 2009; Hottenrott & Seidel 2017; Olivier et al. 2016; Funke-Wieneke 2019).

In einem ersten Schritt werden einige basale sportmedizinische Hinweise zur Bedeutsamkeit von Bewegung und körperlicher Aktivität für die Prävention und Therapie speziell im Kindes- und Jugendalter gegeben. Damit soll vor allem akzentuiert werden, dass in der Bewegungstherapie mit psychisch kranken Kindern und Jugendlichen funktionelle Gesichtspunkte zu Übung und Training nicht außer Acht gelassen werden dürfen.

Hieraus ergibt sich in einem zweiten Schritt die Hinwendung zu den motorischen Hauptbeanspruchungsformen und deren Trainierbarkeit, wie sie in der Trainingslehre mit ihren Methoden und Prinzipien in der Praxis angewandt und umgesetzt werden.

Neben dieser stärker biologisch ausgerichteten Orientierung spielen in der Bewegungstherapie bei psychischen Erkrankungen psychologische und psychosoziale Aspekte eine besondere Rolle. In einem dritten Schritt haben wir deshalb die handlungstheoretischen Aspekte aus der Sportpsychologie herangezogen, weil diese zum einen die Verbindung zu Wahrnehmungs-, Motivations-, Kognitions- und Bewertungsmustern zulassen. Diese sind bei psychisch erkrankten Kindern und Jugendlichen häufig auffällig. Gleichzeitig eröffnen sich wichtige Korrekturmöglichkeiten zur Verbesserung und Optimierung von Bewegungsfähigkeiten, -fertigkeiten und sportlichem Handeln. Zum anderen stellen wir – darauf aufbauend – Verbindungen zu stresstheoretischen und stressregulativen Aspekten her. Im Mittelpunkt stehen dabei neurobiologische Erkenntnisse zu chronischer Anspannung und Stress. Hierbei wird davon ausgegangen, dass diese Bedingungen bei vielen psychischen Erkrankungen zu ungünstigen Gen-Umwelt-Interaktionen beitragen, die eine erhöhte Vulnerabilität hinsichtlich seelischer Erkrankungen aufrechterhalten. Es ist zu vermuten, dass sich durch bewegungs- und sporttherapeutische Aktivitäten günstige Regulationsmöglichkeiten ergeben.

Sportmedizin

Sportmedizinisches Wissen und Handeln nimmt nicht nur in Forschung und Lehre einen bedeutsamen Platz ein, sondern bekommt aufgrund der gesamtgesellschaftlichen Gesundheitsproblematik eine besondere Relevanz. Hier sind z. B. Risikofaktoren wie Bewegungsmangel, Adipositas, Diabetes oder psychomotorische Verhaltensauffälligkeiten unterschiedlichster Art bei Kindern und Jugendlichen zu nennen. Bewegungsaktivitäten und körperliches Training rücken in der Bandbreite von Prävention und Rehabilitation zunehmend mehr in den Vordergrund (Schüle & Huber 2012; Graf et al. 2012; Finger et al. 2017). Ein Schwerpunkt liegt dabei auf der Verhaltensprävention im Kindes- und Jugendalter durch angepasste Bewegungs- und Sportaktivitäten. Trotz des Wissens um die gesundheitlichen Effekte von Bewegung und Sport im Kindes- und Jugendalter und der wissenschaftlichen Nachweise nimmt die Inaktivität gesamtgesellschaftlich zu, mit all ihren negativen gesundheitsbezogenen Konsequenzen (Janssen & Leblanc 2010; Graf et al. 2007).

Die mit körperlicher Aktivität und Training verbundenen Effekte bezüglich des Gesundheitsgewinns sind bei einer ganzen Reihe von Erkrankungen gut belegt (Ekkekakis & Cook 2013; Hollmann & Strüder 2009; Piggin et al. 2017). Diese Effekte gilt es auch für den klinischen Einsatz in der Kinder- und Jugendpsychiatrie zu nutzen. Die Zielsetzung liegt hierbei auf dem Erhalt bzw. der Verbesserung der physischen und psychosozialen Funktionen sowie der allgemeinen Handlungsfähigkeit der Kinder und Jugendlichen.

Trainingslehre

Im Mittelpunkt steht das Training motorischer Basisfähigkeiten. Hierunter werden zusammenfassend die Koordination, Kraft, Ausdauer, Schnelligkeit und Beweglichkeit gefasst. Zur Diagnostik und zur Verbesserung stehen eine Reihe bewährter motorischer Testverfahren sowie gut erprobte und evaluierte Trainingsmethoden zur Verfügung (Bös 2017; Weineck 2019). Bei fast allen Bewegungsaktivitäten, z. B. beim Spielen, bei Aktivitäten im Wasser, beim Klettern oder bei erlebnispädagogischen Angeboten, können diese motorischen Beanspruchungsformen in unterschiedlicher Weise und Intensität gefördert werden. Motorische Fertigkeiten bilden sich auf der Grundlage motorischer Basisfunktionen durch Übungs- und Lernvorgänge heraus und spezifizieren sich für die Anwendung in Alltagshandlungen oder im sportlichen Handeln. Allgemeine motorische Fertigkeiten sind z. B. das Kriechen, Gehen, Laufen, Balancieren, Springen, Schwingen, Klettern, Fangen und Werfen. In weiterer Spezifizierung lassen sich, darauf aufbauend, sportmotorische Techniken wie Schwimmtechniken, turnerische Fertigkeiten, Techniken im Umgang mit dem Ball oder anderen Sportgeräten sowie artistische Fertigkeiten herausbilden. Die Entwicklung und Verbesserung motorischer Basisfähigkeiten und Bewegungsfertigkeiten durch Üben und Trainieren zählen deshalb im Kontext der kinder- und jugendpsychiatrischen Behandlung zu einem wichtigen Teilziel, das zur Verbesserung der Therapiemotivation und Therapiezielsetzungen beitragen kann.

Kinder und Jugendliche mit psychischen Erkrankungen sind natürlich nicht primär wegen ihrer mangelnden Fitness oder ihren nichtaltersgemäß entwickelten motorischen Fähigkeiten in stationärer Behandlung, sondern aufgrund schwerwiegender psychischer und sozialer Problematiken oder Erkrankungen. Es ist gut belegt, dass diesbezüglich vielfache Wechselwirkungen der Störungen zwischen der psychischen und somatischen Ebene bestehen. Unter therapeutischen Gesichtspunkten lassen sich derartige Wechselwirkungen nutzen, d.h. über gezieltes motorisches Lernen, über die Förderung von Handlungskompetenz werden immer auch psychische oder soziale Funktionen mit beeinflusst. Darüber hinaus wird zudem dem bio-psycho-sozialen Anspruch der Bewegungstherapie Rechnung getragen. So fördert z.B. das Jonglieren mit Bällen neben der koordinativen Beanspruchung von Auge und Hand gleichzeitig die Konzentration und die Aufmerksamkeitsspanne. Ebenso erfahren die Kinder und Jugendlichen, dass zur Erlernung solcher Fertigkeiten regelmäßiges Üben notwendig ist, um Verbesserungen zu erreichen. Ähnliches gilt auch für das Schwimmen, das Trampolinspringen, das Klettern oder das Spielen. Intensiviert werden derartige Prozesse dadurch, dass besonderer Wert auf die Qualität der Bewegungsausführung gelegt wird.

Je nach Störungsform, körperlicher Belastungsfähigkeit, koordinativem und konditionellem Zustand, dem Alter sowie den Interessen und Neigungen des Kindes bzw. der Gruppe oder den therapeutischen Zielsetzungen lassen sich einzelne Akzente hinsichtlich der Förderung von motorischen Fähigkeiten und Fertigkeiten in den Vordergrund stellen. Hierbei sind die institutionellen Rahmenbedingungen mit zu berücksichtigen. Die Förderung und Verbesserung einzelner motorischer Hauptbeanspruchungsformen findet selbst dann statt, wenn emotionale, kognitive und psychosozial orientierte Therapieziele im Mittelpunkt stehen sollten, sofern diese mit intensiven Bewegungsaktivitäten verknüpft sind. In der Regel sind während der bewegungstherapeutischen Einheiten verschiedene Fähigkeiten und Fertigkeiten gleichzeitig involviert. Daher wird an dieser Stelle ausdrücklich darauf hingewiesen, dass das Training in der Kinder- und Jugendpsychiatrie nicht ausschließlich als alleiniges Fitness- oder Fertigkeitstraining verstanden wird, sondern dass die angebotenen Bewegungs-, Spiel- und Sportaktivitäten immer als *polyvalent* zu betrachten sind und möglichst Verbindungen zu den Störungsbildern aufweisen sollten (Hölter 2011a). So kann ein funktionell ausgerichtetes Ausdauer- oder Krafttraining mit Jugendlichen gleichzeitig mit intensiver Körperwahrnehmung, Achtsamkeitsschulung, Stimmungsregulation, realistischer Selbsteinschätzung oder mit der Schulung sozialer Kompetenzen verbunden werden. Bei Kindern werden trainingsmethodische Prinzipien eher verdeckt, im Hintergrund ablaufen – zugunsten motivations- und emotionsstimulierender Angebote, mit denen sie sich identifizieren können. Dies schließt das Üben und Trainieren der Hauptbeanspruchungsformen bei ihnen nicht aus, allerdings in kindgerechter Gestaltung. Mit einer mehrperspektivischen Betrachtungsebene von Bewegung und körperlicher Aktivität ergeben sich zudem direkte indikationsspezifische Zielsetzungen für die meisten Störungsbilder in der Kinder- und Jugendpsychiatrie.

Die Bedeutsamkeit der motorischen Hauptbeanspruchungsformen und ihre Üb- und Trainierbarkeit im kinder- und jugendpsychiatrischen Behandlungsrahmen wird mit folgender Übersicht herausgestellt (Meinel & Schnabel 1987; Weineck 2019; Martin et al. 1993). Hinweise zu deren diagnostische Erfassungsmöglichkeiten finden sich in Kapitel 1.6.2.

Motorische Hauptbeanspruchungsformen und ihr Bezug zum Einsatz in der Bewegungstherapie bei psychisch kranken Kindern und Jugendlichen

Koordination

Definition: Koordination wird definiert als das Zusammenwirken von Sinnesorganen, Nervensystem und Bewegungsapparat bei der Durchführung von Bewegungsaufgaben mit dem Zweck, diese möglichst präzise, kontrolliert, ökonomisch und zielorientiert durchzuführen.
Trainingsmethoden: Strukturiertes und variables Üben mit und ohne Geräte
Indikation: Für alle Erkrankungen im kinder- und jugendpsychiatrischen Bereich
Gewichtung: sehr wichtig

Ausdauer

Definition: Ausdauer ist als motorische Fähigkeit des Körpers, eine gegebene Leistung über einen längeren Zeitraum ohne Ermüdung aufrechterhalten zu können
Trainingsmethoden: Extensives und intensives Intervalltraining, Dauermethode, »High Intensity Training«
Indikation: Angsterkrankungen (speziell Panikstörung), Autismus, Bulimie, Depression, Hyperkinetische Störungen, Störungen des Sozialverhaltens, Abhängigkeitserkrankungen
Gewichtung: wichtig

Kraft

Definition: Kraft wird verstanden als die Fähigkeit des neuromuskulären Systems, Widerstände zu überwinden (konzentrische Kontraktion), sie zu halten (isometrische Kontraktion) oder ihnen entgegenzuwirken (exzentrische Kontraktion)
Trainingsmethoden: Basistraining für Kinder mittels Haltungs- und Kräftigungszirkel (mit eigenem Körpergewicht); Vielseitigkeitsparcours (Klettern; Trampolin u. a.); isometrische, konzentrische und exzentrische Übungen; apparatives Training bei Jugendlichen
Indikation: Angsterkrankungen, Autismus, Anorexie, Bulimie, Depression, Hyperkinetische Störungen, Störungen des Sozialverhaltens, Abhängigkeitserkrankungen
Gewichtung: wichtig

Beweglichkeit

Definition: Beweglichkeit wird als die Fähigkeit des Muskel-Gelenk-Systems definiert, Bewegungen mit einer großen Amplitude durchführen zu können
Trainingsmethoden: aktives oder passives Stretching; dynamisches Dehnen
Indikation: Für alle Erkrankungen im kinder- und jugendpsychiatrischen Bereich
Gewichtung: weniger wichtig

Schnelligkeit

Definition: Schnelligkeit wird als die motorische Fähigkeit definiert, auf einen Reiz bzw. Signal hin schnellstmöglich zu reagieren und/oder Bewegungen bei geringen Widerständen mit höchster Geschwindigkeit durchzuführen
Trainingsmethoden: Aufgaben aus dem Bereich der Koordinationsschulung; Schnellkraftübungen; Sprints
Indikation: Keine spezifischen Indikationen für den kinder- und jugendpsychiatrischen Bereich
Gewichtung: weniger wichtig

Für die therapeutische Nutzung dieser Hauptbeanspruchungsformen im Bereich der Kinder- und Jugendpsychiatrie ist es notwendig, darauf hinzuweisen, dass diese in der Regel nicht isoliert trainiert werden, sondern in den vielfältigen Bewegungs- und Sportaktivitäten weniger offensichtlich im Hintergrund mit ablaufen. Die motorischen Hauptbeanspruchungsformen sind jedoch z. B. bei den unterschiedlichen erlebnis- und abenteuerpädagogischen Angeboten gefordert bzw. können sich durch regelmäßige Wiederholungen verbessern. Die Ausdauerfähigkeit lässt sich in vielen Spielformen oder Ballsportarten mittrainieren. Prinzipien des Beweglichkeitstrainings finden sich in körperzentrierten Verfahren wie Yoga oder Kampfkünsten wie Judo, Karatedo und Tai Chi wieder, die in Form ausgewählter Elemente ihren Platz in diesem Setting haben können. Bei Jugendlichen ist die Anwendung trainingsspezifischer Prinzipien zur Verbesserung der allgemeinen Belastungsfähigkeit hingegen möglich und oftmals gewünscht.

Die Relevanz der motorischen Hauptbeanspruchungsformen für die bewegungstherapeutische Arbeit in dem Setting der Kinder- und Jugendpsychiatrie erklärt sich vor allem dadurch, dass hiermit sowohl *generelle* als auch *spezifische* Zielsetzungen für die jeweiligen Bezugsgruppen formuliert werden können. Unter *generellen* Zielsetzungen lassen sich alle Faktoren fassen, die zu einer Verbesserung des allgemeinen Gesundheitszustandes beitragen. Zu nennen sind hier beispielsweise die Verbesserung der körperlichen Belastungsfähigkeit und der Immunkompetenz, der Erhalt oder die Weckung von Bewegungsfreude, das Erleben von Erfolgserlebnissen und der Umgang mit Misserfolg sowie die Entwicklung sozialintegrativer Kompetenzen. Die *spezifischen* Zielsetzungen stehen in engem Zusammenhang mit der Symptomatik der einzelnen Erkrankungsbilder. Hier tritt eine therapeutische Vertiefung durch die verstärkte Einbeziehung emotionaler, motivationaler, kognitiver und sozialer Faktoren oder Thematiken ein. In Kapitel 3 (»Störungsbilder«) wird auf solche Zielsetzungen differenziert bei den ausgewählten Störungsgruppen hingewiesen.

Sportpsychologie

Für das zentrale Anliegen dieses Lehrbuchs, theorieorientierte bewegungstherapeutische Behandlungsmöglichkeiten bei psychisch kranken Kindern und Jugendlichen aufzuzeigen, ist es notwendig, auch das Forschungsfeld der Sportpsychologie mit ihren wissenschaftlich fundierten Erkenntnissen, Konzepten und Methoden einzubeziehen. Aus dem breiten Spektrum der Forschungs-, Themen- und Anwendungsbereiche der Sportpsychologie können wir an dieser Stelle nur einen begrenzten Ausschnitt darstellen, und zwar unter dem Gesichtspunkt der Nutz- und Anwendbarkeit für die klinische Bewegungstherapie. Hierbei beziehen wir uns auf eine selektive Beschreibung handlungstheoretischer Aspekte, die sich in der Vergangenheit als ein nützliches theoretisches Begründungselement für die therapeutische Anwendung erwiesen haben. Wir orientieren uns schwerpunktmäßig an den Arbeiten des Kölner Sportpsychologen Jürgen Nitsch.

Handlungstheoretische Konzepte und Sichtweisen werden seit einigen Jahrzehnten in unterschiedlichen Wissenschaftsdisziplinen und -gebieten entwickelt und angewandt, z. B. in der Soziologie, der Wirtschafts-, Arbeits- und Organisationspsychologie, der Arbeitsmedizin, der Gesundheitspsychologie, der Robotik, aber auch in der Sportpsychologie/Sportwissenschaft. Beispiele hierfür sind die Ökonomisierung von Arbeitsabläufen, die Analyse und Prävention von Risikoverhalten, die Planung und Umsetzung von Stressmanagement-Programmen oder die gezielte Wettkampfvorbereitung im Leistungssport (Nitsch 2001; Hacker 2014; Hackfort 2000). Parallelen bestehen zu dem transtheoretischen Modell von Prochaska und Di Clemente (Fuchs & Klaperski 2012; Prochaska et al. 2002).

Für den Bereich der Bewegungstherapie ergeben sich durch die Heranziehung der handlungstheoretischen Perspektiven wesentliche theoriegestützte und praxisleitende Hinweise für eine aktuelle, situative Bewegungs- und Verhaltensdiagnostik sowie für die davon ableitbare Interventionsplanung, -durchführung und -überprüfung. Das folgende Beispiel zum Einsatz des Mini-Trampolins aus dem klinischen Setting dient der Illustration einer handlungstheoretisch orientierten Perspektive.

Tim und Malte

Auf vielfachen Wunsch der Kinder wird das Mini-Trampolin in der Bewegungstherapiestunde aufgebaut. Nach der Einweisung und der Erklärung der Regeln und Abläufe beginnen die Kinder mit den ersten Probesprüngen. Für den Bewegungstherapeuten wird schnell sichtbar, dass der größte Teil der Gruppe die Bewegungsaufgabe ohne Schwierigkeiten bewältigt und mit Freude darauf reagiert. Hingegen zeigen zwei Kinder bestimmte Auffälligkeiten: Tim kann seine Impulsivität und Energie kaum bremsen, drängelt sich vor, macht schon beim zweiten Sprung »Faxen« in der Luft und landet unkontrolliert, recht unsanft und unter Gelächter der Gruppe auf der Weichbodenmatte. Malte hingegen muss erst zu einem Sprungversuch mit Anlauf vom Bewegungstherapeuten motiviert werden, läuft allerdings schon zu langsam an und kann die Energie des Tuches zum Absprung trotz vorhandener Beinkraft kaum nutzen. Er landet wackelig auf der Matte. Als einige Kinder über seinen etwas misslungenen Versuch lachen, setzt er sich resigniert auf die Bank und ist vorerst nicht zu einem weiteren Versuch zu bewegen.

Das gewählte Beispiel zeigt exemplarisch einige Facetten der Bewegungstherapie in der Kinder- und Jugendpsychiatrie. Das Springen wird in der Regel von den meisten Kindern als spannend, lustvoll und motivierend erlebt. Im Einzelfall kann es jedoch wie bei Malte auch Angstreaktionen hervorrufen. Tim hingegen zeigt trotz hoher Motivation und guter koordinativer Voraussetzungen eine mangelnde Situations-, Bewegungs- und Selbstkontrolle, die bei ihm zu häufigen und überflüssigen Misserfolgen führen. In beiden Fällen werden für den Bewegungstherapeuten schon frühzeitig Verhaltensweisen und Handlungsabläufe sichtbar, die ihm unmittelbare Interventionsmöglichkeiten eröffnen.

Unter dem Gesichtspunkt der Ressourcenorientierung gilt es in diesem Kontext, mithilfe handlungstheoretischer Überlegungen bei den Kindern Selbstvertrauen, Selbstsicherheit und Optimismus bezüglich der eigenen Fähigkeiten zu wecken und zu stabilisieren. Dies geschieht über vielfältige adressatengerechte Bewegungs- und Sportangebote, in denen sie ihr eigenes Handeln erproben oder modifizieren können. Auf der notwendigen Grundlage von Erfolgserlebnissen lassen sich zu einem späteren Zeitpunkt neue unbekannte Aktivitäten anbieten, die das vorhandene Handlungs- und Verhaltensrepertoire erweitern oder differenzieren. Zugleich lassen sich in diesem Prozess günstige Beziehungsbedingungen zwischen den Kindern und dem Bewegungstherapeuten aufbauen. Dieses Vorgehen soll anhand einiger handlungstheoretischer Sichtweisen im Folgenden näher erläutert werden.

> Von »Handlung« als gesonderter Form des Verhaltens und »Handeln« als konkretem Vollzug wird dann gesprochen, wenn einem Verhalten ein *bewusstes Ziel* zugrunde liegt und die *psycho-physische Aktivität* zum Zwecke der Zielerreichung *absichtlich* organisiert wird. In diesem Sinne ist die Handlung als *intentionales Verhalten* bestimmt, d. h. als absichtliche Verhaltensorganisation unter subjektiven Zwecksetzungen. Dies schließt sowohl *absichtliches Tun,* wie das Erhalten eines Zustandes oder das Herbeiführen einer Veränderung, als auch *absichtliches Unterlassen* ein.

In einem Handlungsmodell wird menschliche Handlung in systemischer Wechselwirkung zu den jeweiligen Umwelt- oder Rahmenbedingungen betrachtet; intra- und interaktionale Prozesse beeinflussen sich gegenseitig in fortlaufender Weise. Beobachtbare Tätigkeiten und innere Beweggründe sind miteinander verknüpft (► Abb. 1-4).

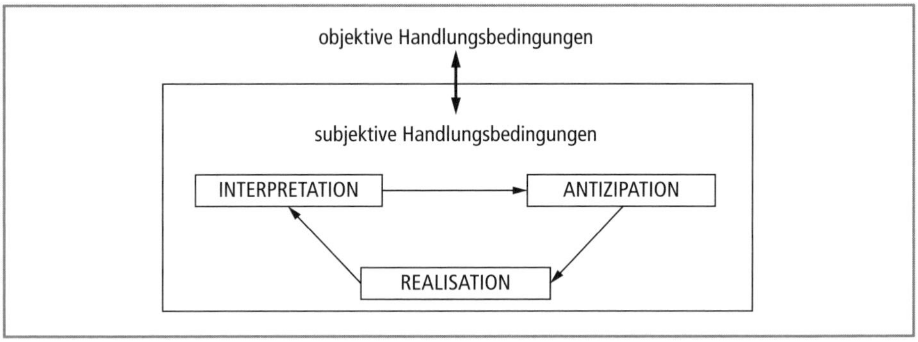

Abb. 1-4 Triadische Grundstruktur einer Handlung (mod. nach Nitsch 2004)

Intraaktionale Prozesse sind hierbei ganzheitlich organisiert. Sie integrieren physikalische, biologische, psychische und soziale Aspekte im jeweiligen Person-Umwelt-Bezug *(Interaktionale Integration)*. In einer Handlung wirken zudem alle psychischen Funktionen – wenngleich in unterschiedlicher Gewichtung – zusammen. In dem obigen Beispiel sind dies die

- objektiven Handlungsbedingungen (Sporthalle, Bewegungstherapeut, Kindergruppe, die Gerätschaften, Temperatur, Lärmpegel, Tageszeit u. a.) und die
- subjektiven Handlungsbedingungen mit den Komponenten der Antizipations-, Realisations- und Interpretationsphase.

Die *Antizipationsphase* beinhaltet hierbei Faktoren wie die subjektive Wahrnehmung der Aufgabe oder Situation, die affektive und motivationale Bewertung des Aufforderungscharakters der Aufgabe, der Situation, des Gerätes sowie die Einschätzung der Schwierigkeit der Aufgabe in Bezug auf das eigene motorische Können. Dazu zählt zudem die kognitive Suche nach Lösungsmöglichkeiten oder früher gemachte gleiche oder ähnliche Erfahrungen (Intentionsbildung und Planung).

In der *Realisationsphase* erfolgt eine psychomotorische Basisregulation, also zum einen die Energiemobilisation und der Energietransport (Herz-Kreislauf-Aktivierung; Atmung) sowie eine zentralnervöse Regulation von Hemmungs- und Enthemmungsprozessen. Zum anderen findet eine psychomotorische Prozessregulation in Form von Koordinationsprozessen, emotionaler Regulation und Reizselektion statt.

Die anschließende *Interpretationsphase* beinhaltet die affektive und kognitive Bewertung von Erfolg oder Misserfolg der ausgeführten Handlung. Daraus resultierende zukünftige Konsequenzen für das Selbstkonzept und die Umwelt, mögliche Korrekturmöglichkeiten, motivationale Folgen lassen sich zusammen mit dem Bewegungstherapeuten reflektieren.

Innerhalb eines Handlungsablaufs lassen sich also verschiedene Regulationsaufgaben identifizieren, die die ausübende Person in der Situation bewältigen muss. Diese nehmen einen entscheidenden Einfluss auf gelingende oder misslingende Handlungsabläufe. Unterschieden wird zwischen dem kognitiven, dem emotionalen und dem automatischen bzw. psychomotorischen Regulationssystem, die untereinander in Verbindung stehen und sich wechselseitig beeinflussen. Ohne diese Wechselwirkungen tiefergehend zu erörtern, wird sichtbar, dass ein komplexes Zusammenspiel dieser Regulationsvorgänge für gelingende Handlungen notwendig ist. Tritt in einem der Systeme Dysregulation auf, hat dies Auswirkungen auf den gesamten Ablauf.

Für die Bewegungstherapie ergeben sich speziell im Hinblick auf diese drei Regulationssysteme günstige Interventionsmöglichkeiten. In vielen Fällen ist das Misserfolgs- und Frustrationserleben bei Kindern und Jugendlichen mit psychischen Störungen als Ursache von dysregulativen Handlungsprozessen zu verstehen, aus denen u. a. negative, selbstverstärkende Konsequenzen resultieren in Bezug auf das Selbstvertrauen und den Selbstwert. Treten derartige Erfahrungen über längere Zeiträume auf, sind sie aus neurobiologischer Sicht mit einem Aufrechterhalten von Stressreaktionen verbunden, die auf die Entwicklung einer negativen Selbst- und Umweltwahrnehmung Einfluss nehmen und alternative Bewältigungsfähigkeiten verhindern.

In der bewegungs- und sporttherapeutischen Praxis treten aufgrund der gruppenspezifischen und der aufgabenspezifischen situativen Bedingungen nicht nur einzelne Handlungsabläufe auf, sondern eine Vielzahl aufeinander bezogener Handlungsketten. Dies erfordert seitens des Bewegungstherapeuten eine starke Aufmerksamkeit und Präsenz, um bei ineffektiven Handlungsabläufen, unpassenden Verhaltensmustern oder bei gruppendynamischen Konflikten Alternativen oder Korrekturen zu besprechen und auszuprobieren.

Unter entwicklungspsychologischen Gesichtspunkten verbinden sich mit Handlungen folgende Aspekte, die für die bewegungstherapeutische Arbeit von Relevanz sein können:

Wirkungsaspekt Handlungen zielen auf eine Beeinflussung der eigenen Person und/oder der Umwelt ab. Ihr allgemeiner Zweck liegt dabei in der Optimierung des Person-Umwelt-Bezuges. Bezogen auf die zu Beginn beschriebene Bewegungstherapie-Sequenz bedeutet dies, dass die Kinder mit Ausnahme von Tim und Malte die Bewegungsaufgabe gut bewältigt haben, motiviert bleiben und das Gelingen als Ausdruck ihrer eigenen Tüchtigkeit bewerten, da sie die Aktivitäten gerne wiederholen oder nach einiger Zeit eine neue Herausforderung beim Springen verlangen. Bei Tim und Malte liegen jedoch Misserfolge bei der Bewältigung der Aufgabe aus unterschiedlichen Gründen vor, die der Bewegungstherapeut durch entsprechende Modifikationen verändern kann. Bei Tim, indem er vor seinem Versuch ein kurzes »Stopp« einbaut – mit dem Hinweis, sich genau auf alle wichtigen Merkmale des Bewegungsablaufs zu konzentrieren und diese evtl. sogar vorher verbalisieren. Bei Malte, indem er z. B. unter methodischem Aspekt einen Schritt zurückgeht und Sprünge auf dem Tuch ohne Anlauf übt – in Verbindung mit der Entwicklung guter Körperspannung, um die Energie des Tuches besser ausnutzen zu können. Gleichzeitig lässt sich dadurch Tims Angstniveau reduzieren.

Äußerungsaspekt In einer Handlung drückt der Handelnde sich selbst und seine Einstellung gegenüber sich und seiner Umwelt aus. In diesem Sinne ist die Handlung gleichzeitig Selbstdarstellung (personale Präsentation) und Widerspiegelung verinnerlichter sozialer Werte, Normen und Regeln (soziale Objektivation). Bei Tim sind dies möglicherweise seine Tendenz zu Selbstüberschätzung und sein unreflektiertes, erhöhtes Risikoverhalten; bei Malte zeigt sich ein erhöhtes Angstniveau, evtl. vor Verletzungsgefahr oder Blamage, in Verbindung mit einer geringen Frustrationstoleranz. Beide Verhaltensweisen können in der Abschlussbesprechung am Ende der Bewegungstherapiestunde in Verbindung mit Bewältigungsmöglichkeiten thematisiert werden.

Erfahrungsaspekt Die Handlung bildet – unabhängig von ihrem jeweiligen unmittelbaren Zweck – die Grundlage für materiale, personale und soziale Erfahrungen. Sie ist damit Voraussetzung für den Aufbau, die Überprüfung und die Veränderung innerer Modelle über sich und seine Umwelt. Im Fall von Tim impliziert dies, dass er mithilfe von unterstützenden inneren Formeln seine Bewegungs- und Selbstkontrolle effektiver regulieren und auf diese Weise seine Bewegungsqualitäten verbessern kann. Malte hingegen kann erfahren, dass er durch das Üben unter erleichterten Bedingungen seine Bewegungskoordination verbessern, seine Angstempfindungen kontrollieren sowie seine geringe Frustrationstoleranz beeinflussen kann. Eventuell kann er jedoch zukünftig auch entscheiden, ob er weiterhin Trampolinspringen oder lieber alternative Dinge ausprobieren möchte, wenn die Rahmenbedingungen dies erlauben. Beide Kinder erfahren auf diese Weise zugleich Einfluss- und Wirksamkeitsmöglichkeiten ihres Handelns. Durch die Animierung zum Bewegungshandeln wird Einfluss genommen auf die Entwicklung und Verbesserung von Handlungskompetenz, was für die Selbstwertstabilisierung und Ressourcenaktivierung von großer Bedeutsamkeit ist.

Neben den drei Funktionsaspekten spielen in dem Umwelt- und Handlungsbezug die zu bewältigende Aufgabe mit ihrem Anregungsgehalt sowie den gegebenen Rahmenbedingungen eine wichtige Rolle. Sie beeinflussen die Motivation der handelnden Person in der Art und Weise, dass die durchzuführende Handlung für sie eine Bedeutsamkeit besitzt oder nicht (*Handlungsvalenz*). Zudem wirken die zur Verfügung stehenden psychomotorischen Fähigkeiten und Fertigkeiten mit in die Handlungsrealisation hinein (*Handlungskompetenz*). Sie tragen einerseits zur erfolgreichen Bewältigung der Aufgabe in der aktuellen Situation bei; andererseits kann bei Misserfolg einer Handlung ein Anreiz gegeben werden, diese Fähigkeiten zu erweitern und zu verbessern oder aber Modifikationen der Aufgabe oder der Umweltbedingungen vorzunehmen.

Aus entwicklungspsychologischer, aber auch aus neurobiologischer Perspektive ergeben sich durch die Einbeziehung der handlungstheoretischen Perspektive für die Bewegungs- und Sporttherapie einige wesentliche Interventionsmöglichkeiten:

- Aktivierung von Ressourcen
- Regulationsmöglichkeiten belastender Erregungs- und Emotionszustände
- Entwicklung und Steuerung von Bewegungs- und Selbstkontrolle
- Selbstwirksamkeitserfahrungen
- Stressbewältigungskompetenzen

Der letztgenannte Aspekt der Stressbewältigungskompetenzen verdient hierbei besondere Beachtung, da davon ausgegangen werden muss, dass lange anhaltender Stress eine wichtige Funktion in der Entwicklung und Aufrechterhaltung psychischer Erkrankungen spielt. Dies korrespondiert aus einer neurobiologischen Sicht einerseits mit der Möglichkeit epigenetischer Veränderungen in Richtung einer erhöhten Vulnerabilität. Andererseits bestehen über das Erlernen von stressregulativen Methoden die Chance, diese Prozesse abzumildern. Auf diese Zusammenhänge gehen wir näher im Kapitel zur Neurobiologie ein (Kap. 1.3.3). Im folgenden Teil wenden wir uns zuerst den dysfunktionalen Abläufen und ihren Folgen bei chronischem Stress zu.

Chronischer Stress und stresstheoretische Orientierung

Unter neurobiologischen, entwicklungs- und psychosozialen Gesichtspunkten gilt es heute als eine gesicherte Erkenntnis, dass bei der Entwicklung und Aufrechterhaltung von körperlichen und psychischen Erkrankungen chronischer Stress eine wesentliche Rolle spielt (Hensel 2017; Seiffge-Krenke & Lohaus 2007; Brunner 2017). Dies gilt sowohl für Kinder und Jugendliche als auch für Erwachsene. Stressreaktionen entstehen immer dann, wenn eine Diskrepanz besteht zwischen den Aufgaben, Anforderungen, Belastungen oder Gefahrensituationen seitens der Umwelt und den subjektiv wahrgenommenen oder vermuteten Bewältigungskompetenzen einer Person. Als unmittelbare Reaktion auf eine derartige Situation setzt ein Prozess im physischen und psychischen Bereich ein, der bei allen Individuen gleich abläuft: die akute Stressreaktion.

Auf der *körperlichen Ebene* erfolgt eine hormonelle Aktivierung über den Sympathikus-Nerv des vegetativen Nervensystems. Es werden Adrenalin und Noradrenalin zur Energiemobilisierung ausgeschüttet, was u. a. mit einer erhöhten Herz- und Kreislaufaktivität mit Blutdruckerhöhung, Atemfrequenz- und muskulärer Tonussteigerung sowie einer erhöhten Gehirndurchblutung einhergeht. Begleitende Prozesse zur Erhöhung der Widerstandskraft gegenüber den Stressoren bzw. der Stress-Situation finden im Stoffwechsel- und Immunsystem statt.

Auf der *psychischen Ebene* treten gleichzeitig unterschiedliche emotionale Reaktionen auf, z. B. Unsicherheit, Ärger, Angst, Wut, Nervosität oder Hilflosigkeit, sowie kognitive Begleitmuster, etwa Wahrnehmungseinschränkungen, Konzentrationsmängel, Denkblockaden oder negatives, selbstabwertendes Denken. Sie beeinflussen das aktuelle Verhalten und Wohlbefinden, fallen jedoch hinsichtlich der Art und Intensität individuell sehr unterschiedlich aus. Eine entscheidende Rolle spielt dabei die subjektive Bewertung der Aufgabe, der Anforderungen oder der Situation. Insofern ist die vielfach vorgenommene Unterscheidung zwischen Eu- und Dis-Stress nicht zwangsläufig zutreffend, da dies entscheidend von der individuellen Bewertung abhängt. Der gesamte Prozess verläuft über die sogenannte Sympathikus-Nebennierenmark-Achse und ist im Prinzip ein gesunder, lebenserhaltender und persönlichkeitsfördernder Vorgang, wenn die Bewältigung der stressprovozierenden Situation erfolgreich verlaufen ist und positiv in das Selbstkonzept integriert wird. Ein gewisses Maß an bewältigbarer Herausforderung ist demnach Bedingung für eine gesunde psychische Entwicklung. Bekannt ist dieser Reaktionsablauf unter dem Begriff des »allgemeinen Adaptationssyndroms«, der von Hans Selye (1988) auf der Grundlage seiner Forschung zu den biologischen Auswirkungen von Stress auf den Körper eingeführt wurde (Hensel 2017; Kaluza 2014).

Chronischer Stress unterscheidet sich von einer normalen Stressreaktion dadurch, dass bei lange anhaltenden Belastungen die Stressreaktion nicht bewältigt oder beendet wird. Vielmehr wird bei Aufrechterhaltung dieser Bedingungen eine andere Achse im Hirnstoffwechsel aktiviert und aufrechterhalten, die *Hypothalamus-Hypophysen-Nebennierenrinden-Achse* (HPA-Achse). Derartige langfristig aufrechterhaltene Belastungen finden sich nicht selten im Hintergrund bei psychisch erkrankten Kindern in Form von Bindungsstörungen, Vernachlässigung, Gewalterfahrungen oder traumatischen Erfahrungen sowie ungünstigen psychosozialen Umweltbedingungen.

In einer vereinfachten Beschreibung der überaus komplexen hormonellen Reaktionen im Gehirn auf diese bestehenden Bedingungen aktiviert diese Achse das Hormon Cortisol, um den Energiestoffwechsel und das Immunsystem zu regulieren. Die Ausschüttung von Cortisol erfolgt im Gehirn durch das *Cortico-*

tropin-Releasing-Hormon (CRH-Stressgen). Auch dieser Prozess ist nicht »per se« pathologisch, kann jedoch bei lange anhaltender Aufrechterhaltung ohne Veränderungsaussicht zu einem chronischen Stresszustand führen. Hieraus resultiert eine Fülle von Entwicklungs- und Gesundheitsrisiken, speziell bei Kindern und Jugendlichen, da die Immunkompetenz geschwächt ist. Zudem wirken sich die Stresshormone insbesondere ungünstig auf die Neuronen des Hippocampus aus, was sich negativ in kognitiven Leistungsminderungen widerspiegeln kann. Besonders bei Kindheitstraumatisierungen scheint eine anhaltende Fehlsteuerung dieser Stresshormonachse vorzuliegen (Teicher et al. 2016). Ihr fällt daher eine besondere Rolle zu, da sie in Verbindung steht mit den genetisch gesteuerten Vorgängen im Gehirn, die das gesamte psychovegetative System negativ beeinflussen können. An dieser Stelle treffen sich die Stress- und die epigenetische Forschung, auf die weiter unten im Kapitel näher eingegangen wird (► Kap. 1.3.3).

Zur therapeutischen Beeinflussung dieser negativen Entwicklungen lässt sich die *transaktionale Stresstheorie* von Richard Lazarus heranziehen, wenn es z. B. um die Bewältigung angstprovozierender Aufgaben in der Bewegungstherapie geht. Die kann bei Aktivitäten wie dem Trampolinspringen, dem Schwimmen oder dem Klettern auftreten. Wie in Abbildung 1-5 sichtbar wird, sind ähnlich wie beim Handlungsprozess verschiedene Determinanten miteinander verknüpft: Die Aufgabe bzw. die Belastung (Kletterparcours) sowie die gegebene Situation (Einzel- oder Gruppenbehandlung; Räumlichkeit usw.) konfrontieren die handelnde Person. Sie provozieren eine Stressreaktion, die in Abhängigkeit von der Bewertung der Schwere der Aufgabe und den zur Verfügung stehenden Ressourcen hoch oder niedrig ausfallen kann. Damit verbunden sind physiologische, emotionale, kognitive und behaviorale Effekte der handelnden Person in unterschiedlichen Intensitäten. Intervenierende Hilfestellungen des Therapeuten – Atemübungen, Technikhinweise oder Fokusänderung – unterstützen die erfolgreiche Bewältigung der Aufgabe.

Die Bewältigungsfähigkeit einer Aufgabe oder Situation setzt sich also aus den beiden Komponenten Problem- und Emotionszentrierung zusammen. Daraus

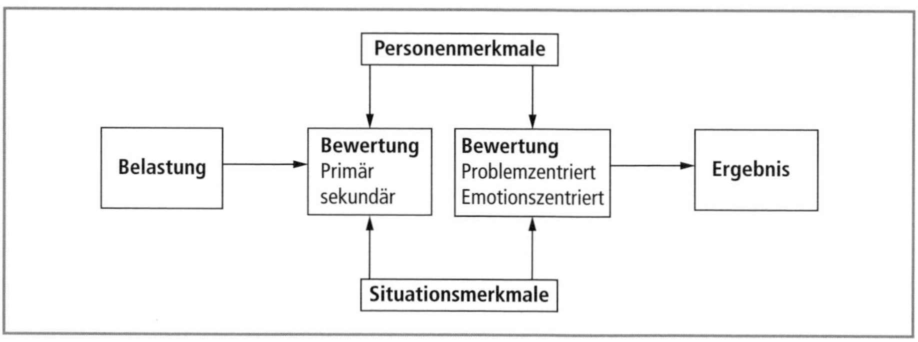

Abb. 1-5 Vereinfachtes Stressmodell nach Lazarus (mod. nach Tesch-Römer & Novak 1996)

folgt, dass die Bewältigungsfähigkeit in vielen Fällen motorische Fertigkeiten voraussetzt bzw. diese evtl. erst erlernt werden müssen. Darüber hinaus spielt in diesem Prozess die Emotionsregulation eine wichtige Rolle. Hier gilt es, sowohl kurzfristige Techniken wie die psycho-physische Regulation als auch systematische Entspannungsverfahren mit in das bewegungstherapeutische Bewegungsprogramm einzubeziehen (▶ Kap. 2.2.5). Der Kombination von Training, Bewegungs- und Handlungskontrollaufgaben in Verbindung mit Emotionsregulation und Entspannungsverfahren werden günstige stressreduzierende Wirkungen zugeschrieben (Fuchs & Gerber 2018).

Der vorgestellte stresstheoretische Ansatz und seine Einbeziehung in die Bewegungstherapie ermöglichen zudem eine Zuordnung zu dem salutogenetischen Konzept von Antonovsky, das in Kapitel 1.3.4 ausführlich behandelt wird. Darüber hinaus möchten wir im Folgenden die Brücke schlagen zu neuen neurobiologischen Ergebnissen, in denen nachgewiesen werden konnte, dass einerseits negative Umweltbedingungen Einfluss nehmen können auf eine negative genetische Steuerung, andererseits jedoch auch Chancen bestehen, durch Bewegungsaktivitäten und Sport epigenetische Mechanismen zur Wiederherstellung einer normalen Stressregulierung zu erzeugen (Hensel 2017).

1.3.3 Neurobiologie

Die neurobiologische Forschung hat im letzten Jahrzehnt zu einer Fülle an Erkenntnissen zu den Auswirkungen von körperlichem Training und Sport auf das Gehirn beigetragen. Dies resultiert aus den zur Verfügung stehenden neuen Forschungsmethoden, z. B. der funktionellen Magnetresonanztomographie (MRT) oder der Positronenemissionstomographie (PET), mit denen neurobiologische Effekte im Gehirn unter aktueller sportlicher Belastung und durch Bewegungs- und Sportinterventionen nachgewiesen werden können. Demnach ist die Gehirnstruktur variabel; sie verändert sich maßgeblich durch aktivitätsbedingten Gebrauch bzw. Nutzung. Hierbei lassen sich – vereinfacht dargestellt – strukturelle und funktionelle Veränderungen im Gehirn unterscheiden.

Strukturelle Veränderungen zeigen sich beispielsweise in Form von Volumenzunahme, verbesserter regionaler cerebraler Durchblutung (Angiogenese) oder einer vermehrten Produktion von zahlreichen Nervenwachstumsstoffen (Neurotrophine oder *Brain-derived neurotrophic factor*, BDNF; *Insulin-like growth factor*, IGF-1). Diese begünstigen die Neubildung von Nervenzellen sowie deren Verknüpfung. Entsprechende relevante Stichworte zu diesen Veränderungen sind z. B. Neuroplastizität, Neurogenese und Neurotransmission (Bear et al. 2018; Kegel 2009; Roth & Strüber 2018; Zimmer et al. 2017).

Mit dem Begriff der *Neuroplastizität* werden die Anpassung sowie die Vernetzung der einzelnen Neuronen untereinander, einschließlich der Neubildung von Synapsen, beschrieben. Mit Neuroplastizität ist also die Eigenschaft einzelner Synapsen, Nervenzellen und ganzer Gehirnareale gemeint, sich in Abhängigkeit von ihrer Nutzung zu verändern und sich z. B. an veränderte Umweltbedingungen, Lebensumstände, Erfordernisse oder Erfahrungen anzupassen. Die strukturellen Veränderungen durch körperliche Aktivität sind in dem neuronalen Netzwerk des Gehirns nachweisbar, hier vor allem im Hippocampus und im frontalen Kortex. Die Veränderungen im Hippocampus sind deshalb beachtenswert, da dieses Gehirnareal für Gedächtnis- und Lernprozesse von besonderer Bedeutung ist, in dem eine Überführung in das Langzeitgedächtnis stattfindet. Körperliche Aktivität und Sport spielen bei diesen Prozessen nicht nur im Kindes- und Jugendalter eine herausragende Rolle, vielmehr sind derartige strukturelle Verbesserungen bis ins hohe Lebensalter nachweislich möglich, wenn durch adäquate Reizsetzungen die Neubildung von Neuronen stimuliert wird *(Neurogenese)*. Dies eröffnet wichtige Interventionsansätze für viele chronische Erkrankungen im Erwachsenenalter und im höheren Lebensalter. Zugleich wird diesen Vorgängen gleichzeitig ein neuroprotektiver Effekt gegenüber degenerativen Erkrankungen zugeschrieben (Pajonk 2015).

Funktionelle Plastizität spielt sich auf der Ebene der Synapse, d. h. der Verbindungen zwischen den Nervenzellen, ab. Sie geht mit einer verbesserten Effizienz der synaptischen Übertragung einher *(Neurotransmission)*. Dies geschieht beispielsweise durch Veränderungen der synaptischen Kontaktfläche oder des Umbaus von Synapsen *(Synapsenhypertrophie)*. So sind die Stärke der synaptischen Übertragung, d. h. die Menge des ausgeschütteten Neurotransmitters, und die Rezeptordichte *(Transmitterrezeptoren)* auf der Empfängerzelle durch Bewegungsaktivitäten beeinflussbar. Zudem wird durch körperliche Aktivität die Konzentration relevanter Botenstoffe wie Serotonin, Dopamin oder Noradrenalin erhöht. Bezugnehmend auf die allgemeine Bedeutung von exekutiven Funktionen (▶ Kap. 1.2.2), gelten derartige Übertragungsprozesse als eine Grundlage für eine verbesserte Konzentrations- und Lernfähigkeit, da hier eine verstärkte Aktivierung in mehreren gleichzeitig beteiligten Synapsen erfolgt und nachgewiesen werden kann. Die exekutiven Funktionen umfassen dabei die Aufmerksamkeitssteuerung, das Arbeitsgedächtnis und die Inhibition, womit eine Gefühls- und Reaktionshemmung impliziert ist. Eine verbesserte Aufmerksamkeitssteuerung zeigt sich beispielsweise in der Fähigkeit, neue Perspektiven einnehmen zu können, sich schnell neuen Situationen anpassen zu können oder die Aufmerksamkeit gleichzeitig auf verschiedene Aspekte lenken zu können. Das Arbeitsgedächtnis ermöglicht es, kurzfristig Informationen zu speichern, zu verarbeiten, komplexe kognitive Aufgaben durchzuführen oder Entscheidungen zu treffen. Mit der Inhibition gelingt es, den Fokus der Konzentration stabil zu halten, Störungen auszublenden oder spontane, unbewusste Reaktionen zu unterdrücken. In ihrer Summe bilden die exekutiven Funktionen eine wesentliche Grundlage für Lern-, Gedächtnis- und Handlungsprozesse. Die Bewegungsförderung und körperliches Training stehen unter neurobiologischer Sichtweise daher in engem positiven Wirkzusammenhang mit exekutiven und kognitiven Funktionen (Spitzer 2003).

Das hochkomplexe Zusammenspiel von strukturellen und funktionellen Anpassungen im Gehirn durch körperliche Aktivitäten und Belastungen korreliert gleichzeitig mit einer Reduktion des Stresshormonspiegels (Cortisol), wenn das Training längerfristig durchgeführt wird. Zudem werden auf dieser Basis die

Verbesserung des Wohlbefindens und der Stimmung sowie die emotionale Regulationsverbesserung erklärbar. Darüber hinaus finden wichtige epigenetische Regulationsprozesse hinsichtlich der Genaktivierung statt. Diese werden im folgenden Abschnitt näher erläutert. Abbildung 1.6 zeigt überblicksartig die wichtigsten interagierenden Faktoren von körperlicher Aktivität auf die Gehirnplastizität.

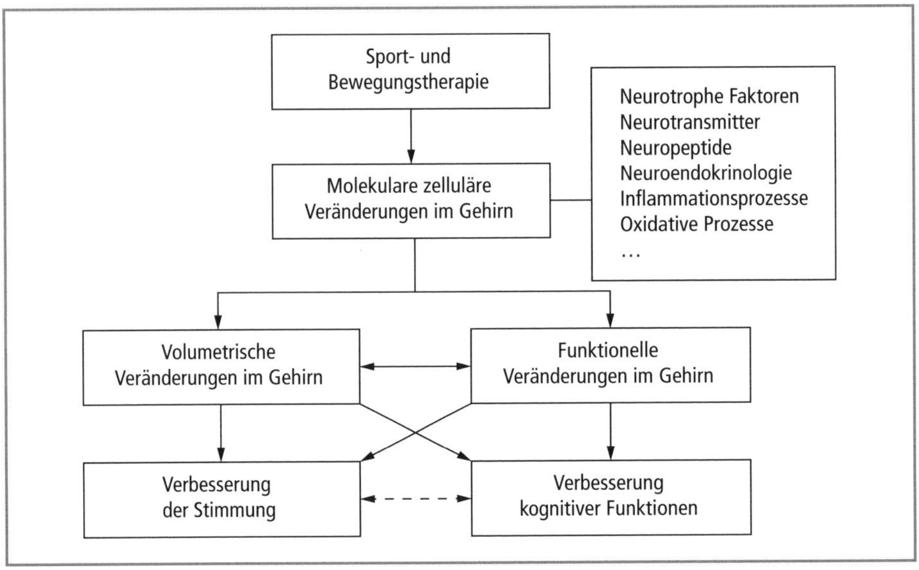

Abb. 1-6 Zusammenhänge zwischen sportlicher Aktivität und neurobiologischen Prozessen und Veränderungen (mod. nach Pajonk 2015)

Inwieweit derartige Verhaltensverbesserungen ausschließlich unter dieser Perspektive erklärt werden können, bleibt zum derzeitigen Stand der Forschung diskussionswürdig. So beruhen die molekularen Erkenntnisse im Hirnstoffwechsel vielfach auf tierexperimentellen Versuchen, die sich nicht ohne Weiteres auf menschliches Verhalten übertragen lassen. Nachweisbare Veränderungen beruhen nach bisherigen Erkenntnissen auf hohen Intensitäten. Zudem lassen sich mit den derzeitigen Forschungsmethoden nicht alle Lernprozesse erfassen, die komplexerer Art sind, wie dies in der Bewegungstherapie in der Regel der Fall ist. Reale Umgebungsfaktoren können in Laborsituationen nicht berücksichtigt werden, die jedoch für motivationale und soziale Vorgänge eine hohe Bedeutung besitzen. Regelbewusstsein, Empathie, gruppendynamische Erfahrungen oder soziale Kompetenzen lassen sich nicht in Laborversuchen oder Einzelsettings entwickeln bzw. verbessern. Aus der Einbeziehung neurobiologischer Erkenntnisse ergeben sich auch gewichtige Argumentationsgründe für eine wissenschaftsorientierte Etablierung der Bewegungstherapie in der Kinder- und Jugendpsychiatrie, da aus dieser Perspektive relevante Studien und Ergebnisse mit herangezogen werden können. Eine ausschließliche Konzipierung der Bewegungstherapie unter neurobiologischen Gesichtspunkten würde jedoch zu ihrer Verarmung auf diesem Feld führen, da hiermit die adressatenspezifisch notwendige Methodenvielfalt nicht zum Tragen käme. Allein mit Fahrrad-Ergometrie, apparativem Krafttraining oder Vibrationstraining sind Kinder und Jugendliche im klinischen Kontext auf Dauer nicht zu motivieren. Die Weiterführung derartiger Programme nach der Entlassung dürfte ebenfalls sehr schwierig sein (Thimme 2017a).

Ein für die Thematik dieses Buches relevantes Forschungsfeld der Neurobiologie stellt die Epigenetik dar, die sich u. a. mit der komplexen Interaktion zwischen den genetischen Faktoren, der Genexpression, den aktuellen Umweltbedingungen sowie den biographischen Hintergründen auseinandersetzt. Für die Bewegungs- und Sporttherapie ergeben sich aus deren Forschungsergebnissen bedeutsame Anknüpfungspunkte und Hinweise für die Praxis.

Die *Epigenetik* (gr. *Epi* = über, darauf, oberhalb von) untersucht als ein zunehmend bedeutsames Teilgebiet der Genetik die Fragestellung, wie und wodurch die genetische Aktivität in ihrer Ausprägung gesteuert und reguliert wird. Dabei werden biochemische Prozesse untersucht, die an der DNA-Erbsubstanz stattfinden. Hierbei werden Mechanismen und Vorgänge exploriert, wie es dem Zellkern unter Einfluss äußerer Faktoren gelingt, wann und in welchem Ausmaß bestimmte Gene aktiviert oder gehemmt werden. Das vererbte Genmaterial ist demnach nicht unveränderbar festgelegt, wie lange Zeit angenommen worden ist. Vielmehr nehmen Umwelteinflüsse in bestimmtem Umfang Zugriff auf das Erbgut, ohne die dem Zellkern innewohnende Information zu verändern.

Die Erkenntnisse der Epigenetik nehmen deshalb bei der Ätiologie vieler Krankheiten einen zunehmend größeren Raum ein. Heute geht man davon aus, dass länger bestehende pathologische Lebens- und Umweltbedingungen eine konstante Aktivierung unterschiedlicher Stressgene bewirken, in deren Folge es zu ungünstigen epigenetischen Modellierungen kommt. Dies verhindert, dass nervenwachstumsfördernde Gene als Gegenregulation angeschaltet werden können. In der Summe dieser komplexen Abläufe können sich auf Dauer negative Persönlichkeits-, Verhaltens- und Handlungsmuster herausbilden. Dies kann sich u. a. in der Selbst- und Umweltwahrnehmung, in den emotionalen Reaktionen, der Empathie-Fähigkeit, in kognitiven Beeinträchtigungen oder in sozialen Schwierigkeiten widerspiegeln. Solche belastenden Faktoren sind z. B. unsichere oder gestörte Bindungen, Trennungsängste, Verwahrlosung, Traumata oder Missbrauchserfahrungen. Insgesamt wird durch diese Bedingungen eine erhöhte Sensibilität des neurobiologischen Stress-Systems aufrechterhalten, was mit einer Fülle an gesundheitlichen Risiken und Entwicklungsbegrenzungen einhergeht, die sich bis in das Erwachsenenalter hineinziehen. Seelische Vulnerabilität ist demnach kein unbeeinflussbares, genetisch determiniertes Merkmal, vielmehr wird sie durch die jeweiligen Umweltbedingungen mit geformt und variiert (Bear et al. 2018; Zimmer et al. 2017; Bauer 2013; Kegel 2009).

Epigenetik bildet somit eine Brücke zwischen Genetik und Umwelteinflüssen. Diese ermöglicht, Zusammenhänge und Wechselwirkungen zwischen Gehirn, Gehirnentwicklung und Umwelteinflüssen nachzuweisen bzw. pathologische

Erfahrungen, Belastungen oder Traumata mit ihren Auswirkungen auf das aktuelle Verhalten von Menschen erklärbar zu machen. Chronisch aktivierter Stress spielt hierbei eine wesentliche Rolle. So zeigen verschiedene Untersuchungen, dass eine psychotherapeutische Behandlung zur Beruhigung des Stress-Systems beiträgt und die erhöhte Sensibilität gesenkt werden kann (Brunner 2017). Bewegungsaktivitäten im Kindes- und Jugendalter werden an dieser Stelle bedeutsam, da sich bei Bewegungsinterventionen mit gut gesteuerter Intensität ein Einfluss auf die Stressregulation und -bewältigung ergeben kann. Motorische Aktivitäten wirken direkt und günstig auf den Stressabbau und können daher den Beruhigungsprozess mit unterstützen. Hierfür sind psycho-physische Regulationsmethoden heranzuziehen, in denen ein gezielter Wechsel von Aktivierungsphasen mit höherer Belastung und kurzfristigen Entspannungsphasen stattfindet. Für die praktische Arbeit sind derartige Methoden ein unverzichtbarer Bestandteil erfolgreichen Lernens im Umgang mit Problemsituationen.

An dieser Stelle ist darüber hinaus ein weiterer Aspekt anzumerken, der mögliche Chancen der epigenetischen Modulierung in Richtung einer Stressregulation durch die Bewegungstherapie ausweist. Während es im klinischen Alltag kaum möglich ist, tägliche psychotherapeutische Maßnahmen mit den Kindern und Jugendlichen anzubieten, ist dies mit einer ressourcenaktivierenden Bewegungstherapie gut umsetzbar, ohne sie zu überfordern.

1.3.4 Salutogenese und Resilienz

In den beiden inhaltlich verbundenen Konzepten von Salutogenese und Resilienz wird eine philosophische und pragmatische Grundfrage der menschlichen Existenz bearbeitet, die seit der Antike die Menschen beschäftigt hat: *Wie kann es gelingen, den vielfältigen und wechselvollen Fährnissen des Lebens befriedigend zu begegnen und dabei die physische und psychische Gesundheit zu wahren?* Becker (1982) hat nach einer historischen Übersicht zur Beantwortung dieser Frage die *produktive Selbsttätigkeit* und *die Fähigkeit, Beziehungen einzugehen*, als zentrale Aspekte der (psychischen) Gesundheit herausgearbeitet, die sich in ähnlicher Form in vielen therapeutischen Konzepten wiederfinden lassen. Des Weiteren sind individuelle Ressourcen wie eine gute Konstitution, günstige emotionale, kognitive und soziale Voraussetzungen bedeutsam. Für pädagogisch-therapeutische Interventionen ist es sinnvoll zu wissen, wie Individuen physisch und psychisch gestärkt werden können. Dies geschieht im Zusammenspiel von inneren und äußeren Gegebenheiten und eigenen Möglichkeiten.

In den Konzepten der Salutogenese und Resilienz, geprägt durch den Medizinsoziologen Aaron Antonovsky und die Entwicklungspsychologin Emmy Werner, wird versucht, die Komplexität von unterschiedlichen Einflussfaktoren abzubilden. Daraus lassen sich dann Konsequenzen für pädagogische, therapeutische und gesellschaftliche Interventionen ziehen.

Das Modell der Salutogenese

Das Besondere des weltweit verbreiteten Salutogenese-Modells beruht auf der Originalität der Fragestellung: Im Gegensatz zu dem damaligen Hauptstrom der medizinischen Forschung und Praxis sucht der Ansatz der Salutogenese nicht nach Gründen für das Entstehen und die Aufrechterhaltung von *Krankheit*, sondern nach dem Zustandekommen und dem Erhalt von *Gesundheit*. Die Bezeichnung »Salutogenese« geht auf den lateinischen Begriff *salus* (Wohlbefinden, Gesundheit) zurück, der in der Antike auch schon im Sinne von »öffentlicher Wohlfahrt«, also gesundheitsförderlichen öffentlichen Bedingungen benutzt wurde. In den letzten 40 Jahren haben sich die Überlegungen zur Salutogenese allmählich in Medizin, Psychologie, Soziologie und auch in den Sport- und Bewegungswissenschaften für ein Bemühen durchgesetzt, solche individuellen und gesellschaftlichen Bedingungen zu identifizieren und zu erforschen, die zu einer physischen und psychischen Gesundheit des Menschen beitragen können.

Antonovsky verwendet in seinem Modell nicht die Bezeichnungen Gesundheit bzw. Krankheit, sondern als gegensätzliche Pole *Health-ease* und *Dis-ease*, was mehr den deutschen Begriffen Wohl- und Missbefinden entsprechen würde. Menschen positionieren sich in ihrer subjektiven Einschätzung ständig neu auf einem Kontinuum zwischen diesen beiden Polen (► Abb. 1-7). Das hängt u. a. davon ab, wie stark sie unter Schmerzen leiden, wie sie sich in ihren Lebensaktivi-

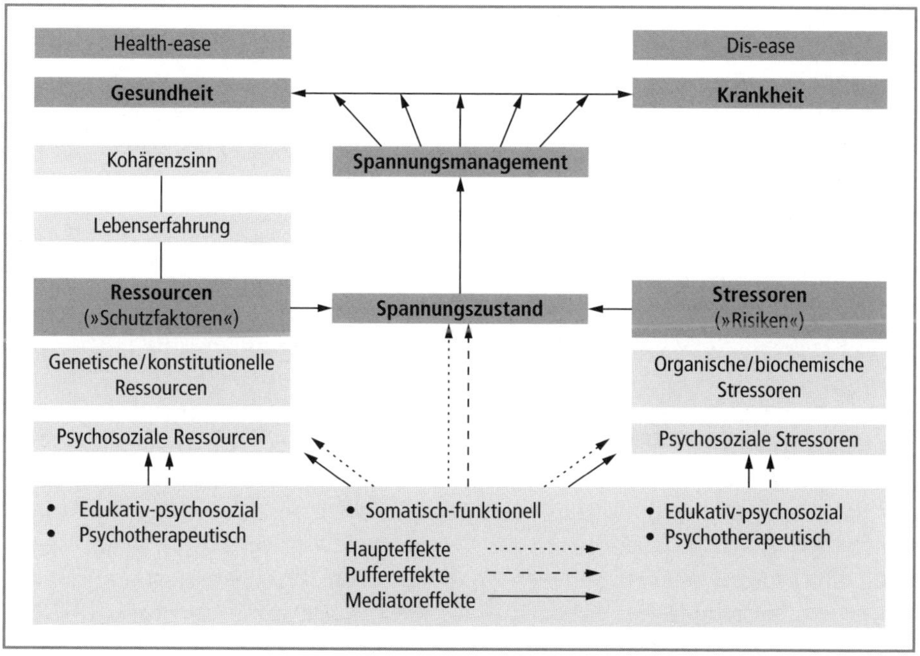

Abb. 1-7 Vereinfachtes Modell der Salutogenese mit einer Zuordnung von bewegungstherapeutischen Interventionen und Effekten (mod. nach Hölter 2011a)

täten eingeschränkt fühlen oder sie sich an Expertenurteilen und -prognosen orientieren. Dies kann dazu führen, dass sich die Individuen in einem ständigen Zustand einer Bewertung und eines *Spannungsmanagements* von unterschiedlichen Einflüssen befinden und sich manchmal sogar gleichzeitig gesund und krank fühlen. Die Notwendigkeit eines »*Managements*«, d.h. einer Verhaltensregulation, entsteht durch einen *Spannungszustand* zwischen *Stressoren* auf der einen und *Ressourcen* auf der anderen Seite. Dabei haben *Lebenserfahrung* und die Stärke des *Kohärenzsinns* einen wichtigen moderierenden Einfluss. Der Kohärenzsinn ist bei Antonovsky ein zentraler Begriff. Er versteht darunter eine »globale dispositionelle Orientierung« mit den drei Aspekten Verstehbarkeit, Handhabbarkeit und Sinnhaftigkeit. Verstehbarkeit thematisiert einen kognitiv-strukturierenden Zugang im Umgang mit Stress. Die Handhabbarkeit beschreibt pragmatische Aspekte von Realitätsbewältigung und die Bedeutsamkeit einen Aspekt, der nach der Sinnhaftigkeit des eigenen Handelns fragt. Auf diesen drei Aspekten beruht auch ein empirisches Instrument, der sog. »*Fragebogen zur Lebensorientierung*«, der vielfach in der gesundheitswissenschaftlichen Forschung angewendet wurde (Bengel et al. 1999).

Der Kohärenzsinn als eine relativ stabile Persönlichkeitsorientierung hat sich bei Kindern noch nicht hinreichend deutlich entwickelt und ist daher im Kindes- und Jugendalter kaum empirisch erfassbar. Es scheint auch so zu sein, dass Kinder zumindest bis zum Alter von 12 Jahren Gesundheit eindeutig durch Abwesenheit von Krankheit definieren und weniger auf einem Kontinuum zwischen gesund und krank bewerten (Schmidt 1999). In den von Antonovsky differenziert ausgearbeiteten *Ressourcen* und *Stressoren* spiegeln sich unterschiedliche Erkenntnisse aus der medizinischen, psychologischen, soziologischen, existenzphilosophischen und psychotherapeutischen Forschung wider. Vereinfachend gesagt, lassen sich zwei Gruppen unterscheiden. Die erste Gruppe umfasst genetische, konstitutionelle und psychosoziale Ressourcen. Die zweite Gruppe besteht aus organisch-biochemischen und psychosozialen Stressoren. Insbesondere die psychosozialen Ressourcen und Stressoren lassen sich beeinflussen. Dies kann z.B. durch die Stärkung von Bewältigungsstrategien oder durch die gezielte Behandlung von traumatisierenden Ereignissen geschehen.

Die Praxisrelevanz für eine eng an den Überlegungen der Salutogenese orientierte Kindertherapie hat Schiffer in mehreren Monographien mit zahlreichen Therapiebeispielen eindrucksvoll dargestellt (u.a. Schiffer 1997, 2002).

Zur Verbindung von bewegungstherapeutischen Interventionen mit diesem Modell ist eine Unterscheidung in drei Typen von Effekten sinnvoll (► Kap. 1.5.2). Dies sind aufseiten der Ziele an erster Stelle somatisch-funktionelle Aspekte, für die als Haupteffekte auch die meisten Belege einer externen Evidenz vorliegen. Für die Kinder- und Jugendpsychiatrie ebenso relevant sind die eng mit Bewegung, Spiel und Sport verbundenen Mediatoreffekte, die wiederum ähnlich wie in der Psychotherapie mit Kindern und Jugendlichen im Sinne eines Ursache-Wirkungs-Modells schwieriger nachweisbar sind. In dem folgenden Beispiel wird das komplexe Ineinandergreifen von Zielen und Effekten dargestellt.

Jan

Nach Meldung durch die Grundschule, einer kinderärztlichen Untersuchung und auf Empfehlung der Erziehungsberatungsstelle wird der zehnjährige Jan, damals mit der Diagnose *Minimale Cerebrale Dysfunktion* (MCD), in eine Förderschule für soziale und emotionale Entwicklung überwiesen. Der Junge zeigt u. a. mit seiner Hyperaktivität und Impulsivität eine Symptomatik, die heute weitgehend auf die Diagnose ADHS zutreffen würde. Zur weiteren Abklärung möglicher neurologischer Erkrankungen verbringt Jan sechs Wochen in einer kinderpsychiatrischen Klinik, ohne dass hier organische Befunde für sein unruhiges Verhalten festgestellt werden. Bei einer Basisuntersuchung seiner motorischen Leistungen ergeben sich erhebliche Defizite (u. a. ein Motorikquotient von 82), sodass auf jeden Fall eine intensive Förderung seiner motorischen Leistungen sinnvoll erschien. Trotz offensichtlicher Schwächen, u. a. in der Koordination, hat er eine große Freude an allen Bewegungsaktivitäten: Er nimmt mit Begeisterung an kleinen Wettkämpfen und Spielen in der Gruppe teil und erlernt im Rahmen des Sportunterrichts Schwimmen. In einer Kleingruppe wird er zusätzlich psychomotorisch gefördert. Diese Maßnahme zielt neben einer sensomotorischen Förderung auf eine Verbesserung des impulsiven Verhaltens und der Handlungsplanung. Eine Regulierung seines hohen Grundtonus über kindgemäße Entspannungsübungen hatte bei ihm keinen großen Erfolg – im Gegensatz zu dem Schwimmen in warmem Wasser.

Wenn wir im Modell der Salutogenese die Seite der genetischen und konstitutionellen Ressourcen betrachten, zu denen auch immunologische und neurologische Aspekte zählen, dann ist Jan durch den Verdacht auf hirnstrukturelle und funktionelle Beeinträchtigungen vorbelastet. Daher sind im Sinne einer somatisch-funktionellen Zielsetzung ein Training von koordinativen Grundfähigkeiten sowie eine kontrollierte medikamentöse Behandlung sinnvoll. Die Ressourcenstärkung besteht demnach für diesen Jungen aus einer Einflussnahme auf seine konstitutionellen Grundlagen, vor allem im Bereich der Motorik. In der Klinik können neben der medikamentösen Einstellung erste wichtige Impulse gesetzt werden. Ein Ambulanzsetting mit längeren Behandlungszeiten bietet in dieser Hinsicht intensivere Interventionsmöglichkeiten (► Kap. 2.3.2). Bei der Bewältigung von Leistungsaufgaben im Bewegungsbereich fallen bei Jan die mangelnde Planungsfähigkeit sowie eine große Diskrepanz zwischen Anspruch und Realität auf. Im Medium des Spiels und des Sports lassen sich besonders günstig Anspruchsniveausetzung, Planungsverhalten und Handlungskontrolle anschaulich und kindgemäß vermitteln. Zudem werden Bewegungsaktivitäten von Kindern vielfach nicht als Therapie empfunden und erleichtern so eine Einflussnahme mit einer Transferwirkung auch auf andere Verhaltensbereiche.

Die Orientierung an einem übergreifenden Modell wie dem der Salutogenese erleichtert die Einordnung von einzelnen therapeutischen Maßnahmen und kann im Sinne einer Suchanleitung hilfreich dabei sein, mögliche Versorgungslücken zu entdecken und den Erfolg einzelner Interventionen im Ensemble aller therapeutischen Maßnahmen realistisch abzuschätzen.

Das Modell der Resilienz

Der Begriff Resilienz stammt vom lateinischen Wort *resilere* (abprallen) und wurde zunächst in der Technik als »*die Fähigkeit eines Materials bezeichnet, seine ursprüngliche Form wieder einzunehmen, nachdem es gequetscht, zusammengedrückt, gedehnt oder gezerrt wurde*« (Franke 2006, S. 173). Die Verwendung dieses Begriffs in therapeutischen Kontexten und Bildungszusammenhängen beruht auf den jahrzehntelangen entwicklungspsychologischen Arbeiten von Emmy Werner. In einer 40-jährigen Längsschnittstudie konnte sie nachweisen, dass sich ein Teil (ca. ein Drittel) von Kindern, die seit dem Säuglingsalter unter sehr risikoreichen individuellen und sozialen Bedingungen aufgewachsen sind, im Verlauf ihres weiteren Lebens sich zu fähigen, zuversichtlichen und fürsorglichen Erwachsenen entwickelt hatten (Werner & Smith 1982). Trotz beträchtlicher Risikofaktoren gibt es offensichtlich einen erheblichen Anteil von Menschen, die mit ungünstigen Lebensumständen und negativen Folgen verschiedener Formen von Stress umzugehen wissen. Diese Fähigkeit wird seither in der Entwicklungspsychologie als »*psychische Widerstandsfähigkeit gegenüber biologischen, psychologischen und psychosozialen Entwicklungsrisiken*« verstanden und auf das Vorhandensein von »Resilienzfaktoren« zurückgeführt. Resilienzfaktoren sind keine stabilen Persönlichkeitsmerkmale. Der Begriff benennt hingegen ein Bündel von erworbenen Fähigkeiten, die elastisch und lebensbereichsspezifisch wirksam werden können. Das inhaltliche und begriffliche Gegenstück zu Resilienz ist Vulnerabilität, die eine erhöhte Verletzbarkeit und Empfindlichkeit gegenüber äußeren Einflussfaktoren meint. In den letzten 15 Jahren hat in pädagogischen und therapeutischen Zusammenhängen das Interesse an der Resilienz in Forschung und Praxis enorm zugenommen. Ausgehend von den wegweisenden Arbeiten von Emmy Werner, haben mittlerweile mehrere große internationale Studien (u. a. die Mannheimer Risikokinderstudie von Laucht et al. [2000]) systematisch die Entwicklung vom Säugling bis zum Erwachsenenalter untersucht. Ziel war es, solche Einflussfaktoren zu identifizieren, die eine positive Entwicklung im späteren Jugendlichen- und Erwachsenenalter zur Folge haben können. Dabei lassen sich relativ übereinstimmend mehrere Einflussgruppen beschreiben, die eine spätere Entwicklung positiv beeinflussen können. Die folgenden vier Merkmale (Cluster) werden dabei als besonders einflussreich beschrieben (Werner 2005):

- die mütterliche Kompetenz, verbunden mit verschiedenen biographischen Merkmalen wie Alter und Bildungsstand, aber auch die Qualität der Mutter-Kind-Interaktion,
- die vom Kind erfahrene emotionale Unterstützung im Alter zwischen 2 und 10 Jahren,
- die schulische Kompetenz und die Intelligenz im Alter von 10 Jahren und
- der Gesundheitsstatus bei Mädchen im Alter vom Säuglingsalter bis 2 Jahre, bei Jungen bis 10 Jahre.

Werner zieht daraus die Schlussfolgerung, dass die frühen Entwicklungsjahre eine besonders prägende Bedeutung für resilientes Verhalten haben: »*These find-*

ings point out to the importance of the first decade of life in laying the foundations for resilience« (ebd., S. 100). Diese empirisch gut abgesicherten Befunde lassen sich für pädagogische und therapeutische Zwecke dem umfassenderen System von personalen und sozialen Ressourcen zuordnen, wie es u. a. von Wustmann (2005) übersichtlich dargestellt wurde (vgl. folgende Übersichten).

Bei den personalen Ressourcen lässt sich zwischen *stabilen* und *veränderbaren* Faktoren differenzieren.

Personale Ressourcen (nach Wustmann 2005)

Kindbezogene Faktoren

- Positive Temperamentseigenschaften, die soziale Unterstützung und Aufmerksamkeit bei den Betreuungspersonen hervorrufen (flexibel, aktiv, offen)
- Erstgeborenes Kind
- Weibliches Geschlecht (in der Kindheit)

Resilienzfaktoren

- Problemlösefähigkeiten
- Selbstwirksamkeitsüberzeugungen
- Positives Selbstkonzept/Hohes Selbtwertgefühl
- Fähigkeit zur Selbstregulation
- Internale Kontrollüberzeugung/Realistischer Attribuierungsstil
- Hohe Sozialkompetenz: Empathie/Kooperations- und Kontaktfähigkeit/Soziale Perspektivenübernahme/Verantwortungsübernahme
- Aktives und flexibles Bewältigungsverhalten (z. B. die Fähigkeit, soziale Unterstützung zu mobilisieren, Entspannungsfähigkeiten)
- Sicheres Bindungsverhalten (Explorationslust)
- Optimistische, zuversichtliche Lebeneinstallung (Kohärenzgefühl)
- Talente, Interessen und Hobbys

Resilienzfaktoren sind den veränderbaren Ressourcen zuzuordnen. Sie thematisieren u. a. Aspekte, die in der Leistungsmotivations- und Selbstkonzeptforschung im Zusammenhang mit Bewegung eine große Rolle spielen und in den letzten 30 Jahren intensiv in der Sportpsychologie und -pädagogik beforscht wurden (Alfermann 1993). In neueren Arbeiten wurden diese Konstrukte auch im Zusammenhang mit dem Selbstwirksamkeitserleben intensiv untersucht, besonders bezogen auf das frühe Kindesalter (Behrens 2011; Krus 2004, 2006). Zusätzlich werden in der Übersicht bindungsbezogene und soziale Aspekte genannt, für die u. a. in der Säuglingsforschung bei psychisch belasteten Müttern und ihren Babys im Zusammenhang mit einer Bewegungsförderung umfassende Forschungsarbeiten vorliegen (Lier-Schehl 2008).

Bei den sozialen Ressourcen wird zwischen familien- und institutionsbezogenen sowie den Ressourcen im weiteren Umfeld unterschieden. Stabile Faktoren wie der sozioökomische Status sind dabei kaum zu beeinflussen, während auch in einem klinischen Umfeld der Eltern- und z. T. auch der Institutionenberatung ein großer Stellenwert eingeräumt wird (s. folgende Übersicht).

Soziale Ressourcen (nach Wustmann 2005)

Innerhalb der Familie

- Mindestens eine stabile Bezugsperson, die Vertrauen und Autonomie fördert
- Emotional positives, unterstützendes und strukturierendes Erziehungsverhalten (autoritativer Erziehungsstil)
- Zusammenhalt (Kohäsion), Stabilität und konstruktive Kommunikation in der Familie
- Enge Geschwisterbindungen
- Unterstützendes familiäres Netzwerk (Verwandtschaft, Freunde, Nachbarn)
- Hoher sozioökonomischer Status

In den Bildungsinstitutionen

- Klare, transparente, konsistente Regeln und Strukturen
- Wertschätzendes Klima (Wärme, Respekt und Akzeptanz gegenüber dem Kind)
- Hoher, aber angemessener Leistungsstandard
- Positiver Peerkontakt/Positive Freundschaftsbeziehungen
- Förderung von Basiskompetenzen (Resilienzfaktoren)
- Zusammenarbeit mit dem Elternhaus und anderen sozialen Institutionen

Im Weiteren sozialen Umfeld

- Kompetente und fürsorgliche Erwachsene außerhalb der Familie, die Vertrauen und Zusammengehörigkeitssinn fördern und als positive Rollenmodelle dienen (z. B. Großeltern, Nachbarn, Freunde, Erzieherinnen, Lehrer)
- Ressourcen auf kommunaler Ebene (z. B. Angebote der Familienbildung, Gemeindearbeit)
- Vorhandensein prosozialer Rollenmodelle, Normen und Werte in der Gesellschaft (gesellschaftlicher Stellenwert von Kindern/Erziehung/Familie)

Sowohl bei den personalen als auch bei den sozialen Ressourcen sind gerade im Kindes- und Jugendalter Bewegung, Spiel und Sport ein Medium, das den Interessen und Hobbys vieler Kinder und Jugendlicher entspricht. In diesem Zusammenhang wird häufig die »Türöffnerfunktion« dieser Maßnahmen für weitere therapeutische Interventionen genannt. Außerdem kann das in Deutschland weit verbreitete Netzwerk von bewegungsbezogenen Institutionen, wie u. a. Sportvereine, eine soziale Anbindung im weiteren sozialen Umfeld erleichtern.

Eine aktuelle Bewertung der Resilienzdiskussion unter besonderer Berücksichtigung von Fördermaßnahmen nehmen Reinelt et al. (2016) vor. Sie folgen dabei nicht den unterschiedlichen Ausdeutungen des Konstrukts, sondern verkürzen die Bedeutung des Begriffs auf ein *»Label für eine gesunde Entwicklung trotz widriger Umstände«* (ebd., S. 200). Sie arbeiten dabei drei Typen von resilientem Verhalten heraus, das sie unter den Stichworten *Resistenz, Kompensation* und *Restrukturierung* beschreiben.

Resistenz bedeutet eine nicht erworbene, individuell unterschiedliche Empfänglichkeit für mit Stress verbundene Situationen. In der Forschung konnte bisher nicht eindeutig geklärt werden, womit diese Resistenz zusammenhängt, aber, wie schon bei Werner (2005) angedeutet, scheinen hier epigenetische und neurobiologische Prozesse eine große Rolle zu spielen. Da eine Resistenz nicht direkt trainierbar ist und gleichzeitig resistente Kinder von positiven Umweltbedingungen profitieren, empfehlen die Autoren hier eine gemeinde- und schulnahe allgemeine Unterstützung, z. B. eine gute Freizeitbetreuung.

Pädagogisch und therapeutisch direkter beeinflussbar sind insbesondere Maßnahmen der *Kompensation*. Dies bezieht sich auf Interventionen, die sich direkt auf Individuen beziehen, wie auf die Erhöhung der Frustrationstoleranz und des psycho-physischen Wohlbefindens sowie die Vermittlung von Entspannungsstrategien. Unterstützend können hierbei gut gestaltete Bewegungs- und Freizeiträume wirken. Allgemein wird betont, dass einzelne, auf spezifische Probleme des Individuums zugeschnittene Interventionen wirksamer sind als allgemeine Programme mit kompensatorischem Charakter.

Bei der *Restrukturierung* geht es nicht um den Erwerb einer neuen Resilienz, sondern um ein »*posttraumatisches* Wachstum«: Wie gelingt es dem Menschen, als »eigenständigem Akteur seiner Resilienzentwicklung« trotz tiefgreifender traumatischer Erfahrungen seine Lebensenergie wiederzugewinnen? Zur Restrukturierung empfehlen die Autoren insbesondere, die Selbstwirksamkeitserwartungen zu stärken und Möglichkeiten zu eröffnen, bisheriges Verhalten auch im Hinblick auf seinen »Sinn« zu reflektieren und als veränderbar zu erleben. Zusammenfassend empfehlen die Autoren: Resilienzförderung sollte unterschiedliche Entwicklungsverläufe und Entstehungsbedingungen berücksichtigen. Es »erscheinen dabei Programme am vielversprechendsten, die selektiv konkrete Risikopopulationen ansprechen, spezifische Fertigkeiten trainieren und sowohl an Personen als auch an Umgebungsmerkmalen ansetzen« (Reinelt et al. 2016, S. 197).

Betrachtet man das Fallbeispiel von Jan noch einmal unter dem Gesichtspunkt der Resilienz, so lässt sich das günstige Zusammenspiel von stabilen und variablen personalen und sozialen Ressourcen gut beobachten: Positive Temperamentseigenschaften werden durch Resilienzfaktoren wie »optimistische und zuversichtliche Lebenseinstellung«, »Problemlösefähigkeiten im kognitiven Bereich«, »Selbstwirksamkeitsüberzeugungen und hohe Sozialkompetenz« gestärkt. Sie führen dazu, dass Jan in einem Bereich wie Bewegung, Spiel und Sport trotz offensichtlicher Defizite im Hinblick auf die Bewegungskoordination seine Unruhe und Impulsivität zwar kein Talent ist, aber dennoch ein besonderes Interesse entwickelt und Freude daran hat. Zudem erfährt er als soziale Ressource eine gute Unterstützung innerhalb der Familie. Eine Aktivierung von sozialen Ressourcen im weiteren Umfeld gestaltete sich für Jan anfänglich als schwierig, jedoch hat in den letzten 15 Jahren in Deutschland eine Ausweitung von weniger leistungsbezogenen Bewegungsangeboten stattgefunden, sodass auch Kinder wie Jan eine »Bewegungsheimat« jenseits etablierter Sportangebote finden können.

Insgesamt lenken Modelle wie das der Salutogenese und der Resilienz den Blick stärker auf Qualitäten und Fähigkeiten von Individuen, die ansonsten häufig hinter einer Pathologie verborgen bleiben. Im Kindes- noch eher noch als im Jugendalter lassen sich solche Qualitäten entdecken und über ein auf den ersten Blick therapiefernes Medium wie Bewegung besonders fördern.

1.4 Bezugssysteme und Leitlinien

Wie wir bisher gesehen haben, hat die Bewegungstherapie eine eigene Geschichte. Sie beruht auf mehreren theoretischen Quellen in der Spanne von der Anthropologie und Phänomenologie bis zur Neurobiologie. Ein weiterer wichtiger Aspekt ist ihre Berücksichtigung und Einordung in internationale und nationale Bezugssysteme der Gesundheitsversorgung. Die in Deutschland bekannten Bezugssysteme orientieren sich zum einen an internationalen Entwicklungen, die vor allem von der *World Health Organization* (WHO) initiiert und gesteuert werden. Zum anderen existieren eine Reihe nationaler Systeme und Leitlinien, die sich teilweise eng an englischsprachige Guidelines anlehnen, aber auch eine andere inhaltliche Ausrichtung haben. Sie bemühen sich so, die besonderen Merkmale des deutschen Gesundheits- und Rehabilitationssystem zu berücksichtigen. In den folgenden beiden Teilkapiteln können wir die Bezugssysteme, die in sehr umfangreichen Publikationen ausführlich erläutert und diskutiert werden, nur auszugsweise darstellen.

1.4.1 Internationale Klassifikationssysteme

Die Orientierung an Bezugssystemen hängt mit dem Bestreben zusammen, die komplexe Vielfalt von Behinderungen, Erkrankungen, Todesursachen sowie diagnostischer und therapeutischer Vorgehensweisen so zu ordnen, dass die Verständigung aller Beteiligter – Patienten, Professionelle im Gesundheitswesen und Forschern – erleichtert wird, um so zu einer weltweiten Verbesserung der Gesundheitsversorgung beizutragen. Dieses Bemühen ist Teil der Kernaufgaben der WHO, die als Unterorganisation der UNO 1948 gegründet wurde. Das weltweit bekannteste Klassifikationssystem ist die *International Classification of Diseases* (ICD), die im Jahre 1900 in Paris zum ersten Mal herausgegeben wurde und 1949 unter der Verantwortung der WHO als ICD-6 erschien. Nachdem ab 1992 die 10. Version der ICD zum international anerkannten Maßstab der Beschreibung von Erkrankungen wurde, liegt sie mittlerweile in ihrer 11. Version vor.

Einige Jahre später ist mit der *International Classification of Impairments, Disabilities and Handicaps* (ICIDH; WHO 1980) und ihrer Revision, der *International Classification of Functioning* (ICF; WHO 2001), ein weiteres Bezugssystem entstanden, das vor allem die Krankheitsfolgezustände der in der ICD genannten Behinderungen und Erkrankungen genauer beschreibt. Eine dritte internationale Klassifikation, die seit 2007 entwickelt wird und sich jetzt in ihrer letzten Erprobungsphase befindet, ist die *International Classification of Health Interventions* (ICHI; WHO 2019). Hier werden, vor allem orientiert an der ICF, über 7000 gesundheitsfördernde Interventionen im Hinblick auf Zielgruppen, Interventionen und Methoden/Mittel genau analysiert und beschrieben. Die drei von der WHO herausgegebenen Klassifikationssysteme verstehen sich als *Family of Health Classifications* (WHO-FIC; WHO 2019), die inhaltlich zwar andere Akzente bearbeiten, sich aber in der Grundidee, der weltweiten Verbesserung von Kommunikation in Praxis und Forschung im Gesundheitswesen, miteinander verbunden fühlen. In Anlehnung an die ICD ist ab 1952 in den USA mit dem *Diagnostic and Statistical Manual of Mental Diseases* (DSM; American Psychiatric Association 1952) ein eigenes Klassifikationssystem entwickelt worden, das sich spezifisch auf psychische Erkrankungen bezieht. Ähnlich wie die ICD wurde das DSM-System erweitert und revidiert und liegt seit 2013 in seiner 5. Version vor (American Psychiatric Association 2013). Ohne auf Einzelheiten einzugehen, ist festzuhalten, dass die DSM bei der Beschreibung psychischer Erkrankungen differenzierter als die ICD ist, allerdings weltweit weniger verbreitet und sich eher auf die Verhältnisse in den USA als einem hoch entwickelten Industrieland bezieht. Des Weiteren wird das DSM vorzugsweise von Psychiatern im Zusammenhang mit klinischer Forschung angewendet. Besonders aktuell ist das auf der Basis des DSM seit 2008 entstandene *RDoC-System* (Research Domain Criteria System). Anders als die Beschreibung von psychischen Erkrankungen nach Kategorien beruht dieses System auf einer Matrix von Ergebnissen aus empirischen Forschungsarbeiten, vorwiegend aus dem Bereich der Genetik und Neurowissenschaften, z. B. der Depression nach Verlust, und kombiniert sie mit individuellen Verhaltensdimensionen und Eigenwahrnehmungen der Patienten. Es ist in naher Zukunft zu erwarten, dass die Erkenntnisse zu dieser Form der Ordnung von psychiatrischen Symptomen zunehmen werden (Woody & Gibb 2015; Philipsen 2019).

Im Zusammenhang mit diesem Lehrbuch ist von Bedeutung, welche sinnvollen Bezüge sich zwischen eher formalen Ordnungssystemen zur klinischen Realität und Forschung in der Kinder- und Jugendpsychiatrie sowie zu spezifischen Interventionen durch Bewegung, Spiel und Sport herstellen lassen. Da sich die Kommunikation über Erkrankungen und auch Forschung und Abrechnungen in Deutschland fast ausschließlich an diesem System orientieren, ist es für Bewegungstherapeuten unabdingbar, die Grundlagen dieses Systems zu kennen. In dem über 700-seitigen Kompendium der ICD-10 mit über 14 000 beschriebenen Diagnosen beziehen sich im Kap. V 50 Seiten spezifisch auf Kinder und Jugendliche. Es ist zu erwarten, dass die 2019 von der Weltgesundheitskonferenz verabschiedete 11. Version der ICD mit ihrer enormen Ausweitung von Erkrankungen und z. T. ihrer anderen Gruppierung wie auch mit ihrer Digitalisierung ab 2022 die ICD-10 ablösen wird (Jakob 2018). Der Aufbau von Kapitel 3 *Störungsbilder* in diesem Buch orientiert sich an der jetzigen ICD-10-Systematik, allerdings wird schon auf die zu erwartenden wesentlichen Erweiterungen und Veränderungen durch die ICD-11 hingewiesen. In Ergänzung zu den Diagnosen der ICD ist es manchmal besonders für die Forschung sinnvoll, die differenzierteren Diagnosen der DSM-Klassifikation hinzuzuziehen.

Zur fachlichen Begründung der Bewegungstherapie als eigenständiger Therapieform sind die weiteren Klassifikationen *WHO-FIC*, die *ICF* und die *ICHI* von weitaus größerer Bedeutung. Die ICF-Klassifikation ist in dem Grundlagenwerk zur Sport- und Bewegungstherapie von Schüle und Huber (2012) ausführlich beschrieben worden (► Abb. 1-8). Wir werden uns daher darauf beschränken, einige wesentliche Aspekte dieser Klassifikation zu nennen und im Hinblick auf ihre Bedeutung für Konzepte und Interventionen der Bewegungstherapie in der Kinder- und Jugendpsychiatrie zu untersuchen. Zentral ist der andere Blick der ICF auf Krankheiten: Es geht hier nicht um ihre genaue Identifizierung und Einordung, sondern um die persönlichen und sozialen Folgen, die diese Erkrankungen haben können. Das medizinische Modell im engeren Sinne, das Krankheiten und Behinderungen vorwiegend als individuelles Problem interpretiert, wird in der ICF um die wichtige psychosoziale Dimension bereichert. Des Weiteren beziehen sich die Überlegungen nicht nur auf Patienten, sondern auch auf Menschen, die behindert, chronisch krank oder von Behinderung bedroht sind.

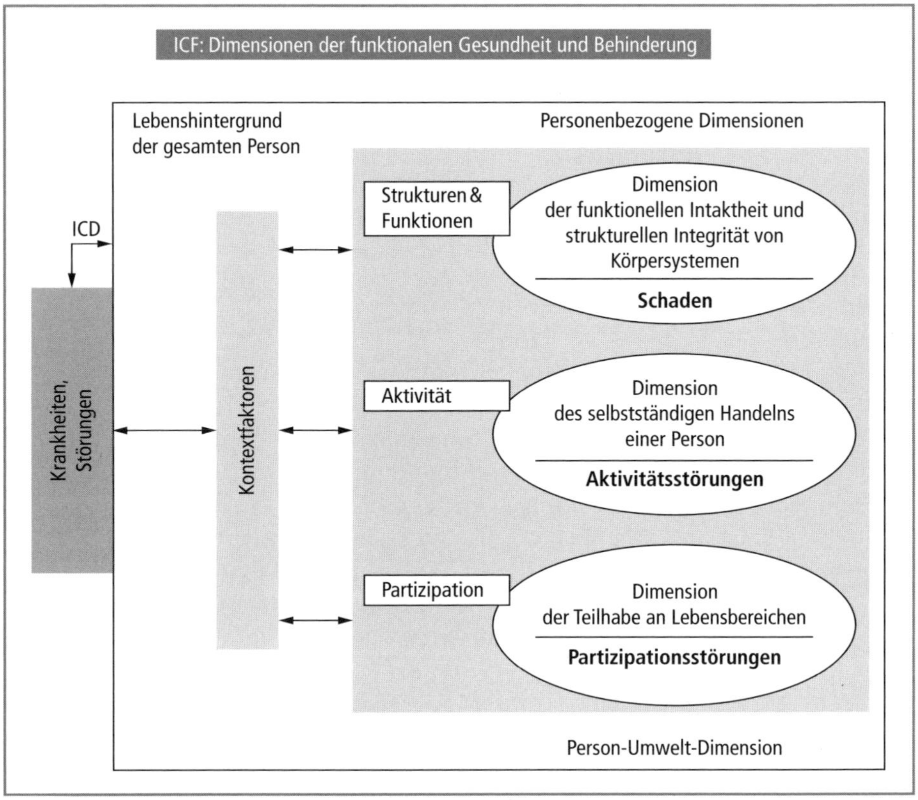

Abb. 1-8 ICF-Dimensionen der funktionalen Gesundheit und Behinderungen (mod. nach Schüle & Huber 2012)

Im Mittelpunkt stehen dabei die folgenden drei Bereiche: die Beschreibung des Schadens *(impairment)*, seine Auswirkungen auf die Aktivität *(activity)* sowie die Einschränkungen der Teilhabe am allgemeinen Leben *(participation)*. Der Begriff »Schaden« bezog sich ursprünglich nur auf Schädigungen der Körperstrukturen, mit den Folgen für die Funktionen, z. B. die angeborene Sehbehinderung und der Verlust der Orientierung im Raum. Doch mittlerweile werden hierzu auch Einschränkungen der Funktionen im psychischen Bereich gezählt, etwa eine Traumatisierung nach besonderen Lebensereignissen. Bei den beiden weiteren zentralen Begriffen »Aktivität« und »Partizipation« lässt sich gut der Wandel von einem medizinischen Modell im engeren Sinne zu einem bio-psycho-sozialen Modell verdeutlichen. Sowohl für die Behandlung als auch für die Rehabilitation und Nachsorge gewinnen dabei Aspekte des selbstständigen Handelns und der sozialen Teilhabe an Bedeutung. Hierbei spielen Kontextfaktoren eine große Rolle, sei es durch leicht zugängliche und finanzierbare Möglichkeiten zur Ausübung von selbstständigen Aktivitäten, sei es durch ein gesellschaftliches Klima, das eine *Inklusion* (Teilhabe) erleichtert. Schüle und Huber bewerten diese Entwicklung des ICF als sehr positiv und für ein erweitertes Verständnis der Bewegungstherapie relevant, da sich in diesem Berufsfeld ein Wandel von einer dominierend behindertensportlich-physiotherapeutischen zu einer eher ressourcenorientierten, psychosozialen Sichtweise beobachten lässt. Dieser Wandel soll durch ein kurzes Beispiel illustriert werden.

Praxis

Bei einem Teil von Kindern mit diagnostizierter ADHS werden morphologische, also strukturelle Veränderungen im vorderen Zentrallappen festgestellt. Dabei ist nicht eindeutig geklärt, ob diese Veränderungen genetischen Ursprungs, eine Folge von defizitären neurobiologischen Steuerungsprozessen oder auch sehr frühen Traumatisierungen sind. In der Akutbehandlung kann versucht werden, die physiologischen und psychologischen Folgen z. B. durch Medikation oder durch bewegungsorientierte Interventionen zu behandeln, mit dem Ziel, eine bessere Impulskontrolle und ein gezielteres Planungsverhalten zu bewirken (*Aktivität*). Die erlernbare Fähigkeit, Impulse besser zu kontrollieren oder einzelne Handlungsschritte besser zu planen, kann das Verhalten in sozialen Kontexten wie Schule und Freizeit erleichtern und eine bessere Teilhabe an anderen für Kinder und Jugendliche wichtigen Lebensbereichen vorbereiten *(Partizipation)*. Der Übergang von einer klinischen Behandlung zu ambulanten Gruppen und schließlich zu einem gesellschaftlich wichtigen Teilhabemedium wie Vereinen ist im Medium von Bewegung, Spiel und Sport besonders vielversprechend.

Bei dem dritten der von der WHO initiierten Klassifikationssystem (WHO 2019; WHO-FIC 2007) werden über 7000 therapeutische Interventionen differenziert nach vier Sektionen und fünf Systemebenen klassifiziert. Bei den Sektionen werden nachfolgende Interventionen unterschieden:

- Körpersysteme und ihre Funktionen,
- Aktivitäten und Teilhabe,
- Verhältnisse (*environment*) und
- gesundheitsbezogenes Verhalten.

Dabei können sich die Interventionen auf die individuelle und interpersonale Ebene, die Ebene von Organisationen und Gemeinden sowie die politische Ebene beziehen. Zudem wird jede Intervention auf den drei Achsen Zielgruppe (*target*), Intervention (*action*) und Methoden/Mittel (*means*) beschrieben. In dieser Systematik wird zum einen die enge terminologische und inhaltliche Verbindung zur

ICF sichtbar, zum anderen die zunehmende Tendenz, Gesundheit als breite Aufgabe von ganz unterschiedlichen Akteuren zu betrachten. Aus der Sicht dieses Lehrbuchs werden explizit auf allen Ebenen der ICHI bewegungsorientierte Interventionen in der Spanne vom »Training motorischer Funktionen« bis zum »Training von Erzieherinnen zur Beeinflussung von Bewegungsaktivitäten bei Kindern« als sehr bedeutsam angesehen. Es ist zu erwarten, dass im kommenden Jahrzehnt die ICHI-Klassifikation von Interventionen für den klinischen und außerklinischen Bereich eine große Bedeutung bekommen wird und – damit einhergehend – auch Verfahren wie die Bewegungstherapie an Akzeptanz gewinnen werden.

Fassen wir zusammen: Im stationären und ambulanten medizinischen Bereich in Deutschland ist bisher noch der umfassende Diagnoseschlüssel nach ICD-10 der Maßstab, nach dem Erkrankungen klassifiziert und auch im versicherungsrechtlichen Sinne anerkannt und bezahlt werden. Parallel zu der Entwicklung der ICD sind durch die WHO weitere Klassifikationssysteme entwickelt worden, die sich auf die Krankheitsfolgen und die Interventionen beziehen. In allen Neu- und Weiterentwicklungen ist gleichermaßen zu beobachten, dass das Gesundheitsverständnis und die Maßnahmen zur Gesundheitsversorgung »systemischer« werden. Der Mensch mit seinem akuten oder chronischen Leiden oder seiner Behinderung wird zunehmend in seinen individuellen und gesellschaftlichen Kontexten wahrgenommen. Damit verbreitert sich auch das Spektrum möglicher Einflussnahmen.

Die hier beschriebenen Bezugssysteme wurden im internationalen Diskurs entwickelt. Darüber hinaus gibt es eine Reihe von Systemen mit einer eher nationalen Reichweite, die jedoch für die Wahrnehmung und Bewertung einer Therapieform wie der Bewegungstherapie ebenfalls von großer Bedeutung sind.

1.4.2 Nationale Leitlinien und Bewertungssysteme

Für die deutschsprachigen Länder wird mit den Leitlinien eine Vorgehensweise aus dem englischsprachigen Raum aufgenommen, die maßgeblich durch die von Sackett et al. (1997) angestoßene Entwicklung zu einer *evidenzbasierten Medizin* (EbM) beeinflusst wurde. Komplexe wissenschaftliche Informationen werden von Expertinnen, Experten und anderen Beteiligten nach transparenten Kriterien systematisch gebündelt und als Leitlinien mit Handlungsempfehlungen für die therapeutische Praxis zur Verfügung gestellt. Die Koordination für die Leitlinien in Deutschland liegt bei der *Arbeitsgemeinschaft der wissenschaftlich-medizinischen Fachgesellschaften* (AWMF). Für die Kinder- und Jugendpsychiatrie ist dabei federführend die *Deutsche Gesellschaft für Kinder- und Jugendpsychiatrie, Psychosomatik und Psychotherapie* (DGKJP) verantwortlich, die seit 2012 14 aktuell gültige Leitlinien für unterschiedliche Erkrankungen aus diesem Arbeitsfeld herausgegeben hat. Bei den Leitlinien werden drei Intensitätsstufen von Stufe 1 (S1) bis Stufe 3 (S3) unterschieden. Das aufwendigste Verfahren ist die Erstellung von S3-Leitlinien, die aus einer z. T. mehrjährigen Zusammenarbeit von einzelnen Expertinnen, Experten, Expertengruppen und sog. Konsenspartnern und Betroffenen erstellt werden. Ergebnis dieses Abstimmungsprozesses sind Empfehlungen für die klinische Praxis, größtenteils auf der Basis einer systematischen Sichtung und Bewertung von empirischen Untersuchungen, die in den meist englischsprachigen Datenbanken wie Medline, Pubmed oder Cochrane genannt werden und dem Standard einer externen Evidenzüberprüfung entsprechen (▸ Kap. 1.5.1) Die theoretischen Grundlagen und die praktische Vorgehensweise bei der Erstellung von Leitlinien sind sowohl aus psychiatrischer als auch aus fachspezifischer Perspektive mehrfach umfassend kommentiert und kritisch bewertet worden (Bouffard & Reid 2012; Hölter 2012; Pfennig & Hölter 2011; Möller et al. 2015). Dies soll hier nicht erneut erörtert werden, stattdessen wird an zwei ausgewählten Beispielen näher untersucht, welchen Stellenwert der klinischen Bewegungstherapie den aktuellen Leitlinien für die Kinder- und Jugendpsychiatrie zugemessen wird. Um das Ergebnis schon vorwegzunehmen: Eine klinische Bewegungstherapie, entweder in Form einer Spezialtherapie oder unter dem Sammelbegriff »Multimodale Therapien«, ist so gut wie nicht existent.

Die im Folgenden ausgewählten Leitlinien zu ADHS und Essstörungen (ES) lassen zumindest vom klinischen Erscheinungsbild vermuten, dass hier in der Diagnostik und der therapeutischen Behandlung körper- und bewegungsbezogene Aspekte eine große Rolle spielen würden. Dies ist bei den beiden etwa zum gleichen Zeitraum entstandenen Leitlinien (DGKJP e. V. 2017; DGPM et al. 2018) weitgehend nicht der Fall. Allerdings gibt es einige deutlich wahrnehmbare Unterschiede zwischen den beiden Leitlinien. Diese beziehen sich nicht nur auf die Umfänge (ADHS: 198 Seiten [DGKJP e. V. 2017]; ES: 440 Seiten [DGPM et al. 2018]), sondern auch auf die Problematisierung des methodischen Vorgehens, auf die Zusammenstellung von Expertinnen und Experten- und Konsensgruppen, auf die Benennung und Bewertung von bewegungsorientierten Interventionen sowie auf die Einschätzung zukünftiger Entwicklungen in Forschung und Praxis. In der Präambel der ES-Leitlinien wird ausdrücklich die allgemeine Problematik von Leitlinien benannt, die dem Modell der somatischen Medizin folgen und dem in der Psychotherapie auch relevanten methodischen Vorgehens des »Verstehens im Sinne eines innerlichen Nacherlebens« (DGPM et al. 2018, S. 9) keine angemessene Aufmerksamkeit schenken. Dies hat in den ES-Leitlinien zumindest bei der Würdigung von Interventionen mit einer tiefenpsychologischen Orientierung Konsequenzen, die sonst – wie besonders auffällig in den ADHS-Leitlinien – nicht als erwähnenswert und weitgehend als unwirksam angesehen werden. Dies ist besonders deswegen schwer verständlich, weil tiefenpsychologisch begründete Verfahren u. a. in der ambulanten Behandlung in Deutschland sehr bedeutsam sind. In diesem Zusammenhang erstaunt, dass z. B. in der Diagnostik und als Evaluationsinstrument in beiden Leitlinien nicht die speziell für Kinder und Jugendliche seit 1996 entwickelte *Operationalisierte Psychodynamische Diagnostik* (OPD-KJ 2) nach Sonnenmoser (2008) erwähnt wird, die z. B. als Alternative zu einer ausschließlich an der ICD, ICF oder DSM orientierten Vorgehensweise auch in der Evaluation von bewegungsorientierten Interventionen bei missbrauchten Jungen erfolgreich eingesetzt wurde (Volmer 2013).

Die Datenerhebung erfolgt auf den drei Achsen *Beziehungsverhalten*, *Konflikt* und *Struktur*, die um die Achse *Behandlungsvoraussetzungen* ergänzt wird. In den Achsen finden sich vor allem solche therapeutisch relevanten Aspekte wieder, wie sie in den meisten Gutachterverfahren für eine Kinder- und Jugendpsychotherapie erfragt werden. Auf der Beziehungsachse sind vor allem die früh erfahrenen Beziehungs- und Bindungsmuster wie *Kontakt* und *Kontrolle* von Bedeutung. Auf der Konfliktachse werden für die Therapie zentrale Themen wie *Abhängigkeit* und *Autonomie*, *Selbstwert*- und *Loyalitätskonflikte* usw. benannt, und auf der Strukturachse werden im Sinne von Ressourcen *die Verfügbarkeit von Anpassungsleistungen* betrachtet, *die im interaktionellen Verhalten der Kinder und Jugendlichen mit ihrer Umwelt sichtbar werden* (Schulte-Markwort et al. 2004). Bisher liegen zur OPD-KJ nur wenige Erfahrungen aus dem Bereich der Bewegungstherapie vor, aber in Zukunft ist zu erwarten, dass wegen der Nähe zum klinischen und ambulanten Alltag ihre Bedeutsamkeit zunehmen wird.

Nationale Leitlinien sind ein sehr aufwendig zu gestaltender, in seiner Relevanz und Wirkung weitgehend noch nicht untersuchter Teilaspekt von Bezugssystemen für die Praxis. Hier sind häufig die Schlüssel der unterschiedlichen Abrechnungssysteme für Leistungen in der Akut- oder Rehabilitationsbehandlung wichtiger als der Operationen- und Prozedurenschlüssel (OPS) oder die Reha-Therapiestandards (RTS) und die Klassifikation therapeutischer Leistungen (KTLs) der Deutschen Rentenversicherung (DRV). In auffälligem Gegensatz zu den Leitlinien – und auch im Gegensatz zur klinischen Realität – entfaltet sich z. B. in dem OPS unter den Stichworten »Ergänzende Maßnahmen« und »Spezialtherapien« ein ganzes Spektrum von bewegungsorientierten Interventionen für Kinder und Jugendliche – von Entspannungsverfahren über gelenkte Freizeitaktivitäten bis zu übenden Verfahren, von der Erlebnispädagogik über die Mototherapie bis zu den Kreativtherapien.

Orientiert man sich im Hinblick auf eine Berücksichtigung von bewegungsorientierten Therapieinterventionen an den gängigen internationalen und nationalen Bezugssystemen, so fällt die Bilanz teilweise ernüchternd, aber auch ermutigend aus. Besonders die funktionellen Wirkungen von trainingsorientierten Interventionen im Sinne von »exercise« sind weitgehend anerkannt. Die Bewegungstherapie als ein multimodales Verfahren mit unterschiedlichen Zielsetzungen gewinnt besonders in solchen Bezugssystemen an Bedeutung, die eine kategoriale Sichtweise von Störungen als klar abgrenzbare pathologische Zustände verlassen und Patienten mit ihren Erkrankungen im Zusammenhang mit ihren jeweiligen individuellen und sozialen Kontexten verstehen. Pointiert zeigt sich dieses Verständnis auch am Ende der Präambel der ES-Leitlinien:

> *Vor diesem Hintergrund [der Wirkfaktorendiskussion in der Psychotherapie; Anm. d. A.] muss in Zukunft deutlich mehr der Frage nachgegangen werden: Für welche Patientin mit welchen Charakteristika (psychisch, sozial und biologisch-genetisch) ist in welchem Stadium ihrer Erkrankung welches Verfahren das hilfreichste? Und bei welchem Therapeuten? Diese Fragen können wir heute noch nicht beantworten. (DGPM et al. 2018, S. 9)*

Wir sind davon überzeugt, dass besonders bezogen auf Kinder und Jugendliche handlungsorientierte und »leibhaftige« Erfahrungen in einem Verfahren wie der Bewegungstherapie in Zukunft eine bedeutendere Rolle spielen werden, als es bisher in den meisten Bezugssystemen erkennbar ist.

Zusammenfassend lässt sich festhalten, dass alle Akteure im Gesundheitssystem Kenntnisse über die wichtigsten internationalen und nationalen Bezugssysteme für diesen Bereich kennen sollten. Dies gilt allerdings für unterschiedliche Berufsgruppen in unterschiedlichem Maße. Für die Forschung ist die Orientierung an der internationalen Terminologie und die Berücksichtigung der theoretischen und praktischen Hintergründe verschiedener Bezugssysteme unerlässlich. Für Gesundheitsökonomen gilt dies gleichermaßen für die Kenntnis der umfangreichen Systeme zur Epidemiologie und zur Bewertung und Abrechnung von therapeutischen Leistungen. Für den praktisch tätigen Bewegungstherapeuten kann z. B. die Kenntnis der ICF, u. a. bei der Begründung für seine therapeutische Tätigkeit, wichtig sein oder auf der klinischen Ebene die Bewertung und Einordnung seiner Leistungen in das OPS oder in die Leitlinien der medizinischen Rehabilitation.

Es ist allerdings auch zu hinterfragen, ob die immer umfangreicheren und kleinschrittigeren Systeme mit ihren z. T. fünfstelligen Kodierungen für den klinischen Alltag nicht nur realistisch machbar, sondern auch sinnvoll sind. Wenn schon immer lauter der Ruf nach dem eigenen Spezialisten für Kodierungen erschallt, darf natürlich auch auf dem Hintergrund der Evidenzdiskussion die allgemeine Sinnfrage gestellt werden. Dient eine immer intensivere Differenzierung, Digitalisierung und Dokumentation nicht mehr dem menschlichen Bestreben nach Ordnung und Kontrolle, meistens einhergehend mit einer dramatischen Verringerung der »Zeiten am Patienten«, als der tatsächlichen Verbesserung der therapeutischen Tätigkeit und der Gesundheitsversorgung?

1.5 Evidenzbasierung und Wirksamkeit

Evidenzbasierung beruht auf dem englischsprachigen Verständnis des Begriffs »evidence«, der im Zusammenhang mit der Diskussion um die Therapieevaluation eine schlüssige, »auf wissenschaftlichen Studien beruhende systematische und kritische Gesamtbewertung von zur Klärung von diagnostischen oder therapeutischen Fragestellungen« bedeutet. Der Begriff wurde zunächst als Sammlung von wissenschaftlichen Informationen zu der Frage »Was wirkt in der Praxis?« verstanden (»what works?«, Cochrane 1972) bzw. »Was ist die beste Handlungsstrategie bei genau definierten medizinischen Problemen?« (Möller et al. 2008).

Der erkenntnistheoretische Hintergrund für die Idee der Evidenzbasierung ist alt und eng mit der Frage verbunden, ob menschliches Verhalten kausal erklärbar und damit letztlich steuerbar ist oder (auch) von Aspekten abhängt, die nicht im naturwissenschaftlichen Sinne »erklärbar« sind. Auf die wissenschaftstheoretische »Erklären-versus-Verstehen«-Debatte können wir hier nicht näher eingehen, zentrale Aspekte dieser Thematik werden im folgenden Exkurs zusammengefasst.

Erklären und Verstehen

Erklären und Verstehen bezeichnen seit der Antike unterschiedliche Erkenntniswege, um sowohl Phänomene in der Natur als auch menschliches Handeln zu begreifen.
Am Verb ›begreifen‹ und dem Substantiv-Begriff lassen sich beide Wege gut veranschaulichen: einerseits das systematische Untersuchen und Dokumentieren, andererseits das geistige Einordnen, das *Auf-den-Begriff-Bringen*.
Diese zentralen Formen des wissenschaftlichen Denkens werden heutzutage in Anlehnung an Kuhn (2009) als *Paradigma* (gr.: grundsätzliche Denkweise) bezeichnet. Unter Paradigma ist die Gesamtheit von Grundauffassungen zu verstehen, die eine wissenschaftliche Disziplin ausmachen. Dazu gehört die Auswahl des Gegenstandes, der beobachtet und untersucht wird, die Art der Fragen und die Methoden zur Überprüfung der Antworten sowie die Darstellung und Interpretation der Ergebnisse.
Der **erste Erkenntnisweg** bezieht sich auf das Erklären. Erkenntnisgegenstand sind hier Phänomene der Natur und damit auch der Mensch als »Naturtatsache«.
Im Zusammenhang mit Krankheit und ihrer Behandlung geht es vor allem um vom Normalen abweichende Probleme, Auffälligkeiten und Störungen, mithin um das Funktionieren. Dies entspricht weitgehend dem »offiziellen Körpermodell« einer an den Naturwissenschaften orientierten Medizin (Uexküll 1992).
Die methodische Vorgehensweise orientiert sich dabei an einer genauen Beobachtung der äußeren Wirklichkeit unter Einbeziehung von vordefinierten Kategorien sowie an einer Quantifizierung und Einordnung in Naturgesetze. Bezogen auf therapeutisches Handeln sind für einen erklärenden wissenschaftlichen Zugang systematisches Beobachten, Messen und Vergleichen charakteristisch. Im Mittelpunkt stehen dabei der Nachweis kausaler Gesetzmäßigkeiten und der Anspruch der Objektivität.
Ein zentraler Begriff des **zweiten Erkenntnisweges**, dem Verstehen, ist das Erschließen. Erkenntnisgegenstand ist dabei das »inoffizielle Körpermodell« (Uexküll 1992), bei dem es um Gefühle und Erlebnisse, um die erlebte Realität des Patienten sowie um den Sinn des Handelns geht. Merleau-Ponty (1966) sprach in diesem Zusammenhang davon, dass der »Mensch zum Sinn verurteilt sei«, d. h., konstitutiv für menschliches Handeln ist sein nur subjektiv bestimmbarer Sinn. Gerade im Jugendalter, mit der Suche nach der eigenen Identität, spielt dies eine große Rolle.
Methodisch bedeutet dies ein Vorgehen, das sich auf Deuten, Interpretieren und Verstehen stützt, aber auch auf Intuition. Die Rolle des Forschers lässt sich dabei nicht durch eine möglichst große Objektivität, durch eine Ausblendung der forschenden Person charakterisieren, sondern durch eine über Regeln und theoretische Bezüge kontrollierte Subjektivität, durch ein Einmischen. Denn nur die- oder derjenige, die/der sich am Leben beteiligt, kann Lebendes erforschen (Weizsäcker 1946).
Als Vorgehensweisen sind dabei u. a. Einzelfallanalysen, Gespräche oder qualitative Beobachtungen und auch »Geschehen-Lassen« sowie – aufseiten der Patientinnen und Patienten – Introspektion, die Erkundung von eigenen Motiven, Absichten und Wünschen von großer Bedeutung.
Es ist heute weitgehend Konsens, dass für eine angemessene wissenschaftliche Bearbeitung von Fragestellungen beide Erkenntniswege notwendig sind: »(…) denn es gibt wohl kaum ein Verstehen mit wissenschaftlichem Anspruch, das nicht durch erklärende Theorien hindurchgeht, und kein Erklären, das nicht in vielfältige Verstehensprozesse eingebettet ist. Es handelt sich deshalb nicht um unterschiedliche, sondern um unterschiedlich zentrierte Modi.« (Seewald 1992, S. 214)
In der insgesamt kurzen Geschichte der Bewegungstherapie in der Psychiatrie in Deutschland haben im Zusammenhang mit dem Verstehens-Paradigma lange anthropologisch-phänomenologische Begründungen überwogen. Sie sind in den letzten 30 Jahren analog zu der Entwicklung in den kognitiven Verhaltenswissenschaften zunehmend durch erklärende Ansätze abgelöst worden, u. a. aus dem Bereich der Bewegungslehre, der Genetik, der Neurobiologie oder unterschiedlichen Varianten der Verhaltenstherapie. Erst in neuerer Zeit wird im Zusammenhang mit den Körperpsychotherapien wieder verstärkt auf phänomenologisch orientierte Theorien Bezug genommen.

In den letzten 25 Jahren wurden der Begriff *Evidenzbasierung* und die damit verbundene Idee eines »*neuen Paradigmas für die medizinische Praxis*« (EBMWG 1992, S. 2420) auf zahlreiche andere Bereiche der Gesundheitsversorgung, aber auch auf die Soziale Arbeit und die Pädagogik übertragen, verbunden mit dem Anspruch einer wissenschaftlichen Begründung und Beweisbarkeit des praktischen Handelns.

Der Oberbegriff für alle Aktivitäten mit dem Adjektiv »evidenzbasiert« ist heute *International Evidence based Practice* (EbP) mit Unterkategorien wie *Evidence based Medicine* (EbM), *Evidence based Public Health* (EbPH), *Evidence based Health Care* (EbHC). Zudem fungiert das Adjektiv als Verbindung mit den meisten Interventionen aus dem Umfeld der Gesundheitsversorgung (wie z. B. evidenzbasierte Ergo- und Physiotherapie) und auch der Sozialarbeit und Pädagogik (Bellmann & Müller 2011; Schmacke 2006; Borgetto et al. 2019).

Jede therapeutische Intervention, die eine Anerkennung und Finanzierung im System der Gesundheitsförderung beanspruchen will, kommt heutzutage um das Etikett »evidenzbasiert« nicht herum, und das gilt auch für die Bewegungstherapie in der Kinder- und Jugendpsychiatrie. Dabei existiert in den Fachdiskursen keine Eindeutigkeit in dem Verständnis von »evidenzbasiert«.

Im Folgenden werden wir uns auf eine kompakte Darstellung von zentralen Merkmalen der Evidenzbasierung beschränken und dies mit kritischen Anmerkungen aus wissenschaftstheoretischer, methodischer und praxisbezogener Sicht verbinden. Im Zusammenhang mit der Bewegungstherapie wurde die Evidenzbasierung schon vor über 18 Jahren vorgestellt und diskutiert (national: Pfeifer & Huber 2004; Schüle & Huber 2012; Hölter 2016; international: Bouffard & Reid 2012). Für die Praxis der Bewegungstherapie in der Kinder- und Jugendpsychiatrie knüpfen wir an diesen Überlegungen an. Im zweiten Teil dieses Kapitels werden anschließend – in Anlehnung an Wirkmodelle der Psychotherapieforschung – wichtige Wirkfaktoren der Bewegungstherapie beschrieben und durch Praxisbeispiele aus der Kinder- und Jugendpsychiatrie illustriert.

1.5.1 Evidenzbasierung

Evidenzbasierung beruht auf drei Säulen von Entscheidungsgrundlagen für praxisrelevante Interventionen: der *externen* und *internen Evidenz* sowie auf einer *Berücksichtigung des Wertesystems sowie den Erfahrungen und Erwartungen von Patienten* (Borgetto et al. 2007; Sackett 2002).

Unter *externer Evidenz* versteht man die Ergebnisse wissenschaftlicher Forschung, vorzugsweise in Form von randomisierten Kontrollgruppenstudien (*randomized controlled trials*; RCTs). Subjektive Beurteilungen sollen so weit wie möglich eingeschränkt werden. Extern ist die Evidenz insofern, da sie von einer konkreten klinischen Situation und den dort agierenden Personen abstrahiert. Die *interne Evidenz* beinhaltet das Ausbildungs- und Erfahrungswissen, das persönliche Können sowie die Urteilskraft und Intuition von Therapeuten in einer konkreten Behandlungssituation. Dabei lassen sich nach Borgetto et al. (2019) eine *situative und personale interne Evidenz* voneinander unterscheiden. Die erstere entsteht in einer klinischen Situation in einem Einzelfall durch Anamnese, Diagnostik und Evaluation, also in einem Prozess der gegenseitigen Beratung und Information. Beispiele dafür sind klinische Fallkonferenzen unter Beteiligung eines ganzen Behandlungsteams. Mit der personalen internen Evidenz wird explizit die aus verschiedenen Erfahrungs- und Wissensquellen zusammengesetzte Kompetenz aller am Therapieprozess beteiligten Personen verstanden, auch unter Einbeziehung von »implizitem« oder stillem Wissen (*tacit knowledge*; Borgetto et al. 2019). Eine weitere Form der Evidenz ist die Patientenpräferenz, d. h. die Einbeziehung von Werten, Meinungen, Erwartungen und Einschätzungen der Patienten, für deren systematische Erfassung mittlerweile ein eigenes Instrumentarium, die sog. *patient reported outcomes* (PROs), existiert (Jäckel & Bengel 2008; RKI 2008).

Wie wir noch sehen werden, spielen gerade für die Bewegungstherapie die Einschätzungen der Patienten eine sehr große Rolle. Trotz der Differenzierung in unterschiedliche Formen der Evidenz dominiert bisher in Deutschland bei der Bewertung therapeutischer Maßnahmen fast ausschließlich die externe Evidenz in Form einer Zusammenstellung und Interpretation von quantitativen empirischen Daten. Diese werden in dem System der Evidenzgraduierung in Anlehnung an Sackett et al. (1997) besonders hoch bewertet. In diesem hierarchisch angeordneten System werden in vier Bewertungsstufen von I bis IV wissenschaftliche Erkenntnisse aus quantitativen und qualitativen Studien sowie das Expertenwissen in eine Rangfolge gebracht An erster Stelle stehen dabei RCT-gestützte Meta-Analysen, gefolgt von systematischen Reviews empirischer Studien und schließlich qualitative Studien und Erfahrungsberichte sowie die Beurteilung von Experten. Bei vielen Wissenschaftlern und anderen Akteuren im Gesundheitswesen zählt dabei hauptsächlich der sog. »Goldstandard«, d. h. ein Beweis von Studienergebnissen durch randomisierte, doppelverblindete Studien an größeren Gruppen. Mittlerweile wird von vielen Seiten dieses populäre Bewertungssystem mit der Favorisierung eines einzigen wissenschaftlichen Forschungstyps kritisch gesehen. Die Kritik richtet sich vor allem gegen die Dominanz eines wissenschaftsmethodischen Zugangs, der ausgehend von labornahen Bedingungen auf andere Fragestellungen und Problemfelder übertragen wird. Weitere kritische Aspekte sind:

- Zweifel an der Legitimität und Favorisierung von Graduierungs- und Rankingsystemen, die selbst nicht auf empirischem Weg entstanden sind,
- eine unzulässige Übertragung von Laborstandards auf komplexere klinische Situationen wie die Psychotherapie oder psychosoziale Interventionen,
- eine Übertragung von Gruppenergebnissen auf die Behandlung von Einzelfällen,
- die Sinnhaftigkeit einer Übertragung von älteren »Post-facto«-Forschungsergebnissen auf aktuelle Problemlagen,
- Zweifel an der Aussagekraft und Priorisierung von Meta-Analysen im Vergleich zu systematischen Reviews, Einzelfallstudien und qualitativen Methoden sowie
- die Ausübung von »Deutungsmacht« durch die normbildende Funktion von

Evidenz-und Empfehlungsgraduierungen, die, u.a. durch Leitlinien vermittelt, einen großen Einfluss auf andere Institutionen der Gesundheitsversorgung haben.

Eine solche Diskussion offenbart die zunehmend kritische Bewertung einer RCT-orientierten externen Evidenzbasierung, die nicht nur in der Psychiatrie, sondern auch in anderen Bereichen schon seit längerem ausführlich diskutiert wird. Diese Diskussion hat zwar wie in der sog. »Forschungspyramide« (Borgetto et al. 2019) zu der Entwicklung von anderen Formen einer wissenschaftlichen Einordung geführt, allerdings bisher mit nur geringen Auswirkungen auf leitliniengestützte Empfehlungen für die Praxis.

Im Zusammenhang mit der Bewegungstherapie soll dies an den S3-Leitlinien zu »Psychosozialen Therapien bei schweren psychischen Erkrankungen« (DGPPN 2019, 2013) erläutert werden. Während bisher in den meisten Leitlinien, so u.a. zur Kinder- und Jugendpsychiatrie oder auch zur Depression, der Bewegungstherapie insgesamt nur ein geringfügiger Stellenwert eingeräumt wird, ist dies in den S3-Leitlinien zu psychosozialen Therapien in Bezug auf Bewegungstherapie anders: Sie wird dort als eigene Interventionsform mit der Breite ihrer Ziele und Konzepte umfänglich dargestellt. In der Bewertung nach den Regeln der *Arbeitsgemeinschaft der medizinischen Fachgesellschaften* (AWMF) werden die fast ausschließlich englischsprachigen Meta-Analysen, Reviews und Studien zum Einfluss von Bewegungsaktivitäten auf psychische Erkrankungen bei Erwachsenen dem von Sackett et al. (1997) vorgeschlagenen Graduierungssystem zugeordnet. Diese Zuordnung ist auch das entscheidende Kriterium für die Bewertung von Praxisempfehlungen in den Leitlinien, die von A *(soll)* über B *(sollte)* bis C *(kann)*, ergänzt durch die unverbindliche Empfehlung *klinischer Konsenspunkt* (KKP). Die Bewegungstherapie wird dabei als »Sollte-Empfehlung« eingestuft (B), wobei auch in der revidierten Fassung der Leitlinien von 2019 weiterhin nur RCTs als Grundlage für die Einstufung zählen und Argumente, z.B. im Hinblick auf die Behandlungskosten oder Hinweise auf die zahlreichen deutschsprachigen Untersuchungen zur Akzeptanz und Bewertung von bewegungsorientierten Therapiemaßnahmen, so gut wie keine Rolle spielen. Das den Leitlinien zugrunde liegende System der Evidenzgraduierung erschwert bisher eine angemessene Bewertung von mehr psychosozial orientierten therapeutischen Zugängen unter Berücksichtigung einer integrierenden Betrachtung von externen und internen Quellen sowie ein Ernstnehmen von Patientenbewertungen. Dabei haben Borgetto et al. (2019) gezeigt, dass es bei Aufrechterhaltung wissenschaftlicher Standards gelingen kann, eigene Formen einer Evidenzorientierung zu entwickeln, die der Breite wissenschaftlicher Methoden und der internen Evidenz, einschließlich der Bewertung der Patienten, einen gleichrangigen Stellenwert verleiht. Ohne hier näher auf die Entwicklungsarbeit und den aktuellen Stand der Forschungspyramide einzugehen, ist festzuhalten, dass eine Evidenzbasierung mehrdimensional zu denken ist und Informationen aus quantitativ-experimentellen, quantitativ-beobachtenden, qualitativ-beobachtenden und qualitativ-experimentellen Forschungsansätzen gleichermaßen von Bedeutung sind.

Was bedeuten nun solche Informationen und Überlegungen für die Evidenzbasierung der Bewegungstherapie insgesamt sowie – pragmatischer – für Bewegungstherapeuten in einem klinischen Kontext?

Das Ringen um eine schlüssige Begründung und Beweisbarkeit einer therapeutischen Intervention spielt sich zunächst auf der Hinterbühne von wissenschaftlichen Kontroversen, Leitliniendiskussionen, Auseinandersetzungen mit Kostenträgern usw. ab. Es geht dabei auch – häufig unausgesprochen – um berufsständische und politische Machtfragen. Auf dieser Ebene ist es angeraten, den mit der Forschungspyramide eingeschlagenen Weg einer wissenschaftsmethodischen Öffnung auch für die Bewegungstherapie konsequenter zu verfolgen.

Beschränkt man sich vorwiegend auf externe Evidenzüberprüfungen, so ist die systematische Analyse einer englischen Forschergruppe um Carter et al. (2016) zu den Effekten von bewegungsorientierten Aktivitäten auf Depressionen bei Jugendlichen herauszustellen. Die Autoren identifizieren nach allen Regeln der empirischen Forschung aus 543 Veröffentlichungen zu diesem Thema elf Studien, die sie dann u. a. im Hinblick auf die Stärke der Behandlungseffekte genauer analysieren. Die Effekte sind zwar insgesamt moderat, aber gleich stark wie die Effekte von Pharmakotherapie und Kognitiver Verhaltenstherapie. Solche Studienergebnisse mit einer Würdigung in einer der weltweit renommiertesten Fachzeitschriften für den Bereich der Kinder- und Jugendpsychiatrie sind für die Etablierung der Bewegungstherapie als eigenständigem Verfahren wichtig (Jensen 2016). Es gilt aber auch eine Fülle von sorgfältig dokumentierten Studien – z. T. mit geringen Fallzahlen oder auch von Einzelfällen, die bisher für eine externe Bewertung der Bewegungstherapie nur marginal eine Rolle spielen (Deimel & Thimme 2016). Hierzu zählen auch die bisher hauptsächlich bei Erwachsenen durchgeführten Studien zur Bewertung der Bewegungstherapie (Heimbeck & Hölter 2011; Deimel & Chermette 2020).

Für das alltägliche praktische Handeln von Bewegungstherapeuten haben die Ergebnisse von externen Evidenznachweisen direkt und indirekt einen wichtigen Einfluss auf die klinische Praxis: wissenschaftliche Informationen können die eigene Handlungskompetenz und die Anerkennung und Position in einer Klinik und einem Behandlungsteam stärken. Sie vermögen des Weiteren eine größere Handlungssicherheit bei unterschiedlichen praktischen Fragestellungen zu bewirken.

Zusammenfassend lassen sich Therapieentscheidungen mit einem Anspruch auf Evidenzorientierung zumindest zwischen vier Einflussgrößen verorten, auf die für die Bewegungstherapie Huber und Pfeifer schon 2004 hingewiesen haben, die aber mittlerweile weiter reflektiert und präzisiert worden sind (► Abb. 1-9).

Für die Ordnung und externe Bewertung von Forschungsarbeiten unterschiedlichen Typs gibt es heutzutage mehrere multidimensionale Ordnungssysteme, die – ähnlich wie in der Ergo- und Physiotherapie – systematischer auf die Bewegungstherapie übertragen und ökonomisch und übersichtlich für in der Praxis tätige Fachpersonen aufbereitet werden können. In dem Modell werden »interne Evidenzen« wie Erfahrung und Intuition sowie die personale und situative Evidenz hinreichend gewürdigt.

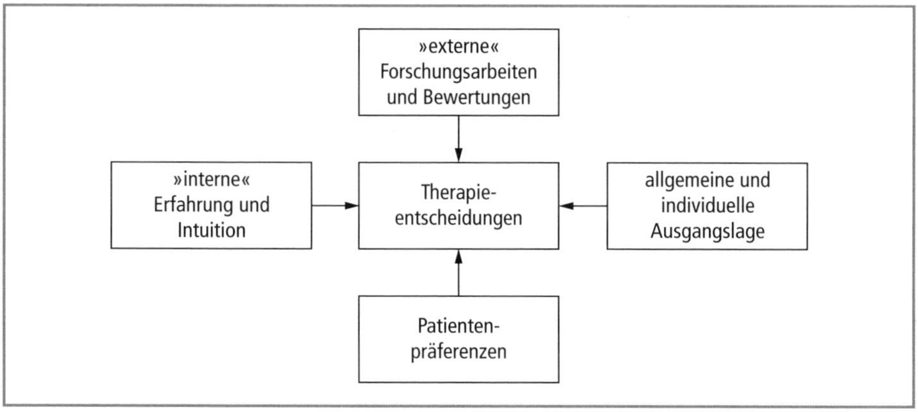

Abb. 1-9 Einflussgrößen für Therapieentscheidungen (mod. nach Hölter 2012)

1.5.2 Wirksamkeit

Zur Beantwortung der Frage nach der Wirksamkeit von bewegungstherapeutischen Maßnahmen wird in der Literatur häufig eine Differenzierung in Haupt-, Puffer- und Mediatoreffekte vorgeschlagen: Als *Haupteffekte* werden die direkten Auswirkungen der körperlichen Aktivität auf verschiedene Parameter der Motorik und Gesundheit bezeichnet, z. B. die positive Beeinflussung von motorischen Fähigkeiten und Fertigkeiten, die Stärkung des Herz-Kreislauf-Systems und der Atmung sowie der Einfluss auf verschiedene neurobiologische Faktoren.

Als *Puffereffekte* werden solche Wirkungen von Bewegungsaktivitäten benannt, die im Sinne der *»sanitary ressources«* von Antonovsky dazu beitragen können, Anforderungen im Alltag und Beruf abzumildern und zu moderieren. *Mediatoreffekte* verweisen darauf, dass Bewegungsaktivitäten in pädagogischen und therapeutischen Zusammenhängen ein günstiges Medium darstellen, um andere Zielsetzungen zu erreichen, z. B. die Stärkung des Selbstkonzepts, den Abbau von Aggressionen, die Anpassung an soziale Gruppen usw. (Nitsch & Nitsch 1979; Knoll 1997).

Eine Variante dieser Unterscheidung stammt von Eggert (2009), der in Bezug auf die Untersuchung von Effekten der Psychomotorik zwischen einer *trivialen Förder-, einer Transfer- und einer Stabilisierungshypothese* differenziert. Folgt man seiner Terminologie, sind z. B. die nachweislich präventiven Wirkungen von täglich 30-minütigen Bewegungsaktivitäten – so die Empfehlungen der WHO – auf das Herz-Kreislauf-System, die Atmung usw., inklusive einer Lebensverlängerung, trivial und im Sinne der externen Evidenzorientierung. Puffereffekte können bei regelmäßigen Bewegungsaktivitäten u. a. ein Spannungsabbau durch gleichmäßiges Bewegen an der frischen Luft oder durch eine Unterbrechung der Alltagsroutine sein. Hier deutet sich auch ein Transfer in andere als funktionelle Aspekte an, z. B. die Möglichkeit, dem Tag durch eine Bewegungsaktivität eine Struktur zu geben, Grübeleien entgegenzuwirken und als Gruppenaktivität Kontakt zu anderen Personen aufzunehmen und zu pflegen. Mit der Stabilisierungshypothese ist eine weitergehende Beeinflussung von Persönlichkeitsdimensionen gemeint, z. B. der Aufbau eines stabilen Selbstkonzepts. Hierbei wird deutlich, wie komplex unterschiedliche Effekte miteinander zusammenhängen und ineinandergreifen können.

Die eingangs vorgeschlagene Differenzierung von verschiedenen Effektgruppen ist eher eine Systematisierungshilfe, um die Akzente der Interventionen zu planen. Die Bezeichnung *Haupteffekte* legt allerdings nahe, dass funktionelle Wirkungen als das Hauptziel der Bewegungstherapie verstanden wird. Wir halten dagegen eine Bezeichnung wie *funktionell-instrumentelle Effekte* für angemessener, da dies eine Gleichrangigkeit mit möglichen anderen Effekten signalisiert. An einem Beispiel aus dem Bereich des Umgangs mit psychisch belasteten Kindern und Jugendlichen soll die Verflechtung unterschiedlicher Perspektiven von Wirkungen näher illustriert werden.

Praxis

In der Bewegungsambulanz einer universitären Einrichtung wird als Projekt drei Monate lang für diagnostisch identifizierte und medikamentös eingestellte hyperaktive Jungen ein Schwimmprogramm zusammen mit ihren Vätern (bzw. männlichen Bezugspersonen in der Familie) durchgeführt. Die Förderung findet im hüfttiefen, gut temperierten Schwimmbecken der psychiatrischen Kliniken statt, ohne andere Gruppen oder Zuschauer. Die Gruppe setzt sich aus sieben Kindern im Alter zwischen 9 und 12 Jahren und ihren erwachsenen Begleitern zusammen und wird von einem Bewegungstherapeuten geleitet. Die Inhalte des Schwimmprogramms bestehen überwiegend aus Bewegungsaufgaben im Wasser, die allein, mit Partner oder in der Gruppe gelöst werden sollen (»Wie überquere mit Hilfsmitteln wie Reifen und Schwimmmatten den Atlantik ohne Untergang? Welche Rechenaufgaben kann ich mit Hilfe von Taucherbrillen unter Wasser lösen? Wie viele Gegenstände kann ich in 45 Sekunden ertauchen und in einem Eimer am Beckenrand ablegen?«). Das Programm mit einer Vielfalt an ähnlichen Aufgaben wird dann nach 45 Minuten mit einem gemeinsamen Spiel beendet. Insgesamt finden zwölf Projekttermine statt, mit einer Erhebung von biographischen und störungsbezogenen Daten am Anfang und Schluss.

Untersucht man dieses Beispiel im Hinblick auf die genannten Effekte, so findet man sie nicht isoliert, sondern komplex miteinander verwoben. Schwimmen, zumal in warmem Wasser, fördert unterschiedliche physiologische Anpassungsprozesse. Des Weiteren ist Schwimmen eine komplexe motorische Fertigkeit, die u. a. eine gute Koordination der Extremitäten, ein Gefühl für die Wasserlage sowie Kraft, Dynamik, Rhythmisierungsfähigkeit usw. voraussetzt. Wenn eine ausreichende Belastungsintensität und eine gute sportpädagogische Anleitung vorliegen, dann sind Effekte im Sinne von Eggert »trivial«: Sie bewirken in der Regel eine bessere Koordination und ein sichereres Bewegen im Wasser. Die Rahmenbedingungen in einer klinischen Einrichtung – ohne Störungen von außen und mit dem unkomplizierten Zugang zu Hilfsmitteln – vermögen dabei den Lernprozess und den schwierigen Umgang mit hyperaktiven Kindern zu vereinfachen.

Eine erhöhte Wassertemperatur erleichtert gerade bei einer Symptomatik wie Hyperaktivität die »natürliche« Regulierung des Tonus, und durch den Wasserwiderstand werden überschießende und hektische Bewegungen gebremst. Das wäre dann eine wichtige Pufferwirkung.

Die Bewegungsaufgaben selbst orientieren sich an den spezifischen (defizitären) Bewältigungsstrategien von ADHS-Kindern, wie die Reflexion vor der Aktion, die Planung von Handlungsschritten und die Absprache mit anderen Personen. In »zwingenden Bewegungssituationen«, die für Kinder unmittelbar einsichtig und leibhaftig sind – in ähnlicher Weise wirken hier z. B. auch Trampolinspringen oder Heilpädagogisches Reiten und Voltigieren – kann es sehr gut gelingen, störungsspezifische motorische, kognitive und emotionale Bewältigungsstrategien realitätsnah zu vermitteln. Dabei wird ein Transfer auf die Bearbeitung der Störungsspezifik mithilfe des Mediums *Bewegung* vorgenommen.

Bei einer empirischen Überprüfung dieses und ähnlicher Projekte konnte z. B. gezeigt werden, dass störungsspezifisch konstruierte Bewegungsaufgaben Auswirkungen auf ausgewählte Parameter, wie das Entscheidungs- und Planungsverhalten, haben und ein Transfer auf ähnliche Anforderungen in anderen Situationen stattfindet (Hamsen et al. 2004b). Dass bewegungsorientierte Maßnahmen nicht nur Auswirkungen auf die Störungsspezifik haben, sondern auch allgemein eine Persönlichkeitsstabilisierung bewirken können, wurde besonders im Zusammenhang mit der Stärkung des Selbstkonzepts mehrfach empirisch bestätigt.

An diesem Beispiel lässt sich auch verdeutlichen, wie komplex in der Realität bewegungstherapeutische Situationen sind und wie schwierig es ist, einzelne Wirkungen im Sinne eines Kausalitätsmodells zu überprüfen. Der Idealfall im Sinne der Beweisbarkeit im evidenzmedizinischen Sinne wäre, wenn – in Annäherung an eine Laborsituation – die Rahmenbedingungen und die Art der Intervention genau definiert, mit Kontrollgruppen verglichen und der Test oder das Projekt möglichst »doppelblind« durchgeführt werden würde. Die meisten veröffentlichten Wirkuntersuchungen für die Bewegungstherapie versuchen tatsächlich, sich mehr oder weniger konsequent diesem Idealfall anzunähern. Doch sobald sich diese Vorgehensweise der klinischen Realität nähert und damit »kontextueller« wird, kommen solche Idealvorstellungen »ins Schwimmen«.

Das beginnt mit der Struktur und dem Charakter der Intervention selbst: Denn in evidenzbasierten Untersuchungen dominieren fast ausschließlich Interventionen, die sich in Belastungszeiten, Intensitäten und Übungsfrequenzen genau festlegen und messen lassen (30 min Krafttraining mit Belastung/fünfmal die Woche). Dies schränkt nicht nur die Vielfalt und den Reiz von bewegungsorientierten Aktivitäten ein, sondern führt nach relativ kurzer Zeit besonders bei Kindern und Jugendlichen mit psychischen Auffälligkeiten zu Motivationsverlusten und hohen Drop-out-Raten. Dies bedeutet nicht, bei diesen Patienten auf belastungsintensive Interventionen zu verzichten, denn als Komorbiditäten sind bei vielen Patienten sensomotorische oder funktionelle Einschränkungen zu beobachten, und systematische Bewegungsaktivitäten sind daher auf jeden Fall sinnvoll. Allerdings ist auch festzuhalten, dass realistische Erfolge in Bezug auf eine verbesserte Fitness, eine Stabilisierung des Gleichgewichts oder der sensomotorischen Koordination im begrenzten Zeitraum einer klinischen Behandlung schwer zu realisieren sind.

Die Erfahrungen in einer ambulanten Einrichtung mit einer Verweildauer von 1–2 Jahren sind da anders. Das gilt auch, wenn die motorische Stimulation als eine Art »Crash-Programm« gezielt zum Inhalt der Therapie gemacht wird, z. B. durch den Einsatz von Vibrationsplatten oder durch ein hochintensives Intervalltraining (Meßler 2016; Oberste et al. 2018). Dabei wurde z. B. bei dem Intervalltraining für hyperaktive Kinder auf eine inhaltliche Eintönigkeit und Einfalt verzichtet und zusätzlich die Motivation durch eine Einzelbetreuung aufrechterhalten, insbesondere durch ein vielfältiges inhaltliches Angebot mit Fußball, kleinen Spielen, Entspannungssequenzen und psychomotorischen Übungen. Durch die Variation in inhaltlicher Hinsicht gelang es gut, den Reiz eines vielfältigen sportlich-spielerischen Zugangs aufrechtzuerhalten und dennoch durch den Einsatz einer Pulsuhr die Belastungsintensität zu kontrollieren.

Versteht man, wie in diesem Lehrbuch, die Bewegungstherapie mit psychisch kranken Kindern und Jugendlichen als ein bio-psycho-soziales Geschehen, dann sind die Mediatorwirkungen besonders bedeutsam. Gelingt es, in und mit dem Medium Bewegung wichtige Aspekte zu bearbeiten, die über das Funktionelle hinausgehen? Für Teilbereiche lassen sich diese Wirkungen, z. B. bezogen auf ausgewählte Symptome der Störung sowie auf allgemeine persönlichkeitsstabilisierende Aspekte, wie etwa das Selbstkonzept, empirisch gut belegen. Allerdings ist es hier weitaus schwieriger, Kausalitäten im Sinne des medizinischen Modells nachzuweisen.

Zu dem jetzigen Zeitpunkt halten wir ein Drei-Wege-Wirkmodell der Bewegungstherapie in der Kinder- und Jugendpsychiatrie für realistisch, dass sich an der Zwei-Wege-Strategie *(two route strategy)* von Richardson et al. (2005) anlehnt (► Tab. 1-2).

Tab. 1-2 Drei-Wege-Wirkmodell der Bewegungstherapie in der Kinder- und Jugendpsychiatrie

Funktionell-instrumentelle Effekte	Puffereffekte	Mediatoreffekte
Funktionell: • Herz-Kreislauf-Regulation • Atmung usw. Instrumentell: • Stärkung motorischer Basiskompetenzen • Vermittlung motorischer Fertigkeiten	• Türöffnerfunktion • Spannungsabbau • Inseln der Normalität	• Störungsspezifische Interventionen • Beeinflussung sozialer Beziehungen • Steigerung von Eigenaktivität und Eigenverantwortung • Erweiterung der Handlungsfähigkeit • Allgemeine Stärkung der Persönlichkeit

Die funktionell-instrumentellen Effekte beziehen sich zum einen auf die nachgewiesenen Wirkungen von Bewegungsaktivitäten in Bezug auf physiologische und neurobiologische Parameter. Zum anderen auf Effekte im Sinne von *physical exercise*, die zu einer Verbesserung und Stärkung der motorischen Basis beitragen, aber auch den Aufbau von ausgewählten motorischen Fertigkeiten fördern. Damit kann eine Teilhabe an sportlichen Aktivitäten erleichtert und eine Nachsorge in außerklinischen Kontexten vorbereitet werden.

Als Puffereffekte ermöglichen z. B. kindgemäße Entspannungsverfahren, aber auch intensive körperliche Belastungen eine Abmilderung von Spannungen und Stress. Die Vorstellung einer kathartischen, aggressionsabbauenden Wirkung von Bewegung begründet wahrscheinlich auch die Existenz von Sandsäcken auf zahlreichen klinischen Stationen. Im Klinikalltag sind zudem häufig Möglichkeiten einer zeitweiligen Distanzierung von psychischen und familiären Belastungen kaum gegeben. Freiwillige und freudvolle Bewegungsaktivitäten können daher zeitweise »Inseln« der Normalität und Therapiefreiheit sein und auch so Belastungen einer klinischen Behandlung abmildern.

In der Bewegungstherapie als Medium lassen sich »leibhaftig« und überprüfbar zahlreiche störungsspezifische Interventionen realisieren, z. B. verschiedene Aktivierungsangebote für depressive Patienten oder Übungen zum Körperbild für anorektische Patienten (▸ Kap. 3.5).

Werfen wir abschließend noch einen Blick auf eine andere therapeutische Disziplin, die Psychotherapie, die über eine weitaus längere Tradition der Wirkforschung verfügt, vor allem im Hinblick auf störungsspezifische und persönlichkeitsstabilisierende Effekte. In dem seit über 25 Jahren weitverbreiteten Wirkmodell von Lambert (1992) werden dabei die Therapieeffekte zu 40 % auf Patientenvariablen und außertherapeutische Veränderungen, zu 30 % auf allgemeine, sog. kontextuelle Faktoren und zu jeweils 15 % auf Placebo-Wirkungen und auf technische Aspekte des jeweiligen Therapieverfahrens zurückgeführt. Dies hat dann u. a. zu einer Desillusionierung der Wirksamkeit geführt – nicht von Psychotherapie allgemein, denn hier werden in der Regel Effektstärken von 0,80 gemessen, sondern bezüglich der Bedeutsamkeit einzelner psychotherapeutischer Schulen mit ihren jeweils unterschiedlichen Techniken. Ohne diese Diskussion an dieser Stelle zu vertiefen, wird in der Tendenz heute den allgemeinen Faktoren wie der Qualität der Arbeitsbeziehung (Allianz), der Echtheit, Empathie und Wertschätzung des Therapeuten sowie der Zusammenarbeit mit den Patienten ein besonders großer Stellenwert für den Therapieerfolg eingeräumt (Wampold 2001; Wampold et al. 2018; Strauß 2019).

Für die Bewegungstherapie ist bisher die Bedeutung der allgemeinen Wirkfaktoren noch kaum erforscht worden. Es ist aber zu vermuten, dass diese Faktoren in besonderer Weise bei einem Verfahren wirksam sind, für das körperliche Nähe, Berührung, Ausdruck von Emotionen und »leibhaftiges« Erleben größtenteils konstitutiv sind, und dies für Kinder und Jugendliche in einer besonders intensiven Art und Weise.

Zusammenfassend beziehen sich die Wirkungen der Bewegungstherapie vor allem auf drei Aspekte: auf die funktionell-instrumentellen Wirkungen, auf die häufig damit verbundenen Puffereffekte und auf Wirkungen, die durch Bewegung, Spiel und Sport als Medium der Therapie erreicht werden können. Dies kann kurzfristig störungsspezifisch oder auch langfristig persönlichkeitsstabilisierend sein. Für einen kausalen Nachweis funktioneller Wirkungen muss die Fülle von Einflussvariablen reduziert werden, was wiederum die Compliance der Patienten und die Nachhaltigkeit der Aktivitäten infrage stellt. Als Pufferwirkungen kann man auch andere Kontext- und Rahmenbedingungen wie eine Veränderung von Räumen und therapeutischem Klima betrachten.

1.6 Bewegungstherapie als eigenständiges Verfahren

Eine inhaltliche Barriere bei der Anerkennung und Abrechenbarkeit von Therapieverfahren sind u. a. Zweifel an ihrer theoretischen Fundierung und ihrer Wirksamkeit. Dies ist in Bezug auf die Bewegungstherapie nicht gegeben, wenn es um ihre funktionellen Wirkungen geht. Sobald es sich jedoch um durchaus gewünschte *»grenzüberschreitende Weiterentwicklungen«* (Fydrich 2019, S. 15) geht, wie es bei der Bewegungstherapie bei psychischen Erkrankungen der Fall ist, dann mehren sich die Zweifel an einer wissenschaftlichen Seriosität und Eigenständigkeit dieser Form der Intervention. Solche Zweifel spiegeln sich u. a. in der einschlägigen medizinischen Fachliteratur wider, aber auch in den klinischen Leitlinien, deren Empfehlungen in Bezug auf die Bewegungstherapie bei psychischen Erkrankungen – und das gilt nicht nur für Deutschland – häufig nur »lauwarm« sind (Ekkekakis 2013). Eine intensive fachliche Auseinandersetzung mit dem Bemühen um eine vielseitige Evidenzbasierung ist aber eine *Bringschuld* der Verfahren selbst. Vor allem dann, wenn sie eine angemessene Berücksichtigung in dem aktuellen Versorgungssystem von Prävention, Behandlung und Nachsorge beanspruchen.

Auf dem Hintergrund einer schwer zu überblickenden »Szene« von bewegungs- und körperorientierten Verfahren in der Spanne zwischen Physis und Psyche beschreiben wir im Folgenden zunächst präzise das Verständnis von Bewegungstherapie, das diesem Lehrbuch zugrunde liegt. An dieser Stelle soll nicht systematisch die Begründung eines kompletten Verfahrens vorgenommen werden, wie es z. B. nach den Regeln des *Wissenschaftlichen Beirats Psychotherapie* (WBP) detailliert eingefordert wird, aber mit der Darstellung einer eigenständigen Diagnostik sowie den Informationen zu der klinischen Verankerung und Professionalisierung werden zumindest zwei wesentliche Aspekte der dort genannten Prüfkriterien hier thematisiert.

1.6.1 Definition und Interdisziplinarität

Die Bewegungstherapie lässt sich auf dem Hintergrund der bisherigen Überlegungen und früherer Definitionen (vgl. Schüle & Huber 2012) als ein professionelles Verfahren im Zusammenhang mit der Wiederherstellung der psychischen Gesundheit *(mental health)* wie folgt definieren:

Definition der Bewegungstherapie

Bewegungstherapie ist ein Verfahren, das mit geeigneten Mitteln von Bewegung, Spiel und Sport auf die Linderung von Störungen mit Krankheitswert und auf die Wiederherstellung und Verbesserung der Gesundheit abzielt. Sie beruht dabei auf biologischen Gesetzmäßigkeiten, Erkenntnissen der Bewegungs- und Sportwissenschaft und orientiert sich zusätzlich an Theorien und Praxen der Pädagogik, Psychologie und Soziologie. In der Regel besteht sie aus Diagnostik, Indikation, Intervention und Evaluation. Sie wird von einem/r ausgebildeten Bewegungstherapeuten/in geplant und durchgeführt. Neben der Akutbehandlung umfasst sie auch Maßnahmen der Prävention, der Gesundheits- und Entwicklungsförderung und der Nachsorge.

Aus unserer Sicht ist der zentrale Gegenstand einer sportwissenschaftlich orientierten Bewegungstherapie das Phänomen der menschlichen Bewegung mit seinen theoretischen Implikationen, seinen verschiedenen Bedeutungsdimensionen und seinen meist sportlich-spielerischen Realisierungsformen. Auf die geschichtliche Entwicklung des Verfahrens und einige elementare Aspekte des Bewegungsphänomens sowie auf ausgewählte theoretische Rahmentheorien und klinische Bezugssysteme sind wir in diesem Kapitel ausführlich eingegangen. Ebenso auf die Frage der Evaluation und Wirksamkeit, die in Kapitel 3 noch einmal störungsspezifisch aufgegriffen wird. Die Bewegungs- und Sportwissenschaft ist eine Integrationswissenschaft, die sich zwar in ihren Teildisziplinen an anderen wissenschaftlichen Bereichen orientiert, dabei aber den gemeinsamen Gegenstand, die Bewegung und das kulturelle Phänomen des Sports, nicht aus den Augen verliert. Markante theoretische Orientierungspunkte waren in der Vergangenheit z. B. die Anthropologie und die Philosophie und sind in neuerer Zeit die Genetik, die Neurobiologie oder die kognitive Psychologie. Ihre Erkenntnisse und Forschungsfragen werden in die sportwissenschaftlichen Teildisziplinen integriert und dort bereichsspezifisch bearbeitet, so u. a. in der Bewegungs- und Trainingslehre, der Sportpädagogik, der Sportpsychologie, der Sportsoziologie und dem Gesundheits- und Rehabilitationssport. In ▸ Abb. 1-10 ist dieser Bereich als Grundorientierung der in diesem Lehrbuch dargestellten Form der Bewegungstherapie im linken Kreissegment dargestellt.

Für eine Begründung und Anwendung in einem klinischen Setting reicht eine rein bewegungs- und sportwissenschaftliche Begründung nicht aus. Hierfür sind weitere interdisziplinäre Bezüge notwendig, insbesondere zur Medizin und zur Psychologie mit ihren für die Klinik relevanten Teilgebieten. Dies wird in Abbildung 1.10 in den beiden anderen Kreissegmenten dargestellt. Interdisziplinär bedeutet hier ein Zusammenspiel und ein Austausch von Erkenntnissen und Konzepten aus diesen Disziplinen. Es gibt zahlreiche andere klinisch bedeutsame bewegungsorientierte Interventionsformen, die sich aber in ihrer Geschichte, ihren theoretischen Bezugspunkten und ihren Ausbildungsprofilen anders positionieren.

Bisher noch nicht näher erwähnte Aspekte der Eigenständigkeit sind die eigenständige Diagnostik sowie die Berücksichtigung in der klinischen Realität und

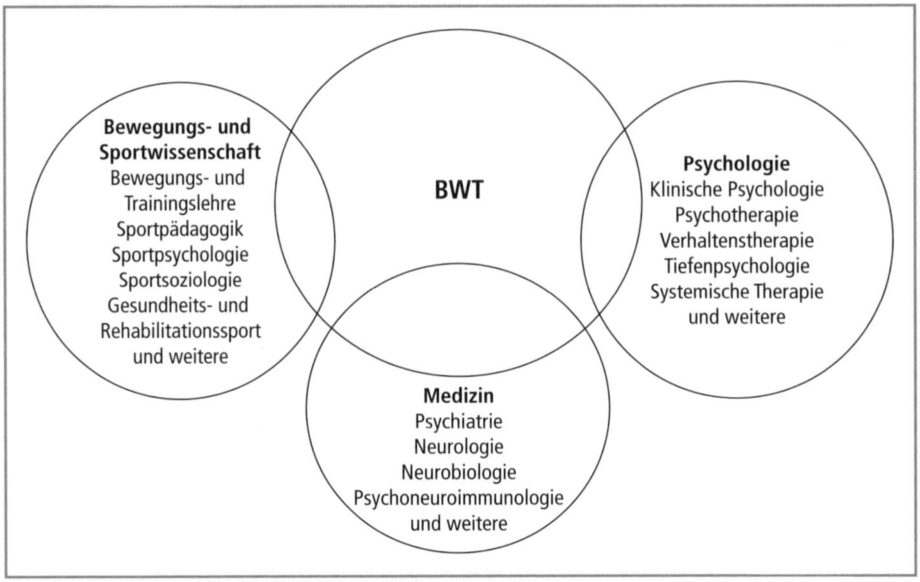

Abb. 1-10 Bewegungstherapie im Schnittpunkt von Bewegungs- und Sportwissenschaft, Medizin und Psychologie

die Professionalisierungswege von Bewegungstherapeuten. Hierauf gehen wir im Weiteren näher ein.

1.6.2 Diagnostik

Ein wichtiges Kriterium für ein therapeutisches Verfahren ist seine eigenständige Diagnostik. Allgemein bezeichnet Diagnostik das Vorhandensein oder den Ausprägungsgrad eines bestimmten Merkmals, das im Hinblick auf den aktuellen Status oder auf seine Entwicklung erhoben wird. Die bewegungstherapeutische Diagnostik bezieht sich vor allem auf zwei Merkmalsgruppen.

Zum einen auf die Feststellung von Fähigkeiten und Fertigkeiten im Bereich von Motorik und Wahrnehmung in Form einer Status- und Entwicklungsdiagnostik, zum anderen auf die Erfassung von weiteren, eng mit der Bewegung verbundenen Aspekten des Verhaltens. Zu dem Ersteren können die Beobachtung und Messung der allgemeinen Fitness und der motorischen Grundfähigkeiten/-fertigkeiten der Patienten gezählt werden und nach Abschluss der Behandlung die Feststellung von Auswirkungen auf diese Merkmale. Den besten Überblick zur Erfassung vieler Facetten von Motorik und Wahrnehmung bietet das mehrfach überarbeitete und aktualisierte Standardwerk von K. Bös (2017) zur »Motorischen Diagnostik« mit der Beschreibung und Einordnung von über 300 Verfahren aus dem Bereich von Sportmotorik und Sporttherapie, von Gesundheits- und Rehabilitationssport, aus der Moto- und Sonderpädagogik sowie der Entwicklungs- und Gesundheitspsychologie. Als Hilfestellung für die praktische Anwendung werden alle Verfahren nach einheitlichen Kriterien bewertet und

Entscheidungshilfen für die Anwendung bei unterschiedlichen Adressatengruppen gegeben. Zusätzlich zu diesem umfassenden Überblickswerk gibt es einige Veröffentlichungen, die sich direkt auf die Anwendung in der Kinder- und Jugendpsychiatrie beziehen lassen, wie die Publikationen im Bereich des Bewegungsförderunterrichts und der Psychomotorik von Dordel (2005) und Reichenbach (2006) sowie adressatenspezifisch die Übersicht zur »Körperorientierten Diagnostik bei Essstörungen« von Joraschky et al. (2008).

Die Erfassung und Evaluation von weiteren Aspekten des Verhaltens, die sich in Bewegungs- und Spielsituationen offenbaren, wie z. B. die psychosexuelle Entwicklung (*Kestenberg Movement Profile*; KMP) oder die emotionale Beteiligung an den Aktivitäten in den *Löwener Beobachtungsskalen* (LOVIPT), beruhen größtenteils auf qualitativen Beobachtungen. Die Anwendung dieser Verfahren erfordert allerdings, ähnlich wie die der *Laban Movement Analysis* (LMA), ein intensives Training und ist insgesamt für den Therapiealltag schwer zu realisieren. Aus den Daten einer umfassenden Erhebung zu der Anwendung bewegungsdiagnostischer Verfahren in der Kinder- und Jugendpsychiatrie sowie aus den spärlichen Informationen in den Lehrbüchern kann bis heute insgesamt auf eine eher randständige Position einer systematischen Bewegungsdiagnostik geschlossen werden (Welsche et al. 2007).

Um aus dem offensichtlichen »Schattendasein« herauszutreten und der Bewegungsdiagnostik im Rahmen der allgemeinen klinischen Diagnostik ein stärkeres Profil zu verleihen, skizzieren wir im Folgenden exemplarisch einige neuere Verfahren, die bisher meist noch nicht in den Überblicksarbeiten genannt werden. Die Auswahl dieser Verfahren orientiert sich an dem Bezug auf Kinder und Jugendliche im Alter von ca. 8–18 Jahren, an ihrer Ökonomie in der Durchführung, an der Transparenz des zugrunde liegenden Bewegungsmodells sowie an der Aktualität und ihrer Verbreitung – und dies auch international. Aus den o. g. Publikationen können dann jeweils detailliertere Hinweise hierzu sowie zu weiteren Verfahren entnommen werden. Ergänzend wird in den störungsspezifischen Kapiteln auf einzelne diagnostische Verfahren hingewiesen, die sich nur auf Teilaspekte beziehen, z. B. das Körperleben bei Essstörungen oder die Impulsivität bei Aufmerksamkeitsdefizit- und Hyperaktivitätsstörungen (▶ Kap. 3).

- Basisdiagnostik von Fitness, Motorik und Wahrnehmung
  - *Motorikmodul* aus der KIGGS-Studie des RKI (MoMo; Worth et al. 2015)
  - *Movement Assessment Battery for Children* (MAB-C; Henderson et al. 2009; dt. Übersetzung: Petermann 2015)
  - *Frostig Entwicklungstest der visuellen Wahrnehmung* (FEW; Frostig & Lockowandt 2000)
  - *Trampolinkoordinationstest* (TKT; Kiphard 1980)

Die hier genannten vier Verfahren unterscheiden sich in ihrer Zielrichtung, und sie knüpfen z. T. an eine Reihe ähnlicher Vorgehensweisen an, die in Deutschland schon Tradition haben.

Der Vorteil zumindest der ersten beiden Verfahren ist nicht die ausschließliche Beschränkung auf die motorischen Grundkompetenzen Ausdauer, Kraft,

Schnelligkeit, Gleichgewicht und Koordination, sondern die Verbindung mit der Fitness von vergleichbaren Populationen in der Alterskohorte der Patienten. Dabei kann mittlerweile auf einen Datensatz von n = 10 000 zugegriffen werden (MoMo). Der Vorteil des zweiten Verfahrens (MAB-C) liegt neben seiner international verbreiteten Anwendung in der Kombination einer Erhebung von motorischen Fähigkeiten und Fertigkeiten und einer Berücksichtigung der Feinkoordination. Das dritte Verfahren ist ein Beispiel für die systematische Erhebung von visuellen Teilkompetenzen in der Wahrnehmung. Weitere Verfahren beziehen sich z. B. auf die auditive, taktil-kinästhetische Wahrnehmung sowie auf die sog. Sensorische Integration. Das vierte Verfahren beruht auf einer systematischen Bewegungsbeobachtung in einer außergewöhnlichen Bewegungssituation wie der des Springens auf dem Trampolin. Kiphard spricht in diesem Zusammenhang von der »Lupenwirkung« des Trampolins. Erfahrenen Beobachtern gelingt es auf diese Weise systematisch, Informationen zu Asymmetrien, Tonus, der Kontrolle der Extremitäten, zur Gesamtkörperkoordination usw. zu gewinnen. Das letztgenannte Verfahren leitet auf verschiedene international bekannte Beobachtungsinstrumente über, die in Deutschland in der Praxis der Bewegungstherapie wenig, allerdings in der Forschung häufiger eingesetzt werden (Lier-Schehl 2008):

- Qualitative Bewegungsbeobachtung
  - *Laban Movement Analysis* (LMA; Laban 1947)
  - *Kestenberg Movement Profile* (KMP; Kestenberg-Amighi 1999)
  - *Löwener Beobachtungsskalen in der Psychomotorischen Therapie* (LOVIPT; Simons et al. 1989)

Bei der Bewegungsanalyse nach R. v. Laban handelt es sich um ein Beschreibungssystem von Bewegungen in Analogie zur Notenschrift in der Musik. Es wurde in den 20er-Jahren des letzten Jahrhunderts in Deutschland zunächst als Orientierungsgrundlage für Choreografien im Tanz entwickelt und dann – nach Labans Emigration – nach England in der qualitativen Bewegungsbeobachtung von pädagogischen und therapeutischen Prozessen eingesetzt. Die Beobachtung richtet sich zum einen auf den Bewegungsantrieb *(effort)* – *Kraft*, *Zeit*, *Raum* und *Bewegungsfluss* –, zum anderen auf die *Form* der Bewegung *(shape)*. Obwohl die Bewegungsbeobachtung nach den Laban'schen Kategorien nicht einfach zu erlernen ist, gehört sie zum diagnostischen Grundrepertoire der bewegungstherapeutischen Ausbildung in den anglophonen Ländern.

Während sich die Laban'sche Bewegungsanalyse auf die qualitative Erfassung der Bewegung selbst konzentriert, verbindet die amerikanische Psychiaterin und Analytikerin Judith Kestenberg die systematische Beobachtung der an Laban angelehnten Grundelemente Spannungsfluss und Antrieb mit den Entwicklungstheorien von M. Mahler und A. Freud. In einer Weiterentwicklung wurde später das ursprünglich analytische Konzept um kognitiv-verhaltenstherapeutische Aspekte ergänzt. Das *Kestenberg Movement Profile* (KMP) ist in seiner Komplexität nur in einer intensiven Ausbildung und Schulung zu erlernen, die in Deutschland z. T. im Rahmen der Tanztherapie erfolgt. In der Anwendung des Verfahrens gab es bisher unter der Beteiligung von Psychiatern vereinzelt Forschungsprojekte, so u. a. in der Jugendhilfe, sowie eine umfangreiche Forschungsstudie zum Bewegungsdialog von schizophrenen Müttern und ihren Babys (Romer & Sossin 1990; Lier-Schehl 2008; Romer 1980). Ob trotz mehrfacher Bemühungen um eine vereinfachte Darstellung und einem Plädoyer für eine verstärkte Anwendung in der Bewegungs- und Entwicklungsdiagnostik die KMP in Zukunft eine größere Bedeutsamkeit für die Praxis gewinnen wird, ist schwer abzuschätzen. Es ist in jedem Fall das erste diagnostische Verfahren in diesem Bereich, das einen Brückenschlag zwischen einem empirisch fundierten Bewegungsmodell und einer psychologischen Entwicklungstheorie zu realisieren versucht.

Das letzte der hier genannten Verfahren, die Löwener Beobachtungsskalen, hat hingegen schon einen intensiveren Eingang in die bewegungstherapeutische Praxis gefunden. Die Skalen wurden auf der Grundlage einer Clusteranalyse von einschlägigen Lehrbüchern zu Indikationen für die Bewegungstherapie bei erwachsenen Patienten in der Psychiatrie entwickelt. Sie bestehen aus neun Beobachtungskategorien, z. B. *Bewegungskontrolle* oder *Grad der Expressivität*, die von geschulten Beobachtern in einer 7er-Skalierung (von –3 bis +3) beurteilt werden. Da die Beobachtungskategorien sehr genau beschrieben werden, ist das Instrument einfach zu erlernen, und es wurde schon mehrfach für deutsche Verhältnisse adaptiert, auch in der Kinder- und Jugendpsychiatrie (Welsche & Romer 2005).

Zum Abschluss dieses Teilkapitels soll hier noch auf zwei aktuelle diagnostische Verfahren hingewiesen werden, die schon vor fast zehn (PsyMot) bzw. sieben Jahren (MBC) englischsprachig veröffentlicht wurden. Es handelt sich um die

- PsyMot, ein Instrument zur psychomotorischen Diagnostik und Indikation für Kinder mit psychischen Auffälligkeiten (Emck & Bosscher 2010), und die
- Motor Behavior Checklist (MBC; Efstratopoulou et al. 2012).

PsyMot Dieses Verfahren beruht auf zwei Informationsquellen: Auf der Basis der spezifischen Version für Kinder in der ICF wurden zum einen insgesamt 67 bewegungs-, körper-, spiel- und sportorientierte Items aus den Bereichen *Funktionen*, *Aktivitäten* und *Umgebungsfaktoren* identifiziert und in Beobachtungskategorien beschrieben. Die Beobachtungsergebnisse wurden dann computergestützt sieben Clustern von Behandlungszielen zugeordnet. Das Verfahren bietet somit eine empirische Grundlage für spezifische Indikationen. Des Weiteren wurden ergänzend die subjektiven Erfahrungen der Patienten mit Bewegung und körperlichem Erleben erfasst. Die Autoren weisen darauf hin, dass die Anwendung des Instruments eine große bewegungstherapeutische Erfahrung voraussetzt. Eine Weiterentwicklung, auch mit störungsspezifischen Informationen, liegt englischsprachig vor.

Motor Behavior Checklist (MBC) In diesem Verfahren kann mehr im Sinne eines Screenings auf der Basis von 59 Beobachtungsitems in einer Skalierung von 0 bis 4 auffälliges Bewegungsverhalten in unterschiedlichen Bewegungssituationen erfasst und störungsspezifischen Schwerpunkten zugeordnet werden. So ist z. B. eine Zuordnung zu mehr externalisierendem und mehr internalisierendem Verhalten als Indikator für Störungsbilder möglich, z. B. bei den Aufmerksamkeitsdefizit- und Hyperaktivitätsstörungen.

An den hier vorgestellten neueren Verfahren wird deutlich, dass die Entwicklung der Bewegungstherapie und ihre Etablierung als eigenständiges klinisches Verfahren weiter voranschreiten.

1.6.3 Status quo und Entwicklung der Profession

Status quo

In den über 134 Kliniken und Stationen für Kinder- und Jugendpsychiatrie in Deutschland gibt es zu 90 % bewegungstherapeutische Angebote. Unter allen fachtherapeutischen Maßnahmen nehmen die unterschiedlichen körper- und bewegungsorientierten Interventionsformen einen herausragenden Stellenwert ein. Hierzu lassen sich im weiteren Sinne nicht nur die zahlreichen sportbezogenen Aktivitäten zählen, sondern auch die Ergotherapie, verschiedene Entspannungsverfahren, das Heilpädagogische Reiten und Voltigieren, die Motopädagogik und Mototherapie und andere. Die im Weiteren vorgestellten Informationen zur Bedeutung von verschiedenen Fachtherapien, der Professionalisierung, der Inhalte und Konzepte und der diagnostischen Vorgehensweisen orientieren sich weitgehend an vier empirischen Untersuchungen, die für den deutschsprachigen Raum als repräsentativ gelten können (Welsche & Romer 2005; Welsche et al. 2007, 2009; Schnurnberger 1995). Ohne auf die Ergebnisse im Einzelnen einzugehen, lassen sich die Erkenntnisse und Schlussfolgerungen unter der Überschrift *Vielfalt* folgendermaßen zusammenfassen. In der bewegungstherapeutischen Versorgung sind im Wesentlichen vier Berufsgruppen tätig:

- Akademisch ausgebildete Bewegungsfachkräfte auf Master-Level, z. T. mit Zusatzqualifikationen im Bereich von körper- und bewegungspsychotherapeutischen Verfahren und Promotionsabschlüssen (zu 28 %)
- Ergo- und Physiotherapeuten (zu 22 %)
- Bewegungsfachkräfte mit spezifischen Zusatzausbildungen, z. B. im Heilpädagogischen Reiten und Voltigieren (zu 22 %)
- Motopädagoginnen und -therapeutinnen (zu 18 %)
- Angehörige anderer Berufsgruppen (zu 11 %)

In der Mehrzahl (zu 75 %) arbeiten in diesem Bereich Frauen. Im Vergleich zu den Erhebungszeitpunkten von 2005 bis 2009 hat sich diese Verteilung heute, zehn Jahre später, wahrscheinlich aufgrund anderer Bildungsabschlüsse und einer Rationalisierung im Gesundheitswesen, zugunsten von mittleren und höheren Abschlüssen (Fachschule, Fachhochschule, Universität) leicht verschoben. Über 60 % der in diesem Bereich tätigen Fachkräfte nahmen zu dem Erhebungszeitpunkt 2009 berufsbegleitend an Weiterbildungsveranstaltungen, u. a. im Bereich der Erlebnispädagogik, in verschiedenen körperpsychotherapeutischen

Verfahren wie der Tanztherapie oder an einer weiteren Spezialisierung durch die Berufsverbände teil.

Dem breit gestreuten professionellen Zugang entspricht eine breite Streuung der Inhalte und Verfahren. Unter Bewegungstherapie oder auch »Funktionellen Therapien« werden je nach Lehrbuch in der Kinder- und Jugendpsychiatrie auch Aromatherapie, Bewegungspsychotherapien wie Integrative (*IBT*), Konzentrative (*KBT*) oder Kommunikative Bewegungstherapie, Entspannungsverfahren, Erlebnispädagogik, freizeitsportliche Aktivitäten, funktionelle Therapien, Neurofeedback, Psychomotorik, Sensorische Integration, Snoezelen, Sporttherapie, Heilpädagogisches Reiten und Voltigieren und Weiteres genannt, ohne hier eine genauere Differenzierung oder inhaltliche Zuordnung vorzunehmen (vgl. Steinhausen 2010; Fegert 2012). Eine konzeptionelle Klärung der Verfahren und Vorgehensweisen ergibt sich dann, wenn man die in der Kinder- und Jugendpsychiatrie praktisch tätigen Bewegungstherapeutinnen und -therapeuten nach den ihrer Arbeit zugrunde liegenden Konzepten fragt. Hier scheinen vor allem die Psychomotorik (bei 68 %), die Sporttherapie (bei 43 %) und die Sensorische Integration (bei 37 %) eine Orientierung zu bieten. In Bezug auf die Ziele überwiegt bei allen Berufsgruppen die Erlebniszentrierung – mit Ausnahme der Physio- und Ergotherapeutinnen, die signifikant häufiger übungszentrierte Ziele nennen. Als Teilziele werden vor allem die Gestaltung der Freizeit, die Stärkung von Ich- und Sozial-Kompetenzen sowie psychotherapeutische Ziele wie Angstabbau und Stärkung des Selbstkonzepts genannt.

Bei den diagnostischen Vorgehensweisen wird, ähnlich wie bei den Inhalten, eine breite Palette von quantitativen und qualitativen Verfahren aufgeführt, mit einer Präferenz für die Messung von Wahrnehmungs- und Bewegungsleistungen, einschließlich der Überprüfung der Handmotorik. Qualitative Verfahren wie systematische Bewegungsbeobachtungen oder auch Fragebogenerhebungen werden seltener eingesetzt. Nach Aussage dieser Studien fehlen diagnostische Verfahren für das Jugendalter (ab 14 Jahre) fast ganz (Welsche et al. 2007, 2009).

Entwicklung der Profession

Bei Betrachtung der Studienlage zum »Status Quo« der Profession fällt auf, dass sich die Bewegungstherapie im klinischen Kontext heterogen und vielfältig darstellt. Dies lässt sich u. a. durch die Geschichte dieses Fachgebietes erklären, an dessen Entstehung und Entwicklung Vertreter unterschiedlicher Ansätze beteiligt waren. Hinzu kommen die unterschiedlichen Theorien und Praxen, auf die sich die Bewegungstherapie als Querschnittsdisziplin im Laufe ihrer Entwicklung bezogen hat. Dies ist einerseits ein Reichtum, denn es ermöglicht z. B. eine breite Versorgung verschiedener Zielgruppen in unterschiedlichen Settings mit variablen Mitteln und Maßnahmen. Andererseits erschwert die Vielfalt auch ein professionenübergreifendes Verständnis und leistet einer *»gewissen Beliebigkeit und Verinselung«* Vorschub (Welsche et al. 2007, S. 443). Möchte man die Bewegungstherapie als eigenständiges Verfahren beschreiben und begründen, so ist dies sinnvollerweise mit der Abgrenzung gegenüber anderen Ansätzen verbunden, aber auch mit Fragen der Grundqualifikation und Voraussetzungen für diesen Beruf. Einige uns relevant erscheinende Aspekte wollen wir in diesem Zusammenhang beschreiben – allerdings ohne an dieser Stelle auf die damit verbundenen vielschichtigen gesundheits- und berufspolitischen Implikationen näher einzugehen.

Nach Ansicht der Verfasser ist die Ausgangsvoraussetzung für eine berufliche Tätigkeit im bewegungstherapeutischen Bereich im Idealfall eine bewegungsbezogene akademische Grundausbildung. In Deutschland stehen über 20 Hochschulen und Fachhochschulen zur Auswahl, an denen ein Master-Abschluss in Studiengängen wie »Sporttherapie«, »Sport und Gesundheit«, »Sportpsychologie«, »Rehawissenschaften« oder in »Motologie und Psychomotorik« möglich ist. Unabhängig von den jeweiligen Profilen und Curricula ermöglicht eine universitäre Ausbildung zunächst einmal den Erwerb von grundlegenden Sach-, Fach- und Methodenkompetenzen, die uns für eine professionelle Anwendung der Bewegungstherapie als klinische Behandlungsmaßnahme notwendig erscheinen. Hierzu zählen z. B. Kenntnisse aus den Bereichen der Sportphysiologie und Sportanatomie, der Sportmedizin, der Sportpsychologie oder der Sportpädagogik sowie Kenntnisse zur Trainings- und Bewegungslehre, zur Methodenlehre oder zur Gesundheits- und Entwicklungsförderung.

In manchen Studiengängen wird im Rahmen der Spezialisierung bzw. Profilvertiefung die Psychiatrie als medizinisches Teilgebiet gesondert behandelt – im Idealfall mit starkem Bezug zu der Altersgruppe der Kinder und Jugendlichen. Vertiefende Kenntnisse zu Modellen von Gesundheit und Krankheit, zu einzelnen Störungsbildern oder zur Entwicklungspsychopathologie sind in diesem Zusammenhang für die praktische Arbeit von hoher Relevanz. Der absolvierte Studiengang sollte eindeutig klinisch bzw. therapeutisch ausgerichtet sein. Die im Rahmen eines universitären Studiums erworbenen wissenschaftlichen Kompetenzen befähigen zu einer Orientierung an Evidenzkriterien und Leitlinien bei der Auswahl und Durchführung geeigneter Interventionen sowie zu Qualitätssicherungsmaßnahmen wie Konzeption und Evaluation, die im Gesundheitssystem von zunehmender Bedeutung sind. Schließlich ist der hohe Anteil an körpereigener Bewegungserfahrung und Sportpraxis von großem Wert, z. B. im Hinblick auf die Fähigkeit zu einer adressatengerechten Modifikation und Gestaltung der Inhalte. Für Personen mit anderen Ausbildungsprofilen und nichtakademischen Ausgangsvoraussetzungen bestehen Möglichkeiten des Erwerbs von Zusatzqualifikationen, die in Verbindung mit langjähriger klinischer Praxis zumindest teilweise als gleichwertig betrachtet werden können.

Nicht nur für die individuelle Entwicklung, sondern auch für die kontinuierliche Entwicklung einer Profession halten wir Fort- und Weiterbildungsmöglichkeiten für sehr wichtig. Sie fördern die Integration neuer wissenschaftlicher Erkenntnisse und Konzepte und erweitern die eigenen Handlungsspielräume. Für den Bereich »Gesundheit und Bewegung« steht ein sehr breites Spektrum an postgradualen Fort- und Weiterbildungsmöglichkeiten zur Verfügung, die eine durch das Studium erworbene anwendungsorientierte Gesamtqualifikation optimal ergänzen können. Diese können sich zum einen auf einzelne Methoden und Inhalte der Bewegungstherapie beziehen, z. B. auf

- Entspannungsverfahren wie Autogenes Training oder die Progressive Muskelrelaxation,
- »funktionelle« Ansätze wie das Medical Nordic Walking oder die Rückenschule,
- erlebnisorientierte Angebote wie das therapeutische Klettern,
- tiergestützte Maßnahmen wie das therapeutische Reiten oder
- den therapeutischen Einsatz von Kampfkünsten (Budotherapie).

Diese Fort- und Weiterbildungen sind in der Regel mit Zertifizierungen und Lizenzen verbunden, die z. T. für die Anwendung in klinischen Institutionen auch erforderlich sind. Zum anderen gibt es eine Reihe an (körper-)psychotherapeutischen Verfahren wie die *Tanztherapie*, die *IBT*, die *Kommunikative Bewegungstherapie* oder die *KBT*, die sich als Ergänzung und Vertiefung der eigenen Arbeitsweise anbieten. Auch humanistische Therapien, wie die *Gestalttherapie oder die Gesprächspsychotherapie* oder die *Systemische Familientherapie*, bieten sich in Verbindung zu bewegungstherapeutischer Arbeit an. Tiefenpsychologische und verhaltenstherapeutische Ausbildungen sind in der Regel an zulassungsberechtige Studiengänge wie Medizin, Psychologie oder Soziale Arbeit geknüpft und mit einem bewegungsorientierten Grundstudium nicht möglich. Eine Zusatzausbildung in einem therapeutischen Verfahren ist zwar zeit- und kostenintensiv, eröffnet jedoch neue und attraktive Perspektiven und Möglichkeiten.

Als weiterer Aspekt der Professionalisierung kann der Grad bzw. die Intensität der interdisziplinären Verflechtung mit anderen Disziplinen genannt werden. In den letzten Jahren ist diesbezüglich ein zunehmendes Interesse von medizinischer Seite wahrnehmbar. Dies zeigt sich beispielsweise in der Ausrichtung gemeinsamer Fachtagungen zu spezifischen kinder- und jugendpsychiatrischen Themen oder in langjährigen interdisziplinären Forschungsprojekten zu bewegungsbezogenen Fragestellungen bei spezifischen Diagnosegruppen wie Essstörungen, ADHS oder Depressionen. Zu erwähnen ist diesem Zusammenhang auch der seit über zehn Jahren bestehende *Interdisziplinäre Arbeitskreis Bewegungstherapie für psychische Erkrankungen* mit seinen jährlichen Fachtagungen, der einen intensiven Austausch zwischen verschiedenen Fachdisziplinen und die Weiterentwicklung des Fachgebietes zum Ziel hat.

Für die Zukunft wäre es wünschenswert, dass die Bewegungstherapie als eigenständiges Verfahren mit seinen theoretischen Bezügen, seinem inhaltlichen Spektrum, seinen störungsorientierten Behandlungsmöglichkeiten und seinem klinischen Nutzen auch angemessen dargestellt wird, z. B. in kinder- und jugendpsychiatrischen Lehrbüchern und Fachaufsätzen. Auch in den klinischen Institutionen und Reha-Einrichtungen herrscht im Hinblick auf die Qualifizierung und Zuständigkeit der Fachkräfte sowie der Implementierung und der Abrechnungsfähigkeit bewegungsbezogener Versorgungsangebote eine gewisse Unsicherheit – trotz bestehender Richtlinien und Empfehlungen des Berufsverbandes. Auch hier sehen wir Entwicklungspotenzial.

Ein wichtiger Schritt zu einer weiteren Etablierung und Anerkennung dieser Profession ist die Berücksichtigung von Experten in den medizinischen Behandlungsleitlinien, wie z.B die Beteiligung des Deutschen Verbandes für Gesundheitssport und Sporttherapie (DVGS) an der Erstellung der S3-Leitlinien *Psychosoziale Therapien bei schweren psychischen Erkrankungen* (DGPPN 2012, 2019).

Ein weiterer Indikator für den Grad der Professionalisierung ist die Existenz eines eigenen Berufsverbandes (DVGS) mit einer eigenen wissenschaftlichen Fachzeitschrift (»Bewegungstherapie und Gesundheitssport«). Zudem liegt in dem Berufsverband seit über 20 Jahren ein kontinuierlich weiterentwickeltes umfangreiches Curriculum vor, speziell für den Bereich *Psychiatrie, Psychosomatik und Sucht.*

Die in diesem Teilkapitel genannten Informationen entsprechen weitgehend den Prüfungskriterien des Wissenschaftlichen Beirats Psychotherapie im Hinblick auf die externe Validität des Verfahrens, d.h. der *»Durchführbarkeit der Intervention unter den Rahmenbedingungen des Gesundheitswesens«* (WBP 2010, S. 6 f.).

1.7 Fazit

Bewegung ist ein umfassendes Phänomen, das von unterschiedlichen Seiten betrachtet werden kann. Wir haben aus der Fülle möglicher Zugänge solche Aspekte ausgewählt, die aus unserer Sicht dazu geeignet sind, die Bewegungstherapie als eigenständiges Verfahren zu begründen. Dazu gehören zunächst ein geschichtlicher Überblick und die Betrachtung des universellen Phänomens Bewegung aus der Perspektive unterschiedlicher Fachgebiete, und Fachdisziplinen. Unsere Recherche in so komplexen Fachgebieten wie Biologie, Physiologie, Psychologie, Bewegungswissenschaft, Pädagogik, Therapie und Soziologie bezog sich insbesondere auf Verbindungen des allgemeinen Bewegungsphänomens zu der Entwicklung von Kindern und Jugendlichen. An Beispielen sollte dabei verdeutlicht werden, wie sich theoretische Überlegungen mit praktischem bewegungstherapeutischen Handeln verbinden lassen.

Die Bewegungstherapie als Verfahren lässt sich – ähnlich wie das Bewegungsphänomen selbst – sehr unterschiedlich begründen. Wir haben uns in diesem Lehrbuch vornehmlich an drei Rahmentheorien orientiert, die unterschiedliche Wege der Erkenntnisgewinnung und den daraus abgeleiteten Schlussfolgerungen für Forschung und Praxis repräsentieren. Zum einen war dies ein verstehender Zugang, der auf anthropologisch-phänomenologischen Überlegungen beruht und bei dem u. a. philosophische Fragen wie das Leib-Seele-Verhältnis oder die Bewegung als sinnvolle menschliche Handlung eine Rolle spielen. In der Medizin wurden insbesondere die Psychosomatik und z. T. die Psychotherapie durch solche eher verstehenden Zugänge beeinflusst. Die beiden anderen hier beschriebenen Rahmentheorien sind in einem naturwissenschaftlichen Sinne mehr erklärend. Dies trifft zumindest auf die Sportwissenschaft mit ihren Teildisziplinen Sportmedizin und Trainingslehre sowie auf die Neurobiologie zu. Bei der Sportpsychologie ist dies nicht ganz so eindeutig. Hier sind wir auf die Handlungs- und Stresstheorie eingegangen und haben ihre Bedeutung zur Erklärung bewegungstherapeutischer Prozesse auch an Beispielen beschrieben. Da wir insgesamt bewegungstherapeutisches Handeln stark unter dem Gesichtspunkt einer Ressourcenstärkung begreifen, haben wir uns zusätzlich mit dem Modell der Salutogenese und dem Thema Resilienz auseinandergesetzt.

Für ein Verständnis und die Einordnung von Bewegungsauffälligkeiten ist die Kenntnis von klinischen Bezugssystemen und Klassifikationen wichtig. Auf sie wird bei der Beschreibung einzelner Störungsbilder in Kapitel 3 Bezug genommen. Dabei wurde auch auf zukünftige Weiterentwicklungen von Bezugssystemen hingewiesen, die u. a. stärker psychosoziale Aspekte berücksichtigen. Ein unabdingbares Kriterium für eine Etablierung als eigenständiges abrechenbares Verfahren ist der Nachweis seiner Wirksamkeit. Wir haben uns in diesem Zusammenhang intensiv mit der Forderung nach einer Evidenzbasierung sowie den verschiedenen Möglichkeiten von Wirksamkeitsnachweisen auseinandergesetzt. Kapitel 1 endete mit einer erweiterten Definition der Bewegungstherapie, besonders für Menschen mit psychischen Beeinträchtigungen. Um insbesondere die Bedeutung der Eigenständigkeit zusätzlich zu belegen, wurden verfahrensspezifische diagnostische Vorgehensweisen sowie die Wege der Professionalisierung beschrieben.

Im nächsten Kapitel werden wir konkret auf die verfahrensspezifischen Ziele, auf die exemplarische Beschreibung von Inhalten und ihre methodische Vermittlung sowie auf das breite Anwendungsfeld in verschiedenen Settings eingehen.

2 Ziele, Inhalte und Settings

Bevor wir uns in Kapitel 3 ausführlich bewegungstherapeutischen Spezifika bei unterschiedlichen psychiatrischen Störungsbildern widmen, befassen wir uns in diesem Kapitel zunächst mit Merkmalen und Besonderheiten der Bewegungstherapie mit Kindern und Jugendlichen. Denn diese Alters- und Zielgruppe unterscheidet sich in vielerlei Hinsicht von Erwachsenen, und hieraus leiten sich Konsequenzen für die Therapie ab. Wir befassen uns mit drei Aspekten, die uns für eine Begründung und Etablierung der Bewegungstherapie als eigenständiges therapeutisches Verfahren mit psychisch erkrankten Kindern und Jugendlichen besonders relevant zu sein scheinen.

Der erste Abschnitt behandelt das Thema der *Ziele*, die für jedes therapeutische Verfahren eine wichtige Orientierungsgröße darstellen. Neben allgemeinen Unterscheidungsmerkmalen von Therapiezielen und Möglichkeiten, diese plausibel zu ordnen, gehen wir ausführlich auf Besonderheiten der Zielsetzung in multimodalen Behandlungskontexten wie das klinische Setting ein.

Ziele stehen in Verbindung zu den *inhaltlichen Zugängen* und therapeutischen Interventionen. Vom *Spielen* zum *Trainieren*, vom *Kämpfen* zum *Tanzen*, vom *Bewegen im Wasser und an der Kletterwand* zum *Spüren* und *Entspannen* beschreiben wir im zweiten Abschnitt ausgewählte Inhalte der Bewegungstherapie, zeigen bewährte Anwendungsmöglichkeiten und Interventionen auf und weisen auf Besonderheiten hin.

Bewegungstherapeutische Maßnahmen finden immer in einem *spezifischen Kontext* statt, mit eigenen Rahmenbedingungen und Gegebenheiten. Im dritten Abschnitt gehen wir deshalb auf unterschiedliche Tätigkeitsfelder ein und beleuchten den Stellenwert und die Bedeutsamkeit bewegungsbezogener Maßnahmen im klinischen Setting, in der Jugendhilfe, in der Prävention und Nachsorge sowie im Schulsystem.

Einleitend und vorbereitend für dieses Kapitel möchten wir den Blick noch einmal darauf richten, inwiefern sich behandlungsbedürftige Kinder und Jugendliche generell von Erwachsenen unterscheiden und welche allgemeinen Besonderheiten sich hieraus für eine therapeutische Behandlung ergeben. In Anlehnung an Remschmidt und Mattejat (Remschmidt et al. 2008) gehen wir auf vier Aspekte näher ein, die vor allem für eine klinische Bewegungstherapie im stationären und tagesklinischen Setting von Bedeutung sind: Erstens stehen im Vergleich zu Erwachsenen *Entwicklungsprozesse* stärker im Vordergrund. Zweitens sind Kinder und Jugendliche stärker von ihrem *Umfeld* abhängig. Drittens gestalten sich sowohl die therapeutische *Beziehung* als auch (viertens) die *Therapiemethoden* anders als bei Erwachsenen.

Entwicklung Entwicklungsprozesse bei Kindern und Jugendlichen verlaufen tiefgreifender und schneller als bei Erwachsenen. Psychische Auffälligkeiten in dieser Altersgruppe hängen oft mit normalen Entwicklungsprozessen zusammen und sind Ausdruck eines Entwicklungsgeschehens. Erst wenn bestimmte entwicklungstypische Verhaltensweisen besonders intensiv auftreten oder lange anhalten, können sie eine pathologische Qualität entwickeln. Psychische Störungen im Kindes- und Jugendalter treten darüber hinaus häufig im Zusammenhang mit »normativen Entwicklungsübergängen« bzw. »Schwellensituationen« auf. Kann ein Kind aufgrund seiner psychischen Problematik nicht an den normalen Lebensvollzügen teilnehmen (z. B. Schulbesuch wegen einer Angststörung), ergeben sich meist rasch gravierende Auswirkungen, die weitere Entwicklungsprozesse beeinträchtigen. Nicht zuletzt sind psychische Störungen in dieser Altersspanne oft mit umschriebenen Entwicklungsstörungen verknüpft, z. B. im sprachlichen oder im motorischen Bereich. In der bewegungsbezogenen Diagnostik und Therapie sollten das Verhalten und Erleben des Kindes/Jugendlichen immer im Zusammenhang mit der aktuellen Entwicklungsphase und aktuellen Entwicklungsaufgaben betrachtet und bewertet werden. In der klinischen Tätigkeit ist ein gutes Unterscheidungs- und Urteilsvermögen erforderlich, ab wann und wodurch sich alters- und entwicklungstypische Phänomene von psychiatrisch relevanten Symptomen abgrenzen.

Umwelt Spezifische Aspekte des Erlebens und Verhaltens sind bei Kindern und Jugendlichen oft enger auf ihre aktuelle Umwelt bezogen, und auffällige Verhaltensweisen stellen meist unmittelbare Reaktionen auf das Umfeld dar. Zudem sind Kinder und Jugendliche psychologisch, materiell und rechtlich von ihren primären Bezugspersonen abhängig und somit auf ihren Schutz, ihre Fürsorge und ihre Zuwendung angewiesen. Im Gegensatz zu Erwachsenen, bei denen eine gewisse Autonomie und Eigenverantwortlichkeit unterstellt werden kann, ist dies bei Kindern und Jugendlichen nur bedingt möglich. Dies hat einen stärkeren Einbezug des Umfeldes in die Problemanalyse und Therapie zur Folge. Die intensive Zusammenarbeit zwischen dem Patienten und seinen Bezugspersonen unter Berücksichtigung des Lebenskontextes ist in der klinischen Behandlung deshalb unabdingbar. So bietet sich auch in der Bewegungstherapie der Einbezug der Eltern in verschiedenen Phasen der Diagnostik und Therapie an. Hierzu einige Beispiele aus dem stationären Setting:

Praxis

Zu Beginn der Diagnostikphase werden Eltern in die Bewegungstherapie zu Interaktionsterminen eingeladen. Das gemeinsame bewegungsorientierte Spielen und sportliche Handeln der Eltern mit ihrem Kind liefert Einblicke und Erkenntnisse über innerfamiliäre Beziehungsdynamiken, über mögliche Konfliktthemen und familiäre Ressourcen und Stärken. Die Beobachtungen werden in den gemeinsamen Teamsitzungen interdisziplinär diskutiert.
Im Anschluss an die Diagnostikphase begleitet der Bewegungstherapeut den behandelnden Arzt zum Elterngespräch. Hier wird den Eltern eine differenzierte Rückmeldung über die Einschätzung des motorischen Entwicklungsstandes gegeben (z. B. anhand motodia-

gnostischer Testergebnisse, dokumentierter Verhaltensbeobachtungen oder Videodokumentationen usw.).
Am Ende der stationären Therapie können die Eltern bei Bedarf ein Beratungsgespräch vereinbaren. Dieses kann für eine Rückmeldung zu den sportlichen Kompetenzen und Stärken des Kindes, zur Unterstützung in der Aufnahme bewegungsbezogener Vereinsaktivitäten oder zur Informationsvermittlung bezüglich spezifischer Fördermöglichkeiten genutzt werden (z. B. Psychomotorik, ambulante Hilfen und Nachsorgeangebote, regionale Sportangebote mit inklusivem Schwerpunkt usw.).

Beziehung Die Beziehungsdimension betrifft Aspekte der *Motivation*, der *Rollenverteilung* und der *Verantwortung*. Je jünger ein Kind ist, desto weniger kann es selbst Therapieentscheidungen treffen. Manchmal artikulieren Kinder und Jugendliche gar keinen Leidensdruck oder lehnen sogar ein Therapieangebot ab. Dies hat Auswirkungen auf die Therapiemotivation – vor allem, wenn die Kinder oder Jugendlichen »gegen ihren Willen« in stationäre Einrichtungen aufgenommen werden müssen. Auf diese Problematik wird noch einmal ausführlich im Abschnitt *Ziele* und in Kapitel 4 *(Praktische Handreichungen und Hilfen)* eingegangen. Das Therapeuten-Patienten-Verhältnis ist in der Therapie von Kindern und Jugendlichen zudem durch den generationalen Unterschied geprägt. Durch diese spezielle Alterskonstellation steht der Therapeut in besonderer Weise auf dem Prüfstand, z. B. in der Arbeit mit Jugendlichen, die sich in der Entwicklungsphase der Adoleszenz um eine stärkere Autonomie bemühen und sich gegenüber Erwachsenen abzugrenzen versuchen. Jugendlichen kann es besonders schwerfallen, Zustände der Ratlosigkeit und Hilflosigkeit gegenüber Erwachsenen zu artikulieren, aktiv Hilfe einzufordern und anzunehmen oder ein stabiles Arbeitsbündnis einzugehen. Das Generationengefälle bedeutet im Gegensatz zum Erwachsenenalter auch, dass insbesondere bei Kindern der Therapieprozess weitaus mehr vom Therapeuten gesteuert wird als durch den Patienten. Eine besondere Sensibilität bei Entscheidungsprozessen, ein ausgeprägtes Einfühlungsvermögen in die kindliche Erlebenswelt sowie eine gute Kontakt- und Beziehungsfähigkeit sind auf therapeutischer Seite förderlich.

Methoden Kinder und Jugendliche unterscheiden sich von Erwachsenen im Hinblick auf ihr *Krankheitsverständnis* und ihre *Kommunikations- und Reflexionsfähigkeit*. Die Entscheidung für therapeutische Interventionen kann dann als sinnvoll und zielgerichtet verstanden werden, wenn der Patient ein Krankheits- und Störungsverständnis hat. Die Erarbeitung eines Störungsmodells ist deshalb ein wichtiger Schritt in der Therapie. Kinder und Jugendliche verfügen jedoch nicht immer über ein ausreichend differenziertes Verständnis, sodass je nach Entwicklungsstand und Funktionsniveau entsprechend andere Vorgehensweisen, Mittel und Wege genutzt werden müssen. Gleiches gilt für die Kommunikations- und Reflexionsfähigkeit. Die bewusste Reflexion der eigenen Lebensführung und -situation gilt als eine »*Quintessenz von Psychotherapie*« (Grawe et al. 1994, S. 9). Dies lässt sich jedoch nur bedingt auf Kinder und Jugendliche übertragen, denn sie sind weitaus weniger gut in der Lage, ihr eigenes Erleben und Verhalten zu thematisieren, zu beschreiben und zu reflektieren. Aus diesem Grund finden in der Kinder- und Jugendlichentherapie handlungsnahe und spielerische Maßnahmen eine stärkere Berücksichtigung, die auf vielfältige Art und Weise Zugänge zum Erleben ermöglichen. Die therapeutische Arbeit ist primär aktions- und erlebnisorientiert. Die leiblichen Erfahrungen stellen dann die Basis für mögliche Reflexions- und Transferprozesse dar (Beispiele hierfür finden sich in Kapitel 4).

2.1 Ziele

Therapieziele sind allgemein ein wichtiger Dreh- und Angelpunkt eines jeden therapeutischen Verfahrens. Sie stehen nicht im »luftleeren Raum«, sondern entwickeln sich in engem Bezug zu der hilfesuchenden Person, dem professionellen Behandler und dem institutionellen Kontext. Dabei werden sie durch *gesellschaftliche, ethische, rechtliche* und *berufsspezifische* Aspekte gerahmt. Therapieziele beeinflussen wesentlich die Richtung des therapeutischen Vorgehens und begründen die eingesetzten Methoden, Verfahren und Interventionen. Zudem sind sie ein wichtiger Gradmesser zur Beurteilung des Therapieerfolgs (Ambühl 1999).

Formell betrachtet wird in einem therapeutischen Prozess – ausgehend von der Feststellung veränderungsbedürftiger Ist-Zustände – durch die Anwendung bestimmter Maßnahmen die Erreichung von Soll-Zuständen angestrebt. Auf der einen Seite befindet sich der Hilfesuchende mit seinen Zielvorstellungen und Anliegen und auf der anderen Seite der Helfer mit seinen Annahmen zur Art der angestrebten Ziele und zu den Mitteln, mit denen sie erreicht werden können. Im Sinne eines *Verhandlungsmodells* legen Therapeut und Patient (bzw. Klient) ihre jeweiligen Wert- und Zielvorstellungen offen, wägen gemeinsam Vor- und Nachteile von Behandlungsoptionen ab und einigen sich auf eine für beide Seiten akzeptable Zieldefinition. Ein Fachterminus für diese gegenseitige Zustimmung ist *informed consent*.

In der therapeutischen Behandlung von Kindern und Jugendlichen ist dieser Prozess oft komplexer. Dies beginnt z. B. damit, dass die jungen Patienten in der Regel nicht selbst die Auftraggeber für eine Behandlung sind, sondern ihre sorge- und erziehungsberechtigten Eltern. Es bestehen oft unterschiedliche Einschätzungen und Wahrnehmungen auf der Seite der Hilfesuchenden darüber, was als problematisch und behandlungsbedürftig erlebt wird. Darüber hinaus sind insbesondere Kinder aufgrund ihres Entwicklungsstandes oder ihrer Erkrankung oft nicht in der Lage, eigene Ziele zu beschreiben. Vorab kann also festgehalten werden, dass der Prozess des *informed consent* bei dieser Zielgruppe nicht immer symmetrisch bzw. »auf Augenhöhe« verläuft, sondern stärker durch die fachliche Expertise auf therapeutischer Seite gesteuert wird. Dies trifft insbesondere für den stationären bzw. klinischen Kontext zu, wie wir später sehen werden.

In den nächsten Abschnitten werden folgende Fragen beleuchtet:

- Nach welchen Kriterien lassen sich therapeutische Ziele unterscheiden?
- Welche Ordnung bietet sich für bewegungstherapeutische Ziele mit psychisch erkrankten Kindern und Jugendlichen an?
- Welche Besonderheiten sind im Hinblick auf bewegungstherapeutische Zielsetzungen in multimodalen Settings (z. B. Klinik) zu berücksichtigen?

Die Antworten auf diese Fragen müssen immer mit einer gewissen Offenheit und Flexibilität betrachtet werden. Denn wie sich zeigen wird, ist die Festlegung, die Beschreibung und die Priorisierung von Zielen oft ein vielschichtiger Prozess, der vielen Einflüssen unterliegt. Wir möchten mit unseren Erläuterungen und Vorschlägen einige Orientierungs- und Strukturierungshilfen für die praktische Arbeit zur Verfügung stellen. Insbesondere Berufseinsteigern mögen sie dabei helfen, den eigenen »Kompass« bei der bewegungstherapeutischen Arbeit klar auszurichten und entscheidende Koordinaten bei der Zielsetzung im Blick zu behalten.

2.1.1 Unterscheidung von Zielen

Eine lohnende Klärung von Therapiezielen betrifft nach Kottje-Birnbacher und Birnbacher (1999) die Unterscheidung zwischen *instrumentellen* und *finalen* Zielen sowie die Unterscheidung nach der *Tiefe* des Zieles.

Ziele, die als Mittel zu anderen Zielen angestrebt werden, bezeichnet man als *instrumentelle Ziele*. Das Ziel einer Gewichtsabnahme oder das Ziel einer Steigerung der allgemeinen Fitness durch Bewegung und Sport ist z. B. dann instrumentell, wenn es angestrebt wird, um die Zufriedenheit mit dem eigenen Körper und der eigenen Leistungsfähigkeit zu erhöhen. Das Ziel einer Steigerung des Selbstvertrauens ist dann ein instrumentelles Ziel, wenn es dazu dient, die Symptome des Patienten zu lindern, also z. B. angstauslösende Situationen besser zu bewältigen.

Eine Gewichtsabnahme, die Steigerung der allgemeinen Fitness oder die Steigerung des Selbstvertrauens können aber auch finale Ziele darstellen, nämlich dann, wenn der Patient unter seinem Gewicht, seiner mangelnden Fitness und seinem niedrigen Selbstvertrauen leidet und dies die eigentlichen Probleme sind, die behandelt werden sollen.

Instrumentelle Ziele sind vielfach mehreren finalen Zielen zugeordnet, und finale Ziele lassen sich über unterschiedliche instrumentelle Wege erreichen.

> Finale Ziele haben keine weitere Funktion und dienen nicht dem Erreichen eines anderen Zieles.

Ziele können also eine doppelte Funktion haben. Die Steigerung der Autonomie kann als Selbstzweck angestrebt werden (final), zugleich aber auch als Mittel zur Wahrnehmung und Gestaltung neuer Lebensmöglichkeiten (instrumentell) dienen.

Welche Bedeutung hat diese Unterscheidung für die praktische Arbeit? Wenn Kinder oder Jugendliche im Rahmen der Bewegungstherapie Ziele äußern oder therapeutische Ziele im Behandlungsteam festgelegt werden, kann die Frage lohnenswert sein, wozu das angestrebte Ziel dient oder ob es ein finales Ziel darstellt. Die Unterscheidung von instrumentellen und finalen Zielen hilft in der Therapie, die *Mittel* vom *Zweck* zu unterscheiden. Im Idealfall sind sich Patient und Therapeut über das Finalziel im Klaren (z. B. Verringerung der depressiven Symptomatik) und kennen die einzelnen Schritte bzw. Teilziele dahin sowie ihre Ausführungsmodalitäten (z. B. regelmäßige Teilnahme an der Bewegungstherapie, Durchführung eines systematischen Ausdauertrainings, Abbau negativer Denkschemata usw.).

Darüber hinaus lassen sich Therapieziele nach ihrer *Zieltiefe* unterscheiden. Hierbei können vier Ebenen unterschieden werden. Diese bemessen sich danach, wie tief die Realisierung des Ziels in die Persönlichkeit und Lebensführung des Patienten eingreift. *Tiefe* darf hier jedoch nicht mit *Bedeutsamkeit* gleichgesetzt werden. Ziele auf der ersten und zweiten Ebene sind für einen therapeutischen Prozess nicht weniger gehaltvoll oder weniger relevant als Ziele der dritten oder vierten Ebene.

Ziele auf der ersten Ebene betreffen die Linderung des akuten Leidensdrucks oder die Reduktion eines störungsspezifischen Symptoms. Typische Beispiele für Ziele auf dieser Ebene sind die Verminderung psychomotorischer Unruhe, das Üben von Problemlösefertigkeiten, die Verbesserung der Kommunikationsfertigkeiten oder die Herstellung einer ausgeglichenen Befindlichkeit.

Die zweite Ebene beinhaltet Therapieziele, die sich aus einer Krankheitstheorie ableiten, z. B. wenn die Symptome eines Patienten auf einer Störung beruhen und die Behandlung nicht nur die Symptomlinderung anstrebt, sondern auf die tieferliegenden kausalen Bedingungen abzielt (Ätiologie). Typische Zielsetzungen auf dieser Ebene sind die Bearbeitung von Konflikten, das Bewusstmachen unbewusster Verhaltensweisen oder die Veränderung von dysfunktionalen Beziehungs- und Interaktionsmustern.

Auf der dritten Ebene befinden sich Ziele, die sich aus einer Gesundheitstheorie ableiten lassen (z. B. Salutogenese oder Resilienz, Kap. 1.3.4). Einzelne Krankheiten und Störungen stehen nicht mehr im Vordergrund, sondern die Anfälligkeit und Disposition für Krankheit und Gesundheit. Typische Beispiele sind die Erhöhung der Widerstandskraft gegen Stressoren oder die Stärkung der bio-psycho-sozialen Ressourcen.

Die vierte Ebene umfasst Ziele, die aus einem bestimmten Persönlichkeitsideal bzw. Menschenbild abgeleitet sind. Diese Ziele stehen nicht in Bezug zu Kategorien wie Krankheit und Gesundheit, sondern sind an die menschliche Entwicklung geknüpft. Typische Ziele auf dieser Ebene sind Selbsterkenntnis, Sinnfindung oder Erfüllung.

Folgt man dieser Unterteilung, so sind Ziele der Bewegungstherapie im klinischen Kontext vor allem auf der ersten und zweiten Ebene anzuordnen. Dabei beziehen sich Ziele auf der ersten Ebene meist auf eine konkrete Therapiesituation bzw. auf eine spezifische Ausgangslage im Hier-und-Jetzt. Ziele auf der zweiten Ebene, die sich an ätiologischen Aspekten orientieren, lassen sich ebenfalls gut erreichen. Werden bei einem Patienten beispielsweise dysfunktionale Denk- und Verhaltensmuster oder ein gestörter Schlaf-Wach-Rhythmus als ursächlich für die vorhandene depressive Symptomatik vermutet, können bewegungsbezogene Maßnahmen dazu beitragen, alternative Verhaltensweisen zu erproben oder die Balance von Aktivität und Ruhe wiederherzustellen. Ziele auf der dritten und vierten Ebene spielen für eine klinische Bewegungstherapie mit Kindern und Jugendlichen eher eine untergeordnete Rolle, können aber in anderen Behandlungssettings von Bedeutung sein. Denn für die Stärkung psychosozialer Ressourcen oder die Erhöhung der Widerstandskraft ist eine gewisse Kontinuität und Dauer notwendig, die bei einer Behandlung von wenigen Wochen bis Monaten nicht gegeben ist. In der Bewegungstherapie können jedoch auf dieser Ebene wichtige Impulse gesetzt werden, die sich dann langfristig positiv auf den Gesundheitszustand der Person auswirken können. Beispiele hierfür sind die Vermittlung von gesundheitsorientiertem Verhalten, die Unterstützung in der Wiederaufnahme von regelmäßigen Sportaktivitäten oder die Initiierung poststationärer Versorgungsangebote. Ziele der letzten Ebene, wie Selbsterkenntnis, Sinnfindung und Erfüllung, können zwar randständig eine Rolle spielen, sie fallen jedoch nicht primär unter den medizinisch-psychiatrischen Versorgungsauftrag.

2.1.2 Ordnung von Zielen

Bewegungstherapieziele können sich auf unterschiedliche Aspekte der Entwicklung, des Erlebens und Verhaltens einer Person beziehen. Diese unterschiedlichen Ziele nach bestimmten Kriterien zu ordnen, ist nicht nur von analytischem Interesse, sondern auch für das Verständnis der eigenen Arbeitsweise und für die praktische Tätigkeit von großem Wert. Eine Ordnungssystematik von Zielen hilft beispielsweise in der Benennung von Interventionen oder dient als Strukturierungshilfe bei der Dokumentation von Therapieeinheiten (Kap. 4.3.1). Es liegen unterschiedliche Systematisierungsansätze für Ziele vor, die als Ordnungsmodell für eine klinische Bewegungstherapie mit psychisch erkrankten Kindern und Jugendlichen infrage kommen.

Von medizinisch-psychiatrischer Seite bietet das Zielkonzept der *Entwicklungspsychopathologie* (Schmidtchen 2001) einen möglichen theoretischen Rahmen, um Ziele der Bewegungstherapie bei psychischen Erkrankungen des Kindes- und Jugendalters zu ordnen. Hier werden auf einer ersten Ebene zwei globale Ziele beschrieben:

- Gesundheits- und Entwicklungsförderung
- Abbau des gestörten psychischen Verhaltens

Diese globalen Ziele werden auf einer zweiten Ebene weiter spezifiziert: Die Gesundheits- und Entwicklungsförderung zielt darauf ab, bio-psycho-soziale Schutzfaktoren und Widerstandskräfte gegen psychische Erkrankungen zu stärken sowie Hilfen zur Bewältigung von Entwicklungsaufgaben anzubieten. Bei dem Abbau des gestörten psychischen Verhaltens wird unterschieden zwischen dem Abbau der externen und internen Störungsursachen und dem Abbau der psychischen Störungssymptome. Auf einer dritten Ebene werden dann einzelne Teilziele aufgelistet. So beinhalten die Hilfen zur Bewältigung von Entwicklungsaufgaben z. B. Hilfen zum Erwerb von Rollenkompetenzen und Kompetenzen zur Identitätsfindung. Interne Störungsursachen betreffen z. B. problematische Krisenverarbeitungsmechanismen, wie eingeschränkte Lernkompetenzen, problematische Konfliktbewältigung oder ein gestörtes Beziehungsverhältnis zu sich und anderen.

Für die Bewegungstherapie differenziert Hölter (2011b) allgemeine, spezielle und differenzielle Ziele, die er unterschiedlichen Zielebenen zuordnet. Die Ziele auf erster und zweiter Ebene (allgemeine und spezielle Ziele) beziehen sich weitgehend auf alle Patienten mit psychischen Erkrankungen. Sie lassen sich verschiedenen *Akzenten* zuordnen:

- Somatisch-funktioneller Akzent (z. B. Stärkung psychischer Gesundheitsressourcen, Stabilisierung des Wohlbefindens, Bewältigung von Beschwerden)
- Edukativ-psychosozialer Akzent (z. B. Vermittlung von Bewältigungsstrategien, von bewegungsbezogenen Kompetenzen oder die Erfahrung von sozialer Unterstützung und Bindung)
- Psychotherapeutischer Akzent (z. B. Bezüge zu psychotherapeutischen Theorien und Interventionen oder zur Biographie und Lebenssituation des Patienten)

Die speziellen Ziele können fachspezifisch im Hinblick auf die unterschiedlichen Störungen und Altersgruppen weiter präzisiert werden. Bei Essstörungen werden demnach andere Ziele vordergründig sein als bei Angststörungen – und bei alten Menschen wiederum andere als bei Kindern und Jugendlichen. Auf der dritten Ebene werden *differenzielle* Ziele bestimmt, die sich auf den einzelnen Patienten in einer konkreten Ausgangslage bzw. in einer Therapiesituation beziehen.

Die hierarchische Ordnung von *globalen* zu *spezifischen* und von *allgemeinen* zu *speziellen* Zielen ist theoretisch gut begründbar – sie erweist sich im klinischen Alltag jedoch als zu komplex.

Der vorliegende Entwurf der Zielordnung schlägt als pragmatisches Modell eine Orientierung an wesentlichen Grundelementen und Entwicklungsfeldern der menschlichen Existenz vor. Er unterscheidet die Bereiche

- Motorik/Sensorik,
- Emotion,
- Kognition und
- Soziales.

Bei einer Durchsicht der Fachliteratur fällt auf, dass eine Fülle an unterschiedlichen Zielen den einzelnen Bereichen zugeordnet werden. Dies geschieht eher im Sinne von Plausibilität und Konsens als im Sinne einer empirischen Nachprüfbarkeit. Letzteres trifft am deutlichsten für den *motorisch-sensorischen* Bereich mit Zielen wie der Verbesserung konditioneller, koordinativer und perzeptiver Fähigkeiten oder der Regulation von hypo- und hyperaktiven Zuständen zu. Auch für den *kognitiven* Bereich lassen sich Ziele wie eine realistische Selbsteinschätzung, die Verbesserung der Konzentration und Aufmerksamkeit oder eine verbesserte Planungsfähigkeit relativ gut zuordnen. Für Ziele im *emotionalen* Bereich – wie den Abbau von Angst oder Aggression oder die Steigerung von Selbstvertrauen – und Ziele im *sozialen* Bereich – wie eine angemessene Regulation von Nähe und Distanz oder die Förderung von Abstimmungs- und Auseinandersetzungsfähigkeit – sind empirische Zusammenhänge hingegen schwieriger nachweisbar. Die verschiedenen Bereiche sind mit weiteren Zielen in ► Abb. 2-1 graphisch dargestellt.

Die Einteilung in motorische/sensorische, emotionale, kognitive und soziale Bereiche ist in vielen therapeutischen und pädagogischen Feldern weit verbreitet und steht im Einklang mit Ansätzen verwandter Disziplinen und Fachrichtungen. Dies erleichtert das interdisziplinäre Verständnis in multiprofessionellen Arbeitskontexten. Die Bereiche stehen natürlich über vielfältige Art und Weise miteinander in Verbindung, und die hier vorgenommene Zuweisung einzelner Ziele zu den Bereichen ist nicht kategorisch und nicht ganz trennscharf. So lassen sich beispielsweise Ziele wie die Förderung der Körperwahrnehmung oder des Körperbewusstseins zwar der motorisch-sensorischen Ebene zuordnen, gleichzeitig schließen diese Aspekte immer auch kognitive Prozesse mit ein. Gleiches gilt für soziale Ziele wie die Verbesserung der Kommunikation und Interaktion, die untrennbar mit kognitiven und emotionalen Aspekten verbunden sind. In der praktischen Arbeit erweist sich diese Systematik als hilfreich, z. B. bei Fragen der Verordnung und Indikation, bei der Priorisierung von Behandlungsschwerpunkten oder der Dokumentation von Therapieeinheiten. Dies zeigen wir in Kapitel 3 (»Störungsbilder«) und Kapitel 4 (»Praktische Handreichungen und Hilfen«) an verschiedenen Stellen auf.

2.1.3 Besonderheiten von Zielen in multimodaler Behandlung

Der Prozess der Auftragsklärung und Zieldefinition ist in multimodalen Behandlungskontexten aus verschiedenen Gründen komplex, wie am Beispiel der stationären Therapie verdeutlicht werden soll. Für die Bestimmung von Zielen in der Bewegungstherapie ist es wichtig, die Besonderheiten klinischer Strukturen zu verstehen, die eine Zieldefinition beeinflussen. Im folgenden Abschnitt wird auf einige relevante Aspekte deshalb näher eingegangen.

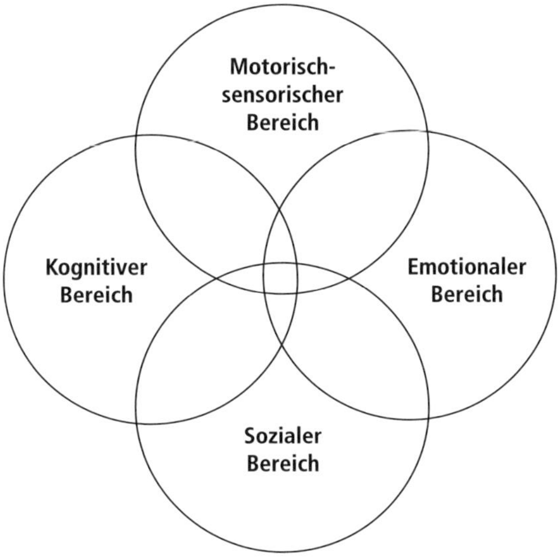

Kognitiver Bereich
- Entwicklung von Selbstwirksamkeit und Kontrollüberzeugung
- Erweiterung des Wissens über gesundheitsorientiertes Verhalten und psycho-physische Funktionszusammenhänge
- Entwicklung einer inneren Struktur und Planungsfähigkeit
- Verbesserung von Konzentrations- und Merkfähigkeit
- Entwicklung einer angemessenen Leistungs- und Motivationsstruktur
- Schulung von Problemlöseverhalten

Motorisch-sensorischer Bereich
- Verbesserung der Belastungsverträglichkeit und Stressresistenz
- Stabilisierung der körperlichen Funktionen/Stärkung der somatischen Basis
- Förderung konditioneller Fähigkeiten (Kraft, Ausdauer, Flexibilität)
- Regulation von hypo- und hyperaktiven Zuständen
- Verbesserung der Erholungs-, Regenerations- und Entspannungsfähigkeit
- Verbesserung der Körperwahrnehmung

Emotionaler Bereich
- Regulation und Abbau von Angst-, Depressions- oder Aggressionszuständen
- Steigerung des allgemeinen Wohlbefindens
- Entwicklung von Vitalität und Bewegungsfreude
- Verbesserung der Genussfähigkeit
- Entwicklung von Ausdrucksfähigkeit und Spontaneität
- Herstellung einer ausgeglichenen Befindlichkeit und emotionalen Stabilität
- Entwicklung von Selbstsicherheit und Selbstvertrauen

Sozialer Bereich
- Umgang mit Vertrauen/Misstrauen
- Entwicklung von Gruppenzugehörigkeitsgefühlen
- Verbesserung der Kommunikations- und Interaktionsfertigkeiten
- Förderung der Auseinandersetzungsfähigkeit mit Partner und Gruppe
- Verbesserung von Empathie und Einfühlungsvermögen
- Förderung der Anpassungs- und Kooperationsfähigkeit
- Verbesserter Umgang mit Nähe und Distanz
- Fähigkeit zur flexiblen Rollenübernahme

Abb. 2-1 Bewegungstherapeutische Ziele mit psychisch erkrankten Kindern und Jugendlichen

Unterschiedliche Auftraggeber

Meist sind mehrere Personen und Instanzen bei der Inanspruchnahme einer therapeutischen Leistung beteiligt. Im Fall einer teil- oder vollstationären Aufnahme in die Kinder- und Jugendpsychiatrie wird die klinische Behandlung in der Regel durch die sorge- und erziehungsberechtigten Eltern initiiert. Sie sind Auftraggeber und richten sich an die Einrichtung mit dem Anliegen einer Beratung, einer Diagnostik oder Therapie. Zwar kann die Vorstellung darüber, wofür eine Behandlung hilfreich sein kann oder sein soll, bei den Eltern, ihrem Kind und der klinischen Einrichtung weitestgehend übereinstimmen – dies muss aber nicht der Fall sein. Nicht selten bestehen unterschiedliche Wahrnehmungen und Einschätzungen darüber, was als problematisch oder behandlungsbedürftig erlebt wird. In manchen Fällen ist eine Behandlung aus Sicht der Eltern und aus medizinisch-psychiatrischer Sicht dringend indiziert (z. B. bei chronischem Schulabsentismus, bei lebensbedrohlichem Untergewicht, bei einer beginnenden psychotischen Störung oder bei suizidalen Krisen), aber nicht unbedingt im Sinne des Kindes oder des Jugendlichen, der die Behandlungsmaßnahme folglich eher als Zwang erleben wird. Das heißt: mit dem klinischen Auftrag ist noch nicht per se ein persönliches, therapeutisch relevantes Ziel des Kindes oder des Jugendlichen verbunden. Hinzu kommt, dass neben den Eltern oft weitere Instanzen wie das Jugendamt, Hilfeeinrichtungen, die Schule, der überweisende Arzt oder die Justiz involviert sind. Hieraus ergibt sich aufgrund der unterschiedlichen »Parteien« oft eine komplexere Ausgangslage im Hinblick auf die verschiedenen Aufträge und die damit verbundenen Zielvorstellungen einer Behandlung.

Unterschiedliche klinische Aufträge und Settings

Im klinischen Kontext wird grundsätzlich zwischen kriseninterventorischen, diagnostischen und therapeutischen Aufträgen bzw. Behandlungsmodalitäten unterschieden. Eine Krisenintervention erfolgt bei akuter Eigen- oder Fremdgefährdung und zielt z. B. auf eine akute Stimmungsstabilisierung ab. Diagnostische Aufträge betreffen z. B. die Sicherung oder den Ausschluss von Verdachtsdiagnosen bei Autismus-Spektrum-Störungen oder ADHS. Therapeutische Aufträge beziehen sich z. B. auf die Behandlung einer Essstörung oder einer Angststörung. Kriseninterventionen dauern in der Regel wenige Tage, diagnostische Aufträge können binnen drei Wochen erfolgen, die Behandlung einer Essstörung kann hingegen mehrere Monate beanspruchen. Aus der Art des Auftrages ergeben sich unterschiedliche Zielsetzungen und Arbeitsmodalitäten für die therapeutischen Professionen. Eine Einschätzung der motorischen Fähigkeiten und der klinischen Symptomatik (diagnostischer Auftrag) ist in einer oder wenigen Stunden im Einzelformat möglich, während die bewegungstherapeutische Behandlung einer Essstörung inhaltlich den verschiedenen Phasen der Gewichtszunahme angepasst wird und von der Einzelbehandlung in Gruppenbehandlungen übergehen kann. Mit einem kriseninterventorischen Aufenthalt oder einem diagnostischen Aufenthalt muss der Patient nicht zwangsläufig eigene Ziele verbinden. Für eine therapeutische Behandlung hingegen ist ein Mindestmaß an *Commitment* (Identifikation mit den vereinbarten Behandlungszielen) und an *Compliance* (Bereitschaft zur Einhaltung der Behandlungsempfehlungen) erforderlich. Dies trifft noch in stärkerem Maße für Jugendliche als für jüngere Kinder zu.

Im Rahmen klinischer Behandlung kommt es oft zu einem Settingwechsel: Der Patient wird z. B. in einer depressiven Krise mit lebensmüden Gedanken auf die geschützte Station mit dem Ziel einer akuten Stimmungsstabilisierung aufgenommen. Nach einigen Tagen kann er sich auf eine stationäre Behandlung mit entsprechenden Behandlungszielen einlassen (Entwicklung eines Störungsmodells, Abbau negativer Denkschemata, Steigerung des Aktivierungsgrades, Klärung der schulischen Perspektive usw.). Im Verlauf der Therapie klingt seine depressive Symptomatik deutlich ab und der Patient zeigt sich ausreichend stabil, um von dem stationären Modus in den tagesklinischen Modus zu wechseln. Dies ist mit den Zielen einer progressiven Belastungserprobung und der Rückkehr in sein gewohntes Lebensumfeld verbunden. Die Zielsetzungen können sich also durch die unterschiedlichen Behandlungsstadien leicht verändern oder verlagern. Der Zielsetzungsprozess darf also nicht als einmaliger »Pakt« verstanden werden, sondern als Prozess der kontinuierlichen Anpassung und Aktualisierung. Dies betreffen auch die Zielsetzungen und die Arbeitsweise in der Bewegungstherapie.

Unterschiedliche fachspezifische Aufträge

Wesentlicher Bestandteil multimodaler stationärer Behandlungskonzepte sind die Fachtherapien, zu denen auch die Bewegungstherapie gehört. Formell erfüllen die Fachtherapien den Versorgungsauftrag der Klinik und orientieren sich hierbei im weitesten Sinne an übergeordneten Zielen wie die Linderung von Leiden, die Wiederherstellung der Funktionsfähigkeit, die Stärkung der Ich-Kompetenz oder die Steigerung von Lebensqualität. Die einzelnen Fachtherapien fußen dabei auf eigenständigen theoretischen Fundamenten mit einer mehr oder weniger eigenständigen Zielkonzeption und einer eigenen Methodik. Es steht somit eine Bandbreite an therapeutischen Zugängen zu Verfügung, die eine Schwerpunktsetzung einzelner Ziele in den jeweiligen Fachtherapien erlaubt. So kann die Teilnahme an der Ergotherapie bei einem Patienten mit Aufmerksamkeitsdefizit- und Hyperaktivitätsstörungen mit der primären Zielsetzung einer besseren Planungsfähigkeit und inneren Strukturierungsfähigkeit verbunden sein, während mit der Teilnahme an der Bewegungstherapie primär Ziele wie die Regulation von hyperaktiven Zuständen oder eine verbesserte Steuerung der Impulskontrolle verbunden sind. Die Bewegungstherapie kann eine von mehreren Maßnahmen darstellen, mit der ein unspezifisches Behandlungsziel erreicht wird (z. B. Wiederaufnahme einer aktiven Tagesstruktur, Aktivierung, Aufbau positiver Beziehungserfahrung). Sie kann aber auch eigene, fachspezifische Ziele ermöglichen (z. B. eine verbesserte Akzeptanz des eigenen Körpers, die Aktivierung sportlicher Ressourcen und Fähigkeiten, Steigerung der körperlichen Belastbarkeit oder eine verbesserte Spannungsregulation durch Bewegungsmaßnahmen).

> Wichtig in diesem Zusammenhang ist, dass die unterschiedlichen fachspezifischen Aufträge und Ziele dem behandelnden Team transparent sind, was einen guten fachlichen interdisziplinären Austausch erfordert.

Unterschiedliche Fähigkeiten zur Zieldefinition

Bei der Altersgruppe psychisch erkrankter Kinder und Jugendlicher kommt manchmal erschwerend hinzu, dass diese weniger gut in der Lage sind, eigenständig konkrete und realistische Ziele zu formulieren. Mögliche Gründe hierfür sind neben dem allgemeinen Entwicklungsstand ein reduziertes Störungsbewusstsein und ein geringeres Introspektionsvermögen, unzureichende kognitive oder sprachliche Fähigkeiten oder unzureichende Vorstellungen über Veränderungsmöglichkeiten. Darüber hinaus können mit der Schwere bestimmter Erkrankungen Beeinträchtigungen der Wahrnehmung oder des Denkens einhergehen, die einer adäquaten Zielbeschreibung entgegenstehen (z. B. bei Autismus-Spektrum-Störung, bei schizophrenen Störungen mit Wahnvorstellungen, bei schweren Formen der Depression oder bei suizidalen Krisen). Nicht zuletzt zeigt sich in der Arbeit mit dieser Patientengruppe, dass die Vorstellungen und Zuschreibungen, was Bewegungstherapie bedeutet und wofür sie hilfreich sein kann, bei den meisten Kindern und Jugendlichen äußerst vage sind. Vieles spricht deshalb dafür, den Prozess der Zieldefinition für die Bewegungstherapie nach Alters- und Entwicklungsstand sowie nach dem Grad der Einschränkung des Patienten zu differenzieren. Eine Empfehlung lautet deshalb: *Je Jünger der Patient und je eingeschränkter sein Einschätzungs- und Urteilsvermögen, desto stärker liegt die Verantwortlichkeit und Zuständigkeit der Zieldefinition auf therapeutischer Seite.* Mit zunehmendem Alter und Entwicklungsstand des Patienten sollte jedoch ein transparenter und offener Austausch über die Zielsetzungen angestrebt werden. Für die Arbeit mit Jugendlichen hat sich klinisch bewährt, ein Erstgespräch vor der praktischen Teilnahme an der Bewegungstherapie zu führen (s. ausführlich Kap. 4.1.2).

Unterschiedliche Ausgangslagen

Unabhängig von den Therapiezielen, die zu Behandlungsbeginn oder im Verlauf formuliert wurden, muss bedacht werden, dass zahlreiche Faktoren die konkrete Therapiesituation und somit die Zielsetzung für die situationsbezogene Ausgangslage beeinflussen können: Erstens haben psychisch erkrankte Kinder häufig mehrere Diagnosen, sodass die Symptomatik und das Verhalten von Einheit zu Einheit erheblich fluktuieren können. Zweitens können Symptome tagesbezogen sehr unterschiedlich ausgeprägt sein. Drittens können Auswirkungen der Medikation, eine veränderte Gruppenkonstellation, situationsbezogene Bedürfnisse und Befindlichkeiten sowie die momentane Belastungs- und Leistungsfähigkeit in körperlicher, psychischer und sozialer Hinsicht möglicherweise zu neuen oder leicht veränderten Zielen führen.

Zusammenfassend zeigen sich im klinischen Setting der teil- und vollstationären Behandlung einige Besonderheiten, die bei der Definition von Therapiezielen berücksichtigt werden müssen. Die komplexe und vielschichtige Ausgangslage erfordert eine möglichst sorgfältige Klärung der Therapieziele, einschließlich der Bewegungstherapie-Ziele. Mögliche Faktoren, die sich auf allgemeine Behandlungsziele aber auch auf die Bewegungstherapieziele im Speziellen auswirken können, sind in Abbildung 2-2 zusammengefasst und werden um weitere Aspekte ergänzt.

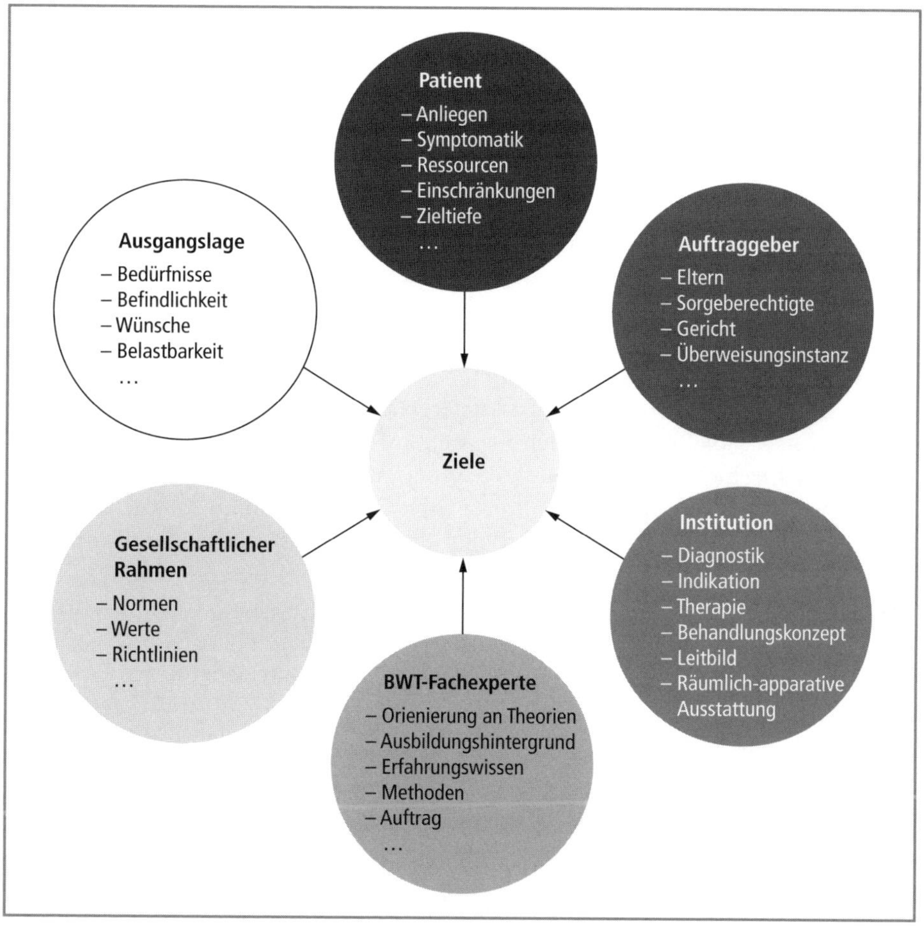

Abb. 2-2 Einflussfaktoren auf Ziele in multimodaler Behandlung

Folgende Fragen können wertvolle Orientierungspunkte im klinischen Alltag darstellen:

- Was ist der übergeordnete klinische Auftrag?
- Was ist der fachspezifische bzw. der bewegungstherapeutische Auftrag?
- Welche Ziele sind in der spezifischen Ausgangslage zu berücksichtigen?

Es liegt in der Natur des Menschen, gegenüber Zielen auch ambivalente Gefühle zu entwickeln, Ziele im Verlauf zu verändern oder diese wieder ganz zu verwerfen. Der therapeutische Prozess sollte also nicht als eine mechanische und unflexible Arbeit vom Ist-Zustand in den Soll-Zustand betrachtet werden. Vielmehr bilden der fortlaufende Austausch und der intensive Dialog mit dem behandelnden Team *und* dem Patienten über den »Stand der Dinge« erfahrungsgemäß einen geeigneten Weg, die therapeutische Arbeitsweise optimal an sich verändernde innere und äußere Umstände und Bedingungen anzupassen.

2.2 Inhalte

Ein Reichtum der Bewegungstherapie ist ihre inhaltliche Vielfalt. Sie reicht von der Aquatherapie über sportliche Spiele und Klettern bis zum Zirkeltraining. Ein großer Teil der inhaltlichen Zugänge orientiert sich an den vielfältigen Bewegungs-, Spiel- und Sportformen, die in unserer Gesellschaft meistens unter dem Oberbegriff »Sport« zusammengefasst werden. Darüber hinaus gibt es auch Inhalte, die – wie Spazierengehen oder Radfahren – eher zu den Alltagsbewegungen zählen oder die ein Ausdruck von gesellschaftlichen Erscheinungen sind, in denen Bewegung und Körperlichkeit eine große Rolle spielen. Hierzu gehören z. B. Breakdance und Bewegungstheater, bestimmte Formen der Erlebnispädagogik, Beachvolleyball und Frisbee, Balancieren auf der Slackline, Mountainbiking und Yoga usw. Solche Formen lehnen sich z. T. an Sportarten an oder werden allmählich durch ein Regelwerk oder Wettbewerbe »sportifiziert«. Dabei ist nicht jeder körper- und bewegungsorientierte Inhalt gleichermaßen für die therapeutische Arbeit geeignet. Es stellt sich daher die Frage nach sinnvollen Ordnungsgesichtspunkten und Auswahlkriterien. Mögliche Ordnungsgesichtspunkte sind z. B. die Gruppierung nach der Bewegungsintensität (passiv/aktiv), nach der Art der Interaktion (einzeln/Gruppe), nach Erfahrungsbereichen (Körper-, Material-, Sozialerfahrung), nach Bewegungsfeldern oder nach Bedeutungsdimensionen und Funktionen. Bei der folgenden exemplarischen Auswahl von geeigneten Inhalten in klinischen und außerklinischen Settings für Kinder und Jugendliche haben wir uns an der Fachanalyse des Bewegungshandelns orientiert, die wir in Kapitel 1.2.4 näher erläutert haben. Für die Auswahl bestimmter Inhalte »vor Ort« sind zusätzlich weitere variable Bedingungen im Hinblick auf institutionelle Strukturen, das zur Verfügung stehende Fachpersonal sowie das Störungsbild und die Zusammensetzung der Patienten(gruppe) zu berücksichtigen.

Orientierung an den Bedeutungsdimensionen der Bewegung

Mit *instrumentell*, *sensibel/explorativ* und *sozial* wurden drei zentrale Bedeutungen des Bewegungshandelns genannt, die sich um weitere Aspekte wie *expressiv*, *meditativ/kontemplativ* oder *kompetitiv* ergänzen lassen (Kap. 1.2.4). Auf den ersten Blick scheint die Zuordnung von einzelnen Inhalten zu bestimmten Bedeutungen offensichtlich zu sein – wie das Üben und Trainieren von Fähigkeiten und Fertigkeiten zu der instrumentellen, Spüren, Wahrnehmen und Entspannen zu der sensiblen/explorativen und Spiele zu der sozialen Bedeutung. Auf den zweiten Blick sind jedoch sehr viele Inhalte *polyvalent,* d. h., sie lassen sich je nach therapeutischen Notwendigkeiten und den Kompetenzen des Therapeuten unterschiedlich akzentuieren. So gibt es z. B. Formen des Yoga, die eher Trainingsprozessen in einem instrumentellen Sinne ähneln oder die eher in einem meditativen Sinne vermittelt werden. Das Spiel mit Füßen am Ball muss nicht nur in dem Mannschaftsspiel Fußball enden, sondern lässt sich z. B. auch als Jonglage oder Fußballtennis inszenieren und bekäme dann eher explorative und expressive Qualitäten.

Orientierung an den jeweils variablen institutionellen, personellen und patientenbezogenen Bedingungen

In den meisten kinder- und jugendpsychiatrischen Einrichtungen in Deutschland wird ein bewegungstherapeutisches Angebot vorgehalten, allerdings unter sehr unterschiedlichen institutionellen und personellen Bedingungen. So bedürfen z. B. bewährte inhaltliche Angebote wie Trampolinspringen nicht nur bestimmter räumlicher Voraussetzungen, sondern auch besonderer Qualifikationen seitens des Therapeuten; manche Einrichtungen verfügen über eigene Schwimmhallen oder einen großen Außenbereich, andere nicht. Das inhaltliche Angebot kann sich daher nur an den realisierbaren Möglichkeiten orientieren. Für die Auswahl von Inhalten ist es in jedem Fall sinnvoll, die lokalen und regionalen Gegebenheiten wie Berge, Flüsse, Seen, Parks oder Fitnessanlagen oder auch Schulturnhallen und Vereinsanlagen zu nutzen. Damit ist gleichzeitig die Möglichkeit verbunden, zeitweise den geschützten therapeutischen Rahmen der Klinik in Begleitung zu verlassen.

Nach den Erkenntnissen zu den Wirkfaktoren der (Psycho-)Therapie wird als besonderer allgemeiner Wirkfaktor immer wieder die bedeutende Rolle der Beziehungsgestaltung (*alliance*) zwischen Therapeutin und Patienten hervorgehoben (Kap. 1.5.2). Bei Patienten im Kindes- und Jugendalter und bei so körpernahen Aktivitäten wie der Bewegungstherapie spielt dies eine besonders wichtige Rolle. Eine erfolgreiche Beziehungsgestaltung zeichnet sich u. a. durch Empathie und Authentizität sowie durch die Vermittlung von positiven Erwartungen aus. Im Therapeutenverhalten wird dabei zwischen zwei Formen des Umgangs unterschieden, die Wampold (2001) *allegiance* und *adherence* nennt. Als *allegiance* wird ein Verhalten verstanden, bei dem der Therapeut seine Therapie »lebt und verkörpert«. Er ist von ihrer Wirkung überzeugt und überträgt als Modell diese Überzeugung auf die Patienten. *Adherence* würde hingegen mehr die Anwendung von vorgeschriebenen therapeutischen Regeln im Sinne von Manualen bedeuten. Da man aus Studien weiß, dass die Identifikation mit dem therapeutischen und der »Glaube« an seine Wirksamkeit äußerst bedeutsam für den Therapieerfolg sein können, ist es naheliegend, solche Inhalte mit auszuwählen, zu denen man einen persönlichen Bezug hat – vielleicht nicht ausschließlich, da die Anwendung von ritualisierten Vorgehensweisen oder Manualen manchmal auch entlastend und strukturierend sein kann.

Für die Auswahl von geeigneten Inhalten haben wir Kriterien genannt, die sich an den Ordnungsvorschlägen der Fachdisziplin orientieren. Hier sind insbesondere der Facettenreichtum, die Wandlungsfähigkeit und die Polyvalenz der einzelnen inhaltlichen Zugänge hervorzuheben. Ihre praktische Realisierung ist von Bedingungen abhängig, die »vor Ort« variieren. In den folgenden Beispielen beschreiben wir ausgewählte Bewegungsfelder und Inhalte, die sich in therapeutischen Zusammenhängen bewährt haben und die dann den jeweiligen institutionellen und personellen Bedingungen kreativ anzupassen sind.

2.2.1 Spiele und Spielen

Spiele in allen ihren Formen und Variationen gibt es seit Beginn der Menschheit, und sie sind in jeder Kultur in unterschiedlicher Weise zu finden (Kobbert 2010). Beispielhaft seien einige Erscheinungsformen von Spielen genannt: Es gibt das Spiel der Kinder, das Spiel der Erwachsenen, das Spiel mit Tieren, Einzel- und Gruppenspiele, Spiele mit und gegeneinander sowie Spiele mit und ohne Materialien. Die Bedeutsamkeit des Spielens erklärt sich u. a. dem Anthropologen J. Huizinga (1966) zufolge dadurch, dass der denkende, handelnde, vernunftbegabte und mit Bewusstsein ausgestattete Mensch *(homo sapiens)* nicht nur entwickelt, gestaltet und produziert *(homo faber)*, sondern auch eine nichtzweckgebundene, kreative und nichtrationale Seite besitzt *(homo ludens)*, die zur Bereicherung seiner Existenz beiträgt. Dies lässt sich anhand von Merkmalen wie Spielfreude, Lust, Vergnügen, Geselligkeit, Glück, Kreativität, Geschicklichkeit oder Aufmerksamkeits- und Kombinationsfähigkeit verdeutlichen. Der Spieltrieb wird als ein natürlicher Bestandteil und als Bedürfnis des Menschen beschrieben, was schon Schiller zu dem Ausspruch bewogen hat: »Der Mensch ist nur da ganz Mensch, wo er spielt«. Dementsprechend wird das Spiel unter spieltheoretischen Gesichtspunkten mit folgenden Merkmalen und Charakteristika beschrieben:

> Spiel ist eine freiwillige Handlung oder Beschäftigung, die innerhalb gewisser festgesetzter Grenzen von Zeit und Raum nach freiwillig angenommenen, aber unbedingt bindenden Regeln durchgeführt wird. Sie hat ihr Ziel in sich selbst (Eigenwert) und wird begleitet von einem Gefühl der Spannung und Freude und einem Bewusstsein des Andersseins als der Alltag (Ehni et al. 1985; Flitner 2009).

Unter anthropologischen Gesichtspunkten haben Spiele eine besondere Bedeutung. Sie werden häufig auch als kulturelles Spiegelbild von Völkern und Gesellschaften bezeichnet. Es gibt aber auch Spiele, die regional-kulturell sowie zeitlich ungebunden sind, jedoch in kleinen Variationen auftreten. Meist sind dies Spiele, die auf einfachen Tätigkeiten beruhen und mit wenigen Hilfsmitteln auskommen. Dazu gehören z. B. Hüpfkästchen oder Gummitwist, die spätestens im Frühjahr auf Spielplätzen, Bürgersteigen oder dem Schulhof immer wieder auftauchen und international bekannt sind.

Das breite Spektrum an Spielen lässt sich u. a. an solch unterschiedlichen Formen und Spielarten verdeutlichen. So gibt es Glücksspiele, Kartenspiele, Brettspiele, Würfelspiele, Denk-, Tanz- und Darstellungsspiele. Auf den kinder- und jugendpsychiatrischen Stationen wird man diesbezüglich auf ein vielfältiges Angebot stoßen, das zur Ablenkung, Exploration, Förderung bzw. Lernen, zur Kommunikation und Geselligkeit sowie zum Vergnügen beitragen kann. Zudem werden viele Materialien zum Spielen im Rahmen der spieltherapeutischen Behandlung benutzt. Unter dem Begriff der Spieltherapie werden in der Regel im kinderpsychiatrischen Bereich die »nichtdirektive Spieltherapie« in Anlehnung an Axline (1972) und die »tiefenpsychologisch fundierte Spieltherapie« eingeordnet. Beide Verfahren zielen auf die Bearbeitung psychischer Konflikte und Ängste mithilfe spielerischer Aktivitäten und unter Einsatz therapiegeeigneter Materialien ab (Kampmann-Elsas 1997). Die spielerischen Bewegungsaktivitäten im Sinne der Ressourcenstärkung stehen hier nicht im Vordergrund. Zudem findet die Behandlung in der Regel als Einzeltherapie statt, im Gegensatz zu den Spielaktivitäten in der Bewegungstherapie, die schwerpunktmäßig in (Klein-)Gruppen durchgeführt werden. Dennoch gibt es in Einzelfällen auch Überschneidungen und Anknüpfungspunkte, z. B. in der Art und Weise, wie Kinder mit den angebotenen Spielmaterialien umgehen.

Zu dem oben genannten breiten Spektrum zählen auch die Bewegungs- und Sportspiele, auf die im Folgenden näher eingegangen wird, da diese zu einem wichtigen und unerlässlichen Bestandteil der Bewegungstherapie zählen.

Bewegungsspiele

Bewegungsspiele nehmen in den bewegungstherapeutischen Angeboten in der Kinder- und Jugendpsychiatrie einen großen und bedeutsamen Raum ein. Man kann sie zurecht als einen wertvollen »Schatz« der Bewegungstherapie bezeichnen, da in ihm eine Fülle an unterschiedlichen Funktionen enthalten sind, ohne dass diese immer vordergründig sichtbar werden. So werden physiologische, motorische, emotionale, motivationale und kognitive sowie Wahrnehmungsprozesse durch Bewegungsspiele beansprucht; finden diese in der Gruppe statt, haben sie zudem soziale Funktionen (Fischer 1989b). Bewegungsspiele sind in der Summe ein intensives Lernfeld, in dem exploratives, kreatives, kognitiv-reflexives und soziales Verhalten zum Tragen kommen, ohne dass diese bewusst trainiert werden (Warwitz & Rudolf 2014). Das Verhalten und Handeln wird zudem durch ein jeweils festgelegtes Regelwerk und durch räumlich-zeitliche Vorgaben begrenzt. In ihrer Struktur sind Bewegungsspiele dadurch gekennzeichnet, dass es keine normative Festlegung von Regeln gibt, sondern sie jeweils zusammen mit der Spielgruppe neu bestimmt werden können. Zudem sind die motorischen Anforderungen eher basaler Struktur, umfassen also solche Merkmale wie Laufen, Hüpfen, Springen oder Werfen. Dies gilt auch für den jeweiligen Schwierigkeitsgrad der Spiele, der sich meist leicht modifizieren und variieren lässt.

Bewegungsspiele lassen sich in drei Arten der Auseinandersetzung mit der Umwelt unterscheiden: Es gibt das »Spiel mit etwas«, das »Spiel als etwas« und das »Spiel um etwas«. Als weiterer Punkt wird auch das »Spielen mit anderen«

aufgeführt, was auf die besondere Rolle der sozialen Erfahrungen und der Gruppenprozesse verweist.

Spielen mit etwas Bei diesen Spielen geht es schwerpunktmäßig um das Ausprobieren unterschiedlicher Spielmaterialien sowie um die Entwicklung von Grundkenntnissen im Umgang mit einem Gegenstand. Dies können z. B. Luftballons, unterschiedliche Bälle, Hola-Hoop-Reifen, Pedalos, Schaumstoff-Würfel oder Alltagsmaterialien (Tücher, Zeitungen, Joghurtbecher u. a.) sein. Dies sind anfänglich einfache Spielformen, da jeglicher Gegenstand zuerst individuell benutzt werden kann (Fischer 1989a). Es lassen sich, darauf aufbauend, auch gemeinsame Spielformen mit dem jeweiligen Gerät in der Gruppe entwickeln. Diese Spielformen vermitteln primär grundlegende Bewegungserfahrungen, die sich zu Bewegungsfertigkeiten weiterentwickeln lassen (z. B. Jonglieren mit Bällen, Zaubertricks). »Spiele mit etwas« lassen sich daher im kinder- und jugendpsychiatrischen Bereich gut bei Kindern einsetzen, da sie angst- und konkurrenzfrei sind sowie kreative Prozesse in Gang setzen können. Bei Jugendlichen können dies Bewegungsformen sein, die eine Verbindung zur Jugendkultur und zur Freizeit haben, z. B. Inline Skating, Skate- und Wakeboarden, Frisbee oder Einrad-Fahren.

Spielen als etwas Spiele als etwas verweisen auf die Möglichkeit, unterschiedliche Rollen in einem Spielgeschehen auszuprobieren und zu gestalten. Die Möglichkeiten hierzu sind vielfältig: Jegliche Themen wie Katze und Maus, Räuber und Gendarm, Ross und Reiter oder Maus und Elefant können Aufhänger für ein Bewegungsspiel sein, aber auch fiktive Wirklichkeiten wie z. B. ein Pferdereitturnier. Bei diesen Spielen haben die ausgeführten Bewegungen häufig symbolische Bedeutung. Die Gestaltungsmöglichkeiten dieser Spielformen sind vielfältig, da der Phantasie und Spontaneität der Spieler keine Grenzen gesetzt sind. Zum Gelingen müssen sie sich jedoch über Abläufe des Spielgeschehens sowie über Regeln jeweils einigen, was die kommunikativen und interaktiven Prozesse untereinander fördert (► Abb. 2-3).

In der Adoleszenz ist häufig eine Abnahme der Bereitschaft zu dieser Spielart beobachtbar. Rationale Sichtweisen, Scham oder die Angst vor Bewertungen erschweren hierzu einen natürlichen, spontanen und unbefangenen Zugang. In Peer-Gruppen lassen sich jedoch immer wieder kurze Sequenzen der Ausübung dieser Spielart entdecken, sei es in Form von gespielten Kampfsequenzen, Kunststückchen oder artistischer Performanz (z. B. Breakdance).

Spielen um etwas Dies ist die größte Gruppe der Bewegungsspiele, die die kleinen Spiele und die klassischen Sportspiele umfassen. Das zentrale Element bei diesen Spielen ist die Bedeutung von Regeln. Diese machen die Spielwirklichkeit überschaubarer, aber schränken natürlich auch ein, und eine Symbolik geht häufig verloren. Die kleinen Spiele können sowohl als Spiele mit Wettbewerbscharakter auftreten als auch als kooperative Spiele ohne Konkurrenz. Für die kleinen Spiele

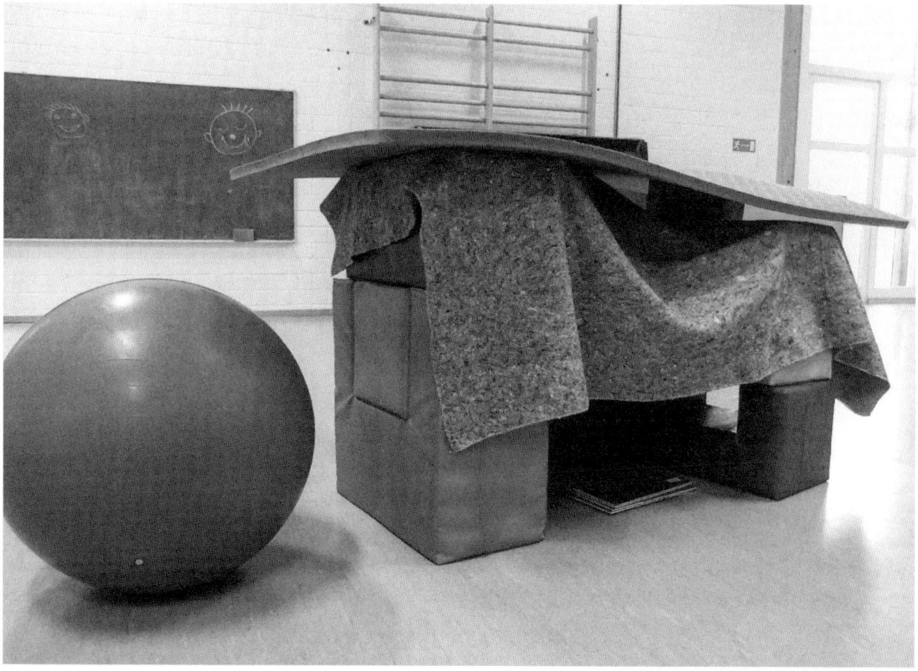

Abb. 2-3 Jannis hat sich als »Maus« versteckt. Er schleicht sich nur raus, um »Käse zu klauen«, wenn der »Kater« (Therapeut) schläft

lassen sich folgende Bestimmungsmerkmale heranziehen (vgl. Döbler & Döbler 2018):

- Kleine Spiele können, aber müssen keinen Wettkampfcharakter haben.
- Die Regeln sind meist einfach und variabel. Es können Zusatzregeln für einzelne Mitspieler vereinbart werden.
- In der Regel werden keine großen motorischen Fertigkeiten verlangt.
- Spielregeln und Spielabläufe können nach den räumlichen und situativen Verhältnissen sowie der Gruppengröße modifiziert werden. Sie lassen sich nach bestimmten pädagogischen Absichten anpassen.
- Kleine Spiele benötigen keine lange Anlaufzeit; sie können nach wenigen Erläuterungen gespielt werden. Sie erfordern oft nur wenige Geräte.
- Viele Spiele lassen sich drinnen oder draußen durchführen.

Das Spektrum der kleinen Spiele ist enorm vielfältig und umfasst solche Spielformen wie Kennenlern-, Sinnesschulungs-, Lauf-, Fang- oder Staffelspiele, Ball-, Tanz- oder Zirkusspiele. Unter Berücksichtigung des Alters, der Gruppengröße, der Störungsbilder lassen sich aus diesem Katalog fast immer Angebote entwickeln, die zur Aktivierung, Motivierung und Interaktion der Kinder beitragen. Die Auswahl, die Durchführung und die notwendigen Regeln lassen sich z. T. mit der Gruppe gemeinsam besprechen. Die Nachbesprechung kann sich auf gelungene Anteile sowie auf Verbesserungsmöglichkeiten beziehen.

Spielen mit anderen Diese Kategorie hat kein Alleinstellungsmerkmal. Dennoch soll sie hier erwähnt werden, da der soziale Aspekt in allen drei oben genannten Kategorien eine wichtige Rolle spielt bzw. spielen kann. Der Umgang mit der Umgebung und Gegenständen muss auch im parallel stattfindenden Umgang mit anderen erlernt und erprobt werden und wird von den anderen beeinflusst. Beim »Spielen als etwas« bekommt die Wechselwirkung der verschiedenen Personen mit ihren jeweiligen Rollen eine zentrale Bedeutung und hat großen Einfluss auf die Darstellungswirkung. Das »Spielen um etwas« beinhaltet eine hohe soziale Komponente, denn im Gegensatz zu den anderen beiden Kategorien ist das Spielen kleiner Spiele nur in einem durch gewisse Regeln geordneten Zusammenspiel mit anderen möglich.

Der soziale Aspekt ist je nach Auswahl der Spielform zentral, was die Gefahr beinhaltet, dass spiel- oder gruppenungeübte Kinder auch überfordert werden können. Insofern spielt die situationsadäquate Auswahl eine bedeutsame Rolle für das Gelingen von Spielen. Ergänzend ist darauf hinzuzuweisen, dass es eine umfangreiche Sammlung zu kooperativen Spielen gibt (Orlick 2007; Gilsdorf & Kistner 2018). Bewegungstherapeuten sollten diese Spielformen unbedingt in ihrem Repertoire haben.

Sportspiele

Für ältere Kinder und Jugendliche ist es sinnvoll, auch die Sportspiele mit in die Bewegungsangebote einzubeziehen. Es ist an dieser Stelle nochmals zu betonen, dass diese Spiele nicht ausschließlich wettkampforientiert sein müssen, sondern sie durch Modifikationen der Spielidee und des Regelwerks auch kooperativ ausgeführt werden können. Dies ist z. B. bei gemischtgeschlechtlichen Gruppen in vielen Fällen sinnvoll, um eine geschlechtsgleiche Beteiligung zu erreichen. Mittels derartiger Veränderungen lernen die Teilnehmer, dass sich gesellschaftlich normative Festlegungen kontextbezogen auch verändern lassen und dass der oft dominante Konkurrenzcharakter dadurch gemildert werden kann, ohne dass der Spaß an dem Spiel verloren geht. Derartige alternative Erfahrungen ermöglichen den Teilnehmern zukünftig, situativ differenzierte und variable Entscheidungen (je nach Situation und Bedingung) zu treffen.

Das Gelingen von Sportspielen verlangt in der Regel ein gewisses Maß an sportmotorischen und konditionellen Voraussetzungen, die nicht immer gegeben sind. Dies bedeutet, dass man häufiger erst einmal bestimmte Fertigkeiten üben und trainieren muss, damit sich ein Spiel qualitativ entwickeln kann. Wenn beim Badminton oder beim Tischtennis der Ball nicht oder nur selten getroffen wird, sinkt die Motivation zum Spiel sehr schnell. Hier helfen Übungsreihen, bei denen ein möglichst langer Ballwechsel angestrebt wird. Bestimmte Grundlagen, z. B. zur Schlägerhaltung, zur Kraftdosierung oder zur eigenen Körperstellung, müssen jedoch zuvor anschaulich vom Bewegungstherapeuten vermittelt werden. Darauffolgend können im weiteren Verlauf beispielsweise die Punkte eines Paares gezählt werden, bei denen der Ball jeweils korrekt zurückgespielt worden ist. Rückschlagspiele wie Badminton (Federball), Tischtennis oder Mini-Tennis eignen sich deshalb sehr gut für diesen Zweck. Dies gilt auch für die großen Sportspiele wie Volleyball oder Basketball, wenn sie den aktuellen Gegebenheiten der Gruppenmitglieder entsprechend modifiziert werden. Volleyball lässt sich auch mithilfe von Fangen und Werfen des Balles spielen, Basketball ohne Schrittregeln. Fußball kann als Fußballtennis gespielt werden.

Zusammenfassend wird deutlich, dass das Spiel und das Spielen in der Bewegungstherapie einen bedeutsamen Platz einnehmen, da sie mit ressourcenverstärkenden Effekten wie körperliche Aktivität, Aktivierung, Spannungserleben, Freude, Motivation, Gruppenerfahrungen u. a. verbunden sind. Sie können daher unabhängig von Störungsbildern generell eingesetzt werden, wenn die notwendigen Verhaltens- und Handlungsmerkmale seitens der Teilnehmer in gewissem Umfang vorhanden sind. Zudem zeigen sich unter diagnostischen Gesichtspunkten beim Spielen oder im Spiel häufig spontan auftretende Verhaltensauffälligkeiten oder -abweichungen, die zu einem differenzierteren Bild der Störung beitragen können.

Methodische Hinweise

Spiele sind jedoch kein therapeutisches Allheilmittel. Vielmehr bedarf es eines pädagogisch-therapeutischen Geschicks, die rechte Auswahl zum rechten Zeitpunkt zu treffen, damit sie erfolgreich angenommen und durchgeführt werden. Ebenso sollte vermieden werden, zu jeder neuen Stunde ein anderes Spiel anzubieten. In der Wiederholung liegt die Chance, Verhaltens- und Handlungsvarianten zu entwickeln, die für die Selbstwirksamkeitserfahrung sehr bedeutsam sein können. Methodisch können folgende Punkte zum Gelingen der Spielaktivitäten beitragen.

Begünstigende Faktoren zum Gelingen von Spielaktivitäten

- Bildung gleichwertiger und homogener Gruppen oder Mannschaften
- Keine Überbetonung des Wettkampfcharakters bzw. der Ergebnisse
- Verstärkung von Bewegungsfreude und Gemeinschaftsgefühl, Wetteifer und Anstrengungsbereitschaft
- Nichtwertende Verdeutlichung und Besprechung von Leistungsunterschieden
- Modellcharakter des Bewegungstherapeuten bei eigener Beteiligung im Spiel: Umgang mit Frustration, Fairplay, Regelbewusstsein, Anpassung des Spielverhaltens an das Spielniveau der Gruppe
- Einführung wertschätzender Rituale (z. B. Shake-Hands)
- Übertragung von Hilfsfunktionen an gute Spieler (Kapitän)
- Schaffung einer entspannten, humor- und freudvollen Atmosphäre
- Bewusstmachung von Verbesserungsmöglichkeiten
- Akzeptanz und Training von Regelbewusstsein

Spiele und Spielen sind in ihrer Gesamtheit für die bewegungstherapeutische Arbeit in der Kinder- und Jugendpsychiatrie ein wertvoller und unverzichtbarer

Bestandteil. Es bedarf allerdings guter Vorüberlegungen hinsichtlich der Auswahl, der Durchführung, möglicher Variationen der Spielidee oder des Materials. Ebenso sind eine gute Wahrnehmungsfähigkeit während des Spielgeschehens sowie eine Moderation zum Austausch der Erfahrungen zwischen den Teilnehmern untereinander notwendig. Letztlich braucht es jedoch auch ein Wissen und Gespür bezüglich möglicher situativer und atmosphärischer Grenzen und Kontraindikationen zum Einsatz von Spielen, z. B. bei ausgeprägten hypo- oder hyperaktiven, ängstlichen, aggressiven, psychotischen Zuständen oder bei autistischen Verhaltensweisen.

2.2.2 Üben und Trainieren

Kinder und Jugendliche mit psychischen Störungen sind in der Regel schwerpunktmäßig nicht wegen motorischer Leistungsdefizite in klinischer Behandlung, sondern wegen ihrer akuten emotionalen, kognitiven und sozialen Probleme und Verhaltensauffälligkeiten. Allerdings spiegelt sich ihre aktuelle Verfassung und Befindlichkeit auch im Bewegungsverhalten wider, was ausführlich in der Beschreibung einzelner Störungsbilder wie Angst, Depression, Anorexie oder Hyperaktivität beschrieben wird. So zeigen sich im motorischen Bereich häufig Ausgangslagen, die durch eine hypotone oder hypertone muskuläre Spannung gekennzeichnet sind. Dies gilt ebenso für den energetischen Bereich, der sich zwischen hypoaktivem und hyperaktivem Zustand bewegen kann. Es bestehen zugleich wechselseitige Bedingungen zu den emotionalen, motivationalen und kognitiven Funktionsbereichen sowie zur Verhaltens- und Handlungssteuerung. Zusammenfassend ist festzustellen, dass diese Zielgruppe oft vielfach durch Koordinations-, Kraft-, Ausdauer- oder Beweglichkeitsschwächen gekennzeichnet ist.

Weiterhin ist zu beachten, dass es sich bei der überwiegenden Anzahl der zu behandelnden Kinder und Jugendlichen nicht um Personen handelt, die sich durch eine hervorragende motorische Leistungsfähigkeit auszeichnen, die durch regelmäßiges Training in Schule, Verein oder Freizeitgruppen herausgebildet worden ist. Vielmehr handelt es sich häufig um Jungen und Mädchen, die das von der WHO als gesund definierte Mindestmaß von wenigstens einer Stunde körperliche Aktivität pro Tag nicht erreichen. Insofern fehlen in ihrer Gesamtentwicklung wesentliche Bewegungsreize, die zur Entwicklung eines körperlich aktiven Lebensstils sowie zur Herausbildung von Schutzfaktoren zur Resilienz notwendig sind. Bewegungsmangel steht besonders bei jüngeren Kindern in engem Zusammenhang mit geringem Selbstvertrauen, wenigen Selbstwirksamkeitserfahrungen, mangelnden Handlungskompetenzen oder aversiv erlebten Gruppenerfahrungen. Diese sozialisationsbedingten Einschränkungen sowie die unzureichenden Bewegungsräume für Kinder im großstädtischen Bereich begrenzen deren körperliche und motorische Entwicklungen in starkem Maße, was sich u. a. in den Schwächen in der koordinativen oder allgemeinen körperlichen Fitness und Belastungsfähigkeit widerspiegelt. Die zunehmend im Sitzen durchgeführten Aktivitäten (*Sedentarismus*) verstärken zudem das Risiko zu Adipositas, kardiovaskulären Erkrankungen, kognitiven Beeinträchtigungen und Verhaltensstörungen (Graf et al. 2017b).

Auf einen weiteren Aspekt ist in diesen Zusammenhängen zu achten: Neben psychischen Komorbiditäten sind bei einem Teil der Kinder und Jugendlichen unterschiedliche körperliche Komorbiditäten vorhanden. Hier sind u. a. neben der bereits erwähnten Adipositas juveniler Diabetes, Allergien oder weitere internistische, orthopädische und neurologische Erkrankungen und/oder Behinderungen zu nennen. Insgesamt ist also von heterogen zusammengesetzten Gruppen auszugehen. Die Motivation zu körperlicher Aktivität fällt dementsprechend unterschiedlich aus. Insofern kann bei dem Thema »Üben und Trainieren« in diesem Bereich nicht von den Voraussetzungen ausgegangen werden, wie sie im Schul- oder Vereinssport vorzufinden sind.

Ein wichtiges Ziel wird deshalb zuallererst darin liegen, die Kinder und Jugendlichen zu freudvollen Bewegungsaktivitäten zu animieren, die zu psychosozialem Wohlbefinden beitragen und ihren Optimismus stärken, die Erkrankungsphase bewältigen zu können. Zudem sollen die Aktivitäten die nicht immer einfache Integration in die bestehenden Gruppen erleichtern. Dies bedeutet, dass zielgerichtete Trainingsprozesse zumindest bei Kindern nicht im Vordergrund stehen können, sondern »verdeckt« mit zu planen und durchzuführen sind (► Abb. 2-4).

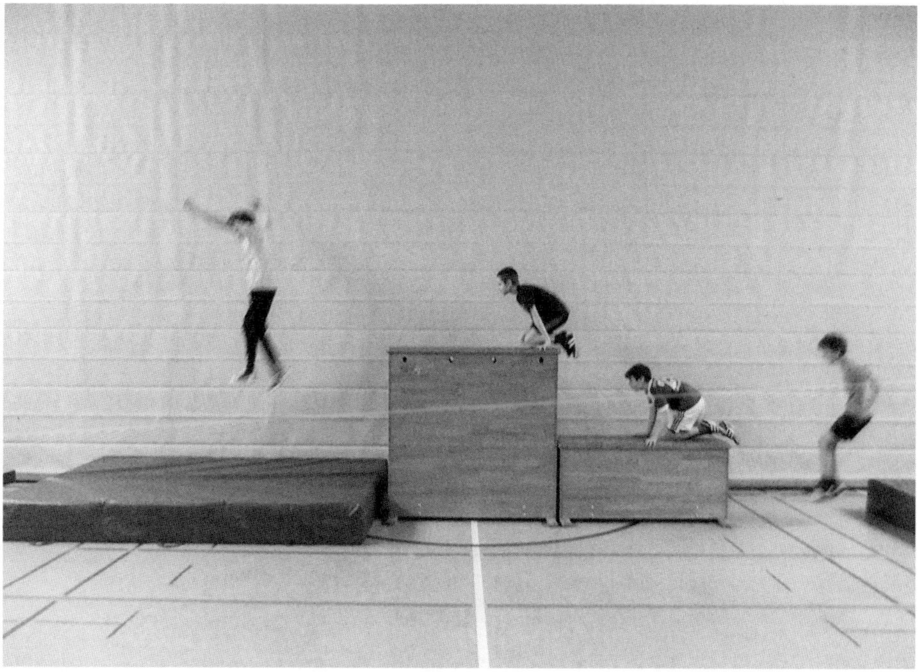

Abb. 2-4 Beim Bewegungsparcours werden Ausdauer, Kraft und Koordination geschult

Um Selbstwirksamkeitserfahrungen zu vermitteln, ist es aus unserer Sicht notwendig, nicht ausschließlich spielerische Aktivitäten, sondern auch altersgerechte motivierende Aufgaben und Übungen anzubieten, bei denen sich durch Wiederholungen qualitative motorische Verbesserungen einstellen. Diese führen vielfach zu mehr Bewegungs-, Verhaltens- und Handlungskontrolle. Das Üben und Trainieren der Hauptbeanspruchungsformen wie Koordination, Kraft und Ausdauer wird also nicht ausgeschlossen, sondern methodisch kindgerecht gestaltet.

Bei Jugendlichen hingegen sind zielgerichtete Trainingsprozesse – beispielsweise zur allgemeinen Kraft- und Ausdauerverbesserung – sehr gut möglich. Bei der Gestaltung müssen neben der Symptomatik auch Komorbiditäten und Kontraindikationen beachtet werden. Zudem ist besonders zu betonen, dass das Training eher auf gesundheitliche Verbesserungen auszurichten ist, nicht auf leistungssportbezogene Aktivitäten oder sportartspezifische Techniken.

Üben

Mit dem Begriff des Übens verbindet sich die Vorstellung, dass die Koordination von Bewegungsabläufen und -handlungen erlernt und verbessert werden kann. Üben verweist damit auf die vergleichsweise geringe biologische Ausstattung von Bewegungsmustern, die ein neugeborenes Kind im Vergleich zu Neugeborenen in der Tierwelt mitbringt. Doch der Mensch kann diese Muster im Laufe seiner Entwicklung enorm erweitern und optimieren, in Form von Ganzkörpermotorik und Feinmotorik. Dies wird vor allem durch stimulierende Umweltbedingungen erreicht, die senso- und psychomotorische Aktivierungs- und Lernprozesse provozieren, die zur differenzierten Entwicklung körperlicher, motorischer, affektiv-motivationaler und kognitiver Funktionen dienen. Diese Funktionsfähigkeit ist sowohl für die eigenständige, willentliche Einflussnahme auf die Umwelt als auch für die Anpassung an die Umwelt notwendig. Schwerpunktmäßig stehen besonders motorische Lernvorgänge in der kindlichen Entwicklung im Vordergrund, da diese eng verbunden sind mit der Gehirnreifung. Üben heißt also, die Unvollkommenheit menschlichen Bewegungsverhaltens zu akzeptieren, die nahezu unendlichen Potenziale zur Verbesserung und Vervollkommnung jedoch wahrzunehmen und zu nutzen. Die Förderung von Koordinationsprozessen spielt daher speziell für die Kinder mit psychischen Störungen eine eminent wichtige Rolle.

> Koordination wird definiert als das Zusammenwirken von Sinnesorganen, Nervensystem und Bewegungsapparat bei der Durchführung von Bewegungsaufgaben, mit dem Zweck, diese möglichst präzise, kontrolliert, ökonomisch und zielorientiert durchzuführen.

Zu den allgemeinen koordinativen Fähigkeiten werden folgende Einzelfunktionen gezählt (Weineck 2019; Meinel & Schnabel 2015):

Differenzierungsfähigkeit Dies impliziert die Fähigkeit zur Feinabstimmung von Bewegungsabläufen, die passend sind für die Bewältigung von aktuellen Bewegungssituationen und -aufgaben.

Kopplungsfähigkeit Diese Fähigkeit zielt auf die ökonomische, flüssige und zielgerichtete Integration jener Körperteile, die zur Bewältigung anstehender Bewegungsaufgaben notwendig sind.

Gleichgewichtsfähigkeit Dies beschreibt die Fähigkeit, den Körper im Stand oder in Bewegung bei stabilen oder labilen Untergründen im Gleichgewicht zu halten.

Orientierungsfähigkeit Dies meint die Fähigkeit, die eigene Person, andere Personen oder Objekte in der aktuellen Bewegungssituation räumlich und zeitlich zu erfassen und einzuschätzen.

Reaktionsfähigkeit Sie wird verstanden als die Fähigkeit, adäquat auf optische, akustische oder taktile Reize zu reagieren oder auf Situationsveränderungen schnell Handlungsalternativen zu initiieren.

Umstellungsfähigkeit Dies meint die Fähigkeit, während eines Bewegungsablaufs diesen so zu verändern und anzupassen, dass sie den aktuellen Situationsanforderungen gerecht wird.

Rhythmisierungsfähigkeit Mit dieser Fähigkeit ist das Bewegungsverhalten bezüglich der Durchführung eigener rhythmischer Bewegungen (Gehen, Laufen, Federn u. a.) oder der Anpassung an vorgegebene Rhythmen gemeint.

Aufgaben und Übungen zur Koordination besitzen in der Bewegungstherapie eine hohe Priorität, speziell bei Kindern mit psychischen Störungen. Zum einen zeigen sich bei ihnen häufig unabhängig von dem Erkrankungsbild Schwächen oder Defizite, die sich u. a. aus der mangelnden Bewegungsförderung und den ungenügenden täglichen Bewegungsreizen erklären lassen. Zum anderen sind koordinative Auffälligkeiten als ein Symptom in einer Reihe von psychischen Erkrankungen assoziiert (Hyperaktivität, ADS, Schizophrenie u. a.). Koordinative Aufgaben und Übungen ermöglichen zudem einen ersten erleichternden Einstieg zur Motivationsförderung, z. B. bei ängstlichen oder depressiven Kindern und Jugendlichen. Ein Koordinationstraining zielt weiterführend auf die Verbesserung der Bewegungsqualität ab, indem jeweils unterschiedliche Sinneskanäle angesprochen werden. Gleichzeitig werden dabei konzentrative Fähigkeiten und die Körperwahrnehmung gefördert. Die Verbesserung von koordinativen Abläufen verlangt vom Bewegungstherapeuten eine gute Beobachtungsfähigkeit, indem er mögliche Schwächen und Defizite in den oben erwähnten Einzelfunktionen wahrnimmt und entsprechende Korrekturhilfen anbietet; hier exemplarisch am Beispiel des Mini-Trampolinspringens:

Fallbeispiel
»Kannst du versuchen, beim Sprung in das Mini-Trampolin noch leiser und gleichmäßiger anzulaufen?«; »Versuche mal, nach dem Absprung auf dem Trampolin deinen Körper gerade zu halten und erst bei der Landung mit der Spannung nachzugeben!«; »Lande mal nach dem Sprung genau auf der Markierung der Weichbodenmatte, und halte dein Gleichgewicht!«; »Schaffst du es, im Sprung noch gleichzeitig einen Ball zu fangen und dann trotzdem sicher landen?«

Es ist abschließend nochmals darauf hinzuweisen, dass die Bewegungstherapeutin bei diesen Aufgaben und Übungen darauf achtet, welchen Kindern sie diese Anweisungen gibt. Hierbei muss sie die individuelle Ausgangslage eines jeden Kindes beachten. Für einige Kinder ist es ausreichend, dass sie überhaupt teilnehmen und mitspringen (Entwicklung der Grobkoordination); ein Übermaß an zusätzlichen Informationen führt schnell zur Überforderung oder zum Abbruch des Übens. Für Kinder mit einer guten Grobkoordination sind jedoch nächste Schritte zur Verbesserung der Feinkoordination empfehlenswert, zumal diese auf eine wirksame Handlungssteuerung verweisen. Derartige Entwicklungsprozesse können jedoch nur gelingen, wenn in den Bewegungstherapieeinheiten bestimmte Aufgaben eine Zeit lang regelmäßig angeboten werden. Ein ständiger bzw. zu häufiger Wechsel von Aufgaben und Inhalten verhindert solche Selbstwirksamkeitserfahrungen.

Trainieren

Mit dem Begriff »Training« verbindet sich häufig die Vorstellung von einer zielgerichteten körperlichen Vorbereitung für Wettkämpfe und Belastungen, einer allgemeinen Leistungssteigerung oder der Demonstration eines »Body-Kults«. Diese Annahmen greifen jedoch zu kurz. Ein differenzierter Begriff von Training erfasst neben den körperlichen Anpassungsprozessen durch ein Training auch persönlichkeitsspezifische Faktoren. Dazu zählen z. B. die Entwicklung von selbstgesetzten Zielen, die Entwicklung einer Motivation zur Erreichung dieser Ziele und die Kenntnis, wie diese Ziele mit welchen Mitteln zu erreichen sind. Ein zielgerichtetes Training kann dazu verhelfen, dass z. B. depressive oder suchterkrankte Jugendliche über die Verbesserung ihrer konditionellen Grundlagen erfahren, wie sich ihr Antrieb, ihre Stimmung, ihre Befindlichkeit verbessern lassen. Die Kenntnisse, wie hierfür adäquat zu trainieren ist, sind bedeutsam für zukünftige Möglichkeiten der Selbstregulation und Selbsthilfe. Im ambulanten Bereich sind vorbereitende Trainingsprozesse häufig notwendig für längerfristige erlebnis- und abenteuerpädagogische Aktivitäten, um die Teilnehmer mit auftretenden Belastungen nicht zu überfordern. Nicht unerwähnt sollte der Hinweis darauf bleiben, dass bei einem kontrollierten Training kaum eine Verletzungsgefahr besteht. Bewegungsabläufe lassen sich gleichzeitig mit intensiver Körperwahrnehmung, Achtsamkeitsschulung, realistischer Selbsteinschätzung oder mit der Einbeziehung kommunikativer und sozialer Aktivitäten verbinden *(Polyvalenz).*

Die Bedeutsamkeit des Trainings soll im Folgenden anhand der beiden Beanspruchungsformen *Ausdauer* und *Kraft* näher erläutert werden. Aus sportwissenschaftlicher Sicht gilt es schon lang als erwiesen, dass diese beiden Beanspruchungsformen in engem Zusammenhang mit präventiven wie auch mit rehabilitativen Gesundheitsparametern stehen (Graf 2017a; Gabrys 2017).

Ausdauertraining Ausdauer wird hierbei definiert als die motorische Fähigkeit des Körpers, eine gegebene Leistung über einen längeren Zeitraum ohne Ermüdung aufrechterhalten zu können. Zu ihrer Verbesserung stehen unterschiedliche trainingsspezifische Methoden zur Verfügung, wie das extensive *Intervalltraining*, die *Dauermethode* oder auch das *High Intensity Training* bzw. *Hochintensives Intervalltraining* (HILT), das z. B. bei Hyperaktivitätsstörungen eingesetzt wird (Meßler 2016). In vielen Lauf-, Ball- oder Staffelspielen findet sich das Intervallprinzip wieder. Beim Schwimmen lassen sich die Intervall- oder Ausdauermethoden integrieren. Das »High Intensity Training« wird apparativ durchgeführt (Fahrradergometer; Laufband) und bisher eher für klinische Studien genutzt (Wunram 2016). Die Belastungsintensität sollte sich beim Ausdauertraining im moderaten Bereich bewegen, sofern keine kardialen Vorerkrankungen bestehen. Bei der Belastungssteuerung können als grobes Maß die Atmung und die Pulsfrequenz oder auch das subjektive Anstrengungsempfinden genutzt werden, z. B. mittels der Borg-Skala.

Die positiven Wirkungen eines aeroben Trainings sind in einer Vielzahl an Studien im Bereich der psychiatrischen Störungen beschrieben worden und lassen sich mit aller Vorsicht auch auf Jugendliche übertragen. In den meisten Leitlinien zu diesen Störungsbildern wird ihre Anwendung befürwortet.

Krafttraining Kraft wird verstanden als die Fähigkeit des neuromuskulären Systems, Widerstände zu überwinden (konzentrische Kontraktion), sie zu halten (isometrische Kontraktion) oder ihnen entgegenzuwirken (exzentrische Kontraktion). Dementsprechend existieren auch unterschiedliche Trainingsmethoden, in denen entweder konzentrische, isometrische oder exzentrische Methoden im Vordergrund stehen oder miteinander kombiniert werden. Krafttraining steht häufig in Verbindung mit der Förderung anderer Beanspruchungsformen. Im Bereich der Bewegungstherapie in der Kinder- und Jugendpsychiatrie sind die unterschiedlichen Krafttrainingselemente Bestandteil vieler Bewegungsaktivitäten, z. B. beim Klettern, bei Trampolinsprüngen, beim Ringen und Raufen oder beim Schwimmen. Sie dienen schwerpunktmäßig zur Verbesserung der alltagsmotorischen Leistung sowie der allgemeinen psycho-physischen Gesundheitsgrundlagen.

Bei Jugendlichen kann auch ein apparatives Training indiziert sein bzw. zu diesem motiviert werden – auch im Hinblick auf die Weiterführung auf der Wohnortebene. In den letzten Jahren haben sich im Fitness- und Gesundheitsbereich »neue« Trends etabliert, die das Bewegen und Trainieren mit einfachen Mitteln, mit dem eigenen Körpergewicht und natürlichen Bewegungen wieder stärker betonen. Durch die mediale Verbreitung über das Internet sind Strömungen und Konzepte wie *Calisthenics*, *Functional Tranining*, *Bodyweight-Training*, *Animal Moves* oder *Natural Movement* mittlerweile sehr bekannt. Die Natürlichkeit der Bewegungsvollzüge, das spielerische Ausloten der eigenen körperlichen Möglichkeiten und Grenzen, die Freiheit und Unabhängigkeit von technischen Hilfsmitteln, das Bewegen in der Natur und die leichte Integrierbarkeit in den Alltag machen viele Übungen aus diesen Sparten zu einer sinnvollen und motivierenden Alternative bzw. Ergänzung zum »klassischen« Krafttraining an Geräten in der Therapie.

Für die Anwendung aller Trainingsformen sind folgende ausgewählte Trainingsprinzipien und -aspekte im kinder- und jugendpsychiatrischen Bereich zu beachten:

Trainingsprinzipien und -aspekte in der Kinder- und Jugendpsychiatrie

- Das Training sollte entwicklungs-, alters- und geschlechtsgemäß differenziert und nach individuellen Voraussetzungen gestaltet sein.
- Belastungsumfang und -intensität sind so zu wählen, dass funktionelle Trainingsreize gesetzt werden, eine Überforderung jedoch vermieden wird. Es kann das subjektive Belastungsempfinden zur Steuerung genutzt werden.
- Bei der Gestaltung sind allgemeine Trainingsprinzipien zu berücksichtigen, etwa das Prinzip der Individualisierung, der progressiven Belastungssteigerung oder das Verhältnis von Belastung und Erholung.
- Mehrgelenkig auszuführende Übungen zur Kräftigung von Arm-, Rumpf- und Beinmuskulatur sind zu bevorzugen.
- Als Trainingsmittel kommen das eigene Körpergewicht, Sprungseile, leichte Hanteln, Gewichtsmanschetten, Medizinbälle zur Anwendung, ggf. auch apparatives Training (Büsch et al. 2017).

Zusammenfassend können Trainingsprozesse im jugendpsychiatrischen Bereich wertvolle therapeutische Impulse zur Entwicklung von Resilienz, Stressresistenz und Wohlbefinden sowie zur Verbesserung der allgemeinen körperlichen und psychischen Gesundheitsgrundlagen setzen. Sie sollten daher regelmäßig im Wochenplan der bewegungstherapeutischen Behandlungsmaßnahmen mit verankert sein. Nicht zu unterschätzen sind ihre Anwendungsmöglichkeiten auf der Wohnortebene.

2.2.3 Erlebnis und Wagnis

Setzt man sich mit dem Begriff »Erlebnis« auseinander, so lässt sich dieser auf zwei Arten verstehen: Auf der einen Seite steht das Erlebnis für eine unmittelbare persönliche Erfahrung. Diese kann sich beispielsweise auf Umwelteindrücke, auf das eigene seelische oder körperliche Empfinden, auf das eigene Handeln oder auf zwischenmenschliche Einflüsse beziehen. Auf der anderen Seite steht der Begriff auch für ein *besonderes Erlebnis* und weckt in diesem Zusammenhang meist Assoziationen von *Aktivität* und *Spannung*, von *Unmittelbarkeit* und *Ab-*

wechslung, von *Intensität* und *Emotionalität* oder von *Abenteuer* und *Wagnis*. Weder in der Pädagogik noch in der Therapie sind Erlebnisse planbar oder voraussagbar – steuerbar und gestaltbar sind jedoch Rahmenbedingungen und Situationen, die besondere Erlebnisse hervorbringen und erzeugen. Hierauf zielt u. a. die Erlebnispädagogik ab, indem sie als handlungsorientierte Methode Menschen vor physische, psychische und soziale Herausforderungen stellt, die sie in ihrer Persönlichkeitsentwicklung fördern und sie dazu befähigen, ihre Lebenswelt verantwortlich zu gestalten (Heckmair & Michl 2018).

Merkmale der Erlebnispädagogik

Bevor wir der Frage nachgehen, was erlebnispädagogische Zugänge zu einem attraktiven Medium in der bewegungstherapeutischen Arbeit mit emotional und psychosozial auffälligen Kindern macht, wollen wir zunächst auf einige Grundzüge dieses Handlungsfeldes eingehen und die Frage beleuchten, wodurch sich Erlebnispädagogik auszeichnet. Zwar ist die Landschaft der erlebnispädagogischen Modelle und Ansätze sehr heterogen, unter den Protagonisten des theoretischen Diskurses herrscht jedoch eine gewisse Einigkeit über zentrale Merkmale.

Zentrale Merkmale der Erlebnispädagogik

- Handlungsorientierung und ganzheitliches Lernen
- Herausforderungs-, Ernsthaftigkeits- und Erlebnischarakter der Situation
- Gruppenorientierung
- Zusammenspiel von Aktion, Reflexion und Transfer

Am Ausgangs- und Mittelpunkt erlebnispädagogischer Lernprozesse stehen die tätige Auseinandersetzung und die direkte, unmittelbare Erfahrung mit »Hand, Herz und Kopf« (im Sinne Pestalozzis). Die Lernsituationen müssen hierbei derart beschaffen sein, dass sie einen hohen Aufforderungs- und Ernsthaftigkeitscharakter besitzen und ein hohes Potenzial von *Wagnis und Bewährung* (nach Kurt Hahn) beinhalten. Die Erlebnispädagogik stellt sich primär als gruppenorientiertes Lernangebot dar, in dem Kooperationsfähigkeit und soziale Kompetenzen gefördert werden – die Gruppe ist hierbei gleichzeitig der bindende Rahmen, Katalysator und Reflexionsfläche des Geschehens. Die Maßnahmen sind eingebettet in ein pädagogisches Arrangement, in dem die zielgerichtete und professionell begleitete Aktion mit Reflexion verknüpft wird – nachhaltiges Lernen und Transferorientierung spielen hierbei eine wichtige Rolle (► Abb. 2-5). Michl (2015) spricht im Hinblick auf den Prozesscharakter von der »E-Kette«: *Ereignisse* und *Eindrücke* werden individuell verarbeitet zu *Erlebnissen*. Daraus lassen sich durch Reflexion grundsätzlichere *Erfahrungen* gewinnen, die ggf. zu *Erkenntnissen* werden. Diese Erkenntnisse werden über die spezifische Situation hinaus in den Alltag transferiert und vergrößern die Chancen auf Veränderung.

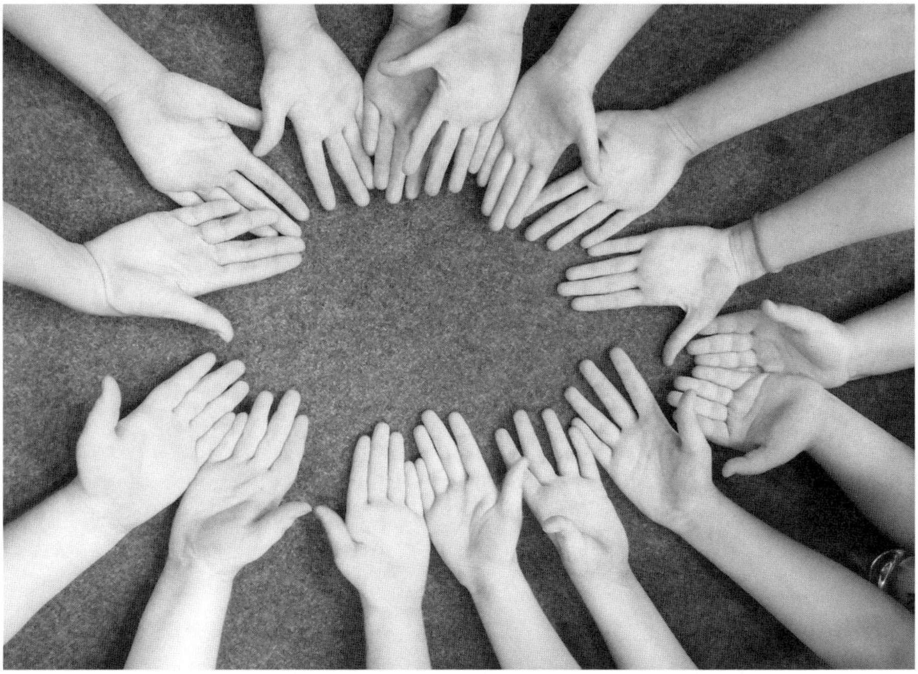

Abb. 2-5 Aktion trifft Reflexion: Was habe ich gegeben? Was habe ich bekommen?

Die theoretischen Konzepte und Modelle sind vielfältig und reichen von erlebnis- bis erfahrungsorientierten Ansätzen, von systemischen bis esoterischen Ansätzen, von Abenteuer- bis Wildnispädagogik (Michels 2018). Entsprechend weit ist das Feld der angewandten Inhalte und Maßnahmen. Im Kern stehen jedoch eindeutig naturnahe Bewegungsaktivitäten. Besonders häufig werden hier Klettern oder Hochseilgärten, Wandern und Bergsteigen, Ski-Touren und Höhlenbegehungen, Geocaching sowie Kajak- und Kanufahren, Rudern oder Segeln genannt. Aber auch außerhalb von Fels und Wasser werden Aktivitäten wie Parcours, Bogenschießen und Zirkusarbeit sowie Rollenspiele, kooperative Abenteuerprojekte und Selbsterfahrungsübungen einbezogen. Entsprechend umfangreich sind die Erfahrungsberichte und Studien, die diesen Ansatz aus soziologischen, psychologischen, pädagogischen und sportwissenschaftlichen Perspektiven in unterschiedlichen Kontexten beleuchten. Wir möchten uns in diesem Abschnitt auf Fragen der Anwendbarkeit und Durchführbarkeit erlebnispädagogischer Maßnahmen im *klinischen Setting* begrenzen. Denn viele der oben genannten Aktivitäten setzen einen nicht unerheblichen planerischen und organisatorischen Aufwand voraus und werfen zudem Fragen von Recht, Sicherheit und Schutzbedürftigkeit auf. Wohl auch deshalb beziehen sich unter der Vielzahl wissenschaftlicher Arbeiten zu dieser Thematik verhältnismäßig wenige auf das klinisch-psychiatrische Setting.

Zimmermann (2016) weist in seinem Beitrag darauf hin, dass in der stationären und teilstationären Kinder- und Jugendpsychiatrie bei vielen Patienten zu

Beginn der Behandlung nicht *Erlebnishunger* und *Abenteuerlust* vorherrschen, sondern das Bedürfnis nach *Stabilität* und *Verlässlichkeit*. Der Einsatz erlebnispädagogischer Maßnahmen und Projekte im Rahmen einer medizinischen Behandlung berührt Fragen der therapeutischen Indikation, des richtigen Zeitpunktes und der individuellen Belastbarkeit der Patienten. Der Autor veranschaulicht praxisnah, wie sich in einer tagesklinischen Behandlung attraktive erlebnispädagogische Interventionen ohne exotische Settings oder aufwändige Materialien leicht realisieren lassen. Er stellt bewährte Konzepte mit verschiedenen Erlebnisschwerpunkten vor *(Feuer, Teamwork, Kampf, Kultur und Schwerkraft)* und zeigt auf, welche zentrale Rolle der Körper, Bewegung, Spiel und Sport hierbei einnehmen. Beim Holzsammeln und -zerkleinern mit der Axt, um anschließend das eigene Brot im selbst gebauten Ofen zu backen, stehen Planungsfähigkeit, grob- und feinmotorische Übung sowie Konzentration und der bewusste Umgang mit Materialien im Vordergrund. Bei Mannschaftsspielvarianten von Brennball, Baseball und »Capture the flag« werden Teamgeist und Kooperation, Fairness und Regelakzeptanz, Frustrationstoleranz und Spannungsregulation trainiert. Bei Fechtübungen mit selbstgebastelten Schwertern aus Schwimmnudeln oder kämpferischen Spielen aus dem Ringen, Rangeln und Raufen stehen die Körperbeherrschung und -kontrolle, der Umgang mit Angst und Aggression sowie die Kultivierung eines achtsamen Miteinanders im Zentrum.

Klettern als erlebnisorientierter Zugang der Bewegungstherapie

An dieser Stelle möchten wir eines der genannten Themen aufgreifen, die *Schwerkraft*. Denn die Auseinandersetzung mit der Höhe und das Bewegen in der *Vertikalen* gehören von Beginn an zu den Kernelementen der Erlebnispädagogik. Das Klettern steht hierbei stellvertretend für eine Aktivität, die mit Selbsteinschätzung, Spannung und Kontrolle, Risiko und Wagnis, Überwindung und Erfolgserlebnissen verbunden wird. Mit dem Bau künstlicher Wände hat das Klettern in den letzten Jahrzehnten in verschiedenen medizinisch-therapeutischen Kontexten fest »Fuß gefasst«. Ein zunehmend differenzierter Diskurs über störungs- und indikationsspezifische Ansätze in der Psychiatrie, Psychosomatik, der Suchtbehandlung und der Psychotherapie ist wahrnehmbar. Dies zeigt sich in entsprechenden Fachpublikationen, internationalen Tagungen oder der Gründung von Weiterbildungsinstituten (Kowald & Zajetz 2015; Schön Klinik Roseneck 2020). Zahlreiche Kinder- und Jugendpsychiatrien verfügen über eigene Kletter- oder Boulderwände, Hochseilgärten oder mobile Anlagen, oft bestehen auch Kooperationen mit lokalen Kletterhallen, oder es werden regelmäßige Exkursionen in die Natur unternommen. Über die diagnostischen und therapeutischen Vorzüge des Kletterns in der stationären Behandlung von psychisch erkrankten Jugendlichen wurde bereits an anderer Stelle berichtet (Thimme 2016). Wir möchten hier auf ausgewählte Besonderheiten und die spezifische Qualität des Kletterns als erlebnisorientieren Zugang näher eingehen, wobei sich die folgenden Aspekte vor allem auf den klinischen Kontext beziehen.

Ein klarer äußerer Rahmen für individuelle Entwicklung Anders als bei Mannschaftssportarten, beim Spielen oder Kampfkünsten zeichnet sich beim Klettern das Geschehen durch relativ stabile Bedingungen des äußeren Rahmens und der unmittelbaren Anforderungssituationen aus. Dies betrifft z. B. die strukturierte und ritualisierte Arbeit in der Gruppe (Rollenverteilung, Sicherungscheck, Aufgaben usw.), aber vor allem den unmittelbaren Handlungsvollzug an der Kletterwand. Die Wand bleibt in jeder Einheit eine beständige und feste Größe. Das »Gelingen« oder »Scheitern« in der Höhe ist kaum auf äußere Einflüsse zurückzuführen, sondern hat primär mit der Person selbst zu tun und der Art und Weise, wie sie die Herausforderungssituation plant, gestaltet und bewertet. Die Wand ist sozusagen »stiller Lehrmeister« und »Spiegel«. Durch die wiederkehrende Auseinandersetzung mit der Aufgabe und den eigenen Möglichkeiten und Grenzen bildet sich ein klares Profil der individuellen Kompetenzen und Entwicklungsfelder heraus. Dies ist vor allem für die bewegungstherapeutische Diagnostik von hohem Wert.

Ganzheitliche Beanspruchung im sozialen Kontext Dabei beansprucht das Klettern vielseitig und fordert alle Sinne heraus: Unter motorischen Gesichtspunkten verbessert es u. a. die Entwicklung von Halte- und Stützkraft, schult Beweglichkeit und Gewandtheit, Gleichgewicht und Tonusregulation, Orientierungsfähigkeit und Kopplungsfähigkeit und fördert intensiv die Körperwahrnehmung. Durch Sicherungsaufgaben, die Planung der eigenen Handlungen und die intensive Fokussierung auf den eigenen Körper und seine Bewegungen werden exekutive Funktionen und kognitive Aspekte wie Konzentration und Aufmerksamkeit stark angesprochen. Die steigende Höhe ist in der Regel mit intensiven Affekten verbunden und generiert Erfahrungen von Hemmungen und Zweifel, von Unsicherheit und Angst, von Ärger und Frust, aber auch von Stolz und Zufriedenheit, von Erleichterung und Genuss. All dies geschieht in einer auf Kooperation und Vertrauen basierenden Zusammenarbeit mit dem Sicherungspartner. Beim gegenseitigen Sichern werden Einfühlungsvermögen, Anpassungs- und Abstimmungsfähigkeit sowie die Bereitschaft, zu unterstützen und zu fordern, geschult. Die klaren Absprachen und vereinbarten Signale bilden besonders für verunsicherte Kinder einen verlässlichen Rahmen.

Vielseitige Zielsetzungen und störungsspezifische Vorgehensweisen Die individuellen Bewegungsvollzüge und der ganzheitliche Anforderungscharakter des Kletterns erlauben vielseitige und interindividuelle Zielsetzungen in der Therapie. Die Gruppen zeichnen sich im klinischen Setting durch eine hohe Heterogenität aus (Symptomatik, Indikation, Bewegungskompetenzen, tagesbezogene Motivation usw.). Diese Ausgangslage macht das Klettern unter therapeutischen Gesichtspunkten zu einem attraktiven Medium im Hinblick auf individuelle störungsspezifische Zielsetzungen. Während innerhalb einer Gruppe bei einem Patienten mit hyperkinetischer Symptomatik die Vermittlung von Planungsfähigkeit, Konzentration und Merkfähigkeit oder Bewegungs- und Impulskontrolle im Fokus der Stunde stehen können, wird für einen depressiven Patienten ggf. das Setzen kleinschrittiger und realistischer Ziele oder die angemessene Bewertung von Erfolg das zentrale Thema sein. Während der Patient mit Sozialverhaltensproblemen lernt, sich in das strukturierte Gruppengeschehen einzufügen, Rollen verlässlich zu übernehmen und sich für andere einzusetzen, lernt der Patient mit Ängsten, sich aus seiner »Komfortzone herauszuwagen« und seine Angst »in den Griff« zu bekommen. Während die Patientin mit einer Essstörung die Aufgabe erhält, mit weichen, fließenden, geschmeidigen und kraftsparenden Bewegungen zu experimentieren, um die Entspannungsfähigkeit und Tonusregulationsfähigkeit zu verbessern, kann ein Jugendlicher mit Zwangsstörungen davon profitieren, »loszulassen, um weiterzukommen«. Diese Beispiele sollen verdeutlichen, dass das Klettern innerhalb einer gemeinsamen Gruppenaktivität sehr individuelle und symptomorientierte Zielsetzungen ermöglicht. Das therapeutische Klettern mit unterschiedlichen Patienten- und Diagnosegruppen wird in zahlreichen Publikationen beschrieben, z. B. für *Zwangsstörungen* (Reiter et al. 2014), für *Abhängigkeitserkrankungen* (Deimel & Niggehoff 2015), für *Depressionen* (Book & Luttenberger 2015), für *ADHS* (Veser et al. 2009) und für *Essstörungen* (Kowald & Naab 2015).

Methodische Hinweise

Abschließend gehen wir auf einige praktische und methodische Besonderheiten dieses Zugangs ein. Die Handlungsvollzüge beim Klettern bieten eine weitreichende Symbolik: »hoch hinauswollen«, »sich fallen lassen«, »die Perspektive wechseln«, »loslassen, um weiterzukommen«, »etwas anpacken und Chancen ergreifen«, »sicheren Halt finden«, »Kontrolle abgeben«, »gehalten werden«, »sicher gebunden sein« sind einige Beispiele für das bildhafte Potenzial, das dem Klettern innewohnt. Diese Aspekte lassen sich für die Reflexion leib- und bewegungsbezogener Themen gut nutzen. Der Schritt von dem unmittelbaren Erlebnis zur Erkenntnis erfordert jedoch gerade bei jungen Patienten eine hohe Transferleistung, die therapeutisch gerahmt und gesteuert werden muss.

Mit dem Einsatz des Kletterns in der Therapie sind zahlreiche Sicherheitsanforderungen verbunden, auf die wir hier nicht alle im Detail eingehen können. Auf therapeutischer Seite gehören hierzu in jedem Fall eine entsprechende Qualifikation, die zu einer Sicherung bzw. zu einer Sicherungsvermittlung befähigt. Hinsichtlich der Gruppengröße besteht weitestgehend die Einigkeit unter Experten, das Patienten-Therapeut-Verhältnis maximal 6 : 1 sein sollte, da sonst die Sicherheit der Teilnehmenden nicht mehr gewährleistet werden kann. Als Ausschlusskriterien gelten akute Selbst- und Fremdgefährdung. Auch bei stark übergewichtigen Patienten sowie jenen, die an einer erhöhten Sensitivität und Stress-Vulnerabilität leiden (Autismus-Spektrum-Störung oder Schizophrenie), ist die Indikation zur Teilnahme sorgfältig zu klären.

Vielfach werden in den Erfahrungsberichten und Beiträgen die enorme Attraktivität und der außergewöhnliche Aufforderungscharakter des Kletterns hervorgehoben. Die Aktivität sei besonders anspornend, höchst motivierend und lade dazu ein, über sich hinauszuwachsen. Dies trifft sicherlich auf viele Kinder und

Jugendliche zu – aber sicherlich nicht auf alle und vor allem nicht auf all jene, die unter schweren Symptomen leiden. Unsere klinische Erfahrung zeigt, dass es bei bestimmten Konstellationen auch Akzeptanzprobleme gegenüber diesem Medium geben kann. Für Kinder und Jugendliche mit einer Angststörung stellt das Klettern beispielsweise oft ein »gefürchtetes« Terrain dar und löst in der Regel zunächst Vermeidungsverhalten aus. Oft sind viel Vertrauens- und Überzeugungsarbeit sowie ein methodisch gut geplantes und therapeutisch abgestimmtes Vorgehen notwendig, damit diese Form der »Exposition« auch angenommen wird.

Das Klettern ermöglicht zwar »handfeste« Erfolgserlebnisse für jene, die ihr Ziel erreichen, denn der Erfolg ist ja immer auf den eigenen Antrieb, die eigene Kraft, den eigenen Mut und die eigene Entschlossenheit zurückzuführen. Aber für jene, die von sich aus keine eigenen Ziele entwickeln, die kaum Antrieb spüren oder Misserfolge erwarten (wie z. B. depressive Patienten), stellt das Klettern hohe Anforderungen, da kaum externe Reize vorliegen. Auch bei dieser Patientengruppe sind oft viel Zuspruch und Ermutigung nötig, um kleinschrittige Erfolgserlebnisse zu sichern und die »Gratwanderung« zwischen der Unterforderung und der Überforderung zu meistern.

Bei Jugendlichen mit einer Essstörung wecken das sehr zielgerichtete Vorgehen beim Klettern und der naheliegende Vergleich untereinander (der erreichten Höhe, der Schwierigkeitsgrade, des körperlichen Erscheinungsbildes) nicht selten Leistungs- und Konkurrenzgedanken. Auch die körperliche Exponiertheit an der Wand und die Beobachtung der Gruppe können für Patienten mit einem negativen Körperbild höchst schambesetzt und aversiv sein. Diese Beispiele sollen dafür sensibilisieren, dass die Güte und Eignung einer Intervention nicht vom Medium per se abhängt, sondern vor allem von der Fähigkeit des Therapeuten, dieses adressatengerecht und situationsspezifisch auszurichten und zu gestalten.

Neben dem Klettern haben sich im Bereich der stationären Kinder- und Jugendpsychiatrie noch viele weitere erlebnispädagogische Zugänge und Ansätze etabliert, auf die wir nicht alle eingehen können. Aus dem weiten Feld wollen wir zumindest noch die Zirkusarbeit bzw. die Akrobatik erwähnen, mit der ebenso vielseitige und attraktive Inhalte und Akzente gesetzt werden können, z. B. die Planung und Inszenierung von Geschichten, das Entwickeln und Üben von Choreographien, das Darstellen und Präsentieren von Bewegungskunststücken oder die bewegungsorientierte Arbeit mit Magie, Zauber und Humor.

2.2.4 Darstellen und Gestalten

Wie kaum bei einem anderen inhaltlichen Zugang lässt sich unter dem Titel *Darstellen und Gestalten* ein ganzes Spektrum von Aktivitäten beschreiben, das von unterschiedlichen Bewegungskünsten über das Tanzen bis zum Zirkus reicht. Bezogen auf die Kinder- und Jugendpsychiatrie ist hier vor allem die am Anfang der 50er-Jahre von E. J. Kiphard geprägte »Psychomotorische Übungsbehandlung« zu nennen, in der u. a. die therapeutischen Potenziale von zirzensischen Aktivitäten mit clownesken Einlagen des Bewegungstherapeuten und Aufführungen in der Klinik eindrucksvoll dokumentiert wurden.

Die Zeiten haben sich in mehrfacher Hinsicht gewandelt. Vergleicht man die Rahmenbedingungen und die Patientengruppen, so ist heute die Verweildauer in der stationären Behandlung erheblich kürzer. Die Störungsbilder sind heterogener und wahrscheinlich schwerwiegender, u. a. auch, weil es vor 60 Jahren noch kein strukturiertes System von teilstationären Angeboten und ambulanten Hilfen gab. In Bezug auf die Inhalte gehören vielfältige Darstellungsformen mittlerweile zum pädagogisch-therapeutischen Standardprogramm in unterschiedlichen Settings. Ihre Erarbeitung und Präsentation wird häufig in Projekten oder Neigungsgruppen vorgenommen und bezieht auch die Nutzung von modernen Medien wie Film und Video mit ein. Bei zeitlich längerfristigen Behandlungen, u. a. bei ambulanten Hilfen, sind solche Projekte sehr sinnvoll und treffen auf große Akzeptanz bei den Betroffenen. Vor allem in der Jugendhilfe und Erlebnispädagogik sind sie daher mittlerweile Teil des regulären Angebots.

Ebenfalls gewandelt hat sich die Profession des Bewegungstherapeuten. Das Berufsfeld ist heutzutage recht heterogen, und Personen mit einem anderen bewegungsbezogenen Ausbildungsprofil haben allmählich Eingang in die psychiatrische Versorgung gefunden. Als der bedeutendste Ansatz ist hier die Tanztherapie zu nennen, die sich allmählich vom gemeinschaftlichen Tanzen auf den Stationen zu einem anerkannten, psychotherapeutisch geprägten Therapieverfahren entwickelt hat (im Überblick: Bräuninger & Bacigalupe 2017). Für die Tanztherapie liegt mit einem Berufsverband, mehreren Ausbildungs- und Weiterbildungsgängen und Fachzeitschriften ein erhebliches berufs- und bildungspolitisches Engagement vor sowie eine bedeutende Publikationstätigkeit, die u. a. die Störungsspezifik und die Forschung in diesem Bereich thematisiert (Karkou et al. 2017; Khvostova & Willmann 2018).

Angesichts der Fülle von unterschiedlichen Zugängen, Berufsgruppen und Interessen, die sich mit einem Inhalt wie Darstellen und Gestalten verbinden lassen, haben wir uns an dieser Stelle für eine inhaltliche Beschränkung auf die Rahmenbedingungen und die Adressaten eines stationären klinischen Settings in der Kinder- und Jugendpsychiatrie entschieden. Wir nähern uns dem Thema unter der Leitfrage: Was sind die wesentlichen Merkmale und methodischen Wege, um in diesem Setting einen Bereich zu erschließen, der einen eigenen Zugang zur Bewegung und zu anderen kreativen Medien eröffnet?

Bei den Rahmenbedingungen in der Klinik muss man in der Regel für die Bewegungstherapie von einem 2- bis 3-maligen Angebot pro Woche für 4–6 Patienten mit heterogenen Störungen ausgehen. Die Verweildauer beträgt im klinischen Setting meistens zwischen einem und drei Monaten. Im Vergleich zu Rehakliniken und auch zu ambulanten Hilfen ist ein ständiger Wechsel zwischen Neuaufnahmen und Entlassungen der Normalfall. Eine Einteilung nach Altersgruppen mit einer Differenzierung nach Kindern und Jugendlichen ist üblich; als Ausnahme werden manchmal zusätzlich Wahlgruppen angeboten, die sich nur schwer über einen längeren Zeitraum mit den gleichen Teilnehmerinnen aufrechterhalten lassen. Daher sind Heterogenität, Diskontinuität sowie eine zeitliche Begrenzung die Regel und beschränken die Gestaltungsmöglichkeiten dieses inhaltlichen Bereichs. Was ist dennoch unter diesen Rahmenbedingungen möglich, und wie lassen sich evtl. vorliegende Interessen wecken und Prozesse einleiten, die in anderen Settings fortgeführt werden können?

Darstellen

Bei dem schon beschriebenen Inhalt Spiel und Spielen wurde u. a. auf »das Spielen mit etwas und als etwas« verwiesen. Besonders in den kleinen Spielen steht die Übernahme von Rollen in engem Zusammenhang zur Spielidee. Man ist der Jäger, die zu befreiende Prinzessin, der »schwarze« Mann, der Drachentöter, der Fänger, der Rennfahrer oder in Mannschaftsspielen der Angreifer und Verteidiger. Ist Darstellen der zentrale Inhalt, geht es dabei stärker um das Ausprobieren und um das Ausschmücken von Rollen. Jede Figur und jede Rolle kann mit besonderen Aufträgen und Eigenschaften verbunden sein. Mit Kraft, mit Schönheit, mit Gefährlichkeit oder Bösartigkeit. Diese Eigenschaften werden je nach Alter und Störungsspezifik unterschiedlich verstärkt, etwa durch eine laute oder verführerische Stimme, durch Gebrüll oder Tierlaute, verbunden mit einer besonderen Gestik, Haltung und Mimik. Die Rolle im Spiel erlaubt es, etwas darzustellen, was sonst möglicherweise Angst einjagt oder auf der anderen Seite auch die Gelegenheit bietet, Phantasien von Aggression und Macht, von Verfolgung und Eroberung auszuagieren.

Bisher ist die Bedeutung von Computerspielen in diesem Zusammenhang noch wenig erforscht, aber die hohe zeitliche Beanspruchung mit einer raffinierten Bindung an das Spielgeschehen verstärkt die Intensität der Rollenübernahme und birgt ein großes, bisher noch wenig erkanntes Konfliktpotenzial. Anders als in großen Gruppen in der Schule oder in virtuellen Welten erlaubt das klinische Setting ein Ausprobieren von Rollen in einem geschützten Rahmen. So bekommt auch das ängstliche und schüchterne Kind mit Begleitung und Unterstützung der Therapeutin die Möglichkeit, zu erleben, wie sich das Agieren in anderen Rollen »anfühlt«. Die Fähigkeit zu einer zeitweisen Rollenübernahme kann bei psychischen Störungen manchmal schwierig sein, da sie eng mit dem Bewusstsein der eigenen Identität und der Stärke des eigenen Selbstkonzepts verknüpft ist.

Das therapeutische Potenzial von verschiedenen Darstellungsformen mit ihren Möglichkeiten und Gefahren lässt sich durch eine reflektierte therapiegeleitete Methodik abschwächen oder verstärken. Abschwächen z. B. dadurch, dass zwar anfänglich die Rollen frei gewählt werden können, aber dann ein Wechsel stattfindet: Jede(r) darf mal jede Rolle spielen, und dann wird gemeinsam besprochen, wie das Unter- oder Überlegen-Sein, das Gefühl von Macht oder Ohnmacht erlebt wird. Hilfreich kann hierfür die Variation von häufig klischeehaften Rollenzuschreibungen wie »der hilflose Löwe«, »der traurige Drache« oder »die eitle und rachsüchtige Prinzessin« sein – eine Technik, der sich z. B. viele Kinderbücher bedienen.

Die Bereitschaft, in andere Rollen zu schlüpfen, lässt sich durch Geschichten, Anregungen aus populären Filmen oder Werbespots sowie durch Hilfsmittel wie populäre Figuren oder Bilder ebenso verstärken wie durch eine Verkleidungskiste, durch das Schminken oder Masken. Ihr Einsatz bedarf jedoch einer sorgfältigen Berücksichtigung der individuellen Konfliktlagen der Patienten. Es gibt Kinder, die eigene Vorschläge machen, schnell in andere Rollen schlüpfen und mit Leichtigkeit spielerisch agieren. Es gibt aber auch andere, die sich entziehen oder mit Panik reagieren. So wie der 12-jährige Sven.

Sven

Sven hat seit seinem frühen Kindesalter die Fähigkeit entwickelt, über längere Zeit total in einen Kosmos von verschiedenen Spieltieren und Comicfiguren einzutauchen. Dies bestimmt seine Wahrnehmung der Umwelt und dominiert seine Handlungen. Als sich die Anforderungen an sein Realitätsbewusstsein in der Schule verstärken, gelingt es ihm nicht, sich aus seiner Welt zu lösen, und die Lehrer klagen über seine häufigen »Absencen«, u. a. mit Konsequenzen für seine schulischen Leistungen. Da die Störung sich verstärkte und z. T. mit großen Erregungszuständen verbunden war, wurde er zur diagnostischen Abklärung in ein stationäres Setting überwiesen. Sven ist ein guter Sportler und nimmt mit Freude an den meisten Bewegungsaktivitäten teil, aber als es im Zusammenhang mit der Vorbereitung eines Karnevalsfestes in der Klinik um Verkleidung und Schminken geht, verlässt er in dem Moment, als er sich im Spiegel sieht, verzweifelt und traurig den Gymnastikraum. Trotz seiner intensiven Erfahrungen mit der Phantasiewelt vermag er die reale Verwandlung in eine andere Person, eine andere Rolle im Spiel nicht auszuhalten. Seine eigene Identität in der realen Welt, sein eigenes Selbstkonzept ist so brüchig und labil, dass eine Rollenübernahme für ihn als sehr bedrohlich empfunden wird.

Gestalten

Während beim Darstellen eher die Rollenübernahme und die expressive Seite der Bewegung im Vordergrund stehen, geht es bei der Gestaltung um einen Prozess der Formung. Dies kann z. B. durch eine Anpassung an Formen von eingespielten Bewegungen oder bekannten Tänzen sein, was auch im therapeutischen Rahmen sehr entlastend wirken kann. In den von Heterogenität und Diskontinuität geprägten stationären Gruppen ist dies in der Regel schwieriger – es sei denn, es handelt sich um die Realisierung von einfachen, schnell erlernbaren Bewegungssequenzen. Hilfe und Orientierung für die Gestaltung können dabei die zentralen Merkmale der Bewegung – Raum, Zeit, Kraft, Gleichgewicht, Atmung, Tonus und Rhythmus – sein. Durch eine Verbesserung der Qualität der Bewegung, und orientiert an diesen grundlegenden Elementen, können sich möglicherweise eine größere Klarheit und Prägnanz im Ausdruck ergeben und, damit einhergehend, ein besseres Verständnis des Geschehens, und dies für Therapeutin und Patienten gleichermaßen. Als Techniken der Bewegungsgestaltung kommen hier in Anlehnung an Willke (2007) sehr praxisnahe Interventionen wie Wiederholen, Übertreiben, Kontrastieren, Fokussieren und Ausbreiten, Stoppen und »Einfrieren«, Identifizieren und Bewegungen teilen *(Splitting)* infrage. Hierzu ein Beispiel:

Praxis

Eine gemischte Gruppe von jugendlichen Patientinnen »schlurft« recht lustlos in den Gymnastikraum. Die Bewegungstherapeutin teilt die Gruppe in »Beobachterinnen« und »Arbeiterinnen« ein und bittet die Arbeiterinnen, noch einmal vor die Tür zu gehen. Mit den Beobachterinnen bespricht sie kurz zwei Beobachtungskriterien, den Krafteinsatz beim Auftreten (schwer/leicht) und den Aspekt der Zeit, der sich u. a. in der Dynamik ausdrückt (schnell/langsam). Beide Aspekte sollen sie bei den anderen Gruppenmitgliedern beobachten. Als ein Teil der Gruppe wieder in den Gymnastikraum zurückkommt, hat ihr »Schlurfen« zwar schon etwas nachgelassen, aber die Bewegungsqualität mit dem fehlenden bzw. »wischenden Kontakt« zum Boden und die mangelnde Dynamik sind noch sehr gut beobachtbar. Sie werden von den Patientinnen auch gut erkannt und benannt. Mithilfe des Kontrastierens und Verstärkens gelingt es anschließend, die verschiedenen Bewegungsqualitäten des Gehens im eigenen Erleben und Ausprobieren zu verdeutlichen und ansatzweise den Zusammenhang zwischen Bewegung, Haltung und Befinden zu besprechen.

In der Terminologie der Tanztherapie lässt sich dieses kurze Beispiel als »inhaltsgebundene Improvisation über Alltagshandlungen und Grundbewegungsarten« bezeichnen. Es ist das Verdienst einer der Gründungsmütter der Tanztherapie in Deutschland, E. Willke, dass sie mit Präzision und Ausführlichkeit nicht nur die Techniken, sondern weitere Improvisationsmöglichkeiten durch Bewegungsaufgaben beschreibt, und zwar unter der Einbeziehung von Medien und Materialien, Musik und der Gruppe oder eines Partners. Sie sind auch ohne tanztherapeutische Zusatzausbildung gut von Bewegungstherapeutinnen umzusetzen (vgl. Willke 2007, S. 190 ff.).

In der Einleitung zu den in diesem Buch beschriebenen Inhalten haben wir für die praktische Anwendung auf die Bedeutung der *allegiance*, also der Identifikation der Therapeutin mit dem Inhalt hingewiesen. Nach unserer Erfahrung ist dies beim Einsatz von darstellerischen oder gestalterischen Zugängen besonders wichtig.

Methodische Hinweise

Auf den ersten Blick ist es nicht einfach, diesen Inhaltsbereich für Jungen zu erschließen. Sobald es – wie besonders bei Jugendlichen – um den Ausdruck von elementaren Gefühlen und Themen wie Scham, Geschlechtsidentität, Sexualität und Körperkontakt geht, ist mit erheblichem Widerstand und Verweigerung zu rechnen. Abraham (2013) schlägt mehrere Wege vor, nicht um den Widerstand zu brechen, sondern ihn in einen bewegungstherapeutisch konstruktiven Prozess zu verwandeln. Hierzu gehören als Einstieg z. B. »Körpererkundungen« im Liegen, Stehen, Gehen und Sitzen, um so eine bessere Körperkontrolle und eine differenziertere Wahrnehmung zu erreichen. Um die Unmittelbarkeit des direkten Ausdrucks abzuschwächen, empfiehlt sie »Ablenkungen« wie Bewegung mit Masken oder Bewegungen im Dialog mit Gegenständen, allein, mit einem Partner oder in der Gruppe (► Abb. 2-6). Des Weiteren ist in Erwägung zu ziehen, zeitweise auch geschlechtshomogene Gruppen zu bilden.

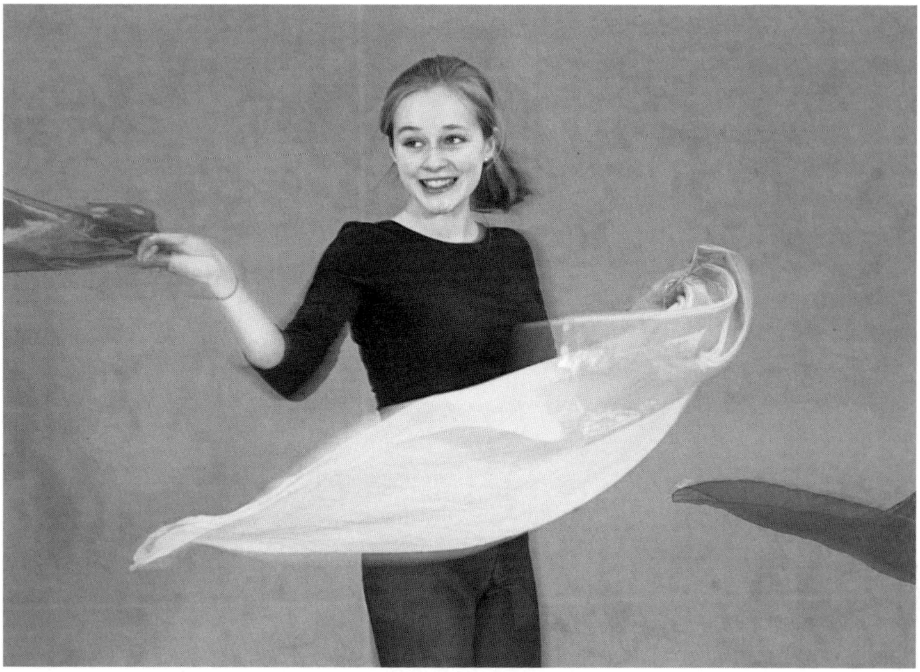

Abb. 2-6 Im Ausdruck spiegelt sich das innere Erleben wider

Ein attraktives Medium zur Initiierung von Gestaltungen ist Musik, nicht nur beim Tanz. Einerseits kann die Musikauswahl mit erheblichen Problemen verbunden und eine Quelle für Machtkämpfe unter den Patienten oder mit dem Therapeuten sein. Andererseits eröffnen Musik und rhythmische Begleitung die Möglichkeit der Motivation und Strukturgebung, die machtvoller wirkt als jede verbale Aufforderung. Es ist ratsam, bei der Musikauswahl nicht nur dem eigenen Musikgeschmack zu folgen, sondern die Patienten an der Auswahl zu beteiligen.

Darstellen ist eng mit Präsentieren verbunden. Dies war z. B. bei Kiphard in den 50er- und 60er-Jahren in der Kinder- und Jugendpsychiatrie in Gütersloh und später in Hamm üblich u. a. mit Zirkusaufführungen. Bei den heutigen institutionellen Rahmenbedingungen in einem stationären Setting ist hiervon eher abzuraten. Aber es sollte nicht darauf verzichtet werden, wenn auch in kleinem Rahmen, Bewegungsgestaltungen zu präsentieren.

Abschließend sei auf die faszinierenden Bewegungsgestaltungen des englischen Choreographen Royston Maldoom hingewiesen. Unter Einbeziehung von verschiedenen Gruppen von Menschen mit Behinderungen und anderen Auffälligkeiten unterschiedlichen Alters hat er weltweit unterschiedliche Tanzprojekte initiiert und aufgeführt. In Deutschland wurde diese Arbeit besonders durch die Filmdokumentation »Rhythm is it« bekannt, einer Aufführung des Balletts »Sacre du Printemps« an der Berliner Philharmonie, in die z. T. Jugendliche aus Problemstadtteilen integriert wurden.

2.2.5 Entspannung und Achtsamkeit

Bei Kindern und Jugendlichen mit psychischen Erkrankungen und Störungen treten häufig symptomatisch oder begleitend Konzentrationsschwierigkeiten, motorische Unruhe oder Hypoaktivität, Reizbarkeit oder Mattigkeit, emotionale Labilität und Schlafstörungen auf. Sie können aufgrund dieser Bedingungen u. a. den alltäglichen und schulischen Anforderungen, die an sie gestellt werden, nur unzureichend gerecht werden. In Verbindung mit lange anhaltendem familiären und schulischen Stress haben sie ihren biologischen Rhythmus mit einem natürlichen Wechsel von Anspannung und Entspannung verloren (▶ Kap. 1.3.2).

Eine Balance zwischen Bewegung und Entspannung, zwischen Aktivität und Ruhe ist allerdings die Basis für individuelles Wohlbefinden und Gesundheit. Vaitl und Petermann (1993, S. 25) beschreiben Entspannung als ein *»Reaktionsmuster, welches biologisch angelegt ist, zum natürlichen Verhaltensrepertoire des Menschen gehört und unter günstigen Bedingungen leicht hervorzurufen ist«*. Schon aus diesem Grund sollten Entspannungsmethoden und -übungen für Kinder und Jugendliche unabhängig von den jeweiligen Diagnosen als Sekundärprävention während des stationären Aufenthaltes vermittelt werden. Einschränkend sind die verschiedenen Entspannungsmethoden jedoch daraufhin zu prüfen, inwieweit ihr Einsatz für einzelne Diagnosegruppen indiziert ist.
Aus salutogenetischer Perspektive sind die Entspannungsangebote unter dem Gesichtspunkt des Kohärenzgefühls bedeutsam (▶ Kap. 1.3.4):

Verstehbarkeit Kinder und Jugendliche sollen die Zielsetzungen der Entspannungsangebote nachvollziehen können. Dazu gehört, welche Formen für sie passend sind und wie sie diese im Alltag nutzen können. Dies gilt besonders für Situationen, die als stark stressprovozierend wahrgenommen werden.

Handhabbarkeit Sie sollen das Gefühl haben, dass die Entspannungsübungen bzw. -methoden für sie erlern- und anwendbar sowie mit angenehmen Erlebnisinhalten und Befindlichkeitsverbesserungen verbunden sein können. Dies vermittelt ihnen das Gefühl von Sicherheit und Vertrauen in die eigenen Fähigkeiten.

Sinnhaftigkeit Für Kinder und Jugendliche hat das Erlernen geeigneter Entspannungstechniken eine besondere Bedeutung im Sinne einer Stressregulationskompetenz. Sie ermöglichen zudem einen verbesserten Umgang mit psychosomatischen Beschwerden oder mit Schlafstörungen.

Im Hinblick auf den Alters- und den Entwicklungsstand von Kindern und Jugendlichen ist vorab festzuhalten, dass die Inhalte der Entspannungsübungen sich altersgemäß an deren Erlebniswelt orientieren. Im Vorschulalter begreifen Kinder die Welt spielerisch und schlüpfen gerne in andere Rollen (»Der schlafende Bär«). Entsprechend dem zunehmenden Realitätsbewusstsein im Grundschulalter sind für diese Altersgruppe Entspannungs- und Phantasiegeschichten mit dem Zusatz »Stell dir vor, …« geeignet. Damit es bei der Entspannung nicht zu einer Über- oder Unterforderung kommt, sind die Aufgaben und Übungen im

Hinblick auf die jeweiligen teilnehmenden Kinder gedanklich durchzugehen und bei Bedarf abzuwandeln (Petermann 2019).

Bei Jugendlichen sind die Akzeptanz und Bereitschaft, eine Entspannungsmethode auszuprobieren, nicht immer vorhanden. Es empfiehlt sich, eine Entspannungsübung oder Methode evtl. im Anschluss an eine starke körperliche Beanspruchung bzw. nach dem Training einfließen zu lassen. Zusätzlich bedarf es einer stärkeren Informationsvermittlung über das psychosomatische Geschehen während der Entspannungsphase sowie bezüglich des Benefits im Alltag oder in der Schule. Hilfreich sind hier u. a. Verweise auf die Bedeutsamkeit von Regulationsverfahren (»Coolness-Training«) bei Leistungssportlern, Schauspielern oder Musikern, wie diese Personen mit Belastungen und Stress-Situationen umgehen und sie bewältigen.

Wirkungen von Entspannung

Gelingende Entspannung geht mit einer Reihe von körperlichen und psychischen Reaktionen einher, die häufig jedoch erst nach mehrmaligen Wiederholungen spür- und erfahrbar werden. Insofern ist an dieser Stelle darauf hinzuweisen, dass bei der Einbeziehung von Entspannungsübungen in den bewegungstherapeutischen Einheiten speziell bei Kindern Geduld gefordert ist. Stille ist in unserer reizüberflutenden Umwelt ein ungewohnter Zustand, der anfänglich bei den Kindern und Jugendlichen Unruhe und Nervosität provozieren kann. Hieraus folgt, dass einerseits die Entspannungssequenzen regelmäßig angeboten werden sollten, um einen Gewöhnungseffekt zu erreichen. Andererseits ist das Zeitmaß für die Entspannungsübungen zu Anfang eher kurz zu halten, um eine Überforderung hinsichtlich der Aufmerksamkeitsspanne zu vermeiden.

Als Entspannungsreaktionen lassen sich in Anlehnung an Kaluza (2014) wesentliche Merkmale benennen.

Merkmale von Entspannungsreaktionen

- Reduktion des Spannungszustandes der Skelettmuskulatur
- Beruhigung der Atmung
- Milderung emotionaler Reaktionen
- Verbesserung der Konzentrationsleistung und Informationsverarbeitung
- Abschwächung motorischer Unruhezustände

Die physiologischen und psychischen Reaktionen im Prozess der Umschaltung von Aktivität und Wachheit zu einem entspannten Zustand können jedoch anfänglich als unangenehme Begleiterscheinungen wahrgenommen werden. Dies kann sich u. a. in Kribbeln in den Händen und Füßen, Muskelzuckungen, Beklemmungsgefühlen in der Brust oder Ängsten äußern. Derartige Symptome sind als Übergangssymptome zu einem Entspannungszustand zu bewerten und müssen den Teilnehmern als natürlicher Vorgang bewusst gemacht werden.

Weitere Effekte, die mit den Entspannungsübungen verbunden sind, liegen in der Sensibilisierung der Nahsinne, womit gleichzeitig die Körperwahrnehmung gefördert wird. Die Erfahrung, dass Emotionen, Gedanken und körperliche Zustände beeinflussbar sind, verbessert die Selbstwirksamkeit und das Selbstkonzept (Chermette 2016; Quante 2003).

Formen der Entspannung

Als Orientierung zur Auswahl der Entspannungsübungen und -methoden kann die Entspannungspyramide von Quante (2003) herangezogen werden. Die hier aufgeführten Formen der Entspannung werden von unten nach oben hin anspruchsvoller (► Abb. 2-7).

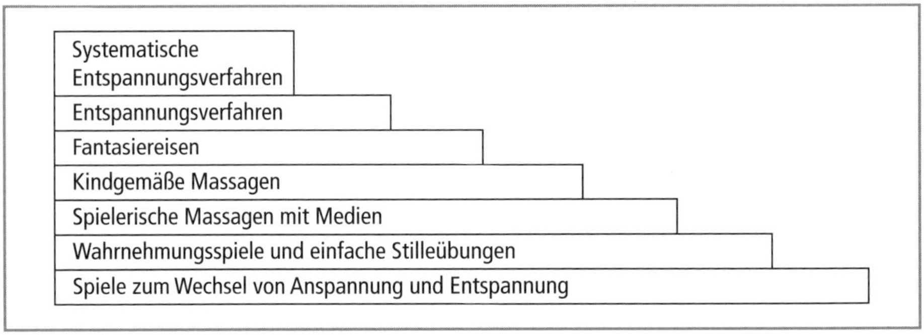

Abb. 2-7 Entspannungspyramide nach Quante (2003)

Die unteren vier Stufen der Entspannungstreppe sind für jüngere Kinder, die an Entspannung herangeführt werden, geeignet. Sie lassen sich zudem als kurze Sequenzen innerhalb der bewegungstherapeutischen Stunden einbeziehen, d. h., sie können z. B. am Anfang oder zum Ende der Einheit angeboten werden. Sie sind damit Teil der psycho-physischen Regulation, um erhöhte oder erniedrigte Aktivierungszustände zu beeinflussen.

> Psycho-physische Regulation basiert auf aktivierungs-, stress- und handlungstheoretischen Grundlagen (van der Schoot 1976; Nitsch 2004; Semmer & Zapf 2018). Sie besteht aus einem gut geplanten und durchgeführten Wechsel von anfänglich starken Bewegungsreizen zu kurzen Erholungsphasen. Ihr Ziel ist die Herstellung eines mittleren Erregungs- bzw. Spannungsniveaus, das notwendig für motorische, emotionale, motivationale, kognitive und soziale Lernprozesse ist.

Die Berücksichtigung dieses Prinzips ist vor allem bei Kindern mit Hyperaktivität zu beachten, um die Gefahr von chaotischen Abläufen und Zuständen in den bewegungstherapeutischen Einheiten zu reduzieren (Chermette 2016). Zudem wird durch die psycho-physische Regulation die Fähigkeit zur Körper- bzw. Bewegungs- und Selbstkontrolle verbessert. Als Wahrnehmungsbereiche kommen einzelne Sinneskanäle (akustisch, taktil, kinästhetisch) sowie die vegetativen Funktionsbereiche zum Tragen (Atmung, Temperatur). Zudem kann über die Imagination (Vorstellungsbilder, z.B. »Strand und Sonne«, »schlafende Katze«) oder mit kurzen »Entspannungsgeschichten« gearbeitet werden (Friebel 1995; Köckenberger & Gaiser 2009).

Der Einsatz von Elementen aus den systematischen Entspannungsverfahren, z.B. der Progressiven Muskelrelaxation (PMR), der Grundstufe des Autogenen Trainings (AT) oder achtsamkeitsbasierter Methoden (Atemtherapeutische Ansätze, Yoga, Qi Gong), empfiehlt sich eher für ältere Kinder und Jugendliche. Zudem hängt ihre Anwendung neben den einrichtungsbezogenen und räumlichen Bedingungen, der Länge des stationären Aufenthaltes vor allem von den Voraussetzungen des Therapeuten ab, inwieweit er selbst mit den Methoden vertraut ist, ihre theoretischen Hintergründe sowie ihre Vor- und Nachteile bzw. Kontraindikationen kennt. So ist das Autogene Training bei Jugendlichen mit schizophrenen Störungen oder mit drogeninduzierten Psychosen aufgrund diffuser Körpergrenzen absolut kontraindiziert, ebenso Phantasiegeschichten, die die Erinnerung an illusionäre Rauscherfahrungen wachhalten bzw. wiederbeleben können. Hingegen sind die Progressive Muskelrelaxation und gezielte Körperreisen (Body-Scan) mit diesen Personengruppen in entsprechendem zeitlich begrenztem Umfang durchführbar. Bei der Personengruppe mit Anorexie wiederum sind Autogenes Training oder Phantasiereisen eher anzuwenden als körperwahrnehmungsorientierte Methoden (Vaitl 2004).

Zu berücksichtigen ist auch, dass durch die Aufenthaltsdauer Grenzen gesetzt werden bezüglich des Erlernens und Anwendens solcher Techniken in Konflikt- oder Stress-Situationen. Hier kommt der Fortführung im ambulanten Bereich eine besondere Rolle zu. Eltern sollten daher über das Nutzen von Entspannungsverfahren informiert sein und ihre Kinder und Jugendlichen zum Weiterüben und zur Vertiefung von Entspannungsreaktionen anhalten. Eine Fülle an elektronischen Hilfsmitteln (CDs, Apps) steht hierbei zur Verfügung.

Methodische Hinweise

Die Durchführung von Entspannungsmethoden kann sowohl als eigenständige Intervention im Rahmen des Gesamtbehandlungsplans als auch als Teilsequenz innerhalb der normalen Bewegungstherapie-Stunden erfolgen. Im Fall einer eigenständigen Maßnahme werden häufig indikations- und stationsübergreifende Gruppen gebildet. Der Vorteil liegt hierbei in dem zeitlich größeren Rahmen – sowohl zum Üben, zur Reflexion des Erlebten als auch zur Informationsvermittlung. In der Regel sind eher ältere Kinder und vor allem Jugendliche in diesen Gruppen vorzufinden. Entspannungsübungen als Sequenz innerhalb der regulären Bewegungstherapie-Stunden fallen hingegen zeitlich kürzer aus. Sie werden häufig am Ende einer Stunde eingesetzt. Als Teil der psycho-physischen Regulation mit dem geplanten Wechsel von starker Aktivierung und kurzfristiger Erholung sollte sie besonders bei unruhigen und hyperaktiven Kindern und Jugendlichen zu Beginn der Stunde angewandt werden. Ihr Effekt liegt in der

Herstellung eines mittleren Erregungsniveaus als Ausgangspunkt für günstige motorische, emotionale, kognitive und soziale Lernprozesse mittels Bewegungs- und Sportaktivitäten.

Zum Abbau von Unsicherheiten und Widerständen hilft vor der ersten Entspannungssequenz ein altersentsprechendes einführendes Gespräch über den Sinn von Entspannung. Dabei sollten die (älteren) Kinder die Möglichkeit haben, ihre Erwartungen zu äußern. Im Rahmen von regelmäßigen Gruppenangeboten bieten sich zu Beginn der Angebotsreihe Blitzlichter mit folgenden Fragen an: *»Was macht ihr, um euch zu entspannen, wenn ihr Ruhe braucht oder einfach mal abschalten wollt?«*; *»Habt ihr schon einmal Entspannungsübungen oder -geschichten kennengelernt? Was habt ihr da gemacht und wie war das für euch?«*. Mit älteren Kindern ist es sinnvoll, auch über Ziele und Wirkungen von Entspannung zu sprechen (*»Was meint ihr, wofür Entspannung gut ist? Was versprecht ihr euch von Entspannungsübungen?«*).

Mit den Kindern können vor der Durchführung von Entspannungsübungen bestimmte Regeln besprochen werden. Hier geht es vor allem darum, dass die Kinder sich während der Entspannung gegenseitig nicht stören. Zum Gelingen trägt bei, wenn

- auf genügenden Abstand untereinander bei Einzelübungen geachtet wird;
- die Kinder sich sofort melden dürfen, falls ihnen irgendetwas unangenehm ist;
- bei Unwohlsein, Beschwerden, Unsicherheit oder Ängsten ein Rückzugsplatz am Rande besteht (»save place«);
- bei Partnerübungen (»Wetterkarte«; »Pizza backen«) nur die vorher vereinbarten Körperteile berührt werden;
- Massagen anfänglich eher mit intermediären Objekten (Tennis- oder Igelbälle) durchgeführt werden;
- jeder Teilnehmer über ein »Stopp« verfügt, wenn ihm etwas unangenehm erscheint;
- es respektiert wird, wenn ein Kind absolut nicht mitmachen möchte.

Dennoch lassen sich anfangs Störungen nicht immer vermeiden, da derartige Situationen für viele Kinder unbekannt, ungewohnt und verunsichernd sind. Solche Störaktionen sind z. B. lautes Lachen, imitiertes Schnarchen oder »Pupsen«. Die Bewegungstherapeuten sind in solchen Fällen gut beraten, wenn sie derartige Versuche mit Humor betrachten und sich an einen bekannten Merksatz von Ruth Cohn (2009) im Konzept der »themenzentrierten Interaktion« zunutze machen: »Störungen haben Vorrang!«. Dies bedeutet in diesem Fall, dass alle Kinder erst einmal tüchtig und laut lachen oder schnarchen oder imitierte »Pupser« produzieren dürfen. Nach einer Weile verschwindet dann die zuvor bestandene Spannung, und die Bereitschaft zu Entspannung verbessert sich.

Bei Kindern, die sich absolut den Entspannungsübungen oder -geschichten verweigern, kann es hilfreich sein, ihnen anzubieten, sich neben den Bewegungstherapeuten zu setzen und zu beobachten, welches der Kinder am wenigsten mit den Füßen wackelt oder die Finger bewegt usw. Die Ursachen solcher Verweigerungshaltungen liegen möglicherweise in der Befürchtung vor einem Kontrollverlust in der Entspannung, was evtl. auf Missbrauchserfahrungen zurückzuführen sein kann. Derartige Beobachtungen sollten zwingend dem verantwortlichen therapeutischen Team mitgeteilt werden. Das Schließen der Augen stellt ebenfalls eine Schwierigkeit dar und sollte anfänglich eher als Angebot formuliert werden, dieses einmal auszuprobieren. Später lassen sich auch Tücher zum Verbinden der Augen für diejenigen Kinder anbieten, die weiterhin Schwierigkeiten haben, die Augen längere Zeit geschlossen zu halten. Dies ist z. B. bei ängstlichen Kindern häufiger der Fall.

Mögliche Entspannungshaltungen sind – in Abhängigkeit vom Charakter der Entspannungsübungen, den räumlichen Bedingungen und ihrer Akzeptanz durch die Kinder – die Rücken-, Bauch- oder Seitlage bzw. ein angelehntes Sitzen. Zu Anfang ist es empfehlenswert, die Wahl der Entspannungshaltung (Gewohnheitshaltung) den Kindern zu überlassen, ihnen jedoch später die Vor- und Nachteile bestimmter Haltungen bewusst zu machen und sie zu ermuntern, mögliche Alternativen auszuprobieren, durch die sich die Entspannungseffekte vertiefen lassen.

Eine erfolgreiche Einbeziehung von Entspannung in die Therapie verlangt eine spezifische Vermittlungskompetenz. Hierbei achtet der Bewegungstherapeut darauf, dass er sich in einem beruhigend wirkenden Kontakt (Atmung, suggestionsverstärkende Stimmlage, Lautstärke, Länge der Pausen zwischen den Sätzen) während der Übungen und im Dialog mit den Kindern nach der Beendigung befindet. Dafür ist ein einfühlendes, empathisches und geduldiges Verhalten notwendig. Dies bedeutet, die Signale, Reaktionen, Bedürfnisse und Grenzen der einzelnen Kinder bewusst wahrzunehmen, damit umzugehen und trotzdem bei sich zu bleiben. Der Einsatz von geeigneter Entspannungsmusik kann die Wirkung von Entspannung verstärken, sollte jedoch hinsichtlich ihrer Notwendigkeit immer gut bedacht werden (Chermette 2016; Quante 2003).

Bei der Position im Raum wählt der Therapeut für sich einen Platz, bei dem er alle Kinder im Blick hat, auch diejenigen, die evtl. am Rand sitzen. Die Länge und das Tempo der Entspannungsangebote richten sich nach dem Alter, dem Entwicklungsstand, den Vorerfahrungen sowie der aktuellen Situation und Befindlichkeit der Kinder. Eine Rücknahme nach der Entspannung erfolgt möglichst immer nach dem Ritual, das in Anlehnung an das Autogene Training den Ablauf (1) *Gedanklich wieder ankommen*, (2) *Muskeln anspannen*, (3) *Tief atmen* und (4) *Augen öffnen* hat (Behringer & Rösch 2016).

Zur Bewertung und Bewusstmachung der Erlebnisse lassen sich in einer Abschlussrunde mögliche Fragen stellen wie: *»Wie ging es euch während der Entspannung?«; »Was war für euch besonders schön und angenehm?«; »Was hat euch an der Geschichte am besten gefallen?«; »Wie sah der Ort aus, an dem ihr in der Phantasiereise wart?«*. Bei großen Gruppen bieten sich hier Methoden wie das »Daumenbarometer« oder ausgedruckte »Smiley-Gesichter« an. In Gruppen mit älteren Kindern und Jugendlichen kann Entspannung zum Umgang mit Stress und zur Bewältigung des Alltags pointiert thematisiert werden (Krowatschek 1995). Für diesen Transfer bieten sich Fragen an wie: *»In welcher Situation könnte diese Übung für euch nützlich sein?«* oder *»Könnt ihr euch vorstellen, dies auch im Alltag anzuwenden?«*.

In diesem Zusammenhang bieten sich für diese Altersgruppe auch aktive, systematisch erlern- und anwendbare Entspannungsmethoden wie PMR, das AT oder körperorientierte Methoden wie Yoga an (Behringer & Rösch 2016; Petermann 2010). Alternativ lassen sich auch achtsamkeitsorientierte Prinzipien im normalen Training einführen, die evtl. leichter für sie zu akzeptieren sind. So lässt sich ein Ausdauertraining z. B. hervorragend mit einem Body-Scan verbinden, indem während der Aktivität gezielt mit folgendem Fokus gearbeitet wird:

Wie nehme ich im Augenblick den Kontakt der Füße zum Boden beim Laufen wahr? Wie spüre ich die unterschiedlichen Bodenbeschaffenheiten (Asphalt, Wiese, Sand, Waldboden)? Wie spüre ich meine Beine, mein Becken, meine Wirbelsäule, meine Arme und Hände beim Laufen? Wie nehme ich meine Atmung wahr? Meine Körpertemperatur? An welchen Stellen spüre ich mein Schwitzen? Wie nehme ich im Moment das Außen wahr (Was sehe, höre, rieche ich?)? Was verändert sich, wenn ich schnell oder langsam, vorwärts oder rückwärts, hoch oder runter, gerade oder in Kurven laufe?

Ein derartiger Fokus lässt sich auch beim Krafttraining mit und ohne Geräte, bei Koordinationsübungen oder beim Dehnen/Stretching einbeziehen. Beim Yoga oder bei Qi Gong/Tai Chi sind diese Wahrnehmungsmerkmale und -prozesse darüber hinaus ein zentrales Merkmal der Methode. Einige ergänzende Prinzipien aus den achtsamkeitsorientierten Methoden, die sich für bewegungstherapeutische Aktivitäten mit Ausnahme von Spielen eignen, sind in der Übersicht angeführt (Weiss et al. 2011; Wurll 2011; Kabat-Zinn 2013).

Prinzipien der Achtsamkeitsschulung

- Unangestrengte Konzentration auf das Hier-und-Jetzt/Gegenwärtigkeit
- Keine Bewertung des aktuell Wahrgenommenen und Erlebten, vielmehr eine akzeptierende, nicht wertende Haltung und ein Verstehen des Wahrgenommenen
- Keine Vergleiche mit früheren Erfahrungen oder gedanklichen Konzepten
- Aufmerksamkeit auf innere Vorgänge/äußere Vorgänge im Wechsel/aufmerksame Selbstbeobachtung
- Im Kontakt sein zu sich, der momentanen Befindlichkeit und zur Umwelt
- Vermeidung von Ehrgeiz oder Konkurrenzdenken
- Entwicklung von Genussfähigkeit in der Aktivität (Flow-Erleben)
- Zunahme von Selbstbeobachtungsfähigkeit und achtsamem, bewusstem Handeln

Zusammenfassend bieten bestimmte Entspannungsmethoden (PMR, AT, atemtherapeutische Ansätze, Körperreisen), aber auch körperliches Training einen guten Ansatz, in ihnen Achtsamkeitsprinzipien mit einfließen zu lassen (Kaltwasser 2016). Für Jugendliche mit Angststörungen, Depressionen oder Suchtstörungen ergeben sich hiermit Wege und Chancen, z. B. ihre ständige Grübelei zu unterbrechen, die Wahrnehmung auf die Gegenwart mit ihren Lösungsmöglichkeiten zu richten und ihre Ressourcen zu aktivieren. Damit können in der stationären Behandlung wichtige Anstöße zum konstruktiven Umgang mit Selbstzweifel, Stress oder einer störungsspezifischen Symptomatik vermittelt werden.

Allerdings kann es sich im stationären Setting nur um erste Anstöße handeln. Bei bestehendem Interesse kann auf ambulante Angebote verwiesen werden, die zumindest im großstädtischen Bereich bestehen, um das neu Erlernte mit der Haltung zu mehr Selbstregulationsfähigkeit und Gelassenheit zu vertiefen.

2.2.6 Bewegen im Wasser

Das Bewegen im Wasser ist ein wichtiges Kulturgut unserer Gesellschaft. Es ist obligatorischer Bestandteil der Bewegungserziehung, hat eine hohe freizeitsportliche Bedeutung und vereint zahlreiche Sportarten, Aktivitäten und Spielformen, die gleitend *auf dem Wasser* (Rudern, Eiskunstlaufen, Segeln, Surfen usw.), *unter Wasser* (Technisches Tauchen, Apnoetauchen usw.) oder *im Wasser* (Schwimmen, Wasserball, Synchronschwimmen, Rettungsschwimmen usw.) praktiziert werden. Der therapeutische Wert und Nutzen des Wassers für die Gesundheit wurde schon vor Jahrtausenden erkannt: In Form der *Hydrotherapie* wird es heute zur Behandlung akuter oder chronischer Beschwerden, zur Stabilisierung von Körperfunktionen sowie zur Vorbeugung oder zur Regeneration eingesetzt. Für die Orthopädie und Neurologie spielen zum einen die Temperaturreize und die Aggregatzustände des Wassers eine wichtige Rolle, zum anderen aber auch die besonderen Eigenschaften von Auftrieb und Widerstand. In der psychiatrischen Behandlung können mit dem Wasser gezielt therapeutische Themen und störungsspezifische Inhalte verknüpft werden (s. z. B. Maczkowiak et al. 2007; Schitter et al. 2020; Festor 1993). In diesem Abschnitt beleuchten wir das Schwimmen in der klinischen Behandlung (*Schwimmen* steht für das *Sich-Bewegen im Wasser* im weiteren Sinne und nicht für das technische Schwimmen). Hierbei orientieren wir uns an drei Fragen:

- Was macht das Schwimmen therapeutisch besonders wertvoll und attraktiv?
- Welche praktischen Vorgehensweisen haben sich bewährt?
- Welche methodischen Besonderheiten leiten sich aus den Umfeld-Bedingungen ab?

Die therapeutische Attraktivität

Das Bewegungsfeld *Wasser* zeichnet sich zunächst durch ein breites Spektrum an Inhalten aus: kleine Spiele, Wettkampf- und Staffelspiele, Mannschaftsspiele und Ballspiele, Geschicklichkeitsspiele und Übungsaufgaben, Partner- und Kooperationsspiele, Entspannungs- und Wahrnehmungsübungen sowie Formen des Kraft- und Ausdauertrainings oder der Wassergymnastik. Diese Inhalte können mit sehr unterschiedlichen Bedeutungsdimensionen verknüpft werden, wobei insbesondere Formen des Spiels und des Spielens einen großen Raum einnehmen können (► Kap. 2.2.1). Die inhaltliche Breite erlaubt eine vielfältige Nutzung und Akzentsetzung in der Therapie. Ob die Verbesserung koordinativer oder konditioneller Fähigkeiten im Vordergrund steht oder die Förderung der sozialen Kompetenz oder die Verbesserung der Körperwahrnehmung – im Wasser lassen sich sehr unterschiedliche therapeutische Ziele realisieren.

Das Wasser verfügt als Element über spezifische Eigenschaften, die unsere Wahrnehmung, unser Erleben und unser Bewegungsverhalten grundlegend beeinflussen. Auf ausgewählte Aspekte der *Temperatur*, der *Schwere(losigkeit)*, des *Widerstands und des Drucks*, der *Akustik* und *Optik* sowie der *Atmung* wollen wir kurz eingehen.

Das Wasser ist meist kühler als die wahrgenommene Außentemperatur. Hierdurch wirkt es meist vitalisierend, erfrischend und stimulierend. Der natürliche Impuls des Körpers gegen die Kälte ist Bewegung. Insbesondere bei Patienten, die durch ihre hypotone Körperspannung, durch Trägheit oder Antriebsmangel auffallen, regt das Wasser oft zu intensiveren und expansiveren Bewegungen an. Diese Aktivierung geht erfahrungsgemäß mit stimmungsaufhellenden Effekten einher. Auftrieb, Druck und Widerstand bieten außergewöhnliche Bewegungserfahrungen, wie das Schweben und Gleiten, Sprünge und Landungen oder Drehungen um die eigene Achse in der gefühlten Schwerelosigkeit. Durch den Wasserwiderstand und den Temperaturreiz wird die Haut als Gesamtorgan geradezu »reizüberflutet«, während visuelle und akustische Reize (v. a. unter Wasser) deutlich eingeschränkt werden. Nicht nur beim Tauchen, sondern auch über Wasser müssen die Bewegungen stärker an die Atmung gekoppelt werden. Mit zahlreichen Übungen und Spielformen kann der eigene Atem erkundet werden. Zusammengefasst wirken die spezifischen Qualitäten des Wassers erlebnisintensivierend, wahrnehmungsfördernd und laden zur Exploration des eigenen Bewegungsverhaltens ein (Hahn 2004).

Als eigener Lerngegenstand (▶ Kap. 2.2.6) bietet das technische bzw. sportliche Schwimmen exzellente Möglichkeiten, koordinative Fähigkeiten wie Kopplungsfähigkeit, Rhythmisierungsfähgkeit oder die Koordination von Teilimpulsen zu schulen. Oft ist das »schnelle Schwimmen« ein attraktives Ziel unter den Kindern, die gerne in Staffelspielen oder bei Fangspielen wetteifern. Auch bei Jugendlichen gilt ein »guter« (ökonomischer) Schwimmstil als »cool«. Die unterschiedlichen Schwimmlagen (Brust, Kraul, Rücken, Delphin) bieten hier unterschiedliche Anforderungsprofile und Herausforderungen, die leicht an individuelle Bewegungs- und Lernkompetenzen angepasst werden können (Hahn 2004). Dem gezielten Üben und Trainieren der Schwimmfähigkeit kommt ein besonders wichtiger Stellenwert zu, wenn man die hohen Zahlen förderungsbedürftiger Kinder betrachtet (DLRG e. V. 2017). Das Schwimmen eignet sich auch hervorragend für intensive Bewegungsaktivitäten zur Förderung der Ausdauer. Hierbei profitieren insbesondere übergewichtige Patienten von der geringen Krafteinwirkung auf den passiven Bewegungsapparat, der bei sonstigen Fang-, Lauf- oder Staffelspielen z. T. stark beansprucht wird.

Bei ängstlichen Kindern oder jenen, die die Phase der Wassergewöhnung und Wasserbewältigung nicht gut »durchlaufen« haben, kann das Wasser therapeutisch gezielt als Expositionsraum genutzt werden, um Emotionsregulation, Selbstsicherheit und Selbstkontrolle zu üben. Dies erfordert besondere methodische Vorgehensweisen und individuelle Hilfestellungen, wie sie im störungsspezifischen Abschnitt zu *Angststörungen* beschrieben werden (▶ Kap. 3.4).

Bewährte Konzepte und praktische Vorgehensweisen

An dieser Stelle bietet es sich an, zwei Beispiele aus der klinischen Praxis anzuführen. Das erste Format beschreibt das Schwimmen als prozessorientiertes Angebot auf einer störungsübergreifenden Kinderstation, das zweite beschreibt es als spezifisches Element der Körperbildtherapie auf einer Spezialstation für Essstörungen im Jugendalter. Beide Gruppen finden einmal wöchentlich im Schwimmbad der Klinik statt.

Praxis

Bewegung, Spiel und Spaß im Wasser mit Kindern

Das Angebot *»Bewegung, Spiel und Spaß im Wasser«* stellt im Hinblick auf die Struktur, die Rahmung und die intentionale Ausrichtung bewusst einen Kontrapunkt zu anderen Angeboten der Station dar, bei denen feste Abläufe und wiederkehrende Übungsformen im Vordergrund stehen. Die Teilnahme an der Schwimmgruppe ist nicht an störungsspezifische Indikationen geknüpft. Eine ausreichende Absprachefähigkeit und eine grundlegende Schwimmfertigkeit werden vorausgesetzt. Nimmt ein neues Kind erstmalig teil, werden zu Beginn der Stunde die Hallen- und Verhaltensregeln, einschließlich Konsequenzen, sowie die »Rahmung« dieses Formates besprochen: Das »freie Spielen« muss so gestaltet sein, dass sich keiner gestört und eingeschränkt fühlt. Den Kindern stehen zahlreiche Materialien zur Verfügung: Pool-Nudeln, Schwimmreifen, Matten, Tauchringe, Schnorchel, Flossen und Taucherbrillen, Schwimmbretter, Bälle, Wasser-Frisbees, Tore u. v. m. Die Kinder organisieren sich meist schnell untereinander und gehen spontan ihren Impulsen und Ideen nach. Mal entstehen so an verschiedenen Stellen des Beckens unterschiedliche Aktivitäten, mal bündelt sich die Gruppe um ein gemeinsames »Thema« oder ein Spiel. Vom entspannten »Floaten« zu »Wasserschlachten« mit Pool-Nudeln, vom »Ball hochhalten« zum »Haifisch-Fangen«, vom Strecken-Tauchen zum Sprung-Wettbewerb, vom »Boot-Bauen« zum Wasserball greifen die Kinder auf beliebte und bekannte Aktivitäten zurück und/oder erfinden Neues. Spiel, Spaß und Genuss in der Gruppe stehen im Vordergrund (► Abb. 2-8). Der Therapeut steuert »sanft« den Prozess und unterstützt z. B. bei der Klärung von Konflikten, indem er Spielvariationen aufzeigt und die Spielorganisation unterstützt, indem er zur Vertiefung und Erweiterung von Bewegungserfahrungen animiert oder individuelle Hilfestellungen vermittelt oder das Geschehen kommentiert und Situationen lobend hervorhebt.

Dieses Format erweist sich unter einer diagnostischen Perspektive als besonders aufschlussreich, wenn folgende Fragen interessieren:

Wer bringt sich wie in das Geschehen mit ein? Welche Rollen nehmen die Kinder in der Gruppe ein? Wie kreativ wird mit dem Material umgegangen? Wie gestalten die Kinder ihre »Spiel- und Freiräume«? Welche individuellen Probleme und Lösungskompetenzen treten zutage? Welche »Themen« zeigen sich in den Aktivitäten und welche Bedürfnisse werden hierbei erfüllt und ausgedrückt?

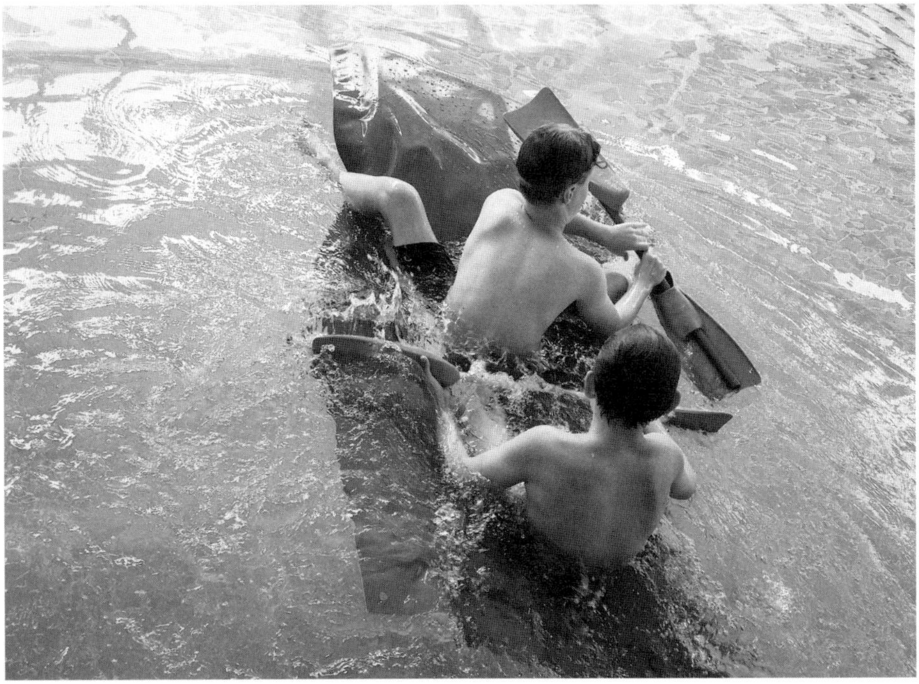

Abb. 2-8 Adrian und Yuri haben sich ein Floß gebaut und überqueren den »Krokodilsfluss«

Praxis

Körperbildtherapie mit essgestörten Jugendlichen

Das bewegungstherapeutische Konzept der Station für Essstörungen umfasst unterschiedliche Angebote, deren Teilnahme im Sinne eines Stufenplans an das Gewicht der Patienten gekoppelt ist – ab der 5. BMI-Altersperzentile nehmen diese an der Schwimmgruppe teil. Das Angebot begreift sich als spezifische Diagnostik-Einheit, in der das Selbstbild der Patienten im Fokus steht. Insbesondere geht es um *perzeptive, affektive* und *behaviorale* Komponenten des Körperbildes: Wie wird der eigene Körper erlebt, und was löst die Auseinandersetzung mit dem eigenen Körper aus? Wie gehen die Jugendlichen mit der Exponiertheit vor den anderen um? Was wird als angenehm oder aversiv empfunden, und welches Verhalten geht mit den körperbezogenen Empfindungen und Gefühlen einher? Wie werden Fremdwahrnehmungen und Bewertungen in das Selbstbild integriert, und wie ist der Körper in das soziale Geschehen »eingebettet«? Oft zeigen sich typische Auffälligkeiten in einer übermäßigen Kontrolle des eigenen Erscheinungsbildes, in zwanghaft anmutendem exzessiven Bewegungsverhalten, im Kaschieren bestimmter Körperpartien, in der Angst, sich bzw. andere zu berühren oder in der »Flucht« vor unangenehmen Themen durch übertriebenen (aber nicht authentischen) Ausdruck von Freude und Spaß. Diese Beobachtungen werden von der Therapeutin je nach Situation direkt oder im Rahmen von Einzelstunden thematisiert bzw. fließen in die allgemeine Prozessdiagnostik ein. Darüber hinaus bietet dieses Format auch viele therapeutische Ansätze: So wird das Wasser genutzt, um positive, angenehme, wohltuende und genussvolle Bewegungserfahrungen zu vermitteln. Hierzu eignen sich beispielsweise kooperative Partneraufgaben, Wahrnehmungs-, Lockerungs- und Entspannungsübungen oder freies Experimentieren mit Materialien. Das Wasser begünstigt dabei fließende, weiche und harmonische Bewegungen und bietet Wahrnehmungen von Schwere und Gelöstheit. Häufig verbinden die Patienten mit Bewegung und Sport Vorstellungen von *Anstrengung, Leistung, Disziplin* und *Kontrolle*. Im Sinne neuer Bewegungserfahrungen und korrigierender Einstellungen steht nun das »Wohl des Körpers« im Vordergrund. Schließlich zielt das Format auch darauf ab, soziale Kompetenzen zu fördern und Isolationstendenzen abzubauen. Hierzu sammelt die Therapeutin z. B. Wünsche und Gestaltungsideen der Gruppe, die sich dann auf ein gemeinsames Thema einigen soll. Gemeinschafts- und Kooperationsaufgaben wie der Bau eines Matten-Floßes, auf dem alle »ihren Platz« haben, fördern z. B. die Abstimmungs- und Kooperationsfähigkeit und bieten intensive Kontakt- und Beziehungserfahrungen sowie Gemeinschaftserleben.

Die Beispiele stehen stellvertretend für zwei Möglichkeiten unter vielen, das Schwimmen in die Bewegungstherapie zu integrieren und das Angebot an dem jeweiligen Behandlungskonzept der Station auszurichten. Jedes Format stellt natürlich spezifische Anforderungen an die Patienten und den Therapeuten. Der Prozesscharakter und der Gestaltungsfreiraum im ersten Beispiel können z. B. strukturbedürftige Patienten überfordern oder zum Ausleben dissozialer Verhaltensweisen einladen. Bei der Gruppe der Essgestörten kann die Kälte des Wassers auch von den Patienten »missbraucht« werden, um weitere Kalorien mit intensiver Aktivität zu verbrennen. Es ist wichtig, diese Besonderheiten bei der Konzeption und Gestaltung der Formate zu berücksichtigen.

Methodische Hinweise

Sofern die Schwimmangebote in den Bewegungstherapieräumlichkeiten der Klinik durchgeführt werden, sollte der Therapeut neben der Kenntnis der institutionellen Sicherheitsvorschriften und der Baderegeln eine entsprechende Qualifikation vorweisen können (DLRG-Rettungsschwimmer, Erste Hilfe). Das Schwimmbad ist ein Raum mit Gefahrenpotenzial. Ohne Anspruch auf Vollständigkeit betreffen Sicherheitsaspekte z. B. die Abklärung der Schwimmfähigkeit der Patienten vor ihrer Teilnahme, das Abschließen der Türen nach jeder Einheit, die Sicherung von bestimmten Materialien, die permanente Aufsicht der Patienten oder die Klärung von Verhaltensregeln im Notfall. Findet das Bewegungstherapieangebot in einem öffentlichen Schwimmbad statt, sind weitere Überlegungen ratsam, z. B. im Hinblick auf die Gruppenkonstellation, die Teilnahmeindikation oder auf organisatorische Abläufe vor Ort.

Ein zentraler Aspekt für die Therapie ist (dies wurde im zweiten Beispiel bereits angedeutet) die stärkere *Exponiertheit* des Körpers vor der Gruppe. Die Alltagskleidung als natürliche Grenze und Schutz wird durch eine Badehose bzw. einen Badeanzug ersetzt. Hierdurch werden große Teile des »nackten« Körpers für andere sichtbar, und Körperformen bilden sich deutlicher ab. Die klinische Erfahrung zeigt, dass dies für jüngere Kinder eine untergeordnete Rolle spielt, von Jugendlichen hingegen als höchst problematisch erlebt werden kann.

In der sensiblen Phase der Pubertät, in der sich der Körper und das eigene Körperbild massiv verändern, ist diese Altersgruppe besonders sensibel gegenüber Themen der Selbst- und Fremdwahrnehmung, der Selbstakzeptanz und des Selbstbildes. »Gute Gründe«, das Schwimmen als Therapieangebot abzulehnen, sollten an dieser Stelle ernstgenommen und mit der nötigen Achtsamkeit behandelt werden. Vor allem in der psychiatrischen Akutversorgung sollte bedacht werden, dass die Patientengruppe keine Freundesclique ist und dass das Zeigen des eigenen Körpers mit Unsicherheit, Misstrauen und Scham verbunden sein kann. Insbesondere für das Umziehen und das Duschen muss die Vorgehensweise so gestaltet sein, dass die individuellen Intimitätsgrenzen jederzeit gewahrt sind. Für Jugendliche mit Ritznarben oder Körperbildstörungen oder Patienten aus einem anderen Kulturkreis können diese Momente z. B. eine erhebliche Belastungsprobe darstellen. Das Umziehen und Duschen sind darüber hinaus insofern nicht ganz unproblematisch, da der Therapeut die Patienten ja nicht in die Umkleide begleitet und auf Konflikte oder – im Extremfall – auf übergriffiges oder sexualisiertes Verhalten unter den Patienten nicht unmittelbar reagieren kann. Rein praktisch bietet sich an, diese Themen mit der Gruppe transparent zu besprechen. Flexible Lösungen wie das zusätzliche Tragen von T-Shirts im Wasser oder das verfrühte Verlassen des Beckens für jene, die sich alleine Duschen möchten, können individuelle Entlastungsmöglichkeiten darstellen.

Das Thema der körperlichen Exponiertheit ist nicht nur aus Patientensicht relevant, sondern auch für den Therapeuten selbst. Dies beginnt mit der Frage, ob er/sie auch mit im Wasser ist und aktiv teilnimmt. Hierzu können natürlich keine allgemeingültigen Empfehlungen gegeben werden. Wir möchten lediglich darauf aufmerksam machen, dass das Schwimmen mit den Themen der *Intimität* und *Grenzsetzung* verbunden sein kann, und für einen achtsamen Umgang sensibilisieren.

Ein weiterer methodischer Aspekt betrifft die besondere Raum-Akustik in Schwimmbädern. Für die Erklärung von Spielen, die Besprechung von Konflikten oder für spontane Anweisungen an die Gruppe bietet sich an, einen Sammelpunkt oder bestimmte Signale (Trillerpfeife) zu nutzen, damit die Aufmerksamkeit gebündelt werden kann. Die besondere Geräuschlage, aber auch andere Reize, wie Licht- und Wasserspiegelungen, stellen ggf. für reizoffene, ablenkbare und sensible Kinder hohe Reizquellen dar. Entsprechende Hinweise zur methodischen Vorgehensweise bei unterschiedlichen Störungsbildern (z. B. AHDS oder Autismus) finden sich in Kapitel 3 (»Störungsbilder«).

Zusammenfassend steht das Bewegen im Wasser für einen breiten inhaltlichen Zugang mit hoher Erlebnisintensität, der insbesondere bei Kindern auf große Beliebtheit stößt. Das Schwimmen lädt zu Spiel, Spaß und Genuss ein und erlaubt unterschiedliche Schwerpunkte in der therapeutischen und störungsspezifischen Zielsetzung. Gleichzeitig sind mit dem Medium Wasser spezifische Anforderungen und methodische Besonderheiten verbunden.

2.2.7 Kampfkünste

Der Begriff »Kampfkünste« (engl. »martial arts«) verlangt zunächst eine kurze begriffliche Rahmung, ohne jedoch weiter auf die Ordnungs- und Systematisierungsbemühungen der Vielzahl existierender Kampfkünste einzugehen und das Ringen um eine einheitliche Definition an dieser Stelle aufzugreifen. Wir verstehen *Kampfkünste* in diesem Zusammenhang als Oberbegriff für unterschiedliche Bewegungspraxen, Disziplinen, Strömungen und Stile, die sich durch ihr zentrales Thema, das *Kämpfen, aus*zeichnen. Dies schließt ungeachtet ihrer geographischen und kulturhistorischen Verortung oder ihrer Verankerung im institutionalisierten Sportgeschehen Budo-Künste wie Karatedo, Aikido, Judo oder Kyudo ebenso ein wie Varianten des Stock- und Schwertkampfes, Bewegungsformen wie das Tai Chi oder Spiele und Partnerübungen des Ringens und Raufens.

Diese Bandbreite geht mit großen Unterschieden einher, die für den therapeutischen Einsatz relevant sind: Manche Kampfkünste sind berührungs- und körperkontaktintensiv (Judo), andere finden z. T. ganz ohne Partnerarbeit statt (z. B. die Formen beim Tai Chi). Manche sind mit einem starken Körpereinsatz verbunden (z. B. Ringen und Raufen), andere zeichnen sich durch ruhige und meditative Bewegungsvollzüge aus (Bogenschießen). Bei manchen stehen offensive kämpferische Haltungen und Initiative im Vordergrund (Kendo), bei anderen überwiegt das Annehmen und Umleiten der Kraft des Übungspartners (Aikido). Manche sind stärker an ritualisierte Bewegungsabfolgen und Techniken gebunden (Karate), andere betonen Aspekte der Intuition und Improvisation (Stockkampf). Vorab muss also festgehalten werden: Jede Disziplin hat ihre ureigenen Merkmale und Charakteristika.

Lenkt man den Blick stärker auf die Überschneidungsmengen und Gemeinsamkeiten, so zeichnen sich Kampfkünste (mit mehr oder weniger starken Akzenten) durch folgende Aspekte aus.

Zentrale Merkmale von Kampfkünsten

- Neben ihrer ursprünglichen Funktion der Wehrfähigkeit und des Selbstschutzes zielen sie auf eine Stärkung der Gesundheit und eine ganzheitliche Persönlichkeitsentwicklung ab.
- Die Bewegungshandlungen sind eingebettet in ein ethisch-moralisches Grundgerüst. Es bestehen Verbindungen zu philosophischen und/oder religiösen Praxen, z. B. dem Konfuzianismus, Daoismus oder Buddhismus. Dies spiegelt sich u. a. in Form einer bestimmten Etikette mit entsprechenden Verhaltensformen und Ritualen wider.
- Der Kampf ist das zentrale Thema. Hiermit sind mehr oder weniger intensive Formen der Partnerarbeit verbunden, die sich zwischen den Polaritäten des Dialogs und der Konfrontation bewegen.
- Dem Aneignen und Üben von stilisierten Bewegungsabfolgen und Techniken wird ein hoher Stellenwert eingeräumt. Kennzeichnend ist hierbei die bewusste Verbindung von Haltung, Atmung, Bewegung und Vorstellungskraft.
- Der Entwicklungsprozess des Lernenden steht im Vordergrund. Die Beziehung zwischen Lehrer (oder Meister) und Schüler nimmt in diesem Prozess eine zentrale Rolle ein.

Kampfkünste in Pädagogik und Therapie

Die beschriebenen Merkmale machen Kampfkünste zu einem attraktiven Medium in der pädagogisch-therapeutischen Arbeit mit verschiedenen Zielgruppen in unterschiedlichen Feldern der Prävention, der Rehabilitation und der Gesundheitsförderung. Vor allem in den letzten drei Jahrzehnten haben bestimmte Kampfkünste in verschiedenen Kontexten von *Heilung* und *Bildung* regelrecht Fuß gefasst. Dies trifft beispielsweise auf das Tai Chi für die neurologische und kardiopulmonale Rehabilitation zu (s. z. B. Hartley et al. 2014; Wang et al. 2014; Ni et al. 2014; Zhou et al. 2015) oder auf das Ringen und Raufen im Schulsystem. Für Letzteres liegen mittlerweile zahlreiche Standardwerke und Unterrichtskonzepte vor (Lange & Sinning 2019; Beitzen 2019; Beudels & Anders 2001). Insbesondere *Budo-Disziplinen* (traditionelle japanische »Weg-Künste«) werden in ihrer pädagogisch-therapeutischen Relevanz besonders hervorgehoben. Es existieren für diesen Bereich eigenständige Institute, die eine Etablierung der Budopädagogik und Budotherapie in pädagogischen, sozialen und therapeutischen Feldern anstreben und berufsqualifizierende Aus-, Fort- und Weiterbildungen anbieten (Wolters 2008; Nachtlberger & Wolters 2016; Siegele 2018).

Mit diesen Entwicklungen einher gehen Bestrebungen der wissenschaftlichen Fundierung und die zunehmende Erforschung der Effekte von Kampfkünsten. Mittlerweile werden in zahlreichen Publikationen die positiven Wirkungen auf spezifische Aspekte der Gesundheit und Persönlichkeitsentwicklung, der therapeutische Wert und Nutzen sowie konkrete Anwendungsmöglichkeiten in verschiedenen psychiatrischen, psychosomatischen und psychotherapeutischen Behandlungssettings beleuchtet (z. B. Bettinaglio 1993; Buck 2002; Gleser & Brown 1988; Grässner & Deimel 2007; Höhmann-Kost & Siegele 2004; Roth 1993; Thimme & Deimel 2012; Weiser et al. 1995; Wagner 2002; Wohak 2002; Ludwig et al. 2017; Siegele 2013). Bloem et al. (Bloem et al. 2004) fassen in ihrer Übersichtsarbeit zu den psychosozialen Effekten von Kampfkünsten spezifische Persönlichkeitsveränderungen und Verhaltensänderungen zusammen. Sie dokumentieren u. a. folgende Auswirkungen: eine Stärkung des Selbstbewusstseins, verbesserte Kompetenzgefühle und Selbstkontrolle, verminderte Angst, erhöhte Fähigkeit zur Toleranz und Anpassungsbereitschaft, der Erwerb von problem- und emotionsfokussierten Bewältigungsstrategien und verminderte Aggression.

Insbesondere für psychisch erkrankte Kinder und Jugendliche sind die wahrnehmungsschulenden, emotionsregulierenden und gemeinschaftsbildenden sowie die selbstsicherheitsfördernden Effekte, die der regelmäßigen Kampfkunstpraxis zugeschrieben werden, von hohem Wert (Buck & Buck 2004; Lochmüller 2008; Nachtwey 2003; Schmidt 2016; Schnurnberger 2011; Wolters 1999). Sie bietet den Übenden intensive Auseinandersetzungsmöglichkeiten und Lernerfahrungen mit sich selbst, mit einer stilisierten Kunstform und mit dem Umfeld, z. B. in der Beziehung zu wechselnden Übungspartnern, zum Therapeuten oder zur Gruppe (► Abb. 2-9). Insbesondere das intensive Beziehungsgeschehen ist für den therapeutischen Kontext im Hinblick auf Aspekte der Persönlichkeitsentwicklung von großer Bedeutung. Für den Einsatz von Kampfkünsten im kinder- und jugendpsychiatrischen Setting bzw. mit unterschiedlichen Störungsbildern liegen zahlreiche Studien und Fallberichte vor (z. B. Wolters 1999; Wolters & Nachtlberger 2015; Schmidt 2016; Thimme 2017b; Bahrami et al. 2016). Generalisierbare Aussagen zu psychosozialen Effekten für diese Altersgruppe oder für spezifische Störungsbilder sind nach aktuellem Forschungsstand noch nicht möglich (Vertonghen & Theeboom 2010).

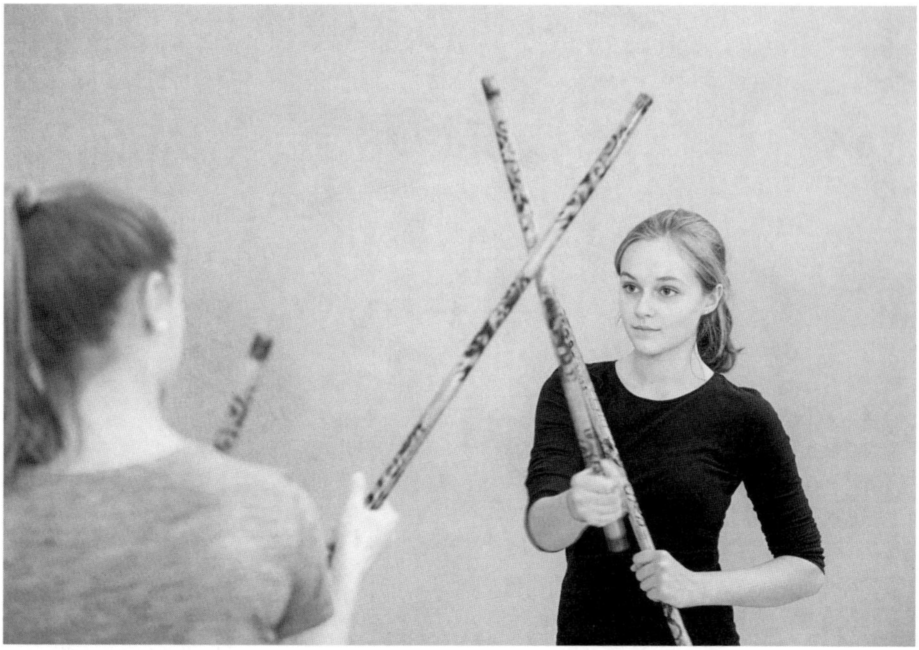

Abb. 2-9 Das Kämpfen fordert die aktive Gestaltung des Beziehungsdialogs. Hier kommt der Satz von Martin Buber »Das Ich reift am Du« zum Tragen

Inhalte – Themen – Ziele

Jede Kampfkunst zeichnet sich durch ihre eigenständigen Merkmale und Spezifika aus. Wir können an dieser Stelle nicht vertiefend auf die Grundlagen einzelner Kampfkünste eingehen – hierfür gibt eine umfangreiche Literatur. Wir möchten hingegen einen Blick auf spezifische Leib- und Bewegungsthemen werfen, die mit unterschiedlichen Kampfkünsten verbunden sein können. Hieraus ergeben sich unterschiedliche Zielsetzungen bzw. Akzente für die therapeutische Arbeit mit Kindern und Jugendlichen. In ▶ Tab. 2-1 sind die Kampfkünste (1) *Tai Chi und Qi Gong*, (2) *Ringen und Raufen* bzw. *Judo*, (3) *intuitives Bogenschießen* bzw. *Kyudo* und (4) *Stockkampf bzw. Escrima* mit typischen Inhalten, ausgewählten Bewegungsthemen und möglichen therapeutischen Zielsetzungen beschrieben.

Tab. 2-1 Inhalte, Themen und therapeutische Ziele von ausgewählten Kampfkünsten

Kampfkünste	Inhalte	Themen	Ziele
Tai Chi/ Qi Gong	Lockerungsübungen Selbstmassagen Formen im aufrechten Stand und in Bewegung Partnerübungen (z. B. »pushing hands«)	Atem- und Bewegungsfluss Bewegungskontrolle Stabilität – Flexibilität Erdung und Grounding Sammlung – Einheit	Tonusregulation Spannungsregulation Körperwahrnehmung Bewusstheit Differenzierungsfähigkeit Gleichgewichtsfähigkeit
Ringen und Raufen/Judo	Mit dem Partner oder der ganzen Gruppe Mit direktem oder indirektem Körperkontakt Auf dem Boden oder im Stand	Vertrauen – Verantwortung Über- und Unterlegenheit Dominieren – Anpassen Flucht – Standhaftigkeit	Emotionsregulation/ insbesondere Umgang mit Aggressionen Impulskontrolle Frustrationstoleranz Selbst- und Fremdwahrnehmung Rollenflexibilität Kraft und Gewandtheit
Intuitives Bogenschießen/ Kyudo	Schießen aus verschiedenen Distanzzonen Aus dem Stand/ Aus der Bewegung Alleine oder mit Partner (z. B. als Korrektiv)	Zielorientierung Fokussierung Zentrierung Loslassen Akzeptanz	Spannungs- und Tonusregulation Realistische Selbsteinschätzung Angemessene Bewertung von Erfolg und Misserfolg Konzentration und Aufmerksamkeit Achtsamkeit und Gelassenheit Visuomotorik
Stockkampf/ Escrima	Mit dem Partner oder in der Gruppe (Formen) Mit einem Stock oder mit zwei Stöcken Mit festgelegten oder flexiblen Angriffs- und Verteidigungsmustern Rhythmusübungen/ Synchronisationsübungen	Nähe – Distanz Führen – Folgen Resonanz und Spiegelung Anpassung – Differenzierung	Affektregulation/ insbesondere Umgang mit Angst Selbstkontrolle Selbstsicherheit Beziehungsgestaltung Umgang mit Nähe und Distanz Hand-Auge-Koordination Rhythmisierungsfähigkeit

Die Kampfkünste unterscheiden sich durch jeweils eigenständige Themen: Das Tai Chi ist eng mit *Stabilität* und *Flexibilität* verbunden, wohingegen beim Bogenschießen die *Zielorientierung* und das *Loslassen* im Vordergrund stehen und beim Stockkampf das Thema *Nähe und Distanz* zentral ist. Für die therapeutische Arbeit ist es wichtig, sich dieser Unterschiede bewusst zu sein, um im Hinblick auf die therapeutischen Zielsetzungen den geeigneten Zugang und die passenden Inhalte zu wählen. Beim Tai Chi werden im Bereich der Koordination insbesondere Gleichgewichtsfähigkeit, räumliche Orientierungsfähigkeit und kinästhetische Differenzierungsfähigkeit gefördert, während beim Stockkampf insbesondere Hand-Auge-Koordination, Reaktionsfähigkeit und Rhythmisierungsfähigkeit geschult werden. Während beim Ringen und Raufen sehr gut Affekt- und Impulskontrolle, Frustrationstoleranz und der konstruktive Umgang mit Aggressionen geübt werden können, sind beim Bogenschießen Zielsetzungen wie die Förderung einer realistischen Selbsteinschätzung, die Verbesserung von Konzentration und Aufmerksamkeit oder eine angemessene Bewertung von Erfolg und Misserfolg naheliegend. Während sich Tai Chi durch die langsamen und kontrollierten Bewegungen und die Konzentration auf körpereigene Phänomene wie Atmung, Haltung und Bewegung anbietet, um die Introspektionsfähigkeit und Körperwahrnehmung zu verbessern, eignet sich das partnerschaftliche Kämpfen beim Judo ideal, um kommunikative und interaktive Fähigkeiten zu verbessern und den Umgang mit Rollen zu üben.

Uns ist bewusst, dass die gelisteten Themen und Ziele nicht ausschließlich und trennscharf der ein oder anderen Kampfkunst zuzuordnen sind. Wir möchten mit dem Ordnungsversuch lediglich den Leser für die unterschiedlichen Qualitäten und »Profile« einzelner Kampfkünste sensibilisieren und potenzielle Schwerpunkte für die bewegungstherapeutische Arbeit aufzeigen. In diesem Abschnitt haben wir uns bewusst mit Kampfkünsten in Abgrenzung zu Kampfsportarten befasst. Ohne an dieser Stelle auf die Abgrenzungsdebatte dieser Bewegungsfelder näher eingehen zu können, sei zumindest erwähnt, dass sich selbstverständlich auch Elemente aus Sportarten wie Boxen sehr gut in die Bewegungstherapie integrieren lassen. Diese bieten sich z. B. im Kontext Fitness-orientierter Angebote im Sinne eines Konditions- und Koordinationstrainings (Schattenboxen, Pratzentraining, Sandsackarbeit usw.) an. In zahlreichen Einrichtungen der Jugendhilfe sind diese Inhalte beliebte Aktivitäten sozialpädagogisch und therapeutisch ausgerichteter Sportangebote.

Wir fassen zusammen: Das Kampfkunst-Spektrum ist extrem breit und bietet entsprechend vielfältige Akzentuierungsmöglichkeiten. Aus der Frage der therapeutischen Indikation leitet sich die Wahl geeigneter Zugänge und Inhalte ab.

Methodische Hinweise

Abschließend möchten wir kurz auf einige Besonderheiten der praktischen Umsetzung eingehen, wobei sich die Erläuterungen vor allem auf jene Kampfkünste beziehen, bei denen der kämpferische Dialog mit dem Partner im Vordergrund steht.

Kampfkünste bieten insbesondere für jene Kinder und Jugendliche ein vortreffliches Lern- und Übungsfeld, die Schwierigkeiten der Impulskontrolle aufweisen und einen unangemessenen Umgang mit Aggressionen zeigen – gleichzeitig ist die Sicherheit und Unversehrtheit *aller* Teilnehmer oberstes Gebot. Zu den wichtigen Voraussetzungen zur Teilnahme gehört auf Patientenseite deshalb ein Mindestmaß an Selbstkontrolle und Selbstbeherrschung sowie die Bereitschaft, sich an die vereinbarten Regeln zu halten und die Rahmenbedingungen zu achten. Treten trotz der klaren und verbindlichen Verständigung auf gemeinsame Umgangsformen, Regeln und Konsequenzen wiederholt fremdgefährdende und -verletzende Verhaltensweisen durch ein Kind auf und zeigen die individuellen Unterstützungsmaßnahmen keine ausreichende Wirkung, ist die Teilnahme zu unterbrechen.

Die Vorstellung zu kämpfen ist nicht für alle Kinder gleichermaßen attraktiv, anregend, motivierend und lustvoll. Der partnerschaftliche Bewegungsdialog – sei er auch noch so spielerisch gestaltet – stellt besondere physische und psychische Anforderungen an die Beteiligten: Körperkontakt aufbauen, Vertrauen und Misstrauen abwägen, Kräfte messen, den eigenen Standpunkt verteidigen, um die eigene Kontrolle ringen usw. Oft gehen hiermit intensive körperbezogene Empfindungen und emotionale Regungen einher, die insbesondere unsichere und ängstliche Kinder überfordern können. Ein wichtiges methodisches Prinzip betrifft deshalb die *Freiwilligkeit* zum Kämpfen und die *Achtung der individuellen Komfortzone*. Kämpferische Übungen, ob zu zweit oder in der gesamten Gruppe, sollten deshalb keinen Zwang darstellen, sondern eine Einladung. Die Kinder sollten bei drohender Überforderung oder erlebter Hilflosigkeit stets die Möglichkeit haben, in Form vereinbarter Signale das kämpferische Geschehen zu unterbrechen, Übungen abzulehnen oder eine beobachtende Rolle einzunehmen. Der Schaffung einer ruhigen, geordneten und wohlwollenden Atmosphäre und der Vermittlung von Vertrauen, Zuversicht und Verlässlichkeit durch den Therapeuten kommen in diesem Zusammenhang eine wichtige Bedeutung zu. Rituale wie das respektvolle Verneigen vor dem Übungspartner oder die Achtung und Kultivierung von Verhaltensregeln tragen erfahrungsgemäß zu dem Gefühl von Halt, Sicherheit und Stabilität der Kinder und Jugendlichen bei.

Auch hinsichtlich des Materials, der räumlichen Ausstattung und der Kleidung sind Besonderheiten zu beachten. Der Einsatz von Pfeil und Bogen, von Stöcken oder Bambusschwertern usw. sollte nur mit entsprechendem Wissen über die spezifischen Schutz- und Sicherheitsaspekte erfolgen. Insbesondere bei körperkontaktintensiven Disziplinen wie dem Judo oder dem Ringen und Raufen ist auf saubere und strapazierfähige Kleidung zu achten – in der Praxis haben sich Judoanzüge bewährt. Die einheitliche Kleidung trägt nebenbei auch zu einem stärkeren Gemeinschafts- und Wir-Gefühl bei.

Schließlich ist für dieses Bewegungsfeld die ausreichende praktische Selbsterfahrung des Therapeuten mit der jeweiligen Kunstform nicht zu unterschätzen. Neben dem Wissen über die technischen Grundlagen, die methodischen Prinzipien und Möglichkeiten der adressatengerechten Modifikation der Inhalte ist eine eigene Auseinandersetzung mit dem Medium von großer Bedeutung. Diese kann neben der persönlichen Übungspraxis im Rahmen einer entsprechenden Zusatzqualifikation erworben bzw. vertieft werden.

2.2.8 Exkurs: Pferdegestützte Therapie

In diesem Kapitel wurden bisher sport- und bewegungsorientierte Zugänge beschrieben, die größtenteils einen erkennbaren Zusammenhang zu schulischen Inhalten des Sportunterrichts haben und den Patienten meistens auch bekannt sind. Dies ist bei der hier in einem Exkurs beschriebenen Interventionsform der pferdegestützten Bewegungstherapie anders, denn zu ihrer fachgerechten Durchführung sind besondere räumliche und personelle Bedingungen notwendig, die in der Regel mit einem erhöhten Kostenaufwand verbunden sind. Dennoch hat sich diese Interventionsform im stationären und außerstationären Setting immer mehr verbreitet, mittlerweile mit einer reichhaltigen Fachliteratur zu einzelnen Störungsbildern, umfassenden Handbüchern und zahlreichen Angeboten für spezifische Fort- und Weiterbildungen. Dabei wird in der Fachliteratur u. a. auf die Sportwissenschaft als »Kernwissenschaft« verwiesen, und Autorinnen und Therapeutinnen in diesem Bereich haben häufig einen bewegungsorientierten Grundberuf (Debuse et al. 2018). Darüber hinaus gibt es mehrere inhaltliche Gründe, die es berechtigt scheinen lassen, den therapeutischen Einsatz von Tieren auch als Teil der Bewegungstherapie zu betrachten. In Anlehnung an die englischsprachige Terminologie *animal assisted therapy or activities* sowie die stationäre und außerstationäre Praxis in Deutschland wird u. a. von Beetz et al. (2018a) vorgeschlagen, das Adjektiv »tiergestützt« jeweils in einen Bezug zu einem Grundberuf zu setzen, also tiergestützte Psychotherapie, Physiotherapie, Sprachtherapie, Sozialarbeit, Heilpädagogik etc. Damit wird deutlich gemacht, dass der therapeutische oder pädagogische Einsatz von Tieren auf einem anerkannten Grundberuf aufbaut, und hierzu zählt auch eine »tiergestützte Bewegungstherapie«.

Um Inhalte einer eigenen tiergestützten Bewegungstherapie bei psychischen Erkrankungen genauer zu begründen und zu beschreiben, orientieren wir uns an den in Kapitel 1.6.1 genannten allgemeinen Merkmalen der Bewegungstherapie, also etwa an

- der Verbindung zu den Erkenntnissen der Bewegungs- und Sportwissenschaft,
- der Realisierung einer an therapeutischen Standards orientierten Vorgehensweise mit Diagnose, Indikation, Intervention und Evaluation sowie
- einer Anwendung bei unterschiedlichen Störungsbildern in verschiedenen Settings.

Aufgrund der Literaturlage sowie der Erfahrungsberichte und wissenschaftlichen Untersuchungen aus dem Bereich der Psychiatrie beschränken wir uns hier ausschließlich auf pferdegestützte Interventionen. Prägend für die Entwicklung in Deutschland wirkten dabei die konzeptionellen und wissenschaftlichen Arbeiten der Psychiater und Psychotherapeuten Klüwer und Scheidhacker. Beide haben auch die institutionelle Verankerung dieses Bereichs im Dachverband des Reitsports vorangetrieben (vgl. Deutsches Kuratorium für Therapeutisches Reiten: DKThR 1996, 2005a, 2005b; Klüwer 1997).

Während anfänglich die meisten Überlegungen vor allem allgemeine verhaltensbiologische und psychologische Grundlagen thematisierten und sich in der Anwendung zunächst mehr an psychisch kranke Erwachsene richteten, liegen heute zahlreiche Arbeiten vor, die sich auf verschiedene Erkrankungen im Kindes- und Jugendalter beziehen (Beetz et al. 2018a). Bevor wir die Inhalte anhand von Beispielen präzisieren, sollen drei bedeutende Merkmale von pferdegestützten Interventionen erläutert werden, die sie von anderen bewegungsorientierten Inhalten unterscheiden:

1. Die Hypothese einer Biophilie
2. Die besondere motorisch-sensorische Stimulation in einer dialogischen Bewegungssituation
3. Die triadische Beziehungsgestaltung

Die Hypothese einer Biophilie

Der Begriff »Biophilie« stammt aus dem Griechischen und bezeichnet in einer neueren Interpretation jegliche Art der Bezugnahme von Mensch zu Tier und Natur. Das können Empfindungen wie der Wunsch nach Nähe sein, aber auch Angst und Ekel oder das Bestreben, die Natur zu dominieren und zu formen. Evolutionsbiologisch stellte die Biophilie eine wichtige Überlebensstrategie für den Menschen dar. Heute ist sie in modernen Gesellschaften eher vorbewusst wirksam, so u. a. schon bei Babys, die in der Regel ein größeres Interesse an sich bewegenden Objekten wie Menschen, aber auch an Tieren haben als an unbelebten Gegenständen.

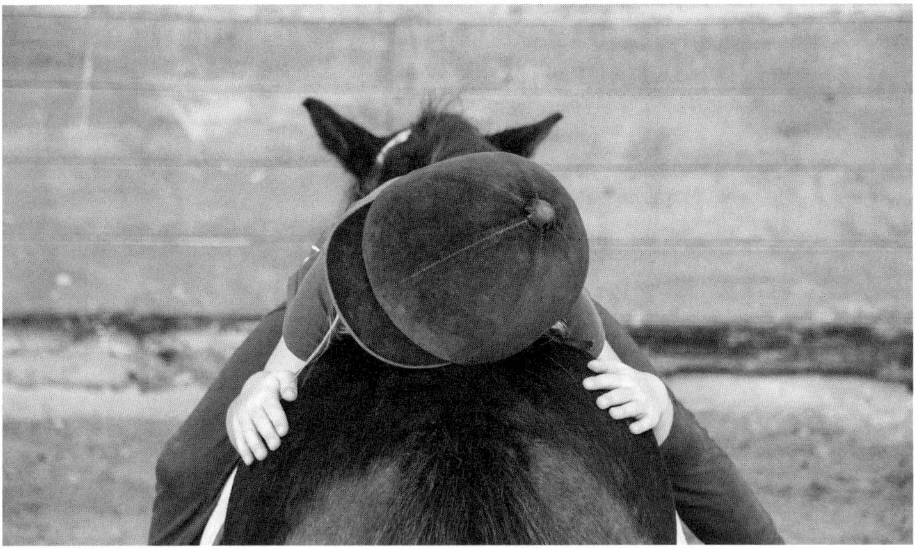

Abb. 2-10 Mit sich und dem Pferd in Kontakt

Des Weiteren bewirken Kontakt mit entspannten und ungefährlichen Tieren bei den meisten Menschen gut nachweisbare, stressreduzierende Effekte (► Abb. 2-10). Dies lässt sich immunologisch nicht nur durch die Senkung des Cortisolspiegels, sondern auch durch den Anstieg von Oxytocin belegen (Beetz et al. 2018a). Ein Teilaspekt der Biophilie ist die Anwendung des menschlichen Wahrnehmungs- und Bezugsrahmens auf Tiere (*anthropomorphisieren*). So wird das Verhalten von Tieren in einen direkten Zusammenhang zu Äußerungen von Menschen gestellt und ersetzt manchmal sogar den Kontakt zu anderen Menschen (*Surrogatfunktion*).

Die motorisch-sensorische Simulation

Bewegungen auf dem Pferd haben z. T. ähnliche funktionelle Wirkungen auf die Atmung, die Haltung, das Herz-Kreislauf-System oder die Koordination wie andere Bewegungsaktivitäten auch. Dies wird z. B. in der eher physiologisch ausgerichteten Hippotherapie für solche Patienten genutzt, die z. T. als Folge von neurologischen Erkrankungen einer besonderen motorischen Stimulation bedürfen und das selbstständige Bewegen wieder erlernen müssen.

Für eine pferdegestützte Bewegungstherapie bei psychisch kranken Menschen gibt es darüber hinaus einige Besonderheiten in der sensomotorischen Stimulation. Dies ist zum einen der rhythmische dreidimensionale Bewegungsimpuls, der eine besondere Anforderung an das Gleichgewichtssystem und die rhythmische Dialogfähigkeit darstellt und der durch die verschiedenen Gangarten des Pferdes (Schritt, Trab, Galopp) in Intensität und Dauer verändert werden kann.

Ein besonderes Merkmal im Bereich der Sensorik ist die Möglichkeit der »erlaubten« Erfahrung von Körperkontakt. Obwohl seit den grundlegenden Arbeiten von Montagu (1974) dieses Thema in der Praxis von Pädagogik und Therapie eine große Rolle spielt und zahlreiche empirische Belege für die positiven Wirkungen von Körperkontakt auf die Stressregulation, die Aktivierung des Hormons und Neurotransmitters Oxytocin und das allgemeine Wohlbefinden vorliegen (vgl. Anders & Weddemar 2002; Grunwald 2017; Böhme 2019; Geuter 2019; Beetz et al. 2018b), ist es heute aus ethischen und rechtlichen Gründen immer schwieriger, körpernahe Interventionen zu realisieren. Dies trifft in besonderem Maße auf den pädagogischen und therapeutischen Umgang mit Kindern und Jugendlichen zu. Der körpernahe Kontakt zu dem Pferd ist hingegen erlaubt oder bei der Vor- und Nachbereitung der reiterlichen Aktivitäten auch notwendig.

Timo

Im Rahmen einer einjährigen ambulanten psychomotorischen Therapie für Jungen mit einer Traumafolgestörung im Anschluss an eine stationäre Therapie nimmt der zwölfjährige Timo zusätzlich an einer pferdegestützten Intervention teil. Während bei den psychomotorischen Maßnahmen die meisten Körperkontakte sowohl zwischen den fünf beteiligten Jungen als auch zu den beiden Therapeuten unterschiedlichen Geschlechts in der Regel verbal und nonverbal häufig sexualisiert und damit abgewertet werden, ist dieses Verhalten im Kon-

takt mit dem Therapiepferd »Romulus« nicht zu beobachten. Im Gegenteil: Beim Striegeln des Fells und Reinigen der Hufe als Vor- und Nachbereitung für die Reitstunde in der Halle entwickelt Timo eine liebevolle Zuneigung zu dem Tier, die er durch ständiges Streicheln und Liebkosen und durch eine kontinuierliche Ansprache ausdrückt. Einmal ist sogar zu beobachten, dass er mit viel Geduld Zöpfe in den langen Schweif des Tieres flicht. Als Timo das Pferd zu heftig am Hals tätschelt, wendet sich »Romulus« abrupt zur Seite. Die Therapeutin macht Timo darauf aufmerksam, dass Tiere auch in der Lage sind, ein »Zuviel« oder ein »Zuheftig« körpersprachlich zu signalisieren.
Die besondere sensorische Erfahrung beschränkt sich nicht nur auf die taktile Wahrnehmung, sondern geht einher mit der Empfindung von Wärme, von angenehmer Oberfläche, von Geruch, aber auch von Widerstand und Abwehr als realistische Merkmale einer Beziehung zu einem lebenden Wesen.

Neben der allgemeinen Aktivierung eines Fürsorgeverhaltens können in dem Kontakt zu Tieren auch weitergehende Konfliktlagen deutlich werden, die in der Fachliteratur u.a. mit der Bindungstheorie oder mit Winnicotts Konzept der Übergangsobjekte diskutiert werden (u.a. Ladner & Ladner 2018). Darauf können wir hier nicht näher eingehen, aber auf ein besonderes Merkmal in der Interaktion, das als Triade bzw. Triangulierung bezeichnet wird.

Die triadische Beziehungsgestaltung

Zwischen den Bewegungen des Pferdes und des Reiters ergibt sich als »zwingende Situation« ein Dialog auf der Bewegungsebene, der elementaren Rhythmen in der Bewegungsentwicklung entspricht. Als Beleg hierfür nimmt C. Klüwer (1997) vor allem auf die Forschungsarbeiten der amerikanischen Kinderpsychiaterin J. Kestenberg Bezug, die systematisch das rhythmische und tonische Verhalten von Mutter-Kind-Dyaden und ihre Pathologie untersucht hat. Dabei lässt sich u.a. durch eine Therapie mit dem Pferd eine Regulierung des Rhythmus und die Entwicklung eines positiven nonverbalen Bewegungsdialogs im Sinne einer besseren Übereinstimmung *(attunement)* erreichen (Klüwer 2011; Schulz & Schwartze 2018). Die Einbeziehung eines Tieres in das therapeutische Setting verändert die klassische Dyade zwischen Therapeut und Patient und erweitert das Beziehungsgeschehen um ein zusätzliches Element.

Die Einbeziehung von anderen Akteuren (wie u.a. neben der Therapeutin teilweise auch eine eigene Pferdeführerin) macht das Therapiegeschehen zum einen komplexer, zum anderen eröffnet es Beobachtungs- und Interventionsmöglichkeiten, die so bei anderen bewegungsorientierten Inhalten kaum möglich sind. Das hängt vor allem mit der Tatsache der therapeutischen Wirksamkeit spezifischer Pferdeeigenschaften zusammen. Als Fluchttier hat das Pferd ein hochsensibles Wahrnehmungssystem, vor allem im Hinblick auf angst- und gefahrenbezogene Situationen, das sich im Laufe seines Kontaktes mit dem Menschen auch auf das Erspüren der emotionalen Befindlichkeit der Reiterin weiterentwickelt hat. So können Pferde z.B. ein Empfinden für elementare Formen der Empathie oder für aggressives Verhalten haben – und sie reagieren darauf. Dies ist diagnostisch von Interesse, wenn nicht nur das Verhalten der Patienten, sondern auch das der Tiere beachtet wird.

Bei der therapeutischen Intervention kann im Umgang mit dem Pferd auch modellhaft verdeutlicht werden, wie sich z. B. Emotionen wie »Das-aus-dem-Feld-Gehen« bewältigen oder vermindern lassen. Denn das (trainierte) Pferd ist in der Lage, seinen Fluchtinstinkt und seine Angst in einer vertrauten Umgebung und bei einer guten Führung und Beziehung zu einem menschlichen Partner abzubauen. Das Therapiepferd vermag des Weiteren andere negative Emotionen von Patienten bis zu einer Grenze zu tolerieren, zeigt dann aber auch körpersprachlich seinen Unwillen zur Fortsetzung der gemeinsamen Arbeit (vgl. Opgen-Rhein et al. 2011; Klüwer 1996). Verbale Rückmeldungen und eine Reflexion des Geschehens erleichtern eine kognitive und emotionale Einordung der erlebten Erfahrungen, z. B. der Hinweis der Therapeutin, dass ein zu intensives Tätscheln und Streicheln dem Pferd vielleicht doch nicht so gut gefällt.

In der fachspezifischen Literatur wird – ähnlich wie bei anderen bewegungsorientierten Aktivitäten – die »Mediator- oder Türöffnerfunktion« von tiergestützten Interventionen eindrücklich beschrieben. Hierzu ein Fallbeispiel aus der mehrjährigen Arbeit mit einem achtjährigen Mädchen.

Anna

Seit ihrem fünften Lebensjahr nimmt Anna, ein Mädchen mit einer schwerwiegenden autistischen Störung, regelmäßig an einer heilpädagogischen Förderung mit dem Pferd teil. Außer einigen einfachen lautlichen Äußerungen spricht sie nicht. Sie kommt gern in den Reiterhof und drängt ihre Mutter zum pünktlichen Einhalten der Termine. Als sie einmal auf dem Hof warten muss, verkriecht sie sich in den Vorderlader eines Traktors, der mit laufendem Motor vor der Reithalle steht. Ihr Verkriechen symbolisiert gut ihre soziale Isolierung und ihr inneres Empfinden, aber sie sucht auch bewusst die rhythmische Stimulierung durch die Vibration und das Motorgeräusch der Maschine. Die sensorische »Vorstimulation« hat Auswirkungen auf ihr Verhalten während der Reitstunde, die von einer im Umgang mit autistischen Kindern sehr erfahrenen Heil- und Bewegungspädagogin geleitet wird. Sie stellt ihr verschiedene Bewegungsaufgaben mit Variationen in Haltung und Position auf dem Pferd, und dies auch bei unterschiedlichen Gangarten. Ihr fällt das diesmal besonders wache Verhalten des Kindes auf. Während einer ruhigeren Phase der Stunde bewegt sich Anna auf dem Pferd Alina, das sie seit langem kennt, langsam im Schritt auf einen großen Spiegel in der Reithalle zu, sie sieht sich selbst und Alina im Spiegel, nennt zum ersten Mal in der über zweijährigen Therapie eher flüsternd den Namen des Tieres und nimmt mimisch und gestisch eine Beziehung zu der Stute auf.

Über eine vorsichtige Entwicklung von empathischem Verhalten bzw. von elementarem sozialen Interesse, verbunden mit einer Verbalisierung, wird gerade in der pferdegestützten Therapie bei Autismus-Spektrum-Störung immer wieder berichtet (Schulz & Schwartze 2018). Der Kontakt mit dem Pferd eröffnet offensichtlich die »ungefährliche« Erprobung von Verhaltensweisen, die im direkten zwischenmenschlichen Kontakt nicht oder nicht mehr möglich sind. Das gilt neben autistischen Störungen für weitere Störungsbilder im Bereich der Kinder- und Jugendpsychiatrie, der ambulanten Hilfen und der Jugendhilfe ebenfalls. So kann mittlerweile auf fundierte Konzepte, Erfahrungen und z. T. auf empirische Wirksamkeitsnachweise der pferdegestützten Therapie bei Angst, Aufmerksamkeitsdefizit- und Hyperaktivitätsstörungen, bei Traumatisierung und Essstörungen Bezug genommen werden (vgl. zusammenfassend Beetz et al. 2018a; Barzen 2020; Hediger & Zink 2017; DKThR 2005b). Weitere differenzierte, vor allem auch methodische Hinweise finden sich bei Baum (2010), der in Bielefeld (Bethel) viele Jahre lang mit psychisch kranken Kindern, Jugendlichen und Erwachsenen gearbeitet und dort die Weiter- und Ausbildungskurse für diesen Bereich geleitet hat.

2.3 Settings

Bewegungsbezogene Maßnahmen mit therapeutischer Zielsetzung finden in verschiedenen psychosozialen, medizinischen und pädagogisch-therapeutischen Arbeitsfeldern Anwendung. Die unterschiedlichen *Settings* – von Förderschulen und Jugendhilfeeinrichtungen über ambulante Versorgungsangebote und Psychomotorikvereine bis hin zu teilstationären und stationären Kinder- und Jugendpsychiatrien – sind an verschiedene gesellschaftliche Aufträge gebunden. Aus den gesellschaftlichen und den spezifischen institutionellen Aufträgen ergeben sich unterschiedliche Zielsetzungen und Akzente in der bewegungstherapeutischen Arbeit. Die Ziele stehen in enger Verbindung zu den Inhalten und der therapeutischen Vorgehensweise.

Im übergeordneten Sinne zielen bewegungsorientierte Maßnahmen in diesen Kontexten auf die Förderung der Entwicklung und der Gesundheit der Kinder und Jugendlichen ab, wobei sich je nach Auftrag die bewegungstherapeutische Tätigkeit im Spannungsfeld zwischen *Pädagogik* und *Therapie* bewegt. In Förderschulen für soziale und emotionale Entwicklung ist der Bildungsauftrag handlungsleitend. Dieser legitimiert Bewegungsmaßnahmen mit primär pädagogischer, aber im weiteren Sinne auch mit therapeutischer Zielsetzung, da viele der dort beschulten Kinder psychiatrische Diagnosen aufweisen. Im Gegensatz dazu haben Kinder- und Jugendpsychiatrien einen medizinischen Versorgungsauftrag, woraus sich eine primär diagnostische oder therapeutische Indikation für bewegungsbezogene Maßnahmen ableitet. In der praktischen Arbeit sind die Übergänge zwischen pädagogischem und therapeutischem Handeln oft fließend und unmittelbar miteinander verknüpft.

Neben der zentralen Frage des Auftrags unterscheiden sich die bewegungstherapeutischen Handlungsfelder auch durch die jeweiligen spezifischen institutionellen Rahmenbedingungen. Diese betreffen z. B.

- die Finanzierung und Kostenübernahme,
- die Indikation bzw. die Art der Verordnung,
- die Personal- und Vergütungsstruktur des zuständigen Bewegungs-Fachpersonals,
- die Versorgungsleistung (Dauer, Intensität, Frequenz der Einheiten),
- den Personalschlüssel (Therapeut/Pädagoge : Kind) bzw. die Gruppengrößen,

- die Formate (Einzel, Gruppe, Eltern-Kind, störungsspezifisch usw.) oder
- den Grad interdisziplinären Vernetzung bzw. der Kooperation mit externen Institutionen.

Im Folgenden wollen wir einige der wichtigsten Anwendungsfelder bewegungstherapeutischer Maßnahmen mit ihren typischen Merkmalen und Besonderheiten beschreiben. Innerhalb der Settings bestehen natürlich oft erhebliche Unterschiede zwischen den jeweiligen Institutionen.

2.3.1 Klinik

Versorgung und Indikation Im Jahr 2008 gab es in Deutschland 133 Fachabteilungen oder eigenständige Kliniken für Kinder- und Jugendpsychiatrie (einschließlich Universitätskliniken) sowie ca. 170 Tageskliniken. Für die Versorgung der Kinder und Jugendlichen stehen hierdurch bundesweit ca. 5200 vollstationäre und rund 1900 teilstationäre Plätze zur Verfügung, wobei die Versorgung regional sehr unterschiedlich ausgebaut ist (Quelle: Statistische Ämter des Bundes und der Länder zum 31. 12. 2008; nach Warnke & Lehmkuhl 2011). Vollstationäre Einrichtungen übernehmen in der Regel Aufgaben der regionalen Pflichtversorgung in den Bereichen *Diagnostik*, *Therapie* und *Beratung*. Hinzu kommen, insbesondere bei universitären Einrichtungen, Aufgaben der *Lehre, Aus- und Weiterbildung* sowie der *Forschung*. Aufklärung und Öffentlichkeitsarbeit und Kooperationen (z. B. mit Schulen, Jugendämtern, Erziehungsberatungsstellen, Heimen, Tagesstätten, Elternverbänden oder gesundheitspolitisch relevanten Gremien) sind weitere Aufgabenfelder.

Untersuchungen zu stationärer Therapie zeigen, dass sich diese Form der Behandlung für die Mehrzahl der Patienten als wirksam erweist. In der Tendenz zeigen sich günstigere Erfolgswerte bei Anpassungsstörungen, Schizophrenien, Essstörungen und emotionalen Störungen. Vergleichsweise niedriger fällt die Erfolgsquote bei tiefgreifenden Entwicklungsstörungen, Hyperkinetischen Störungen und Störungen des Sozialverhaltens aus. Der Erfolg einer Behandlung hängt neben der *Qualität* und *Intensität* auch von der *Dauer* der Behandlung ab. Diese liegt im stationären Bereich durchschnittlich bei etwa zwei Monaten, im teilstationären Bereich bei etwa 3–4 Monaten. Längere Behandlungen ergeben sich in der Regel bei Essstörungen, kürzere Verweildauern bei Anpassungsstörungen (Remschmidt & Mattejat 2001). Indikationen zur vollstätionären Behandlung sind in erster Linie die Schwere und Chronifizierung der Erkrankung, die eine ganztägige Betreuung oder eine Trennung der Kinder und Jugendlichen von ihren Familien notwendig macht. Indikationen für eine tagesklinische Behandlung bestehen z. B. in der Fortsetzung und Abkürzung einer stationären Behandlung zur allmählichen Überleitung in das familiäre Lebensumfeld des Kranken oder in der Vorbereitung auf eine stationäre Behandlung. Die kurativen Leistungen in der voll- und teilstationären kinder- und jugendpsychiatrischen Behandlung werden über die Krankenkassen finanziert.

Struktur und Berufsgruppen Kinder- und Jugendpsychiatrien bestehen in der Regel aus verschiedenen Stationen mit unterschiedlichen störungsbezogenen Behandlungsschwerpunkten und spezifischen Konzepten. Meist gibt es neben tagesklinischen Einheiten mehrere *offene* Stationen sowie eine *geschützte* Station für akute Kriseninterventionen. Die Kinder im Alter zwischen 6 und 13 Jahren werden aufgrund ihres Entwicklungsstandes separat von den Jugendlichen (13–18 Jahre) behandelt. Die Therapie entspricht einem komplexen Behandlungsprogramm, das *mehrdimensional*, *multimodal* und *interdisziplinär* ausgerichtet ist. Ein breites methodisches Spektrum an vernetzten Verfahren, Ansätzen und Maßnahmen kennzeichnet das Behandlungsangebot. Das multiprofessionelle Team setzt sich zusammen aus Ärzten für Kinder- und Jugendpsychiatrie und -psychotherapie, aus klinischen Psychologen/Psychotherapeuten, dem Pflege- und Erziehungsdienst, dem Sozialdienst sowie den fachtherapeutischen Berufsgruppen. Hierzu zählen je nach Einrichtung Bewegungstherapeuten, Ergotherapeuten, Kunsttherapeuten, Musiktherapeuten und Heilpädagogen. Oft gibt es eine integrierte oder externe Schule für Kranke und weitere Kooperationen mit Konsiliardiensten.

Ein wesentliches Merkmal dieses Settings ist die enge interdisziplinäre Vernetzung dieser Berufsgruppen: In diversen Besprechungsforen fließen die Informationen aus den verschiedenen Bereichen regelmäßig zusammen. Den Patienten steht durch die Vielfalt an Zugangswegen ein breites, intensives und strukturiertes Unterstützungsangebot zur Verfügung.

Fachtherapien Fachtherapien nehmen im multimodalen Behandlungskonzept vom Umfang her meist einen zentralen Platz ein. Ein kurzes Beispiel: Ein Patient nimmt im Durchschnitt an drei fachtherapeutischen Angeboten (z. B. Bewegungstherapie, Ergotherapie und Heilpädagogik) mit einer wöchentlichen Frequenz von 2–3 Terminen pro Fachtherapie teil. Dies entspricht einem Vielfachen des zeitlichen Umfangs der psychotherapeutischen Interventionen, die meist 1- bis 2-mal pro Woche in Form von Einzel- oder Familiengesprächen oder von Gruppentherapien oder Übungsverfahren (z. B. Expositionstraining) stattfinden. Allein vor diesem Hintergrund werden die Zuschreibungen »adjuvant«, »unterstützend« oder »ergänzend« (wie diese Maßnahmen in der kinder- und jugendpsychiatrischen Fachliteratur oft tituliert werden) dem Status der Fachtherapien nicht gerecht. Im teil- und vollstationären Setting stellen sie eben nicht ein *sekundäres* oder gar *fakultatives* Mittel der Wahl neben den zentralen Behandlungswegen der Psychotherapie und der Pharmakotherapie dar, sondern machen – ungeachtet ihrer *Qualität*, ihrer *Wirksamkeit* und ihren Beitrags im Behandlungserfolg – objektiv den größten Teil der therapeutischen Behandlung aus. Bewegungstherapeutische Angebote sind innerhalb der Fachtherapien am meisten verbreitet.

Klinische Bewegungstherapie – Professionen und Konzepte In der Kinder- und Jugendpsychiatrie sind verschiedene Professionen im bewegungstherapeutischen Bereich tätig, darunter Diplomsportlehrer und Diplomsportwissenschaftler, Motologen, Bewegungspsychotherapeuten, Gymnastiklehrerinnen oder Tanztherapeutinnen. Der Bandbreite unterschiedlicher Berufsgruppen entspricht eine Vielfalt an Konzepten, unter denen insbesondere *psychomotorische Ansätze*, *sporttherapeutische Ansätze* und die *sensorische Integration nach Ayres* die drei wichtigsten Orientierungen darstellen. Darüber hinaus findet sich in etwa gleicher Verteilung eine Ausrichtung an Ansätzen der *Integrativen Bewegungstherapie* (Petzold 1988), der *Konzentrativen Bewegungstherapie* (Stolze 2002) und der *Kommunikativen Bewegungstherapie* (Wilda-Kiesel 1987). In der Regel sind in der Praxis durch die unterschiedlichen Ausbildungshintergründe der Mitglieder eines Bewegungstherapie-Teams verschiedene Arbeitsweisen und Schwerpunkte vertreten. Darüber hinaus werden Konzepte und Ansätze oft polyvalent genutzt und an die Institution sowie die spezifische Adressatengruppe angepasst. Folglich ist das Spektrum angewandter Methoden, Zugänge und Inhalte äußerst vielfältig (► Kap. 2.2).

Je nach Klinik arbeiten die Bewegungstherapeuten *stationsgebunden* oder versorgen *stationsübergreifend* mehrere Bereiche – auch Mischformen finden sich in der Praxis. Die klinische Erfahrung zeigt, dass eine feste Stationszugehörigkeit eine intensivere Form des fachlichen Austausches innerhalb des multiprofessionellen Behandlungsteams ermöglicht. Die Teilnahme der Fachtherapeuten an interdisziplinären Teamsitzungen, an Fallbesprechungen, an stationsbezogenen oder teaminternen Supervisionen ist ein weiteres Qualitätsmerkmal klinischer Behandlung. Je nach Einrichtung ergänzen Kooperationen mit universitären Einrichtungen oder ambulanten Nachsorgeangeboten, Beratungsangebote sowie wissenschaftliches Arbeiten die Tätigkeiten eines Bewegungstherapeuten im klinischen Setting.

Die Stellung – und damit häufig auch der Stellenwert – der Bewegungstherapie innerhalb der Organisationstruktur einer Einrichtung sind von Klinik zu Klinik sehr unterschiedlich. Für die Personal- und Vergütungsstruktur und die Qualifikation des Bewegungsfachpersonals liegen Empfehlungen, Richtlinien und Standards von Berufsverbänden und Kostenträgern vor – diese werden jedoch bislang nur unzureichend berücksichtigt. Eine *individuumszentrierte*, *störungsspezifische* und *entwicklungsorientierte* Behandlung – wie sie die Mehrzahl der kinder- und jugendpsychiatrischen Behandlungskonzepte in Deutschland für sich beansprucht – ist nur mit der entsprechenden Qualifikation und Personalstruktur der dort tätigen Berufsgruppen umsetzbar. Eine klinische Bewegungstherapie muss entsprechend strukturell und konzeptionell aufgestellt sein, um ihren qualitativen Beitrag im multimodalen Komponentenmodell der Behandlung leisten zu können.

Zusammenfassend zeichnet sich die klinische Bewegungstherapie im klinischen Setting durch bestimmte Merkmale aus.

Merkmale der Bewegungstherapie im klinischen Setting

- Behandlung von Patienten mit schwerer bzw. akuter Symptomatik
- Unterschiedliche Behandlungsdauer je nach Indikation und Störung
- Hohe Intensität therapeutischer Maßnahmen (Frequenz/Umfang der Termine)
- Verhältnismäßig kleine Gruppengrößen
- Individualisierte, entwicklungsorientierte und störungsspezifische Arbeitsweise
- Unterschiedliche Bewegungstherapie-Formate
- Enge interdisziplinäre Zusammenarbeit

2.3.2 Ambulante Hilfen

Ambulante Hilfen durch bewegungsorientierte Maßnahmen erfolgen in Deutschland in unterschiedlichen Institutionen und durch unterschiedlich ausgebildete Fachkräfte. Um die etwas unübersichtliche Situation und die Veränderungen in den letzten Jahren zu ordnen, nehmen wir hier eine Differenzierung in ambulante Hilfen als medizinische Leistungen und als Leistungen der Jugendhilfe vor.

Die »klassische« Behandlung von nichtklinisch-stationären Auffälligkeiten im Bereich von Wahrnehmung und Motorik liegt in den Händen von niedergelassenen Ergo- und Physiotherapeuten. Sie findet meistens auf Verordnung von Kinderärzten statt und wird durch die Krankenkassen abgerechnet. Der Behandlungsrahmen ist zeitlich begrenzt und erfolgt in der Regel als Einzelförderung. Dieses Grundmodell orientiert an den bei medizinischen Behandlungen üblichen Schritten von Diagnostik, Indikation, Intervention und Evaluation, hat in den letzten Jahren Modifikationen und Ausweitungen erfahren und überschneidet sich in den Abrechnungs- und Anwendungsmodalitäten mit anderen Vorgehensweisen in und außerhalb des medizinischen Systems. Als ambulante medizinische Leistung nach Verordnung haben sich seit Ende der 80er-Jahre in Deutschland die *sozialpädiatrischen Zentren* (SPZ) etabliert, die neben der ambulanten Untersuchung und Behandlung von Kindern und Jugendlichen im Säuglingsalter bis zur Vollendung des 18. Lebensjahres auch familiäre und außerfamiliäre Beratungsleistungen und Anleitungen anbieten. In den meisten interdisziplinär konzipierten Einrichtungen werden auch besondere Maßnahmen der Bewegungs- und Wahrnehmungsförderung angeboten (vgl. DGSPJ e. V. 2019).

Die Einrichtung der SPZs ist auf eine Ausweitung der Sozialgesetzgebung, hier: *Sozialgesetzbuch SGB IX* (2016), zurückzuführen. Aber auch andere *gesetzgeberische Vorgaben* (SGB XII und Bundesteilhabegesetz-BTHG [Bundesgesetzblatt Dezember/2016]) erlauben eine Durchführung und Abrechnung von bewegungsorientierten Interventionen als »Heilpädagogische Maßnahmen« oder »Familienbegleitende ambulante Unterstützungsleistungen« sowie das BTHG die finanzielle Unterstützung der Integration in außerschulische Institutionen, wie u. a. in Sportvereine.

Beeinflusst durch Kiphard und sein Konzept der Psychomotorischen Übungsbehandlung in der Kinder- und Jugendpsychiatrie sowie durch die Bewegungs- und Wahrnehmungsdiagnostik und -förderung von Frostig und Ayres haben sich die ursprünglich auf medizinische Maßnahmen beschränkten Behandlungsansätze weiter ausdifferenziert. Motorische und sensorische Teilleistungsstörungen werden in einen engeren Zusammenhang mit verschiedenen Aspekten des kognitiven, sozialen und emotionalen Verhaltens gestellt. Damit einhergehend erweiterte sich, wie in den SPZs, das Spektrum der Behandlungsformen und die Beteiligung anderer Berufsgruppen. Es entstanden zusätzliche Angebote, etwa die Behandlung in Gruppen, und es etablierte sich als eigene Fachbezeichnung z. B. die Mototherapie und Motopädie.

Die Abrechnung von ambulanten Leistungen in diesem Bereich, z. T. verbunden mit einer obligatorischen Weiterbildung im Bereich der Psychomotorik, bleibt bisher in Deutschland noch weitgehend der Ergo- und Physiotherapie vorbehalten bzw. den zertifizierten sozialpädiatrischen Zentren bzw. Frühförderzentren. Dies ist in anderen europäischen Ländern, so in Frankreich, den Beneluxländern und der Schweiz, nicht der Fall. Eine individuelle oder Gruppenbehandlung durch andere qualifizierte Bewegungsberufe ist dort im Krankenkassensystem abrechenbar. Die Frage der Abrechenbarkeit von Leistungen und der Zuständigkeit für die Behandlung ist z. T. ein berufspolitisches Streitthema, das uns hier nur am Rande berühren soll.

Eine zentrale Frage ist in unserem Zusammenhang, ob es hierzulande für Kinder und Jugendliche mit psychischen Auffälligkeiten weitere ambulante bewegungsorientierte Behandlungs- und Fördermöglichkeiten gibt, die das klassische Behandlungsmodell von sensorisch-motorischen Störungen ergänzen. Im »Windschatten« der Krankenkassengesetzgebung haben sich in dieser Hinsicht seit über 30 Jahren mehrere bewegungsorientierte Interventionsformen entwickelt, die von unterschiedlichen Berufsgruppen, häufig in Zusammenarbeit mit niedergelassenen Ärzten, Gesundheits- und Sozialämtern und Erziehungsberatungsstellen initiiert worden sind. Die Behandlung bzw. Förderung wird hier u. a. von Sportlehrerinnen und Sportlehrern mit besonderen Schwerpunkten im Bereich der Rehabilitation und Gesundheitsförderung, von Motologinnen und Motopäden sowie von für den Bewegungsbereich qualifizierten Heil- und Sonderpädagoginnen durchgeführt.

Im Rahmen einer ambulanten Versorgung mit bewegungsorientierten Angeboten als Leistung der Jugendhilfe lassen sich zumindest drei institutionelle Formen mit z. T. eigenen Behandlungsangeboten voneinander unterscheiden:

- Fördervereine für Psychomotorik und Bewegungsförderung, mit z. T. störungsspezifischen Gruppen
- Frühfördereinrichtungen, Sozialpädiatrische Zentren und Erziehungsberatungsstellen, ebenfalls mit störungsspezifischen Förder- und Beratungsangeboten
- Hochschulambulatorien mit einer Verbindung zu Lehre und Forschung

Die Entstehung von Fördervereinen und die bewegungsorientierten Angebote anderer Institutionen sind vor allem auf die Tatsache zurückzuführen, dass Kinder und Jugendliche mit einem auffälligen motorischen oder sozialen Verhalten es in der Vergangenheit schwer hatten, außerhalb von Sportvereinen angeleitete

Bewegungsaktivitäten zu finden. Der Sportförderunterricht bot im schulischen Rahmen die Möglichkeit einer besonderen motorischen Förderung, häufig in den Nachmittagsstunden. Diese Förderung bezog sich lange Zeit vorwiegend auf Haltungs- und Fußschwächen, aber in neueren Konzepten erfolgte eine Ausweitung auf andere Störungsbilder (Dordel 2007). Leider wird dieses Angebot aufgrund veränderter schulischer Bedingungen mittlerweile kaum noch flächendeckend und regelmäßig in Schulen vorgehalten.

Ergänzend zum normalen Sportunterricht finden sich vor allem in Ganztagsschulen bewegungs- und sportbezogene Aktivitäten. Kinder und Jugendliche und ihre Eltern, aber auch Fachpersonen, die nach präventiv oder behandlungsorientierten Fördermöglichkeiten suchen, finden zudem mit den Fördervereinen für Psychomotorik und Bewegungsförderung durch erweiterte Finanzierungsmöglichkeiten bessere Bedingungen vor, als es früher der Fall war. Zudem bieten heute auch Sportvereine besondere Programme und Kurse an, die sich an der Zielsetzung orientieren, »den sich bewegenden Menschen«, und nicht den Sport und das Training einzelner Fertigkeiten, in den Mittelpunkt zu stellen.

Die Krankenkassen haben den Wert solcher zusätzlichen Bewegungsangebote erkannt und unterstützen diese Bemühungen durch eine eigene Vereinbarung mit den Sportverbänden und besondere Vergütungssätzen. Sind die Behandlungsvoraussetzungen im engeren Sinne erfüllt, also Diagnostik, Verordnung, zeitliche Begrenzung und qualifizierte Durchführung, dann sind auch hier – regional unterschiedliche – Abrechnungen über die Kassen als Behandlung möglich.

Vor ca. 20 Jahren sind an mehreren Hochschulstandorten mit Ausbildungsprofilen im Bereich der Heil- und Sonderpädagogik (Bochum, Dortmund, Oldenburg) und der Motologie bzw. Psychosomatik (Marburg, Osnabrück) eigene Ambulatorien entstanden, die Bewegung, Spiel und Sport als Behandlungsangebot und allgemeines unspezifisches Fördermedium für Kinder mit besonderem Förderbedarf einsetzen. Vorbilder waren dabei u. a. die medizinischen Fachambulanzen, die sozialpädiatrischen Zentren sowie Frühförderzentren und Erziehungsberatungsstellen, die in Absprache mit anderen Institutionen und in Kooperation mit niedergelassenen Ärzten eigene störungsspezifische Behandlungen durchführen. Dabei ist den Hochschuleinrichtungen der Anspruch gemeinsam, Lehre und Forschung als ursprünglich universitäre Aufgabe mit einer unmittelbaren Anschauung im Rahmen einer regionalen Versorgung zu verbinden. Hierfür waren der Aufbau eines Netzwerks von Fachinstitutionen und -personen aus dem medizinischen und pädagogisch-therapeutischen Umfeld sowie die Absicherung einer Finanzierung als Ergänzung zu den bereitgestellten universitären räumlichen und materiellen Strukturen notwendig. Nach den bisherigen Erfahrungen wird dieses Angebot vor allem bei Störungen des Sozialverhaltens, bei Aufmerksamkeitsdefizit- und Hyperaktivitätsstörungen und bei emotionalen Störungen gut angenommen, z. T. auch bei umschriebenen motorischen Entwicklungsstörungen sowie in der Förderung und Begleitung von Kindern mit chronischen, kardiologischen und onkologischen Erkrankungen und ihren Bezugspersonen (Kuhlenkamp 2008; Irmler et al. 2014; Muruchi et al. 2020).

Eine vorläufige Bilanz dieser Initiativen ist u. a., dass

- sich die regionale Versorgungsstruktur im Hinblick auf eine ambulante Behandlung und Nachsorge verbessert hat,
- eine intensive interdisziplinäre Zusammenarbeit zwischen unterschiedlichen Institutionen und Fachpersonen gefördert wird,
- ausgewählte Fragestellungen zum Einsatz von Bewegung, Spiel und Sport als Medium der Therapie und Heilpädagogik wissenschaftlich erfolgreich und innovativ bearbeitet werden und
- Probleme und Fragen aus der Praxis direkt Eingang in die universitäre Lehre und Forschung finden (vgl. Miyahara 2019).

2.3.3 Jugendhilfe

Bei der Darstellung der ambulanten Hilfen wurde deutlich, dass eine eindeutige Grenzziehung von therapeutischen bzw. pädagogischen Maßnahmen weniger von den Inhalten und den methodischen Vorgehensweisen, sondern vorwiegend von einem anders akzentuierten gesellschaftlichen Auftrag sowie einem anderen Setting, unterschiedlichen Finanzierungsmodi und Unterschieden in der Qualifikation des Personals abhängt. Betrachtet man die Geschichte und die Entwicklung von Konzepten, das Alter der Adressaten und die Verankerung in Ausbildungs- und Studiengängen, dann ist es sinnvoll, die stationäre Heimerziehung – heute auch *Hilfen zur Erziehung* (HzE) – und die offene Jugendsozialarbeit voneinander zu unterscheiden. Das Ausgangsproblem ist in beiden Bereichen die Frage, wie es gelingen kann, Bewegung als ein elementares Phänomen der menschlichen Entwicklung und Sozialisation für die psychische und physische Gesundheit, für eine Persönlichkeitsstabilisierung und für eine soziale Integration und Teilhabe von Menschen in besonderen Problemlagen adressatengerecht und situationsangemessen zu gestalten.

Der gesellschaftliche Auftrag einer klinischen Behandlung lässt sich verkürzt als »Wiederherstellung von Gesundheit« in einem absehbaren Zeitraum beschreiben. In der stationären Jugendhilfe und in der Jugendsozialarbeit stehen hingegen die »Förderung und Unterstützung von Entwicklung« und »Inklusion und Teilhabe mit der Überwindung von gesellschaftlichen Ungerechtigkeiten« als Bildungsprozesse im Mittelpunkt. Dies bezieht sich besonders auf Kinder und Jugendliche, die oftmals in einem schwierigen familiären und sozialen Umfeld gelebt und schon einen oder mehrere klinisch-therapeutische Behandlungen hinter sich haben (Schmid et al. 2008). Neben den unterschiedlichen Kernaufgaben »Gesundheit« und »Entwicklungsförderung und Bildung« bzw. »gesellschaftliche Teilhabe« ist die Tatsache der größeren Alltags- bzw. Lebensweltnähe ein wichtiges Unterscheidungsmerkmal zu klinisch-therapeutischen Interventionen. Maßnahmen der Jugendhilfe dauern z. T. über mehrere Jahre und beinhalten einen kontinuierlichen Kontakt zum familiären und sozialen Kontext, wohingegen die zeitliche und finanzielle Begrenzung von medizinischen Maßnahmen in dieser Hinsicht nur über sehr eingeschränkte Beeinflussungsmöglichkeiten verfügt. Die unterschiedliche Akzentsetzung in den Zielen und die unterschiedliche Dauer und Reichweite der Einflussnahme erfordern für die Jugendhilfe andere Bezugstheorien, andere Inhalte und methodische Vorgehensweisen, als dies bei klinischen Konzepten der Fall ist. In der Jugendhilfe sind dies vorwiegend Theorien zur Entwicklung ihrer Störungen sowie Überlegungen zum Empowerment und zur Resilienz (vgl. Hammer 2001, 2015 sowie Kap. 1.3.4). In der Jugendsozialarbeit spielen Bezüge zu soziologischen Überlegungen, u. a. zur »Lebensweltorientierung« (Thiersch 1997) und zur Bedeutung von Bewegung und Körperinszenierungen in modernen Industriegesellschaften, eine wichtige Rolle (Koch 2003; Becker 1994).

Bei einer näheren Betrachtung der Praxen von Bewegung, Spiel und Sport in der stationären und ambulanten wie offenen Jugendhilfe finden sich unübersehbare Parallelen zu den in diesem Buch beschriebenen Konzepten, Inhalten und methodischen Vorgehensweisen. Bei den Konzepten überwiegt bei allen Zugängen ein breites Verständnis von Bewegung, das u. a. den Sport beinhaltet oder in manchen Fällen auch die Abenteuer- und Erlebnispädagogik. Es wird allerdings auch davor gewarnt, dass bei der Vielfalt attraktiver Praxen vor allem mit einer Überbetonung des Wettkampfes oder der Attraktivität von bestimmten erlebnispädagogischen Angeboten die Reflexion über den eigenständigen Bildungsauftrag der Jugendhilfe in den Hintergrund geraten kann (Becker 2000; Gilles 2003b; Hafeneger 2003; Michels 2018).

Greift man die Unterscheidung von Kiphard in eine »Erziehung zur oder durch Bewegung« auf, dann geht es in der Jugendhilfe eindeutig um eine Erziehung durch Bewegung. Bewegung, Spiel und Sport werden als ein geeignetes Medium angesehen, um die spezifischen Bildungs- und Förderziele der stationären wie ambulanten und offenen Jugendhilfe zu erreichen. Seit über 50 Jahren gibt es für diesen Bereich in Deutschland ausführlich beschriebene Konzepte sowie inhaltliche und spezifisch methodische Hilfen, die z. T. in eigene Studiengänge eingeflossen sind und Forschungsarbeiten angeregt haben (u. a. in Braunschweig, Düsseldorf, Freiburg, Marburg, Regensburg). Bezogen auf die stationäre Jugendhilfe wirkten hier vor allem die Überlegungen des Psychologen und Nestors der deutschen Heimerziehung nach dem Krieg, Peter Flosdorf, sehr anregend (vgl. Flosdorf 1988). Zusammen mit Hermann Rieder, dem ehemaligen Direktor des Bundesinstituts für Sportwissenschaft und Ordinarius des Heidelberger Sportinstituts, wurde ein Konzept des »Spiel-Sports« entwickelt, in dem auch die Brücke zu den damals aktuellen philosophischen und therapeutischen Überlegungen (u. a. Bion, Buber, Cohn, Moreno, Redl, Rogers etc.) hergestellt wurde (Flosdorf & Rieder 1967; Rieder 1971). Dabei wurden u. a. differenziert die inhaltlichen Modifikationen einer auf der »Leibeserziehung« – so lautete die Fachbezeichnung der Disziplin bis zu den 70er-Jahren – basierenden Interventionsform beschrieben und vor allem auch die professionellen Anforderungen in einem Bereich, der häufig als »pädagogisch-therapeutisch« charakterisiert wird.

Weiterentwickelt wurde dieses Konzept zu einer »Psychomotorik in der Kinder- und Jugendhilfe« (Hammer 2001, 2015), in dem neben der pädagogisch-therapeutischen Arbeit mit dem Kind oder Jugendlichen auch der Frage nachgegangen wird, wie der pädagogische Alltag auf der Grundlage psychomotorischer

Prinzipien gestaltet werden kann. Dabei geraten auch Fragen der Rhythmisierung des Tagesablaufs oder der Raum- und Umfeldgestaltung in den Blick. Durch die Doppelbezeichnung »pädagogisch-therapeutisch« wird des Weiteren deutlich, dass in der stationären Jugendhilfe – z. T. auch in teilstationären und ambulanten Maßnahmen – die Adressaten fast zur Hälfte psychiatrieerfahren sind und zeitweise immer wieder klinischer Behandlungen bedürfen (Schmid et al. 2008). Diese Tatsache erfordert in der Methodik und Professionalisierung für den pädagogischen Bereich eine vertiefte Kenntnis des therapeutischen Handelns und umgekehrt in der Psychiatrie eine Kenntnis von spezifisch pädagogischen Interventionen. Wie in der stationären Jugendhilfe, so lässt sich auch in der Jugendsozialarbeit auf eine lange Tradition bewegungsorientierter Interventionen zurückblicken, wobei hier häufig der Akzent auf der Abenteuer- und Erlebnispädagogik liegt (Michels 2018). Besonders bemerkenswert ist die Zusammenarbeit mit anderen Institutionen der Jugendhilfe, etwa den Landesjugendämtern und einigen Teilorganisationen des organisierten Sports wie der Deutschen Sportjugend (Koch 2003; Michels 2014; Welsche & Schillinger 2015).

Zusammenfassend lässt sich auf der Basis von empirischen Daten feststellen, dass bewegungsorientierte Interventionen z. B. in der stationären Jugendhilfe zu über 90 % zum Regelangebot der Einrichtungen gehören und in Bezug auf das Zeitbudget und die Beliebtheit an erster Stelle stehen (Macsenaere 2006; Welsche 2019). Allerdings wird von den meisten Autoren beklagt – und dies ist kein Alleinstellungsmerkmal in der Jugendhilfe –, dass

- die Berücksichtigung und Anerkennung dieser Interventionsform in den relevanten Fachbüchern und Fachzeitschriften der jeweiligen Bezugsdisziplinen eher marginal sind,
- die Ausbildungsstandards für Fachkräfte in diesem Bereich sehr uneinheitlich und häufig unzureichend sind,
- das Wissen voneinander in den unterschiedlichen Teilsystemen Schule, Erziehungshilfe und Behandlung nur sehr fragmentarisch ist und teilweise Kooperationen verhindert,
- trotz zahlreicher Praxisprojekte bisher weitergehende theoretische Überlegungen und Forschungsbemühungen für diesen Bereich überschaubar bleiben.

Es ist zu erwarten, dass die Anerkennung von Bewegung, Spiel und Sport in der Jugendhilfe u. a. durch die Aktivitäten eigener Fachkommissionen, z. B. die Kommission »Körper und Bewegung« in der Deutschen Gesellschaft für Soziale Arbeit, in Zukunft gestärkt wird und gemeinsame Ausbildungsstandards entwickelt sowie Forschungsarbeiten angeregt werden.

2.3.4 Schulsystem

Trotz aller Inklusionsbemühungen in Deutschland besucht ein bestimmter Anteil an Kindern und Jugendlichen mit psychischen Störungen eine Förderschule. Die Regelschulen verfügen bisher noch nicht umfassend über eine genügende Anzahl an spezialisierten Förderpädagogen, die auf die besonderen Bedürfnisse und Ausgangslagen dieser Zielgruppe eingehen können. Ein Regelschulbesuch würde Kinder mit ausgeprägten emotionalen und sozialen Verhaltensstörungen zudem überfordern – sie benötigen nach der klinischen Behandlung in der Regel weiterhin ein langfristig bestehendes Spektrum an sonderpädagogischer Unterstützung und Lernförderung zur Stabilisierung ihrer Verhaltens- und Handlungsweisen.

Die verschiedenen Förderschulen für soziale und emotionale Entwicklung verfügen in der Regel über günstige Rahmenbedingungen, die sich u. a. an Klassen mit geringer Schüleranzahl, sonderpädagogisch qualifiziertem Lehrpersonal, dem Klassenlehrerprinzip und auf dieser Klientel ausgerichteten Lehrplänen festmachen lassen. Allerdings kann die Rückführung in die Regelschule jährlich neu beschlossen werden. Diese Durchlässigkeit besteht auch für im großstädtischen Bereich bestehende Schulen für Kranke, die in Einzelfällen für Kinder mit Erziehungs- bzw. Verhaltensauffälligkeiten oder anderen psychischen Störungen in Betracht kommen. Die massiven Problematiken dieser Kinder und Jugendlichen äußern sich dabei über längere Zeiträume, u. a. in Form von Lernstörungen, mangelnder Konzentrationsfähigkeit, Frustrationslabilität, Impulsivität, Aggressivität, Angst oder oppositionellem Verhalten. Zudem ist ihr Sozialverhalten vielfach defizitär entwickelt. Schülerinnen und Schüler aus diesem Spektrum haben oftmals Schwierigkeiten, ihre Umwelt angemessen wahrzunehmen oder sind durch familiäre oder soziale Probleme überfordert, den normalen Anforderungen der Regelschule zu entsprechen. Sie verschließen und widersetzen sich der Erziehung so nachhaltig, dass sie im normalen Unterricht vielfach nicht hinreichend gefördert werden können. Ihre eigene Entwicklung wird dadurch begrenzt, gleichzeitig die der Mitschülerinnen und Mitschüler gestört oder gefährdet. In der Summe werden die aufgezeigten Verhaltensproblematiken mit dem Begriff »herausforderndes Verhalten« treffend charakterisiert (Myschker & Stein 2018).

Sonderpädagogisch qualifizierte Lehrkräfte, die in den unterschiedlichen Förderschulausrichtungen tätig sind, benötigen und verfügen über ein Repertoire an verhaltensmodifizierenden Methoden und Techniken, um mit derartigen Störungen umzugehen (Hillenbrand 2008). Dazu zählen das »Classroom-Management«, verschiedene Techniken zur Verstärkung gewünschten Verhaltens bzw. des Löschens unangemessenen Verhaltens, Konfliktlösungsstrategien, gruppendynamische Kenntnisse sowie regulative Techniken im Umgang mit Aufmerksamkeitsstörungen oder Bewegungsunruhe. Bewegungstherapeutische Maßnahmen spielen hierbei eine besondere Rolle, da diese nicht nur in der Turnhalle oder auf dem Pausenhof zur Anwendung gelangen, sondern auch im Klassenraum. Psycho-physische Regulationstechniken dienen hierbei zum einen zum kurzfristigem Erregungsabbau bei hyperaktiven Zuständen, zum anderen zur Aufrechterhaltung von Aufmerksamkeit und Konzentration oder zur Verbesserung des Klassenklimas durch altersgerechte Entspannungstechniken. Weiterhin sind die sonderpädagogischen Lehrkräfte auch für die Durchführung des Sportunterrichts zuständig. Hier muss allerdings darauf verwiesen werden, dass nur eine geringe Anzahl an Lehrkräften über die Fakultas Bewegungserziehung und Sport verfügt. Im Hinblick auf die komplexen Anforderungen an einen sach- und adressatengerechten Sportunterricht sind dies erschwerende Bedingungen.

Bewegungsbezogene und sportliche Aktivitäten haben speziell für diesen Personenkreis eine hohe Bedeutsamkeit für eine motorische und psychosoziale Entwicklung hin zu einer Persönlichkeitsreifung und Verhaltensnormalisierung. Dies wird z. B. in der *Rahmenvorgabe zur Bewegungserziehung und zum Sport in der sonderpädagogischen Förderung* (Ministerium für Schule und Weiterbildung NRW 2005) explizit herausgestellt. Diese Rahmenvorgabe orientiert sich dabei an den allgemeinen Richtlinien zum Schulsport in der Regelschule, die durch einen Doppelauftrag gekennzeichnet sind: »Entwicklungsförderung durch Bewegung, Spiel und Sport« sowie »Erschließung der Bewegungs-, Spiel- und Sportkultur«. Das zugrunde liegende Verständnis von Sport verweist auf ein weitergehendes Erziehungs- und Bildungskonzept, das neben der individuellen Entwicklungsförderung auch die gesellschaftliche Teilhabe, d. h. Partizipation und Inklusion, beinhaltet. Bewegungsförderung wird in dem Kontext der sonderpädagogischen Förderung als ein relevantes Lernprinzip verstanden, das fächerübergreifend angewandt werden soll. Es beinhaltet strukturelle Orientierungen und Prinzipien des Lernens mit, über und durch Bewegung (Fediuk & Hölter 2003).

Lernen mit Bewegung verweist auf die Notwendigkeit, Bewegungsaktivitäten über den engen Sportunterricht hinaus als bedeutsamen Bestandteil des gesamten Schullebens zu verstehen, also Pausen- und Schulhofgestaltung so zu planen und einzurichten, dass Bewegung, Spiel und Sport tagtäglich stattfinden können. Dies trägt in nicht unerheblichem Maße zur Verbesserung des Schul- und Klassenklimas bei.

Lernen über Bewegung meint die bewusste und zielgerichtete Nutzung von Bewegungsübungen und -aufgaben zur Unterstützung von Lernprozessen, da hierdurch kognitive Vorgänge durch körpernahe Handlungsabläufe unterstützt und verstärkt werden.

Lernen durch Bewegung umfasst das Erlernen sportlicher Bewegungsabläufe und Techniken, wie diese im üblichen Sportunterricht der Regelschule angeboten und vermittelt werden. Die Inhalte richten sich dabei nach dem Alter und den individuellen motorischen und psychosozialen Lernvoraussetzungen.

Zu beachten ist, dass mit diesen Lernprozessen ein Zugang zu außerschulischen Bewegungs- und Sportangeboten in Sportvereinen oder in der Freizeit eröffnet wird.

Eine weiterführende Kategorisierung von Lern- und Bedeutungsfeldern der Bewegung in dem Kontext von Vorschul-, Schul- und Förderschulpädagogik findet sich bei Fischer (2016b). Die Autoren unterteilen dabei nach theoretischen Gesichtspunkten hinsichtlich der Ziele, des Sinn und der Bedeutung von Bewegung in folgende Kategorien:

- Bewegung als *Lerngegenstand*
- Bewegung als *Medium der Gesundheitserziehung*

- Bewegung als *Medium des Lernens*
- Bewegung als *Medium der Entwicklungsförderung*

Mit der Kategorie »Bewegung als Lerngegenstand« wird das Ziel verbunden, durch frühzeitige Förderung motorischer Fähigkeiten und Fertigkeiten eine lebenslange Partizipation an der gesellschaftlichen Bewegungs-, Spiel- und Sportkultur zu ermöglichen (Kuhlenkamp 2016). In enger Verbindung dazu steht die Bedeutsamkeit von »Bewegung im Rahmen der Gesundheitserziehung« (Krus & Bahr 2016). Exemplarisch sind hierbei die Nutzung präventiver Wirkungen von Bewegung und Sport für die bio-psycho-sozialen Belange der Kinder und Jugendlichen zu nennen (z. B. Vermeidung von Erkrankungen infolge von Bewegungsmangel, z. B. Adipositas; Steigerung des Wohlgefühls und der Körperzufriedenheit). Mit der Kategorie »Bewegung als Medium des Lernens« wird die Bedeutung des Erfahrungslernens betont, was sich u. a. durch explorierende, experimentelle, erkundende oder spielerische Auseinandersetzung mit der personalen und dinglichen Umwelt realisiert (Beudels 2016). Klassische psychomotorische Angebote haben hier einen ihrer Schwerpunkte. »Bewegung als Medium der Entwicklungsförderung« verweist auf die enge Wechselbeziehung und neurobiologische Verknüpfung zwischen motorischer, emotionaler, kognitiver und sozialer Entwicklung in der Kindheit mit den damit verbundenen Körper-, Selbst- und Persönlichkeitserfahrungen (s. dazu ausführlich: Fischer 2019).

Die Realisation der Lernziele verlangt in vielen Fällen Akzentverschiebungen und Modifikationen z. B. der Inhalte und Aufgaben, was in der Rahmenvorgabe ausdrücklich erwähnt ist. Derartige Veränderungen an die jeweiligen aktuellen oder überdauernden Bedingungen beinhalten u. a. die Einbeziehung therapeutischer Aspekte und Prinzipien, wie diese ausführlich bei Hölter (1988) beschrieben worden sind. Deutlich wird, dass der Sportunterricht sich im sonderpädagogischen Feld in einem Spannungsfeld zwischen (Förder-)Pädagogik und Therapie bewegt. Trotz der oben genannten Störanfälligkeiten der Schülerinnen und Schüler im (Sport-)Unterricht besteht insgesamt eine hohe Akzeptanz für bewegungs- und sportbezogene Aktivitäten – sowohl bei den Jungen als auch bei den Mädchen. Erst mit Beginn der Pubertät wandelt sich diese Einstellung, besonders bei vielen Mädchen. Hier sind gegebenenfalls getrenntgeschlechtliche Angebote als Alternative vorteilhaft, in denen die veränderten Interessenlagen stärker berücksichtigt werden können.

2.3.5 Prävention und Nachsorge

Prävention bezeichnet in der Gesundheitsversorgung allgemein die Gesamtheit an vorbeugenden Maßnahmen, um die Gesundheit zu erhalten und Erkrankungen zu verhindern. Es wird dabei in der Regel zwischen der Primärprävention als einer Maßnahme zur Verringerung von Risikofaktoren sowie der Sekundärprävention unterschieden. Hierbei können durch eine frühe Diagnostik und durch früh eingeleitete therapeutische Interventionen mögliche Erkrankungen erkannt und behandelt werden. Für ein weites Spektrum unterschiedlicher Krankheiten vor allem funktioneller Art, aber auch bei psychischen Erkrankungen, z. B. Depression, ist die Wirksamkeit von regelmäßigen Bewegungsaktivitäten zur Vorbeugung oder Verhinderung von akuten oder chronischen Krankheitszuständen gut belegt. Dabei können u. a. allgemeine Beschwerden vermindert, das individuelle und soziale Wohlbefinden verbessert und das Mortalitätsrisiko verringert werden (Fuchs 2003). Bewegungsfördernde Maßnahmen können zusätzlich als Präventionsleistung von den Krankenkassen bezuschusst werden.

Eine wichtige Unterscheidung für wirksame Präventionsstrategien ist die Differenzierung in die zwei zentralen Zielrichtungen der *Verhaltens- und der Verhältnisprävention*. Hierzu ein illustrierendes Beispiel:

Verhaltens- und Verhältnisprävention

Es lässt sich mittlerweile gut belegen, dass sich etwa 40 % der später klinisch behandlungsbedürftigen Störungen der Aufmerksamkeit und Hyperaktivität schon im Kindergartenalter feststellen lassen. Auf das *individuelle Verhalten* zielende Interventionen sind hier z. B. eine frühe spielerische Förderung der sensorischen Wahrnehmung und der Motorik, evtl. auch eine begleitende Elternberatung. Sekundärpräventiv können hier eine speziellere diagnostische Abklärung und ggf. fachtherapeutische Interventionen wirken. Eine Beeinflussung der *Verhältnisse* kann sich auf eine kindgerechte Gestaltung und Ausstattung der Einrichtung beziehen oder auch auf die Bereitstellung, Weiterbildung und Bezahlung von Personal, das in der Lage ist, gezieltere Interventionen durchzuführen (Beudels & Beudels 2019b).

Es ist zwar generell von einer hohen Beliebtheit und Akzeptanz von Sport und Bewegungsaktivitäten auszugehen; dies ist aber in beträchtlichem Maße von der Krankheitsgeschichte, der sozialen Schicht, dem Geschlecht, dem Alter, dem Wohnort und dem ethnischen Hintergrund der Adressaten abhängig (► Kap. 1.2.5). Nach unseren Erfahrungen, aber auch den in den USA erhobenen Daten (Kim et al. 2011; Mercurio et al. 2019) zufolge nehmen Kinder mit frühen Diagnosen psychischer Störungen wie ADHS und Störungen des Sozialverhaltens erheblich weniger an regelmäßigen Bewegungsaktivitäten teil als Gleichaltrige. Wir vermuten, dass hier ein Interaktionseffekt mit der Zugehörigkeit zu unteren sozialen Schichten vorliegt. Denn für Erwachsene unterschiedlichen Alters wurde festgestellt, dass Angehörige der Unterschicht um ein Drittel inaktiver sind als Angehörige der Mittelschicht und doppelt so inaktiv wie Angehörige der Oberschicht (62,9 % zu 46 % zu 30,8 %; Fuchs 2003). Berücksichtigt man zusätzlich die in Deutschland erhobenen Befunde, die zeigen, dass die regelmäßige sportliche Aktivität von Kindern und Jugendlichen in hohem Maße von den vorgelebten Aktivitäten der Eltern abhängt, dann ist dies ein Aspekt, der eine geringere Teilnahme erklären könnte (Brandl-Bredenbeck et al. 2015).

Aber es gibt noch eine Reihe weiterer bedeutsamer Faktoren wie finanzielle Barrieren, der vorwiegend mittelschichtsorientierte Verhaltens- und Wertekodex in Sportvereinen und die räumliche Zugänglichkeit, die bestimmten Gruppen von Kindern und Jugendlichen die Teilnahme an Bewegungsangeboten erschweren. Zur Entfaltung präventiver Wirkungen für Kinder bis etwa zum Alter von

12 Jahren ist neben einem bewegungsfreundlichen Umfeld mit einem leichten Zugang zu vielfältigen informellen Bewegungsgelegenheiten auch eine qualifiziert angeleitete umfassende Bewegungserziehung außerhalb der Schule anzustreben. Sportstunden als Pflichtbestandteile des schulischen Curriculums sind zwar eine wichtige Säule der Bewegungsförderung, aber sie wirken kaum im Sinne einer nachhaltigen Gesundheitsförderung, wenn sie nicht durch die Teilnahme an weiteren Bewegungsaktivitäten ergänzt werden. Durch den Wandel vieler Schulen in Ganztagsschulen hat sich das Angebot von bewegungsorientierten Angebote im direkten Umfeld der Schule erweitert, wobei Schulträger und Vereine durch den Einsatz von Übungsleitern hier häufig die Chance sehen, das ursprüngliche Vereinsangebot kostengünstig in die Schule zu tragen und so manchmal auch den regulären Sportunterricht zu ersetzen.

Für Kinder, die weniger an einzelnen Sportarten interessiert oder weniger bewegungsgeschickt sind oder sich schwerer in Vereinsstrukturen einfügen können, sind in den letzten 20 Jahren mit großem Erfolg offenere Bewegungsangebote entstanden. Hierzu zählen z. B. Psychomotorik-Vereine oder eigene Vereine mit Bezeichnungen wie »Bewegung, Spiel und Sport für alle«, deren Angebote eher eine allgemeine Bewegungsförderung zum Ziel haben und die sich gezielt auch an weniger bewegungsbegabte Kinder richten.

Eine solche inhaltliche und methodische Umorientierung ist auch im traditionellen Sportvereinswesen zu beobachten. Vorreiter waren dabei die verschiedenen Initiativen der Deutschen Sportjugend im DOSB, die in enger Zusammenarbeit mit der Jugendhilfe schon vor über 30 Jahren vor allem Projekte für Jugendliche mit konzipiert und durchgeführt haben (Becker & Schirp 2001; Koch 2003; Michels 2014). Es wurden hierbei z. T. populäre selbstständige Entwicklungen in der Jugendkultur wie Breakdance, Street Basketball oder Bewegungsparcours aufgegriffen, die neben der offiziellen Bewegungs- und Sportkultur häufig in »Ghettos« und sozialen Brennpunkten entstanden sind. Manche dieser Aktivitäten wurden »sozialpädagogisch« entschärft, ohne die zentrale Sinngebung für Jugendliche wie Abenteuer und Gefahr, Erleben von unmittelbarer Körperlichkeit und autonomem Handeln im Kern aufzuweichen. Die möglichen präventiven Wirkungen von bewegungs-, abenteuer- und erlebnisorientierten Maßnahmen entfalten sich nicht per se, sondern sie bedürfen sorgfältiger Vorüberlegungen im Hinblick auf eine organisatorische und pädagogische Rahmung. Dabei lässt sich *»die Logik der Schulsportdidaktik und -methodik nicht unreflektiert auf den Bereich der Jugendsozialarbeit übertragen«* (Michels 2007, S. 5).

Ein gesondertes Problem sind bewegungsorientierte Angebote für weibliche Jugendliche. Obwohl es verschiedene, ausschließlich an Mädchen und junge Frauen gerichtete Projekten gibt, wie eigene Schwimmstunden für Migrantinnen oder die DFB-Förderung des Frauenfußballs, scheint es in dieser Hinsicht nach wie vor *»mehr Fragen als Antworten«* zu geben (Rose 2003). Weitere offene Fragen ergeben sich aus der bereits angemerkten fehlenden Kenntnis und Kooperation verschiedener Teilsysteme wie Schule, Klinik und Jugendhilfe sowie aus den uneinheitlichen Wegen und Standards der Professionalisierung im Bewegungsbereich.

In Bezug auf die Nachsorge nach einem klinischen Aufenthalt gibt es eine Reihe von erfolgreichen bewegungsorientierten Einzelprojekten, z. B. mit delinquenten oder suchterfahrenen Jugendlichen. Diese Projekte hängen häufig von besonderen regionalen Gegebenheiten oder Initiativen ab, sind aber in ihrer Finanzierung meist nur unzulänglich abgesichert. Für junge Patienten mit anderen psychischen Störungen ergeben sich dann Möglichkeiten zur Nachsorge, wenn räumlich noch im klinischen Rahmen ein offeneres Angebot vorgehalten wird oder »auf dem freien Markt« mit Unterstützung des bewegungstherapeutischen Teams Gruppen gefunden werden, in die sich möglichst wohnortnah auch Kinder mit besonderen Problemlagen integrieren lassen.

2.4 Fazit

Die Bestimmung von Zielen und die Entscheidung für bestimmte Inhalte ergeben sich aus einer sorgfältigen Berücksichtigung des Zusammenspiels unterschiedlicher Faktoren. Dazu gehören als Teile des professionellen Hintergrundwissen vor allem

- die Beachtung der kindlichen Entwicklung im Zusammenhang mit ihrer Pathologie,
- die Tatsache der besonderen Kontext- und Umfeldabhängigkeit,
- die herausragende Bedeutung der Beziehungsgestaltung und
- die Beachtung von besonderen Inhalten und Methoden.

Im ersten Abschnitt wurde die Notwendigkeit einer sorgfältigen Zielreflexion als ein wichtiger Aspekt jedes therapeutischen Verfahrens betont. Dies beinhaltet eine Abgrenzung und Unterscheidung von Zielen, ihre Ordnung sowie die Herstellung eines Zusammenhangs zu praktischem Handeln. Dies wurde am Beispiel der multimodalen klinischen Behandlung veranschaulicht. Wir schlagen für die Zielformulierung hier als pragmatisches Modell eine Orientierung an wesentlichen Grundelementen der menschlichen Existenz wie *Motorik*, *Emotion*, *Kognition* und *Soziales* vor. Diese Vierteilung ist so oder in ähnlicher Form in den meisten pädagogischen und therapeutischen Bereichen bekannt und daher auch gut in multiprofessionellen Teams vermittelbar.

Ein Reichtum der Bewegungstherapie sind ihre vielfältigen Inhalte, die wir in diesem Lehrbuch nur auszugsweise beschreiben können. Wir haben uns bemüht, eine Auswahl von inhaltlichen Zugängen zu illustrieren, die zu den Funktionen von Bewegungshandlungen passen, also eher funktionell, sensibel-explorativ oder sozial orientiert sind. Dabei ist eine solche Zuordnung nicht immer eindeutig, da die meisten Inhalte in der Praxis variabel und flexibel handhabbar sind. Diese Mehrdeutigkeit bezeichnet man auch als »Polyvalenz«. Für therapeutische Zwecke sind die Inhalte an Ziele, an institutionelle Rahmenbedingungen, an individuelle therapeutische Notwendigkeiten und Vorlieben der Patienten sowie an die professionellen Voraussetzungen der Therapeutinnen anzupassen.

Auf der Basis von Anwendungserfahrungen im Bereich der Kinder- und Jugendpsychiatrie haben wir in mehreren Teilkapiteln typische Inhaltsbereiche beschrieben, die sich auf elementare Bewegungsformen wie *Entspannen*, *Kämpfen*, *Schwimmen*, *Spielen*, *Tanzen* und *Trainieren* beziehen. Zusätzlich haben wir Erfahrungen zu erlebnisorientierten und pferdegestützten Zugängen näher beschrieben.

Ziele und Inhalte der Bewegungstherapie können je nach Setting stark variieren. In einem klinischen Setting ist eine Orientierung am medizinischen Versorgungssystem unabdingbar, wohingegen die Schule als Teil des Bildungssystems anderen Zielen und Gesetzmäßigkeiten unterliegt. Wir beschreiben aus Sicht der Bewegungstherapie wesentliche Merkmale einer pädagogisch-therapeutischen Versorgungskette, die von einer klinischen Akutbehandlung über ambulante Hilfen und Jugendhilfe bis zu Schule sowie Prävention und Nachsorge reicht. Es ist dabei kaum möglich, in den Zielen und Inhalten genau zwischen therapeutischen Interventionen im engeren Sinne, heil- und förderpädagogischen Maßnahmen sowie Aufgaben der allgemeinen Pädagogik mit dem Anspruch einer Entwicklungs- und Gesundheitsförderung zu differenzieren. Ein eher äußeres, aber für alle Beteiligten wichtiges Kriterium sind die unterschiedlichen Wege der Finanzierung, die vom Krankenkassensystem über die Sozialförderung bis zu den allgemeinen Ausgaben für Bildung reichen, aber auch mithilfe privater Finanzierungsmodelle, etwa durch Stiftungen oder Elternbeiträge, entstehen. Wir können feststellen, dass wir in Deutschland strukturell über ein breites Anwendungsfeld für bewegungstherapeutische Interventionen verfügen. Dabei erfordert die Abgrenzung von Aufgaben und Zielen eine ständige Reflexion und Konsensfindung unter den Professionellen, die sich dem »Kindeswohl« und den jungen Patientinnen und ihren Angehörigen verpflichtet sehen.

3 Störungsbilder

Im folgenden Kapitel wird die Bewegungstherapie für ausgewählte psychische Erkrankungen des Kindes- und Jugendalters differenziert dargestellt. Einleitend werden Orientierungskriterien für die Auswahl und die Systematik der Störungsbilder beschrieben. Hierbei werden gleichzeitig wichtige Hintergrundinformationen vermittelt, die zu einem besseren Verständnis des Gesamtkapitels beitragen.

Innerhalb des breiten Spektrums psychischer Erkrankungen ist zwangsläufig eine Reduktion notwendig. Für die Auswahl in diesem Lehrbuch waren u. a. folgende Fragen und Kriterien handlungsleitend:

- Welche psychischen Erkrankungen treten im Kindes- und Jugendalter besonders häufig auf? Welche davon werden am meisten behandelt, und wie sieht die Verteilung von Diagnosen in Kontexten aus, in denen bewegungstherapeutische Maßnahmen zur Anwendung kommen?
- Welche Störungsbilder sind aus sozioökonomischer und gesellschaftlicher Sicht aktuell besonders relevant, z. B. durch die Chronizität oder indirekte Folgen der Erkrankung und die damit verbundenen Kosten?
- Zu welchen Störungsbildern liegen bereits bewährte und z. T. evaluierte Konzepte vor, und wo liegen aktuelle bewegungs- und sportwissenschaftliche Forschungsschwerpunkte?
- Mit welchen Erkrankungen sind bewegungstherapeutische Spezifika in der methodischen Vorgehensweise und Besonderheiten Umgang mit der Patientengruppe verbunden?

Diese Fragen und Aspekte werden den Leser in den störungsspezifischen Teilkapiteln begleiten. Dass die Fragen jedoch nicht immer ganz leicht zu beantworten sind, soll kurz anhand des ersten Kriteriums, der *Prävalenz*, veranschaulicht werden. Die Erforschung der Häufigkeit psychischer Störungen im Kindes- und Jugendalter ist international und national Gegenstand zahlreicher großer epidemiologischer Studien, Meta-Analysen und Übersichtsarbeiten (u. a. Angold & Costello 1995; Ihle & Esser 2002; Ravens-Sieberer et al. 2007; Barkmann & Schulte-Markwort 2004; Fuchs et al. 2013). Die Befunde differieren dabei jedoch nicht unerheblich. Ohne an dieser Stelle weiter auf die Schwierigkeiten der Erfassung und Erhebung psychischer Erkrankungen oder auf Verlaufsunterschiede, Geschlechtsunterschiede und Altersgruppenunterschiede einzelner Störungen im Detail einzugehen, stellen wir das Diagnosespektrum in verschiedenen Kontexten vor.

Die meisten Daten weisen auf vier große psychiatrische Diagnosegruppen in Kindheit und Jugend hin. In einer Übersichtsarbeit über deutsche Studien zur Prävalenz von psychischen Störungen im Kindes- und Jugendalter stehen *Angststörungen* mit einer durchschnittlichen Prävalenz von 10,0 % an erster Stelle, gefolgt von den *aggressiv-dissozialen Störungen* mit 7,6 % sowie *depressiven Störungen* mit 5,4 % und den *Hyperkinetischen Störungen* mit jeweils 2,2 % (Ravens-Sieberer et al. 2007). Diese Zahlen decken sich größtenteils mit internationalen Angaben, bei denen lediglich die Hyperkinetischen Störungen ähnlich hohe Raten aufweisen wie die emotionalen Störungen (Ihle & Esser 2002). Hieraus lässt sich jedoch nicht gleich schlussfolgern, dass Kinder und Jugendliche mit Angststörungen die größte Behandlungsgruppe von Bewegungstherapeuten ausmacht. Denn von den behandlungsbedürftigen Kindern und Jugendlichen nimmt nur ein Bruchteil professionelle Hilfe in Anspruch – hierbei findet gewissermaßen eine Umverteilung der Häufigkeiten statt (Hintzpeter et al. 2014). Eine Erklärung hierfür ist, dass Eltern die Hilfebedürftigkeit ihres Kindes eher dann erkennen, wenn es durch das Problemverhalten zu Störungen des Umfeldes kommt. Dies ist typisch für die sog. *externalisierenden* Störungen wie die *Störungen des Sozialverhaltens* oder *hyperkinetische Störungen*, bei denen sich die Aggressivität oder Hyperaktivität stark im Umfeld manifestiert und externen Leidensdruck erzeugt. Bei den *internalisierenden Störungen* wie Depressionen oder Angst, die häufiger mit einem subjektiven Leiden einhergehen und weniger mitgeteilt werden, wird die Hilfebedürftigkeit von den Eltern als geringer eingeschätzt (Petermann 2005).

Wie sieht das Diagnosespektrum in klinischen Einrichtungen aus? In der Gesundheitsberichterstattung zur psychotherapeutischen Versorgung des Bundes (Herausgeber: Robert Koch-Institut; Schulz 2008) finden sich Angaben zur Häufigkeit von Erstdiagnosen in deutschen klinischen Fachabteilungen für Kinder- und Jugendpsychiatrie und -psychotherapie im Jahr 2004. Hier stehen die Störungen des Sozialverhaltens, kombiniert mit emotionalen Störungen (F92), an erster Stelle (20,4 %). An zweiter Stelle findet sich mit 17,2 % ein relativ hoher Anteil an Patientinnen und Patienten mit Belastungs- und Anpassungsreaktionen (F43) mit. An dritter und vierter Stelle stehen die Hyperkinetischen Störungen (F90) mit 10,4 % bzw. die Störungen des Sozialverhaltens (F91) mit 8,6 %. Affektive Störungen und emotionale Störungen sind hier weniger häufig vertreten.

Doch auch aus den klinischen Daten lässt sich nicht schließen, mit welcher Klientel die Bewegungstherapeuten in diesem Setting besonders häufig bzw. intensiv arbeiten. Denn der hohe Anteil an kombinierten Störungen des Sozialverhaltens und Belastungs- und Anpassungsreaktionen ist vor allem dadurch bedingt, dass diese Patientengruppe besonders häufig auf den Akutstationen in Notfällen oder Krisen versorgt wird. Die durchschnittliche Verweildauer dort ist bedeutend kürzer als auf den sogenannten »offenen« oder den tagesklinischen Stationen, wo die Betroffenen meist über mehrere Wochen oder Monate behandelt werden. In der Folge werden Patienten auf den Akutstationen meist kaum oder eben nur sehr kurz, niederschwellig und niederfrequent fachtherapeutisch versorgt. Das häufige Vorkommen einer Störung im klinischen Setting steht also nicht in Relation zum Umfang und der Intensität der bewegungstherapeutischen Versorgung. Darüber hinaus haben verschiedene klinische Einrichtungen unterschiedliche Behandlungsschwerpunkte, und die Verteilung von Diagnosen innerhalb einer Einrichtung kann sich über mehrere Jahre durchaus signifikant ändern (Belhadj Kouider et al. 2016).

In Einrichtungen der teilstationären und vollstationären Jugendhilfe, in denen bewegungs- und sportorientierte Angebote oft integrale Bestandteile der sozialpädagogisch ausgerichteten Konzepte sind (Welsche 2018b), zeigt sich wiederum ein anderes Bild: In diesem Bereich sind die einfache und kombinierte Störung des Sozialverhaltens (F91 und F92) und die Hyperkinetische Störung des Sozialverhaltens (F90.1) besonders häufig vertreten, gefolgt an dritter bzw. vierter Stelle von depressiven Störungen und Störungen durch Alkohol- und Drogenmissbrauch (Schmid et al. 2008).

Wir halten nach diesem Exkurs fest: Die Häufigkeit bestimmter Erkrankungen ist stark kontextabhängig, und die Eingrenzung einer primären Behandlungs- und Patientengruppe von Bewegungstherapeuten anhand von Diagnosen bleibt relativ. Zusammenfassend bleibt jedoch festzuhalten, dass vier große Diagnosegruppen in der kinder- und jugendpsychiatrischen Landschaft ohne Zweifel einen zentralen Platz einnehmen: die Angststörungen, die Störungen des Sozialverhaltens, die emotionalen Störungen bzw. die depressiven Störungen sowie die Hyperkinetischen Störungen.

Die eingangs aufgelisteten Fragen führen zum Einschluss folgender Störungsbilder, die in den störungsspezifischen Teilkapiteln ausführlich behandelt werden:

- Aufmerksamkeitsdefizit- und Hyperaktivitätsstörungen
- Störungen des Sozialverhaltens
- Angststörungen
- Depressive Störungen
- Essstörungen
- Störungen durch Substanzmissbrauch
- Schizophrenie
- Autismus-Spektrum-Störungen

Wir haben uns bemüht, die ausgewählten Störungsbilder in einer sinnvollen und logischen Reihenfolge darzustellen. Hierbei haben u. a. die *thematische Nähe* und *Komorbiditäten* eine verbindende Rolle gespielt. Die folgenden Zusammenhänge sollen dazu einladen, die Erkrankungen nicht völlig isoliert und eigenständig zu betrachten, sondern den Blick dafür zu schärfen, was uns in der bewegungstherapeutischen Arbeit oft begegnet: eine Überschneidung von mehreren Symptomkomplexen.

Wir halten es für sinnvoll, die ersten vier Störungsbilder als *externalisierende Störungen* und *internalisierende Störungen* aufeinander folgen zu lassen. Diese Darstellungsform von zwei dimensionalen »Erkrankungsclustern« ist auch in der kinder- und jugendpsychiatrischen Fachliteratur und der klinischen Praxis gängig. Für diese Störungsgruppen zeigen sich bedeutend hohe Komorbiditätsraten: So treten bei fast 50 % der Kinder und Jugendlichen mit Hyperkinetischen Störungen gleichzeitig dissoziale Störungen auf. Mit fast 40 % sind Angststörungen die häufigste zusätzliche psychische Störung bei Depressionen, und umgekehrt leiden auch 17 % der Angst-Patienten zusätzlich an einer depressiven Störung (Ihle & Esser 2002). Das bedeutet für die bewegungstherapeutische Arbeit mit diesen Patientengruppen, dass neben der hyperkinetischen Symptomatik häufig aggressiv-dissoziale Tendenzen bei den Kindern und Jugendlichen erkennbar sind und bei depressiven Patienten neben dem Grundaffekt der Traurigkeit auch ängstliche Symptome das Zustandsbild oft wesentlich prägen. Jungen zeigen durchgehend bedeutsam höhere Raten bei Hyperkinetischen Störungen und dissozialen Störungen, während Angststörungen und Depressive Störungen – zumindest ab dem Jugendalter – im Verhältnis häufiger bei Mädchen auftreten (Fuchs et al. 2013).

Die zwei Folgekapitel zu Essstörungen und zu den Störungen durch Substanzmissbrauch bieten sich aus mehreren Gründen als Folgekapitel an: Zum einen weisen beide Störungsgruppen hohe Komorbiditätsraten zu den ersten vier dargestellten Erkrankungen auf. Dies trifft bei den Essstörungen in besonderem Maße für die Depressionen und die Angststörungen zu. Die Depression kann der Essstörung vorausgehen oder parallel zur Gewichtsabnahme eine steigende Intensität erfahren. Suizide zählen in diesem Zusammenhang zu den wichtigsten Todesursachen bei der Anorexia nervosa. Aber auch pathologische Ängste wie Trennungsängste oder generalisierte Angststörungen sind nicht selten im Vorfeld dieser Erkrankung beobachtbar. Sie können die Essstörung im Sinne einer sozialen Unsicherheit begleiten oder sich im Verlauf der Erkrankung in Form einer ängstlich-vermeidenden Persönlichkeitsentwicklung festigen (Fegert & Kölch 2013). Jugendliche, die Substanzen konsumieren, missbrauchen oder abhängig sind, haben nach internationalen Angaben in 60 % eine psychiatrische Begleiterkrankung (Armstrong & Costello 2002). Vor allem die Kombination mit dissozialen Störungen ist hierbei besonders häufig. Darüber hinaus leiden Jugendliche mit einer Suchtstörung vermehrt an Angststörungen, affektiven Störungen und Hyperkinetischen Störungen (Essau & Conradt 2009). Unstrittig ist auch die Rolle von Störungen des Sozialverhaltens in der Kindheit als bedeutender Risikofaktor bzw. Prädikator für die Entwicklung einer späteren Suchterkrankung. Insofern liefern die ersten vier Teilkapitel viele nützliche Informationen für ein besseres Verständnis dieser beiden Störungsgruppen und weiten den Blick für mögliche Zusammenhänge.

Zum anderen zeigen sowohl die Essstörungen als auch die Suchtstörungen verhältnismäßig ungünstige, rezidivierende und chronische Verläufe (Reich 2010; Sack 2009). Die Betroffenen tragen ein beträchtliches Risiko für längerfristige Beeinträchtigungen. Dies ist für Bewegungstherapeuten insofern relevant, weil diese Gruppen von Patienten hierdurch oft wiederkehrend und/oder verhältnismäßig lange in rehabilitativen Kontexten therapiert werden. Hieraus ergeben sich spezifische Fragen und Besonderheiten, z. B. bezüglich der Beziehungsgestaltung oder des Umgangs mit schwankender Motivation, mangelnder Krankheitseinsicht, fehlender Compliance, mit »Rückfällen« oder Therapieabbrüchen. Beide Störungen sind bezüglich der Altersklasse häufiger im Jugendalter zu finden.

Überdies werden sowohl die Essstörungen als auch die Suchterkrankungen in rehabilitativen Settings oft in gesonderten Fachabteilungen behandelt. Im klinisch-psychiatrischen Kontext gibt es beispielsweise spezialisierte Stationen für Essstörungen oder Suchtambulanzen, die sich durch ihre störungsspezifischen Versorgungs- und Behandlungskonzepte auszeichnen. Damit geht nicht selten einher, dass auch die Fachtherapien und die bewegungstherapeutischen Angebote besonders fest in diesen Konzepten verankert sind und sich in ihrer intentionalen Ausrichtung stark an den störungsspezifischen Besonderheiten orientieren. Während also Kinder und Jugendliche mit Angststörungen, mit Depressionen oder mit ADHS oft in gemischten Bewegungstherapiegruppen zusammentreffen, gibt es spezielle Gruppenformate für Patienten mit Essstörungen oder mit Suchterkrankungen. Dies hat weitere Implikationen für die Praxis, auf die in den Teilkapiteln entsprechend eingegangen wird.

Schließlich besteht eine weitere – für die Bewegungstherapie besonders relevante – Gemeinsamkeit beider Störungsgruppen: die zentrale Bedeutung des Körpers im Rahmen der Erkrankung. Dies bezieht sich beispielsweise auf den schädigenden Umgang mit dem eigenen Körper und der Missachtung seiner Grenzen und Signale, aber auch auf die Folgen des systematischen Hungerns oder des Substanzkonsums im Sinne von Sekundärschäden.

Die letzten beiden störungsspezifischen Teilkapitel behandeln die Schizophrenie und die Autismus-Spektrum-Störungen. Der Übergang von den Suchtstörungen zur Schizophrenie bietet sich u. a. deshalb an, weil ätiopathogenetisch der Substanzkonsum als Stressfaktor im Vulnerabilitäts-Stress-Bewältigungsmodell der Schizophrenie diskutiert wird. Zwar sind klinische Studien mit Kindern und Jugendlichen zum Zusammenhang von Drogenabusus und psychotischen Symptomen rar, jedoch stellen sie die Bedeutung des Substanzkonsums als Risikofaktor deutlich heraus (Fleischhaker et al. 2002; Holtmann et al. 2002). Es wird davon ausgegangen, dass verschiedene Substanzen wie Cannabis, Halluzinogene oder Ecstasy Psychosen auslösen können, bereits vorhandene Symptome verstärken können oder diese von Patienten im Sinne eines Selbstmedikationsversuchs eingesetzt werden, um psychotische Symptome oder Nebenwirkungen der neuroleptischen Medikation zu lindern. Darüber hinaus wird in den letzten Jahren der Doppeldiagnose »Suchtstörung/Psychose« vermehrt Aufmerksamkeit geschenkt.

Autismus stellt als neuro- und molekularbiologisch bedingte und im Gegensatz zu allen anderen beschriebenen Störungsbildern als nicht »heilbare« Erkrankung das »Schlusslicht« des Kapitels dar. Beiden Erkrankungen ist gemein, dass sie sehr seltene Erkrankungen im Kindes- und Jugendalter darstellen, weshalb sie hier auch an letzter Stelle behandelt werden. Darüber hinaus zeichnen sich beide Störungen dadurch aus, dass die klinischen Erscheinungsformen und Verläufe sehr heterogen sein können und die Einzelfälle oft eine eigenständige Komplexität mit sich bringen. Dies betrifft im Fall der Schizophrenie beispielsweise die schwierige Frage der Abgrenzung gegenüber anderen Störungsbildern (Differenzialdiagnostik) oder Fragen der Komorbidität, da symptomatologische Überschneidungen zu anderen Erkrankungen wie Zwangserkrankungen, affektiven Störungen oder Angststörungen sehr häufig sind (Remschmidt & Theisen 2011). Auch Menschen mit Autismus-Spektrums-Störungen leiden sehr häufig an zusätzlichen psychischen Erkrankungen: In 50–60 % liegt ein ADHS vor, in 40 % der Fälle spezifische Phobien (Leyfer et al. 2006).

Für die letzten zwei Störungsbilder trifft zu, dass sie verhältnismäßig schwierige Verläufe zeigen und in vielen Fällen mit einer langfristigen psychosozialen Beeinträchtigung und Einschränkungen der gesellschaftlichen Teilhabe einhergehen. Schizophrenien weisen bei Jugendlichen in 52 % einen chronischen Verlauf auf, bei 25 % zeigen sich partielle Remissionen, und lediglich 23 % erfahren eine vollständige Heilung (Remschmidt & Theisen 2011). Bei Autismus wird ebenfalls bezüglich des Verlaufs von einer sehr stabilen Diagnose ausgegangen. Nur ca. 10 % der Menschen mit der Form des frühkindlichen Autismus führen beispielsweise ein selbstständiges Leben (Mawhood 1995).

Unter diagnostischen Gesichtspunkten sind Bewegungstherapeuten in beiden Fällen gefordert, sich intensiver mit dem theoretischen Hintergrundwissen beider Störungsbilder zu befassen. Denn im Gegensatz zu Angststörungen oder depressiven Störungen, bei denen die zentrale affektive Symptomatik ein gesteigertes Maß dessen ist, was jeder von uns in Nuancen und Schattierungen gut kennt, erschließen sich die Erlebniswelten von schizophren erkrankten Patienten oder Autisten sicherlich weniger leicht. Erfahrungsgemäß sehen sich Bewegungstherapeuten im Behandlungsverlauf bei beiden Patientengruppen mit einer Reihe an speziellen Herausforderungen konfrontiert, z. B. in Bezug auf den Umgang mit Überforderungssituationen, unerwartet heftigen Affektausbrüchen, Schwierigkeiten in der Kommunikation oder stark differierenden Wahrnehmungen der Realität.

Innerhalb der störungsspezifischen Kapitel erwartet den Leser eine wiederkehrende Struktur, bestehend aus allgemeinen und klinischen Informationen zu dem Krankheitsbild, zu den spezifischen Zielsetzungen der Bewegungstherapie, zu methodischen Besonderheiten, sowie eine Übersicht zur aktuellen Forschungslage. In den Beschreibungen spiegeln sich die unterschiedlichen Erfahrungen der Verfasser wider – dies bedingt, dass eine konsistente Gewichtung und inhaltliche Differenzierung einzelner Abschnitte nicht immer gegeben ist.

3.1 Aufmerksamkeitsdefizit- und Hyperaktivitätsstörungen

Einstimmung

Misst man die Bedeutung eines Störungsbildes an seinem Bekanntheitsgrad in der Öffentlichkeit, an der Anzahl von einschlägigen Konferenzen, Forschungsarbeiten und Büchern sowie an störungsspezifischen therapeutischen und pädagogischen Maßnahmen, dann existiert zurzeit kein populäreres Thema im mittleren Kindesalter als die Auseinandersetzung mit kindlichen Verhaltensweisen wie Rastlosigkeit, Unruhe, Unaufmerksamkeit und weiteren störenden »Unarten«. Das Thema berührt offensichtlich große Kreise der Bevölkerung und neben Eltern, Erziehern und Lehrern als direkt Betroffene auch verschiedene andere

Professionen wie Forscher, Journalisten, Kinderärzte und das weite Feld pädagogisch-therapeutischer Fachberufe, denen eine Hilfestellung zur Erklärung und Bewältigung dieser Probleme zugetraut wird. Das große öffentliche Interesse mag auch damit zusammenhängen, dass hier zur Erklärung dieses Phänomens z. T. unversöhnlich unterschiedliche Meinungen zu den Ursachen und zu den gesellschaftlichen Reaktionen aufeinandertreffen.

Sind Kinder und ihr Verhalten Ausdruck eines »rasenden Stillstands« (Virilio 1977; Virilio & Voullie 1980)? Werden hier frühkindliche Traumata ausagiert, oder gibt es genetisch und neurobiologisch begründbare Ursachen (Hüther 2001)? Geht es um eine individuelle Krankheit oder ein systemisches Problem (Passolt 2001)? Ist die Erkrankung eine perfide Erfindung der Pharmaindustrie (Voß 1983; Blech 2003)? Und wie hilfreich sind die bisherigen therapeutischen Bemühungen unterschiedlicher Art?

In diesem Konglomerat unterschiedlicher Meinungen, wissenschaftlicher Positionen und Befunde können bewegungsorientierte Interventionen auf unterschiedlichen Ebenen diskutiert werden:

- auf einer *gesellschaftlichen* Ebene, d. h. in einer Welt, in der »Spielräume« für Kinder immer mehr eingeengt werden und eine frühe Leistungsorientierung und Konkurrenz um zukünftige gesellschaftliche Positionen Druck erzeugt,
- auf einer *familiären* Ebene, auf der u. a. mit Patchwork-Familien und alleinerziehenden Müttern Problemlagen entstehen, die häufig mit einem ausgeklügelten Zeitmanagement für Schule und Freizeit und überbordendem Medienkonsum einhergehen, sowie
- auf einer *individuellen* Ebene, auf der möglicherweise auch eine genetische Disposition und neurobiologische Vulnerabilität ein verändertes Verhalten zur Folge haben können.

Wir haben uns für dieses Lehrbuch entschieden, im Schwerpunkt einer mehr klinisch-medizinischen, meist an individuellem Verhalten orientierten Argumentation mit den in diesem Bereich üblichen Schritten von Diagnose, Indikation, Intervention und Evaluation zu folgen. Dennoch sind wir uns sehr wohl der Grenzen einer solchen Sichtweise bewusst, die besonders bei der Diagnostik und Therapie von Störungen des Sozialverhaltens und bei den Aufmerksamkeitsdefizit- und Hyperaktivitätsstörungen offensichtlich sind.

3.1.1 Klinische Informationen

Definition – Klassifikation – Symptomatik

Obwohl heutzutage in den meisten klinischen Beschreibungen die Aufmerksamkeits-/und Hyperaktivitätsstörungen in einem Atemzug genannt und in den drei Kernsymptomen *Aufmerksamkeitsstörungen*, *Hyperaktivität* und *Impulsivität* beschrieben werden (vgl. DGKJP 2017), werden – historisch gesehen – motorische Auffälligkeiten wie kindliche Unrast zunächst unabhängig von den anderen Symptomen seit langem beschrieben und meistens auf frühkindliche Hirnschädigungen zurückgeführt. Bis weit in die 1970-er Jahre dominierte als Erklärungsmodell das neurologisch begründete Defizitkonzept einer *minimal cerebral (brain) damage* (MBD bzw. MCD), das dann vor allem aus Gründen einer mangelnden plausiblen Nachweisbarkeit aufgegeben wurde. Hierauf werden wir im Zusammenhang mit der Ätiologie noch einmal eingehen.

Im Klassifikationssystem ICD-10 wird die Hyperaktivität als »Hyperkinetische Störung« (F 90) im Rahmen von Verhaltens- und emotionalen Störungen mit Beginn in der Kindheit und Jugend verortet und als eine »Gruppe von Störungen« charakterisiert, die ein ganzes Spektrum von Verhaltensweisen beinhalten. Genannt werden dabei ein Mangel an psychischer Ausdauer, eine Tendenz zur Sprunghaftigkeit und eine desorganisierte, mangelhaft regulierte und überschießende Aktivität. Hinzu kommen Achtlosigkeit und Impulsivität, eine Neigung zu Unfällen, häufige Regelverletzungen, gestörte soziale Beziehungen, ein Mangel an Vorsicht und Zurückhaltung sowie spezifische Verzögerungen in der motorischen und sprachlichen Entwicklung. Als »sekundäre Komplikationen« werden auch dissoziales Verhalten und ein niedriges Selbstwertgefühl beschrieben (DIMDI 1999).

Im deutschsprachigen Raum wird zur Illustration dieser breitgestreuten Symptomatik gern auf das 1848 erstmalig erschienene Kinderbuch »Der Struwwelpeter« (Hoffmann 1848) Bezug genommen. Dort richtet der »Zappelphilipp« durch seine motorische Unruhe ein Chaos am heimischen Esstisch an und bringt den Vater zu Wutanfällen, wobei die Mutter »stumm« dem ganzen Elend zuschaut. Unter dem Aspekt der Aufmerksamkeit wird in dem bekannten Sammelwerk kindlicher »Unarten« von H. Hoffmann auch noch »Hans-Guck-in-die-Luft« erwähnt, der aus Unachtsamkeit ins Wasser fällt.

Wir konzentrieren uns hier vor allem auf den Aspekt der motorischen Unruhe, die mit einer Reihe weiterer Verhaltensweisen wie der gestörten Aufmerksamkeit einhergehen kann, aber nicht zwangsläufig einhergehen muss. Beide Phänomene können durchaus als voneinander unabhängig betrachtet werden, wobei im klinischen Kontext hier ein starker Zusammenhang besteht (Hamsen 2003).

Zu dem Bekanntheitsgrad dieser Auffälligkeit hat u. a. eine Reihe von TV-Dokumentationen beigetragen, wie ein anschaulicher RTL-Bericht über den zwölfjährigen Markus (RTL 2013).

Markus

Die erste Filmszene spielt im Garten eines Einfamilienhauses. Die Mutter sitzt mit einer Journalistin am Gartentisch und berichtet über den mühevollen Alltag mit ihrem rastlosen zwölfjährigen Sohn. Plötzlich kommt Markus, wie ein Blitz aus heiterem Himmel, aus dem Off mit einer Wasserpistole ins Bild und bespritzt Mutter, Journalistin und auch das filmende Team. Fast wie in einem Slapstick versucht die Mutter die unerwartete Attacke nicht stumm, sondern schimpfend dem Jungen hinterherlaufend zu beenden, aber das scheint ihn nicht besonders zu beeindrucken. Nach einem Szenewechsel wird Markus in seinem Kinderzimmer interviewt, und er beantwortet aufgeweckt ein paar Fragen zu seinem Verhalten, wobei er kontinuierlich auf den Matratzen seines Betts hin- und herspringt und zwischendurch verschiedene Kuscheltiere an die Wand wirft. Bei seinen Hausaufgaben am Nachmittag macht er einen aufmerksamen Eindruck, aber sobald am Fenster ein Polizeiauto vorbeifährt, sprintet er zum Fenster, und die Konzentration auf die zu erledigenden Aufgaben ist abrupt vorbei. Markus ist sich seiner sich selbst und andere störenden Verhaltensweisen durchaus bewusst, und er beschreibt sich selbst wie »einen Hund, der von der Leine gelassen wird«.

Bei dem über 150-jährigen Zappelphilipp und Markus im Film werden neben Rastlosigkeit und Überaktivität auch die Folgen eines für Kinder überzeitlich nicht ganz untypischen Verhaltens deutlich. Sie äußern sich vor allem in der Reaktion der Umwelt, sei es in der Familie, sei es in der Schule. So ist es z. B. in dem 1970 erstmals erschienenen »Der Anti-Struwwelpeter« von F. K. Waechter der Fall, dass der Vater vor Wut den gesamten Tisch abräumt und anstelle von Philipp unter dem Tischtuch landet (Waechter 1970). Das zappelige Verhalten des Sohnes lässt sich in Zeiten einer aufkeimenden Auflehnung gegen Autoritäten als eine durchaus »gesunde« Reaktion für eine kindliche Protesthaltung verstehen. In dem beschriebenen Beispiel empfindet sich Markus hingegen als »anders«, als losgelassener Hund, der für sein Verhalten nichts kann. Er ist kein Opfer der Verhältnisse, sondern Opfer einer individuellen Disposition. Die vermeintliche Unabänderlichkeit seines Verhaltens löst bei ihm häufig ein Gefühl der Resignation aus, was die Nähe von hyperaktivem zu depressivem Verhalten verstehbar macht.

Bezieht man sich ausschließlich auf die Hyperaktivität so wird sie als *»exzessive Ruhelosigkeit, besonders in Situationen, die relative Ruhe verlangen«*, beschrieben.

> *Situationsabhängig kann sie sich im Herumlaufen oder Herumspringen äußern, im Aufstehen, wenn dazu aufgefordert wurde, sitzenzubleiben, in ausgeprägter Redseligkeit und Lärmen oder im Wackeln und Zappeln. (WHO 1993, S. 294)*

Aus dem Blickwinkel der Motorik und Sensorik lassen sich empirisch gut belegte vier unterscheidbare Symptomgruppen identifizieren (Barkley 1990; Hamsen et al. 2004b).

Symptomgruppen bei ADHS

- Allgemeine motorische Unruhe
- Defizite in der Grobmotorik
- Defizite in der Feinmotorik
- Sensorische Störungen

In der Weiterentwicklung der ICD-10 nähert sich die Symptombeschreibung unter der Überschrift »Mental, behavioral or neurodevelopmental disorders« (Ziffer 06) mit der Unterkategorie »Attention deficit/Hyperactivity disorder« (Ziffer 6A05) immer mehr der DSM-IV-Klassifikation an (Willcutt et al. 2012), in der die Probleme einer überschießenden Motorik im direkten Zusammenhang mit Unaufmerksamkeit und Impulsivität genannt werden. Der weitaus überwiegende Teil der Forschungsarbeiten orientiert sich an dieser Dreiteilung der Symptomatik. Ohne dies hier näher zu vertiefen, bemerken viele Autoren kritisch, wie sich in Diagnostik, Symptombeschreibung, Epidemiologie und Interventionen die Grenzen von formalen Klassifikationssystemen offenbaren. Besonders werden auch die Komorbiditäten zu anderen Erkrankungen des Kindes- und Jugendalters wie Angst, Depression, Tics und schwierigem Sozialverhalten erwähnt und damit auf die fehlende Eindeutigkeit und Abgrenzbarkeit des Störungsbildes verwiesen (vgl. u. a. Forschungsbericht DGKJP von Hebebrand et al. 2009).

Epidemiologie

Nur auf Deutschland bezogen, geht man in der Altersgruppe von 3–17 Jahren und in den letzten Jahren von einer Prävalenzrate von ca. 5 % aus. Dabei ist diese Rate u. a. im Hinblick auf die zugrunde liegende Diagnostik, die Altersgruppe, dem Geschlecht und der Herkunft zu differenzieren. Meistens wurde bisher der Anteil von erkrankten Kindern durch standardisierte Befragungen von Eltern, Erziehern und Lehrern erhoben, und dies bei sehr großen Stichproben (Döpfner et al. 2008). Erst in jüngerer Zeit werden besonders in der Forschung zusätzlich genetische und neurobiologische Untersuchungen in die Diagnostik mit einbezogen. Die erhobenen Prävalenzraten beziehen sich größtenteils auf die DSM-IV-Diagnostik und unterscheiden zwischen geringeren Raten im Vorschulalter (2,9 %) und höheren Werten bei Jugendlichen (7,9 %) (ADHS-Infoportal 2020). Es überwiegen die Erkrankungen bei Jungen im Verhältnis von 3 bzw. 4 zu 1. Geschlechtsunterschiede spielen hingegen im Erwachsenalter mit einer Rate von 2,9 % Betroffenen eine geringere Rolle, aber es ist bemerkenswert, dass 40–60 % der Erkrankung von Erwachsenen im Kindesalter begonnen haben. Insgesamt werden bei der Anwendung der ICD im Vergleich zur DSM-IV-Diagnostik geringere Prävalenzraten berichtet. Im internationalen Vergleich unterscheiden sich die Prävalenzraten unterschiedlicher Länder erheblich. Hierin spiegeln sich wahrscheinlich auch die verschiedenen kulturellen und professionellen Umgangsweisen mit diesem Phänomen wider (ADHS-Infoportal 2020).

Ätiologie

In den verschiedenen Erklärungsmodellen für das Zustandekommen der Erkrankung finden sich unterschiedliche wissenschaftliche Perspektiven wieder, wie sie in dieser Deutlichkeit und z. T. auch Unerbittlichkeit kaum sonst diskutiert werden.

Die erste Gruppe von Modellen stützt sich dabei auf biologische Erklärungen bzw. auf Erkenntnisse der Genetik und Neurobiologie. Durch die großen Fortschritte bei der Erforschung des menschlichen Genoms gelingt es bei Aufmerksamkeitsdefizit- und Hyperaktivitätsstörungen zunehmend besser, die genetischen Anteile am Zustandekommen der Erkrankung genauer zu identifizieren. Insbesondere durch Zwillings- und Adoptionsstudien konnten dabei enge familiäre Zusammenhänge nachgewiesen werden (Tannock 1998). Schmidt und Petermann (2008) verweisen unter Bezug auf ein systematisches Review von Faraone et al. (2006) auf eine Vererbungsrate von bis zu 76 %. Insgesamt sind diese Ergebnisse jedoch aufgrund hoher Komorbiditäten mit anderen Störungsbildern, z. B. oppositionellem Verhalten, Angst und Depression, stark zu relativieren.

In der hirnstrukturellen und hirnfunktionellen Forschung werden übereinstimmend Asymmetrien und Größenunterschiede sowie eine herabgesetzte Durchblutung im prämotorischen und präfrontalen Kortex bzw. im EEG eine langsamere frontale Aktivität festgestellt (Tannock 1998; Castellanos & Tannock 2002). Auch im Aktivitätszustand zeigen sich hier eine reduzierte neuronale Aktivität und ein verlangsamtes Reaktionsverhalten, die auch als »cerebrale Hypoaktivität« (Gapin et al. 2011) bezeichnet wird. Des Weiteren sind Veränderungen im Neurotransmitterhaushalt gut beschrieben, z. B. eine ungenügende Freisetzung von Katecholaminen und eine Erhöhung des Ausstoßes von Dopamin. Beides sind gestörte Regulationsprozesse, die auch mit genetischen Ursachen in Verbindung gebracht werden. Es bleibt umstritten, ob die strukturellen und funktionellen Veränderungen Auslöser oder Folge des unaufmerksamen Verhaltens oder sogar anderer psychologischer Aspekte sind, z. B. einem gestörten frühkindlichen Bindungsverhalten, auf die das Gehirn dann mit Anpassungen reagiert (Hüther 2001). Des Weiteren konnten schon vor über 20 Jahren u. a. Esser und Schmidt (1987) nachweisen, dass EEG-Anomalien bei MCD und Kindern mit Hyperkinetischem Syndrom nicht häufiger als bei anderen Diagnosegruppen festgestellt wurden. Schmidt et al. weisen daher eindrücklich auf die Notwendigkeit einer »*Entmythologisierung*« eines einseitig organisch-funktionellen Erklärungsmodells hin (Schmidt et al. 1991).

Bei der zweiten Gruppe von Modellen wird eher auf die Bedeutung von makro- und mikrosoziokulturellen Gegebenheiten verwiesen, auf die aufmerksamkeitsgestörte Kinder wie »Seismographen« reagieren. So ist in den vergangenen Jahren ein deutlicher gesellschaftlicher Wandel erkennbar, der sich auf die Lebenswelt von Kindern und Jugendlichen massiv auswirkt. Relevante Schlagwörter sind in diesem Zusammenhang *Funktionsentflechtung* und *Spezialisierung des Lebensraums*, *Beschleunigung* und *Mediatisierung* (Prenner 1989; Te Wildt 2015; Luckert 1996). Diese Veränderungen wirken sich insgesamt ungünstig auf die Entwicklungsverläufe von Kindern und Jugendlichen aus – insbesondere auf solche Kinder, deren Verhaltensweisen mit den gesellschaftlichen Rahmenbedingungen und Anforderungen schlecht zu vereinbaren sind.

Im Hinblick auf die familiären Zusammenhänge scheinen sich das Verhalten der Kinder und das Erziehungsverhalten der Eltern gegenseitig zu beeinflussen. Es zeigen sich häufig Interaktionsformen, die seitens der Eltern durch negative, kontrollierende und eng lenkende Reaktionen und seitens der Kinder durch ablehnende Gegenreaktionen gekennzeichnet sind (Sandberg & Garralda 1996; Saile et al. 1999). Mittlerweile lässt sich auch empirisch gut belegen, dass familiäre Faktoren die Entwicklung eines Kindes mit ADHS auch positiv beeinflussen – vor allem dann, wenn Risikofaktoren wie geringe Intelligenz, aggressives und oder oppositionelles Verhalten im Kindesalter nicht zusätzlich auftreten.

In der mehr am Verstehen orientierten wissenschaftlichen Vorgehensweise, wie der tiefenpsychologisch orientierten Psychotherapie für Kinder und Jugendliche, wird hyperaktives Verhalten in einen Zusammenhang mit frühkindlichen Traumatisierungen physischer und psychischer Art gestellt, z. B. mit negativen Bindungserfahrungen oder auch frühen somatischen Einschränkungen. Den Überlegungen wird hierbei als Leitidee ein Zitat von Homburger aus dem Jahr 1926 im ersten deutschsprachigen Lehrbuch für Kinderpsychiatrie vorangestellt: *»Wer einmal gelernt hat, Bewegungserscheinungen auf das Ganze des Seelenlebens zu beziehen, wird (…) immer von neuem über die Fülle der Zugänge zu Seelischem staunen, die sich ihm allenthalben eröffnen.«* (Berger 1993, S. 132) Homburgers Feststellung gilt sicherlich nicht nur für hyperaktives Verhalten, aber eine Reihe von schwer erklärbaren Fakten, wie der überwiegende Anteil von Jungen mit ADHS oder die große Anzahl von Kindern und Jugendlichen mit fehlenden kontinuierlichen männlichen Bezugspersonen, legen es nahe, auch auf eine andere Weise nach Gründen für ihr Verhalten zu suchen. Dies wird seit über 20 Jahren u. a. in Schwerpunktheften der führenden deutschsprachigen Zeitschriften zur Kinderanalyse (Stork 1993; Aichele 2001) getan und in zahlreichen Fallvignetten beschrieben. In diesem Zusammenhang ist auch auf die Arbeiten von Hopf (2000) und in neuerer Zeit auf die Forschungsarbeiten von Leuzinger-Bohleber et al. (2013) zu verweisen.

Therapie

Die Therapie von ADHS ist wie bei anderen psychischen Störungen des Kindes und Jugendalters multimodal orientiert. Neben der Psychoedukation und psychosozialen Maßnahmen nimmt die Pharmakotherapie der Behandlung von ADHS allerdings einen verhältnismäßig großen Platz ein. Eine primäre medikamentöse Therapie mit Psychostimulanzien ist dann indiziert, wenn eine ausgeprägte hyperkinetische und situationsübergreifende Symptomatik diagnostiziert wird, unter der sich eine krisenhafte Zuspitzung in der Schule und/oder Familie entwickelt hat, und wenn keine Kontraindikationen vorliegen. In der Regel wird sie im Rahmen von weiteren psychotherapeutischen oder famlientherapeutischen Maßnahmen (Eltern-Kind-Programme, Soziales Kompetenztraining usw.) verordnet. Hier werden vor allem Stimulanzien eingesetzt, die aktivierend auf das Zentralnervensystem wirken. In neueren Studien können die neurobiologischen Wirkmechanismen zwar immer differenzierter dargestellt werden, aber letztlich ist die verhaltensdämpfende Wirkung der Medikation – in Deutschland insbesondere von Ritalin – auf die Impulsivität und Hyperaktivität bis heute nur unvollkommen erklärbar. Tatsache ist, dass die Medikation bei ca. 70 % der Behandelten die erwünschten Verhaltensänderungen zur Folge hat, die aber mit dem Abklingen des Medikamenteneinflusses wieder nachlassen (Wigal et al. 1999).

Die medikamentöse Behandlung wird insgesamt kontrovers diskutiert. Der auf den ersten Blick hohen »Erfolgsquote« werden die uneinheitliche Verschreibungs- und Dosierungspraxis, die ungeklärten Nebenwirkungen, besonders bei Langzeiteinnahmen, sowie die z. T. fehlende Akzeptanz gegenübergestellt (vgl. Choi et al. 2015). Des Weiteren wird grundsätzlich die Frage diskutiert, ob die regelmäßige Gabe von Medikamenten einer Pathologisierung von nicht normkonformem Verhalten Vorschub leistet und dadurch eine allgemeine Medizinalisierung von in anderen Zusammenhängen entstandenen Problemlagen gefördert wird (Amft et al. 2002; Blech 2003; Weinmann 2019). Ein wichtiger Kritikpunkt sind auch die enormen ökonomisch bedeutsamen Aspekte, wie die Zuwachsraten und Gewinnspannen von Medikamenten, die in den letzten 15 Jahren um mehrere hundert Prozent gestiegen sind. Die berichteten »Erfolgsquoten« erscheinen auch dann in einem anderen Licht, wenn über 75 % der diesbezüglichen Studien von der Pharmaindustrie finanziert wurden. Trotz der Kritik darf allerdings auf der »Habenseite« nicht außer Acht gelassen werden, dass durch die Einnahme von Medikamenten für viele Kinder die Teilnahme am Schulunterricht und eine kognitive Förderung und soziale Teilhabe erst möglich werden.

Seit Beginn der systematischen Behandlung von »hyperkinetischen Störungen« (Barkley 1990) und später dann ADHS werden als Ergänzung oder Alternative unterschiedliche *psychotherapeutische und psychosoziale Maßnahmen* vorgeschlagen. Dies zunächst in Anlehnung an bewährte verhaltenstherapeutische Konzepte wie dem »operanten Konditionieren« mit dem Einsatz von materiellen und sozialen Verstärkern und einer schrittweisen Annäherung an ein vorher definiertes Zielverhalten. Es hat sich herausgestellt, dass solche Maßnahmen vor allem dann nur mäßig erfolgreich sind, wenn sie vorwiegend auf eine Veränderung des individuellen Verhaltens abzielen. Dies trifft z. B. auf so erfolgreich vermarktete Programme wie die Fördermanuale von Lauth und Schlottke (1993, 2009) oder von Krowatschek et al. (2010) zu.

In den letzten Jahren gewinnen auf das Umfeld *bezogene Interventionen*, z. B. Eltern- und Lehrertrainings, an Bedeutung. Sie thematisieren auf unterschiedliche Art und Weise stärker psychosoziale Aspekte und damit die Kontextfaktoren. Aus diesem Grund werden dann bei den Interventionen auch theoretisch anders verankerte psychotherapeutische Konzepte herangezogen, z. B. die systemische Familientherapie.

Folgt man der Bewertung in den Leitlinien, dann sind besonders solche Konzepte erfolgreich, die *multimodal* angelegt sind. Hier wird vor allem auf das ältere, von Sanders und Turner (2006) entwickelte *Triple P* (Positive Parenting Program) hingewiesen, das weltweit in über 100 Studien evaluiert wurde. Bei der Durchführung spielen dabei in Anlehnung an Kanfer (1925–2002) die Selbstregulation und -kontrolle eine große Rolle, ebenso die Stärkung der Beziehung zwischen Eltern und Kindern. Die in Deutschland von Döpfner et al. entwickelten Programme für Kinder, Eltern und Lehrer beruhen auf ähnlichen Prinzipien und werden ebenfalls als *»sehr wirksam«* bewertet (Kinnen et al. 2016; Döpfner et al. 2013b, 2001). Ohne die Analyse dieser Interventionen hier zu vertiefen, ist einschränkend anzumerken, dass a) eine genaue Identifizierung von ADHS-typischen Kriterien in einer Mischung von komorbiden Verhaltensweisen, insbesondere die Nähe zum oppositionellen Verhalten, kaum möglich ist, b) sich die Interventionen schwerpunktmäßig auf das Alter von 6–12 Jahren beziehen, und c) die Voraussetzung für die Anwendung solcher Programme ein funktionsfähiges soziales Umfeld ist. Dies trifft allerdings nur für einen Teil der Patienten zu. Insgesamt ist die Befundlage für Programme mit Jugendlichen in Form von Einzel- oder Gruppentrainings sehr beschränkt. Ihre Effekte werden dabei als eher »*moderat*« eingeschätzt.

In einem weiteren Sinne könnte man die Berücksichtigung von *Diäten, die »Funktionelle Übungsbehandlung bei spezifischen Defiziten«, die Mototherapie und Psychomotorik* (Döpfner 1997; Quaschner 1997) oder das *Neurofeedback* ebenfalls als Teilaspekte einer *multimodalen Intervention* verstehen; nur werden die berichteten Untersuchungen zu den Effekten als weitgehend »nicht wirksam« beurteilt (Pelsser et al. 2017; DGKJP 2017).

Einer der Nestoren der deutschsprachigen ADHS-Forschung, M. Döpfner, erwähnt zusammen mit Kollegen resümierend:

> *Zur Wirksamkeit mototherapeutischer/psychomotorischer Verfahren (...) bei der Verminderung der ADHS-Symptomatik liegen bislang keine kontrollierten Studien vor, obwohl diese Verfahren häufig eingesetzt werden. Vermutlich besteht das Hauptproblem bei diesen Ansätzen in der Generalisierung von Effekten, die während der Therapiesitzung auftreten, auf natürliche Lebensbereiche des Kindes. Möglicherweise sind diese Interventionen zur Verminderung von komorbiden Auffälligkeiten in der Körperkoordination und der Wahrnehmungsfähigkeit hilfreich; in Einzelfällen wird auch von Effekten auf die ADHS-Symptomatik berichtet. (Döpfner et al. 2013a, S. 42)*

Dezidiert skeptischer äußern sich (Lauth et al. 1998) in ihrem Ratgeber »Rastlose Kinder, ratlose Eltern« mit dem Untertitel »Hilfen bei Überaktivität und Aufmerksamkeitsstörungen«. Sie unterstellen Mototherapeuten und Diplom-Sportlehrern eine einfache Transferhypothese von »sportlichen Übungen« zur »Heilung von Überaktivität und Beeinträchtigungen der Aufmerksamkeit« (ebd., S. 166), ohne offensichtlich über eine vertiefte Kenntnis zu der zu dem damaligen Zeitpunkt schon vorliegenden reichhaltigen Forschungsliteratur aus diesem Bereich zu verfügen. Beudels und Hamsen (2005a) setzen sich differenziert mit beiden weitverbreiteten Grundeinstellungen zur Wirksamkeit bewegungsorientierter Interventionen bei ADHS in Medizin und Psychologie auseinander und erläutern die wesentlichen Einsprüche aus fachspezifischer Sicht. Bei der Begründung einer bewegungsorientierten Therapie bei hyperaktiven Störungen und ihrer Wirksamkeit werden wir im Weiteren ihre Argumentation aufgreifen und in der Darstellung der Forschungslage am Ende dieses Teilkapitels hierzu neuere Untersuchungsbefunde vorstellen.

3.1.2 Ziele

Ähnlich wie bei anderen psychischen Störungen des Kindes- und Jugendalters hängt die Formulierung störungsspezifischer Therapieziele entscheidend von den akuten individuellen Problemlagen, den institutionellen Möglichkeiten und der Verweildauer in unterschiedlichen Behandlungssettings ab. Darüber hinaus sind das jeweilige Alter und Geschlecht, die Entstehung der Störung, die bisherige Behandlung des Problems sowie die psychosoziale Gesamtsituation von Bedeutung. Im Rahmen eines *kurzfristigen* klinisch-stationären Aufenthalts sind die therapeutischen Möglichkeiten bei einem in der Regel schon länger bestehenden Problem wie Hyperaktivitätsstörungen begrenzt, aber als wichtiger Teil einer Therapie- und Förderkette unverzichtbar. Hierzu gehören z. B. die Verhaltensstabilisierung bei akuten Problemlagen, die Linderung begleitender Symptome, Selbstwertprobleme, die Anbahnung von außerstationären Hilfen und die verstärkende Einbindung von Bezugspersonen. Je nach individueller Problemlage und den institutionellen Möglichkeiten können Ziele, die über eine stationäre Therapie hinausgehen, stark variieren.

Mittelfristig lassen sich krankenkassenfinanziert z. B. Behandlungen in Ergotherapiepraxen, Ambulanzen sowie anderen speziellen Förderangeboten realisieren (▸ Kap. 2.4.3). Einen *längerfristigen* und kostengünstigeren Einfluss haben neben einer Beratung und Schulung des direkten familiären Umfelds die Schule und andere außerschulische Institutionen. Hierzu zählen auch besondere Angebote von Sportvereinen und Fördervereinen für Psychomotorik und Gesundheitssport. Schulen und Vereine sind in der Regel in ihren Zielen »breiter aufgestellt«, zumal in der Schule der staatliche Bildungsauftrag vorrangig ist. Hinzu kommt in beiden Institutionen eine große Heterogenität der Adressaten, sodass eine Berücksichtigung von einzelnen Auffälligkeiten in einem nur beschränkten Maß möglich ist. Dennoch kann es auch bei den komplexen Bedingungen einer Schule gelingen, z. B. durch Entspannungsmaßnahmen oder Fördermaßnahmen wie Sportförderunterricht (Dordel 2007), Bewegungsunruhe und Aufmerksamkeitsproblemen zu begegnen. Außerhalb der Schule verfügen manche Vereine und Bildungsinstitutionen zudem über störungsspezifische Angebote.

Im Folgenden beschreiben wir zentrale Ziele der Bewegungstherapie, in Anlehnung an die in Kap. 2.1.2 vorgeschlagene Ordnung nach Entwicklungsbereichen (Motorik/Sensorik, Kognition, Emotion, Soziales). Auf einzelne Aspekte gehen wir dabei ausführlich ein, z. T. mit Bezug auf das eingangs geschilderte Fallbeispiel. Im Folgekapitel zu den *Störungen des Sozialverhaltens* finden sich detaillierte Erläuterungen zu weiteren Zielsetzungen, die auch auf diese Patientengruppe größtenteils übertragbar sind.

Motorisch-sensorischer Bereich

Hierzu zählen u. a. die

- Verminderung des hyperaktiven Bewegungsverhaltens in *quantitativer* und *qualitativer* Hinsicht,

- Regulation und Modulation des Aktivierungsniveaus,
- Verbesserung der Selbstkontrolle bei Bewegungsaktivitäten,
- Verbesserung motorischer und sensorischer Defizite.

Ein Kernmerkmal der Erkrankung ist ein Übermaß an Bewegung in fast allen Lebenssituationen. Damit sind häufig eine fehlende Bewegungskontrolle verbunden, z. T. mit fatalen Konsequenzen von Selbst- und Fremdgefährdungen. Abbildung 3.1 vermittelt einen Eindruck über das Ausmaß und die Ausdrucksformen von Überaktivität, die bei der Ausführung einer einfachen Bewegungsaufgabe (den Transport von Materialien quer durch die Sporthalle zu einer anderen Ecke im Raum) deutlich werden.

Während bei Kind A die Handlungen zielgerichtet und planvoll wirken, zeigt sich bei Kind B der enorme Bewegungsaufwand, verbunden mit einer geringen Zielgerichtetheit und Effektivität. Ohne Pause und Phasen des Innehaltens und der Reflexion dominieren die Bewegungsaktionen. Ein wichtiges Ziel in diesem Zusammenhang ist die Regulierung des Aktivierungsniveaus. Dies gelingt z. B. über Spiele, die einen Wechsel von hoher und geringerer Aktivität bzw. An- und Entspannung beinhalten. Bei vielen »kleinen Spielen«, die in der Regel bei Kindern sehr beliebt sind, geschieht dies automatisch, z. B. bei Fangspielen mit »Erlösen« oder bei »Zombieball« (► Kap. 2.3.1). Eine fast natürliche Form der Spannungsregulierung ermöglichen auch solche Aktivitäten, die in den Anforderungen eine »Eigengesetzlichkeit« haben. Dazu gehören Bewegungsformen wie Klettern, Schwimmen, das Trampolinspringen, Reiten oder Tanzen. Es ist nicht zufällig, dass sich der größte Teil der störungsspezifischen Fachliteratur auf solche Aktivitäten bezieht.

In Bezug auf Fitness und die Grob- und Feinmotorik von Kindern mit ADHS sind zwar motorische und sensorische Defizite gut belegt (Harvey & Reid 1997), sie sind allerdings in dem eingangs beschriebenen Beispiel nicht auf den ersten Blick zu erkennen: *Der agile Markus klettert blitzschnell auf Bäume und setzt zielgerichtet die Wasserpistole ein, um die Interviewsituation mit der Mutter zu stören.* Bisher wird in diesem Zusammenhang eher dem Aspekt der Bewegungsintensität, weniger aber der Bewegungsqualität Aufmerksamkeit geschenkt. Beobachtet man das Bewegungsverhalten von Markus genauer, dann bemerkt man schnell, dass die Bewegungsintensität und der Bewegungsaufwand nicht sehr ökonomisch sind. Es ist wahrscheinlich, dass hierdurch auch seine Ausdauer und seine Fitness beeinflusst werden. Beim Überfall mit der Wasserpistole auf die Journalisten und die Mutter sowie beim Springen auf der Matratze in seinem Zimmer wird die fehlende Bewegungskontrolle u. a. durch die Mitbewegungen der Extremitäten und die fehlende Steuerung durch die Kopfhaltung deutlich sichtbar. Für Markus wäre es aus bewegungstherapeutischer Sicht sinnvoll, an einfachen Bewegungen und Bewegungsfolgen Kraftdosierung, Ausdauer und Koordinationsfähigkeit zu üben.

Die Diagnostik und Förderung von Defiziten im Bereich von Motorik und Sensorik werden auch in einer anderen ICD-10-Ziffer beschrieben, und zwar in der »*Umschriebenen Entwicklungsstörung der motorischen Funktionen*« (F. 82).

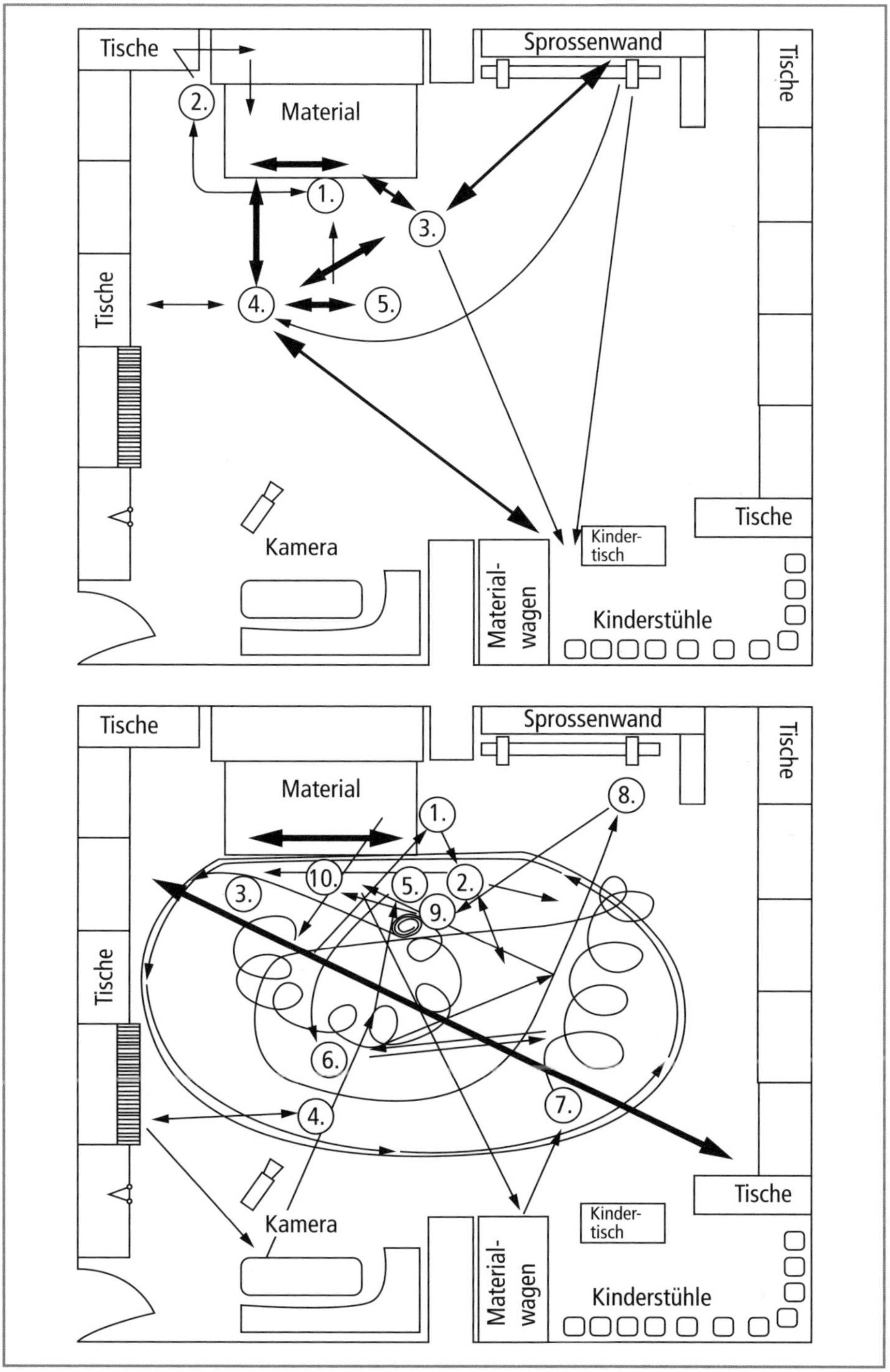

Abb. 3-1 Aufenthalte und Wege von Kind A und Kind B bei der Erledigung einer einfachen Bewegungsaufgabe (mod. nach van Husen 1998)

Dies ist eine Teilleistungsstörung, und hierzu liegen unter dem Stichwort »*developmental coordination disorder*« (DCD) zahlreiche, vor allem internationale Publikationen vor. Hierzulande wird dieses Problem bisher eher marginal diskutiert und erforscht (Schott & Roncesvalles 2004; Schott 2019). Eine Komorbidität von sensorischen und motorischen Defiziten und geringer Fitness mit Hyperaktivitäts- und Aufmerksamkeitsstörungen lässt sich zwar belegen, aber die störungsspezifischen bewegungstherapeutischen Ziele sind umfassender und gehen über eine Förderung der Motorik hinaus.

Kognitiver Bereich

Ein weiterer Schwerpunkt in der bewegungstherapeutischen Arbeit bezieht sich auf eine Reihe von Zielen im *kognitiven Bereich*:

- Verbesserung der Fähigkeit, die Aufmerksamkeit aufrechtzuerhalten (Persistenz)
- Verbesserung der Aufmerksamkeit durch die Kontrolle von Störreizen (Inhibition)
- Verbesserung der Handlungsplanung und -ausführung in Bezug auf die Organisation des Informationsverarbeitungsprozesses (metakognitive Kompetenzen)

Im Mittelpunkt der bewegungstherapeutischen Förderung des Verhaltens steht die Frage, wie sich Kernelemente der Aufmerksamkeitssteuerung wie Zielorientierung, Mobilisierung von Aufmerksamkeit, Verhaltenskontrolle und Planungsfähigkeit bewegungsorientiert thematisieren lassen.

Praxis

Ein bei Kindern besonders beliebtes Spielgerät ist das Rollbrett, das nicht nur in motorischer Hinsicht Anforderungen stellt, sondern in der Gruppe zu vielfältigen, häufig von Kindern angeregten Rollenspielen genutzt werden kann, etwa der Transport von Materialien auf einer festgelegten Fahrtroute quer durch die Halle, ohne das Material unterwegs zu verlieren und hiermit am Ende der Fahrtstrecke ein »Haus« aufzubauen. Vor dem Verladen muss überlegt werden, welche Materialien hierfür geeignet sein könnten. Dann müssen die Materialien so auf dem Rollbrett befestigt und transportiert werden, dass sie nicht unterwegs verloren gehen. Schließlich folgt die Bewältigung des Aufbaus eines kleinen Häuschens, evtl. sogar nach einer Skizze.

Mit solchen Spielaktivitäten sind eine Reihe von »exekutiven Funktionen« verbunden, die in einer kindgemäßen Form aktiviert werden und die offensichtlich auch auf die Bewältigung von anderen Situationen übertragen werden können. Fritz und Keller (1991) benennen eine Fülle von Spielideen mit einer Beschreibung der Spielhandlungen und Förderziele, die für hyperaktive Kinder in dieser Hinsicht besonders geeignet sind.

Emotionaler Bereich

Ziele auf der *emotionalen Ebene* beziehen sich u. a. auf die

- Verbesserung der Affektsteuerung,
- Minderung der Impulsivität,
- Stärkung des Selbstwertgefühls,
- Verbesserung von Zuversicht im Hinblick auf Veränderungen (»Instillation of Hope«) und Erfolg bei Leistungsaufgaben (»Hoffnung auf Erfolg«).

Im Zentrum der bewegungstherapeutischen Arbeit steht im emotional-affektiven Bereich die Verbesserung der Affektsteuerung bzw. die Minderung der Impulsivität sowie die Verbesserung der Frustrationstoleranz. Auf konkrete Interventionsmöglichkeiten wird im Folgekapitel zu den Sozialverhaltensstörungen eingegangen. Bei Kindern mit einer Aufmerksamkeits- und Hyperaktivitätsproblematik können sich hinter einem vordergründig lauten und expansiven Verhalten oft Selbstwertprobleme, Ängste und Trauer verbergen.

Markus spürt bei sich selbst die unkontrollierbaren Kräfte, die ihn treiben – »ein Hund, der von der Leine gelassen wird« –, und er resigniert im Hinblick auf Veränderung dieses Zustandes.

Es ist ein wichtiges Ziel in diesem Zusammenhang, das Grundgefühl von Erfolgs- und Hoffnungslosigkeit in einer mehr spielerischen und weniger leistungsorientierten Atmosphäre zu verringern. Hierfür sind u. a. das Erlernen von neuen attraktiven Bewegungsformen günstig oder auch die Vermittlung eines den Fähigkeiten entsprechenden Anspruchsniveaus. Dass in Bezug auf die Leistungsmotivation durch sorgfältig geplante Bewegungsaufgaben zumindest die »Furcht vor Misserfolg« günstig beeinflusst werden kann, ist wissenschaftlich gut belegt (Weßling-Lünnemann 1985). Dies trifft auch auf die positive Beeinflussung des Selbstkonzepts zu (▸ Kap. 1.2.4).

Sozialer Bereich

Ziele im *sozialen Bereich* betreffen u. a. die

- Verbesserung des Sozialverhaltens durch Training sozialer Kompetenzen,
- Verbesserung der Akzeptanz von Regeln und Grenzen,
- Eröffnung von gruppenorientierten Trainingsmöglichkeiten in der Freizeit.

Viele bewegungsorientierte Aktivitäten finden in der Gruppe statt. Auf der sozialen Ebene sind hierfür das Einhalten von elementaren Verhaltensregeln und bei Konflikten Absprachen notwendig. Regeln und ihre Beachtung sind für viele Sportspiele konstitutiv. Sie sind Kindern, mehr noch Jugendlichen meistens gut bekannt. Das Einhalten von Regeln wird häufig auch dann vehement eingefordert, wenn die Rahmenbedingungen ein sinnvolles Handeln nach festgeschriebenen Regeln kaum erlauben. Es ist daher ein wichtiges Ziel, die Verhandelbarkeit von Regeln zu verdeutlichen und z. B. die Regeln für gemeinsame Spielaktivitäten miteinander abzusprechen oder sogar schriftlich festzulegen.

Der Umgang mit dem Rollbrett in der oben geschilderten Spielsituation aktiviert nicht nur motorische und exekutive Funktionen, sondern erfordert Absprachen in der Gruppe: *Welche Materialien werden ausgewählt und sind für den Hausbau geeignet? Wer steuert den Lastwagen? Gibt es eine Funktionsteilung in der Gruppe usw.?* Hier werden spielerisch Verhaltensweisen vermittelt und eingeübt, die sich aus den Erfordernissen der Aufgabe selbst erklären. Durch die große Handlungsorientierung von Bewegungs- und Spielaufgaben werden die Anforderungen unmittelbar erlebt, sie erfordern unmittelbare Lösungen, und gerade diese Unmittelbarkeit und Realitätsnähe machen sie darum therapeutisch so wertvoll.

Ein weiteres wichtiges Ziel auf der sozialen Ebene ist es, eine Nachhaltigkeit in der aktuellen Lebenswelt von Kindern und Jugendlichen vorzubereiten. Institutionell gibt es in dieser Hinsicht in Deutschland u.a. durch das Vereinswesen reichhaltige Ressourcen, die allerdings nur z.T. auf die besonderen Bedürfnisse und Notwendigkeiten von Kindern und Jugendlichen mit psychischen Störungen eingestellt sind.

Nico

Der damals 9-jährige Nico hat nach Überweisung durch den Kinderarzt über zwei Jahre lang mit Begeisterung ambulant an einer Bewegungsgruppe mit gleichaltrigen Jungen teilgenommen. Durch eine gezielte psychomotorische Übungsbehandlung mit vielen Spiel- und Sportelementen gelang es, seine überschießende Motorik so weit zu verbessern, dass er Mitglied in der Kindergruppe des örtlichen Judovereins wurde. Der Übungsleiter war über die Vorgeschichte zwar informiert, aber Nico musste sich wie die anderen Kinder auch, den sehr klar strukturierten Bewegungs- und Trainingsformen im Judo anpassen. Das ist ihm auch gelungen.

Im Sinne einer Nachhaltigkeit sind auch Aktivitäten zielführend, die von Kindern und Erwachsenen als familienorientierte Förderung gemeinsam gemacht werden können. Hiermit lassen sich auch am praktischen Beispiel ggf. Elemente eines Elterntrainings verbinden (Hammer & Paulus 2002; Schäfer 2017). Die Chancen für eine Nachhaltigkeit von Bewegungsaktivitäten für Jugendliche erhöhen sich dann, wenn sie schon lange sportvereinssozialisiert sind oder z.B. regelmäßige Besuche im Sportstudio zum Lebensstil ihrer jugendlichen Peergroup gehört.

3.1.3 Methodische Hinweise

Ausgehend von einem Praxisbeispiel wird im Folgenden der besondere methodische Umgang mit hyperaktiven Kindern illustriert. Unsere Überlegungen beziehen sich dabei auf die Motivation, die Rahmenbedingungen und Vorgehensweise sowie auf Besonderheiten in der Beziehungsgestaltung.

Dennis
Vier 10- bis 12-jährige Jungen stürmen lautstark und voller Elan in die fast leere Turnhalle der Klinik. Darunter der 11-jährige Dennis, der seit seinem 7. Lebensjahr wegen seiner ausgeprägten Hyperaktivität täglich eine Dosis von 20 mg eines Metylphenidats bekommt. Da sich in den letzten Monaten die Probleme einer Anpassungsfähigkeit in der Schule vergrößern und sich die Konflikte in der Familie mehren, soll während eines klinischen Aufenthalts die Art und Dosierung der medikamentösen Behandlung überprüft werden.
Nach dem gemeinsamen Gang von der Station zur Halle und einem kurzen Aufenthalt in der Umkleidekabine stürmen die Jungen in den für sie ungewohnten freien Raum der Sporthalle, und Dennis erprobt in Windeseile kurz das Klettergerüst und rüttelt vehement an den Kletterseilen. Den Kindern ist das Laufspiel »Düsenjäger und Segelflieger« gut bekannt, und dem Bewegungstherapeuten gelingt es in der Anfangsphase der Stunde nach kurzer Zeit, spielerisch ein Element der Spannungsregulation durch Variationen der Laufgeschwindigkeit zu realisieren. Auf ein Zeichen hin versammeln sich nach ca. 8 Minuten die Kinder auf einer Matte, der Bewegungstherapeut begrüßt alle mit Namen, fragt nach der Befindlichkeit und besonderen Vorkommnissen auf der Station und schlägt drei Aktivitäten für die heutige Stunde vor. Zwei davon lassen sich in dem vorgegebenen Zeitrahmen realisieren. In der Ecke steht ein großes Trampolin; natürlich ist Trampolinspringen für alle die »erste Wahl«. Die Kinder stört nicht, dass sie nur nacheinander springen können, und sie sehen ein, dass bei diesem Gerät Hilfe- und Sicherheitsstellungen notwendig ist. Dennis ist der erste Springer auf dem Großtrampolin, das er während seines klinischen Aufenthalts zum ersten Mal kennengelernt hat. Der Therapeut wiederholt noch einmal die elementaren Verhaltensregeln wie »Sofortiges Bremsen bei Handzeichen«, »Kein Herunterspringen vom Gerät und keine Salti«. Nach einigen Gehschritten auf dem Federtuch wird Dennis mutiger und wagt höhere Standsprünge. Dabei bemerkt er schnell, wie das Federtuch einen zu intensiven Krafteinsatz und Ungenauigkeiten beim Absprung »rächt«. Das Springen strengt ihn an, und nach drei Minuten bleibt er erschöpft auf dem Federtuch liegen. Der Therapeut nutzt die Ruhephase, um Dennis die Möglichkeiten einer besseren Koordination durch den rhythmischen Einsatz der Arme und die Orientierung an den Markierungen des Federtuchs zu erklären. Dennis erprobt das noch einmal, und am Ende seiner insgesamt 10-minütigen Zeit auf dem Gerät gelingt es ihm nach einer zweiten kurzen Pause, eine kleine Reihenfolge von einfachen Sprüngen (Standsprung, Standsprung mit Drehung, Standsprung mit Anhocken) zu realisieren. Er steigt zufrieden vom Gerät, läuft zur Entspannung zweimal bis zu den Kletterwänden auf der gegenüberliegenden Seite und ist dann in der Lage, seine Rolle als Hilfestellung einzunehmen.

An diesem Beispiel lassen sich einige zentrale methodische Fragen im Umgang mit hyperaktiven Kindern gut erläutern.

Motivationslage

Hyperaktive Kinder bedürfen meist keiner besonderen *Motivation*, sich zu bewegen. Dies ist bei einer Variante der von Bewegungsstörungen im Kindesalter, der »Hypoaktivität«, anders, und auch bei Jugendlichen kann nicht immer von einer günstigen Ausgangslage für eine Bewegungsaktivierung ausgegangen werden. Dennoch ist dies für die meisten Kinder und Jugendlichen der Fall, zumal wenn sie sich eine Abwechslung zum häufig bewegungsarmen Klinikalltag erhoffen.

Die bewegungstherapeutische »Kunst« besteht darin, den Bewegungseifer oder auch die Bewegungsunlust, einschließlich vorgeprägter Erwartungen an den »richtigen Sport«, so zu strukturieren, dass sie den angestrebten therapeutischen Zielen entsprechen.

Rahmenbedingungen und Vorgehensweise

Die Rahmenbedingungen beziehen sich auf die räumliche, zeitliche, materielle und soziale Gestaltung der Aktivität und gehören zu den notwendigen Vorbedingungen zielgerichteter therapeutischer Interventionen. Für hyperaktive Kinder sollte es die Möglichkeit zu großräumigen Bewegungserfahrungen geben: also kein »Zügeln und Zähmen« (Beudels & Beudels 2019a), sondern Gelegenheiten zu expansiven Bewegungsaktivitäten drinnen und draußen. Bei Aktivitäten draußen ist zu bedenken, dass dort in der Regel eine Vielzahl zusätzlicher Störfaktoren ins »Spiel kommen« und eine Verhaltensregulierung erschweren können. »Drinnen« ist es sinnvoll, die Bewegungsräume anregungsarm zu halten und, wenn notwendig, Materialien und Geräte aus einem verschließbaren Nebenraum zu holen. Großgeräte wie das Großtrampolin sollten gesondert gesichert werden. Durch eine geschickte Platzierung im Raum und eine Absicherung durch Weichmatten lassen sich die Sicherheitsrisiken vermindern. Für die Bewegungstherapeutin ist zusätzlich eine besondere Sachkenntnis im Umgang mit diesem Gerät notwendig. Zur Verlässlichkeit der Rahmenbedingungen gehören auch ein ritueller Ablauf, eine Verlässlichkeit in der zeitlichen Planung und, so weit wie möglich, eine personelle Kontinuität. Zu große Variationen in der Gruppenzusammensetzung können ebenfalls die Unruhe erhöhen. In einem außerstationären Setting ist eine passende längerfristige Zusammensetzung einer festen Gruppe einfacher, als dies in der Klinik mit wechselnden Konstellationen und Verweildauern von Patienten der Fall sein kann.

Wenn es die therapeutischen Notwendigkeiten und die räumlichen und personellen Möglichkeiten erlauben, ist eine Stufung von einer Einzeltherapie über eine Kleingruppe bis zu einer Gruppe von 6–8 Kindern sinnvoll. Dabei ist zu bedenken, dass ein inhaltliches Merkmal der Bewegungstherapie, die wesentlich von der Kiphard'schen Psychomotorik und der Leibeserziehung bzw. dem Sport inspiriert wurde, das gemeinsame Bewegungs- und Spielerlebnis in der Gruppe ist (Kiphard 1997). Auch die außerstationären Angebote finden, wenn sie nicht individuell stattfinden – z. B. in ergotherapeutischer Behandlung –, in der Regel in Gruppen statt. Im Hinblick auf die Gruppenzusammensetzung haben wir die Erfahrung gemacht, dass vier oder mehr hyperaktive Kinder in einer Gruppe eine Überforderung für alle Beteiligten darstellen.

Im Sinne von »Spannungspuffern« und Verhaltensmodellen halten wir es für sinnvoll, Gruppen nach Temperamenten und Sympathien zusammenzustellen. Bei guten räumlichen Bedingungen und einer Vertrautheit in der Gruppe sind auch Formen der inneren Differenzierung mit verschiedenen gleichzeitig angebotenen Bewegungsaktivitäten denkbar. Dies ist z. B. bei den sog. Bewegungsbaustellen der Fall (Miedzinski & Fischer 2006). Hier kann ein attraktives Bewegungsangebot mit unterschiedlichen Bewegungsformen wie Klettern, Balancieren, Rutschen und Schaukeln nach einem vorher festgelegten Wechselmodus genutzt werden. Der Bewegungstherapeut gibt dabei individuelle Hilfestellung und schlägt je nach motorischen Fähigkeiten Ausführungsvarianten vor.

Beziehung und Umgang

Ein besonderes Problem ist die *therapeutische Beziehungsgestaltung* – nicht nur im Umgang mit hyperaktiven Kindern und Jugendlichen, sondern auch im Umgang mit den häufigen Begleiterscheinungen wie sozial störendes und oppositionelles Verhalten. Es lohnt sich in dieser Hinsicht, sich an alten und neuen Überlegungen aus der therapeutisch orientierten Jugendhilfe und Heilpädagogik zu orientieren und sie verfahrensspezifisch zu übertragen (Flosdorf 2004; vgl. Kap. 3.2).

Um die Relevanz an einem bekannten Beispiel zu erläutern, nehmen wir auf eine Publikation von Böckelmann (2018) Bezug. Es geht um die heilpädagogische und therapeutische Bedeutung einer haltgebenden »fürsorglichen Strenge«. Lehrer und auch Therapeuten sind in heilpädagogischen oder klinisch-therapeutischen Situationen Vertreter des *Realitätsprinzips*. Bei großer sozialer Distanzlosigkeit oder in Situationen mit einer massiven Selbst- und Fremdgefährdung ist ein robustes Auftreten des verantwortlichen Leiters gefragt:

> *Kurze Intervention statt langer Diskussion, eindeutige Körpersprache, kein Konjunktiv in den Aufforderungen, kein »Bitte« in den Aufforderungen; langsames und deutliches Sprechen der Anweisungen; Anweisungen als Imperativ, eindeutig, richtungsweisend, positiv, verbunden mit einer Aktivität (»Markus, die Wasserpistole weg, sofort!«) (…), keine Diskussionen, keine überzogenen Strafen androhen (…), Sachlichkeit auch bei persönlicher Beleidigung; Verantwortung für die Störung beim Schüler lassen. (ebd., S. 452 f.)*

Aufgrund der körperlichen Nähe und auch eines erhöhten Verletzungsrisikos ist die Eindeutigkeit in der Kommunikation und in der Vermittlung von Regeln in der Bewegungstherapie von besonderer Bedeutung (Hölter 1987, 2002).

Die Kompetenzen des Bewegungstherapeuten bestehen im therapeutischen Setting weniger darin, ähnlich wie im Sportunterricht neue Bewegungsformen sachgerecht und ökonomisch zu vermitteln, sondern die *quantitativen und qualitativen Aspekte* des Bewegungsverhaltens der Patienten behutsam zu steuern, zu korrigieren und zu erweitern. So geht es bei Dennis nicht darum, ihn zielgerichtet auf einen Wettkampf im Trampolinspringen vorzubereiten oder seine Ausdauer durch mehr Bewegungsintensität zu trainieren, sondern die Bewegungsqualität im Hinblick auf den Krafteinsatz, die Genauigkeit und die Koordination zu erhöhen. Aus einer solchen Perspektive werden dann Fragen bedeutsam, z. B.:

Welche Bewegungsmerkmale erleichtern einen stabilen Sprung auf dem Federtuch? Wie lässt sich der Wechsel zwischen Absprung, Flugphase und Landung regulieren? Was macht einen guten und weniger gut koordinierten Sprung aus?

Ein solches »Ringen« um Bewegungsqualität stößt auch bei hyperaktiven Kindern auf Interesse. Aufseiten des Therapeuten sind hier ein gutes Einschätzungsvermögen des jeweiligen Bewegungskönnens notwendig sowie individuell abgestimmte Aufgabenstellungen. Besonders beliebt bei Kindern und Jugendlichen sind »Bewertungswettbewerbe« von Sprüngen und Sprungfolgen – mit einer Differenzierung in »technische Schwierigkeit« und »Ausführung«, ähnlich wie beim Eiskunstlaufen oder Wasserspringen. Ohne das Training von exekutiven störungsspezifischen Funktionen wie Hemmung, Selbstkontrolle oder Planungsverhalten überzustrapazieren, werden z. B. in einer Übungsfolge wie Strecksprung, Strecksprung mit Drehung, Sprung mit Anhocken solche Funktionen in realen Anforderungssituationen gefördert und geübt.

Ein weiteres typisches Bewegungsmerkmal von hyperaktiven Kindern ist ein hoher Grundtonus, und es bedarf schon einer sehr großen Überzeugungskraft, sie zu Entspannungsphasen zu überreden; es sei denn, eine vorausgegangene Belastung war so intensiv, dass eine physiologische Erschöpfung erfolgt. Auf dem Trampolin oder auch auf dem Airtramp tritt das »fast automatisch« und ohne Zutun des Therapeuten nach einer relativ kurzen Sprungphase ein. Gelingt es, den Erschöpfungszustand auf dem Federtuch mit »Geschichten vom leichten Wellengang auf dem Meer«, mit leichten Druckbewegungen von außen anzureichern und zeitlich auszudehnen, dann lassen sich auf natürliche Weise ohne Ankündigung einer Entspannungseinheit ähnliche Verhaltenseffekte wie bei Entspannungsprogrammen erzielen. (Weitere Anregungen zu Entspannungsübungen, die für Patienten mit ADHS geeignet sind, finden sich in Kapitel 2.2.5.)

3.1.4 Forschungslage

Es gibt keinen Bereich der Kinder- und Jugendpsychiatrie, der in den letzten 20 Jahren so intensiv beforscht wurde wie die kindlichen Aufmerksamkeitsdefizit- und Hyperaktivitätsstörungen. In einer Übersichtsarbeit wurden von Hebebrand et al. (2009) im Auftrag der Deutschen Gesellschaft für Kinder- und Jugendpsychiatrie, Psychosomatik und Psychotherapie (DGKJP) für den Zeitraum von fünf Jahren alle meist englischsprachigen Arbeiten zu diesem Fachgebiet ausgezählt und nach Themen geordnet. Dabei fällt auf, dass die Publikationen zu Aufmerksamkeitsdefizit- und Hyperaktivitätsstörungen allein so viel genannt werden (n = 221) wie die Publikationen zu Autismus, Affektiven Störungen, Sucht, Angst, Schizophrenie und Sozialverhalten zusammen (n = 223). Insgesamt übertreffen dabei die Arbeiten zur Genetik und Diagnostik (n = 193) die Publikationen zu Therapien (n = 106) fast um das Doppelte. Es ist anzunehmen, dass bei einer Zusammenstellung für die letzten zehn Jahre (bis 2019) die Rechercheergebnisse ähnlich sein würden. Trotz Hinweisen, z. B. auf die Sprachentwicklung und Sprachstörungen, werden keine Publikationen genannt, die auf eine nähere Befassung mit sensorisch-motorischen Problemen schließen lassen. In dem Teilkapitel zu Aufmerksamkeitsdefizit- und Hyperaktivitätsstörungen werden als Publikationen über Therapieformen zu über 80 % Pharmakotherapie genannt, zu knapp 15 % Psychotherapie und zu 5 % sonstige Verfahren (Banaschewski 2010). Auf die Kritik einer wissenschaftlichen Bewertung, die sich vor allem auf Meta-Analysen und systematische Reviews stützt, sind wir ausführlicher in Kap. 1.5 eingegangen. Dennoch verweisen wir hier auf zwei aktuelle Meta-Analysen bzw. systematische Reviews zu der Untersuchung von Effekten von Bewegungsaktivitäten (»physical exercise«, Zang 2019) bzw. »mind-body therapies« (Barranco-Ruiz et al. 2019), in denen positive störungsspezifische Effekte festgestellt werden.

Im Zentrum unserer Betrachtungen steht eine Zusammenfassung der national und international mittlerweile recht zahlreichen Befunde zu der Interventionsform Bewegungstherapie, die in den Lehrbüchern der KJP und in den S3-Leitlinien der DGKJP (2017) nur recht marginal oder unter »Sonstiges« neben den Empfehlungen für Diäten erwähnt wird. Die »Aufmerksamkeitslücke« in der deutschsprachigen Kinder- und Jugendpsychiatrie ist vor allem deswegen erstaunlich, weil man bei einem der Kernsymptome von ADHS, der Hyperaktivität, hierzu zumindest einige forschungsbezogene Aussagen erwarten würde. Da die Forschungslage hierzu – besonders international – mittlerweile so umfassend ist, beschreiben wir die aus unserer Sicht relevanten Forschungsergebnisse anhand von vier zentralen Aspekten mit gelegentlichen Hinweisen auf die entsprechenden Literaturbelege. Für eine umfassendere Information und Literaturrecherche empfehlen wir zwei deutschsprachige Dissertationen, die im Umfeld der Rehabilitationswissenschaften und der Kinder- und Jugendpsychiatrie entstanden sind (Kamp 2015; Hamsen 2003) sowie die von Deimel und Thimme (2016) zusammengestellte Literatur.

Untersuchungsteilnehmer Bei der Auswahl der Untersuchungsteilnehmer wird in den meisten Fällen auf die DSM-IV-Diagnostik, seltener die der ICD-10 Bezug genommen. Ergänzend werden häufig etablierte Beobachtungs- und Beurteilungsskalen, z. B. die *Conners-Skalen* (Petermann 2014) und die *Child Behavior Checklist* (CBCL) nach Achenbach (2014) angewendet. In vielen Forschungsprojekten wird diese Basisdiagnostik durch eine umfassende neurologische und psychologische Untersuchung angereichert. In den letzten Jahren sind verstärkt zusätzliche neurobiologische Verfahren wie die MRT angewendet worden (Choi et al. 2015), auch fand die Einbeziehung von Computerspielen für die Überprüfung von Aufmerksamkeitsleistungen statt (Silva et al. 2015). Untersucht werden meist männliche Adressaten in der Altersspanne von 6–16 Jahren mit einem Altersschwerpunkt bei 9–13 Jahren. Die meisten Untersuchungen finden selten in einem klinisch-psychiatrischen Zusammenhang, sondern in einem Schulkontext statt. Bei einem Versuchs-Kontrollgruppen-Design ist die Zusammenstellung der Probanden unterschiedlich. Während in älteren Untersuchungen in der Regel zwischen parallelisierten Probanden mit und ohne ADHS unterschieden wurde, sind die neueren Untersuchungen differenzierter: Sie versuchen, die bewegungsorientierten Effekte genauer im Vergleich mit nicht bewegungsorientierten Interventionen wie Vorlesen und dem Anschauen von Videos mit Bewegungsinhalten oder Psychoedukation zu vergleichen (Silva et al. 2015) und präziser der Bedeutung von Effekten kombinierter Interventionen wie Bewegungstherapie mit und ohne Pharmako- oder Verhaltenstherapie auf die Spur zu kommen (Parish-Plass & Lufi 1997; Smith et al. 2013). Forschungsziel ist hierbei, vor allem die Effekte einer Bewegungstherapie »pur«, d. h. jenseits von anderen therapeutischen Einflüssen oder allgemeinen Wirkfaktoren, zu identifizieren.

Interventionen Bei den meisten Forschungsarbeiten zur Auswirkung von Effekten der Bewegungstherapie stehen Bewegungsaktivitäten im Mittelpunkt, die sich gut im Hinblick auf Intensität, Zeitaufwand, Materialien und Anleitung standardisieren lassen. Hierzu zählen Laufen und Gehen, die Nutzung von Fitnessgeräten oder der Einsatz von Laufbändern und Vibrationsplatten (Oberste et al. 2018). Die Belastungsintensität und -dauer wird meistens durch Pulsmessuhren und Akzelerometer erfasst und bewegt sich in der Regel zwischen 60 % und 75 % der Maximalbelastung. Da Kinder und Jugendliche meistens nur eingeschränkt für solche Aktivitäten zu motivieren sind, wird in immer mehr Untersuchungen die Vielfalt von Bewegungsinterventionen eingesetzt. Sie besteht aus einer Kombination von Spielen, Übungen im Sinne von Training, Entspannungssequenzen, Psychomotorik und verschiedenen Formen des Sports (Beudels & Hamsen 2005a; Meßler 2016). Dies entspricht mehr der Realität in verschiedenen therapeutischen Settings, erschwert allerdings eine formale Evaluation.

Zusätzlich existieren Untersuchungen, die sich ausschließlich auf eine Bewegungsaktivität konzentrieren, wie auf Interventionen im Wasser, auf Yoga oder Reiten und Voltigieren und sogar – kurioserweise – auf Kaugummikauen (Hamsen 2004a; Tucha & Lange 2004; Chang et al. 2004; Haffner et al. 2006; Hamsen 2003). Offensichtlich haben die gemischten Erfahrungen mit mehr an einem stringenten Training orientierten Maßnahmen gerade bei Kindern dazu geführt, durch eine größere Vielfalt den Aspekten »motivation and enjoyment« (Chang et al. 2004) bei der Gestaltung der Aktivitäten einen bedeutenderen Stellenwert einzuräumen.

Therapeutenqualifikation Bei der Qualifikation der anleitenden Therapeuten zeigt sich eine große Bandbreite. In den amerikanischen Untersuchungen sind dies meistens nur kurz in die Interventionsform eingewiesene Studenten oder Doktoranden, die über keine spezifische Ausbildung im Bewegungsbereich verfügen. In anderen Untersuchungen wird explizit auf die Fachkompetenz der Bewegungstherapeuten verwiesen (Meßler 2016). In einigen wenigen Untersuchungen verfügen die Therapeuten nicht nur über fachtherapeutische Kompetenzen, sondern darüber hinaus über vertiefte psychotherapeutische Kenntnisse und Weiterqualifikationen (Parish-Plass & Lufi 1997).

Zusammenfassung der Forschungsergebnisse Wir orientieren uns bei der folgenden Darstellung terminologisch an dem in Kap. 1.5.2 vorgeschlagenen »Drei-Wege-Wirkmodell« und differenzieren im Hinblick auf funktionell-instrumentelle Puffer- und Mediatoreffekte.

Wie bei bewegungsorientierten Programmen zu erwarten, verbessern sich in der Regel bei den Versuchsgruppen funktionelle Parameter, die sich auf verschiedene Aspekte der Motorik und Fitness beziehen. Dies ist insofern für die Störungsspezifik nicht trivial, da sich in systematischen Analysen zu verschiedenen Parametern der Grob- und Feinkoordination und zur Fitness bei ADHS-Kindern erhebliche Defizite in dieser Hinsicht feststellen lassen (Harvey & Reid 1997). Allein diese Tatsache würde eine gezielte bewegungsorientierte Förderung für diesen Personenkreis rechtfertigen, da eingeschränkte motorische Fähigkeiten und Fertigkeiten eine soziale Integration und die Teilhabe an kindgemäßen Freizeitaktivitäten erschweren (Chang et al. 2012).

Die Auswirkungen auf weitere störungsspezifische Symptome im Sinne von Puffer- und Mediatoreffekten sind differenziert zu betrachten. Als Folge neurobiologischer Veränderungen, die u. a. durch MRT und Blutuntersuchungen erhoben werden, lassen sich am besten Effekte bei Teilaspekten der kognitiven Aufmerksamkeitssteuerung nachweisen. Hierzu gehören eine bessere Verhaltenssteuerung und -kontrolle (»inhibition«) und eine Reaktionsverzögerung. Im Vergleich zu älteren Verfahren der Aufmerksamkeits- und Konzentrationsmessung werden in neueren Untersuchungen vermehrt Computerspiele (z. B. »Tower of London«) eingesetzt, mit denen sich bei den Versuchsgruppen auch in komplexeren Situationen eine erhöhte Aufmerksamkeitsspanne und -kontrolle belegen lässt (Silva et al. 2015). Es werden zwar auch die Einflüsse auf weitere exekutive Funktionen, z. B. das Arbeitsgedächtnis, untersucht, aber hierzu sind die Ergebnisse je nach Alter und Versuchsdesign uneinheitlich.

Bei allen Untersuchungen, die standardisierte Verhaltensbeobachtungen verwenden, werden in der Regel eine bessere soziale Anpassung und Eingliederung in das familiäre Umfeld berichtet. In mehreren Untersuchungen wird darauf verwiesen, dass es bei einer chronischen Erkrankung kaum zu erwarten sei, Erfolge in relativ kurzen Interventionszeiträumen zu erzielen. Einige wenige Untersuchungen erstrecken sich auf Zeiträume bis zu einem Jahr (Parish-Plass & Lufi 1997) bzw. – nach der Erhebung einer Baseline und einem Cross-Over-Design (verschiedene Interventionsformen im Wechsel) – auf Zeiträume von bis zu sechs Monaten (Silva et al. 2015). Bei der Diskussion der Untersuchungsergebnisse wird häufig kritisch auf die Grenzen einer Generalisierung und eines unreflektierten Transfers auf andere Verhaltensbereiche verwiesen. Des Weiteren werden kleine Probandenzahlen, Schwierigkeiten bei der Randomisierung und Drop-outs sowie Placebo- und Halo-Effekte kritisch betrachtet. Wie am Schluss der meisten wissenschaftlichen Untersuchungen werden zur Stabilisierung der Ergebnisse weitere Forschungsaktivitäten empfohlen. Dem ist sicherlich zuzustimmen.

Die empirische Erforschung der Wirksamkeit von bewegungsorientierten therapeutischen Interventionen bei Kindern und Jugendlichen mit ADHS beruht national und international auf einer längeren Forschungstradition. Wie bei anderen psychosozial orientierten Verfahren auch bleibt es schwierig, Effekte nachzuweisen, die über physiologische Parameter hinausgehen. Dennoch ist die Bedeutung bewegungsorientierter Interventionen bei dieser Bezugsgruppe auch zu anderen relevanten Merkmalen der Erkrankung nicht mehr zu ignorieren. So lassen sich direkte Einflüsse auf ausgewählte Aspekte der Kognition gut belegen. Indirekt hat eine regelmäßige und angeleitete Beteiligung an Bewegungsaktivitäten eine insgesamt positive Wirkung mit einer verringerten Medikation und einer verbesserten sozialen Integration. Dies kann durch die Beobachtung und systematische Befragung von Erziehern, Lehrern und Eltern hinreichend belegt werden. Eine noch stärkere Wirksamkeit ist wahrscheinlich weniger durch eine höhere Intensität, sondern durch Langfristigkeit und Regelmäßigkeit der Fördermaßnahmen sowie durch eine höhere Einbeziehung des familiären Umfeldes zu erreichen (Hariprasad et al. 2013). Dabei ist allerdings zu berücksichtigen, dass regelmäßige therapeutische Einflussnahmen und die Teilnahme an Fördermaßnahmen einer intensiven sozialen Unterstützung bedürfen. Für die Qualität und Steuerung sind auch die fachspezifischen Kompetenzen der Bewegungstherapeuten von großer Bedeutung. Zum einen verfügen sie meistens über eine ausreichende Kenntnis und Erfahrung in Bezug auf die Anwendung einer Vielfalt möglicher bewegungsorientierter Interventionsformen, zum anderen werden sie in spezifischen Aus- und Weiterbildungen immer mehr auf die Beachtung und Integration psychotherapeutischer Elemente vorbereitet. Der in vielen Untersuchungen erwähnte Aspekt der Alltagstauglichkeit und Nachhaltigkeit lässt für die Zukunft die stärkere Berücksichtigung eines therapeutischen Ansatzes erwarten, der auch in der außerklinischen Lebenswelt von Kindern und Jugendlichen einen bedeutenden Stellenwert hat.

3.1.5 Zusammenfassung

Die wesentlichen Informationen des Kapitels werden im folgenden Kasten stichpunktartig zusammengefasst.

- Der Begriff »Hyperkinetische Störungen« der ICD-10 wird in neueren Klassifikationssystemen meistens im Zusammenhang mit Aufmerksamkeitsstörungen als »Aufmerksamkeitsdefizit- und Hyperaktivitätssyndrom« (ADHS) bzw. als »Attention Deficit Hyperactivity Disorder« (ADHD) bezeichnet.
- Die Prävalenzraten variieren in Deutschland je nach Alter, Geschlecht und diagnostischer Vorgehensweise zwischen 2 % und 5 %.
- ADHS ist zurzeit die bekannteste kinder- und jugendpsychiatrische Erkrankung in Deutschland. Die Forschungsarbeiten zu diesem Bereich umfassen international mehr als 50 % aller Veröffentlichungen in der Kinder- und Jugendpsychiatrie.
- In der Therapie überwiegt die Pharmakotherapie mit einer »Erfolgsquote« von 70 % – ohne Berücksichtigung der Nachhaltigkeit und der Nebenwirkungen der Intervention. Als die Medikation ergänzende oder eigene Therapieformen werden verhaltenstherapeutische Maßnahmen vorgeschlagen, mit mäßigem Erfolg bei individueller Anwendung und mit besseren Erfolgen bei einer Beteiligung des psychosozialen Umfeldes.
- In den formalen klinischen Empfehlungen, z. B. den Leitlinien oder der klinischen Fachliteratur, wird die Bewegungstherapie als eigene Therapieform nicht ernsthaft in Erwägung gezogen, es sei denn, als unspezifischer Bestandteil einer multimodalen Therapie oder als Behandlungsform für begleitende motorische und sensorische Störungen.

- Die Bewegungstherapie bei Hyperaktivität ist eine eigene, vom allgemeinen Sporttreiben in Schule und Freizeit unterscheidbare Interventionsform, die auf allen Verhaltensebenen wirksam sein kann. Direkt wirkt sie auf Steuerung und Qualität von Motorik und Wahrnehmung. Darüber hinaus vermag sie ausgewählte Aspekte der Kognition, der Emotion und des sozialen Verhaltens zu beeinflussen.
- Die störungsspezifische Behandlung erfordert z. T. eine eigene Methodik, z. B. beim Trampolinspringen oder bei der pferdegestützten Therapie, sowie ein besonders reflektiertes Therapeutenverhalten.
- Die Wirksamkeit hängt auch entscheidend von der Dauer der Maßnahme und ihrer Einbettung in das soziale Umfeld zusammen.

3.2 Störungen des Sozialverhaltens

Einstimmung

> **Leon**
> Unter Tränen kommt Bastian aus der Kinder-Umkleide gelaufen: »Leon hat mir meine Anziehsachen weggenommen und in den Mülleimer geworfen. Dann hat er mich geschubst und getreten.«
> Der Therapeut versucht die Situation zu klären. Leon zeigt sich auf Ansprache streitlustig:
> Leon: »(...) Is' mir doch scheißegal!«
> Therapeut: »Mir ist es aber nicht egal. Und es entspricht auch nicht den vereinbarten Regeln.«
> Leon: »Na und? Pech gehabt!«
> Leon zeigt sich uneinsichtig und unkooperativ. Als ihm die Konsequenz einer verfrühten Rückkehr zu der Station droht, läuft er aus der Umkleide und versteckt sich auf dem Klinik-Gelände. Erst nach mühevollem Einsatz verschiedener Mitarbeiter ist er auffindbar und muss unter enger Führung zurückbegleitet werden.

»Schwierig – unbeschulbar – herausfordernd – systemsprengend« – diese Begriffe fallen oft im Zusammenhang mit Kindern und Jugendlichen, die im klinischen Sinne eine Störung des Sozialverhaltens aufweisen. Diese Zuschreibungen, die hier vereinfacht und stellvertretend für die Perspektive der Eltern, der Schule, der Therapeuten oder der Gesellschaft stehen, sollen einleitend auf einen wichtigen Aspekt dieses Störungsbildes hinweisen: Der Leidensdruck wird weniger bei der Person selbst verortet, sondern eher bei ihrem Umfeld. Dies wird auch in der einleitenden Sequenz aus dem klinischen Alltag deutlich, in der Leon mit seinem Verhalten sein Umfeld stark beansprucht und die Beziehung zu seinen Mitmenschen auf eine Belastungsprobe stellt. Im Folgenden wird das vielseitige Störungsbild genauer beschrieben.

3.2.1 Klinische Informationen

Definition – Klassifikation – Symptomatik

Im klinisch-psychiatrischen Verständnis kennzeichnen sich Störungen des Sozialverhaltens durch ein wiederholtes und andauerndes Muster *dissozialen, aggressiven* oder *oppositionellen* Verhaltens. Im Gegensatz zu kindischem Unfug oder jugendlicher Aufmüpfigkeit ist das Problemverhalten besonders stabil und strahlt auf nahezu alle Lebensbereiche aus. Grundlegende Rechte anderer und gesellschaftliche Normen und Regeln werden hierbei immer wieder verletzt. Leitsymptome, die mindestens sechs Monate bestehen müssen, sind in der folgenden Übersicht aufgeführt.

Leitsymptome der Sozialverhaltensstörung

- Ein deutliches Maß an Ungehorsam, Streiten oder Tyrannisieren
- Häufige oder schwere Wutausbrüche
- Destruktivität gegenüber Eigentum
- Grausamkeit gegenüber anderen Menschen oder Tieren
- Zündeln, Stehlen, Lügen, Schulschwänzen oder Weglaufen

Oppositionelles Verhalten tritt vorwiegend im Kindergartenalter auf, wohingegen delinquentes Verhalten häufiger im Jugendalter anzusiedeln ist. Das Alterskriterium ist auch deshalb von zentraler Bedeutung, weil es zur Stabilität der Störung folgende Annahmen zulässt: je früher der Beginn, desto stabiler die Störungen, desto ungünstiger die Prognose und desto aufwändiger und kostenintensiver die Therapie- und Hilfemaßnahmen.

Störungen des Sozialverhaltens gehören in der ICD-10 zu der Gruppe der *Verhaltens- und emotionalen Störungen mit Beginn in der Kindheit und Jugend.* Je nach Symptomatik, Umgebung, den betroffenen sozialen Bereichen und möglichen komorbiden Störungen werden sie in verschiedene Subtypen unterteilt: Es wird beispielsweise unterschieden, ob sich das Verhalten auf den häuslichen Rahmen und die Interaktion mit den Familienmitgliedern beschränkt (F91.0), ob es sich um eine Störung bei fehlenden (F91.1) oder vorhandenen (F91.2) sozialen Bindungen handelt oder um eine Störung mit oppositionellem, aufsässigem Verhalten (F91.3). Zudem gibt es eine Reihe an kombinierten Diagnosen: Hierzu zählt die hyperkinetische Störung des Sozialverhaltens (F.90.1), bei der zusätzlich die Kriterien für eine ADHS-Diagnose vorliegen, oder die Störung des Sozialverhaltens mit depressiver Störung (F92.0). Man spricht auch deshalb treffend von Störungen des Sozialverhaltens (im Plural), weil diese je nach Subtyp sehr unterschiedliche Erscheinungsformen haben können.

Epidemiologie

Störungen des Sozialverhaltens zählen zu den häufigsten psychischen Störungen bei Kindern und Jugendlichen. Eine genaue Abschätzung der Prävalenz erweist sich jedoch aus mehreren Gründen als schwierig: Die Definitionskriterien der Störungen in den verschiedenen Klassifikationssystemen haben sich zum einen stark verändert. Die Untersuchungs- und Erhebungsbedingungen sind zum anderen oft uneinheitlich, z. B. im Hinblick auf den Schweregrad und die einbezogenen Diagnosen oder die Informationsquellen. Nach einer Übersicht von Angold und Costello (2001) weisen zwischen 5 und 10 % der 8- bis 16-Jährigen eine Störung des Sozialverhaltens auf. Generell ist eine Zunahme vom Kindeshin zum Jugendalter zu verzeichnen, wobei Jungen in der Tendenz früher und deutlich häufiger betroffen sind als Mädchen. Mit 12–35 % stellt die Diagnose einer Störung des Sozialverhaltens einen erheblichen Anteil des Patientenkollektivs in stationären kinder- und jugendpsychiatrischen Einrichtungen dar (Branik 2002). Da im Allgemeinen eine schlechte Langzeitprognose und eine unzureichende Therapiemotivation vorliegen, handelt es sich um eine der kostenträchtigsten Störungen überhaupt.

Ätiologie

Angesichts der Vielgestaltigkeit der Symptomatik lassen sich die Entstehungsursachen nur anhand bio-psycho-sozialer Modelle beschreiben. *Biologische Einflüsse* wie männliches Geschlecht, eine neurologisch bedingte Erregbarkeit oder eine hormonelle Dysregulation können aggressives Verhalten ebenso bedingen wie *Belastungen in der Schwangerschaft* (Infektionen, Schockerlebnisse, Konsum von Alkohol, Drogen oder Medikamenten). Zu den *psychischen Einflüssen* zählen Temperamentseigenschaften, niedrige Intelligenz, unzureichende Impulskontrolle oder mangelndes Einfühlungsvermögen. Vor allem *psychosoziale Einflüsse* sind vielseitig.

Psychosoziale Einflüsse

- Unsichere Bindung
- Unzureichende Erziehungskompetenz der Eltern
- Unzureichende emotionale Unterstützung und Akzeptanz gegenüber dem Kind
- Psychische Störungen, kriminelles Verhalten oder Gewalt der Eltern
- Familiärer Stress durch ein alleinerziehendes Elternteil, schlechte Wohnverhältnisse oder niedriges Einkommen
- Soziale Ablehnung und negative Beeinflussung durch Gleichaltrige

Es wird davon ausgegangen, dass vor allem das Erziehungsverhalten der Eltern an der Entstehung und Aufrechterhaltung aggressiven Verhaltens maßgeblich beteiligt ist. Die Eltern stellen zu viele oder keine altersangemessenen Regeln auf, sie achten nicht konsequent auf die Einhaltung der Regeln, sie dulden oder verstärken sozial störendes oder aggressives Verhalten ihrer Kinder oder sind oft selbst Vorbild für aggressive Problemlösungen (Petermann & Petermann 2012). Vor diesem Hintergrund ergeben sich bereits zwei wesentliche Schwerpunkte für die Bewegungstherapie: die Interaktion des Patienten mit seinem Umfeld sowie eine konsequente Pädagogik im Umgang mit den Patienten.

Therapie

Die ätiologischen Einflüsse legen nahe, dass eine Behandlung der Störung des Sozialverhaltens nur durch ein multimodales Vorgehen gelingen kann. Die Maßnahmen setzen hierbei auf verschiedenen Interventionsebenen an und beziehen die wichtigsten Lebensbereiche des Kindes bzw. des Jugendlichen mit ein. Quaschner und Theisen (2008) unterscheiden zwischen

- direkten patientenbezogenen Maßnahmen,
- eltern- und familienbezogenen Maßnahmen und
- schul- und gemeindenahen Maßnahmen.

Zu der ersten Kategorie gehören eine Reihe an störungsspezifischen Programmen und Behandlungsmodulen. Diese zielen meist auf eine verbesserte soziale Kompetenz, einen verbesserten Umgang mit Affekten oder auf verbesserte Problemlösefertigkeiten ab. Das *Training mit aggressiven Kindern* (Petermann & Petermann 2012) beinhaltet beispielsweise verschiedene Module, deren Ziele hier in gekürzter Form aufgelistet werden:

Trainingsmodule und Ziele der Therapie mit aggressiven Kindern

- **Modulspezifische Ziele des Einzeltrainings**
  - Auseinandersetzung mit aggressivem Verhalten
  - Erlernen von Selbstverbalisationstechniken
  - Vorhersehen von Konsequenzen
  - Erarbeiten von Problemlösungen
- **Modulspezifische Ziele des Gruppentrainings**
  - Erstellen von Gruppenregeln
  - Übung von Einfühlungsvermögen
  - Umgang mit Wut
  - Erfahrung von Lob, Nichtbeachtung und Tadel
- **Modulspezifische Ziele des Elterntrainings**
  - Vermittlung eines Störungskonzeptes
  - Verhaltensbeobachtungen
  - Bearbeiten von Kommunikations- und Erziehungsproblemen
  - Umstrukturierung des Familienlebens

Zu den direkten patientenbezogenen Maßnahmen gehört auch die medikamentöse Behandlung. Diese kann sich zwar nicht direkt auf das Sozialverhalten auswirken, beeinflusst aber u. U. günstig die Kern- und Begleitsymptome wie *Aggressivität*, *Hyperaktivität*, *Impulsivität*, *Ängste* oder *Depressionen*.

Die zweite Kategorie beinhaltet Formen des Eltern-Verhaltenstrainings oder familientherapeutische Maßnahmen. Die Eltern werden hierbei angeleitet, Familienregeln eindeutig zu formulieren, wirkungsvoll Anforderungen zu stellen, konsequent Grenzen zu setzen oder sich dem Kind positiv zuzuwenden. Darüber hinaus werden die Eltern dabei unterstützt, Belohnungssysteme für pro-soziales Verhalten einzusetzen oder Auszeit-Maßnahmen durchzuführen. Auch für diesen Bereich liegen zahlreiche bewährte Konzepte und evaluierte Ansätze vor.

Die dritte Kategorie schul- und gemeindebezogener Maßnahmen zielt darauf ab, die Behandlung auf eine breitere Basis zu stellen. Neben der Familie werden andere systemrelevante Strukturen wie die Schule, die Gemeinde, die Jugendhilfe oder das Justizsystem einbezogen. Dies scheint vor allem für die Nachhaltigkeit von Behandlungserfolgen von großem Wert.

3.2.2 Ziele

Es besteht unter Experten verschiedener Fachrichtungen Einigkeit darüber, dass Behandlungserfolge bei Störungen des Sozialverhaltens nur durch eine langfristige Therapie zu erwarten sind. Diese muss multimodal angelegt sein und den sozialen Kontext eng mit einbeziehen. Eine stationäre Behandlung über wenige Wochen oder Monate kann dies nur begrenzt bieten. Denn das Therapieangebot von kinder- und jugendpsychiatrischen Stationen deckt sich meist kaum mit Methoden, die in kontrollierten Evaluationsstudien bei dieser Patientengruppe als wirksam beurteilt wurden. Es erstaunt deshalb nicht, dass die Besserungsquote stationärer Therapien bei Störungen des Sozialverhaltens sehr bescheiden bleibt (Branik 2002).

Was ist also die Indikation für eine stationäre Aufnahme? Die Indikation ergibt sich meist aus der akuten psychosozialen Krisensituation und/oder der psychiatrischen Komorbidität (ADHS, Depression usw.). Die stationäre Behandlung kann in Bezug auf die Sozialverhaltensstörung bestenfalls als begrenzte Kriseninterventon, als Motivationsphase oder als Weichenstellung für weiterführende Hilfs- und Versorgungsmaßnahmen fungieren. Für die Formulierung von Bewegungstherapie-Zielen hat dies Konsequenzen.

Für den klinisch-stationären Kontext spricht diese Ausgangslage tendenziell für gegenwartsbezogene, eher kurzfristig angelegte und unspezifische Therapieziele wie

- eine Stimmungsstabilisierung in der akuten Krisensituation,
- die Linderung begleitender Symptomatik (Hyperaktivität, Depressivität usw.) oder
- die Förderung von Motivation und Compliance.

Für Einrichtungen der Jugendhilfe oder Schulen mit entsprechenden Förderschwerpunkten hingegen, in denen bewegungsbezogene Maßnahmen oft integrale Bestandteile sind, ist eine andere Milieu- und Beziehungskontinuität gegeben. Die längere Aufenthalts- bzw. Verweildauer der Kinder und Jugendlichen lässt in diesen Tätigkeitsfeldern längerfristige und störungsspezifische Ziele zu:

- Verbesserung der Problemlösungskompetenzen
- Stabilisierung des Selbstwertgefühls
- Verbesserung der Impulskontrolle und Fähigkeit zur Selbstregulation
- Aufbau konstruktiver Kommunikations- und sozialer Interaktionsfertigkeiten
- Unterstützung bei der Gestaltung von positiven und tragfähigen Beziehungen
- Aufbau von gesundheitsförderndem Verhalten

Diese Unterscheidung in der Tiefe und Spezifität von Therapiezielen in Abhängigkeit vom Behandlungskontext bzw. der Behandlungsdauer sollte bei der Planung und Umsetzung der bewegungstherapeutischen Maßnahmen unbedingt berücksichtigt werden, damit unrealistische Zielsetzungen nicht in Enttäuschungen münden. Es ist zu erwähnen, dass die genannten Zielsetzungen größtenteils auf Kinder mit einer Aufmerksamkeitsdefizit- und Hyperaktivitätsstörung übertragbar sind. In Anlehnung an die vorgeschlagene Ordnung von Zielen (► Kap. 2.1.2) gehen wir auf unterschiedliche Zielsetzungen ein und setzen diese mit möglichen Interventionen und praktischen Inhalten in Verbindung.

Motorisch-sensorischer Bereich

Auf der *motorisch-sensorischen Ebene* zielen bewegungsbezogene Maßnahmen primär auf die Verbesserungen

- der Steuerungsfähigkeit und Impulskontrolle,
- der psycho-physischen Regulationsfähigkeit und
- der Entspannungsfähigkeit

ab. Dies kann gelingen durch Spiele mit wechselnden Intensitätsmodi, mit wechselnden Tempi oder unterschiedlichen Bewegungsqualitäten. Um den meist hohen Bewegungsdrang aufzugreifen, bieten sich Fang-, Lauf-, Wurf- und Stop-and-go-Spiele an sowie bewegungsintensive Aktivitäten (Trampolinspringen, Parcours) oder expressive und großräumige Bewegungsformen mit stark aktionalem Charakter (Rollbrettfahren, nach Rhythmen stampfen, auf Kästen mit den Händen trommeln usw.). Die Spiel- und Bewegungsformen sollten Gelegenheit bieten, den eigenen Körper gezielt zu steuern, den Krafteinsatz zu dosieren und das eigene Aktivitätsniveau an die situativen Anforderungen anzupassen. Insbesondere zu Beginn der Einheiten bietet sich der Wechsel von hochintensiven Bewegungsphasen mit niedrigem Komplexitätsgrad (Aktivierungsphase) und kurzen Aufmerksamkeits-, Konzentrations- oder Entspannungsmomenten (Deaktivierungsphase) an. Dies ermöglicht im Sinne der psycho-physischen Regulation die Herstellung einer optimalen energetischen Ausgangslage, die Grundlage für weitere Lernprozesse und Leistungen ist.

Die Impulskontrolle kann beispielsweise durch Bewegungsaufgaben verbessert werden, die eine gute Bewegungsplanung und ein exaktes Timing erfordern und den Übenden zwingen, die äußeren Reize mit den inneren Bewegungsimpulsen abzustimmen. So können die betroffenen Kinder und Jugendlichen z. B. in einen sich drehenden Reifen springen, bevor dieser flach auf dem Boden liegt, oder unter einem Seil durchzulaufen, das rhythmisch und großräumig durch zwei Personen geschwungen wird.

Kognitiver Bereich

Ziele auf der kognitiven Ebene betreffen u. a.
- die Verbesserung der Problemlösefertigkeiten,
- die Förderung der Selbstwahrnehmungs- und Introspektionsfähigkeit und
- die Steigerung der Aufmerksamkeits- und Konzentrationsleistung

Die Verbesserung von Problemlösekompetenzen nimmt hierbei einen zentralen Platz unter den Teilzielen ein. Dem aggressiven Verhalten von Kindern und Jugendlichen liegt oft eine Tendenz zur Fehlwahrnehmung und -interpretation der sozialen Situation zugrunde, und/oder es bestehen Defizite in der sozial-kognitiven Problemlösefähigkeit.

Leon

Wenn Leon in der Umkleide versehentlich angerempelt wird, interpretiert er dies sofort als aggressiven Akt und nimmt die Entschuldigung von Bastian gar nicht mehr wahr (Fehlwahrnehmung). Zudem fällt Leon nur eine aggressive Lösungsmöglichkeit ein, und es stehen ihm unmittelbar keine weiteren Handlungsalternativen zur Verfügung (einseitige Lösungsmuster). Darüber hinaus hat Leon die längerfristigen negativen Konsequenzen seines Verhaltens nicht im Blick (mangelnde Antizipationsfähigkeit). Seiner aggressiven Reaktion auf das Anrempeln schreibt Leon hohe Erfolgschancen zu, während sozial kompetentere Handlungsalternativen als weniger erfolgsversprechend eingeschätzt werden (Misserfolgserwartung bei sozialem Verhalten). Schließlich traut sich Leon auch zu, eine aggressive Handlung auszuführen, was bei sozial kompetenten Lösungen nicht der Fall ist (Kompetenzvertrauen für aggressive Handlungen).

Das Fallbeispiel macht deutlich, dass sich Problemlösedefizite in einer Situation auf unterschiedlichen Ebenen manifestieren können. Wenn solche Auffälligkeiten im Rahmen der Bewegungstherapie auftreten, stellen Spiel und Sport geeignete Mittel dar, um Schritte der Problemlösung zu üben. Dabei müssen keine besonderen Problemlösungssituationen fiktiv gestaltet werden. Vielmehr geht es um eine direkte und konkrete Hilfe zur Bewusstwerdung der Handlungsoptionen und zur Verbesserung der Verhaltenskontrolle (▸ Kap. 4.2.3).

Neben verbalen Strukturierungshilfen steht in Rahmen der Bewegungstherapie ein weites Feld an Spiel- und Übungsformen zur Verfügung, um Problemlösekompetenzen in motorischen Anforderungssituationen gezielt zu fördern. Dies kann beispielsweise durch Aufgabenstellungen erfolgen, bei denen die Teilschritte zum Erfolg der motorischen Aufgabe sorgfältig geplant oder mit anderen Beteiligten koordiniert werden müssen. Zudem können Bewegungsphasen systematisch durch Denk- und Reflexionsphasen ergänzt werden, in denen vergangenes, gegenwärtiges und zukünftiges Verhalten vor- und nach besprochen wird (▸ Kap. 4.2.3).

Emotionaler Bereich

Aggressiv-auffällige Kinder und Jugendliche sind jedoch nicht immer schlechte Problemlöser. Manchmal können sie Lösungen zwar gut beschreiben, stehen jedoch in Realsituationen vor der Herausforderung, von ihrem Ärger »überflutet« zu werden. Auf der *emotionalen Ebene* stehen dann Ziele wie

- die Verbesserung der Affektsteuerung,
- die Erhöhung der Frustrationstoleranz,
- die Verbesserung der Wahrnehmung-, Differenzierungs- und Artikulationsfähigkeit von Befindlichkeiten und Bedürfnissen sowie
- die Steigerung des Selbstwertgefühls

im Vordergrund. Diese Aspekte können beispielsweise durch Elemente aus dem Bewegungsfeld der Kampfkünste bzw. aus dem Bereich Ringen und Raufen angesprochen werden.

> **Leon**
> Beim Kämpfen auf den Weichbodenmatten macht Leon mit wechselnden Übungspartnern die Erfahrung, dass auch er manchmal der Unterlegene im Kampf ist. In den ersten Stunden reagiert er meist wütend und enthemmt. Er lernt im Verlauf, entspannter mit dieser Situation umzugehen und gefühlte »Niederlagen« besser zu akzeptieren. Bei einer verbesserten Selbstkontrolle helfen ihm die ritualisierten Abläufe wie das Verneigen vor dem Partner oder das Bild des »friedvollen Kämpfers«.
> Bei Aufwärmübungen stößt Leon oft an Grenzen seiner Anstrengungsbereitschaft und ist vorschnell frustriert, wenn ihm etwas nicht gelingt. Im Verlauf beschwert er sich jedoch nicht mehr so lautstark, wenn ihm etwas nicht passt. Statt das Geschehen zu boykottieren versucht er, weiter mitzumachen. Hierbei sind die Dojo-Regeln hilfreich (z. B. »Den Geist der Bemühung entfalten«) sowie die positive Aussicht, erst nach einem guten Einsatz in der Stunde das lustbetonte Abschlussspiel mitmachen zu dürfen.

Der Einsatz von kämpferischen Elementen im Rahmen von Bewegung, Spiel und Sport wird unter der Annahme, dass hierdurch aggressives Verhalten verstärkt wird, kontrovers diskutiert. Dieser Verdacht lässt sich durch empirische Forschungen jedoch nicht ausreichend belegen (vgl. Vertonghen & Theeboom 2010). Aus unserer Sicht eröffnet der zielgerichtete und durchdachte Einbezug spezifischer Spiel- und Übungsformen aus diesem Themenfeld gerade für Kinder und Jugendliche mit Schwierigkeiten in der Emotionsregulation und in der Beziehungsgestaltung wertvolle pädagogische und therapeutische Zugänge. In einem gesicherten Kontext und unter klaren Regel- und Rahmenbedingungen können in kämpferischen Situationen Aggressionen gezielt ausgelebt und ein kompetenter Umgang mit diesen geübt werden. Von zentraler Bedeutung für den klinischen Nutzen und die positive Wirkung ist die Sach- und Fachkompetenz bzw. die persönliche Erfahrung des Therapeuten mit diesen medialen Zugangswegen (► Kap. 2.2.7).

Auch Spiele, in denen *gegeneinander* gespielt oder sich gemessen wird, eignen sich hervorragend, um Frustrationstoleranz zu entwickeln und um den Umgang mit intensiven und negativen Affekten zu üben. Bei dem Spiel »Zombie-Ball« beispielsweise werden meist starke Gefühle von Ärger und Enttäuschung provoziert, aber auch die positiven Aspekte von Aggressivität gefördert, z. B. sich auf dem Spielfeld durchzusetzen, sich zu behaupten, offensiv zu sein oder sich mit anderen zu verbünden. Da sich im Laufe eines Spiels Erfolge und Misserfolge oft abwechseln, ist ein hochfrequentes Üben im Umgang mit den entsprechenden Affekten gut möglich. Vorteilhaft ist dabei, dass die Frustration in der Warteposition auf der Bank am Rande des Spielfeldes verarbeitet werden kann und die starken Emotionen nicht unmittelbar auf dem Spielfeld weiter ausgelebt werden können.

Es darf nicht verkannt werden, dass Kinder und Jugendliche mit einer Störung des Sozialverhaltens oft ein niedriges, störbares Selbstwertgefühl haben. Ihr antisoziales und dominantes Verhalten stellt oft eine verzweifelte Bemühung dar, ein kurzzeitiges Gefühl der Unverletzlichkeit zu erlangen. Diesen Selbstwert gilt es mit geeigneten Mitteln und Methoden aufzubauen und zu fördern. Dies gelingt durch die Vermittlung von prägnanten Erfolgserlebnissen, Stolz- und Zufriedenheitserfahrungen oder Selbstwirksamkeitserfahrungen in bewegungsbezogenen Situationen, z. B. durch das erfolgreiche Durchsteigen einer Kletterwand oder die Meisterung eines akrobatischen Kunststückes. Schließlich können Kinder und Jugendliche mit Störungen des Sozialverhaltens daran scheitern, dass es ihnen an sozial kompetentem Interaktionsverhalten mangelt. Sie sind dann nicht oder nur bedingt in der Lage, Konflikte auszutragen, ohne dabei aggressiv zu agieren.

Sozialer Bereich

Es liegt in der Natur des Störungsbildes, dass Ziele auf der *sozialen Ebene* einen zentralen Platz in der Therapie einnehmen. Im Vordergrund stehen neben der Entwicklung von Empathie und Aufmerksamkeit gegenüber anderen und der Erfahrung von Gruppenzugehörigkeits- und Gemeinschaftsgefühlen die Verbesserungen

- der sozialen Kompetenzen,
- der Kommunikations- und Interaktionsfertigkeiten,
- der Regel- und Rollenakzeptanz,
- der Kontakt- und Beziehungsfähigkeit.

Die Fähigkeit einer angemessenen Kontakt- und Beziehungsgestaltung und das Training sozialer Kompetenzen sind hierbei zwei wesentliche Teilziele. Welsche (2006) bezieht sich für die Entwicklung von Sozialkompetenz mit dieser Patientengruppe auf die *beziehungsorientierte Bewegungspädagogik* von Sherborne (Sherborne & Dirjack 1998). Diese unterscheidet drei Beziehungsdimensionen:

- Caring = Füreinander
- Sharing = Miteinander
- Against = Gegeneinander

In Caring-Situationen wird der eine Partner vom anderen umsorgt, getragen oder behütet. Dies kann bewegungsbezogen durch partnerschaftliche Wahrnehmungs- und Entspannungssequenzen erfolgen, durch Themen wie Geben und Nehmen bzw. Führen und Folgen oder durch Hilfestellungen. Konkrete Beispiele sind das Führen eines anderen Kindes mit verbundenen Augen durch einen Bewegungsparcours, die Hilfestellung bei akrobatischen Übungselementen oder Sicherungsaufgaben beim Klettern.

In Sharing-Situationen stehen das gemeinsame Erleben und die geteilte Erfahrung im Vordergrund. Hierbei werden gegenseitige Abhängigkeit und Unterstützung erfahrbar. Dies geschieht beispielsweise bei der Abstimmung von Bewegungen in partnerschaftlichen motorischen Aufgaben wie dem Pedalo-Fahren zu zweit, dem rhythmischen Schwingen eines Schwungtuches oder beim simultanen und synchronen Springen auf dem Großtrampolin.

In Against-Situationen steht die Entwicklung von Selbstständigkeit, Individuation und Abgrenzung im Vordergrund. Das Erproben und Kanalisieren der eigenen Kraft, das Ausloten und Verteidigen des eigenen Standpunktes oder das Vergleichen von Fähigkeiten gehören in diese Kategorie. Sie findet beispielsweise Ausdruck in kämpferischen Spielen, Mannschaftsspielen oder Staffelläufen.

Jede Bewegungsaktivität im Mehrpersonenkontext lässt sich mindestens einer dieser Dimensionen schwerpunktmäßig zuordnen. Die bewusste Gestaltung von Bewegungssituationen anhand dieser dominanten Kategorien stellt sicher, dass verschiedene Formen von Beziehungserfahrungen möglich werden. Gerade für Kinder und Jugendliche mit einer Störung des Sozialverhaltens ist dies im Hinblick auf die Teilziele von hohem Wert: Der Caring-Modus eröffnet Chancen, Einfühlungsvermögen und Aufmerksamkeit für die Bedürfnisse anderer zu entwickeln. Im Sharing-Modus wird die Fähigkeit zur Abstimmung und Kommunikation gefördert und Gemeinschaftssinn vermittelt. Der Against-Modus bietet Möglichkeiten, Regel- und Rollenakzeptanz zu entwickeln, ein angemessenes Leistungsmotiv aufzubauen oder die Auseinandersetzungsfähigkeit in der Gruppe zu üben.

Herausforderndes Verhalten erfordert manchmal auch ein herausforderndes Vorgehen. Erlebnispädagogische und erlebnistherapeutische Ansätze nehmen in diesem Zusammenhang einen wichtigen Platz ein: Ein schwindelerregender Balanceakt im Hochseilgarten, eine Flussüberquerung mittels selbst gebautem Floß oder eine gemeinsame Bergbesteigung bei Nacht stellen außergewöhnliche bewegungsbezogene Aktivitäten dar, wie sie in Einrichtungen der Jugendhilfe und in der sozialen Arbeit gezielt eingesetzt werden (Michl 2009; Heckmair & Michl 2018). Hierbei werden u. a. Abenteuerlust bedient, Grenzerfahrungen möglich, Teamfähigkeit geschult, persönliche Ressourcen aktiviert und Entwicklungsfelder der Kinder und Jugendlichen sichtbar. Auch im klinischen Rahmen bieten sich mit dieser Patientengruppe – unter Berücksichtigung der kontextuellen und institutionellen Rahmenbedingungen – erlebnisorientierte Maßnahmen an, um motorische, kognitive, emotionale und soziale Akzente in der Bewegungstherapie zu setzen (► Kap. 2.2.3).

3.2.3 Methodische Hinweise

Kinder und Jugendliche mit Störungen des Sozialverhaltens stellen Helfersysteme nicht selten vor große therapeutische und pädagogische Herausforderungen. Die folgenden methodischen Hinweise beschreiben Besonderheiten in der bewegungstherapeutischen Vorgehensweise und im Umgang mit dieser Patientengruppe.

Motivationslage

Kinder und Jugendlichen mit einer Störung des Sozialverhaltens kommen in der Regel nicht mit eigenen Anliegen und Aufträgen in die Klinik. Sie selbst haben möglicherweise keinen subjektiven Leidensdruck oder erleben sich nicht als behandlungsbedürftig. Häufig ist eine stationäre Aufnahme jedoch aufgrund einer akuten Notfallsituation unvermeidbar. Die Notwendigkeit, destruktivem und aggressivem Verhalten Grenzen zu setzen und einen sicheren Rahmen zu bieten, zwingt oftmals zu Entscheidungen, die keinen Beifall der Beteiligten erwarten lassen (Fremdunterbringung, vormundschaftliche Maßnahmen, Umgangsbeschränkungen usw.). Wird die stationäre Aufnahme als Zwang erlebt, hat dies erheblichen Einfluss auf die Kooperationsbereitschaft und Compliance der Patienten.

Vor allem für Jugendliche scheint es deshalb enorm wichtig, die Indikation für eine fachtherapeutische Versorgung gut zu prüfen. Bei einer unreflektierten und automatisierten Übernahme des Jugendlichen in die bestehenden Bewegungstherapie-Formate – ohne konkreten Behandlungsauftrag – sind Schwierigkeiten vorprogrammiert. Die in vielen Fällen vorliegende niedrige Motivationslage, die geringe Kooperationsbereitschaft und die mangelnde Einsicht der Patienten sprechen dafür, die Art und Modalität der Maßnahmen sehr bewusst zu planen. Ein wichtiger Schritt mit Jugendlichen stellt hierbei das bewegungstherapeutische Erstgespräch dar (▶ Kap. 4.1.2). Dieses bietet Gelegenheit, sich über die Schnittmenge zwischen den Möglichkeiten und Erwartungen auf beiden Seiten auszutauschen und potenzielle Ziele für eine Teilnahme an der Bewegungstherapie auszuloten. Hierbei spielt eine große Rolle, welche zeitliche Verweildauer bei der Aufnahme des Patienten anvisiert wurde. Handelt es sich um eine kurzfristige Krisenintervention (meist 1–3 Wochen), sollten die Ziele gegenwartsbezogen und basal bleiben: Unterstützung des tagesbezogenen Stimmungs- und Spannungsmanagements, Vermittlung positiver Erlebnisse, Förderung von Behandlungsmotivation, Aktivierung von Ressourcen und Fähigkeiten.

In den Stunden selbst bringen Kinder und Jugendliche mit einer Sozialverhaltensstörung aufgrund der nicht selten vorhandenen hyperkinetischen Begleitsymptomatik einen hohen Bewegungsdrang und eine hohe Bewegungsfreude mit. Ihre situationsbezogene Motivation und ihre hohe Einsatz- und Anstrengungsbereitschaft können günstige Voraussetzungen für bewegungsbezogenes Handeln darstellen.

Rahmenbedingungen und Vorgehensweise

Die Aufklärung über Verhaltensregeln und mögliche Konsequenzen bei Nicht-Beachtung sind für ein gelungenes Arbeitsbündnis unverzichtbar. Mit Kindern empfiehlt sich beispielsweise, einen »Vertrag« für die Teilnahme an der Bewegungstherapie zu unterzeichnen. In leichter und verständlicher Sprache sollten dort die wichtigsten Regeln und Konsequenzen zusammengefasst sein (► Kap. 4.1.3). Ein solcher Vertrag hat bindenden Charakter und wird in der Regel auch ernst genommen. Alternativ können die Kinder und Jugendlichen vor dem Stundenbeginn in die Erstellung der Regeln mit eigenen Ideen und Vorschlägen einbezogen werden. Dies hat einen stärker selbstverpflichtenden Charakter.

Kinder und Jugendliche mit Sozialverhaltensstörungen profitieren eindeutig von klaren Rahmenbedingungen. Wechselnde Stundenverläufe und variierende Bedingungen laden sie eher dazu ein, »Schlupflöcher« zu finden, Freiräume zu erobern und Grenzen neu auszuloten. In der Praxis haben sich mit dieser Patientengruppe entsprechende Formate mit festen, wiederkehrenden Elementen, Abläufen und Ritualen bewährt. Diese tragen zur inneren Stabilität und Struktur der Teilnehmer bei. Sportangebote in externen Räumlichkeiten oder öffentlichen Einrichtungen können u. U. risikobehaftet sein, wenn Weglauf-Tendenzen oder delinquentes Verhalten in der Vorgeschichte beschrieben werden.

Die räumlichen Gegebenheiten sollten möglichst keine zusätzlichen Anreize bieten, aggressives oder grenzüberschreitendes Verhalten zu provozieren. Das Herumliegen von Pezzi-Bällen oder Stäben, der freie Zugang zum Geräteraum oder der ungesicherte Zustieg zur Kletterwand sind Negativ-Beispiele für Bedingungen, die zu ungewünschtem Verhalten einladen können und ein Verletzungsrisiko bergen. Eine klare, übersichtliche und reizarme räumliche Atmosphäre trägt hingegen zu einem geordneten und gelungenen Stundenverlauf bei. Ritualisierte Abläufe sind hierfür hilfreich.

Mit Kindern und Jugendlichen, die eine Sozialverhaltensstörung aufweisen, hat sich in der klinischen Praxis bewährt, einen progressiven Übergang von Einzeltherapien zu Kleingruppen (2–3 Kinder) hin zu regulären Gruppengrößen (6 oder mehr) zu gestalten. Die einzeltherapeutischen Einheiten können zunächst dazu dienen,

- die Beziehungsbasis etwas zu ebnen und Vertrauen herzustellen,
- individuelle Stärken hervorzuheben und hierdurch einen Positiv-Akzent zu setzen,
- das Rollenverhältnis zu klären und
- erste Eindrücke über mögliche Schwierigkeiten im Umgang zu gewinnen.

Auf dieser Basis können in den bewegungstherapeutischen Einheiten dann progressiv die kognitiven, sozialen und emotionalen Anforderungen an das Kind erhöht werden, z. B. durch die Bildung kleinerer Gruppen. Als positiver Verstärker kann dann eine Integration in größere Gruppenformate in Aussicht gestellt werden, wenn das Kind sein Verhalten und seine Gefühle in der Kleingruppe angemessen steuern kann.

Wichtig ist bei dieser methodischen Vorgehensweise: Es geht nicht darum, dem Kind eine bestimmte Therapie vorzuenthalten, sondern durch die Modulation äußerer Rahmenbedingungen ein förderliches Milieu herzustellen und Überforderungssituationen zu vermeiden.

Deshalb sollten die Gründe für dieses Vorgehen auch transparent gemacht werden, damit sich die Kinder nicht ungerecht behandelt fühlen und wissen, was von ihnen konkret erwartet wird und welche Lernschritte bevorstehen (s. folgendes Fallbeispiel).

Leon

Der Therapeut richtet sich am Ende der ersten Einzeltherapie an Leon:
»Also, Leon: Ich finde es toll, wie du dich heute angestrengt hast und mit wie viel Einsatz und Freude du gespielt hast *(Lob und Wertschätzung ausdrücken)*. Ich habe aber auch gesehen, dass es dir schwerfällt, dich zu beherrschen, wenn du im Spiel mal verlierst. Du hast z. B. nach meinem Tor vor lauter Wut den Ball mit voller Kraft in meine Richtung geschossen. Außerdem hast du dich in der Stunde nicht immer an unsere Vereinbarungen gehalten, z. B. als du in den Geräteraum gelaufen bist, obwohl ich dich gebeten habe, in der Halle zu bleiben *(konkrete negativ-Ereignisse ansprechen)*. Bevor du mit in die Schwimmgruppe kommen kannst *(attraktives Angebot in Aussicht stellen)*, wäre es mir wirklich wichtig, zu sehen, ob du dafür auch schon bereit bist *(an Selbstverantwortung appellieren)*. Denn im Schwimmbad gibt es noch viel mehr Regeln, die du beachten müsstest, und vor allem viele andere Kinder, die oft etwas anderes wollen, als du es willst *(auf Anforderungen vorbereiten)*. Wenn es dir also in der nächsten Stunde gelingen sollte, dich erstens besser an unsere Vereinbarungen zu halten und du dich zweitens etwas besser beherrschen kannst *(konkrete Erwartungen formulieren)*, würde ich dich gerne auf eine Probestunde mitnehmen *(Angebot aussprechen)*. Denn ich glaube, du wärest mit deiner Sportlichkeit eine große Bereicherung für unsere Gruppe *(positive Aussicht)*.

Kommt es in den größeren Gruppen zu einer stärkeren Entfaltung der Sozialverhaltensproblematik, kann wieder ein »Schritt zurück« in die Einzeltherapie gemacht werden. Dabei stellt dieser Vorgang keine Strafe dar, sondern resultiert als Konsequenz auf ein Verhalten, dass in einer größeren Gruppe nicht tolerabel, nicht handhabbar und nicht förderlich ist. Die Botschaft an das Kind bzw. den Jugendlichen bei dieser Vorgehensweise sollte sein: »Wir passen das Setting an deine Möglichkeiten an und bleiben trotz der Schwierigkeiten in Beziehung.«

Auch eine kontinuierliche zweigleisige bewegungstherapeutische Versorgung im Einzel- und Gruppenformat hat sich im stationären Rahmen bewährt. Denn in den Einzelstunden können immer wieder kritische Situationen aus den Gruppenstunden in Ruhe nach- oder vorbesprochen und individuelle Schwierigkeiten gezielt geübt werden.

Aus der zentralen Bedeutung des Umfeldes für die Entstehung und Aufrechterhaltung der Störung ergibt sich eine besondere Indikation für den Einbezug der Familie. Die Bewegungstherapie bietet hier gute Möglichkeiten, das Setting zu erweitern und die primären Bezugspersonen mit einzubeziehen. Folgende Fragen können in der Diagnostikphase durch *Interaktionstermine* mit Kindern und ihren Eltern handlungsleitend sein:

- Wie wird das Kind in der Interaktion mit seinen Eltern erlebt?
- Wie ist der Umgang der Familienmitglieder miteinander?
- Welche Erziehungskompetenzen werden sichtbar?
- Welche Beziehungsdynamiken und Erziehungsmaßnahmen wirken dysfunktional?

Auch im therapeutischen Verlauf (sofern ein entsprechender Behandlungsauftrag vorhanden ist) bieten bewegungstherapeutische Einheiten mit der Familie zahlreiche Möglichkeiten, die beschriebenen Zielsetzungen zu erreichen. Dieses besondere Format stellt jedoch auch zusätzliche Anforderungen therapeutischer Natur an den Behandler. Im stationären Setting bietet sich an, diese Stunden in Zusammenarbeit mit dem behandelnden Arzt oder Psychologen zu planen oder gemeinsam durchzuführen.

In der Therapie von Störungen des Sozialverhaltens werden Spezialgruppen, die ausschließlich aus dissozialen bzw. aggressiven Kindern und Jugendlichen bestehen, eher kritisch gesehen. Oft entstehen kontratherapeutische und symptomverstärkende Effekte. Die Erfahrungen in der klinischen Bewegungstherapie weisen ebenfalls in diese Richtung. Gleichzeitig muss bei der Integration dieser Patienten in »gemischte« bzw. störungsunspezifische Gruppen bedacht werden, dass das herausfordernde, destruktive und grenzüberschreitende Agieren oft erheblich die Aufmerksamkeit des Therapeuten bindet. Dieses Verhalten kann darüber hinaus eine konkrete Bedrohung für andere Patienten darstellen, die eingeschüchtert, missbraucht oder verletzt werden könnten. Bei der Zusammenstellung von Gruppen sollte diesem Aspekt besondere Beachtung geschenkt werden.

Beziehung und Umgang

Ein weiterer wichtiger methodischer Aspekt ist der konkrete Umgang mit herausforderndem Verhalten. Hölter (1993, 2018) fasst in Anlehnung an Redl und Wineman (1976) sowie Redl und Wattenberg (1980) verschiedene *pädagogisch-therapeutische Techniken* zusammen, die eine wertvolle Hilfe in unterschiedlichen Phasen der Konfliktentstehung darstellen können. In gekürzter Version werden diese in Kapitel 4.2.2 zusammengefasst und kommentiert. Ein bewusster und gezielter Einsatz dieser Maßnahmen erleichtert die Arbeit mit dieser Patientengruppe.

Auch außerhalb der Bewegungstherapie kann es zu Situationen kommen, in denen der Bewegungstherapeut mit akut-aggressivem Verhalten konfrontiert wird, z. B. auf der Station oder auf dem Weg zu den Therapieräumen. Für diese »Notfälle« ist es ratsam, das konkrete Vorgehen der Institution – Time-out-Maßnahmen, Festhalten, Fixierungen usw. – und die rechtlichen Grundlagen für das eigene Handeln genau zu kennen. Dies trägt zur eigenen Sicherheit und zum Schutz anderer bei.

Das herausfordernde Verhalten der Kinder und Jugendlichen – Lügen, Stehlen, das Verletzen von Personen und Regeln oder die Sachbeschädigung – erzwingt schnell ein auf Disziplin und Bestrafung ausgelegtes System. Unbewusst schaffen die Patienten hierdurch eine Atmosphäre, in der eine am *Sinn* und *Verstehen* orientierte Wahrnehmungsweise zu schwinden droht. Die Gefahr besteht, ausschließlich auf der pädagogischen Ebene zu intervenieren und den therapeutischen Blick zu verlieren. Deshalb ist es von großer Wichtigkeit, die Ressourcen, Qualitäten und Fähigkeiten dieser Patienten in der Bewegungstherapie ausreichend zu aktivieren und sichtbar werden zu lassen. Denn diese bilden einen wichtigen Gegenpol zu den antisozialen Verhaltensweisen, die nicht selten einen verzweifelten Versuch darstellen, mit vielerlei Defiziten fertigzuwerden.

Selbst mehrmonatige Klinikaufenthalte können nicht die Beziehungs- und Milieukontinuität bieten, die eine Grundlage für korrigierende emotionale Erfahrungen sein kann, die diese Kinder und Jugendlichen benötigen. Es besteht leicht die Gefahr, dass das Eingehen intensiver Beziehungen auf kinder- und jugendpsychiatrischen Stationen bei den Patienten die Illusion eines Ersatz-Zuhauses erzeugt und bei dem Behandlungsteam Rettungsphantasien weckt. Dies mündet nicht selten in Enttäuschungen und erneut erlebten Beziehungsabbrüchen (Branik 2002). Bei dem zugewandten, wertschätzenden und offenen Kontaktangebot sollte deshalb stets ein angemessenes Maß an innerer und äußerer Distanz zu den Patienten gewahrt werden.

Schließlich spielt das Modellverhalten des Bewegungstherapeuten bei aktiver Teilnahme eine wesentliche Rolle. Dies betrifft beispielsweise die Demonstration der eigenen bewegungsbezogenen Kompetenzen und Fertigkeiten, die speziell bei dieser Patientengruppe mit Respekt und Anerkennung verbunden werden.

3.2.4 Forschungslage

Die breite Mehrheit der Allgemeinbevölkerung würde sicherlich der Aussage zustimmen, dass sich Sporttreiben günstig auf das Sozialverhalten auswirkt. Und in der Tat untermauern viele Studien den günstigen Einfluss von sportlicher Aktivität auf ausgewählte Aspekte des sozialen Miteinanders. Auch der Zusammenhang von Aggressivität und Sport ist ein beliebtes Thema in der sportwissenschaftlichen, psychologischen und soziologischen Forschung.

Es mag deshalb ein wenig überraschen, dass es kaum Untersuchungen zum Zusammenhang von Bewegung und sportlicher Aktivität bei Kindern und Jugendlichen mit einer *diagnostizierten* Sozialverhaltensstörung gibt. Die Suche nach Berichten und Forschungsarbeiten im internationalen wie im nationalen Raum fällt für diese Diagnosegruppe ernüchternd aus.

Dies hat sicherlich mehrere Gründe. In der medizinisch-psychiatrischen Therapieforschung bleiben Störungen des Sozialverhaltens ein tendenziell etwas abseits vom »Mainstream« liegendes Gebiet. Dies hat u. a. damit zu tun, dass diese Störungen nicht immer als genuin psychiatrische Erkrankung gesehen werden, da sie sich im Wesentlichen auf die Umweltbeziehungen und nicht auf das Individuum selbst beziehen. Dieses »Schattendasein« weitet sich sicherlich auch auf andere Wissenschaftsbereiche aus.

Eine weitere Ursache für die karge Studienlage zu Effekten von Bewegung und Sport bei dieser Diagnosegruppe ist, dass Störungen des Sozialverhaltens häufig in Kombination mit ADHS thematisiert werden: als externalisierende oder expansive Störungen. Hohe Komorbiditäten bei der Erkrankung führen dazu, dass sich die allerwenigsten Beiträge auf ein Patientenkollektiv mit einer ausschließlichen Sozialverhaltensproblematik beziehen. Im deutschsprachigen Raum fassen Ludwig und Deimel (2016) beispielsweise die aktuelle Studienlage zu expansiven Verhaltensstörungen zusammen, beziehen sich jedoch in ihrer Analyse im Wesentlichen auf das Krankheitsbild ADHS. Die Wirksamkeitsforschung bewegungstherapeutischer Maßnahmen wird sicherlich auch durch die kurze durchschnittliche Verweildauer dieser Patienten in stationären Einrichtungen erschwert. Gesicherte Aussagen zu Effekten von bewegungstherapeutischen Interventionen sind somit zum jetzigen Zeitpunkt nur andeutungsweise möglich.

Neben dem Mangel an Studien und wissenschaftlichen Erkenntnissen fällt in der bewegungs- und sportwissenschaftlichen Literatur insgesamt auf, dass es für diese Patientengruppe kaum Hinweise auf klinisch bewährte Ansätzen und Konzepte gibt, mit Ausnahme von Welsche (2011), die spezielle Zielsetzungen und methodische Hinweise für die bewegungstherapeutische Arbeit erläutert. Wohlbemerkt: Der Blick ist hier bewusst auf den klinischen Kontext bzw. auf die spezifische Diagnosegruppe gerichtet. Weitet man seine Perspektive und bezieht andere Kontexte mit ein, so finden sich durchaus vielerlei Beiträge und ältere »Klassiker« zum Thema Bewegung mit »verhaltensauffälligen« oder »verhaltensgestörten« Kindern und Jugendlichen. Diese beleuchten z. B. den Nutzen und die Wirksamkeit von Bewegung, Spiel und Sport in Heimen (z. B. Flosdorf & Rieder 1967; Rieder 1971; Knab & Eckhart 1999), in Sonderschulen (z. B. Hölter & Tiedt 1979; Hölter 1988; Kapustin 1984) oder in der sozialen Arbeit (z. B. Gilles 2003a). Die beschriebene Klientel setzt sich dort meist aus vielen Kindern und Jugendlichen zusammen, die Probleme im Sozialverhalten und der Emotionskontrolle aufweisen. Somit sind viele der aufgeführten konzeptionellen Überlegungen, der methodisch-didaktischen Hinweise und der praktischen Anregungen für die klinische Bewegungstherapie von hohem Wert und auf diese spezielle Diagnosegruppe in Ansätzen auch übertragbar.

Zusammenfassend bleibt die Forschungslage zu bewegungsorientierten (klinischen) Interventionen sehr übersichtlich, zumindest im Vergleich zu den über 800 auf dem Markt befindlichen psychologisch ausgerichteten Therapieprogrammen zur Behandlung externalisierender Verhaltensprobleme (Bachmann et al. 2010). Umso wichtiger scheint es, dass diese Patientengruppe etwas stärker in den Fokus rückt und mehr Aufmerksamkeit und Interesse in der sport- und bewegungswissenschaftlichen Auseinandersetzung, aber auch in der Gesamtbehandlung der Sozialverhaltensstörungen erfährt. Für das stationäre Setting scheint es hierbei naheliegend, sich vor allem den potenziellen kurzfristigen Effekten von Bewegung und sportlicher Aktivität zu widmen, also z. B. die Auswirkungen auf Aspekte der Stimmung, der Selbstkontrolle oder der Motivation zu untersuchen.

Vielversprechend scheint auch die Fragestellung, welche Rolle bewegungstherapeutische Maßnahmen in langfristig angelegten Therapieprogrammen spielen können. Denn die sich oft über mehrere Jahre erstreckende therapeutische Rahmung dieser Patientengruppe bietet gute Anknüpfungspunkte für bewegungsorientierte Interventionen. Die Multisystemische Therapie (MST) als das bisher weltweit am besten beforschte Programm zur Behandlung von aggressivem und dissozialem Verhalten besteht beispielsweise aus einer hochfrequenten und intensiven therapeutischen Begleitung der Kinder und Eltern über eine mittlere Dauer von 4–6 Monaten. Es basiert auf einem verhaltenstherapeutisch-systemischen Ansatz. Spannend wäre es in diesem Zusammenhang, zu erforschen, welcher Nutzen sich für die Beteiligten durch die Integration und Implementierung bewegungstherapeutischer Elemente und Module in dieses Therapieprogramm ergibt. Denn wie bereits aufgezeigt wurde, stellen Bewegung, Spiel und Sport geeignete Mittel und Wege dar, um die störungsspezifischen Ziele in der Therapie von Sozialverhaltensstörungen gut zu erreichen.

Von psychiatrischer und psychologischer Seite werden *Bewegung, Spiel* und *Sport* als mediale Zugangswege in der therapeutischen Arbeit mit den Patienten und ihren Familienangehörigen geschätzt. Schmidtchen (2003) dokumentiert beispielsweise in einem Fallbericht mittels klientenzentrierter Psychotherapie den erfolgreichen Einsatz von körper- und bewegungsbezogenen Aktionen in der Behandlung von Störungen des Sozialverhaltens. Auch Petermann und Petermann (2017) gehen auf den Wert von Sport und Bewegungsspielen ein und integrieren das Thema in ihr Sozialverhaltens-Trainingsprogramm für Jugendliche. Die breitere Erforschung und Konzeptualisierung einer störungsspezifischen Bewegungstherapie würde sicherlich das große diagnostische und therapeutische Potenzial für diese Patientengruppe weiter offenlegen.

Die Forschungslage lässt sich somit folgendermaßen zusammenfassen: Der Zusammenhang von Bewegung und Sozialverhalten wird zwar aus verschiedenen Blickwinkeln beleuchtet – für Kinder und Jugendliche mit einer Störung des Sozialverhaltens liegen bislang aber keine evaluierten Ansätze oder gesicherten Erkenntnisse zur Wirksamkeit spezifischer Bewegungsinterventionen in therapeutischen Settings vor.

3.2.5 Zusammenfassung

Zentrale Aspekte des Kapitels werden im folgenden Kasten zusammengefasst.

- Störungen des Sozialverhaltens sind das einzige kinder- und jugendpsychiatrische Störungsbild, bei dem die Störung nicht das Individuum an sich, sondern seine Beziehungen zur Umwelt betrifft. Die Störung zeichnet sich durch oppositionelles, aggressives und delinquentes Verhalten aus.
- Das heterogene Krankheitsbild gehört zu den häufigsten kinder- und jugendpsychiatrischen Erkrankungen. Die Langzeitprognose ist tendenziell schlecht, und die Folgen bzw. Kosten für die Gesellschaft sind erheblich.
- Bei der Entstehung und Aufrechterhaltung von Sozialverhaltensstörungen spielen familiäre Einflüsse oft eine erhebliche Rolle.

- Die Therapie ist langfristig angelegt und bezieht eng das familiäre Umfeld sowie schulische und soziotherapeutische Hilfsmaßnahmen mit ein.
- Bewegungstherapeutische Zielsetzungen hängen stark vom Behandlungskontext (stationäre Therapie, Jugendhilfe, Sonderschule usw.) ab. In der klinisch-stationären Versorgung ergeben sich Indikationen meist aus der akuten Krisensituation und der Begleitsymptomatik. Weitere Schwerpunkte liegen auf der kognitiven, der emotionalen und sozialen Ebene.
- Bei der Planung und Gestaltung von Bewegungstherapieeinheiten sind eine Reihe an formalen und inhaltlichen Aspekten zu berücksichtigen (z. B. methodisch-didaktische Aspekte, Motivationslage, Rahmenbedingungen, Gruppenkonstellationen usw.). Darüber erfordert diese Personengruppe einen reflektierten und konsequenten pädagogischen Umgang.
- Der Einfluss von Bewegung und Sport auf das Sozialverhalten ist Gegenstand zahlreicher Untersuchungen. Es liegen jedoch keine klinischen Studien zur Bewegungstherapie mit sozialverhaltensgestörten Kindern und Jugendlichen vor.
- Die vielfältigen störungsspezifischen Einflussmöglichkeiten der Bewegungstherapie sollten in der Behandlung von Sozialverhaltensstörungen stärkere Berücksichtigung und Anerkennung erfahren – insbesondere im Rahmen langfristig angelegter Hilfsmaßnahmen.

3.3 Depressive Störungen

Einstimmung

Patrick

Als der 17-jährige Patrick auf der offenen Jugendstation der Kinder- und Jugendpsychiatrie zum Bewegungstherapie-Erstgespräch abgeholt wird, liegt er im verdunkelten Zimmer im Bett. Langsam und angestrengt richtet er sich auf, seine Bewegungen wirken träge und schwer. Er erwidert die Begrüßung einsilbig – sein Blickkontakt ist ausweichend und flüchtig.

Patrick begleitet den Bewegungstherapeuten mit spannungsarmen Schritten von der Station. Im Gespräch zeigt sich Patrick überwiegend passiv und antwortet meist wortkarg und leise auf die gestellten Fragen. Seine Antworten wirken durch das lange Nachdenken häufig verzögert, sodass kaum ein fließender Dialog zustande kommt. Oft verebbt das Gespräch durch sein hilflos wirkendes Schulterzucken oder Antworten wie »Keine Ahnung« oder »Das war schon immer so«. Patricks Körpersprache wirkt durchgehend starr und gehemmt – sein emotionaler Ausdruck bleibt flach und teilnahmslos.

Patrick vermittelt im Gespräch ein überdauerndes Gefühl, dass die angesetzten Maßnahmen ohnehin »nichts bringen werden«, und hinterlässt ein deutliches Gefühl von Hoffnungslosigkeit, Resignation und tiefer Traurigkeit.

Diese kleine Szene aus dem klinischen Alltag zeigt bereits einige typische Merkmale von Menschen, die unter Depressionen leiden. In diesem Kapitel wird das Krankheitsbild der Depression genauer beschrieben. Zudem werden bewegungstherapeutische Zielsetzungen und methodische Besonderheiten erläutert und aktuelle Forschungsansätze dargestellt.

3.3.1 Klinische Informationen

Definition – Klassifikation – Symptomatik

Gelegentliche Unlust, traurige Stimmung oder niedrige Motivation sind Bestandteile unserer allgemeinen Gefühls- und Innenwelt. Im Gegensatz zu diesen »normalen« Phänomenen stellen *depressive Störungen* ein ernst zu nehmendes Gesundheitsproblem dar, denn sie gehen mit weitgreifenden und andauernden Beeinträchtigungen verschiedener Funktions- und Lebensbereiche einher (Essau 2007).

Die Depression zählt in der ICD-10 zu der unter F3 subsumierten Gruppe der affektiven Störungen. Neben der manischen Episode (F30), den bipolaren affektiven Störungen (F31), den rezidivierenden affektiven Störungen (F33) und den anhaltenden affektiven Störungen (F34) gehört vor allem die depressive Episode (F32) zu den häufig diagnostizierten psychiatrischen Störungsbildern im Kindes- und Jugendalter.

Beeinträchtigungen der Gefühls- und Stimmungslage und des inneren Erlebens prägen das klinische Erscheinungsbild wesentlich. Leitsymptome einer depressiven Störung sind eine

- deutliche emotionale Niedergeschlagenheit bzw. Traurigkeit,
- die reduzierte Fähigkeit, Freude und Interesse zu empfinden sowie
- eine deutliche Antriebslosigkeit und schnelle Ermüdbarkeit.

Häufig bestehen neben der zentralen Symptomatik weitere *affektive*, *kognitiv-motivationale*, *verhaltensbezogene* und *physiologische* Symptome: Die Kinder und Jugendlichen fühlen sich oft wertlos, verzweifelt und erschöpft; sie sind leicht irritierbar und leiden unter unangemessen heftigen Schuldgefühlen. Es fällt ihnen schwer, sich zu konzentrieren, Entscheidungen zu fällen, und sie können wenig Motivation für Aktivitäten aufbringen. Ausgeprägtes Grübeln und negative Vorstellungen prägen ihre Gedankenwelt. Oft wirken sie psychomotorisch verlangsamt und gehemmt; sie zeigen sich weniger gesprächsbereit, ihre Sprache wirkt auffällig langsam und monoton. Nicht selten leiden sie unter Schlafstörungen, Appetitmangel oder somatischen Beschwerden.

Eine behandlungsbedürftige depressive Störung im Sinne einer klassifizierbaren Diagnose liegt vor, wenn verschiedene Kriterien erfüllt sind (▶ Übersicht; nach Ihle et al. 2012).

Diagnosekriterien für eine depressive Störung

Mindestens zwei der drei Kernsymptome über mindestens zwei Wochen Dauer:

- Deutliche und anhaltende depressive Stimmung
- Interessen- und Freudverlust
- Verminderter Antrieb oder gesteigerte Ermüdbarkeit

Zusätzlich müssen bei zwei Kernsymptomen mindestens zwei weitere dieser Symptome vorliegen:

- Wenig Selbstvertrauen und geringes Selbstwertgefühl
- Selbstvorwürfe und Schuldgefühle
- Suizidgedanken und Suizidales Verhalten
- Konzentrationsschwierigkeiten und Konzentrationsprobleme
- Psychomotorische Unruhe oder Hemmung
- Schlafstörungen
- Appetitverlust

Bei einer Depression liegt also immer ein Symptomkomplex mit *emotionalen*, *kognitiven* und *somatischen* Anzeichen vor. Die Symptome haben eine gewisse Intensität, die zu einem subjektiven Leidensdruck führt, sodass Alltags- und Sozialfunktionen nicht mehr entwicklungsentsprechend erfüllt werden können.

Im Kindesalter stellt ein untypisches Erscheinungsbild eher die Regel als die Ausnahme dar (DGKJP e.V. 2007): Erhöhte Reizbarkeit und vermehrte Wutausbrüche, Trennungsängste und Anhänglichkeit, häufige körperliche Beschwerden wie Kopf- und Bauchschmerzen, Albernheit und Aufmerksamkeitssuche oder Langeweile, reduzierte Phantasie und Spielunlust sowie motorische Entwicklungsrückstände können die Kernsymptomatik begleiten oder diese sogar überschatten.

Im Jugendalter kann es im Rahmen einer depressiven Erkrankung zu bestimmten Risikoverhaltensweisen und vermehrt externalisierendem Problemverhalten kommen. Hierzu zählen beispielsweise Substanzmissbrauch wie Alkohol- oder Drogenkonsum, exzessiver Medienkonsum, abweichende Schlafgewohnheiten, Schulabsentismus oder mangelnde körperliche Aktivität (Heger et al. 2014).

Epidemiologie

Im frühen Kindesalter ist das Auftreten einer Depression selten. In der späteren Kindheit und vor allem ab der Pubertät kann ein deutlicher Anstieg festgestellt werden. Nach Angaben von Costello et al. (2006) erfüllen 2–8 % aller Kinder und Jugendlichen Kriterien einer Depression, wobei die Häufigkeit im Jugendalter mit 6 % dreimal so hoch ist wie im Schulalter (2 %) und um ein Vielfaches höher als im Vorschulalter (1 %).

Während im Kindesalter keine einheitlichen Geschlechtsunterschiede beim Auftreten depressiver Störungen zu beobachten sind, sind Mädchen in den Pubertätsjahren deutlich häufiger betroffen als Jungen: Die Rate depressiver Mädchen ist ab dem Alter von ca. 15 Jahren fast doppelt so hoch. Ursächlich hierfür werden eine Reihe von emotionalen, sozialen und körperlichen Risikofaktoren diskutiert, z.B. eine höhere Sensitivität, frühere und stärkere Selbstabwertungstendenzen, eine höhere Abhängigkeit von Fremdbeurteilungen und eine geringere Selbstbehauptungsfähigkeit sowie deutlichere hormonelle Veränderungen und ein negativeres Körperbild (Essau & Petermann 2000).

Die Angaben zur durchschnittlichen Dauer depressiver Episoden im Kindes- und Jugendalter sind schwankend, und die Spannbreite ist sehr groß, wobei die mittlere Länge mit etwa acht Wochen angegeben wird. In der Mehrzahl der Fälle weisen depressive Störungen einen phasenhaften Verlauf auf. Ein Wiederauftreten ist relativ häufig: 25 % erkranken erneut nach einem Jahr, 40 % nach zwei Jahren und 72 % nach fünf Jahren (Blanz et al. 2006).

Ätiologie

An der Entstehung und Entwicklung einer depressiven Störung sind oft mehrere Faktoren beteiligt. Meist spielen *biologische*, *psychologische* sowie *bio-psychosoziale* Risikofaktoren eine wichtige Rolle (Groen & Petermann 2011). Wie weit einzelne Faktoren hierbei interagieren und sich wechselseitig beeinflussen, bleibt meist schwer zu beantworten. Nachfolgend wird auf einige Modelle differenziert eingegangen, vor allem dort, wo sich leicht Bezüge zur Bewegungstherapie herstellen lassen.

Aus *biologischer Perspektive* hat sich in den letzten Jahren die Forschung stark auf die neuroendokrinologischen und neurobiologischen Zusammenhänge in der Depressionsgenese konzentriert, auch was die Wirkmechanismen von sportlicher Aktivität auf Depressionen betrifft.

Neuroendokrinologische Ansätze werden u. a. aufgrund ihrer Bedeutung für die vegetativen Symptome der Depressionen wie Störungen des Appetits und des Schlafs herangezogen. Bei depressiven Personen zeigen sich hormonelle Systeme wie die Hypothalamus-Hypophysen-Nebennierenrinden-Achse mitunter gestört. Kommt es infolge der Dysregulation dieser Hormonkaskade zu einer chronischen Überproduktion von Stresshormonen wie Kortisol, kann dies bei den Betroffenen zu erhöhtem Stresserleben, Nervosität und Überforderung führen (Thürauf & Kornhuber 2015). Mittlerweile ist – zumindest im Erwachsenenalter – gut erforscht, dass sportliche Aktivität hormonelle Systeme beeinflusst und dass anhaltendes körperliches Training z. B. den Kortisolspiegel senkt (Pajonk 2015; Wegner et al. 2014).

Neurobiologische Ansätze beleuchten die Rolle der Neurotransmittersysteme bei der Entstehung von Depressionen. Im Fokus stehen die Neurotransmitter Noradrenalin, Serotonin und Dopamin und ihre affektregulierende Funktion. Sind die komplexen biochemischen Wirkmechanismen dieser Botenstoffe gestört, wirkt sich dies auf Aspekte der Motivation, der Emotionen oder der Aufmerksamkeit aus. Auch hier ist mittlerweile gut belegt, dass sportliche Aktivität die Neurotransmittersysteme vielfach beeinflusst: Ausdauerorientierte Bewegungsaktivitäten gehen beispielsweise mit einer höheren Konzentration von Noradrenalin einher, die sich wiederum auf die kognitive Leistungsfähigkeit auswirkt. Der Serotoninspiegel, der bei Depressionen mit der Stimmungsregulation in Verbindung steht, wird durch regelmäßige körperliche Aktivität ebenfalls günstig beeinflusst. Auch Dopamin oder Acetylcholin werden durch Bewegung vermehrt freigesetzt und in ihrer Bedeutung für kognitive Prozesse wie Gedächtnis und Lernen diskutiert (Pajonk 2015).

Studienergebnisse aus MRT-Befunden legen darüber hinaus nahe, dass auch morphologische Veränderungen im Gehirn als pathogenetische Faktoren der Depression infrage kommen (Mehler-Wex 2008; MacMaster et al. 2008; Steingard et al. 1996). In bildgebenden Verfahren zeigen sich neuroanatomische Veränderungen im Hippocampus und im präfrontalen Kortex. Die veränderte Größe und Aktivität dieser Areale lassen sich mit affektbezogenen, kognitionsbezogenen und verhaltensbezogenen Depressionssymptomen in Verbindung bringen (Thürauf & Kornhuber 2015). Bewegung und sportlicher Aktivität werden in diesem Zusammenhang eine wichtige Rolle zugeschrieben, indem sie Veränderungen der Hirnstruktur und der Hirnfunktion bedingen können. Das Hirn reagiert in hohem Maße plastisch und kann neue funktionsfähige Zellen bilden (man spricht auch von der »adulten Neurogenese«). Die Wirkmechanismen und Auswirkungen von Bewegung und sportlicher Aktivität auf die Neuroplastizität und Neurogenese und ihre Bedeutung für neurodegenerative und neuropsychiatrische Erkrankungen werden derzeit intensiv erforscht (Fabel & Kempermann 2008; Voss et al. 2011; Kempermann 2012; Hötting & Röder 2013). Berücksichtigt man nur diese somatisch-funktionelle Perspektive, ist die Indikation für den systematischen Einsatz sportlicher Aktivitäten in der Depressionsbehandlung naheliegend.

So wie die Dysregulation organischer Mechanismen kennzeichnend für biologische Erklärungsmodelle ist, so steht meist die Dysfunktionalität des Denkens und des Verhaltens im Zentrum *psychologischer Theorien*. Psychodynamische Modelle sehen z. B. frühkindliche interaktionelle Fehlentwicklungen wie symbiotische Bindungen oder Verlusterfahrungen ursächlich für die Entstehung einer Depression. An dieser Stelle wird näher auf verhaltenstheoretische und kognitionspsychologische Ansätze eingegangen, die in der aktuellen Ätiologie- und Therapieforschung stärker berücksichtigt werden und vielfältige Anknüpfungspunkte für die Bewegungstherapie bieten.

Das *Depressionsmodell nach Beck* (1967; Beck et al. 2017) beschreibt irrationale und negative Gedankenmuster sowie logische Denkfehler in der Wahrnehmung und Bewertung von Umweltreizen. Charakteristisch für depressive Personen ist eine negative Sicht auf sich selbst, auf die Welt und die Zukunft (negative Triade). Die betroffene Person hält sich selbst für nicht liebenswert, kritisiert sich übermäßig stark und erlebt sich als fehlerhaft und unzulänglich. Sie nimmt Ereignisse und Erfahrungen einseitig negativ wahr und erwartet im Hinblick auf die Zukunft Probleme, Fehlschläge und Niederlagen. Kognitive Fehler depressiver Menschen zeigen sich darüber hinaus durch willkürliches Schlussfolgern, Übergeneralisierung sowie durch eine maximierte Wahrnehmung von Negativem bei gleichzeitiger minimierter Wahrnehmung von Positivem.

Das *Depressionsmodell der Erlernten Hilflosigkeit* nach Seligman (1975, 2016) beschreibt hingegen, dass Menschen depressiv werden können, wenn sie ihre Umwelt als unkontrollierbar wahrnehmen und die Erfahrung machen, Situationen nicht selbst beeinflussen zu können. Die Betroffenen begleitet ein generelles Gefühl von Ohnmacht und Hilflosigkeit. Diese verinnerlichte Überzeugung führt zu verringertem Selbstbewusstsein und motivationalen Defiziten und beeinträchtigt die Fähigkeit, Probleme zu bewältigen. Die Person führt negative Ereignisse typischerweise auf ihre eigenen Defizite zurück und überträgt diese Erfahrung situationsübergreifend und überdauernd auf weitere Lebenssituationen. Man spricht in diesem Fall von einer internalen, stabilen und globalen Kausalattribution.

Das *Depressionsmodell der Problembewältigung* nach Nezu et al. (1989) beleuchtet ineffektive und defizitäre Problemlösefertigkeiten als Bedingungsfaktoren einer Depression. Beschrieben werden Einschränkungen in der (1) Problemerkennung und Problemformulierung, (2) im Entwurf von Lösungsstrategien, (3) in der Entscheidungsfähigkeit für eine Lösungsoption, (4) der Umsetzung der gewählten Lösungsstrategie und (5) der retrospektiven Bewertung der ausgeführten Lösungsstrategie. Die Defizite in der Problembewältigung münden in Selbstabwertung und Hilflosigkeit, Rückzug und Passivität und führen schließlich zu Depressivität.

Die Relevanz dieser Ansätze für die bewegungstherapeutische Praxis wird im Beispiel von Patrick deutlich.

Patrick

(1) Patrick macht in der Bewegungstherapie-Einheit phasenweise einen bewegungsfreudigen Eindruck und nimmt mit Spannung und Einsatz teil. In der Abschlussreflexion beschreibt er jedoch eine unverändert schlechte Stimmung und schildert ausschließlich negative Erlebnisse aus der Stunde.

(2) In der Folgestunde zeigt sich Patrick fest davon überzeugt, dass seine Mannschaft im Fußballspiel nur deshalb verloren hat, weil er als Torwart nicht gut genug gehalten hat.

(3) In einer weiteren Einheit zeigt sich an der Kletterwand, dass Patrick bei schwierigen Passagen immer vorschnell seine Versuche abbricht und stark von sich enttäuscht ist.

Kommentar: Patricks Beschreibungen resultieren aus einer einseitig negativ gefärbten Wahrnehmung und Bewertung. Sein Gefühl, allein für die Niederlage der Mannschaft verantwortlich zu sein, rührt aus seiner fehlerhaften Kausalattribution bei Misserfolgserlebnissen. An der Kletterwand verfügt er offenbar nur über einseitige und ineffektive Lösungsstrategien und macht hierdurch nicht die selbstwirksame Erfahrung, sein gewähltes Ziel erfolgreich erreichen zu können.

Die Modelle sind in der Lage, mögliche Erklärungen für bestimmte Verhaltensweisen in Bewegungssituationen zu liefern. Darüber hinaus bieten sie konkrete Anknüpfungspunkte für therapeutische Interventionen.

Patrick

(1) Der Therapeut lenkt Patricks Aufmerksamkeit durch gezielte Fragen auf positive Ereignisse der Stunde und unterstützt ihn dabei, sein negativ verzerrtes Bild durch den Abgleich von Selbst- und Fremdwahrnehmung zu korrigieren (Ziel: *Korrektur kognitiver Denkfehler*).

(2) Der Therapeut thematisiert die Qualitäten der gegnerischen Spieler und die zahlmäßige Überlegenheit der anderen Mannschaft als mögliche Ursachen für die Niederlage im Spiel (Ziel: *Abbau internaler Kausalattribution*).

(3) Im Laufe der Klettereinheiten vermittelt der Therapeut Patrick alternative Handlungsmöglichkeiten in schwierigen Kletterpassagen, z. B. sich Pausen zu gönnen oder Tipps von anderen einzufordern (Ziel: *Verbesserung von Problemlösefertigkeiten*).

Diese Beispiele verdeutlichen die Verbindung von theoretischen Modellen und praktischen Interventionsmöglichkeiten.

Neben den klassischen Depressionstheorien werden heute zunehmend integrative Entstehungsmodelle herangezogen, die das Wechselspiel verschiedener bio-psycho-sozialer Risikofaktoren beleuchten (s. z. B. Groen & Petermann 2011). Hierbei interagieren *biologische* Faktoren (z. B. genetische Veranlagung) mit *psychischen* Faktoren (z. B. Temperamentseigenschaften, negatives Selbstbild, erhöhtes Stressempfinden), mit *familiären* Faktoren (konflikthafte Elternbeziehung, inadäquates Erziehungsveralten, Unsicherheit in der Bindung) und mit *sozialen* und *umweltbedingten* Faktoren (z. B. belastende Lebensereignisse, Mobbing, Ablehnung durch Gleichaltrige).

Therapie

Eine ambulante oder teilstationäre Behandlung ist bei nicht suizidalen Kindern und Jugendlichen mit mild ausgeprägten Depressionsformen möglich, sofern die Alltagsfunktionen noch weitgehend erfüllt werden können und ausreichend persönliche und familiäre Ressourcen vorhanden sind (Mehler-Wex 2008). Nicht selten ist jedoch eine intensivere Form der Unterstützung im Sinne einer stationären kinder- und jugendpsychiatrischen Behandlung notwendig. Aufnahmekriterien sind in Anlehnung an Ihle et al. (2012):

- Akute Suizidalität
- Schwer ausgeprägte depressive Symptomatik oder psychotische Symptomatik
- Schwer ausgeprägte begleitende Störungen
- Traumatisierung oder Kindeswohlgefährdung
- Eingestellter Schulbesuch
- Psychische Erkrankung der Eltern
- Erfolglose ambulante Behandlungsversuche

Die stationäre Behandlung umfasst meist psychoedukative/psychotherapeutische, pharmakologische, sozio-therapeutische und fachtherapeutische Maßnahmen. Für klinisch tätige Bewegungstherapeuten bedeutet dies, dass sie in der Regel mit Erscheinungsformen der Depression konfrontiert werden, die hinsichtlich der Schwere und der Ausprägung der Symptomatik bereits weit fortgeschritten sind. Die Kinder und Jugendlichen haben sich über längere Zeiträume sozial isoliert, die Schule nur noch unregelmäßig besucht, sie haben ihre freizeitlichen Aktivitäten meist eingeschränkt und einen festen Tagesrhythmus verloren. Manchmal bestehen kompensatorische Verhaltensweisen wie der exzessive Internetgebrauch (► Kap. 3.6).

Die psychotherapeutische und die medikamentöse Behandlung gelten hinsichtlich ihrer Wirksamkeit als am besten erforscht, wobei die Evidenzgrade im

Vergleich zum Erwachsenenalter vor allem für das Kindesalter niedrig sind. Eine pharmakologische Behandlung (meist mit SSRI) zielt auf die Linderung der depressiven Symptomatik ab und sollte nur im Rahmen einer Gesamtbehandlung verordnet und ausschließlich als Kombinationsbehandlung mit psychotherapeutischen Verfahren eingesetzt werden.

Gängige psychotherapeutische Ansätze im klinischen Kontext sind die Kognitive Verhaltenstherapie, die Interpersonelle Therapie, die systemische Familientherapie sowie die tiefenpsychologische Therapie. Therapieschulenübergreifend verfolgen die unterschiedlichen Ansätze meist gemeinsame, übergeordnete Kernziele:

- Abbau belastender Faktoren
- Aufbau positiver Aktivitäten
- Strukturierung des Alltags
- Förderung von Ressourcen
- Training sozialer Kompetenzen
- Verbesserung der Problemlösefertigkeiten
- Kognitive Umstrukturierung
- Steigerung von Selbstsicherheit und Selbstwert

Die Ziele orientieren sich z. T. an allgemeinen Wirkfaktoren, z. B. der Förderung von Ressourcen oder dem Aufbau positiver Aktivitäten. Andere, z. B. die Verbesserung von Problemlösefertigkeiten oder kognitive Umstrukturierung, zielen auf spezifische Aspekte der Depressionserkrankung ab.

3.3.2 Ziele

Die bewegungstherapeutischen Indikationen und Ziele sind bei depressiven Erkrankungen vielseitig. Sie lassen sich zum einen von der *Kernsymptomatik* ableiten. Die emotionale Traurigkeit, die reduzierte Fähigkeit, Freude und Interesse zu empfinden, und der niedrige Antrieb bzw. die rasche Ermüdbarkeit sprechen für Maßnahmen, die darauf abzielen, die Stimmungslage zu steigern, Freude und Interesse anzuregen, das Aktivierungsniveau anzuheben und die allgemeine Belastungsverträglichkeit zu erhöhen.

Zum anderen lassen sich Indikationen und Ziele auch von den unterschiedlichen *Entstehungsursachen* der Depression ableiten. Aus der Perspektive biologischer Erklärungsmodelle zielt die Bewegungstherapie u. a. auf die Regulation der Wirkmechanismen von Hormon- und Neurostransmittersystemen sowie auf die Beeinflussung neurotropher Vorgänge ab, womit affektiv-motivationale, kognitionsbezogene und verhaltensbezogene Veränderungen einhergehen können. Aus den psychologischen Modellen ergeben sich Indikationen wie die Korrektur dysfunktionaler Denkmuster, die Entwicklung einer angemessenen Erwartungshaltung oder die Verbesserung von Problemlösefertigkeiten.

Nicht zuletzt zielen bewegungstherapeutische Interventionen auch darauf ab, den *Folgen* einer depressiven Erkrankung entgegenzuwirken. Die Kinder und Jugendlichen haben sich durch die Depression oft sozial isoliert, sie haben ihre

Alltagsstruktur verloren und sind bei der Bewältigung von Herausforderungen oft stark verunsichert. Entsprechend zielen bewegungstherapeutische Maßnahmen hier auf die Wiederherstellung einer aktiven Tagesstruktur, auf die Einbindung in soziale Systeme und das Training sozialer Kompetenzen sowie auf die Verbesserung von Selbstvertrauen und Zuversicht ab.

In Anlehnung an die in Kapitel 2.1.2 beschriebene Ordnung nach Entwicklungsbereichen werden einzelne Ziele und Indikationen der bewegungstherapeutischen Depressionsbehandlung weiter ergänzt. Anhand einzelner Ziele wird die Verbindung zu bewegungsbezogenen Inhalten und Methoden aufgezeigt. Zudem wird u. a. durch klinische Fallbeispiele auf Alters- und Entwicklungsunterschiede bei Kindern und Jugendlichen eingegangen.

Motorisch-sensorischer Bereich

Ziele im *motorisch-sensorischen* Bereich betreffen u. a. die:

- Verbesserung der körperlichen Belastungsverträglichkeit und Stressresistenz
- Verbesserung der Regulation von körperbezogenen Spannungszuständen und negativen Körperempfindungen
- Steigerung des psycho-physischen Aktivierungsgrades, des Erregungs- und Antriebsniveaus
- Intensivierung und Verbesserung der Beziehung zum eigenen Körper
- Verbesserung der Tonusregulations- und Entspannungsfähigkeit

Bei *Kindern* sprechen die verstärkt auftretenden psychomotorischen und somatischen Symptome für Interventionen, die vor allem darauf abzielen, die allgemeine psycho-physische Belastbarkeit zu erhöhen und hierdurch die somatische Basis zu stabilisieren, den depressionsbedingten motorischen Entwicklungsrückständen entgegenzuwirken und basale Selbstberuhigungs- und Selbstregulationsmomente zu erfahren, mit denen die Kinder Einfluss auf ihre Erregungs- und Spannungslage nehmen können.

Bei *Jugendlichen* hingegen steht symptomatisch oft das niedrige körperliche Aktivierungs-, Erregungs- und Antriebsniveau im Vordergrund, das durch bewegungsorientierte Maßnahmen gut gesteigert werden kann. Zudem spielt im Rahmen der oftmals begleitenden massiven Selbstwertproblematik die verbesserte Beziehung zum eigenen Körper eine zentrale Rolle.

Die Einflussnahme auf die Körperwahrnehmung und auf die Beziehung zum eigenen Körper zielt bei depressiven Patienten beispielsweise darauf ab,

- körperbezogene Empfindungen und Wahrnehmungen zu verbessern,
- die vielfältigen Empfindungen und Wahrnehmungen als Teil der eigenen Identität zu erfahren und zu akzeptieren,
- die subjektive Bedeutung von Haltung, Bewegung und Ausdruck in der sozialen Interaktion zu erfahren und zu reflektieren oder
- die Sensibilität für körperbezogene Bedürfnisse zu erhöhen, um geeignete Regulationsmöglichkeiten im Sinne des Selbstmanagements hieraus abzuleiten.

Dies kann durch Inhalte erfolgen, die ein verstärktes und bewusstes Spüren und Erleben ermöglichen. Hierzu zählen beispielsweise Selbstmassagen, Entspannungsverfahren, und/oder atemtherapeutische Übungen. Auch durch wechselnde Phasen von angeleiteter Beanspruchung und Erholung, durch die freie und kreative Auseinandersetzung mit Medien und Materialien oder Bewegungsformen mit wechselnden Intensitätsmodi kann dies gut erreicht werden.

Kognitiver Bereich

Im kognitiven Bereich liegt ein wichtiger Schwerpunkt der Therapie. Ziele beziehen sich u. a. auf

- den Abbau kognitiver Denkfehler,
- die Entwicklung einer realistischen Erwartungshaltung und Selbsteinschätzung,
- die Entwicklung einer angemessenen Leistungs-Motivationsstruktur,
- die Verbesserung der Problemlösefertigkeiten,
- die Förderung der Selbstwahrnehmungs- und Introspektionsfähigkeit,
- die Verbesserung des Selbstwirksamkeitserlebens und der Kontrollüberzeugungen,
- die Verbesserung der Aufmerksamkeits- und Konzentrationsleistung.

Viele der gelisteten Aspekte setzen neben einer guten Behandlungsmotivation und der Vorstellung eines Störungsmodells auch voraus, dass die Person kognitiv ausreichend entwickelt und introspektionsfähig ist, um die hergestellten Zusammenhänge zu erkennen, zu verbalisieren und gedankliche Alternativen zu erarbeiten. Es liegt auf der Hand, dass bei Kindern die nötigen Voraussetzungen aufgrund ihres Entwicklungsstandes hierfür nicht immer ausreichend gegeben sind. Diese spezifischen Ziele sind also im Jugendalter relevant.

Für jüngere Kinder stehen primär eine Verbesserung des Selbstwirksamkeitserlebens oder die Vermittlung basaler Problemlösefertigkeiten im Vordergrund. Die Verbesserung der Konzentrations- und Aufmerksamkeitsleistung sollte z. B. danach ausgerichtet sein, die visuelle, akustische und taktile Reiz-Selektion zu verbessern, die Aufmerksamkeitsspanne zu verlängern und ein optimales Erregungs- und Aktivierungsniveau herzustellen. Dies kann über Bewegungsformen mit komplexeren koordinativen Anforderungen, über die Verknüpfung von motorischen Elementen mit kognitiven Aufgaben (z. B. Zählen, Merken, Rechnen usw.) oder über die Einbeziehung zunehmend komplexer Spielregeln erfolgen, die situationsgerecht abgerufen werden müssen.

Emotionaler Bereich

Emotionale Ziele nehmen bei Kindern und bei Jugendlichen gleichermaßen einen zentralen Platz in der bewegungstherapeutischen Depressionsbehandlung ein. Hierbei geht es u. a. um die

- Verbesserung der Wahrnehmungsfähigkeit und Differenzierungsfähigkeit von Stimmungslagen, Befindlichkeiten und Bedürfnissen,
- Verbesserung der Affektregulation, insbesondere Umgang mit depressionsbedingten Gefühlen wie Verzweiflung, Angst und niedergehaltener Wut,
- Verbesserung der emotionalen Ausdrucksfähigkeit und Expressivität,
- Entwicklung und Steigerung von Vitalität und Bewegungsfreude,
- Erfahrung von Stolz, Genuss- und Zufriedenheitserlebnissen,
- Steigerung des Selbstwertgefühls, der Selbstsicherheit und des Selbstvertrauens.

Im Vergleich zu den Kindern ist es für Jugendliche besonders wichtig, dass sie über die Erfahrung der emotionalen Wirkungen bewegungsorientierter Maßnahmen hinaus auch den Zusammenhang zwischen den eigenen Befindlichkeiten, den eigenen Denkmustern und dem eigenen Verhalten besser verstehen. Die folgenden Fallbeispiele verdeutlichen die Unterschiede in der Zieltiefe und der Vorgehensweise bei Kindern und Jugendlichen.

Tom
Der sechsjährige Tom erscheint in trauriger Grundstimmung zur Einzeltherapiestunde und sucht sich bei den »Wetterkarten« eine dunkle Wolke aus. Er hat Schwierigkeiten, eigene Ideen und Wünsche für die Stundengestaltung zu benennen, freut sich jedoch über den Vorschlag des Therapeuten, gemeinsam etwas zu bauen. Im Laufe der Stunde entstehen mit großen und kleinen Schaumstoffwürfeln unterschiedliche »Türme«, »Brücken« und »Häuser«, die anschließend lustvoll mit einem Ball umgeschossen werden. Tom wirkt dabei phasenweise fröhlicher, beteiligt sich zunehmend aktiver und zeigt mehr emotionale Beteiligung und Regung. Zum Abschluss der Stunde wählt er eine Sonnenkarte, weil es ihm »Spaß gemacht« habe.

Vanessa
Die 16-jährige Vanessa nimmt an der wöchentlichen Walking-Gruppe teil und äußert bei der Abschlussrunde, dass es ihr etwas bessergehe. Der Therapeut lädt Vanessa durch gezielte Fragen ein, sich differenzierter mit der Beziehung zwischen der Aktivität und ihrem Erleben, ihren Einschätzungen und ihrem zukünftigen Verhalten zu beschäftigen (z. B.: »Woran merkst du, dass es dir bessergeht?« »Wie erklärst du dir selbst, dass es dir jetzt bessergeht?« »Was von dem, was du als hilfreich erlebt hast, könntest du in den nächsten Tagen selbstständig fortführen?« Usw.). Hierdurch werden Verbindungen zu den anderen Zielebenen hergestellt.

Sozialer Bereich

Ziele auf der *sozialen Ebene* spielen bei Jugendlichen eine vergleichsweise stärkere Rolle als bei Kindern. Sie betreffen u. a.

- den Abbau sozialer Isolationstendenzen,
- die Verbesserung sozialer Kompetenzen,
- die Erfahrung von Gruppenzugehörigkeits- und Gemeinschaftsgefühlen oder
- die Unterstützung bei der Bindung an Gruppenaktivitäten.

Die sozialen Hemmungen in der Beziehungsgestaltung, die Isolationstendenzen sowie das Risiko- und Problemverhalten sind im Jugendalter oft wesentlich ausgeprägter als bei Kindern. Das gezielte Training sozialer Kompetenzen und die Verbesserung kommunikativer und interaktiver Fertigkeiten im Rahmen bewegungsorientierter Aktivitäten kommt deshalb insbesondere in der Altersgruppe der Jugendlichen zum Tragen. Die Beschäftigung mit dem Interaktions- und Kommunikationsverhalten auf sozialer Ebene strebt beispielsweise an,

- die Kontaktfähigkeit zu erhöhen und Beziehungsfähigkeit zu fördern,
- Vertrauen zu entwickeln, Hilfe- und Unterstützungsbereitschaft zu erleben und anzunehmen,
- die Fähigkeit zu erhöhen, eigene Bedürfnisse und Wünsche unter Berücksichtigung der Interaktionspartner zu formulieren und diese effektiv durchzusetzen oder
- soziale Konflikte angemessen und konstruktiv zu lösen.

Dies kann erreicht werden durch Bewegungsspiele mit kommunikativen Elementen, durch Formen des darstellenden Spiels oder durch kooperative Aufgaben. Interaktionsformen mit wechselnden Spielpartnern, Nähe-Distanz-Übungen und/oder feste Reflexions-, Abstimmungs- und Planungsphasen in der Gruppe sind ebenfalls geeignet.

Zusammenfassend resultiert aus dem Entwicklungsstand und den symptomatischen Besonderheiten für Kinder und Jugendliche eine unterschiedliche Gewichtung der Ziele und Indikationen. Kognitiv- und sozialorientierte Ziele spielen für Jugendliche eine vergleichsweise stärkere Rolle.

3.3.3 Methodische Hinweise

Motivationslage

Das Störungsbild der Depression bringt eine Besonderheit mit sich, die eine Umsetzung der Ziele erschwert: Die angestrebte Aktivität stellt den extremen Gegenpol zur Symptomatik dar. Depressive Patienten haben krankheitsbedingt erhebliche Schwierigkeiten, sich für bewegungsbezogene Maßnahmen zu motivieren und angesetzte Termine eigenständig und regelmäßig wahrzunehmen. Ihre Energielosigkeit und Müdigkeit stellen große innere Hürden in Richtung Aktivität dar, und die Vorstellung, »Sport zu treiben«, ist nicht selten mit Unbehagen, Überwindung und Anstrengung verbunden. Der 17-jährige Patrick bringt dies im Erstgespräch eindrücklich auf den Punkt: »Ich schaffe es ja noch nicht einmal morgens aufzustehen, wie soll ich es da schaffen, Sport zu treiben?«

Was tun angesichts dieser Ausgangslage? Förderliche Rahmenbedingungen für kleinschrittige Entwicklungen schaffen und die therapeutische Vorgehensweise gezielt an die spezifische individuelle Ausgangslage anpassen!

Rahmenbedingungen und Vorgehensweise

Erstens ist es für diese Patientengruppe besonders wichtig, das bewegungstherapeutische Angebot stark an der *individuellen Belastbarkeit* auszurichten. Das Format der Therapie (einzeln, Kleingruppe, Gruppe usw.) wie auch die Frequenz und Dauer der Termine sollten auf keinen Fall eine Überforderung darstellen. Dies ist gerade zu Beginn der Behandlung besonders wichtig, damit die aktive Teilnahme an sich ein Erfolgserlebnis darstellt. Eine progressive Belastungssteigerung durch Veränderung der Rahmenbedingungen kann dosiert im weiteren Verlauf erfolgen, wobei die Integration in ein Gruppenformat aufgrund der sozialen Indikation möglichst früh angestrebt werden sollte. Vor allem im stationären Kontext ist der klinische Alltag für die depressiven Kinder und Jugendlichen per se eine radikale Wende ihrer Gewohnheiten und verlangt ihnen eine hohe Anpassungsleistung ab: Feste Schlaf-Wach-Zeiten, strukturierter Schulbesuch, die Teilnahme an Fachtherapien und Stationsaktivitäten, diagnostische Termine und Gespräche füllen den Tag dort, wo vorher überwiegend Passivität, Rückzug und Strukturlosigkeit bestanden. Vor diesem Hintergrund besteht die Gefahr, dass eine hochfrequente »Verordnung« von Bewegung und sportlicher Aktivität Gefühle von Überforderung und Hilflosigkeit verstärkt und in Ablehnung oder Verweigerung der angesetzten Maßnahme mündet.

Zweitens empfiehlt sich, die tages- und stundenbezogene *Ausgangslage* der Patienten besonders zu berücksichtigen. Hierzu zählen der psycho-physische Aktivierungsgrad, die subjektive Belastungsverträglichkeit und Anstrengungsbereitschaft, der Grad der Motivation oder die Ausprägung bestimmter Symptome. Statt starr an einem Stundenverlaufskonzept mit festen Belastungs- und Zielgrößen festzuhalten, bewähren sich ein flexibles Einstimmen auf die Person sowie eine Anpassung der Inhalte. Hierzu ein Interventionsbeispiel aus der Praxis.

Vanessa

Die 16-jährige Vanessa erscheint in trauriger Stimmung zur Fitnessgruppe der offenen Jugendstation. Deprimiert setzt sich auf den Boden. Es entsteht folgendes Gespräch:

- Therapeut (T.): Hallo Vanessa, was ist los?
- Vanessa (V.): Ich habe heute überhaupt keinen Bock!
- T.: Was macht es denn heute so schwierig für dich?
- V.: Keine Ahnung, ich bin einfach nicht motiviert und fühle mich mies.
- T.: Dann ist es ja wirklich erfreulich, dass du unter den Umständen von der Station hierhin gekommen bist. Jetzt, da du hier bist: Was könnte dir denn den Einstieg erleichtern?
- V.: Keine Ahnung. Bloß nichts Anstrengendes! Ich habe kaum geschlafen heute Nacht.
- T.: Dann bist du sicherlich erschöpft. Was hältst du davon, wenn du bei einem leichten Tempo und niedriger Wattzahl erstmal auf dem Fahrradergometer anfängst und zehn Minuten lang versuchst, deinen Wohlfühlrhythmus zu finden. Danach tauschen wir uns nochmal aus, wie du weitermachen könntest.

Vanessa absolviert zehn Minuten auf dem Ergometer und erweitert das Warm-Up nach einem kurzen Feedback auf insgesamt 20 Minuten mit leichter Wattsteigerung. Anschließend lässt sie sich darauf ein, leichte Stabilisations- und Kräftigungsübungen zu machen. Der

> Therapeut rät Vanessa anschließend zu einer längeren Cool-Down-Phase mit Dehn- und Lockerungsübungen, auch im Sinne einer belohnenden Erholung für ihren Einsatz. Vanessa wirkt beim Verlassen der Stunde etwas zufriedener und gelöster und äußert sich zufrieden darüber, »doch etwas gemacht zu haben«.

Die Vorgehensweise sollte immer darauf abzielen, Erfolgserlebnisse zu sichern und die Patienten für das zu würdigen und wertzuschätzen, was für sie selbst möglich war.

Drittens bietet sich an, bei der inhaltlichen Gestaltung der Therapieeinheiten möglichst stark die individuellen bewegungsbezogenen Wünsche, Präferenzen und Interessen der Kinder und Jugendlichen zu berücksichtigen. Oft stellen hier der aktuelle oder ein früherer Vereinssport Anknüpfungspunkte dar, an denen man im Rahmen von Einzeltherapien oder in sportartspezifischen Gruppenformaten ansetzen kann. In diesem Bewegungsbereich fühlen sich die Patienten oft sicher, und es fällt leichter, an bestehende Ressourcen und Stärken anzukoppeln.

Viertens sollten die Aktivitäten methodisch-didaktisch so angeleitet und gestaltet werden, dass sie möglichst als wohltuend, entspannend, erholend und entlastend und/oder als anregend, stimulierend und vitalisierend erlebt werden. Die subjektive Zufriedenheit während oder nach der Aktivität steigert die Chance, dass sich eine längerfristige Motivation für die Fortsetzung der eingeleiteten Maßnahmen entwickelt.

Ein weiteres methodisch wertvolles Element stellen objektivierbare Dokumentationen von Befindlichkeiten und Verlaufskontrollen dar (▶ Fallbeispiel).

> **Patrick**
> Patrick nimmt an der wöchentlichen Laufgruppe der offenen Jugendstation teil. Vor und nach jeder Einheit kreuzt er mit Datum auf seinem persönlichen Protokollbogen auf einer graduierten Smiley-Skala sein aktuelles Befinden an. Bei Patrick zeigt sich über die Wochen in den tagesbezogenen Veränderungen eine deutliche Tendenz im Sinne einer Befindlichkeitsverbesserung.

Diese Art der Dokumentation bietet zahlreiche Vorteile:

- Sie unterstützt die Patienten dabei, das eigene Befinden differenziert wahrzunehmen und zu bewerten. Die erhöhte Sensibilität für Befindlichkeitsveränderungen hilft im Abbau der einseitig negativen Selbstwahrnehmung.
- Werden die Protokolle als Belege für die Konstanz und Regelmäßigkeit der wahrgenommenen Termine genutzt, erleben sich die Patienten oft als selbstwirksam und sind stolz, wenn sie beispielsweise einen abgezeichneten Wochen- oder Monatsplan in ihren Therapieunterlagen abheften können.
- Darüber hinaus halten Pläne die faktischen Ergebnisse der persönlichen Anstrengungen fest, Leistungssteigerungen werden objektiv sichtbar. So macht es einen wesentlichen Unterschied, ob ein Fitness- oder Krafttraining lediglich durchgeführt wird oder ob die Jugendlichen die Wiederholungszahlen, die

Anzahl der Serien und Lasten sowie die subjektive Anstrengung dokumentieren. Es macht ebenso einen Unterschied, ob ein Kind in der Klettergruppe den Geschwindigkeitsrekord nach vielen Versuchen unterbietet oder ob es hier hierfür zusätzlich eine Urkunde erhält, auf der die besondere Leistung »schwarz auf weiß« verewigt wird.
- Dokumentationen dieser Art können darüber hinaus auch im Rahmen von Visiten oder Fallkonferenzen genutzt werden, um die subjektiv erlebten Effekte bewegungsbezogener Maßnahmen vorzutragen.

Dabei müssen die eingesetzten Instrumentarien hierfür nicht immer komplex, aufwändig und standardisiert sein.

Für den Fall, dass in der Bewegungstherapie Überforderungssituationen entstehen oder die Patienten eine aktive Teilnahme nicht fortsetzen können, bietet sich als weiteres methodisches Element an, im Vorfeld eine Auszeit zu vereinbaren oder situativ einen Rückzugsraum bereitzustellen. Statt die Maßnahme direkt zu beenden, was von Patienten oft als »Abbruch« erlebt wird, der depressive Gefühle verstärkt und mit Versagen assoziiert ist, kann diese Auszeit positiv konnotiert und genutzt werden: im Sinne einer Anpassung der Rahmenbedingungen an die eigene Bedürfnislage oder als Reflexionsmoment. Das erste der folgenden Beispiele bezieht sich auf ein Kind, das zweite auf eine Jugendliche.

Tom

Tom hat bei seiner ersten Gruppenstunden-Teilnahme immer wieder Stimmungseinbrüche. Er reagiert emotional übersteigert bei Frustrationsmomenten, ist bei drohenden Niederlagen im Spiel leicht den Tränen nahe und wirkt in komplexeren Spielsituationen überfordert. Zu Beginn der zweiten Gruppenstunde spricht der Therapeut ihn an: »In der letzten Stunde war es oft schwierig für dich. Wenn du heute merkst, dass dir etwas zu viel wird, gib mir bitte ein Zeichen. Du kannst dir dann auf der Weichbodenmatte eine Pause nehmen. Ich komme dann zu dir.«

Vanessa

Vanessa zieht sich in der Bewegungstherapie-Gruppe zunehmend zurück, bis sie sich schließlich dem Mannschaftsspiel völlig entzieht und auf die Bank setzt. Der Therapeut wendet sich an sie. Da sich Vanessa im Gespräch jedoch wenig zugänglich zeigt, gibt er ihr eine schriftliche Vorlage. Hierauf stehen Sätze, die sie ergänzen soll.
- »In fühle mich gerade …«
- »Dies hängt damit zusammen, dass ich …«
- »Ich habe mich aus der Aktivität zurückgezogen, um …«

Im Anschluss an die Stunde bespricht der Bewegungstherapeut mit Vanessa ihre Antworten. Gemeinsam werden mögliche Lösungen und Handlungsalternativen besprochen.

All diese Maßnahmen zielen darauf ab, die Handlungsfähigkeit und Eigensteuerung der Patienten aufrechtzuerhalten, ihnen ein Gefühl für die Handhabbarkeit der Situation zu vermitteln und sie bei der Regulation und Exploration ihres Erlebens zu unterstützen.

Beziehung und Umgang

Auch die Gesprächsführung ist im Umgang mit depressiven Kindern und Jugendlichen von zentraler Bedeutung. Neben einer ressourcenorientierten und lösungsorientierten Sprache (*»Was ist dir in der heutigen Einheit besonders gut gelungen? Welche deiner Stärken sind heute besonders sichtbar geworden?«*) erweisen sich vor allem die motivationale Gesprächsführung und eine engmaschige Rückmeldung als hilfreich. Wenn Jugendliche zu vereinbarten Terminen nicht mehr erscheinen oder die angesetzten Maßnahmen »verweigern«, bietet sich z. B. im stationären Setting ein gemeinsames Gespräch mit dem behandelnden Arzt/Therapeuten an. Hierbei sollte auf Kritik und Vorwürfe verzichtet werden, sondern könnten die »guten« Gründe für das bisherige Verhalten und Erleben erkundet und Veränderungsmöglichkeiten ausgelotet werden. Zwei Fragen sind dabei von zentraler Bedeutung:

Was hat dazu geführt, dass die Bewegungstherapie nicht mehr wahrgenommen wurde? Was müsste passieren, damit die therapeutische Maßnahme fortgesetzt werden kann?

Meist lassen sich über Veränderungen der Rahmenbedingungen, durch externe Unterstützung oder die Aktivierung interner Ressourcen die Aktivitäten wiederaufnehmen. Konkrete Gründe für »Therapieabbrüche« oder »Verweigerungen« der Teilnahme und Möglichkeiten, auf diese zu reagieren, sind in Kap. 4.2.2 zu finden.

Die sichtbare Belastung depressiver Patienten und ihr eindrückliches Erscheinungs- und Zustandsbild lösen nicht selten beim therapeutischen Gegenüber den raschen Wunsch und den spontanen Impuls aus, zu helfen, zu versorgen oder zu beschützen. Insbesondere wenn es sich um Kinder oder Jugendliche handelt, die zuverlässig und hilfsbereit, leistungswillig und sozial engagiert zu sein scheinen, fühlt sich der Therapeut manchmal zu hohem Engagement und übertriebenem Einsatz veranlasst. Zu viele »Angebote« und »Lösungen« von therapeutischer Seite können den Patienten jedoch auch überfordern. Der Patient reagiert dann u. U. mit noch mehr Passivität und Ablehnung. Folgende Fragen helfen dabei, diese Dynamik zu vermeiden:

- Knüpfen die therapeutischen Maßnahmen an die Motive des Patienten an?
- Sind die anvisierten Ziele und Veränderungen realistisch und transparent?
- Entspricht das Vorgehen dem Entwicklungstempo des Patienten?

Ein weiterer wichtiger Aspekt in der Beziehungsarbeit ist die besondere Empfindlichkeit depressiver Patienten gegenüber Zurückweisungen und Kritik aufgrund hoher persönlicher Normen und Leistungsansprüche. Kritische Rückmeldungen sollten so dosiert und formuliert werden, dass sie die bestehenden Selbstabwertungstendenzen und das negative Selbstbild nicht verstärken. Es empfiehlt sich, auf harte Maßregelungen oder Konfrontation sowie auf Leistungsdruck und Konkurrenzsituationen im bewegungstherapeutischen Geschehen möglichst zu verzichten. Aufrichtiges Interesse, emotionale Wärme, Verständnis und Empathie hingegen können beim Aufbau und bei der Sicherung einer tragfähigen Beziehung helfen. Das Bereitstellen und Schaffen einer offenen, vertrauensvollen, von Achtung und Unterstützung getragenen Atmosphäre ist in diesem Zusammenhang von zentraler Bedeutung.

Darüber hinaus sehen sich Bewegungstherapeuten auch oft Situationen ausgesetzt, in denen es für die Patienten »nicht mehr weiterzugehen« scheint: Ihre aktive Teilnahme verebbt in der Therapieeinheit zunehmend, sie ziehen sich still an den Rand des Geschehens zurück oder bitten ohne sichtbaren konkreten Anlass plötzlich darum, die Stunde früher zu beenden. Auf therapeutischer Seite ist viel Akzeptanz erforderlich, um das Leid und den gefühlten »Stillstand« oder »Rückschritt« der Patienten auszuhalten.

In besonderer Weise kann die Beziehung für den Therapeuten zur Belastungsprobe werden, wenn sich depressive Patienten suizidal äußern oder im Rahmen therapeutischer Maßnahmen parasuizidale Äußerungen oder Handlungen tätigen.

Tom

Als Tom beim Aufwärmspiel erneut gefangen wird, »platzt« es plötzlich aus ihm heraus: »Ich hasse mich!« Tom drückt sich mit beiden Händen den Hals zu und schlägt sich dann mit der eigenen Faust ins Gesicht. Als der Therapeut zu beruhigen versucht, reagiert Tom noch verzweifelter und rammt seinen Kopf gegen die Hallenwand. Der Therapeut interveniert schützend und begleitet Tom zur Station zurück. Dort findet ein gemeinsames Gespräch mit dem behandelnden Therapeuten statt, was akut entlastend wirkt.

Vanessa

Vanessa zieht sich in den letzten Minuten der Tanztherapiegruppe der offenen Jugendstation plötzlich aus dem Geschehen zurück und setzt sich wie versteinert auf die Bank. Der Versuch der Therapeutin, mit ihr ins Gespräch zu kommen, gelingt nicht, und Vanessa blickt regungslos zu Boden. Erst als die anderen Patienten die Halle am Ende der Stunde verlassen haben, sagt sie bei dem erneuten Kontaktversuch der Therapeutin: »Es hat ja sowieso keinen Sinn. Ich könnte auch tot sein.« Hierbei kratzt sie sich demonstrativ an den Narben ihres Unterarms, die von einem früheren Suizidversuch stammen. Die Therapeutin zeigt sich alarmiert und erkundigt sich bei Vanessa, ob sie sich akut von der Eigengefährdung distanzieren kann. Da Vanessa nicht antwortet und wieder aus dem Kontakt geht, informiert die Therapeutin das Stationspersonal und die zuständige Ärztin. Nach einer begleiteten Rückkehr auf die Station und einem Gespräch wird die Verlegung auf die geschützte Station veranlasst.

Derartige Situationen können Gefühle von Stress, Überforderung, großer Besorgnis, Traurigkeit oder ein regelrechtes »Gefühlschaos« verursachen. Die Kenntnis und die Befolgung konkreter Ablaufpläne, die in stationären Einrichtungen für derartige Notfälle meist vorliegen, verschaffen in der konkreten Situation Halt und Stabilität. Darüber hinaus tragen interkollegiale Beratung und Supervision zu einer gelungenen Psychohygiene und zum professionellen Umgang mit Ausnahmesituationen bei. Informationen zum Thema *Psychohygiene* finden sich in Kapitel 4.4.2. Ein wichtiger Gesichtspunkt ist in diesem Zusammenhang die Beendigung der Therapie. Auch hier bieten sich bestimmte Abschlussrituale an, in denen die individuellen Kompetenzen, Fähigkeiten und Ressourcen hervorgehoben und ermutigende Botschaften für die Zukunft ausgesprochen werden können.

3.3.4 Forschungslage

Analog zu den Forschungsbemühungen im Erwachsenenbereich haben sich entsprechend für die Altersgruppe der Kinder und Jugendlichen in den letzten Jahren Studien zur Wirksamkeit sportlicher Aktivität auf Depression summiert. Es liegen neben seriösen Erfahrungsberichten mittlerweile zahlreiche systematische Reviews und Meta-Analysen vor. Betrachtet man die Ergebnisse international weit beachteter Zusammenfassungen zu diesen Thema (Larun et al. 2006; Biddle & Asare 2011; Brown et al. 2013; Carter et al. 2016), so lässt sich über die letzte Dekade eine gewisse Tendenz in Richtung zunehmender Wirksamkeitseffekte erkennen.

Die Wirkungen sportlicher Aktivität auf Depression und Angst bei Kindern und Jugendlichen wurden im Rahmen der Cochrane Collaboration von Larun et al. (2006) untersucht. Die Autoren fassen die Studienlage zu jenem Zeitpunkt wie folgt zusammen:

> *For children and young people in treatment the evidence is scarce. Since exercise has no known negative effects, and has many positive effects on somatic health, it might be an important instrument in improving children and young people's emotional health. (Larun et al. 2006)*

Biddle und Asare (2011) erfassen thematisch etwas breiter die Einflüsse von sportlicher Aktivität auf *Depression*, *Angst*, *Selbstwert* und auf *kognitive Funktionen* bei Kindern und Jugendlichen. Auch sie kommen bei der Analyse der Reviews lediglich zu dem vorsichtigen Schluss, dass die gemessenen Effekte sportlicher Aktivität vielversprechend scheinen, das depressionslindernde Potenzial bewegungsorientierter Interventionen jedoch nach wie vor schwer beurteilbar bleibt: »*Evidence on depression is also promising but remains an underdeveloped area of enquiry*« (ebd., S. 894). Brown et al. (2013) bemühen sich um die Eingrenzung qualitativ hochwertiger Studien und dokumentieren niedrige signifikante Behandlungseffekte. Allerdings bezieht sich keine der einbezogenen Studien auf das stationäre Behandlungssetting. Carter et al. (2016) kommen durch die Berücksichtigung neuerer Arbeiten zu anderen Ergebnissen. Sie beschreiben deutlichere, moderate antidepressive Behandlungseffekte. Im Gegensatz zu bisherigen Befunden stellen sie in ihrer Analyse klar heraus, dass insbesondere Jugendliche in klinischer Behandlung signifikant stärker von bewegungsorientierten Interventionen profitieren als nichtklinische Populationen. Die Autoren sprechen »physical exercise« den potenziellen Rang einer antidepressiven Behandlungsstrategie bzw. eines eigenständigen Ansatzes in der multimodalen psychiatrischen Behandlung depressiver Jugendlicher zu.

Zwar ist die Studienlage aufgrund der unterschiedlichen Einschlusskriterien der Meta-Analysen und der berücksichtigten Zeiträume nicht einheitlich, die

Wirksamkeit und der klinische Nutzen dieses Ansatzes wird jedoch zunehmend durch empirische Ergebnisse gestützt. Dabei lassen sich aus den bisherigen Forschungen bestimmte Aspekte zusammengetragen.

Forschungsergebnisse zur Wirksamkeit bewegungstherapeutischer Methoden bei Depression

- Positive gesundheitsfördernde, psychosoziale und antidepressive Effekte sportlicher Aktivität werden dokumentiert und hervorgehoben.
- Bewegungstherapeutische Interventionen werden als optionale und komplementäre Therapiemaßnahmen in der Depressionsbehandlung eindeutig befürwortet.
- Der Einbezug systematischen Trainings in die Depressionsbehandlung wird auch deshalb empfohlen, weil allgemeine gesundheitsfördernde Wirkungen zu erwarten sind und die Interventionen im Vergleich zur Pharmakotherapie nebenwirkungsfrei bleiben.
- Neuere Studien zeigen insbesondere für klinische Patientengruppen signifikante depressionslindernde Effekte.

Vielfach wird für die weitere evidenzbasierte Forschung empfohlen, die Langzeiteffekte der angesetzten Interventionen und die Bedeutung von Art, Umfang und Intensität der sportlichen Aktivität genauer zu erforschen. Zudem bleibt offen, welche unterschiedlichen Effekte von sportlicher Aktivität als komplementäre oder eigenständige Behandlungsmethode ausgehen. Speziell für die Altersgruppe der Kinder unter 12 Jahren liegen bislang kaum Daten vor.

Bei der Betrachtung bisheriger Forschungsbemühungen ist kritisch anzumerken, dass fast ausnahmslos ausdauer- und fitnessorientierte Aktivitäten als Interventionen untersucht werden. Diese sind gut quantifizierbar und vergleichbar. Ein zentrales Motiv der Forschung ist die Erstellung von Bewegungstherapie-Leitlinien für die Depressionsbehandlung von Kindern und Jugendlichen – angestrebt werden konkrete Empfehlungen und Angaben zur Art, Dauer, Umfang und Intensität der Einheiten, wie sie im Erwachsenenbereich vorliegen: Das National Institute for Health and Care Excellence (NICE) empfiehlt für diese Altersgruppe ein strukturiertes, supervidiertes Krafttraining und/oder Ausdauertraining bei niedriger bis moderater Intensität unter Berücksichtigung individueller Präferenzen bei einem Umfang von mindestens drei Einheiten wöchentlich à 45 min. über den Zeitraum von zehn Wochen (z. B. Ranjbar et al. 2015).

Im Hinblick auf die Altersstruktur der Zielgruppe und das klinische Behandlungssetting drängt sich jedoch die Frage auf, wie passend ein derart konzipiertes Programm ist. Werden bei den untersuchten Aktivitäten wie Ergometertraining, Krafttraining oder Aerobic-Taining ausreichend das Entwicklungsniveau und die altersspezifischen Besonderheiten der Kinder berücksichtigt? Ist die Fokussierung auf ein funktionell ausgerichtetes Training, auf leistungsphysiologische Parameter und Belastungsgrößen nicht zu limitiert angesichts der vielseitigen Möglichkeiten und Zugänge, die das Medium bietet? Werden bei den Interventionen die unterschiedlichen Bedürfnisse und Indikationen, z. B. auf sozialer, kognitiver und emotionaler Ebene, ausreichend berücksichtigt? Wie gut lassen sich hochfrequente trainingsorientierte Pläne in die Behandlungsstruktur der Institution integrieren?

Aus unserer Sicht scheinen insbesondere für den klinischen Bereich eine stärkere Öffnung und eine gleichwertig intensive Erforschung alternativer bewegungsorientierter Ansätze und Methoden notwendig. Sorgfältige Einzelfallstudien, das Erfahrungswissen und die praktische Expertise klinisch tätiger Bewegungstherapeuten wie auch die subjektiv erlebten Veränderungen der Patienten mittels Selbstbeurteilungen oder qualitativer Methoden sollten hierbei stärkere Berücksichtigung erfahren. Trotz der vielfältigen Interventionsmöglichkeiten und der zu erwartenden positiven psychosozialen Effekte, die aus einer störungsspezifischen Bewegungstherapie resultieren können, wird »sportliche Aktivität« in der medizinischen Behandlungsleitlinie bislang lediglich als unspezifischer komplementärer Behandlungsansatz mit unzureichender Evidenz aufgeführt (Dolle & Schulte-Körne 2014; DGKJP e. V. 2007).

3.3.5 Zusammenfassung

Wesentliche Informationen des Kapitels werden im folgenden Kasten stichpunktartig zusammengefasst.

- Depressionen gehören zu den häufigen und schwerwiegenden psychischen Erkrankungen des Kindes- und Jugendalters. Kernsymptome sind Traurigkeit, Freudlosigkeit und Antriebslosigkeit.
- Das klinische Bild ist vielfältig und zeigt altersspezifische Varianten. Jugendliche sind stärker betroffen als Kinder. Im Jugendalter sind mehr Mädchen betroffen.
- Verschiedene biologische, psychologische, psychosoziale und umweltbedingte Faktoren können die Entstehung und die Entwicklung einer Depression beeinflussen.
- Psychotherapeutische und pharmakologische Behandlungswege gelten bislang als am besten erforscht.
- Die Bewegungstherapie nimmt in der multimodalen Behandlung aufgrund der Vielfalt der Zugangswege und Interventionsmöglichkeiten einen wichtigen Platz ein.
- Bewegungstherapeutische Ziele lassen sich aus der Kernsymptomatik, den Entstehungsursachen und den Folgen der Erkrankung ableiten.
- Entwicklungsbedingte, altersbezogene und individuelle Besonderheiten sind bei der inhaltlichen Ausrichtung der Bewegungstherapie möglichst stark zu berücksichtigen.
- Methodische Besonderheiten beziehen sich u. a. auf Aspekte der Motivation, der Kommunikation, der Dokumentation und der Beziehungsgestaltung.
- Weitere Forschung ist notwendig, um die depressionslindernden und gesundheitsfördernden Effekte bewegungstherapeutischer Interventionen zu belegen.

3.4 Angststörungen

Einstimmung

Angst als biologisches Warnsystem zählt zu den Grundgefühlen, die evolutionär das menschliche Überleben gesichert haben. Sie befähigt zu Wachsamkeit vor realen Bedrohungssituationen oder zu erhöhter psycho-physischer Aktivierung während einer Gefahrensituation. Insofern steht das Angsterleben in unmittelbarer Beziehung zu Stress und Stresserleben (vgl. Kap. 1.3.2). Ihre Wahrnehmung kann einerseits mit aversiven Gefühlen verbunden sein, andererseits jedoch auch mit Neugier und Lustempfindungen. Kletterparcours, Freizeitparks oder Kirmesveranstaltungen zielen mit ihren Angeboten speziell auf diesen »Nervenkitzel« ab. Mit der erfolgreichen Bewältigung einer Angstsituation sind zudem wichtige Akzente und Erfahrungen hinsichtlich des Selbstvertrauens, des Selbstbewusstseins, des Selbstwirksamkeitserleben und der Persönlichkeitsentwicklung verbunden. In vielen Märchen, Theaterstücken, Filmen und Romanen stehen die dramaturgischen Auseinandersetzungen mit Angstsituationen und deren Bewältigung oder Scheitern im Mittelpunkt der Handlung. Die Faszination beruht u. a. darauf, dass dem Leser oder Zuschauer das affektiv-emotionale Geschehen in gewisser Weise vertraut ist und er sich in die Handlungen der Protagonisten leicht hineinversetzen kann. Die Auseinandersetzung mit Angst ist in ihrer Grundfunktion daher zunächst einmal alltäglich, gesund und nicht sofort pathologisch.

Angst kann sich jedoch durch unterschiedliche Bedingungen und Erfahrungen zu einem pathologischen Phänomen entwickeln, das tiefgreifende Auswirkungen auf das Erleben und Verhalten, auf Entwicklungsprozesse sowie auf Selbstwirksamkeitserfahrungen, Selbstbild, und Selbstkonzept haben kann. Dies ist z. B. dann der Fall, wenn eine Diskrepanz besteht zwischen der vermeintlichen Gefahrensituation, der Intensität der Angstreaktion sowie dem Entwicklungsalter, einschließlich der zur Verfügung stehenden Bewältigungsfertigkeiten. Dies soll mit dem einleitenden Fallbeispiel verdeutlicht werden.

> **Lena**
> Die achtjährige Lena kommt zu ihrer ersten Bewegungstherapie-Stunde. Sie wird von einer Pflegekraft gebracht, da sie sich außerstande fühlt, allein mit einigen anderen Kindern der Station zur Sporthalle zu gehen. Lena hat ihre Turnschuhe auf der Station angezogen, weigert sich jedoch, ihre Sportkleidung zusammen mit den anderen Mädchen in der Umkleide zu wechseln. Beim Betreten der Turnhalle klammert sie sich ängstlich an die Pflegekraft und versteckt sich fast hinter deren Rücken. Ihr Blick ist unruhig und verschreckt, mal schaut sie kurz in eine, dann in die andere Richtung, um danach sofort den Blick wieder auf den Boden zu senken. Ihre ganze Körperhaltung wirkt angespannt, gleichzeitig aber auch kraftlos und zerbrechlich. Verstärkt wird dies durch ihre angstvolle Mimik, die signalisiert, dass sie Schlimmes erwartet. Ihre schmalen Beine wirken stelzenhaft und verleihen ihr wenig Stabilität. Auf Hinweise der Pflegekraft, sich doch zu den anderen Kindern zu begeben und teilzunehmen, reagiert sie mit leiser, zittriger Stimme abwehrend. Im ersten Gesamteindruck wirkt sie nach außen wie »ein kleines Gespenst«!

> Auch das Angebot der Bewegungstherapeutin, sich zusammen mit ihr in den Sitzkreis zu den anderen Kindern zu begeben, lehnt sie kopfschüttelnd ab. Dabei vermeidet sie den Blickkontakt zu ihr oder zu der Gruppe. Daraufhin bittet die Bewegungstherapeutin sie, sich zusammen mit der Pflegekraft erst einmal auf die Bank zu setzen, um die folgenden Aktivitäten der Gruppe zu beobachten, was sie dann auch zaghaft versucht.

Diese kleine Szene aus dem klinischen Alltag zeigt einige typische Merkmale von Angst bei Kindern, z. B. massive Verunsicherung, Gehemmtheit, angespannte Körperhaltung, starre Mimik und eingeschränkte Gestik. Dies korrespondiert bei Lena zusätzlich mit einer flachen Atmung und einer sehr leisen, piepsigen Stimme. Es entsteht bei ihr der Eindruck eines »Totstellreflexes«, wie er auch in der Stressforschung beschrieben wird. Allerdings sei an dieser Stelle schon darauf hinzuweisen, dass auch Kinder mit anderen Störungsbildern ähnliche oder abgeschwächte Symptomatiken aufweisen, wenn sie zum ersten Mal in einer für sie unbekannten Umgebung auf eine neue Gruppe einschließlich der Bewegungstherapeutin treffen. Angstverhalten kann daher in solchen Situationen als Primärsymptomatik oder als Komorbidität sichtbar werden.

In diesem Kapitel wird das Krankheitsbild mit seinen unterschiedlichen Facetten beschrieben, und es werden bewegungstherapeutische Ziele, Methoden sowie Spezifika erläutert.

3.4.1 Klinische Informationen

Definition – Klassfikation – Symptomatik

Angst gilt als eine grundlegende Form des menschlichen Erlebens und Verhaltens, die von frühester Kindheit an die Entwicklung von Kindern und Jugendlichen begleitet. Sie wird allgemein als unangenehmer, unlustvoller emotionaler Zustand definiert, der sich bei bestimmten als bedrohlich wahrgenommenen oder empfundenen Situationen in verschiedenen Erlebens- und Verhaltensbereichen einer Person widerspiegelt (Essau 2014).

Der Umgang und die Bewältigung von Angstgefühlen zählen zu einer der zentralen Entwicklungsaufgaben. Die Angst hat zuallererst eine Schutzfunktion, die einem Individuum eine angenommene oder reale Gefahren- oder Bedrohungssituation signalisiert. Damit verbunden ist eine körperliche, emotionale, kognitive und verhaltensbezogene Reaktion, die einer Stressreaktion im Ablauf in vielen Punkten entspricht (▸ Kap. 1.3.2). Angst gehört zunächst zu einem normalen Verhaltensspektrum eines Individuums. Die Bewältigung von Gegebenheiten, Situationen und Aufgaben tragen zur physischen und psychischen Widerstandsfähigkeit bei, sofern es sich um altersspezifische An- und Herausforderungen handelt. Das Fehlen von Angstreaktionen verweist hingegen eher auf eine pathologische Abnormität.

Ängste sind im Kindesalter weit verbreitet. Sie können im Entwicklungsverlauf eines Kindes in unterschiedlichen Formen auftreten, und ihre Inhalte stehen in Bezug zum Entwicklungsalter, zur kognitiven sowie sozialen Entwicklung. Die

Veränderungen im Verlauf lassen sich von anfänglich eher imaginären zu später mehr spezifischen, realistischen und differenzierten Angstinhalten festmachen. Im frühkindlichen und vorschulischen Stadium treten Ängste z. B. in Form von »Fremdeln« vor unbekannten Menschen, vor Trennungen, lauten Geräuschen, Dunkelheit, Unwetter, Einbrechern, Tieren oder vor Phantasiefiguren wie Monster und Gespenster auf. In der Schulzeit beziehen sich Ängste und Befürchtungen in den Kontext der Schulsituation auf negative Bewertungs-, Versagens- und Mobbingängste oder auf Leistungsängste, z. B. auch im Sportunterricht. Ebenso sind Verletzungs- und Krankheitsbefürchtungen, Konflikte mit den Eltern, medienbasierte Ängste, Angst vor Krieg, Umweltzerstörung oder vor Tod mit Beginn des Jugendalters vorzufinden. Zusätzlich bekommt neben den schulischen und Zukunftsängsten vor allem die Angst vor einer Ablehnung durch Gleichaltrige in der Adoleszenz eine zunehmende Relevanz.

Der Übergang von normaler zu pathologischer Angst ist fließend und diagnostisch nicht ganz einfach zu ermitteln. Der pathologische Zustand ist dann gegeben, wenn die *Intensität* übermäßig stark ausgeprägt und sich die *Dauer* über längere Zeiträume erstreckt. Dieser Zeitraum kann je nach definierter Angststörung zwischen vier Wochen und einem halben Jahr variieren. Zusätzlich fehlen vielfach Bewältigungsmöglichkeiten im Umgang mit den angstauslösenden Reizen. Es kommt zu einer nachhaltigen Beeinträchtigung der gesamten psychophysischen Entwicklung, die zudem von Problemen im sozialen Umfeld begleitet wird. Angststörungen führen zu einem erheblichen Leidensdruck der Kinder und Jugendlichen. Sie bilden bei Nichtbehandlung das Fundament für weitere psychische Erkrankungen wie Depressionen, Suchtstörungen oder psychosomatische Beschwerden. Im Unterschied zu den externalisierenden Störungen werden starke Ängste jedoch häufig erst sehr spät von Eltern, Erziehern oder Lehrern als behandlungsbedürftig wahrgenommen (Steinhausen 2019).

Die verschiedenen Formen der Angststörungen bei Kindern und Jugendlichen werden in der *ICD-10-Klassifikation* folgendermaßen unterschieden.

Formen der Angststörungen bei Kindern und Jugendlichen (nach ICD-10)

- **Emotionale Störungen im Kindesalter (F93.0–F93.80):** Hierzu zählen die emotionale Störung mit Trennungsangst (F93.0), die phobische Störung (F93.1), die Störung mit sozialer Ängstlichkeit (F92.3), die emotionale Störung mit Geschwisterrivalität (F93.3) sowie die generalisierte Angststörungen des Kindesalters (F93.8).
- **Phobische Störungen (F40.0–F40.9):** Aufgeführt werden die Agoraphobie (F40.0), die sozialen Phobien (F40.1), die spezifische (isolierte) Phobien (F40.2) sowie sonstige phobische Störungen (F40.8).
- **Sonstige Angststörungen (F41.0–F41.9):** Hierunter werden die Panikstörung (F41.0), die generalisierte Angststörungen (F41.1), Angst und depressive Störung, gemischt (F41.2), andere gemischte Angststörungen (F41.3) sowie die sonstigen spezifischen Angststörungen (F41.8) subsumiert.

Angststörungen sind mit einer Vielzahl unterschiedlicher Symptome verbunden, die sich nach Mattjetat et al. (2011) in drei Ebenen untergliedern lassen:

Die erste Ebene umfasst das *subjektive Erleben* während des Angstgeschehens und beinhaltet übertriebene, unrealistische Sorgen, Befürchtungen oder Gedanken an mögliche Gefahren. Bei älteren Kindern und Jugendlichen entstehen subjektive angstauslösende Gedanken im Hinblick auf Schule, Freunde oder Eltern sowie Befürchtungen oder Erleben von Kontrollverlust, Abwertungen, Ablehnung, Gewalt oder Leistungsversagen in der Schule (Dilling 2005).

Auf der zweiten Ebene äußert sich die Angst in verschiedenen *Facetten des Verhaltens.* Dies kann sich u. a. in Weinen, Jammern, Daumenlutschen, Rückzugsverhalten, Isolation, Weglaufen oder Vermeidungsverhalten zeigen. Gelegentlich können jedoch auch impulsive aggressive Reaktionen aufgrund von Ängsten auftreten, die sich durch Schreien, Schlagen oder heftiges Klammern an eine Bezugsperson zeigen.

Die dritte Ebene umfasst die *körperlichen Begleiterscheinungen* der Angst. Diese äußern sich z. B. in vegetativen Reaktionen, z. B. Blutdruck-, Puls- und Atemfrequenzschwankungen, je nach Länge und Intensität der Angstsituation. Nach einer Angstreaktion kann eine parasympatische Gegenreaktion mit Blutdrucksenkung und Pulsverlangsamung erfolgen, sodass unter Umständen Ohnmachtsgefühle oder eventuell Ohnmacht entstehen. Man verliert quasi »den Boden unter den Füßen«. Angstreaktionen korrespondieren mit Veränderung der Gesichtsfarbe, Schwindelgefühlen, Schweißausbrüchen, Harndrang und veränderter Muskelspannung. Zusätzlich finden sich häufig unspezifische Kopf- oder Bauchschmerzen, ohne körperliche Befunde. Gerade bei Vorschulkindern stehen derartige Symptome im Sinne eines allgemeinen Unwohlseins im Vordergrund, da die zugrunde liegenden Emotionen und Kognitionen diffus erlebt werden und sprachlich nicht immer adäquat benannt werden können. Alle aufgeführten Symptome können im Einzelfall jedoch in unterschiedlicher Art und Weise variieren (Pauschardt et al. 2015; Petermann & Suhr-Dachs 1995).

Aus bewegungstherapeutischer Sicht ist beachtenswert, dass Angstgefühle zu Verspannungen speziell im Brustbereich führen können, die mit einer flachen Atmung verbunden sind und eine vertiefte Ein- und Ausatmung behindern. Das Kind oder der Jugendliche wird durch sie quasi »eingeschnürt«, was sich sowohl auf körperlicher als auch auf psychischer Ebene langfristig negativ auswirken kann.

Dauerhafte Angst mit der Erfahrung der Unveränderbarkeit der Situation geht mit einem erhöhten Erregungsniveau als Folge stresshaften Erlebens der Umwelt einher. Dies erklärt u. a. auch die vielfach vorhandenen Schlafstörungen. Auf epigenetischer Ebene ist bei diesen Vorgängen die Gegenregulation zu der ständigen Cortisol-Ausschüttung gehemmt, das Gehirn bleibt in dauerhafter Alarmbereitschaft. Langfristig bewirkt dieser maladaptive Zustand unter Umständen strukturelle Veränderungen im Gehirn in Form einer Verkleinerung des Hippocampus sowie einer Vergrößerung der Amygdala. Die Informationsverarbeitungsprozesse verlaufen verlangsamt oder sind gehemmt. Hieraus resultieren als Folge eine überhöhte Sensibilisierung und verschärfte Wahrnehmung für imaginierte Bedrohungs- und Gefahrensituationen. Der Aufbau von Bewältigungskompetenzen wird zudem durch Vermeidungsverhalten verhindert. Durch das Vorherrschen der Angst werden andere Gefühle und Empfindungen gedämpft oder blockiert (Kap. 1.3.3). Derartige Bedingungen führen langfristig zu einer gehemmten Persönlichkeitsentwicklung (Brunner & Resch 2016; Brunner 2017).

Die Beziehungsfähigkeit zu Gleichaltrigen ist zudem erschwert, da sich Personen mit Ängsten schnell zu Außenseitern entwickeln, die abgelehnt werden. Die Selbst- und Fremdwahrnehmung ist damit zusätzlich negativ gefärbt; die Entwicklung eines positiven, stabilen Selbstbildes und Selbstkonzepts wird behindert.

Die aufgeführten komplexen Problematiken in den unterschiedlichen Funktionsbereichen verdeutlichen den hohen Leidensdruck, dem die Kinder und Jugendlichen unterliegen.

Zusammenfassend lassen sich für die Angststörungen folgende Diagnosekriterien nach der ICD-10 heranziehen lassen:

- Ängste, die über vier Wochen andauern (bei Trennungsangst und Phobien) bzw. über sechs Monate bei einer generalisierten Angststörung
- Ängste, die nicht altersgemäß, unrealistisch oder stark übertrieben erscheinen
- Ängste, die mit einer erkennbaren Beeinträchtigung der Alltagsbewältigung und der normalen Entwicklung einhergehen

Tab. 3-1 Unterscheidungsformen der Angst

Störungstyp	Klinisches Bild
Trennungsangst (im Kindesalter)	Übermäßige oder unrealistische Ängste bei der gedanklichen oder tatsächlichen Trennung von einem Elternteil. Das Problem zeigt sich besonders deutlich am mangelnden oder ausbleibenden Schulbesuch.
Phobische Störung Spezifische Phobie (im Kindesalter)	Angst vor Situationen außerhalb der gewohnten häuslichen Umgebung, z. B. Menschenmengen, öffentliche Verkehrsmittel oder Plätze Unangemessene Angstreaktion vor Objekten, Tieren, von denen keine reale Gefahr ausgeht (z. B. Spinnen)
Soziale Ängstlichkeit Soziale Phobie (im späten Kindesalter und im Jugendalter)	Anhaltende Angst in sozialen Situationen mit fremden Erwachsenen oder Gleichaltrigen Übertriebene Sorge über die Angemessenheit des eigenen Verhaltens gegenüber fremden Personen
Panikstörung (meist erst ab Jugendalter)	Wiederholte, ausgeprägte Angstattacken von meist wenigen Minuten, die situationsunabhängig auftreten
Generalisierte Angststörung (meist ab erst ab Jugendalter)	Starke, unbegründete, nicht kontrollierbare andauernde Sorgen in unterschiedlichen Lebensbereichen, die mindestens über sechs Monate andauert

Es lassen sich verschiedene Formen der Angststörung unterscheiden (▶ Tab. 3-1). Diese sind in der folgenden Tabelle in Anlehnung an Lempp (2016) mit den spezifischen Symptomen aufgeführt. In der Praxis lassen sich diese jedoch nicht immer leicht voneinander abgrenzen.

Epidemiologie

Epidemiologische Studien zu Angststörungen zeigen insgesamt eine hohe Prävalenz im Kindes- und Jugendalter. Sie zählen neben den Störungen des Sozialverhaltens, den Depressionen und den Aufmerksamkeitsdefizit- und Hyperaktivitätsstörungen zu den vier häufigsten Störungen. So entwickeln ca. 10 % aller Kinder und Jugendlichen einmal eine Angststörung. Für die unterschiedlichen Formen der Angststörung werden in verschiedenen Publikationen Prävalenzraten zwischen 5,7 und 18,6 % angegeben (Thienemann & Blanz 2013b; Steinhausen 2019; Schneider & In-Albon 2010). Die Variation erklärt sich u. a. durch die befragten Altersgruppen, das verwendete Erhebungsinstrumentarium, den Klassifikationskriterien sowie die untersuchte Zeitperiode.

Vor der Pubertät ist das Geschlechtsverhältnis ausgeglichen, wobei jedoch die Mädchen in vielen Fällen eine ausgeprägtere Symptomatik aufweisen. Der Erkrankungsgipfel für alle Angststörungen liegt dabei zwischen dem 6. und 12. Lebensjahr. Im Jugendalter verdoppelt sich das Erkrankungsrisiko bei den Mädchen (Thienemann & Blanz 2013a). Zudem ist ein Anstieg der sozialen Phobie und der generalisierten Angststörung zu beobachten. Bei einem Teil der Angststörungen scheint eine Persistenz der Erkrankung auch nach einer therapeutischen Behandlung weiter zu bestehen (Pauschardt et al. 2015).

Zu beachten ist, dass bei nichtbehandelten Angststörungen die Gefahr zur Chronifizierung wächst und sich zusätzliche Komorbiditäten entwickeln, hier speziell zu depressiven Erkrankungen, zu Alkohol-, Drogen- oder Internetabhängigkeit (Schneider & In-Albon 2010).

Ätiologie

Zur Erklärung pathologischer Angst wird heute ein multikausales Modell benutzt, das auf einem komplexen Zusammenspiel biologischer und psychologischer Faktoren in Verbindung mit der persönlichen Lebensgeschichte sowie den sozialen Rahmenbedingungen beruht (bio-psycho-soziales Modell). Eine genetische Vulnerabilität bzw. Prädisposition für Angst bilden die Grundlage zu ihrer Entwicklung. Die Angst manifestiert sich, wenn ungünstige Umwelt- und Entwicklungsbedingungen längerfristig ein Mindestmaß an Stress beim Kind oder Jugendlichen erzeugen und keine ausreichenden Bewältigungsstrategien existieren.

Als belegt gilt eine familiäre Häufung von Angststörungen, wobei weibliche Angehörige gegenüber männlichen ein doppelt erhöhtes Risiko für die Entstehung einer Angststörung haben. Auch die Zwillingsforschung verweist darauf, dass genetische Einflüsse für die Entstehung von Angststörungen bedeutsam sind. Es wird von einer 30- bis 40-prozentigen Varianz des genetischen Einflusses bei ihrer Entstehung ausgegangen (Essau 2014; Lempp 2016). Studien, die eine Unterscheidung genetischer und umweltbedingter Faktoren auf die Entstehung von psychischen Störungen ermöglichen, deuten auf einen gemeinsamen genetischen Faktor für die Agoraphobie, die soziale Phobie und die spezifische Phobie hin. Die Ergebnisse werden heute unter dem Aspekt epigenetischer Modulierungsvorgänge durch aufrechterhaltene maladaptive Verarbeitungsprozesse bei Kindern durch das familiäre Milieu diskutiert. Unbearbeitete starke Ängste, Angststörungen oder Traumata rufen demnach nicht nur tiefgreifende Entwicklungsbeeinträchtigungen hervor, sondern bilden auch die Grundlage für die Weitergabe dieser dysfunktionalen Strukturen auf die nachfolgende Generation in Form einer Prädisposition (Hensel 2017).

Auch das grundlegende *Temperament* eines Menschen, das die spezifischen Reaktionen gegenüber Situationen beeinflusst, wird maßgeblich durch die Gene mitbestimmt. Prospektiv angelegte Studien deuten darauf hin, dass die Temperamentseigenschaft »Verhaltenshemmung« als Risikofaktor für ein breites Spektrum psychischer Störungen – wie auch Angststörungen – gilt, wenn Säuglinge oder Kleinkinder schon ein schüchternes oder gehemmtes Temperament aufweisen.

In der Psychologie werden für die Entstehung von Angststörungen hauptsächlich drei verschiedene Erklärungsansätze herangezogen:

Nach psychodynamischen Theorien resultiert die Angst vornehmlich aus intrapsychischen Konflikten, beispielsweise in Form einer ödipalen Konfliktlage oder als »Fixierungen« aufgrund traumatischer Erlebnisse. Sie tritt als Folge in späteren Entwicklungsphasen wieder auf, da sie nicht adäquat oder vollständig durchlebt werden konnte (Pauschardt et al. 2015).

Bei lerntheoretischen Ansätzen stehen schwerpunktmäßig gelerntes, konditioniertes Verhalten im Vordergrund. Nach einer traumatischen Erfahrung werden demnach bestimmte, vormals neutrale Reize aufgrund klassischer Konditionierung zu Angstauslösern. Zudem erlernt das Kind, dass die Angst durch die Vermeidung der auslösenden Reize verringert werden und so zur inneren Spannungsreduktion verhelfen kann (operante Konditionierung). Dieses Verhaltensmuster führt zur Stabilisierung des Vermeidungsprozesses, nicht zu seiner Löschung. Alle Facetten von Angststörungen können jedoch damit nicht erklärt werden.

Bei kognitiven oder kognitiv-behavioralen Ansätzen stehen die Wahrnehmungs-, Interpretations- und Bewertungsmuster einer Person im Vordergrund, die bei der Konfrontation mit neuen Situationen oder Ereignissen aktiviert werden. Hierbei zeigen sich oft typische Muster wie katastrophenartige Interpretationen und Bewertungen, rigide Denkmuster und geringes Vertrauen in eigene Bewältigungskompetenzen. Im Laufe der Entwicklung hat sich bei ihnen als Folge eine Übersensibilisierung kognitiver Schemata hinsichtlich von Bedrohungen und Gefahren entwickelt. Dies geht gleichzeitig mit einer Überaktivität der Netzwerkteile im Gehirn einher, die für die Angstregulation verantwortlich sind (Pauschardt et al. 2015).

Allen genannten Modellen ist gemeinsam, dass sie von einem Zusammenspiel mit den biologischen Faktoren und Prozessen (Stressreaktion) ausgehen.

Aus Sicht der Bindungs- und Familienforschung spielen ungünstige elterliche Beziehungen zu dem Kind sowie ihr Erziehungsverhalten bei der Entwicklung einer Angststörung ebenfalls eine Rolle, z. B. in Form eines vermeidenden Bindungsstils. Ein überbehütender, kontrollierender Erziehungsstil erhöht zudem das Risiko für die Entwicklung einer Angststörung. Weiterhin ist das Risiko zur Erkrankung um das 4- bis 8-Fache beim Kind erhöht, wenn ein Elternteil selbst unter Angst- oder depressiven Störung leidet.

Therapie

Das übergeordnete Ziel aller therapeutischen Interventionsansätze – unabhängig von ihrer jeweiligen therapeutischen Ausrichtung – liegt in den folgenden Behandlungszielen (Steinhausen 2019):

- Abbau bzw. der Verringerung auftretender Ängste
- Abbau von Vermeidungsverhalten
- Erlernen und Anwenden von Bewältigungstechniken
- Aufbau von selbstsicherem Verhalten und Autonomie

In der Regel kommt im klinisch-stationären Setting ein multimodaler Ansatz zum Tragen, der neben den psychotherapeutischen Verfahren eine Reihe ergänzender komplementärer Ansätze beinhaltet. Dies sind u. a. die Bewegungstherapie, kreative, pädagogische und sozialtherapeutische Maßnahmen sowie Entspannungsverfahren. Bei der jeweiligen konkreten Festlegung des Interventionsprogramms sind das Alter und der Entwicklungsstand des Kindes oder Jugendlichen, die Art und Schwere der Angststörung, mögliche Komorbiditäten sowie die familiären Rahmenbedingungen zu berücksichtigen. Deshalb sind zusätzliche familientherapeutische Maßnahmen ein wesentlicher Bestandteil der Behandlung. Es besteht eine gute externe Evidenzbasierung für diese Verfahren, wenngleich offenbleibt, wie lange die Effekte nach Beendigung der Therapie aufrechterhalten bleiben (Pauschardt et al. 2015).

Für die psychotherapeutische Behandlung von Angststörungen im klinisch-stationären Bereich werden in der Regel schwerpunktmäßig behaviorale und kognitive Methoden sowie familientherapeutische und systemische Verfahren eingesetzt (Esser 2015; Traub & In-Albon 2017). Es besteht ebenfalls eine gute externe Evidenzbasierung.

Bei der kognitiv-behavioralen Therapien stehen die dysfunktionalen Denkmuster im Mittelpunkt der Behandlung. Es lassen sich z. B. kognitive Verzerrungen, rigide Denkschemata, katastrophenartige Interpretationen und Übergeneralisierungen von Einzelvorfällen nachweisen. Das Hauptaugenmerk der Therapie liegt darin, diese dysfunktionalen Schemata zu identifizieren und durch alternative, realitätsangemessene Kognitionen zu ersetzen (kognitive Umstrukturierung). Dies beinhaltet auch realitätsüberprüfende Testungen, indem durch die Konfrontation mit angstauslösenden Situationen die neu erarbeiteten kognitiven

Schemata auf ihre Wirksamkeit hin überprüft werden. Unterstützt wird dieser Prozess durch das Einüben von Selbstinstruktionen. Zudem werden Kenntnisse über angstauslösende Reize, die begleitenden emotionalen und somatischen Reaktionen sowie das daraus resultierende Verhalten vermittelt. Diese Methode kommt vor allem bei älteren Kindern und Jugendlichen zu Anwendung, beispielsweise bei Phobien, bei Trennungsangst, bei bestimmten Formen der Schulverweigerung oder bei sozialen Vermeidungsängsten (Traub & In-Albon 2017).

Zusätzlich kommen aus dem Spektrum der Verhaltenstherapie noch folgende Methoden zur Anwendung:

- Konfrontationsmethode (Expositionsbehandlung)
- Systematische Desensibilisierung
- Lernen am Modell
- Soziales Kompetenztraining/Selbstsicherheitstraining

Die vier genannten Methoden erlauben einen Transfer und eine Anwendung in bewegungstherapeutische Angebote unter kontrollierten Bedingungen; d. h., in Zusammenarbeit mit dem behandelnden Team lassen sich bestimmte Schritte innerhalb des Therapieprozesses für eine Bewegungstherapie-Einheit planen und durchführen. Durch das breite Aktivitätsspektrum der Bewegungstherapie eröffnen sich hier vielfältige Möglichkeiten der Umsetzung (Eberhard-Kaechele & Gotthardt 2016). Deren Realisationsmöglichkeiten werden weiter unten detailliert beschrieben.

Bei schweren Angststörungen, bei denen die psychotherapeutischen, psychoedukativen und sozialpädagogischen Maßnahmen im bisherigen Krankheitsverlauf keine Wirksamkeit erzielt haben, wird in seltenen Einzelfällen eine pharmakologische Therapie im Rahmen der multimodalen Behandlung ergänzend in Betracht gezogen. Als alleinige Behandlungsform ist die Pharmakotherapie kontraindiziert. Zum Einsatz kommen hauptsächlich ausgewählte antidepressive Medikamente, z. B. selektive Serotonin-Wiederaufnahmehemmer. Sie können die Angstbeschwerden mildern und gelten als »Türöffner« für therapeutische Verfahren. Für die bewegungstherapeutische Behandlung sind mögliche Nebenwirkungen wie Müdigkeit, Übelkeit, muskuläre Schlaffheit, Konzentrations- und Aufmerksamkeitsstörungen oder Gleichgewichtsprobleme relevant. Aufgeführt werden zudem Unruhezustände mit hyperaktivem Verhalten, Reizbarkeit oder Nervosität.

3.4.2 Ziele

Da es sich bei den Angststörungen um ein breites Spektrum unterschiedlicher Erkrankungsformen handelt, ist es notwendig, zwischen unspezifischen und spezifischen Zielsetzungen innerhalb der Bewegungstherapie zu differenzieren. Ein Großteil der betroffenen Kinder und Jugendlichen verfügt aufgrund ihrer Angststörungen und der damit verbundenen häufigen sozialen Isolierung über begrenzte motorische, körperliche und soziale Fähigkeiten und Fertigkeiten, was mit einem eingeschränkten Selbstwertgefühl korrespondiert. Dies erklärt sich auch dadurch, dass sie sich stärker im häuslichen Umfeld aufhalten und in ihrer Freizeit eher bewegungspassive Aktivitäten bevorzugen. Insofern ergeben sich für diese Personengruppe allein auf einer *unspezifischen Ebene* folgende Zielsetzungen:

- Verbesserung der motorischen Basisfunktionen, hier besonders der Koordination, Kraft und Ausdauer
- Entwicklung von Bewegungsfreude
- Stärkung motivationaler Interessen
- Stärkung des Selbstwertgefühls
- Einbindung in Gruppenaktivitäten

Da im praktischen Feld der klinischen Bewegungstherapie bei Kindern und Jugendlichen eher heterogen zusammengesetzte Gruppen existieren, können Kinder und Jugendliche mit Angststörungen unter bestimmten Voraussetzungen durchaus von der Teilnahme an unspezifischen Bewegungsaktivitäten und -programmen profitieren. Zudem ergeben sich durch eine heterogene Zusammensetzung einer Gruppe möglicherweise günstige Lern- und Entwicklungsanreize. Dabei muss jedoch gewährleistet sein, dass keine Überforderungssituationen bestehen und ein sozialintegratives Gruppenklima existiert. Insofern sollte bei dieser Diagnosegruppe auch eine unspezifisch ausgerichtete Bewegungstherapie ein fester Bestandteil des Gesamtbehandlungsplans sein, wenn keine indikationsspezifischen Angebote existieren.

Das folgende Fallbeispiel verdeutlicht, dass es manchmal genügt, ein konkurrenzfreies Angebot und wertschätzendes Klima sowie unterstützende therapeutische Impulse und Verstärkungen anzubieten, um erste Entwicklungs- und Veränderungsprozesse bei einem Kind in Gang zu setzen.

Lukas – Soziale Ängstlichkeit

Lukas (12 Jahre alt) erscheint zu seiner ersten Bewegungstherapie-Stunde mit skeptischer Mimik. Seine Vorerfahrungen mit Sportunterricht sind in den letzten Jahren aufgrund seines Übergewichts negativ gefärbt. Hinzu kommt der ständige Spott, die Abwertungen oder die Nichtbeachtung während der Spiele seitens seiner Mitschüler. Im Vorgespräch mit dem Bewegungstherapeuten konnte er keine konkreten Zielsetzungen für sich formulieren. Am besten solle man ihn am Computer spielen lassen, da könne er »super« mit anderen Kindern mithalten.

Im anfänglichen Sitzkreis sitzt Lukas in größerem Abstand zu den anderen Teilnehmern. Er nimmt kaum Blickkontakt zu ihnen auf und murmelt bei seiner Vorstellung nur kurz seinen Namen. Beim gewählten Spiel der Gruppe klinkt er sich jedoch sofort aus. Im weiteren Verlauf der Stunde dürfen die Kinder mit den zur Verfügung gestellten Materialien einige Bewegungsstationen bauen, die dann von allen Kindern ausprobiert werden. Hier wählt Lukas vorsichtig zwei unterschiedliche Stationen für sich aus. Am Ende der Stunde fragt ihn der Bewegungstherapeut, was ihm denn gut gefallen habe und was er sich gern für die kommende Stunde wünsche. Worauf Lukas spontan, aber leise antwortet: »Mehr Kraft!« Der Bewegungstherapeut bittet ihn, zu Beginn der nächsten Stunde seinen Wunsch laut und deutlich der Gruppe mitzuteilen.

In der Behandlung ging es bei Lukas schwerpunktmäßig darum, ihm differenzierte Bewegungsangebote in einer Stunde anzubieten, die ihm einen erleichterten Zugang eröffnen. Gleichzeitig ermöglichen sie die Entwicklung einer vertrauensvollen Beziehung zum Bewegungstherapeuten. So waren Ballspiele, die gern von den Kindern gewählt werden, für ihn erst einmal unpassend, da er fürchtete, dass seine motorischen Schwächen im Umgang mit dem Ball sichtbar würden. Er befürchtete nicht zu Unrecht, in das gleiche Schema zu fallen wie in der Schule. Bei unterschiedlichen psychomotorischen Stationen, die die Kinder gebaut hatten, konnte er jedoch leichter aktiv werden. Durch die eigenverantwortliche Wahl von Stationen, die ihm Spaß machten und keine zwangsläufige Interaktion mit anderen Kindern verlangten, fiel es ihm leichter, seine Befürchtungen zu überwinden – auch mithilfe der Ermunterung und Verstärkung des Bewegungstherapeuten. In den folgenden Einheiten wuchs sein Selbstvertrauen derart, dass es möglich war, ihn bei Partneraufgaben einzusetzen (z. B. bei Übungen zur weiteren Vorbereitung von Ringen und Raufen).

Für die verschiedenen Formen der Angststörungen im Kindes- und Jugendalter lassen sich jedoch auch *spezifische Therapieziele* aufzeigen. Diese lassen sich in Anlehnung an die in Kap. 2.1.2 vorgeschlagene Ordnung *motorisch-sensorischen*, *kognitiven*, *emotionalen* und *sozialen* Bereichen zuordnen. Im Folgenden werden Ziele präzisiert. In den Fallbeispielen wird veranschaulicht, wie die einzelnen Zielsetzungen auf den unterschiedlichen Ebenen miteinander in Verbindung stehen.

Hinsichtlich der Umsetzung dieser Ziele in die praktische Anwendung liegt der Fokus anfänglich in der Ressourcenaktivierung, der Stärkung psycho-physischer und sozialer Funktionen, wobei diesbezüglich einzelne Verhaltensweisen stärker akzentuiert werden können. Im weiteren Vorgehen erfolgt dann eine zunehmende Auseinandersetzung mit angst- und problembesetzten Situationen. Dies beinhaltet in vielen Fällen das schrittweise Verlassen der »Komfortzone«, in denen sich die Kinder und Jugendlichen in vielen Fällen eingerichtet haben (Michl 2015). Für die Bewältigung solch konfrontativer Aufgaben sollten zuvor jedoch schon körperliche, kognitive und emotionale Hilfs- und Regulationsmöglichkeiten vermittelt worden sein (Atmung, muskuläre Lockerungsübungen, Selbstinstruktion, stabiler Stand usw.).

Motorisch-sensorischer Bereich

Ziele im *motorisch-sensorischen* Bereich betreffen u. a.

- die Verbesserung funktioneller motorischer Basisfunktionen (Koordination, Kraft, Ausdauer, Beweglichkeit),
- das Erlernen altersgerechter Entspannungstechniken zur Angst- und Stressregulation,
- die Wahrnehmung positiver Körperhaltungs- und Spannungszustände,
- die Erhöhung des Aktivierungsniveaus und der Alltags- und Freizeitaktivitäten.

Die bewegungstherapeutischen Maßnahmen sind darauf ausgerichtet, die Bewegungsaktivitäten zu erhöhen, um mögliche koordinative und konditionelle Mängel zu beeinflussen. Zur Anwendung können hier abhängig vom Alter, von der Art und dem Schweregrad der Störung psychomotorische Bewegungs- und Spielangebote ohne Wettkampfcharakter gelangen oder verschiedene Aufgaben im Rahmen von Bewegungslandschaften (Stationsbetrieb), die das Fertigkeitsniveau der Teilnehmer nicht überfordern. Mit derartigen Angeboten werden auf der körperlichen Ebene das Aktivitätsniveau erhöht sowie unterschiedliche motorische Fertigkeiten verbessert. Bei Jugendlichen kann evtl. ein gerätgestütztes Krafttraining indiziert sein, wenn eine entsprechende Motivation vorliegt.

Es empfiehlt sich in diesem Zusammenhang, gleichzeitig mit der Einbeziehung psycho-physischer Regulationstechniken zu beginnen. Dies gelingt durch kurzfristige Pausen während des Stundenablaufs, in denen Möglichkeiten zur muskulären Entspannung vermitteln werden, was eine basale Hilfe für zukünftige Auseinandersetzungen mit angstbesetzten Situationen bietet (Chermette 2016).

Weiterhin soll in diesem Rahmen auch auf den Stellenwert des aeroben Ausdauertrainings hingewiesen werden, dem in der neueren Forschung eine anxiolytische Wirkung zugewiesen wird (Plag et al. 2015). Hierbei ist es neben der Belastungssteuerung wichtig, fehlerhafte Kognitionen in Bezug auf die Körperempfindungen während der Belastung zu revidieren und die ablaufenden physiologischen Reaktionen als positiv und gesund zu bewerten. Dies geschieht durch regelmäßiges Nachfragen und durch die Interpretation der körperlichen Signale durch die begleitende Bewegungstherapeutin. So lässt sich das Vertrauen auf autonome Regulationsvorgänge bei sportlichen Aktivitäten (Atmung, Schwitzen, Herzfrequenz, Muskeltonus u. a.) entwickeln und festigen. Durch regelmäßige Wiederholungen entwickelt sich gleichzeitig eine *Desensibilisierung* gegenüber den früher angstbesetzten Körperwahrnehmungen. Dies wird am Beispiel einer Panikstörung verdeutlicht.

Beate – Panikstörung

Beate, 17 Jahre alt, ist wegen einer Zwangsstörung in klinischer Behandlung. Gleichzeitig leidet sie seit längerer Zeit unter Panikattacken, die bei ihr wie »aus heiterem Himmel« auftreten können. Diese sind mit unangenehmen vegetativen Symptomen verbunden (Atemnot, Herzrasen, Schwindel u. a.). Sie meidet deshalb auch zunehmend die Öffentlichkeit und soziale Aktivitäten. Mit Beate wird in der Bewegungstherapie eine individuelle Einzelförderung in Form eines Ausdauertrainings vereinbart. Die erste Einheit auf dem Fahrradergometer dient zur Feststellung der aeroben Belastungsfähigkeit sowie der Klärung der auftretenden Körpersignale bei Belastung. Die nächsten Trainingseinheiten werden in das Außengelände der Klinik verlagert, wobei die Bewegungstherapeutin anfänglich ein extensives Intervalltraining mit Körperwahrnehmungs- und Achtsamkeitsübungen anbietet, auf das sie gut reagiert. In den weiteren Einheiten wird die Laufstrecke zunehmend in den öffentlichen Raum verlagert, was ihr anfänglich unangenehm ist. In Verbindung mit dem Laufen und der Konzentration auf den Atemrhythmus gelingt es ihr, auftretende Angstgefühle besser zu kontrollieren. Am Ende ihres Klinikaufenthaltes ist sie in der Lage, eine halbe Stunde zusammen mit der Bewegungstherapeutin außerhalb der Klinik durch belebte Straßen und über einen Marktplatz zu laufen.

Das Beispiel verdeutlicht, dass sich mit dem Ausdauertraining verschiedene Akzentuierungen setzen lassen, z. B. differenzierte Körperwahrnehmungs- und Emotionsveränderungen unter Belastung, physiologische Belastungssteuerung (Atmung, Puls), eine achtsamkeits- oder kommunikationsorientierte Haltung (vgl. Kap. 2.2.6). All dies trägt zu einem verbesserten Umgang mit Panikstörungen bei.

Kognitiver Bereich

Auf kognitiver Ebene liegt ein wichtiger Schwerpunkt in der Bewegungstherapie. Hier beziehen sich Ziele u. a. auf die

- Entwicklung von Problemlösefähigkeiten,
- Verbesserung von Selbstwirksamkeit,
- Wahrnehmungsschulung (Fremdwahrnehmung/Modelllernen),
- Veränderung dysfunktionaler Denk- und Bewertungsmuster/Attribuierung von Erfolg und Misserfolg,
- Förderung der realistischen Selbst- und Aufgabeneinschätzung,
- Bewusstmachung des Unterschieds von realer (berechtigter) vs. irrealer (unberechtigter) Angst,
- Förderung der Autonomie.

In der Auseinandersetzung mit angstauslösenden Situationen stehen unterschiedliche Techniken zur Verfügung, die zu deren Kontrolle und Bewältigung beitragen. Hier spielen u. a. Selbstbekräftigungstechniken und Selbstinstruktionen eine wichtige Rolle (»Ich schaffe das schon!«; »Nur Mut, dann wird es gut!«; »Ich weiß, wie die Aufgabe zu lösen ist, und traue mich Schritt für Schritt näher heran!«). Mit solchen positiven Vorsätzen, die zusammen mit dem Kind oder Jugendlichen entwickelt und vereinbart werden, lassen sich gleichzeitig Selbstwirksamkeitserfahrungen anbahnen, da die Konzentration auf dem Bewältigen der Aufgabe oder Situation mittels eigener Fähigkeiten liegt. Die Annahme dieser mentaler Hilfen durch die Kinder und Jugendlichen bedarf allerdings schon eines bestimmten Maßes an Selbstwertstabilität.

Modelllernen Das Lernen am Modell kann weiterhin die Annäherung an angstbesetzte Situationen unterstützen. Dies ist eine Methode, die bei der Angstbewältigung sehr gut in die Bewegungstherapie integrierbar ist. Im Prinzip geht es darum, dass über Beobachtung und Imitation des wahrgenommenen Verhaltens einer Person erfahren wird, wie angstauslösende Situationen oder Aufgaben exemplarisch und positiv bewältigt werden können. Durch die Beobachtung, wie andere Kinder diese Aufgabe lösen und ihre Bewältigung beschreiben, eröffnen sich für das betroffene Kind neue Handlungsoptionen. Auf dieser Grundlage erfolgt dann eine Konfrontation mit der realen Situation, wenn die Bewältigungsmechanismen kognitiv gut gespeichert sind (vgl. dazu »Arbeitsgedächtnis« als Teil der exekutiven Fertigkeiten in Kap. 1.2.4). Die Konfrontation mit der realen Situation kann unter Umständen durch Videotechnik unterstützt werden, um ein differenziertes Feedback zu ermöglichen. Das Modelllernen eignet sich gut bei spezifischen Phobien und bei sozialen Angststörungen, ist aber auch bei generalisierten Angststörungen einsetzbar.

Kognitive Umstrukturierung In der Praxis wird man jedoch auch mal erleben, dass die angstbesetzte Situation oder Aufgabe nicht erfolgreich bewältigt wird bzw. die Person nach kurzer Zeit den Versuch stoppt. Hier gilt es, zusammen mit dem Kind einerseits in Ruhe zu besprechen, dass es normal sein kann, dass man etwas Neues nicht sofort beherrschen kann, sondern dass man dafür üben muss. Es gilt die Erfahrung, dass gelegentliche Frustrationen in Lernprozessen auftreten können, die jedoch überwindbar sind. Die Technik der kognitiven Umstrukturierung (Wilken 2019) kann an dieser Stelle in vereinfachter Version genutzt werden, um zum einen die Zusammenhänge zwischen negativen, dysfunktionalen Gedanken (»Ich versage wieder mal!«; »Ich bin eine Niete«) und ihren Auswirkungen auf das Gefühl (enttäuscht, frustriert) und daraus resultierendes Verhalten (Energieverlust, Resignation) zu verdeutlichen. Zum anderen sollte die Aufmerksamkeit auf hilfreiche Gedanken gelenkt werden (»Ich kann das schaffen«; »Übung macht den Meister!«).

Emotionaler Bereich

Auf der emotionalen Ebene stehen die Stabilisierung und die Stärkung des Selbstwertgefühls und des Selbstvertrauens sowie der Umgang mit angstbesetzten Situationen im Mittelpunkt. Weitere Ziele sind:

- Wahrnehmung positiver Emotionen/Befindlichkeit/Selbstzufriedenheit
- Verbesserung der emotionalen Ausdruckfähigkeit/Expressivität
- Selbstbehauptung
- Verbesserung der Affektregulation/Impulskontrolle
- Erhöhung der Frustrationstoleranz
- Konfrontation mit aversiven Gefühlen sowie Verminderung von Vermeidungsverhalten

Bei der Konfrontationsmethode geht es darum, dass das Kind lernt, eine angstauslösende Situation auszuhalten und sich durch das Nachlassen der Angstreaktion an diese Situation zu gewöhnen (Habituation). Das gewohnte Vermeidungsverhalten wird hierbei unterbunden. Die Konfrontation lässt sich unterteilen in eine reale Konfrontation (in vivo) und einer gedanklichen Konfrontation (in sensu). Ihr Einsatz erfolgt beispielsweise bei spezifischen Phobien, bei Prüfungsängsten oder bei sozialen Ängsten.

In der Bewegungstherapie steht in der Regel die reale Konfrontation mit einer Angstproblematik im Vordergrund. Hierbei kann es sinnvoll sein, dies eher in Einzelstunden anzubieten, da die Konfrontation mit angstauslösenden Bedingungen und deren Bewältigungsarbeit in einer Gruppe häufig zu viel Zeit und Aufmerksamkeit binden. Die Vorgehensweise wird am folgenden Beispiel des Kletterns verdeutlicht.

Anita – Generalisierte Angststörung
Nach der Eingewöhnungsphase in die Bewegungstherapie wird mit Anita (14 Jahre alt) eine Einzelförderung vereinbart. Anita zeigt zu Beginn der Stunde eine hohe muskuläre Anspannung, ihre Hände sind zusammengedrückt, ihre Augen aufgerissen, ihre Atmung ist flach und unrhythmisch. Sie wird mit der Aufgabe konfrontiert, eine Anfänger-Route an der Kletterwand zu bewältigen. Sie reagiert auf diese Aufgabe mit dem Ausruf »Oh Gott!« und darauf einsetzenden Panikgefühlen. Ihr Therapeut fragt nach ihren Befürchtungen. Ihre Antworten: »Das schaffe ich nie!«; »Ich habe Angst, dass ich abstürze und mich verletze!«; »Du denkst bestimmt, ich bin eine Memme!«; »Ich möchte am liebsten weglaufen!« (dysfunktionale Denkmuster)
Der Bewegungstherapeut lässt sie jedoch in dieser Spannungssituation, erinnert gleichzeitig an die angstreduzierende Technik mithilfe der Atmung. Dann gurtet er sie an. Danach soll sie einschätzen, wie hoch sie sich auf einer Angst-Skala bewertet: »8 von 10!« Nun soll sie die ersten Griffe zuerst ertasten, sich danach so hochziehen, dass sie mithilfe ihrer Beine den Boden verlässt und sich mit Händen und Füßen an der Wand festhält. Da ihr Erregungsniveau sehr hoch ist, lässt der Bewegungstherapeut sie in dieser Position verharren – mit der Aufgabe, die Sicherheit des Gurtes zu spüren und sie auszuprobieren. Die damit verbundene Pause führt dazu, dass Anita sich emotional etwas beruhigt. Ihr Wert auf der Angst-Skala sinkt etwas. Bei der Frage nach der körperlichen Anstrengung äußert Anita, dass diese für sie gar nicht so stark sei, wie sie vermutet habe. Der Bewegungstherapeut ermutigt sie, die nächsten Schritte zu machen, und begleitet sie dabei verbal bei ihren Versuchen. Mit Pausen und Unterbrechungen gelingt es ihr schließlich, die Route bis zur Spitze zu bewältigen. Hier soll sie nochmals ihre Körperreaktionen wahrnehmen, das aktuelle Angstniveau einschätzen, aber auch das Erfolgserlebnis genießen.
Später reflektiert der Bewegungstherapeut mit ihr über die gesammelten Erfahrungen und ihre Transfermöglichkeiten für andere Alltags- und Problemsituationen.

Mit diesem Fallbeispiel wird verdeutlicht, wie in der Bewegungstherapie eine Konfrontation zur Bewältigung von phobischen Verhalten durchgeführt werden kann. Grundlagen dazu bilden der aktuelle körperliche, kognitive und emotional-affektive Leistungs- und Belastungszustand der Person, eine vertrauensvolle Beziehung sowie ein gewisses Maß an Motivation zur Angstbewältigung seitens der Klientin. Die Durchführung sollte zuvor mit dem Team abgesprochen werden. Der Bewegungstherapeut oder die Bewegungstherapeutin muss mit allen Sicherheitsvorkehrungen sehr gut vertraut sein und über eine ausgewiesene Qualifikation für das therapeutische Klettern verfügen (Tanczos & Zajetz 2015). Zusätzlich ist eine gute, begleitende Wahrnehmungsfähigkeit notwendig, um den jeweiligen Grad des Angstniveaus bei dem Patienten abschätzen können und entsprechende Interventionshilfen anbieten zu können. Hilfreich ist die Bildung einer *Angsthierarchie* bezüglich des Schweregrades der Aufgabe zwischen gering bis hoch sowie die Nutzung einer Angst-Skala (1–10) vor und während der Handlungen (vgl. dazu Kap. 4). Dies ermöglicht die Kontrolle über die Situation und die Vermeidung von Misserfolg oder Überforderung.

Wichtig bei der Durchführung ist es zudem, das Kind oder den Jugendlichen genügend lang in dieser Stress-Situation zu halten, um eine *Habituation* (Gewöhnung) zu erreichen, die in der Regel mit einer Verringerung der Erregung verbunden ist. Atemübungen können dies in den eingelegten Pausen unterstützen. Die Pausen zwischen den verschiedenen Handlungsabläufen haben deshalb eine zweifache Bedeutung: eine aktive Beruhigung oder Atmung oder Selbstinstruktion, gleichzeitig eine Habituation an die Situation.

Die Erhöhung von Frustrationstoleranz gehört ebenfalls zu einer der Zielsetzungen bei diesem Störungsbild. So ist bei einer Nichtbewältigung einer Aufgabe zu überlegen, ob diese definitiv noch zu schwierig war oder ob das Angstniveau noch zu hoch war. Es sollte jedoch auch bewusst gemacht werden, dass erfolgreiches Lernen immer ein Üben und Wiederholen von Schwierigkeiten impliziert, bis sich das Angstniveau gesenkt hat. Geschieht dies, resultiert hieraus eine persönlichkeitsstabilisierende Erfahrung.

Sozialer Bereich

Soziale Ziele betreffen u. a.:

- Verbesserung der Kommunikations- und Interaktionsfähigkeiten
- Verbesserung sozialer Kompetenzen
- Vertretung eigener Erwartungen/Bedürfnisse/Wünsche in der Gruppe
- Abbau sozialer Isolation/des Rückzugsverhalten
- Rollenübernahme (Gruppenführung, Schiedsrichter)

Mit der Einbeziehung von angstgestörten Kindern und Jugendlichen in eine Bewegungstherapie-Gruppe, in der sich auch andere Teilnehmer mit unterschiedlichen Diagnosen befinden, werden für sie günstige Übungsbedingungen auf der sozialen Ebene geschaffen. Das *soziale Kompetenztraining* mit dem Ziel der Verbesserung von Selbstsicherheit und der Vergrößerung sozialer Fertigkeiten spielt in den Therapiemodulen zur Angstbewältigung aufgrund ihrer häufigen sozialen Isolation eine wichtige Rolle. Zudem fehlt den Kindern und Jugendlichen häufig die Zuversicht, ihre Ängste in öffentlichen Situationen kontrollieren zu können. Dies gilt u. a. für einen Teil der Schüler und Schülerinnen mit Schulabsentismus. Zum Einsatz kommen u. a. Rollenspiele, in denen soziales Verhalten in problematischen Situationen eingeübt werden kann, um dieses später in realen Situationen anwenden zu können. In der Bewegungstherapie lassen sich derartige Situationen gut kreieren. Ein bekanntes Beispiel hierfür ist die Durchquerung einer Halle mithilfe einiger Teppichfliesen, wobei der Hallenboden nicht betreten werden darf und die Gruppe mehr Raum einnimmt als die vorhandenen Fliesen. Im Bereich der Erlebnis- und Abenteuerpädagogik finden sich hierzu vielfältige Aufgaben (vgl. Kap. 2.3.4 bzw. 2.2.3). Die anschließende Reflexion über gelungene oder misslungene Kooperationen gehört zum festen Bestandteil der Therapieeinheiten.

In der therapeutischen Praxis werden sich in der Regel die einzelnen Zielsetzungen überlappen. Beispielsweise werden bei einem Hindernisparcours zum einen die motorischen Basisfunktionen Koordination, Kraft, Ausdauer und Beweglichkeit gefordert, zum anderen auch unterschiedliche emotionale und kognitive Faktoren. Zudem werden bei derartigen Aufgaben die exekutiven Funktionen in Form von Handlungsplanung und -durchführung, Problemlösefähigkeit sowie Konzentration verbessert. Partner- oder Kleingruppenarbeit tragen – ergänzend zu Interaktionsprozessen – dazu bei, die sozialen Kompetenzen zu schulen.

3.4.3 Methodische Hinweise

Motivationslage

Für die methodische Gestaltung von Bewegungstherapie-Stunden ist es notwendig, sich die Besonderheiten der verschiedenen Störungsbilder der Angsterkrankung vor Augen zu führen. Es handelt sich überwiegend um Kinder und Jugendliche, die einerseits negative Erfahrungen mit Bewegungsaktivitäten in der Vergangenheit gesammelt haben und deshalb derartige Situationen meiden. Dies erklärt auch ihr häufig anzutreffendes geringer entwickeltes Bewegungs- und Handlungsrepertoire, was sich u. a. in Bewegungsspielen zeigt. Zusätzlich bestehen anfängliche Motivationsprobleme hinsichtlich der Teilnahme, d. h., in vielen Fällen trifft man als Bewegungstherapeut auf Personen, die nicht unbedingt von den Angeboten begeistert sind. Andererseits besteht jedoch bei etlichen durchaus ein »versteckter Wunsch«, an solchen Aktivitäten teilzunehmen oder über bestimmte motorische Fertigkeiten zu verfügen. Eine komplette Verweigerung zur Teilnahme findet sich in seltenen Fällen, und dann eher bei Jugendlichen.

Je nach Motivation, Schwere der Erkrankung oder Komorbiditäten (z. B. Adipositas) ist zu Beginn des Therapieprozesses zu überlegen, ob sich der Einstieg in Form einer Einzelbehandlung empfiehlt oder eine Teilnahme an einer Kleingruppe möglich ist. Dies kann gegebenenfalls gemeinsam mit dem Kind besprochen werden, ebenso die Frage, welche Bewegungsaktivitäten es sich denn am ehesten wünscht. Je nach Therapieverlauf kann später eine Integration in eine größere Gruppe erfolgen.

Ähnlich wie bei anderen Störungsbildern sollte auch hier zu Beginn der Einheit die aktuelle Motivations- und Stimmungslage erfragt werden, um die Stundeninhalte an dieser Ausgangslage anzupassen. Die Prinzipien der psycho-physischen Regulation mit dem regelmäßigen Wechsel von Belastung und Entlastung ermöglichen zudem eine Aktivierungsregulation, d. h., bei hypoaktiven Zuständen werden die Wachheit und das Erregungsniveau angehoben, bei hyperaktiven Zuständen hingegen gesenkt. In den Entlastungsphasen lassen sich Atemübungen oder auch Selbstinstruktionen einbauen, die später in Konfrontationsphasen zur Bewältigung von Bedeutung sind (► Fallbeispiel Anita S. 242).

Rahmenbedingungen und Vorgehensweise

Gelingende Entwicklungs- und Bewältigungsprozesse bei Kindern und Jugendlichen mit Angststörungen bedingen zudem in der Regel eine sehr kleinschrittige Vorgehensweise sowie viel Geduld. Dies beinhaltet vielfältige Differenzierungsmöglichkeiten bei den einzelnen Bewegungsaufgaben oder innerhalb von Bewegungslandschaften. Damit wird verhindert, dass sich ein zu hohes Erregungsniveau bildet, was ihre Handlungsbereitschaft und -durchführung hemmt. Ebenso ist es bedeutsam, dass genügend hohe Wiederholungsmöglichkeiten von schon bewältigten Aufgaben bestehen, um Selbstvertrauen und Selbstsicherheit zu stabilisieren. Dauernde Veränderungen überfordern sehr schnell die Wahrnehmung und Handlungsfähigkeit; sie führen eher zu erneuter Verunsicherung. Neu erlernte Fertigkeiten sollten deshalb erst einmal stabilisiert werden, bevor der nächste methodische Schritt erfolgt. Hier ist daran zu erinnern, dass die meisten Kinder und Jugendlichen mit diesem Störungsbild über ein eher fragiles Selbstwertgefühl und Selbstbild verfügen, was es zuallererst zu festigen gilt.

Neben der flexiblen Differenzierungsfähigkeit ist auch die Bereitschaft zur Individualisierung notwendig. So ist es sinnvoll, bei Spielen in der Gruppe dem Kind mit ausgeprägtem Angstverhalten zusätzliche Erleichterungen einzuräumen, um eine Teilnahme zu erreichen (individuelle Regelmodifikationen; zweites Kind als Unterstützer).

Die Aufgaben sollten im optimalen Fall so arrangiert werden, dass sie sich – bezogen auf das motorische Fähigkeits- und Fertigkeitsniveau des Kindes oder Jugendlichen sowie seinem aktuellen Angstniveau – differenzieren und variieren lassen, um seine Handlungsfähigkeit aufrechtzuerhalten. Als sinnvoll hat es sich dabei erwiesen, dass die Teilnehmer den Schwierigkeitsgrad einzelner Aufgaben anfänglich selbst bestimmen dürfen.

Die bewegungstherapeutische Fachkraft kann bei vielen Problemlöseaufgaben eine moderierende Funktion einnehmen, indem unterschiedliche Lösungswege und -möglichkeiten vorgeschlagen sowie deren Vor- und Nachteile gemeinsam in der Gruppe besprochen werden.

Ein weiterer grundlegender Aspekt in diesem Rahmen ist die Regelfestlegung, dass keine Abwertungen in der Therapiestunde akzeptiert werden. Nichtbeachtung sollte direkte Konsequenzen nach sich ziehen, z. B. in Form einer zeitlich begrenzten Auszeit. Die Kinder und Jugendlichen müssen vor allem zu Beginn ihrer stationären Behandlung wissen, dass auch die Sport- oder Schwimmhalle ein sicheres Feld ist, das frei von Abwertungen ist.

Die konkrete Auseinandersetzung mit angstauslösenden Situationen oder Aufgaben sollte im optimalen Fall in einen behutsamen *Entwicklungsprozess* eingebunden sein, der folgende Phasen beinhaltet:

Kennenlernphase Hierbei geht es vordergründig um den Aufbau einer positiven, vertrauensvollen Beziehung zum Bewegungstherapeuten. Dies impliziert, dass das Kind oder der Jugendliche mit seinen Angstgefühlen voll akzeptiert wird. Zugleich gilt es, seine Interessen und Hobbys außerhalb des Sportbereichs zu erkunden und diese wertzuschätzen. Hilfreich dafür sind auch diagnostische Hinweise darauf, welche Fähigkeiten oder Kompetenzen außerhalb des Sports oder der Schule vorhanden sind, die sich evtl. zur Ressourcenaktivierung nutzen lassen. Vorschläge des Bewegungstherapeuten oder der Bewegungstherapeutin zum Einstieg in Bewegungsaktivitäten sollten dosiert, realistisch und mit einer optimistischen Grundhaltung vermittelt werden.

Gewöhnungs- und Erprobungsphase Hier geht es darum, Aktivitäten oder Bewegungsangebote zusammen mit dem Kind oder Jugendlichen zu finden, die einen Einstieg in gemeinsame Aktivitäten mit der Gruppe erlauben. Ist oder wird das Erregungs- und Angstlevel zu hoch, ist ein Rückzug zu einem »safe place« erlaubt, um sich zu beruhigen und Selbstkontrolle zu sichern. Auf diesen Platz sollte zu Beginn jeder Behandlungsstunde hingewiesen werden. Inhaltlich werden schon früh psychoregulative Verfahren oder einfache Entspannungstechniken in Verbindung mit Selbstinstruktionen (Mutmacher-Sätze) vermittelt. Im Vordergrund dieser Phase steht zudem die Vermittlung von Selbstwirksamkeitserfahrungen in Verbindung mit der gezielten Körper- und Selbstwahrnehmung sowie der Beachtung und Wertschätzung eigener Stärken.

> **Lukas**
> Die Bewegungstherapeutin nimmt in der nächsten Bewegungstherapie-Stunde den von Lukas geäußerten Wunsch nach Kraft und Kräftigung auf. Sie bittet ihn, der Gruppe diesen Wunsch mitzuteilen, was er auch macht. Die Teilnehmer der Gruppe stimmen nach einer kurzen Diskussion über die anderen genannten Wünsche mehrheitlich dafür, etwas für die Kräftigung zu tun, aber nicht die ganze Stunde lang; sie möchten auch noch spielen. Die Bewegungstherapeutin bietet jetzt einzelne Übungsformen aus dem Bereich »Ringen und Raufen« an, die paarweise durchgeführt werden müssen. Es zeigt sich, dass es den Kindern bis auf einen Teilnehmer nicht gelingt, Lukas von der Matte zu drücken. Bei dieser Aufgabe sitzen jeweils zwei Kinder Rücken an Rücken in der Mitte der Matten und versuchen nur mithilfe der Beine, das Gegenüber von der Matte zu schieben. Lukas nimmt mit Überraschung wahr, welchen Vorteil er in diesem Fall besitzt. Nach der Stunde bietet der Bewegungstherapeut ihm zusätzliche Übungen an, wie er allein mit seinem Körpergewicht weiter seine Kraft verbessern kann.

Annäherungsphase Allmähliche Heranführung an angstprovozierende Problemsituationen, Aufgaben oder Angstquellen (Schwimmbad, großes Trampolin, Gerätelandschaften, Klettern, Mannschaftsspiele, Teamarbeit u. a.). Dies beinhaltet die Möglichkeit, erst einmal angstfreiere Kinder bei der Bewältigung zu beobachten. Es kann zudem eine Einschätzung des Schwierigkeitsgrades der Aufgabe erfolgen (hoch – mittel – gering) sowie eine Einschätzung der eigenen zur Verfügung stehenden Fähigkeiten und Fertigkeiten (machbar – vielleicht zu schaffen – nicht machbar/unmöglich). Dies fördert zugleich die Selbstexploration. Es darf aber auch eine Fremdeinschätzung des Bewegungstherapeuten der Selbsteinschätzung entgegengehalten werden. Danach können gemeinsame Lösungsmöglichkeiten in Bezug auf die Frage gesammelt werden, welche zusätzlichen Hilfen oder Unterstützungsangebote genutzt werden könnten. Zugleich sollte in dieser Phase eine erhöhte Stresstoleranz gegenüber auftretenden vegetativen Begleitreaktionen entwickelt werden.

Konfrontations- und Bewältigungsphase Hier handelt es sich um die konkrete Auseinandersetzung mit der angstbesetzten Aufgabe oder der Situation, bei der ein Vermeidungsverhalten möglichst unterbunden werden sollte. Ein wichtiges Momentum ist dabei, dass das Schwierigkeitsniveau realistisch gesetzt ist, um die Aufgabe bewältigen zu können. Die vorher eingeübten mentalen Hilfen (»Wie kann ich die Aufgabe motorisch, kognitiv, emotional bewältigen?«) und die Selbstinstruktionen müssen einbezogen werden. Für den Bewegungstherapeuten ist es an dieser Stelle wichtig, das Kind verbal zu unterstützen, es aber nicht sofort bei ersten Angstreaktionen aus der Situation zu entlassen. Eine gewisse Beharrlichkeit ist dazu notwendig. Gleichzeitig muss jedoch gewährleistet sein, dass keine Überforderungssituation entsteht. Es geht an dieser Stelle im weitesten Sinn um einen behutsamen Umgang mit den psycho-physischen Grenzen des Kindes oder Jugendlichen. Am Ende solcher Einheiten ist es notwendig, gemeinsam mit dem Kind oder Jugendlichen eine realistische Bewertung von Erfolg oder Misserfolg vorzunehmen sowie Möglichkeiten zur Selbstverstärkung aufzuzeigen. Dies dient u. a. der Entwicklung und Verbesserung eigener alternativer Denkmuster bei zukünftigen Problemsituationen. Der beschriebene Prozess bis hin zur Konfrontationsphase wird anhand des folgenden Fallbeispiels dargestellt.

Miriam – Trennungsangst

Miriam (7 Jahre) reagiert noch immer mit heftiger Angst, wenn sie eine Zeit lang allein in der Wohnung bleiben soll oder ihre Eltern gelegentlich abends ausgehen möchten. Das angstvolle Verhalten trat bei Miriam schon mit Beginn des Kindergartenbesuchs auf, schwächte sich dann aber ab, da ihre Mutter zu Hause blieb und immer erreichbar war. Mit der Einschulung verstärkten sich ihre Ängste jedoch erneut. Miriam reagiert auf akute Trennungssituationen – vor allem abends – mit Verzweiflung und Wut, indem sie entweder starke Bauchschmerzen reklamiert, alternativ bei zunehmender emotionaler Anspannung tobt und mit Sachen um sich wirft. Miriam befürchtet, dass ihre Eltern sie verlassen wollen und nicht mehr zurückkehren. Die Situation entspannt sich erst, wenn die Mutter zu Hause bleibt. Miriams Verhalten ist mit zunehmenden Spannungen zwischen den Eltern verbunden.

Als Zielsetzungen der therapeutischen Behandlung werden die Förderung von Autonomie, der Impulskontrolle sowie Selbstwirksamkeitserfahrungen zur Erhöhung ihrer Selbstregulationsfähigkeit und -kontrolle bestimmt.

In den Bewegungstherapie-Einheiten taut Miriam nach ihrem misslungenen Versuch anfänglicher Verweigerung mehr und mehr auf. Sie verfügt über altersgemäße normale koordinative Fähigkeiten, mit Ausnahme des Gleichgewichtsvermögens. Bei Gleichgewichtsaufgaben fällt ihre Standunsicherheit aufgrund mangelnder Körperspannung ins Auge. So bewältigt sie zwar einzelne Aufgaben, jedoch mit qualitativ geringer Bewegungskontrolle. Miriam profitiert von der Selbstregulationsschulung zu Beginn jeder Stunde, indem sie lernt, durch die psycho-physische Regulation ihre Erregungszustände besser zu kontrollieren und konzentrierter an die folgenden Bewegungsaufgaben heranzugehen (Chermette 2016). Hilfreich erweisen sich zudem Atemübungen in der aktuellen Situation. Gezielte Bewegungs-

korrekturen helfen ihr, eine bessere Bewegungsqualität zu entwickeln. Durch das Üben mit Gleichgewichtsgeräten (Kreisel, Balance-Schnecke oder -Labyrinth, Pedalo) gewinnt sie zunehmend mehr Selbstvertrauen und wagt sich an schwierigere Aufgaben. Bei jedem Durchgang soll sie nach Beendigung der Übung mit dem Daumen anzeigen, ob sie die Aufgabe gut oder weniger gelöst hat.
In der *Einzelbehandlung* wird nach Absprache mit dem Team eine spezifische Konfrontation mit ihren Ängsten vorbereitet. So soll sie von einer bestimmten Höhe einer Sprossenwand in eine Weichbodenmatte springen und sicher auf einer Markierung landen. Symbolisch geht es um den Themenbereich »Trennung, Loslassen und stabilen Halt finden«. Von der motorischen Beanspruchung her ist sie dazu in der Lage, die Aufgabe zu bewältigen. Sie zögert jedoch selbst bei einer geringen Höhe, hält sich krampfhaft an der Sprosse fest und kann sich nicht überwinden. Die Bewegungstherapeutin lässt sie jedoch in dieser Situation und verweist auf die Atemübungen, mit denen sie die Erregung und emotionale Anspannung regulieren kann. Miriam beruhigt sich daraufhin etwas, traut sich jedoch immer noch nicht zu springen. Erst als die Bewegungstherapeutin ihr einen Handkontakt anbietet, lässt sie die Sprosse los. Bei der Landung kann sie ihr Gleichgewicht nicht halten und fällt um. Diese missglückte Erfahrung demotiviert sie jedoch nicht, vielmehr wiederholt sie die Aufgabe zuerst noch mehrmals mit Hilfestellung, später ohne diese. In den darauffolgenden Stunden wagt sie sich an höhere Sprossen und lernt vor allem, den Fall kontrolliert abzufangen und sicher in den Stand zu kommen. Ihre gewonnene Selbstsicherheit spiegelt sich zum Schluss darin wider, dass sie während des Sprungs einen Freudenschrei ausstoßen kann.
Mit dem freien Fall in die Weichbodenmatte wird ein spezifisches Momentum bei Miriam angesprochen, nämlich die gewohnte Sicherheit und ihr altes Muster aufzugeben, nicht mehr zu klammern, sondern loszulassen, ohne in Panik zu geraten. Damit überwindet sie erfahrungsmäßig ihre Angstgrenze und macht einen wichtigen Schritt zu mehr Selbstsicherheit und Autonomie durch die alternative Erfahrung (Eberhard-Kaechele & Gotthardt 2016).

Transferphase Nach erfolgreicher Bewältigung ist es empfehlenswert, allgemeine Transfermöglichkeiten für Alltags- oder Problemsituationen außerhalb des Sports abzuleiten (vgl. Kap. 4.3).

In der praktischen Umsetzung lassen sich die zuvor genannten methodischen Schritte variabel anwenden. Je nach Alter, Einsichts- und Therapiemotivation, Schwere der Angststörung oder Bedingungen des Settings ist es möglich, nach der Gewöhnungsphase auch direkt in die Konfrontationsphase zu wechseln. Dies sollte jedoch vorher im verantwortlichen Mitarbeiterteam besprochen werden.

Beziehung und Umgang

Auf der therapeutischen Beziehungsebene gilt es zu betonen, dass es sich bei den Kindern und Jugendlichen um Personen handelt, die in der Regel über eine erhöhte seelische Verletzbarkeit verfügen. Zudem verfügen sie unter biographischen Aspekten vielfach schon über ausgeprägte negative Bewertungs- und Denkmuster, was sich u. a. sich in ihrer misserfolgsorientierten Haltung widerspiegelt. Daraus folgt, dass sich Bewegungstherapeuten hinsichtlich ihrer eigenen Motivation, möglichst schnell fortschreitende Erfolgserlebnisse zu vermitteln, kontrollieren müssen. Sie erzeugen sonst zu schnell Stress und Leistungsdruck. Ein zu rasches

Steigern des Schwierigkeitsniveaus wirkt vielfach kontraproduktiv. Sinnvoll ist es daher, im Vorhinein den nächsten methodischen Schritt zusammen mit dem Kind oder Jugendlichen zu besprechen. Ebenso empfiehlt es sich, bei auftretenden Misserfolgen des Kindes gelassen zu bleiben und keine eigenen Enttäuschungsreaktionen zu signalisieren. Misserfolge lassen sich in der Bewegungstherapie nicht immer vermeiden, können aber auch als Ansporn zum Üben und Trainieren sowie zur Realitätserfahrung genutzt werden.

Die therapeutische Begleitung und affektive Rahmung der Person setzt voraus, dass der Bewegungstherapeut die emotionalen Reaktionen im Beziehungskontext bewusst wahrnimmt. So lassen sich positive mimische oder gestische Reaktionen durch Spiegelung oder Rückmeldung verstärken und ihre Auswirkungen auf das Selbstbild und Selbstkonzept verdeutlichen (»Du darfst ruhig richtig stolz auf das sein, was du gerade geschafft hast!«). Negative Reaktionen hingegen können durch Relativierungen und Entdramatisierung abgeschwächt werden (»Das passiert mir/anderen auch mal!«; »Es ist noch kein Meister vom Himmel gefallen!«). Bei misslingenden Handlungen, die sich in der Bewegungstherapie realistischerweise nicht immer verhindern lassen, ist ein Hinweis wie »Jetzt wissen wir genauer, woran wir noch arbeiten können« hilfreich. Positive Selbstinstruktionen hingegen erhalten die Anstrengungs- und Handlungsbereitschaft (»Ich geh die Aufgabe mutig an!«).

3.4.4 Forschungslage

Angsterkrankungen im Kindes- und Jugendalter gehören zu den häufig auftretenden Erkrankungen im kinder- und jugendpsychiatrischen Bereich. Deshalb überrascht es, dass in den Datenbanken nur sehr wenige Studien zu möglichen therapeutischen Effekten der Bewegungstherapie im klinischen Bereich bei dieser Altersgruppe vorfindbar sind. Etliche Publikationen setzen sich zwar mit möglichen Effekten von körperlicher Aktivität und Sport auf das Angstverhalten von Kindern und Jugendlichen auseinander, aber in der Regel handelt es sich dabei um nichtklinische Gruppen, deren Angstlevel noch keinen behandlungsbedürftigen Grad erreicht hat (Field 2012; Krauss et al. 2012; Larun et al. 2006). Zudem wurden u. a. auch Kinder mit depressiver Symptomatik oder anderen, leichteren psychischen Störungen mit einbezogen. Die Untersuchungen sind bezogen auf das Untersuchungsdesign, das diagnostische Verfahren und die Länge der Interventionen sehr heterogen, sodass die Ergebnisse nicht verglichen werden können. Sie deuten allerdings darauf hin, dass in der Regel ein eingeschränkt positiver Einfluss auf die Symptomatik bestanden hat und dem Sport gewisse anxiolytische Effekte zugeschrieben werden können. Diese beziehen sich dabei auf die Zustandsangst (state-anxiety), nicht jedoch auf ein überdauerndes Persönlichkeitsmerkmal (trait-anxiety).

In der einzig bestehenden Meta-Analyse (Larun et al. 2006) zu körperlicher Aktivität und Angsterleben im Kindes- und Jugendalter konnten 16 Studien herangezogen werden, deren methodische Qualität jedoch als überwiegend schwach bis moderat beurteilt wurde. Allerdings muss darauf hingewiesen werden, dass die gefundenen Studien aus dem vorherigen Jahrhundert stammten, bei denen die heute verlangten Kriterien zur Erfassung von Wirksamkeit (Goldstandard RCT) noch gar nicht existierten. Drei der Studien erfassten Personen, die sich wegen Angst und Depression in klinischer Behandlung befanden (Brown et al. 1992; Cohen-Kahn 1995; Kanner 1991). Insgesamt konnten keine eindeutigen bzw. einheitlichen Befunde hinsichtlich der Wirksamkeit der Bewegungsprogramme auf das Angsterleben oder depressive Zustände ermittelt werden. Es zeigten sich zwar z.B. bei sechs Studien Verbesserungen auf diese Parameter durch Trainingsprogramme, die jedoch nichtsignifikant ausfielen. Bei fünf Studien wurden zwar signifikante Verbesserungen erzielt, deren Untersuchungsmethodik wiesen jedoch Schwächen auf. Die Autoren betonen, dass alle Studien aufgrund unterschiedlicher Messmethoden, Inhalte, Länge der Interventionen, Alter und Anzahl der Teilnehmer oder methodischer Mängel nicht miteinander verglichen werden können. Ebenso fielen die Ergebnisse hinsichtlich des Charakters der Intervention (hohe Intensität vs. geringe Intensität; Krafttraining vs. aerobes Training; psychosoziale Intervention) uneinheitlich aus (Carl 1984; Jacobs 1984).

Larun et al. (2006) schlussfolgern daher, dass die Wirksamkeit von körperlicher Aktivität auf Angst und depressive Zustände bei Kindern und Jugendlichen aufgrund der geringen Datenlage und der methodischen Mängel unklar bleibt, jedoch ein tendenziell signifikanter Effekt zu bestehen scheint. Zudem betonen die Autoren, dass keine negativen Effekte von körperlicher Aktivität und Training auf die Angstsymptomatik festzustellen und positive gesundheitsfördernde Effekte auf körperlicher Ebene nachweisbar waren, deren Bedeutung für die emotionale Stabilität nicht zu unterschätzen seien.

An dieser Stelle ist zu ergänzen, dass zudem eine Reihe von Studien Verbesserungen im Angsterleben durch die Bewegungstherapie aufweisen, bei denen eine Angsterkrankung als Komorbidität besteht (Coughtrey et al. 2017; Halliday et al. 2017; Diaz & Motta 2008). In der Meta-Analyse von Herring et al. (2011) wurden 40 Studien zur Auswertung herangezogen, in denen bewegungstherapeutische Maßnahmen im Rahmen von chronischen Erkrankungen mit zusätzlicher Komorbidität Angst untersucht wurden. Es wurden in dieser Meta-Analyse jedoch mehrheitlich Studien aus dem Erwachsenbereich einbezogen. Es zeigte sich, dass eine moderate Effektstärke (0,29) vorlag, d.h., die Bewegungsaktivitäten führten zu einem angstreduzierenden Effekt.

Unterstützt wird dieses Ergebnis durch weitere Studien und Meta-Analysen aus dem Erwachsenenbereich zum Zusammenhang zwischen sportlicher Aktivität und Angst. Hier weisen einige Reviews aus, dass der sportlichen Aktivität moderate angstlindernde Effekte zugeschrieben werden können (Bartley et al. 2013; Conn 2010; Schlicht 1994; Wipfli et al. 2008; Plag et al. 2015). Nach der Studienlage können angstreduzierende Effekte sowohl während akuter sportlicher Betätigung (Senkung der Zustandsangst) als auch bei längerfristig ausgeübter Betätigung (Verbesserung der Eigenschaftsangst) festgestellt werden. Besondere Bedeutung kommt dabei dem aeroben Training zu, das positive Ergebnisse bei sozialen Angststörungen, Panikstörungen oder Agoraphobie zeigt (Plag et al.

2015). Zumindest eine vorsichtige Übertragung dieser Ergebnisse auf ältere Jugendliche mit derartigen Störungen ist trotz deren veränderter hormoneller Ausgangslage möglich. Insgesamt muss jedoch auch in einer Gesamtbewertung festgestellt werden, dass diesem Training zwar günstige Effekte auf einzelne Formen von Angststörungen zugeschrieben werden können, diese anderen Therapieverfahren (z. B. der Kognitiven Verhaltenstherapie) nicht überlegen sind.

Zusammenfassend bleibt also festzustellen, dass die Datenlage es bisher nicht erlaubt, trotz positiver Tendenzen von einer externen Evidenzbasierung in diesem Bereich auszugehen. Insofern besteht für Angststörungen im Kindes- und Jugendalter ein erhöhter Forschungsbedarf für die Bewegungstherapie, der in der Praxis aufgrund vieler wissenschaftlicher Probleme allerdings nicht so leicht zu realisieren ist. Zum Einsatz sollten dabei sowohl naturwissenschaftliche Untersuchungsansätze und -methoden (z. B. Akzelerometer, Stress-Biomarker) als auch qualitative Erhebungsmethoden (z. B. Beobachtungsverfahren, Fragebögen zur Bewertung von Therapieverfahren, Interviews) kommen. Jedoch wird die Bewegungstherapie allein schon aufgrund der positiven Auswirkungen auf die somatische Gesundheit als bedeutsamer komplementärer Bestandteil eines multimodalen Behandlungskonzepts empfohlen (Mutrie & Parfitt 1998).

3.4.5 Zusammenfassung

Die wesentlichen Informationen zu den Angststörungen lassen sich stichpunktartig zusammenfassen:

- Angststörungen im Kindes- und Jugendalter können in allen Entwicklungsphasen auftreten und sind besonders häufig. Sie werden dann behandlungsbedürftig, wenn sie länger als vier Wochen andauern, eine tiefergehende Qualität besitzen, die über übliche altersspezifische Ängste hinausgehen und mit Beeinträchtigungen der psychosozialen Entwicklung und der Alltagsbewältigung einhergehen.
- Unbehandelte Angststörungen können zur Entwicklung komorbider Störungen führen. Sie gehen mit einem erhöhten Stresslevel und negativen neurobiologischen Strukturveränderungen im Hippocampus und der Amygdala einher.
- Angststörungen entstehen aus dem Zusammenwirken genetischer und ungünstiger Umweltfaktoren. Krankheitsauslösende Faktoren sind hierbei negative familiäre Einflüsse, überfordernde Leistungserwartungen, psychosoziale und schulische Probleme oder Traumata.
- Kinder und Jugendliche zeigen Auffälligkeiten und Defizite im Bereich der Emotionsregulation, in Denk- und Bewertungsprozessen sowie im sozialen Verhalten.
- Psychotherapeutische Verfahren bilden den Schwerpunkt der Behandlung. Schwerpunktmäßig kommen verhaltens- und familientherapeutische Ansätze zur Anwendung. Eine medikamentöse Behandlung sollte nur bei besonders therapieresistenten Einzelfällen erfolgen.
- Bewegungstherapeutische Maßnahmen sind ein wichtiger Bestandteil der multimodalen Therapien.
- Unspezifisch ausgerichtete Bewegungs- und Sportaktivitäten haben einen günstigen Effekt auf die körperliche und psychische Belastungsfähigkeit und die Gesundheit. Durch den ressourcenorientierten Ansatz können sie die Bewegungsfreude, Motivation und Widerstandsfähigkeit fördern.

- Bewegungstherapeutische Maßnahmen eröffnen spezifische therapeutische Zugänge zu ätiologischen Faktoren der Angststörungen wie Angstauslöser, körperliche Angstreaktionen, emotionale Reaktionen, Angstgedanken, Verhaltenskonsequenzen. Bewegungstherapeutische Inhalte zielen u. a. auf Selbstwirksamkeits- und Kontrollerfahrungen ab.
- Psycho-physische Regulationsverfahren sind ein wichtiger Bestandteil bewegungstherapeutischer Maßnahmen.
- Angebote und Inhalte der Bewegungstherapie müssen dem individuellen Störungsbild sowie dem Alter entsprechend angepasst bzw. modifiziert werden.
- Die Effekte und mögliche Wirkweisen der Bewegungstherapie sind bisher wenig erforscht. Es besteht wissenschaftlicher Forschungsbedarf sowohl mit quantitativen als auch qualitativen Erhebungsmethoden.

3.5 Essstörungen

Einstimmung

In der Kindheits- und Jugendphase ist es nicht ungewöhnlich, dass sich die Einstellungen und Verhaltensweisen rund um das Essen verändern. So durchlaufen z. B. Kleinkinder und Vorschulkinder immer mal wieder Perioden, die mit Vorlieben für bestimmte einseitige Mahlzeiten und Ablehnung bestimmter Nahrungsmittel einhergehen. Ebenso bestehen bei Schülern und Jugendlichen nicht selten Phasen, in denen sie eine Zeit lang ungewöhnlich wenig, viel oder einseitig essen. In der Pubertät fällt bei einigen Jugendlichen sogar auf, dass sie große Mengen an Lebensmitteln konsumieren können, ohne besonders zuzunehmen. Solange diese Phasen nicht mit einem auffälligen Verlust oder einer Zunahme von Gewicht verbunden sind sowie kein Energieverlust oder eine beeinträchtige Allgemeingesundheit wahrzunehmen ist, gehören solche Perioden zu einer normalen Entwicklung. Allerdings gibt es einen Anteil an Kindern und Jugendlichen, die ein längerfristig auffälliges Essverhalten entwickeln, bei denen es sich um Vorformen einer Essstörung handeln kann. Besonders mit Beginn der Pubertät treten derartige Veränderungen auf, die sich bei mangelnder Beachtung dann zu gravierenden Essstörungen mit z. T. lebensbedrohlichen Verläufen weiterentwickeln können (Simchen 2016). Hier sind vor allem die Anorexie, die Bulimie und die Binge-Eating-Störung zu nennen; in der stationären kinder- und jugendpsychiatrischen Behandlung und Versorgung spielt vor allem die Anorexie dabei eine bedeutsame Rolle. Die folgenden Erläuterungen in diesem Kapitel beziehen sich deshalb im Wesentlichen auf dieses Störungsbild. Zur Einstimmung verdeutlichen wir die damit verbundene Problematik anhand eines Fallbeispiels.

Anna

Die 15-jährige Anna wird aufgrund ihrer anorektischen Störung mit starkem Untergewicht stationär behandelt. Aus dem Anamnese- Bericht geht hervor, dass es sich um eine intelligente und ehrgeizige Schülerin handelt, die aus einer gut situierten Familie stammt. In ihrer Klasse ist sie gut integriert, in der Freizeit spielt sie aktiv in einer Volleyball-Mannschaft im

Verein. Hier sei es wohl zum Auslöser ihrer ersten Diät gekommen, wie Anna selbst berichtete. Beim gemeinsamen Duschen nach einem Wettkampfspiel hätten einige Mitspielerinnen über ihre Figur gelästert und ihr zugerufen: »Ey, pass auf, du hast ja schon einen Entenarsch!« Diese Äußerung habe sie so verletzt, dass sie sofort mit einer Diät angefangen habe, was den Eltern jedoch keine Sorgen bereitet habe. Sie gingen davon aus, dass dies nur eine vorübergehende Phase sei. Aber Anna blieb dabei, und mit dem ihr eigenen Ehrgeiz reduzierte sie ihr Gewicht immer mehr. Dabei ließen ihre schulischen und sportlichen Leistungen nicht nach, vielmehr wirkte sie selbstbewusst und stolz auf ihre figürlichen Veränderungen. Der Kontakt zu ihren Freundinnen verringerte sich jedoch. Die Versuche der Eltern, die Diät zu beenden, blieben ohne Erfolg. Die Auseinandersetzungen um das Essverhalten wurden zunehmend heftiger, ohne zu Lösungen zu kommen, da Anna sich jede Einmischung verbat. Nach vier Monaten hatte sie schon zehn Kilogramm abgenommen, sah blass und ungesund aus, betrieb jedoch immer noch mit hoher Motivation und Energie ihr Training, was sie zudem durch tägliches Joggen verstärkte.

In dem Beispiel wird deutlich, dass es bei einer Anorexie nicht allein um eine selbst auferlegte extreme Beschränkung der Nahrungsaufnahme mit der Folge zu selbst herbeigefügtem Untergewicht geht. Vielmehr handelt es sich auch um tieferliegende Ängste und Verunsicherungen bezüglich der eigenen Körperveränderungen in der Pubertätsphase. Damit gehen eine Selbstwertproblematik und eine verzerrte Körper- und Selbstwahrnehmung einher, die von körperlichen und psychosozialen Folgen begleitet wird. Das Verhängnisvolle an dieser Erkrankung ist die Tatsache, dass trotz der großen inneren und äußeren Widersprüchlichkeiten keine Krankheitseinsicht besteht. Die Betroffenen empfinden sich als zu dick, obwohl das Gegenteil richtig ist; sie fühlen sich satt, obwohl sie kaum etwas gegessen haben. Sie bewerten ihre Leistungen als unzureichend, obwohl sie erfolgreiche Leistungen erbringen. Trotz der zunehmenden gesundheitlichen Verschlechterungen fühlen sie sich nicht krank, empfinden ihr Essverhalten nicht als problematisch und verleugnen die gesundheitlichen Risiken und Gefahren (Steinhausen 2016).

3.5.1 Klinische Informationen

Definition – Klassifikation – Symptomatik

Der Begriff »Anorexia nervosa« (AN) leitet sich aus dem Griechischen ab und bedeutet so viel wie Appetitlosigkeit oder nervlich bedingter Appetitmangel. Allerdings ist damit nicht gemeint, dass die Personen kein Hungerempfinden verspüren; dieses wird jedoch zu kontrollieren versucht. Im weiteren diätischen Prozess kann diese Wahrnehmung jedoch geschwächt sein, sodass das Bild einer strikten Nahrungsverweigerung schließlich dominiert.

Jugendliche Mädchen zeigen eine übertriebene und persistierende Angst davor, an Gewicht zuzunehmen oder dick zu werden. Bei schon bestehendem Untergewicht werden die daraus entstehenden Gesundheitsrisiken verleugnet. Damit verbunden ist eine ausgeprägte Störung der eigenen Körperwahrnehmung bzw. des Körperbildes. Diese Störung äußert sich einer unrealistischen Ein- und

Überschätzung ihres Gewichtes oder ihres Körperumfangs, die in unnatürlichem Kontrast zu dem realen Erscheinungsbild steht. Derartige Fehleinschätzungen betreffen besonders den Bauchbereich, die Hüften und Oberschenkel (Möller et al. 2015). Die Betroffenen halten zudem ein restriktives Diätverhalten aufrecht, das bis zur völligen Nahrungsverweigerung reichen kann. Die letztgenannte Form wird auch als restriktiver Typ bezeichnet. Bei anderen Personen sind gelegentlich auch bulimische Verhaltensweisen vorhanden, d. h., es kommt zu einem unkontrollierten Essanfall. Nach solch einem Essanfall versuchen einige Personen wiederum, kompensatorisch ein selbst induziertes Erbrechen einzuleiten oder Abführmittel (Laxantien, Diuretika) zu nutzen. Diese beiden Formen werden als Binge-Eating- oder Purging-Typus der Anorexie bezeichnet. Beide Typen sind jedoch im Kindes- und Jugendalter weniger verbreitet (Jaite 2013).

Die diagnostischen Kriterien der *Anoxexia nervosa*, die im Internationalen Klassifikationssystem des ICD-10 unter F50.0 angegeben sind, haben auch für das Kindes- und Jugendalter Gültigkeit.

ICD-10-Kriterien für die Diagnose einer Anorexia nervosa (AN)

1. *Körpergewicht* mindestens 15 % unter dem erwarteten Gewicht oder Body-Mass-Index ≤ 17,5. Dies gilt für Personen ab 16 Lebensjahren. Bei Kindern und Jugendlichen darunter gilt: Liegt das Gewicht unterhalb der 10. BMI-Altersperzentile, wird von Untergewicht gesprochen; liegt es unter der 3. Altersperzentile, spricht man von extremem Untergewicht.
2. Der *Gewichtsverlust* ist selbst herbeigeführt durch:
   - Vermeidung hochkalorischer Speisen und/oder
   - selbst induziertes Erbrechen
   - selbst induziertes Abführen
   - übertriebene körperliche Aktivität
   - Gebrauch von Appetitzüglern, Diuretika u. a.
3. *Körperschemastörung* mit der Angst, zu dick zu werden
4. *Endokrine Störung* (Hypothalamus-Hypophysen-Gonaden-Achse): Diese äußert sich bei Frauen mit Amenorrhoe, bei Männern mit Libido- und Potenzverlust
5. Bei *Beginn vor der Pubertät* ist die pubertäre Entwicklung verzögert

Die AN ohne aktive Maßnahmen zur Gewichtsabnahme (kein Erbrechen, kein Abführmittel- oder Diuretika-Missbrauch) wird mit der Diagnose F50.00 verschlüsselt, die AN mit aktiven Maßnahmen zur Gewichtsabnahme mit F50.01.

An dieser Stelle sei schon darauf hinzuweisen, dass die bereits genannten Körperschemastörungen eine wichtige Indikation für die Bewegungstherapie darstellen. Je nach Ausprägung des Gewichtsverlustes, der Schwere des gestörten Essverhaltens, den körperlichen und psychischen Begleiterkrankungen oder der Therapiebereitschaft werden drei Schweregrade unterschieden, die sich zwischen einem gut behandelbaren Zustand mit maximal sechs Monaten Krankheitsdauer bis hin einem bedrohlichen Zustand mit totaler Nahrungsverweigerung und Therapieverweigerung und ungünstiger Prognose erstrecken können (Zeeck & Herpertz 2015).

Bei Menschen mit AN bestehen perfektionistische Tendenzen hinsichtlich der Erfüllung selbst gesetzter Leistungsansprüche, die in der Regel sehr hoch sind. Trotz guter Leistungen, z. B. im schulischen Bereich, leiden sie unter ausgeprägten Selbstwertproblemen, verbunden mit Gefühlen von Wertlosigkeit und Selbstunsicherheit. Das negative Selbstkonzept zeichnet sich darüber hinaus durch Vermeidungsmotivation und mangelnde Affekt- und Selbstregulationsfähigkeit aus. Tiefergehende Beziehungen zu Gleichaltrigen werden eher gemieden. In der Summe dieser Faktoren kommt es zu einer verzögerten Pubertät.

Der Prozess der AN geht mit einer Fülle an körperlichen, psychischen und sozialen Folgen einher. Zusätzlich zu den zuvor genannten Symptomen tritt im körperlichen Bereich eine Fülle somatischer Beschwerden und Erkrankungen bei den Jugendlichen auf (Jaite 2013). Die Komorbiditäten finden sich häufig in bestimmten Organbereichen.

Häufige somatische Erkrankungen bei AN

- *Kardiovaskulärer Bereich:* Herzrhythmusstörungen, Sinusbradykardie, Störungen des Elektrolythaushaltes, Schwindel
- *Knochenstoffwechselstörungen:* Knochendichteminderung, Stressfrakturen, Skelettschmerzen unter Belastung
- *Endokrines System:* Störung der Hypothalamus-Hypophysen-Gonaden-Achse, Amenorrhoe
- *Magen-Darm-Trakt:* Obstipation, Abdominalschmerzen, verminderte gastrointestinale Motilität, Sodbrennen
- *Haut:* Schilddrüsenunterfunktion, Haarausfall, trockene Haut, Vitaminmangel

Die körperlichen Veränderungen zeigen sich am deutlichsten im kathektischen Erscheinungsbild. Im psychischen Bereich zeigen sich im fortschreitenden Prozess Schlafstörungen, Gereiztheit und Störungen im Bereich der exekutiven Funktionen, wie Probleme der Aufmerksamkeit und Konzentration. Psychische Komorbiditäten umfassen hauptsächlich Angst-, Depressions- und Persönlichkeitsstörungen. Durch den sozialen Rückzug besteht zudem eine Vereinsamungstendenz.

Zusammenfassend ist bei der Anorexie darauf hinzuweisen, dass es bei dieser Erkrankungsform eine Heterogenität bezüglich des Ausmaßes oder der körperlichen und psychischen Komorbidität besteht, was z. T. die divergierenden Befunde in diesem Bereich erklären kann. Zu späteren Zeitpunkten der Entwicklung entwickeln sich nicht selten Übergänge zu anderen Formen der Essstörung wie Bulimia nervosa (BN) und Binge-eating-Störung (BED). Weitere Hinweise zur Pathologie und Symptomatik finden sich in der ICD-10.

Epidemiologie

Einzelne Symptome essgestörten Verhaltens bei Kindern und Jugendlichen sind in der Bevölkerung weit verbreitet, beispielsweise in Form von wiederholten Essanfällen, Fastentagen, Diäten, Unzufriedenheit mit dem Körperbild usw. Befragungen in dieser Altersgruppe ergaben, dass etwa ein Fünftel Symptome einer Essstörung aufweisen. Bei Mädchen ist der Anteil dabei doppelt so hoch wie bei Jungen (Hölling & Schlack 2007). Legt man die diagnostischen Kriterien der ICD-10 an, sind manifeste Essstörungen – bezogen auf die Gesamtbevölkerung – seltenere psychische Störungen. Dies gilt zwar auch für den Kinder- und Jugendbereich, dennoch machen derartige Störungen einen großen Anteil der stationär behandelten Patienten in der Kinder- und Jugendpsychiatrie aus. Dies gilt maßgeblich für die Anorexie. Betroffen sind mehrheitlich Mädchen und junge Frauen, wobei die Anzahl betroffener männlicher Jugendlicher in den letzten Jahren wächst (Steinhausen 2016). Die Erkrankungshäufigkeit bei präpubertierenden Mädchen und Jungen nimmt ebenfalls in den letzten Jahren zu. Die Jahresprävalenz bei der AN wird mit 0,4 % angegeben; die Lebenszeitprävalenz liegt bei ca. 1 %. Bei der Bulimie werden Werte von 1,5 % bei der Jahresprävalenz und bis zu 4 % bei der Lebenszeitprävalenz angegeben. Die Mortalitätsrate ist bei Anorexie stark erhöht, was sich u. a. aus der Fülle an körperlichen und psychischen Folgeerkrankungen sowie der erhöhten Komorbidität erklärt.

Ätiologie

Im weiteren Verlauf dieses Kapitels werden wir unsere Darstellung primär an der AN ausrichten, da diese Essstörung im stationären Bereich der Kinder- und Jugendpsychiatrie häufiger vorkommt als die anderen Formen. Für ihre ätiopathogenetische Entwicklung und Aufrechterhaltung liegen einzelne Modelle vor, die jeweils Teilaspekte, nicht jedoch die Gesamtkomplexität vollständig erfassen. Es wird bei der Anorexie von einer multikausalen Genese ausgegangen, in der biologische, psychologische, familiäre, soziale und soziokulturelle Faktoren in interaktiver Weise agieren.

Anorexie entsteht auf der Grundlage einer individuellen Vulnerabilität, dem Vorhandensein biologischer und psychosozialer Risikofaktoren sowie dem Fehlen entsprechender Schutzfaktoren. Risikofaktoren sind u. a. in der Kindheit schon Schwierigkeiten beim Füttern, selektives Essverhalten, Schlafstörungen oder – mit Beginn der Pubertät – Diätverhalten und übertriebene Beschäftigung mit und Sorgen um die eigene Figur. Als dysfunktionale Bedingungen werden verdeckte familiäre Spannungen, Rigidität, Konfliktvermeidung, ein stark kontrollierender oder überbehütender Erziehungsstil seitens der Eltern, hohe Leistungsanforderungen oder indifferente Rollenerwartungen genannt. Akute auslösende Ereignisse wie elterliche Trennung, Mobbing oder Konflikte mit Gleichaltrigen tragen zur erhöhten psychischen Belastung bei. Auf der Grundlage der individuell unterschiedlich ausgeprägten Vulnerabilität kommt es schließlich zur Entwicklung und zur Manifestation der Erkrankung, wenn spezifische negative Bewertungen zur Figur, zum Essverhalten oder zu Autonomiebestrebungen wiederkehrend geäußert werden und diesen eine starke Bedeutsamkeit zugeschrieben wird. Die willentliche Gewichtsreduktion und übermäßige Kontrolle des eigenen Essverhalten lassen sich auch als fehlgesteuerter Ablösungsprozess vom Elternhaus verstehen.

Auf biologischer Ebene werden genetische Einflüsse diskutiert, die sich u. a. auf die Zwillingsforschung stützen. So haben eineiige Zwillinge eine höhere Konkordanzrate als zweieiige, gemeinsam an einer Anorexie zu erkranken. Im neurobiologischen Bereich sind Auffälligkeiten im Neurotransmittersystem gefunden worden, die bei der Regulation von Appetit, Stimmung, Affekten und des Hunger-Sättigung-Gefühls eine Rolle spielen können. Das hormonelle Gleichgewicht im Gehirn kann durch gewichtsreduzierende Maßnahmen wie Hungern oder Fasten beeinflusst werden und zunächst das Gefühl einer suchtähnlichen Befriedigung auslösen. Durch diese Störung des endogenen Belohnungssystems wird Hungern mit positiven Gefühlen verknüpft, wohingegen Nahrungszufuhr zu einer Dämpfung der Stimmung führt. Hungern wird somit belohnt, während die Nahrungszufuhr eine bestrafungsähnliche Wirkung hat. Entscheidende Botenstoffe, die an diesem komplexen Regelkreis beteiligt sind, sind Serotonin (für Appetit- und Affektregulation) und Dopamin (für Motivation und Handlungssteuerung). Unklar bleibt jedoch, ob diese Dysregulationen ursächlich oder eine Folge der Mangelernährung sind (Jaite 2013).

Auf der intrapsychischen und entwicklungspsychologischen Ebene muss beachtet werden, dass die Anorexie in der Regel zum Zeitpunkt der pubertären Entwicklungsphase eingreift, die schon unabhängig davon mit starken körperlichen und psychischen Veränderungen einhergeht. Hinsichtlich der Persönlichkeitsentwicklung wird häufig von einem erniedrigten Körperzufriedenheits- und Selbstwertgefühl berichtet, welches zudem stark von der Figur und dem Gewicht abhängig zu sein scheint (Verbeek & Petermann 2015).

An Anorexie erkrankte Personen gelten häufig in ihrer Kindheit als sehr angepasst, folgsam, mit einem großen Bedürfnis nach Harmonie, dazu sehr leistungsorientiert mit einem Hang zur Perfektion. In diesem Zusammenhang ist auch auf das auffällig gesteigerte Bewegungsverhalten hinzuweisen, was bei dieser Personengruppe festgestellt worden ist (Holtkamp et al. 2006). Die gesteigerte körperliche Aktivität wird mit Begriffen wie motorische Unruhe, Ruhelosigkeit oder Bewegungszwang beschrieben. Weiterhin bestehen Körperschema- bzw. Körperbildstörungen bei Anorexie-Patienten, die durch eine verzerrte Wahrnehmung des eigenen Körpers gekennzeichnet ist. Sie fühlen sich dicker, als sie in der Wirklichkeit sind – mit der Folge, dass sie im Extremfall ihren Körper völlig ablehnen (Mohr et al. 2010).

Soziokulturelle Faktoren beeinflussen ebenfalls die Entstehung von Anorexie, Bulimie und der Binge-Eating-Störung. Über die medialen Wege von Internet, Film und Fernsehen werden Schönheits- und Schlankheitsideale vorgeführt. Das Schlankheitsideal gilt dabei auch zunehmend mehr für Jungen, wenngleich es für Mädchen bedeutungsvoller ist, da damit körperliche Attraktivität, Ansehen und Erfolg assoziiert werden.

Therapie

Je nach Schwere der Erkrankung stehen unterschiedliche Behandlungswege zur Verfügung, die von ambulanter, teilstationärer bis zu stationärer Behandlung reichen. Eine stationäre Behandlung ist dann indiziert, wenn ein starker und anhaltender Gewichtsverlust im letzten halben Jahr von mehr als 20 % stattgefunden, ohne dass eine andere Erkrankung dafür verantwortlich gemacht werden kann. Dies gilt auch für das Vorliegen eines gravierenden Untergewichts bei Kindern und Jugendlichen unterhalb der dritten Altersperzentile. Eine stationäre Behandlung ist weiterhin angesagt, wenn die ambulanten Maßnahmen einen weiteren Gewichtsverlust nicht aufhalten konnten, keine Krankheitseinsicht besteht oder die familiären Bedingungen negativ sind. Allerdings mindert die bei Kindern und Jugendlichen die in dieser Altersgruppe noch begrenzte Introspektions- und Einsichtsfähigkeit die Bereitschaft zu einer Behandlung, sodass im extremen Fall auch eine Zwangseinweisung erfolgen kann.

Allgemeine Behandlungsziele der AN-Therapie (nach Herpertz et al. 2011)

- Wiederherstellung eines dem Alter und der Größe entsprechenden Gewichts sowie dessen langfristige Stabilisierung
- Eine Normalisierung des Essverhaltens (regelmäßige Hauptmahlzeiten, Zwischenmahlzeiten, Vermeidung von zu schnellem oder zu langsamem Essen, nicht angstbesetztes Essen)
- Behandlung der körperlichen Folgen der Erkrankung bzw. des Untergewichts
- Behandlung der psychischen Komorbiditäten (Angst-, Depressions- und Zwangssymptomatik)
- Verbesserung der Körperwahrnehmung, des Körperschemas und des Körperbilds
- Verbesserung der emotionalen, kognitiven und interaktiven Kompetenzen; Nachholen der fehlenden Entwicklungsschritte (Pubertät, Ausprobieren neuer Rollen, Integration in Gruppen usw.)

Die Behandlung von Essstörungen ist aufwändig und lange andauernd. Der Verlauf ist selten geradlinig, Rückfälle sind häufig, und Therapien müssen oft wiederholt werden. Gründe dafür sind u. a. die lange Krankheitsverleugnung der Betroffenen und ihre oft ungenügende Motivation, sich behandeln zu lassen. Insofern ist es wichtig, dass bei beginnenden Essstörungen therapeutische Interventionen schon früh eingesetzt werden, da sich hierdurch die therapeutischen Ergebnisse verbessern.

Das komplexe Krankheitsbild der Anorexie verlangt einen multimodalen Therapieansatz, der mit steigender Gewichtszunahme intensiviert wird. Im Vordergrund stehen einzel- und gruppenpsychotherapeutische Interventionen, die von körper- bzw. bewegungstherapeutischen Maßnahmen sowie Entspannungsverfahren begleitet werden (Zeeck & Schlegel 2013). Bei den psychotherapeutischen Verfahren werden hauptsächlich Methoden aus der Kognitiven Verhaltenstherapie eingesetzt, die zudem durch psychoedukative Angebote erweitert werden (Ernährungstherapie und Esstraining). Zudem ist es unerlässlich, die Familie mit in die Behandlung einzubeziehen (Familientherapie). Weiterbehandlungsmaßnahmen und -angebote im ambulanten Bereich sind frühzeitig zu planen, um Behandlungserfolge zu sichern. In sehr schweren, aber seltenen Einzelfällen wird eine zusätzliche pharmakologische Behandlung eingesetzt, um einen Übergang zu psychotherapeutischen Interventionen zu ermöglichen oder wenn zusätzliche psychische Komorbiditäten vorliegen (Steinhausen 2016; Herpertz-Dahlmann et al. 2005). Zwar gibt es in der stationären Versorgung in deutschen Kliniken bezüglich der Wahl des Settings, eines effektiven Gewichtsmanagements und psychotherapeutischer und pharmakologischer Behandlungskonzepte derzeit keinen Konsens, doch scheint das stationäre Setting die Behandlungsmodalität der Wahl zu sein.

3.5.2 Ziele

Führen wir uns noch einmal die Merkmale dieser Patientengruppe im *stationären* Kontext vor Augen, so handelt es sich überwiegend um weibliche Jugendliche, die unter vielfältigen körperlichen und psychischen Symptomen leiden und sich in einer fortgeschrittenen bzw. kritischen Phase der Erkrankung befinden. Die stationäre Therapie ist im Vergleich zu anderen Störungsbildern oft lang (zwischen drei und sechs Monate), wobei die Hälfte der klinischen Einrichtungen in Deutschland über eine spezialisierte Station für Essstörungen mit einem spezifischen Behandlungskonzept verfügen (Föcker et al. 2017). Hieraus leiten sich bereits mehrere Besonderheiten im Hinblick auf bewegungstherapeutische Ziele und Maßnahmen ab.

Im Unterschied zu anderen Stationen mit gemischten Diagnosegruppen sind die bewegungstherapeutischen Ziele, Interventionen und Vorgehensweisen für dieses Krankheitsbild betont störungsspezifisch ausgerichtet und sehr eng an das Behandlungskonzept der Station gebunden. Eine weitere Besonderheit besteht darin, dass sich die Ziele im Verlauf der Therapie an die unterschiedlichen Phasen der Behandlung anpassen. Befindet sich die Patientin zu Beginn in einem bedrohlichen Gesundheitszustand, steht z. B. die Stabilisierung der somatischen Basis im Vordergrund – aktive bewegungsbezogene Maßnahmen sind in diesem Stadium in der Regel kontraindiziert. Ziele wie die Förderung von Einsicht, Vertrauen und Compliance, die gezielte Wissensvermittlung (z. B. zu den Risiken und Folgen exzessiven Bewegungsverhaltens) oder die Unterstützung im Umgang mit Bewegungsdrang können jedoch bereits zu diesem Zeitpunkt angebahnt werden. Im Behandlungsverlauf rücken bei zunehmender Gewichtsstabilisierung dann andere Ziele in den Vordergrund, z. B. der eigenverantwortliche Umgang mit Bewegung und Sport, die erfolgreiche Anwendung von Techniken zur Spannungsregulation, die Verringerung der sozialen Isolationstendenzen oder eine verbesserte Selbstakzeptanz.

Die im Vergleich zu anderen Störungsbildern lange klinische Behandlungsdauer erlaubt dabei auch mittel- und langfristige Zielsetzungen, die sich auf verschiedene Aspekte des Erlebens, des Verhaltens und auf persönlichkeitsnahe Eigenschaften beziehen. Schließlich richten sich die Ziele nicht nur an klinischen

Kernsymptomen wie der Körperbildstörung oder der Hypermotorik aus, sondern beziehen sich auch stark auf komorbide Symptome wie Ängste, Depressionen oder Zwänge.

Folgt man der in diesem Buch vorgeschlagenen Ordnung (▸ Kap. 2.1.2), lassen sich die klinischen Ziele der Bewegungstherapie bei AN weiter differenzieren und spezifizieren.

Motorisch-sensorischer Bereich

Im *motorisch-sensorischen* Bereich liegt ein zentraler Schwerpunkt der Bewegungstherapie. Wichtige Ziele in diesem Bereich betreffen u. a.

- den Umgang mit Hyperaktivität und die Regulierung des Aktivierungsniveaus,
- die Verbesserung der Körperwahrnehmung bzw. eine Verbesserung des Körperbildes (perzeptive Komponente) sowie
- das Bewegungsverhalten und leibbezogene Themen.

Zu den einzelnen Punkten:
Hyperaktivität tritt in etwa bei zwei von drei der AN-Patientinnen auf. In den diagnostischen Kriterien wird sie als Mittel der Gewichtsreduktion aufgeführt. Dies ist allerdings nur eine unter vielen Bedeutungszuschreibungen und Perspektiven, die das Phänomen Hyperaktivität im Forschungskontext und in der Praxis erfährt. Manche Experten sehen darin einen ätiologischen Faktor und schreiben der Bewegung eine wichtige Rolle bei der Entstehung der AN zu. Andere erklären den übermäßigen Bewegungsdrang durch die starvationsbedingten metabolischen Veränderungen, also als eine Folge des Hungerns. Exzessives und ritualisiertes Bewegungsverhalten kann jedoch auch als Symptom einer eigenständigen Zwangserkrankung oder als Ausdruck einer sekundären Abhängigkeit interpretiert werden (»exercise dependence«). Schließlich kann auch davon ausgegangen werden, dass das intensive Bewegungsverhalten dem Abbau von Angst, Schuldgefühlen oder Unzufriedenheit dient und für die Betroffenen eine (dysfunktionale) Strategie zur Stimmungs- und Spannungsregulation darstellt. Denn die Tendenz, sich zu bewegen, nimmt mit positiven Gefühlen ab und mit negativen Gefühlen zu, wie Befunde zeigen. An dieser Stelle lässt sich dieses Feld nicht weiter vertiefen (s. ausführlich: Schwiertz 2011). Statt restriktive Standardmaßnahmen im Umgang mit Hyperaktivität zu verordnen, ist es aus unserer Sicht vor diesem komplexen Hintergrund zunächst wichtig, die individuellen Funktionen und Bedeutungen der Hyperaktivität und die Motive für das Sporttreiben bei den einzelnen Patienten genauer zu verstehen (vgl. Danielsen et al. 2018). Hieraus lassen sich dann gezieltere und individuelle Unterstützungsmaßnahmen ableiten. Mögliche Interventionen, die zu einer Linderung einer als unangenehm empfundenen Bewegungsunruhe beitragen können, sind z. B. Entspannungsmaßnahmen wie Autogenes Training oder spannungsregulierende Übungen aus der Eutonie oder der Atemtherapie. Darüber hinaus können beispielsweise unterschiedliche Aktivierungsniveaus zu Musikstücken erprobt werden:

Welches Aktivierungsniveau entspricht meinen aktuellen Bedürfnissen oder meiner Stimmungslage? Was erlebe ich körperlich als stimmig und authentisch? Wie drückt sich dies aus und woran mache ich dies fest?

Für den Umgang mit zwanghaftem Bewegungsverhalten verweisen wir auf Dittmer et al. (2020).

Personen, die über einen langen Zeitraum ihre körperlichen Signale und damit verbundenen Bedürfnisse ignoriert und unterdrückt haben, zeigen oft eine stark veränderte Körperwahrnehmung. Der Körper steht zwar übermäßig stark im Fokus der Selbstbeobachtung, und man könnte vermuten, dass dies mit einer »guten« Körperwahrnehmung einhergeht. Diese Hyperfokussierung richtet sich jedoch eher auf Aspekte wie das äußere Erscheinungsbild, das Körpergewicht, den Körperumfang oder den Fettanteil bestimmter Körperpartien. Die Verbindung zu den elementaren körperlichen Sinnesempfindungen und den körperbezogenen Bedürfnissen (Ruhe, Erholung, Entspannung, Stimulation, Aktivität, Wärme, Nähe usw.) ist oft empfindlich gestört. Bewegungstherapeutische Maßnahmen können helfen, »achtsam bei sich und in Kontakt« zu sich zu sein, wie es Rytz (2018) in ihrem gleichnamigen Buch mit zahlreichen Beispielen und Anregungen aufzeigt. In diesem Zusammenhang können auch Übungen zur perzeptiven Teilkomponente des Körperbildes durchgeführt werden. Diese zielen z. B. auf eine adäquate Einschätzung und Repräsentation der Körperdimensionen ab. Ein wichtiger Akzent liegt somit auf der sensiblen Funktion von Bewegung. Zur Körperbilddiagnostik und -therapie steht mittlerweile eine umfangreiche Literatur zu Verfügung (z. B. Joraschky et al. 2008; Joraschky & Arnim 2009; Vocks & Legenbauer 2005). Praktische Hinweise zu den Themen *Entspannung* und *Achtsamkeit* finden sich in Kapitel 2.2.5.

Die Erkrankung äußert sich nicht nur in dem deutlichen Gewichtsverlust, sondern häufig auch in bestimmten Bewegungsqualitäten bzw. im Körper- und Bewegungsverhalten der Patienten.

Anna

Anna betritt leise und vorsichtig den Raum und bleibt zögerlich etwas abseits der Gruppe, die sich zur Begrüßung im Innenstirnkreis sammelt. Anna zeigt einen ausweichenden Blick, einen labilen Stand und eine flache Atmung. Ihre Körpermitte wirkt spannungsarm, während im Schulter- und Nackenbereich ein hoher Muskeltonus auffällt. Bei dem ritualisierten Bewegungseinstieg in Form von Lockerungs- und Atemübungen aus dem Qi Gong fällt auf, dass Annas Bewegungen hölzern, steif und ungelenk wirken. Die einzelnen Körperteile wirken nicht miteinander verbunden, sondern fragmentiert und isoliert. Insbesondere bei Pendelbewegungen und Rotationen um die Körperlängsachse wirkt ihre Wirbelsäule rigide, die Arme schwingen kaum mit, und die Gesamtkörperbewegungen bleiben wenig raumgreifend. Anna wirkt nicht »bei der Sache« und führt die Bewegungen mechanisch aus, ohne emotionalen Ausdruck oder mimische Regung.

Diese Beschreibungen beruhen nicht nur auf klinischen Eindrücken, sondern lassen sich z. T. in Bezug auf einzelne Bewegungsmerkmale empirisch belegen (Kluck-Puttendörfer 2006; Rice et al. 1989; Lausberg 2008). Wenn man die äußere Haltung als Spiegel der inneren Haltung betrachtet (und umgekehrt), so bietet sich die Bewegungstherapie als Erfahrungsraum an, gewohnte Haltungs- und Bewegungsmuster bewusst wahrzunehmen und mit alternativen Formen zu experimentieren. Hierfür eignen sich Bewegungen (und Materialien), die die Körpermitte und die gelenkigen Verbindungen betonen, die fließend, geschmeidig, weiträumig und dynamisch vollzogen werden, die Gewandtheit und Flexibilität erfordern und die Erfahrung der Impuls- und Kraftübertragung ermöglichen. Dies können dynamische Sprünge auf dem Großtrampolin sein, zielgerichtete und schwungvolle Schlagbewegungen mit dem Stab oder dem Holzschwert, tänzerische Bewegungen mit Schwungtüchern oder Übungen aus dem Reiten und Voltigieren, um nur einige Beispiele aus unterschiedlichen inhaltlichen Zugängen zu nennen. Auf den Einsatz von trainingsorientierten Inhalten und Fragen der Belastungsdosierung gehen wir im Abschnitt 3.5.3 ein.

Kognitiver Bereich

Im *kognitiven Bereich* lassen sich u. a. folgende spezifische Zielsetzungen benennen:

- Psychoedukation
- Vermittlung einer angemessenen Anspruchsniveausetzung
- Förderung geistiger Flexibilität und Spontaneität
- Veränderung körperbezogener Gedanken und Einstellungen

Ein wichtiger Baustein der Bewegungstherapie mit essgestörten Patienten ist die gezielte Wissensvermittlung bzw. Psychoedukation, z. B. über die Zusammenhänge von reduzierter Nahrungszufuhr und exzessivem Bewegungsverhalten, über die Risiken und die körperlich-vegetativen Begleiterscheinungen sowie die langfristigen Folgen der Erkrankung. Diese werden von einem Teil der Patienten ignoriert oder sogar bewusst in Kauf genommen. Insbesondere jüngere Patientinnen und jene, bei denen die Erkrankung noch nicht chronifiziert ist, zeigen sich jedoch oft überrascht, erschrocken und z. T. auch dankbar, wenn sie mit Fakten konfrontiert werden. Viele Betroffene wissen z. B. nicht, dass sich reduzierte Nahrungszufuhr und Hyperaktivität sogar wechselseitig verstärken oder dass auch Suchtmechanismen für bestimmte Verhaltensweisen verantwortlich sein können (Klein et al. 2004).

Zwar trifft dies nicht gleichermaßen auf alle anorektischen Patienten zu, aber in der Tendenz sind bei dieser Personengruppe sehr hohe bzw. übertriebene Selbstansprüche und ein deutlicher Hang zur Perfektion wahrnehmbar. Bewegungssituationen können gezielt so gestaltet werden, dass sie zu der Auseinandersetzung und Reflexion der eigenen Anspruchsniveausetzung einladen. Das Klettern bietet sich z. B. als ideales Lernfeld an, um sich realistische Ziele zu setzen, mit Frustrationserlebnissen umzugehen, Erfolg und Misserfolg angemessen zu bewerten und auch mal »locker zu lassen«, wenn etwas nicht nach Plan verläuft. Die Therapie sollte darüber hinaus unterschiedliche Aktivitäten, Spielformen und Übungen beinhalten sowie die geistige Flexibilität, Spontaneität und Offenheit fördern, da die Patienten häufig unter einer rigiden inneren Struktur, unter zwanghafter Kontrolle oder übertriebener Disziplin leiden. Hierzu eignen sich z. B. Bewegungsspiele, bei denen Zufälle und unkalkulierbare Aktionen entstehen, auf die situativ reagiert werden muss oder bei denen Improvisation und Kreativität gefragt sind. Denkbar sind z. B. das Springen mit dem Partner auf dem Großtrampolin oder das Entwerfen, Gestalten und Präsentieren von Bewegungsspielen mit Alltagsmaterialien vor der Gruppe.

Anorektische Patienten zeigen im Rahmen ihrer Körperbildstörung in der Regel auch negative bzw. dysfunktionale körperbezogene Einstellungen (»Mein Körper ist nicht dünn genug«; »Mein Körper ist nicht leistungsfähig«; »Mein Körper ist fett und abstoßend«; »Wenn ich 40 Kilogramm wiege, werde ich mich besser fühlen«; »Ich bin unattraktiv«). Reflexionsmomente sind an dieser Stelle wichtig, um solche dysfunktionalen Einstellungen und Gedanken von therapeutischer Seite aus genauer zu explorieren und zu hinterfragen – und vor allem, um andere Sichtweisen und Perspektiven zu eröffnen. Die Patienten können darin unterstützt werden, das Zusammenspiel von körperbezogenen Empfindungen, Gedanken, Gefühlen und Verhaltensweisen besser zu verstehen, ihre eigenen dysfunktionalen Denkmuster zu erkennen und alternative Einstellungen zu entwickeln.

Emotionaler Bereich

Ziele im *emotionalen Bereich* nehmen in der Bewegungstherapie ebenfalls einen zentralen Platz ein, z. B. im Hinblick auf

- die Vermittlung positiver und ngenehmer Körpererfahrungen,
- die Verbesserung der Selbstakzeptanz und affektiver Teilkomponenten des Körperbildes,
- die Linderung der affektiven Symptomatik und
- den angemessenen Umgang und Ausdruck von Gefühlen.

Körperliche Aktivität, Bewegung und Sport werden bei Patienten mit AN oft mit Leistung assoziiert und an Bewertung gekoppelt. Der Körper wird meist intensiv zur Kalorienverbrennung instrumentalisiert und wie eine »Maschine« behandelt – die Ausübung der Aktivität steht im Zeichen der Anstrengung und des Kräfteverbrauchs. Liegt ein solch einseitiger und problematischer Umgang mit dem eigenen Körper vor, geht es in der Bewegungstherapie darum, wohltuende, angenehme, positive und stimmige Körper- und Bewegungserfahrungen zu erleben. Dies kann bei ruhigen und langsamen Bewegungen geschehen, die ein bewusstes Spüren und Fühlen ermöglichen, z. B. bei Übungen aus dem Feldenkrais oder dem Qi Gong, aber auch bei Aktivitäten mit intensiven körperlichen Reizen und hohem Erlebnischarakter, wie Klettern, Schwimmen oder Reiten.

Was fühlt sich intuitiv gut an? Woran merke ich dies konkret? Bei welchen Bewegungen erlebe ich Einheit und Ganzheit? Welche Aktivitäten sind mit einem Zustand von innerer Ruhe, Entspannung und Gelöstheit verbunden? Oder mit Leichtigkeit, Zufriedenheit und Vergnügen? Welche Bewegungen werden als authentisch, kongruent und natürlich erlebt?

Für manche Jugendliche sind diese Fragen bereits nicht leicht zu beantworten, vor allem, wenn dem Körper über lange Zeit strapaziöse Trainingspläne oktroyiert wurden und wenn die Fähigkeit zur Differenzierung zwischen angenehmen und aversiven Empfindungen und Gefühlen verloren gegangen ist. In einem zweiten Schritt müssen die Patienten oft lernen, diese wohltuenden Bewegungen wieder zuzulassen, sich ihnen hinzugeben bzw. in ihnen »aufzugehen«.

Im Idealfall gelingt es im Verlauf der Therapie, Bewegung als etwas Genussvolles zu erleben und in den Alltag zu integrieren. Die Fähigkeit zum Genuss und zur Pflege und Wertschätzung des eigenen Körpers hängt eng mit der Selbstakzeptanz und dem Selbstwert zusammen. Die Körperbildtherapie beinhaltet deshalb auch gezielte Übungen, die auf die affektive Komponente der Körperbildstörung abzielen, um die meist vorherrschenden Gefühle von Angst, Ekel, Hass oder Scham zu reduzieren. Bis Patienten dahin kommen, zu sagen: »Ich mag mich so, wie ich bin, und ich sorge für gute Momente, weil ich es mir wert bin« ist es erfahrungsgemäß allerdings oft ein langer Weg.

Als begleitende oder komorbide Symptomatik prägen ängstliche oder traurige Gemütszustände bei diesen Patienten häufig das klinische Erscheinungsbild. Die Bewegungstherapie zielt dann auch auf die Herstellung einer ausgeglichenen Befindlichkeit und den angemessenen Umgang und Ausdruck von Gefühlen ab. Eine nicht unbedeutende Rolle nimmt hierbei der Umgang mit niedergedrückter Wut und mit Aggressionen ein.

Anna

Anna zeigt sich bei kämpferischen Übungen, bei denen es um festgelegte Schlagabfolgen mit Escrima-Stöcken geht, unsicher und gehemmt. Dies offenbart sich in einer zögernden Ausführung der Bewegungen, in mangelndem Krafteinsatz und einer unpassenden Begleitmimik. Insbesondere wenn Anna bei Partnerübungen den Angriffspart übernehmen soll, bremst sie stets ihre Bewegungen verfrüht ab, vermeidet den Augenkontakt mit ihrer Übungspartnerin und lächelt verlegen. Bei der Spieglung ihres Verhaltens durch den Therapeuten und die anschließende Reflexion beschreibt Anna, sie wolle ja nicht »böse sein« oder »jemandem wehtun und jemanden verletzen«; außerdem sehe sie keinen Sinn darin, »aggressiv zu werden«, sie sei halt eher der »soziale Typ«.

Mit ihrer einseitig konnotierten Auffassung von Aggressionen und der Vorstellung, diese wäre nicht mit sozialem Verhalten kompatibel, ist Anna kein Einzelfall. Im Rahmen der Bewegungstherapie können positive Anteile von Aggressionen erlebt und erfahrbar werden, z. B. sich behaupten, sich durchsetzen oder seinen Standpunkt verteidigen.

Neben Übungen aus dem Bereich der Kampfkünste bieten sich auch Inhalte wie das Gestalten und Darstellen oder kompetitive Spiele an (► Kap. 2.2.4 und Kap. 2.2.1).

Sozialer Bereich

Ein weiterer Schwerpunkt liegt auf der *sozialen Ebene*. Ziele betreffen hier u. a.

- den Abbau von Isolationstendenzen und die Vermittlung von Zugehörigkeit,
- die Förderung von Auseinandersetzungs- und Konfliktfähigkeit,
- den verbesserten Umgang mit Nähe und Distanz und
- die Veränderung dysfunktionaler Verhaltensweisen (behaviorale Komponente des Körperbildes).

Die Bewegungstherapie-Einheiten mit essgestörten Patienten finden zwar oft in stationsbezogenen Gruppen statt, d. h., die Jugendlichen sind derselben Station zugehörig und haben krankheitsbezogen eine ähnliche Symptomatik. Dies geht allerdings nicht automatisch mit einem *Zugehörigkeitsgefühl* einher und bedeutet ebenso wenig eine aktive Teilhabe am Gruppengeschehen. Im Gegenteil: Die depressive oder ängstliche Symptomatik, das permanente Gedankenkreisen um das Essen, das Gewicht und die Figur oder persönlichkeitsnahe Eigenschaften wie Einzelgängertum oder Egozentriertheit führen bei einem Teil der Patienten zu Rückzug und Isolation. Auch das Sporttreiben wurde über lange Zeit oft alleine, also nicht in sozialen Kontexten ausgeübt. Deshalb bieten sich bewegungstherapeutische Inhalte an, in denen das Gemeinschafts- und Wir-Gefühl betont wird und der Gruppenprozess im Vordergrund steht, z. B. Übungen und Aufgaben aus dem erlebnispädagogischen Bereich, Variationen von Mannschaftsspielen oder Kooperationsspiele (► auch Kap. 2.2.3).

Dabei fallen in der Kommunikation und Interaktion nicht selten Harmonisierungstendenzen auf – viele jugendliche Patienten scheuen das offene Austragen von Konflikten. Die Fähigkeit zur sozialen Anpassung ist hoch ausgeprägt ebenso wie die Bereitschaft und der Wunsch, den vermuteten Erwartungen zu entsprechen.

> **Anna**
> Bei der gemeinsamen Vorbesprechung der Stundeninhalte hält sich Anna meist zurück und bringt sich kaum mit eigenen Impulsen und Gestaltungswünschen ein. Oft fallen Sätze wie »Ich richte mich gerne nach den anderen« oder »Ich mache das mit, was die Gruppe möchte«. Hierauf angesprochen, sagt sie: »Ich möchte ja nicht dafür verantwortlich sein, wenn die Stunde blöd wird.«

Bei Anna kann es in der Bewegungstherapie darum gehen, die *eigenen* Anteile in den Gruppenprozess einzubringen, die *eigenen* Wirkungs- und Gestaltungsmöglichkeiten auszuschöpfen und die Chancen wahrzunehmen, die in einem aktiven und konstruktiven Austausch mit der Gruppe liegen. Spiele, Übungen und Aufgaben mit unterschiedlichen Interaktionsformen – *Konkurrenz, Kooperation, Koalition* – ermöglichen den Umgang mit verschiedenen Rollen, die Überprüfung und Anpassung bestehender Beziehungsvorstellungen, das Erleben und Erproben von Nähe und Distanz sowie die Auseinandersetzung mit dem Partner und der Gruppe.

Körperbildstörungen gehen in der Regel mit verhaltensbezogenen Veränderungen einher, die sich meist auf soziale Situationen beziehen. Klinisch fällt häufig auf, dass die Personen ungerne im Mittelpunkt stehen und bestimmte Orte wie Schwimmbäder oder den Körperkontakt zu anderen meiden, dass sie sehr häufig ihr körperliches Erscheinungsbild überprüfen, dass sie sich in verhüllender Kleidung zu verstecken versuchen oder positive körperbezogene Aktivitäten vernachlässigen. Die Bewegungstherapie zielt darauf ab, diese teils unbewussten, teils bewussten Phänomene aufzudecken, sie im Kontext von Empfindungen, Einstellungen und Gefühlen zu reflektieren und progressiv abzubauen. Dabei bietet die Bewegungstherapie einerseits diagnostische Perspektiven:

Wie ist der individuelle Körper in das soziale Geschehen eingebettet? Wie präsent wirkt die Person? Wie viel Raum gesteht sie sich zu? Welche Rollen werden vermieden?

Andererseits bietet sich auch ein Raum der Exposition, der Konfrontation und der Übung, in dem man sich zeigt und präsentiert, Bewegungselemente demonstriert, seinen Körper- und Stimmeinsatz betont usw.

3.5.3 Methodische Hinweise

Motivationslage

Im Hinblick auf die Motivationslage zur Teilnahme an der Bewegungstherapie zeichnet sich diese Patientengruppe durch eine Besonderheit aus. Meist besteht eine außerordentlich hohe Motivation, sich zu bewegen – allerdings nicht unbedingt im Rahmen festgelegter therapeutischer Grenzen! Die Teilnahme an der Bewegungstherapie ist daher oft an eine gewisse Ambivalenz geknüpft. Auf der einen Seite leiden die Patientinnen darunter, ihr gewohntes »Sportpensum« nicht mehr realisieren zu können, und lechzen geradezu danach, »mehr Bewegungstermine« zu bekommen. Auf der anderen Seite werden sie jedoch mit Inhalten, Methoden und Interventionen konfrontiert, die nicht unbedingt ihren Erwartungen entsprechen und die ihren Bewegungsdrang nicht ausreichend befriedigen. Der gefühlte »Downgrade« von 70 Kilometer Laufen in der Woche und täglichen 400 Sit-ups zu einem achtsamen Spüren des Atems im Liegen ist für viele Patienten sehr schwer auszuhalten. Hieraus resultieren nicht selten in der Anfangsphase der Therapie eine hohe Diskussionsfreudigkeit und Verhandlungsenergie bezüglich des Umfangs und der Inhalte des Bewegungsplans. Deshalb ist es wichtig, das bewegungstherapeutische Konzept und die mit den einzelnen Bausteinen verbundenen Zielsetzungen und Modalitäten zu Beginn der Therapie klar zu benennen. Dies kann beispielsweise im Rahmen eines Erstgesprächs erfolgen (► Kap. 4.1.2).

Rahmenbedingungen und Vorgehensweise

Die methodische Vorgehensweise in der bewegungstherapeutischen Arbeit mit essgestörten Patienten lässt sich nicht auf allgemeingültige Prinzipien und Abläufe reduzieren. Einheitliche Empfehlungen sind aufgrund der Eigenständigkeit der Behandlungskonzepte und Spezialstationen kaum möglich. Zu Beginn der Therapie steht jedoch meist eine differenzierte bewegungstherapeutische Diagnostik der Körperbildstörung mittels spezifischer Methoden und Instrumente. In der klinischen Praxis finden hierbei unterschiedliche Verfahren Anwendung und werden z. T. miteinander kombiniert, z. B. die Videodistorsionsmethode oder Videokonfrontation (s. Probst 1993 1997; Vocks & Legenbauer 2005), der Körperbild-Skulptur-Test und das Körperbild-Interview (Joraschky et al. 1998), die Bewegungsanalyse Skalen & Test (BAST; Lausberg 2008), die Figur-Skalen (Thompson & Gray 1995) oder der Body Image Avoidance Questionniare (Legenbauer et al. 2007). Die Exploration der individuellen Sportbiographie und Sportsozialisation und die Erhebung der aktuellen bewegungsbezogenen Motive, Präferenzen, Neigungen und Erlebnisqualitäten beim Sporttreiben können im Rahmen eines offenen Gespräches oder eines halbstandardisierten Interviews die bewegungstherapeutische Diagnostik ergänzen (vgl. Danielsen et al. 2018).

Befindet sich der Patient in einem kritischen Gesundheitszustand, in dem jede zusätzliche physische Aktivität eine existenzielle Gefährdung für den Organismus bedeuten würde, sind bewegungsorientierte Maßnahmen eindeutig kontraindiziert. Viele Stationskonzepte sehen deshalb einen klaren BMI-Wert (ab etwa 15) vor, mit dem die Teilnahme an bestimmten Angeboten erst möglich ist, und integrieren die bewegungstherapeutischen Angebote in einen »Stufenplan«, der eine Teilnahme an den verschiedenen Formaten an das Gewicht koppelt. Bei sehr niedrigem Gewicht sind meist körperwahrnehmungs- und entspannungsfördernde Interventionen wie PMR, Atemtherapie, Achtsamkeitsübungen, Selbstmassagen oder Elemente aus dem Yoga oder Tai Chi möglich.

Im Zuge der Gewichtszunahme können dann progressiv Aktivitäten mit einem höheren Maß an energetischer Auslastung integriert werden bis hin zu »exercise«-orientierten Interventionen wie Krafttraining, Nordic-Walking oder Fitness. Die Frage, wie früh mit Formen des »sportlichen Trainings« begonnen werden kann, wird kontrovers diskutiert und gehandhabt. Vancampfort et al. (2013b) stellen in ihrem systematischen Review heraus, dass jene essgestörten Patienten, die an »aerobic exercise«, Krafttraining oder Yoga teilnehmen, ihr Körpergewicht und ihren Körperfettanteil deutlicher steigern als Kontrollgruppen, bei denen diese Aktivitäten vom Therapieplan ausgeschlossen sind. Die Autoren führen mehrere plausible Gründe hierfür an: Die Teilnahme an Bewegungsaktivitäten scheint sich erstens positiv auf Ängste auszuwirken und auf das Vermögen, die Gewichtszunahme besser zulassen zu können. Zweitens verbessert sich insgesamt die Compliance gegenüber dem Therapieprogramm, auch gegenüber den Mahlzeiten. Drittens wird vermutet, dass die Patienten im Rahmen der angeleiteten Aktivitäten weniger Kalorien verbrennen, als wenn sie heimlich ihre Bewegungen ausführen würden. Die Autoren sprechen sich deshalb für eine möglichst frühe

Implementierung dieser Aktivitäten in die Behandlungskonzepte aus. Jüngere Untersuchung stützen diese Annahmen und beziehen sich auf Studien zu weiteren gesundheitlichen Vorteilen für die Patientengruppe, z. B. im Hinblick auf die Wiederherstellung muskulärer und kardialer Funktionen oder die Steigerung von Wohlbefinden und Lebensqualität (Kern et al. 2019).

Ein besonderer Stellenwert kommt bei »exercise«-orientierten Interventionen der sorgfältigen Belastungsdosierung zu. Eine Möglichkeit besteht in individuellen Trainingsplänen, die vom Bewegungstherapeuten erstellt werden und konkrete Vorgaben zu den Belastungsgrößen enthalten, z. B. zu der Dauer, der Wattzahl und Trittfrequenz beim Fahrradergometer-Training oder zu der Anzahl an Serien, Wiederholungen und Gewichten beim Krafttraining.

Klinisch bewährt hat sich ein Modell, welches das subjektive Anstrengungsempfinden als Steuerungselement in den Fokus rückt. Der Therapeut legt hierbei gemeinsam mit der Patientin vor Beginn der Einheit oder den jeweiligen Übungen den Anstrengungsbereich fest (z. B. in Prozent oder mittels der Borg-Skala), der ihrem individuellen Stadium der Therapie entspricht. Hierbei können tagesbezogene Aspekte wie Müdigkeit, Motivation, Anstrengungslust oder körperlich-vegetative Symptome berücksichtigt werden. Entsteht während der selbstständigen Durchführung der Eindruck, dass die Patientin sich zu intensiv fordert, erfolgen ein sofortiges Feedback und eine Anpassung. Im Anschluss an die Übungen und die Einheit findet stets ein Abgleich von Selbst- und Fremdeinschätzung statt. Vorteil dieser Variante sind die stärkere Eigenverantwortung und die gleichzeitige Schulung der Körperwahrnehmung der Patientin. Das Vorgehen beruht stärker auf Vertrauen und Kooperation als auf Restriktion und Kontrolle und wird in der Regel gut angenommen.

Zwischen den extremen Polen *Entspannung* und *Training* sollte die Bewegungstherapie möglichst vielfältige und unterschiedliche Bewegungserfahrungen ermöglichen und sich an dem breiten Spektrum an Inhalten und Zugängen orientieren (► Kap. 2.2).

Auf therapeutischer Seite verlangt die Arbeit mit essgestörten Patienten ein hohes Maß an Achtsamkeit sowie ein differenziertes Einschätzungsvermögen des Aktivierungsniveaus und der individuellen Belastungsgrenzen. Bei der Durchführung ist die Beachtung der Bewegungsqualität und der damit einhergehenden subjektiven Erlebnisqualitäten von großer Bedeutung.

Wie bewegt sich die Patientin? Wird die Übung unter der Idee des Kalorienverbrauches instrumentalisiert, und missachtet die Patientin ihre körperlichen Signale? Und wenn ja, tut sie dies unbewusst oder wirkt es zielgerichtet oder zwanghaft? Wie wird der Bewegungsvollzug von der Patientin selbst erlebt und wahrgenommen? Was bringt ihr Bewegungsverhalten in der Situation zum Ausdruck?

Die Spiegelung der eigenen Einschätzungen, der Abgleich von Selbst- und Fremdwahrnehmung und der enge Austausch im multiprofessionellen Team helfen, diese Fragen zu beantworten.

Nicht alle Patientinnen zeigen sich allerdings immer einsichtig und dankbar für die Rückmeldungen. Im Rahmen ihrer Körperbildstörung negieren sie z. T. die Sichtweisen und Perspektiven anderer, blocken Rückmeldungen vehement ab und weichen der Konfrontation mit den eigenen Ambivalenzen, Widersprüchen und Krankheitssymptomen aus. Im Unterschied zu Betroffenen mit Störungsbildern wie Autismus, Depression oder Schizophrenie ergibt sich aus dieser konfrontativen Arbeitsweise auch ein *konfliktzentrierter Modus*. In manchen Fällen sind z. B. klare Bewegungsrestriktionen erforderlich und eine »Fremdsteuerung« der Vorgehensweise mit klaren Maßgaben und Konsequenzen, die z. B. über schriftliche Verträge fixiert werden können.

Die Teilnahme an diagnosespezifischen Bewegungstherapie-Formaten der Spezialstation sollte eine Integration in andere, stationsübergreifende Gruppen nicht ausschließen. Dies bietet sich vor allem im späteren Verlauf der stationären Therapie an, wenn sich das Körpergewicht ausreichend stabilisiert hat. Stations- und diagnoseübergreifende Gruppen können erfahrungsgemäß zu einer weiteren Normalisierung des Bewegungsverhaltens beitragen, sie bieten zahlreiche Momente des Lernens am Modell und unterstützen die Abkehr vom übertriebenen Körperfokus. Positive klinische Erfahrungen haben wir auch damit gemacht, Patientinnen in der Anfangsphase der Therapie in diesen »fortgeschrittenen« Gruppenformaten hospitieren zu lassen (z. B. wenn diese noch im Rollstuhl sitzen). Dies kann motivierend und anregend wirken, denn die »neuen« Patienten sehen dann mögliche Entwicklungsspielräume und Fortschritte der anderen Jugendlichen, die mal in der gleichen Ausgangslage wie sie selbst waren.

Neben der schwerpunktmäßigen Teilnahme an Gruppeformaten bietet sich eine zusätzliche Einzeltherapie an, z. B. wenn es um die Bearbeitung biographisch sensibler Themen geht, wenn sich Rückfälle oder lange Stagnationsphasen ergeben oder wenn Konkurrenzgefühle in der Gruppe die eigenen Entwicklungsschritte zu stark blockieren. In der Regel ist die Arbeit mit der Familie im klinischen Setting ein wichtiger Behandlungsbaustein bei Essstörungen. Im Rahmen der erweiterten Diagnostik oder zu therapeutischen Zwecken bieten sich auch in der Bewegungstherapie Interaktionstermine an, insbesondere wenn es um körper- und bewegungsbezogene Themen geht:

Was für eine Rolle spielen Körperlichkeit, Attraktivität und Gesundheit in der Familie? Welche körper- und gesundheitsbezogene Ideale wurden vermittelt? Wie ist die Familie mit der Hyperaktivität oder dem exzessiven Sporttreiben umgegangen, und welche Regelungen bieten sich für die poststationäre Phase an?

In Anlehnung an andere Empfehlungen (s. z. B. Cook et al. 2016) fassen wir einige wichtige methodische Punkte zusammen, die uns für diese Patientengruppe als besonders relevant erscheinen.

Handlungsempfehlungen für die klinische Bewegungstherapie mit AN

- Bewegungstherapeutische Konzepte sollten enger Bestandteil des klinischen und stationsbezogenen Behandlungskonzeptes sein. Die einzelnen Bausteine und die damit verbundenen Ziele, Inhalte und Rahmenbedingungen (Teilnahmevoraussetzung, BMI usw.) sollten für alle Beteiligten, auch für den Patienten, transparent sein.
- Das Bewegungstherapie-Konzept sollte unterschiedliche Formate und Angebote beinhalten, die sich an den verschiedenen Phasen der Erkrankung orientieren und eine Anpas-

sung an die individuellen Bedingungen und Voraussetzungen erlauben (Compliance, Einsicht, Belastungsverträglichkeit, Eigenverantwortung usw.).
- Die Interventionen sollten zum frühestmöglichen Zeitpunkt ansetzen und hinsichtlich ihrer Wirksamkeit und Eignung fortlaufend überprüft und angepasst werden. Sie sollten sich an allgemeinen und störungsspezifischen Zielen ausrichten und unterschiedliche Bedeutungsdimensionen von Bewegung ansprechen, insbesondere sensible und soziale Funktionen.
- Die enge und intensive interdisziplinäre Zusammenarbeit mit dem Behandlungsteam ist von großer Bedeutung. Dies betrifft z. B. den Austausch mit Ärztinnen und Ärzten über Kontraindikationen und somatische Fragestellungen oder die fachlichen Rückmeldungen zu psychosozialen oder diagnostischen Aspekten mit dem Psychologen/Psychotherapeuten oder die unmittelbaren Rücksprachen mit dem Personal des Pflege- und Erziehungsdienstes zu tagesbezogenen Aspekten (Mahlzeiten, Sitzzeiten, Protokolle usw.) auf der Station.

Beziehung und Umgang

Die stationäre Therapie der Essstörung nimmt im Hinblick auf die Behandlungsdauer einen Spitzenplatz ein und kann sich z. T. über ein halbes Jahr oder länger strecken. Dies ermöglicht eine verhältnismäßig intensive Arbeit mit den Patienten auf der Beziehungsebene. Hiermit hängen eine Reihe von »Themen« zusammen, auf die wir kurz eingehen möchten.

Die Behandlung der AN nimmt nicht nur für viel Zeit in Anspruch, weil das Körpergewicht wieder kleinschrittig angehoben werden muss, sondern vor allem, weil viele der Betroffenen zu Beginn nur bedingt einsichtig und compliant sind und die Behandlung als Zwang oder zumindest mit erheblicher Ambivalenz erleben. Die Erkenntnis und Einsicht der eigenen Störung, das Ringen um die Kontrolle sowie das Loslassen von festen Überzeugungen, Einstellungen und gewohnten Verhaltensweisen fordern extrem viel Kraft. Denn es darf nicht übersehen werden, dass die Essstörung für viele Betroffene oft wichtige Funktionen erfüllt und auch »positive« Facetten mit sich bringt: Anerkennung, Selbstwertstabilisierung, Emotionsregulation oder das Gefühl von Macht, Stärke und Disziplin. Anders als bei Angsterkrankungen und Depressionen, die die Patienten gerne »loswerden« wollen, kämpfen essgestörte Patienten oft buchstäblich mit jedem neuen Schritt in der Therapie, da sich die mit der Erkrankung verbundenen Themen als existenziell erweisen. Geduld, Ausdauer, Gelassenheit und Akzeptanz sind auf therapeutischer Seite gefragt, um diese langen und intensiven Prozesse ohne Erschöpfungsanzeichen und Frustration begleiten zu können. Hierzu ist eine gute innere Distanzierungsfähigkeit notwendig.

Darüber hinaus sind für dieses Störungsbild die langwierigen Verläufe, die sich oft über mehrere Jahre strecken, und die verhältnismäßig ungünstige Prognose kennzeichnend. Die Heilungsraten liegen nur bei etwa 50 % (Steinhausen 2002). AN zeigt von allen psychischen Störungen die insgesamt höchste Sterblichkeitsrate, bedingt durch Folgen der Mangelernährung und Suizid (Arcelus et al. 2011). Dies erfordert auf therapeutischer Seite eine positive Grundeinstellung, Optimismus und die Fähigkeit, bei den Patienten Hoffnung, Mut und

Zuversicht zu wecken, und gleichzeitig ein stabiles psychisches Gleichgewicht, um mit den z. T. drastischen und dramatischen Verläufen umzugehen. Lebensbedrohliche Gesundheitszustände der Patienten, Zwangsernährung oder Suizidversuche können auf therapeutischer Seite mit Gefühlen von Schuld, Hilflosigkeit oder Kontrollverlust einhergehen. *Psychohygiene* spielt in diesem Zusammenhang eine wichtige Rolle (▶ Kap. 4.4.2).

Bewegungstherapeuten nehmen insofern innerhalb des Behandlungsteams eine besondere Rolle ein, da sie gewissermaßen das Modell für gesundheitsbewusstes Verhalten verkörpern. Während sie sich für einen achtsamen Umgang mit dem eigenen Körper einsetzen (und diesen im Idealfall auch vorleben) und eine Verbesserung der Gesundheit anstreben, treten sie Patienten gegenüber, die eine Zerstörung ihres Körpers in Kauf nehmen und ihre Gesundheit durch ihr Verhalten z. T. bewusst schädigen. Die Erkrankung bringt somit für »unsere« Profession einen gewissen Widerspruch mit sich. Damit auf das selbstschädigende Verhalten der Patienten oder auf Strategien wie Lügen, Verheimlichen oder Verhandeln nicht mit Unverständnis, mangelnder Empathie oder Ärger reagiert wird, ist es wichtig, eine professionelle Haltung in dieser Frage zu entwickeln. Darüber hinaus sollte sich die Bewegungstherapeutin im Klaren über die eigenen körperlichen Idealvorstellungen, ihr eigenes Körperbild und die mit ihrer eigenen Sportsozialisation verbundenen Themen und »blinden Flecken« sein, da diese unweigerlich im Beziehungsgeschehen eine Rolle spielen werden. Diese umfassen z. B. Themen wie *Leistung*, *Selbstwert*, *Anerkennung* oder *Rollenbild*. Die Selbstreflexion der Therapeutin kann idealerweise durch supervisorische Angebote innerhalb der Institution unterstützt werden. Darüber hinaus spielt die Selbsterfahrung eine wichtige Rolle im Kontext von Weiterbildungsmaßnahmen und therapeutischen Zusatzqualifikationen.

Schließlich stellt sich bei den überwiegend aus weiblichen Patienten zusammengesetzten Gruppen die Frage, welche Differenzen sich durch einen männlichen Bewegungstherapeuten bzw. eine weibliche Bewegungstherapeutin ergeben – z. B. im Hinblick auf die Bearbeitung von Themen wie Schönheits- und Figurideal, Selbstakzeptanz und Scham oder bei der Durchführung von Methoden wie der Videokonfrontation oder Spiegelverzerrung. Sexueller Missbrauch und körperliche Misshandlungen in der Kindheit stellen zwar unspezifische, aber signifikante Risikofaktoren für die Entstehung einer AN dar (Jaite 2013; Herpertz-Dahlmann et al. 2005; Holtkamp et al. 2006). Auch vor diesem Hintergrund erscheint es günstig, wenn idealerweise ein männlicher Therapeut und eine weibliche Therapeutin auf der Station tätig sind und eine flexible Zuordnung der Patienten erfolgen kann.

3.5.4 Forschungslage

Bei näherer Betrachtung der Forschungslage zu den Wirkungen der Bewegungstherapie bei Essstörungen wird deutlich, dass mehrere Informationen zu den Hintergründen der Forschungsanstrengungen notwendig sind. Das verstärkte Interesse an ergänzenden Verfahren in der Therapie von Essstörungen beruht auf den durchweg »bescheidenen Therapieerfolgen« (Leitlinien: DGPM et al. 2018) der bisher für diese Symptomatik dominierenden Therapien, d. h. in der Regel verschiedener Formen von Psychotherapien. Am besten ist bisher die Wirksamkeit von familientherapeutischen Interventionen belegt, und dies gleichermaßen bei stationären und ambulanten Behandlungen (DGPM et al. 2018; Fonagy et al. 2015). In den Leitlinien wird als eine Folge der wenigen nachweisbaren Wirkungen auf der Basis von externen Evidenzen in methodologischer Hinsicht intensiv die Frage diskutiert, ob nicht in Zukunft individualisierte Behandlungsverläufe sowie die Wirkung von allgemeinen Faktoren bei der Evaluation stärker berücksichtigt werden sollten. Die Multidimensionalität der Erkrankung legt es des Weiteren nahe, die Interventionsstrategien u. a. mit einer stärkeren Berücksichtigung körper- und bewegungsorientierter Verfahren zu verbreitern, denn: »It may be more effective to identify treatment strategies that impact both psychological and physiological processes« (Cook & Leininger 2017, S. 1).

In den vorwiegend englischsprachigen systematischen Reviews und Meta-Analysen zum Thema »exercise and eating disorders« wird in den letzten Jahren zunehmend intensiver versucht, die Bewegungstherapie als ein ernsthaftes Behandlungsverfahren auf der Basis zahlreicher Studien stärker zu etablieren (vgl. Vancampfort et al. 2013a, 2013b; Probst et al. 2018). Zu dem jetzigen Zeitpunkt gleicht dieses Bemühen national und international eher einem »Kampf gegen Windmühlen«, der z. T. mit den Widerständen gegen bewegungsorientierte Interventionen in der Herzinfarktrehabilitation vor 40 Jahren verglichen wird (Moola et al. 2013, S. 67). So ist es trotz eines selbstkritischen Vorworts in der Neuauflage der S3-Leitlinien von 2018 schwer nachvollziehbar, dass dort eine »störungsorientierte Körper- und ggf. Sporttherapie bei Essstörungen« bei einem Gesamtumfang von 241 Seiten in zehn Zeilen im Zusammenhang mit AN und mit BN durch einen einzigen Literaturhinweis aus dem Jahr 2002 erwähnt wird. Auch im Zusammenhang mit der Fresssucht (*Binge-Eating-Disorder*, BED) werden bewegungsorientierte Maßnahmen kaum genannt, es sei denn als Teilaspekt der Gewichtsreduktion. Die marginale Wahrnehmung dieser Behandlungsform als Teil eines multimodalen Vorgehens beschränkt sich dabei nicht nur auf deutschsprachige Publikationen (vgl. u. a. Fonagy et al. 2015).

Für die Beschreibung der Forschungslage zu den Wirkungen von bewegungsorientierten Interventionen orientieren wir uns an mehreren neueren englischsprachigen Reviews und Meta-Analysen, auf die in Deutschland im Zusammenhang mit Bewegung und Sport näher eingegangen wird (Schwiertz 2011; Dittmer et al. 2020; Markser 2015; Khvostova & Willmann 2018). Dabei finden bisher in diesen Arbeiten Studien und theoretische Überlegungen zur Bedeutung von Berührung und intensiverer körperlicher Beeinflussung, wie z. B. bei Massagen, kaum Berücksichtigung. Dabei haben solche Interventionen schon bei den ersten systematischen klinischen Programmen eine große Rolle gespielt, z. B. in Kortenberg/Belgien (Vandereyken et al. 1987; Probst 1993). In neueren neurobiogischen Untersuchungen wird die Bedeutung der Sensomotorik in der Behandlung von Anorexie Patientinnen betont. Die therapeutischen Schlussfolgerungen, wie z. B.

das stetige Tragen von Neoprenanzügen über einen längeren Zeitraum zur Stabilisierung des Körperbildes, erscheinen zwar auf den ersten Blick ungewohnt, sie scheinen jedoch eine bedeutsame Wirkung auf die Entwicklung der Körperwahrnehmung zu haben (vgl. Grunwald 2017).

In den Überblicksstudien wird nach drei Typen von Störungen der AN und BN sowie der BED unterschieden. Im Rahmen dieses Teilkapitels beschränken wir uns vornehmlich auf eine Zusammenfassung von Studienergebnissen, die sich auf Patienten mit der Diagnose AN oder BN im Alter zwischen 15 und 22 Jahren beziehen (bei AN in der Regel jünger, bei BN eher älter). Der überwiegende Teil der Studien untersucht ein ambulantes Behandlungssetting mit Behandlungszeiten zwischen fünf Wochen und vier Monaten. Es existieren nach unserer Kenntnis nur zwei Untersuchungen für junge Patienten im Alter von bis zu 18 Jahren, und es gibt offensichtlich keine Studien mit einer männlichen Population (Moola et al. 2013). Dies ist insofern zu bedauern, da sich eine Behandlung zu einem frühen Stadium der Erkrankung positiv auf die Rückfallquote auswirkt und einer späteren Chronifizierung vorbeugen kann (Treasure & Russell 2011). Des Weiteren steigt die Anzahl an männlichen Jugendlichen mit einer Essstörung an. Wir folgen bei der Untersuchung der Wirkungen dem schon an anderer Stelle (▸ Kap. 1.5.2) vorgeschlagenen »Drei-Wege-Wirkungsmodell« und differenzieren in *funktionell-instrumentelle Wirkungen sowie Puffer- und Mediatorwirkungen.*

Funktionell-instrumentelle Wirkungen Im Vordergrund stehen hierbei physiologische Effekte, die sich nicht nur auf das »Erfolgskriterium« Gewichtszunahme beschränken, sondern differenzierter die Veränderung von Muskelmasse und Kraft, Knochendichte, metabolische Veränderungen und eine veränderte neurobiologische Steuerung belegen (vgl. Moola et al. 2013; Vancampfort et al. 2013a; Achamrah et al. 2016; Zunker et al. 2011; Ng et al. 2013). Im Zusammenhang mit der Nahrungsaufnahme und -verarbeitung wird auch über ein verbessertes Essverhalten und geringere Verdauungsprobleme berichtet (ebd.). Im Hinblick auf das Hauptkriterium der Gewichtszunahme durch möglicherweise zusätzlich kalorienverbrauchende Aktivitäten wie »exercise« wird sehr intensiv und kontrovers diskutiert. Wir verweisen hier vor allem auf die Beiträge von Ng et al. (2013), Archer et al. (2016) und Probst (2018). In Bezug auf diese Frage ist die Datenlage nicht eindeutig, aber bei dem jetzigen Kenntnisstand überwiegen aus physiologischer und neurobiologischer Sicht die o. g. positiven Effekte. Begleitende bewegungsorientierte Aktivitäten als Teil eines komplexeren Behandlungskonzepts haben aus der Sicht der meisten Autoren keine negativen Auswirkungen und werden physiologisch als sicher angesehen. Allerdings gibt es auch Grenzen bei der Anwendung, die zum einen mit der Schwere der Erkrankung zusammenhängen. Zum anderen wird gerade in neueren Studien stärker die Heterogenität der Patientinnen sowohl in der Symptomatik als auch in der Ätiologie betont, was je nach individueller Situation besondere Absprachen in einem multidisziplinären Team für ein geeignetes therapeutisches Vorgehen mit oder ohne »exercise« notwendig macht (vgl. Probst 2018). Auf die Merkmale und Inhalte der in den unterschiedlichen Studien genannten bewegungsbezogenen Aktivitäten werden wir am Ende dieses Abschnitts noch einmal genauer eingehen.

Puffereffekte Bei den meisten Patientinnen sind die Krankheitseinsicht und der Wille zu einer Veränderung wenig ausgeprägt. In mehreren Studien wird berichtet, dass die regelmäßige Teilnahme an Bewegungsaktivitäten die Akzeptanz und Durchführbarkeit anderer therapeutischer Maßnahmen (*compliance*) erhöht. Das bezieht sich u. a. auf die Nahrungsaufnahme mit geringeren negativen körperlichen Folgen als vor der Behandlung erlebt, aber auch auf eine größere Offenheit für Psychoedukation und Psychotherapie. Besonders wichtig ist auch, dass sich das häufig durch Widerstand gekennzeichnete Verhältnis zum Personal verbessert (Thien et al. 2000; Moola et al. 2013).

Mediatoreffekte Ähnlich wie bei den anderen Störungsbildern stellt sich bei den Essstörungen die Frage nach Wirkungen, die über funktionelle Aspekte hinausgehen. Von der Symptomatik ist bekannt, dass anorektische und bulimische Patienten eine hohe Komorbidität zu Angst, Hyperaktivität, Depression, Zwangsstörungen oder auch zum Suchtverhalten zeigen. Dabei ist es manchmal schwierig zu entscheiden, ob die primär diagnostizierte und behandelte Erkrankung nicht Ausdruck einer anderen Pathologie ist. In der Charakterisierung der Anorexie als »obsessive Hyperaktivität« durch Hilde Bruch, einer der Begründerinnen der Erforschung des pathologischen Essverhaltens, wird dieses Dilemma deutlich (Callaway 1973). Achamrah et al. (2016) weisen in diesem Zusammenhang auf eine Reihe meist älterer Studien hin, die den negativen Einfluss von Hyperaktivität im Vorfeld einer AN-Diagnostik und die Nähe zu Zwangsstörungen belegen. In den meisten Studien werden positive Veränderungen auf die Parameter Angst, Zwangsverhalten und Depression berichtet (Calogero & Pedrotty 2004). Bei einer kritischen Durchsicht der Studien wird von den meisten Autorinnen und Autoren angemerkt, dass aus ethischen und behandlungstechnischen Gründen im klinischen Setting eine Bildung von eindeutigen Versuchs- und Kontrollgruppen nach dem Idealmodell der externen Evidenzüberprüfung schwierig sei.

Des Weiteren ist fraglich, ob die Orientierung an so allgemeinen Skalen wie dem *Becks Depression Inventory* (BDI) oder der *State and Trait Anxiety Inventory* (STAI) als Beleg für die positiven Wirkungen der Bewegungstherapie überhaupt aussagekräftiger ist. Aus dieser Perspektive scheinen Veränderungen in einem Untersuchungsinstrument wie dem Eating Disorders Examination Inventory (EDI) sinnvoller zu sein, da sie viel präziser die mit der Pathologie verbundenen psychologischen Aspekte des Körperempfindens thematisieren. Hierzu gehören z. B. die Unzufriedenheit mit dem Körper oder die Einschätzungen von Körperbild und Körperschema, wie sie auch in den deutschsprachigen Manualen – z. B. von Vocks und Legenbauer (2005) und in dem Überblickswerk von Joraschky et al. (2008) – als wichtige körperbezogene Behandlungselemente genannt werden. Als weiterer wichtiger Effekt wird über eine verbesserte soziale Integration in der Klinik selbst, in der ambulanten Behandlung und im sozialen Umfeld berichtet.

Abschließend soll noch auf mehrere neuere Studienergebnisse bzw. konzeptionelle Überlegungen hingewiesen werden, da sie nach unserer Kenntnis zum ersten Mal auf der Basis der Analyse von Evaluationsstudien (Cook et al. 2016) systematischer die Intervention selbst sowie die Forschungslage und -themen aufgrund von Expertenbefragungen untersuchen (Vancampfort et al. 2016a). Die Begriff »Bewegungstherapie« (bzw. »Movement Therapy«) ist so im englischen Sprachraum wenig bekannt. Die Bezeichnungen für die Interventionen in den evaluierten Studien nennen sich größtenteils »exercise« bzw. »structured exercise«, um sich von den »excessive oder compulsive exercises« bei vielen Patienten abzugrenzen (Dittmer et al. 2018). Weitere Begriffe im Zusammenhang mit therapeutischen Interventionen sind »programmed physical activity«, »therapeutic exercise« oder »closely monitored, nutrionally supported exercise«.

In den meisten Studien spielen bisher strukturierte Trainingsanteile mit definierten Übungsumfängen, vorzugsweise an Übungsgeräten, eine große Rolle, u. a. weil so die Umfänge gut definier- und evaluierbar sind. Immer häufiger werden jedoch auch Inhalte wie Relaxation, Yoga etc. genannt, die in diesem Buch unter den Aspekten Entspannung und Achtsamkeit, Spielen, Schwimmen oder auch pferdegestützte Therapie beschrieben werden.

Aus ihrer Analyse von Inhalten und spärlichen methodischen Hinweisen aus evaluierten Reviewstudien haben Cook et al. (2016) elf Leitlinien für die Bewegungstherapie bei Essstörungen formuliert. Sie bestehen u. a. aus einer sorgfältigen Anpassung der Aktivitäten an die individuelle Pathologie und die subjektiven Bedürfnisse der Patienten, aus der Integration verhaltenstherapeutischer Elemente wie einem Behandlungsvertrag und dem Einsatz von positiven Verstärkern, aus einer ausreichenden verbalen Reflexion sowie aus einer unbedingt notwendigen Absprache im therapeutischen Team.

Zur Ermittlung des »Forschungsstatus-Quo« – hier bezogen auf Binge Eating Disorder sowie zukünftige Forschungsperspektiven – haben Vancampfort et al. (2016a) zehn zentrale Forschungsfragen und Behandlungsthemen als Ergebnis einer Expertenbefragung aus 13 unterschiedlichen Ländern vorgestellt, die als eine empirisch begründbare Orientierung für zukünftige Forschungsanstrengungen dienen könnten. Wir gehen an dieser Stelle nicht weiter auf die Ergebnisse ein, aber es wird deutlich, dass nach einer Phase der Orientierung an den Kriterien der evidenzbasierten Medizin andere, mehr qualitative und auf einer internen Evidenz beruhende Evaluationsformen gesucht und angewendet werden, um die besondere Bedeutung bewegungsorientierter Interventionsstrategien in der Spanne von physiologischen und psychologischen Vorgehensweisen zu belegen.

3.5.5 Zusammenfassung

Im folgenden Kasten werden wesentliche Informationen des Kapitels zusammengefasst.

- In der Literatur werden Essstörungen vor allem in den drei Hauptformen AN, BN und BED beschrieben.
- Essstörungen gehen mit einer Reihe von Komorbiditäten wie Angst, Depression und Zwangsstörungen einher und zeigen z. T. Merkmale eines Suchtverhaltens.
- Ein wichtiges Merkmal ist – vor allem bei der AN – ein z. T. lebensbedrohlicher Gewichtsverlust, dem insbesondere in der stationären Behandlung entgegengewirkt werden soll.
- Bewegungstherapeutische Ziele beziehen sich u. a. auf eine verbesserte Beziehung zum eigenen Körper, auf eine umfassende Verbesserung des allgemeinen Gesundheitszustandes, auf die Linderung affektiver Symptome und psychosoziale Aspekte.
- Die methodische Vorgehensweise ist eng an das spezifische Konzept gekoppelt, das in vielen klinischen Einrichtungen für die Behandlung vorgesehen ist. Besonderheiten betreffen z. B. den Stellenwert der bewegungstherapeutischen Diagnostik, die progressive Erweiterung der Angebote, die Anpassung der Ziele und Inhalte an den Behandlungsverlauf, die Bildung störungsspezifischer und störungsübergreifender Gruppen oder die enge interdisziplinäre Zusammenarbeit.
- Die Erkrankung bringt eine Reihe an Besonderheiten mit sich (lange Behandlungsdauer, langer Verlauf, ungünstige Prognose, hohe Sterblichkeitsrate, spezifische Leibthemen), die sich auf Fragen des Umgangs und der Beziehungsgestaltung auswirken.
- In Lehrbüchern und Leitlinien werden bisher bewegungsorientierte Interventionen nur marginal erwähnt, obwohl hierzu mittlerweile eine reichhaltige Forschungs- und Praxisliteratur vorliegt. Die meist in englischsprachigen systematischen Reviews zusammengefassten Forschungsergebnisse beziehen sich größtenteils auf ambulante Behandlungen.
- Effekte lassen sich in physiologischer, psychologischer sowie psychosozialer Hinsicht nachweisen. Hierzu gehören Wirkungen, die sich auf erweiterter physiologische Parameter beziehen, wie die Knochendichte oder die neurobiologische Regulierung, eine verbesserte Compliance mit anderen therapeutischen Interventionen und eine bessere soziale Integration.
- In neueren Untersuchungen wird die Forschungsmethodologie erweitert und eine differenzierte Auseinandersetzung mit einem »Exercise«-Begriff vorgenommen, der über eine funktionelle Sichtweise hinausgeht. Damit geraten auch andere Interventionen in den Blick, die sich z. B. stärker an der psychotherapeutisch unterstützten Arbeit am Körperbild orientieren.

3.6 Sucht, Missbrauch und Abhängigkeit

Einstimmung

Abhängigkeitserkrankungen und süchtige Verhaltensmuster sind in unserer Lebenswelt umfangreicher verbreitet als man vermutet. Betrachtet man die vielfältigen Facetten von Missbrauch, Sucht und Abhängigkeit, wird schnell deutlich, dass Kinder und Jugendliche heute von einer *Suchtlandschaft* umgeben sind bzw. in diese hineinwachsen. Allein die Fülle an Erscheinungsformen von legalem wie illegalem Drogengebrauch sowie die vielen nichtstoffgebundenen Suchtformen bzw. Verhaltenssüchte, die in unserer Gesellschaft existieren, machen diese Aussage plausibel. Kinder erleben im familiären Bereich Eltern oder im nahen Umfeld erwachsene Personen, die regelmäßig Alkohol konsumieren, Zigaretten rauchen, Tabletten schlucken, einen hohen Medienkonsum betreiben oder ihr Smartphone unabhängig vom Alter fast genauso intensiv nutzen wie Jugendliche. Zu bestimmten Anlässen nehmen die Kinder zudem exzessive Verhaltensweisen wahr, wie diese z. B. im Karneval, bei Stadt-, Schützen- oder Sportfesten und bei privaten Feiern (Party-Kultur) zelebriert werden. In vielen Filmen und Serien wird der regelmäßige Konsum von Suchtmitteln zur Luststeigerung oder Problembewältigung wie selbstverständlich dargestellt, ergänzt durch intensive Werbung auf allen medialen Kanälen. Insofern verwundert es nicht, dass Kinder und Jugendliche heute schon früh und ungeregelt mit den unterschiedlichsten Suchtstoffen in Berührung kommen, sie ausprobieren sowie ihre Wirkungen auf ihr eigenes Verhalten erleben.

Viele legale Suchtmittel sind allgegenwärtig und trotz rechtlicher Regelungen und Einschränkungen leicht zu besorgen. Bei den illegalen Drogen sind Herstellungs- und Vertriebswege inzwischen so professionalisiert, dass selbst ländliche Gegenden gut beliefert werden können. Weiterhin eröffnen sich über das Smartphone und den PC leichte bzw. kaum kontrollierbare Zugänge zur faszinierenden Welt der Computerspiele sowie zum Reiz der Glücksspiele und Wetten, die zudem ohne Zeitbegrenzungen, rund um die Uhr, zur Verfügung stehen (Wölfling et al. 2013).

Insofern kann an dieser Stelle festgestellt werden, dass Kinder und Jugendliche unter den heutigen Lebensbedingungen aus suchtspezifischer Sicht einem massiven Risiko ausgesetzt sind. Zumal betont werden muss, dass von allen Suchtmittelformen zu Beginn eine Begeisterung oder eine ersehnte Wirkung ausgeht, die zu einer extremen Bindung an Substanzen oder ein Medium führen können, falls eine spezifische Vulnerabilität sowie personale und soziale Entwicklungsrückstände bestehen. Sucht- und Abhängigkeitserkrankungen sind jedoch nicht allein aus entwicklungs- und persönlichkeitsspezifischer Sicht zu betrachten, sondern es bedarf zusätzlich der kritischen Einbeziehung der gesellschaftlichen Rahmenbedingungen. Dies schließt die Nutzungs- und Umgangsformen der Erwachsenen sowie deren ambivalente Bewertungen von drogenaffinen Substanzen mit ein. Einerseits werden Tabak- und Alkoholkonsum als legale Genussmittel akzeptiert und Medikamente zur Leistungssteigerung oder Stressregulierung wie selbstverständlich geschluckt. Andererseits werden illegale Drogen abgelehnt, was deren heimlichen Konsum allerdings nicht verhindert (Jay 2011; Kuntz 2016).

Kinder wachsen in diese vorgegebene Welt hinein und orientieren sich an den elterlichen Vorbildern. Jugendliche übernehmen schon früh diesbezügliche erwachsene Verhaltensweisen von ihren Idolen, von denen sie glauben, dass sie »cool«, risikolos bzw. locker kontrollierbar sind. Darüber hinaus erleben sie heute gesellschaftliche Bedingungen, die sich im privaten, familiären und beruflichen Umfeld in Form von Beschleunigung, Flexibilität, permanenter Erreichbarkeit oder Verfügbarkeit, eng getakteten Tagesabläufen sowie der Allgegenwärtigkeit der neuen Medien widerspiegeln. Sie selbst sind schon früh mit hohen Erwartungshaltungen und schulischem Leistungs- und Selektionsdruck konfrontiert, die mit einem hohen Stresslevel einhergehen können.

Folglich wundert es nicht, dass im kinder- und jugendpsychiatrischen Feld zunehmend ältere Kinder und Jugendliche mit z. T. schon erheblichen gesundheitlichen Folgeschäden von Missbrauch oder Abhängigkeit aus dem gesamten Spektrum stoffgebundener und nichtstoffgebundener Suchtformen auftauchen (Arnaud & Thomasius 2019; Bilke-Hentsch et al. 2014). Die Entwicklung zu süchtigem Verhalten mit den damit verbundenen Verhaltensweisen und gesundheitlichen Risiken soll zur Einstimmung anhand von drei Fallbeispielen verdeutlicht werden, die exemplarisch für die unterschiedlichen Suchtformen stehen, für die unterschiedlichen Suchtformen stehen. Ihre jeweilige Problematik wird im bewegungstherapeutischen Teil dieses Buchs wieder aufgenommen.

Der erste Fall handelt von Sven, der sich schon früh auf dem Weg zur Abhängigkeitserkrankung befindet.

Sven – Alkohol

Der 16-jährige Sven ist aufgrund seiner Suchtproblematik auf der Suchtstation der kinder- und jugendpsychiatrischen Klinik aufgenommen worden. Im Anamnese-Bericht wird von regelmäßigem hohen Tabak- und Alkoholkonsum berichtet. Sven musste demnach schon zweimal im Alter von 15 Jahren wegen eines Komatrinkens zusammen mit Freunden notfallmäßig klinisch behandelt werden. Sven gibt an, dass er schon früh als Kind mit dem Rauchen angefangen, später dann auch Alkohol probiert habe. Seine Eltern seien beide starke Raucher und würden besonders am Wochenende in ihrem Schrebergarten häufig und tüchtig feiern. Er glaube aber nicht, dass sie abhängig seien. Zudem hätten sie ihn nie ernsthaft ermahnt oder eingegriffen, wenn er als Kind die Alkoholreste aus den Gläsern probiert habe. Die Liköre der Mama hätten ihm von Anfang an gut geschmeckt.

Später habe er nach der Schule regelmäßig mit anderen Jungen im Park abgehangen, geraucht und getrunken, dann auch gekifft. Dies sei für ihn notwendig gewesen, um den zunehmenden Stress mit seinen Eltern und mit seinen Lehrern wegen seiner nachlassenden Leistungen und seiner unregelmäßigen Schulbesuche in letzter Zeit zu kompensieren. Er glaube nicht, dass er es bis zum Abitur schaffe, wisse aber auch nicht, was er evtl. alternativ machen könne. Am »geilsten« sei es, nachts mit Freunden loszuziehen und sich zusammen »die Kante zu geben«!

Im Erstgespräch mit dem Bewegungstherapeuten wirkt Sven schlecht gelaunt, lustlos, ängstlich und wenig motiviert. Sein Ziel sei es eh, möglichst schnell die Klinik wieder zu verlassen, freiwillig sei er ja nicht hier. Außerdem habe er eigentlich seinen Konsum »im Griff«. Auf wiederholtes Drängen des Bewegungstherapeuten holt er schließlich seine Sportsachen und trottet mit zur Sporthalle.

Es verwundert in unserer Gesellschaft, dass trotz des Wissens über das Gefährdungspotenzial häufig die elterlichen Reaktionen gerade in Verbindung mit Alkohol- und Nikotinmissbrauch eher milde, tolerierend oder bagatellisierend ausfallen.

Der zweite Fall handelt von den Gefährdungen und Risiken für Kinder und Jugendliche, die sich im Word Wide Web mit seinen unendlichen Möglichkeiten und Angeboten bewegen und den Bezug zur realen Welt verlieren.

Olaf – Internet

Olaf, 17 Jahre alt, ist wegen seines pathologischen Internetgebrauchs und hier speziell wegen seiner exzessiven Computerspiel-Aktivitäten in einer spezialisierten Behandlungsstation für Medienabhängigkeit eingewiesen worden. Olaf ist seit einem Jahr nur noch sporadisch zur Schule gegangen. Auch zuvor hatte er schon regelmäßige Auszeiten, die jedoch mit seiner labilen Konstitution und erhöhten Krankheitsanfälligkeit erklärt wurden. Da er bei seiner alleinerziehenden, aber berufstätigen Mutter lebt, war es für ihn leicht, entsprechende Briefe der Schule oder des Schulamtes abzufangen. Zudem schickte er gefälschte Atteste zur Schule, was jedoch nach einiger Zeit auffiel. Olaf wurde auf Anraten des Amts-Arztes zur diagnostischen Abklärung in eine Fachambulanz geschickt, die eine stationäre Behandlung empfahl. Im diagnostischen Erstkontakt wird festgehalten, dass Olaf schon über längere Zeiträume exzessiv an unterschiedlichen Online-Aktivitäten und Computerspielen teilgenommen hat; er hat sich inzwischen einen veritablen Ruf in seiner Community erworben. Der Kontakt zu Mitschülern und Freunden ist darüber zum Erliegen gekommen, obwohl er früher häufig mit ihnen gekickt hat. Dies kompensiere er jedoch durch die große Anzahl an virtuellen Freundschaften. Seine »reale Welt« besteht nach eigener Aussage derzeitig aus seinem Zimmer mit mehreren Computern und einer Spielkonsole, der Küche sowie regelmäßigen Gängen zum nächsten Geschäft, um seinen Bedarf an Zigaretten, Süßigkeiten und High Energy Drinks für die nächtlichen »Sessions« zu sichern. Er verschließt inzwischen auch sein Zimmer, um ungestört zu bleiben. Zu seinem Vater hat er keine nähere Beziehung, dieser überweise ihm jedoch monatlich einen ordentlichen Betrag, sodass er seine Unkosten damit gut decken könne. Gelegentlich zocke er auch, aber bisher ohne nennenswerten Erfolg. Frühere Versuche der Mutter, ihn zu einem geregelten Tagesablauf zu motivieren, scheiterten trotz anfänglich guter Vorsätze immer wieder. Sie habe sich schließlich Hilfe beim städtischen Gesundheitsamt geholt. Er selbst sieht sein Online- und Computerspiel-Verhalten als nur bedingt problematisch an, mache die Therapie eigentlich seiner Mutter willen.

Im Erstgespräch mit dem Bewegungstherapeuten ist Olaf der Bewegungstherapie gegenüber aufgeschlossen, er möchte unbedingt sofort damit starten. Vielleicht helfe es ihm, seine derzeitige Nervosität, Unruhe und Gereiztheit zu beeinflussen. Zudem leide er an Schlafstörungen, und sein Überwicht sei ja nun inzwischen auch nicht mehr zu übersehen. Er möchte deshalb unbedingt wieder seine frühere Figur haben. Sein äußeres Erscheinungsbild wirkt ungepflegt, als sei er gerade »aus dem Bett gefallen«. Ungepflegte Haare, ein struppiger Bart, ein strenger Mund- und Körpergeruch sowie ungewaschene Kleidung verstärken den Eindruck einer einsetzenden Verwahrlosung.

Bei Olaf wird sichtbar, wie auf der einen Seite durch die Computerspiele hochkomplexe Wahrnehmungs-, Entscheidungs- und Handlungsaufgaben ausgeübt und trainiert werden können, die zudem durch Anerkennung, Akzeptanz und Eingebundenheit in eine »virtuelle Gemeinschaft« verstärkt werden, aber auch mit zunehmenden Verpflichtungen verbunden sind, die einen selbstbestimmten Umgang verhindern und zu einem Kontrollverlust führen.

Im dritten Fallbeispiel wird die rebellische Haltung sichtbar, wie sie häufig bei Jugendlichen zu Beginn ihrer Drogenkarriere vorfindbar ist: Das Bestehende wird abgelehnt, das Neue oder Alternative wird gesucht!

Alisha – Drogen

Alisha, 15 Jahre alt, ist aufgrund ihres Drogenkonsums vom Hausarzt in die kinder- und jugendpsychiatrische Ambulanz überwiesen worden, von wo aus sie zur längerfristigen therapeutischen Behandlung in den stationären Bereich geschickt wurde. Aus der Anamnese ist bekannt, dass sie über ihren Bruder schon früh mit Cannabis, später auch mit Ecstasy und Amphetaminen (Speed) in Kontakt gekommen sei. Der Bruder konsumiere auch regelmäßig und habe ihr immer bereitwillig einige Drogen zur Verfügung gestellt. Ihre Eltern, wohlhabende Geschäftsleute, hätten bestimmt was bemerkt, aber sich nicht weiter darum gekümmert, da sie miteinander und dem Geschäft schon genug Stress gehabt hätten und sich schon zwischendurch immer mal wieder vorübergehend getrennt hätten. Nach den Neuanfängen sei es eine kurze Zeit harmonisch abgelaufen, dann sei jedoch der »alte Zirkus« von Neuem angefangen. Auf solch ein Leben mit derartigen Zwängen habe sie keinen Bock, da müsse es doch auch noch was anderes geben!

In letzter Zeit rauche sie regelmäßig vor Schulbeginn und in den Pausen »Gras«, am Wochenende auf den Partys in ihrem Freundeskreis nehme sie Alk und Ecstacy zu sich, auch schon mal Koks (Kokain). »High Legals« (Research Chemicals/neue psychoaktive Substanzen [NPS]) nehme sie jedoch nicht oder selten; eigentlich lehne sie diese wegen möglicher unkontrollierbarer Gesundheitsrisiken ab. Sie bevorzuge da eher die biologischen, pflanzlichen Substanzen, aber manchmal lasse sich der Konsum synthetischer Drogen nicht vermeiden. Ihren erhöhten Konsum finanziere sie sowohl über ihr eigenes Taschengeld als auch durch den Verkauf einiger familiärer Wertsachen und gelegentliche Diebstähle, wobei sie die Sachen dann über das Internet »verticke«. Polizeilich sei sie wegen Ladendiebstahls schon registriert. Sie hoffe, dass sie durch den stationären Aufenthalt später in der Lage sei, nur noch bei bestimmten Gelegenheiten Drogen zu konsumieren. Sie sei sich sicher, dass sie das kontrollieren könne, aber in ihrem Freundeskreis gehöre es nun mal dazu, bei Partys zusätzlich zum Alkohol Drogen zu nehmen. Im Anamnese-Bogen ist zudem vermerkt, dass Alisha im Grundschulalter wegen »angeblicher ADHS« eine Zeit lang mit Ritalin behandelt wurde.

Im Erstgespräch mit dem Bewegungstherapeuten ist sie diesem gegenüber sehr zugewandt und flirtet mit ihm etwas. Dem bewegungstherapeutischen Angebot steht sie erst mal positiv gegenüber, da sie unbedingt wieder was für sich tun müsse. Nach dem hohen und starken Konsum der letzten Zeit könne sie ihren Körper kaum mehr spüren. Aber auf den »Leistungsscheiß« wie im Schulsport habe sie »echt keinen Bock« mehr.

Betrachtet man die drei aufgeführten Fallbeispiele zusammenhängend, wird Folgendes deutlich:

- In der Regel hat man es heute mit Kindern und Jugendlichen zu tun, die nicht nur aufgrund einer substanzbezogenen Droge behandelt werden, sondern schon *multiplen Drogenmissbrauch* betreiben.
- Bei Vorhandensein bestimmter Krisensituationen weitet sich eine normale jugendliche Probier- und Experimentierphase gegebenenfalls zu einem regelmäßigen und teilweise exzessiven Missbrauch von Drogen aus.
- Der Beginn des Drogenkonsums verlagert sich häufig schon in die späte Kindheit. Je früher der Beginn, desto höher ist das Risiko für eine spätere Drogenabhängigkeit.
- Die Verfügbarkeit von legalen und illegalen Drogen ist fast überall flächendeckend gegeben. Dies gilt auch für die Nutzung von Smartphones und Com-

puter, über die viele Kinder und nahezu alle Jugendliche verfügen und die aus ihrer Lebenswelt nicht mehr wegzudenken sind.

- Im Hintergrund der familiären Bedingungen existieren nicht selten fragile oder dysfunktionale Beziehungsmuster.
- Exzessiver Medienmissbrauch geht wie bei Drogenkonsum vielfach mit starken körperlichen, psychischen und sozialen Störungen und/oder Komorbiditäten einher.
- Die Einsichtsfähigkeit in die eigenen problematischen Verhaltensweisen ist bei Kindern und Jugendlichen wenig entwickelt.
- Eltern sind heute in der Regel im Umgang mit Drogen- oder Medienmissbrauch ihrer Kinder und Jugendlichen überfordert und benötigen selbst Support oder therapeutische Unterstützung (Arnaud & Thomasius 2019; Müller & Wölfling 2017; Wölfling et al. 2013).

Aufgrund des breiten Spektrums von stoffgebundenen und nichtstoffgebundenen Suchtmitteln – einschließlich des Medienmissbrauchs oder der -abhängigkeit – mit den damit verbundenen Folgen fällt dieses Kapitel etwas umfangreicher aus.

3.6.1 Klinische Informationen

Definition – Klassifikation – Symptomatik

Die folgenden Ausführungen zu den klinischen Folgen von Suchterkrankungen und -störungen bedürfen einer begrifflichen Klärung. Wir verwenden in unserem Kontext der Bewegungstherapie den Begriff »Sucht« als übergeordnetes Merkmal von sehr unterschiedlichen Verhaltensweisen, die sich u. a. durch *Exzess, Automatismus* und *Unkontrollierbarkeit* kennzeichnen sowie mit *körperlichen, psychischen* und/oder *sozialen* Folgeschäden verbunden sind (Sack & Thomasius 2009; Tretter 2017). Es besteht hierbei eine intensive, extreme Bindung entweder an eine drogenaffine Substanz oder an bestimmte Verhaltensweisen. Sucht definiert sich darüber hinaus zusätzlich durch die Aufrechterhaltung der Handlungs- und Verhaltensweisen trotz des schädlichen, zerstörerischen Charakters für den Betroffenen und seiner Umwelt. Sie schließt zudem in unserem Verständnis sowohl den Missbrauch und die Abhängigkeit von stoffgebundenen Substanzen als auch von stoffungebundenen Verhaltensweisen mit ein. Stoffgebundene Substanzen umfassen zum einen legale Drogen wie Alkohol, Tabak, spezifische Medikamente, evtl. auch Cannabis, dessen Legalisierung derzeitig noch in der gesundheitspolitischen Diskussion steht. Zum anderen werden unter illegalen Drogen z. B. Kokain, Heroin, LSD, synthetische Drogen wie Ecstasy, Crystal Meth oder das gesamte Spektrum von »Legal Highs«/NPS aufgeführt. Die aufgeführte Einteilung beruht jedoch nicht auf wissenschaftsbasierten Kriterien, sondern auf gesellschaftlicher und sozialpolitischer Akzeptanz bzw. gesetzlichen Regelungen (Hermanns 2017).

Zu den stoffungebundenen Süchten werden u. a. die Kaufsucht, Arbeitssucht,

Sexsucht, Mediensucht und auch die Sportsucht gezählt. Mit dem Begriff der *Verhaltenssüchte* wird verdeutlicht, dass derartige Verhaltensmuster phänomenologisch sehr verbreitet sind in unserer Gesellschaft und die gegenwärtige Situation von Kindern und Jugendlichen stark mit beeinflussen (Bilke-Hentsch et al. 2014; Mann 2014; Müller et al. 2018). Suchtformen ist gemeinsam, dass sie eine Entwicklung vom Gebrauch über Missbrauch bzw. schädlichem Gebrauch bis hin zur Abhängigkeit durchlaufen, jedoch hinsichtlich der Geschwindigkeit, Intensität und Schwere der Suchtausprägung Unterschiede bestehen. Allerdings existieren bezüglich der stoffungebundenen Suchtformen noch Unklarheiten hinsichtlich ihrer nosologischen Einordnung in die bestehenden Diagnosesysteme ICD oder DSM. Diese Uneinheitlichkeit spiegelt sich u. a. in der Vielfalt der Begrifflichkeiten wider, mit der z. B. der *pathologische Medienkonsum* beschrieben wird: pathologischer Mediengebrauch, Internet- oder Computersucht, Computerspielsucht, dysfunktionale Internetnutzung, generalisierte Internetsucht, Online-Sucht usw. Es ist davon auszugehen, dass in der kommenden Überarbeitung des ICD neben der Glücksspielsucht in Anlehnung an die DSM-5-Kriterien auch die »Spielstörung« *(Internet Gaming Disorder)* aufgenommen wird (Arnaud & Thomasius 2019, S. 83). Derzeitig wird die Medienabhängigkeit bei jungen Erwachsenen in der ICD-10 unter der Kategorie »Abnorme Gewohnheiten und Störungen der Impulskontrolle« (F.63) verortet. Im weiteren Textverlauf dieses Kapitels wird der Begriff der *Medienabhängigkeit* verwendet, mit dem als Oberbegriff alle Arten des pathologischen Mediengebrauchs eingeordnet sind (Müller & Wölfling 2017; Te Wildt 2015). Die dafür entsprechenden Suchtkriterien werden später in Verbindung mit den stoffgebundenen Abhängigkeitsmerkmalen aufgeführt.

Die Diagnosekriterien für die anderen stoffungebundenen Süchte sind derzeitig international noch nicht geklärt, wie auch die Frage, inwieweit ihnen ein Krankheitswert zugemessen werden kann. Weiterhin wird diskutiert, ob es sich um eigenständige Suchttypen handelt oder nur um exzessive Verhaltensausprägungen in Verbindung mit ursächlich primären psychischen Erkrankungen, z. B. bei Ängsten, Depressionen oder Zwangsstörungen (Müller et al. 2018).

Der *Gebrauch* von stoffgebundenen Substanzen oder die Nutzung der neuen Medien (Smartphone, Handy, Tablet, Spielekonsole, Computer) beinhaltet einen normalen, geregelten und kontrollierten Umgang, der von der Person ohne Konsequenzen jederzeit beendet werden kann. *Missbrauch, schädlicher oder riskanter Gebrauch* hingegen bestehen dann, wenn sich Art und Weise des Konsums sich so weit verändert hat, dass sich für das Individuum körperliche, psychische oder soziale Beeinträchtigungen einstellen. Mögliche Beispiele sind die Vergiftung nach Koma-Trinken, Filmrisse oder eingeschränkte Urteilsfähigkeit nach intensivem Drogenkonsum sowie die Aufgabe von realen Freundschaften und Freizeitaktivitäten zugunsten exzessiven Computerspielens. Die Erfüllung alltäglicher Verpflichtungen wie Schule, Ausbildung oder häusliche Aufgaben wird vernachlässigt; Mängel in Konzentrations- und Denkprozessen treten verstärkt auf. Zudem wird der Konsum nicht nur zur weiteren Steigerung von Lusterfahrungen eingesetzt, sondern auch zur Regulation von negativen Stimmungen und

Gedanken. Der Substanzmissbrauch ist im letzten Jahr zudem wiederholt aufgetreten.

Ein *Abhängigkeitssyndrom* besteht dann, wenn trotz dieser negativen Folgen das suchtfördernde oder riskante Handeln und Verhalten weiter aufrechterhalten bleibt, um auftretende *Entzugssymptome* zu vermeiden. Damit verbunden sind eine Erhöhung der Intensität sowie die *Toleranzentwicklung* gegenüber den mit den Suchtstoffen bzw. den Medien einhergehenden Wirkweisen, Reizen und Verstärkungen. Dies ist zudem mit einer massiven Einengung der Lebenswelt verbunden, die primär die Sicherung und Stabilisierung der süchtigen Verhaltensmuster sowie die Vermeidung negativer Konsequenzen umfasst (Sack 2009).

Ein Abhängigkeitssyndrom, das hier als Beispiel für das Alkoholabhängigkeitssyndrom (F10.2) angeführt ist, wird nach der ICD-10 nach bestimmten Kriterien erhoben.

Diagnosekriterien des Abhängigkeitssyndroms (nach ICD-10)

- Ein starker Wunsch oder eine Art Zwang, psychotrope Substanzen oder Alkohol zu konsumieren (Craving)
- Verminderte Kontrollfähigkeit bezüglich des Beginns, der Beendigung und der Menge des Konsums
- Nachweis einer Toleranz
- Ein körperliches Entzugssyndrom bei Beendigung oder Reduktion des Konsums
- Fortschreitende Vernachlässigung anderer Interessen zugunsten des Substanzkonsums
- Anhaltender Substanzkonsum trotz Nachweise eindeutiger schädlicher oder nachteiliger Folgen

Es müssen drei oder mehr Kriterien innerhalb des letzten Jahres vorhanden gewesen sein, um die Diagnose zu stellen (Arnaud & Thomasius 2019; Sack & Thomasius 2009).

Für die in diesem Kapitel schwerpunktmäßig behandelten Störungsformen bestehen in der ICD-10 die folgenden Diagnosekategorien: Psychische und Verhaltensstörungen durch Alkohol (F10.-), durch Cannabinoide (F12.-), durch Kokain (F14.-), durch andere Stimulanzien (F15.-), durch Tabak (F17.-) sowie durch multiplen Substanzgebrauch (F19.-).

Für den pathologischen Mediengebrauch – hier besonders für die Internet Gaming Disorder – werden in Anlehnung an die Kriterien für die Glückspielsucht folgende Faktoren im DSM-5 genannt, die zum größten Teil denen der substanzbezogenen Suchtmerkmale entsprechen:

- Dauernde Beschäftigung mit Internet- bzw. Online-Spielen
- Entzugssymptome, wenn nicht gespielt werden kann, z. B. Unruhe, Gereiztheit
- Toleranzentwicklung: Bedürfnis, immer mehr zu spielen
- Kontrollverlust: Versuche, weniger oder nicht zu spielen, missglücken
- Verlust des Interesses an früheren Hobbys oder anderen Aktivitäten
- Täuschung von Familienmitgliedern, Therapeuten oder anderen Personen über das wirkliche Ausmaß des Online-Spielens
- Gebrauch der Online-Spiele, um negativen Emotionen zu entkommen

- Gefährdung oder Verlust von Beziehungen, Ausbildung oder Arbeit wegen des Online-Spielens
- Exzessives Online-Spielen trotz des Wissens um die psychosozialen Probleme (vgl. dazu auch: Die Drogenbeauftragte der Bundesregierung 2019, S. 104)

In der ICD-10 lassen sich die Kriterien des pathologischen PC-/Internet-Gebrauchs für Kinder und Jugendliche auch unter F93.9 (nicht näher bezeichnete emotionale Störung des Kindesalters) oder F98.9 (nicht näher bezeichnete Verhaltens- und emotionale Störung mit Beginn der Kindheit und Jugend) verorten. Es müssen mindestens fünf der aufgeführten Symptome über den Zeitraum eines Jahres vorliegen, um eine Abhängigkeit zu diagnostizieren.

Die angeführten Kriterien zeigen viele Parallelen zur stoffgebundenen Abhängigkeitsentwicklung. Hierbei ist jedoch zu beachten, dass bei den legalen stoffgebundenen Drogen in der Regel dieser Prozess nicht in der Dynamik abläuft wie bei der Mediensucht. Dies liegt u. a. am frühen Nutzungsverhalten dieser Medien durch Kinder, ihren teilweise täglichen hohen Medienkonsum in Verbindung mit den vielen attraktiven Unterhaltungs- und Spieleangeboten der Industrie. Ein Teil dieser Spiele ist so angelegt, dass sie kostenlos verfügbar sind, endlos gespielt werden können und durch intermittierende Verstärkungsprogramme eine zunehmende emotionale Bindung an das jeweilige Computerspiel bewirken. Zudem werden die Benutzer animiert, zusätzliche Ausrüstungsgegenstände für das jeweilige Spiel zu erwerben. Sie können allein, aber auch mit anderen Personen gespielt werden. Das Bewältigen bestimmter Situationen ist bei einigen Spielen nur in Gruppen (Gilden) möglich, was zu zeitlich erhöhtem Stress führt. Die Konzipierung solcher Spiele (Counter-Strike, Fortnite, Age of Empires, Minecraft, World of Warcraft u. a.) folgt insgesamt den bekannten Strategien der Glücksspiele, jedoch auf einem zunehmend raffinierteren Level mit Verstärkungs- und Frustrationsmechanismen (Müller & Wölfling 2017; Te Wildt 2015). Derartige Computerspiele erfreuen sich hoher sozialer Akzeptanz in den Peer-Gruppen der Jugendlichen.

Hinsichtlich der Entwicklung zu süchtigem Verhalten ist besonders zu beachten, dass bei Kindern und Jugendlichen dieser Prozess aufgrund ihrer physiologischen und psychologischen Entwicklungsbesonderheiten vielfach schneller und gravierender abläuft als bei erwachsenen Personen. Zwar ist das Ausprobieren von legalen Drogen (Alkohol, Tabak, Cannabis) und das Experimentieren mit illegalen Drogen (Kokain, Ecstasy, Pilze, »Legal Highs«/NPS) bei Jugendlichen ein wichtiges Thema in dieser Entwicklungsphase, dennoch muss beachtet werden, dass dies in einer vulnerablen Phase stattfindet, die mit größeren Störanfälligkeiten, speziell im Gehirn, verbunden ist.

Generell gilt, dass alle psychoaktiven Stimulanzien in erheblichem Maße die neurobiologischen Stoffwechselprozesse des Gehirns beeinflussen. Je früher das Gehirn in seiner Entwicklung durch Drogenmissbrauch gestört wird, desto wahrscheinlicher sind die neurokognitiven Folgen.

Speziell in der Pubertätsphase mit ihrer Neuorganisation der Hirnentwicklung wird z. B. durch chronischen Cannabis-Missbrauch ein erheblicher negativer Einfluss auf die neurobiologischen Plastizitätsprozesse genommen, was sich später in affektiven und kognitiven Funktionsstörungen äußern kann (Kunert 2009; Bonnet et al. 2006). Die mit Drogenkonsum verbundenen Dopamin-Ausschüttungen, besonders im mesolimbischen Belohnungs- und Motivationssystem, setzen zudem intensive Lernprozesse in Gang, die zu einer erhöhten Aufmerksamkeitszuwendung gegenüber der Drogensubstanz sowie den damit assoziierten Erinnerungen führen. Die Dopamin-Freisetzung durch Drogen ist zudem im Vergleich zu normalen physiologischen Dopamin-Ausschüttungen im Alltag um ein Vielfaches erhöht (Kienast et al. 2014).

Die mit Substanzmissbrauch verbundenen Risiken und Gesundheitsgefährdungen liegen sowohl im körperlichen Bereich als auch im psychosozialen Bereich. Die Wirkungen werden dabei vom Konsummittel, von der Art und Weise des Konsums sowie vom situativen Rahmen (Peergroup, Party, Club, Festival), in dem der Konsum stattfindet, mitbestimmt. Einerseits erzeugt ein Teil der Drogen (Stimulanzien) berauschende, euphorisierende, aktivierende, enthemmende Effekte oder eine verlängerte körperliche Leistungsfähigkeit mit Unterdrückung von Durst- und Hungersignalen. Andererseits bewirken bestimmte Drogen (Sedativa, Cannabis) entspannende, angstlösende Zustände, verbunden mit Gelassenheit, Heiterkeit, Wohlbefinden oder Glücksgefühlen in der Gemeinschaft. Schließlich sind mit einigen Substanzen (Pilze, LSD) halluzinogene Wirkungen verbunden. Zu beachten ist, dass die Substanzeinnahmen auch mit negativen Effekten (Angstzustände, Panik, Verfolgungswahn, massive körperliche Beschwerden u. a.) einhergehen können bzw. psychotisches Erleben provozieren. Dies geschieht u. a. nicht selten bei gleichzeitiger Benutzung unterschiedlicher Drogen. Polyvalenter Drogengebrauch verweist immer auf Missbrauch oder gar schon Abhängigkeit (Lehmkuhl 2008; Daumann & Gouzoulis-Mayfrank 2015).

Bei den körperlichen Folgen ist davon auszugehen, dass alle stoffgebundenen Drogen gesundheitsschädigende Auswirkungen bei Kindern und Jugendlichen haben, die jedoch häufig noch nicht diese negative Qualität besitzen, wie man sie bei Erwachsenen mit langjährigem Drogenmissbrauch vorfindet. Die Folgen sind zudem abhängig von der jeweils konsumierten Droge; je nach dem Abhängigkeitspotenzial der Drogen und der Konsummenge variieren sie in ihren Auswirkungen. Beschwerden und Erkrankungen finden sich hauptsächlich in folgenden Bereichen, die an dieser Stelle jedoch nicht weiter ausgeführt werden können (Kröger & Lohmann 2007; Soyka & Küfner 2008; Iversen et al. 2009):

- das Verdauungssystem,
- das Herz-Kreislauf-System,
- das Atemwegssystem,
- das Stoffwechselsystem,
- das orthopädische System.

Für die Bewegungs- und Sporttherapie eröffnen sich an dieser Stelle schon erste Anknüpfungspunkte für Interventionen.

Gravierender Art sind die neurobiologischen Effekte auf die sich neu entwickelnden Gehirnstrukturen und -funktionen. So werden auf dem mesolimbischen Teil des Gehirns – speziell im Belohnungssystem – durch die Drogenstimulation und -wirkungen mit vermehrter Dopamin-Ausschüttung Lerneffekte hinsichtlich der Steigerung von Erregungs-, Enthemmungs- und Lustgefühlen sowie der Regulation von aversiven Stimmungen, Zuständen und Befindlichkeiten erzeugt. Sie verstärken das Impulsivitäts-, Risiko- und Neugierverhalten (Sensation Seeking). Zudem werden das Suchtverlangen (Craving) und das Suchtgedächtnis auf diese Weise angebahnt. Diese sind verantwortlich für die erneute Nutzung der Drogen in Krisen- und Stress-Situationen (Rommelspacher 2009).

Auf der kognitiven Ebene werden die Aufmerksamkeits-, Konzentrations- und Merkfähigkeit sowie die exekutiven Funktionen negativ beeinträchtigt. Bei chronischem Cannabiskonsum wird häufig das Vorhandensein eines amotivationalen Syndroms erwähnt, was wissenschaftlich jedoch nicht eindeutig geklärt ist. In der Kombination all dieser Faktoren wird eine Spirale zu Abhängigkeitsstörungen mit ihren vielfältigen Ausprägungen und Konsequenzen in Gang gesetzt. In diesem Zusammenhang muss zudem auf das erhöhte Risiko zu drogeninduzierten *Psychosen* hingewiesen werden, das besonders bei entsprechend vulnerablen Personen besteht (▶ Kap. 3.6). Hierdurch werden die Zukunftsperspektiven einer Person erheblich begrenzt.

Bei der Medienabhängigkeit lassen sich ähnliche Symptomatiken und Prozesse wie beim Drogengebrauch nachweisen (Romanczuk-Seiferth 2014, 2017). Anzuführen sind dabei aufgrund der exzessiven Computernutzung besonders die Schlafstörungen, die u. a. mit chronobiologischen Veränderungen (Tag-Nacht-Rhythmus) einhergehen können. Die Folgen äußern sich u. a. Erschöpfungszuständen, allgemeiner Müdigkeit oder in Konzentrations- und Aufmerksamkeitsproblemen, die durch High Energy Drinks und Nikotinkonsum zu kompensieren versucht werden. Hungergefühle werden hierdurch unterdrückt; für regelmäßige Mahlzeiten bleibt keine Zeit, ebenso wenig für die Körperhygiene oder saubere Kleidung. Durch das permanente Sitzen vor dem Computer ist das muskuläre System geschwächt, was sich u. a. in Haltungsschwächen, geringer körperlicher Belastungsfähigkeit oder speziell im Schulter-Arm-Hand-Bereich in Form von Sehnenscheidenentzündungen aufgrund einseitiger Belastung widerspiegelt. Insgesamt ist der allgemeine Gesundheitszustand aufgrund von Mangelernährung geschwächt. Psychosomatische Beschwerden bestehen in Form von Kopf- und Bauchschmerzen. Zudem sind nicht selten das Körper- und das Selbstbild negativ ausgeprägt (Müller & Wölfling 2017). Bei einem Teil der »Gamer« besteht ein auffälliger Zusammenhang zwischen erhöhter Internet- und Computerspielnutzung (I), schulvermeidendem Verhalten (S) und Obesitas (O). Bei starker Fettleibigkeit besteht zusätzlich eine starke Funktionseinschränkung der Lungentätigkeit, was mit einer erhöhten Tagesmüdigkeit oder (nachts) mit Schlafstörungen einhergeht. Die Kombination dieser Symptomatik wird auch als ISO-Syndrom bezeichnet (Siegfried et al. 2015).

Epidemiologie

Die vorliegenden Zahlen zum legalen und illegalen Substanzkonsum beruhen auf den Angaben der Bundeszentrale für gesundheitliche Aufklärung (Drogenaffinitätsstudie DAS) sowie dem Drogen- und Suchtbericht 2019 der Drogenbeauftragten der Bundesregierung (2019). Die Zahlen beziehen sich auf die letzte Erhebung aus dem Jahr 2018. Insgesamt wird festgestellt, dass sich der Alkohol- und Tabakkonsum bei Kindern und Jugendlichen im Alter zwischen 12 und 17 Jahren in den letzten Jahren deutlich reduziert hat. Jedoch trinken immer noch 9,8 % dieser Altersgruppe regelmäßig Alkohol – also mindestens einmal in der Woche. Etwa jeder siebte Jugendliche (14,0 %) berichtet von mindestens einem Tag mit Rauschtrinken, bezogen auf die letzten 30 Tage vor der Befragung. Damit gehören diese Jugendlichen zu der Gruppe, die schon klinisch auffällige Merkmale des Missbrauchs zeigt. Männliche und weibliche Befragte unterscheiden sich im Alkoholkonsum vor allem hinsichtlich der Intensität, die bei männlichen Befragten wesentlich höher ist. Im internationalen Vergleich liegt der Alkoholkonsum der deutschen Kinder und Jugendlichen trotz des Konsumrückgangs noch im Spitzenbereich.

Bezogen auf den Tabakkonsum zeigt sich, dass gegenwärtig insgesamt 8,7 % aller 12- bis 17-jährigen Jugendlichen in Deutschland regelmäßig rauchen, insgesamt jedoch in dieser Altersgruppe der Anteil der Nichtraucher gestiegen ist. Es sind keine oder nur geringe Unterschiede beim Tabakkonsum zwischen den Geschlechtern festzustellen. Jeder Zehnte dieser Altersgruppe hat schon einmal oder mehrmals Cannabis im Jahreszeitraum der Befragung konsumiert; regelmäßiger Cannabiskonsum ist bei 1,2 % vorhanden. Je früher der Einstieg, desto höher ist das Risiko für eine Abhängigkeitsentwicklung. Diese Konsumform ist bei Jungen stärker vertreten als bei Mädchen. Bis zu einem Drittel der Jugendlichen haben schon Wasserpfeifen, E-Shishas oder E-Zigaretten ausprobiert, häufig in Verbindung mit Cannabis oder synthetisch hergestellten Cannabinoiden.

Die Jahresprävalenz zum Konsum von illegalen Substanzen (Ecstasy, Kokain, Crystal Meth, NPS u. a.) liegt in der Altersgruppe der 12- bis 17-Jährigen bei 1,8 %, steigt jedoch mit fortschreitendem Alter an. Unter Einbeziehung des Cannabiskonsums erhöht sich die Jahresprävalenz auf 7,5 %; dies verdeutlicht, dass der Cannabiskonsum die Hauptproblematik darstellt (Bauer & Sonntag 2017; Müller & Wölfling 2017; Weichold 2009).

Bezogen auf den pathologischen Mediengebrauch, werden Prävalenzzahlen zwischen 4,0 % und 5,8 % für die Altersgruppe der 14- bis 16-Jährigen angegeben, wobei die jungen Frauen höhere Werte aufweisen als die Jungen (4,9 % : 3,1 %). Eine explorative Erhebung von Müller et al. (2012) zeigte in der ambulanten und stationären Kinder- und Jugendpsychiatrie, dass ca. 11 % der neu aufgenommenen Patientinnen und Patienten die Kriterien einer komorbiden Internetabhängigkeit erfüllten. Es wird davon ausgegangen, dass die Werte zur pathologischen Mediennutzung zukünftig weiter ansteigen werden. Im internationalen Bereich bewegen sich die Prävalenzen zwischen 2 und 7 % (Frölich & Lehmkuhl 2012; Jukschat et al. 2015; Te Wildt 2015).

Die Prävalenzzahlen zu den unterschiedlichen Missbrauchs- und Abhängigkeitsformen machen ersichtlich, dass ein beträchtlicher Anteil der Jugendlichen die Kriterien des Missbrauchs deutlich erfüllt und sich auf dem Wege zu einer Abhängigkeitserkrankung befindet. Zu beachten ist, dass sich das Einstiegsalter für legale wie illegale Drogensubstanzen zunehmend in die frühe Pubertätsphase vorverlagert (Kunert 2009).

Ätiologie

Suchtstörungen im Jugendalter lassen sich – ähnlich wie im Erwachsenenbereich – durch ein multifaktorielles Entstehungs- und Bedingungsgefüge erklären. Dieses beinhaltet die folgenden Faktorenkomplexe:

- Disponierende biologische Faktoren/Vulnerabilität einer Person
- Drogen mit ihren spezifischen Wirkungen
- Psychosoziale Rahmenbedingungen

Mit dem Begriff der Vulnerabilität werden sowohl genetische als auch persönlichkeitsspezifische Faktoren erfasst, die das Risiko einer Suchtstörung erhöhen. In Zwillingsstudien konnten bei männlichen Probanden Konkordanzraten zwischen 26 und 50 % bezüglich einer Alkoholabhängigkeit ermittelt werden. Für die Entstehung von Drogenmissbrauch ist die Beteiligung genetischer Faktoren ebenfalls nachgewiesen, wenngleich in niedrigerem Maße. Die Befunde besagen zusammenfassend, dass neben einer genetischen Belastung zusätzlich pathologische Umweltbedingungen bestehen müssen, um eine Abhängigkeit zu entwickeln. Inwieweit dies für die Medienabhängigkeit zutrifft, ist bisher noch nicht belegt. Dem genetischen Risikofaktor wird heute allgemein eine prädisponierende Rolle von ca. 40–50 % Determinierung bei den stoffgebundenen Substanzabhängigkeiten zugeschrieben. Bei diesbezüglich familiär vorbelasteten Jugendlichen macht sich dies u. a. in einer veränderten Empfänglichkeit für Drogeneffekte bemerkbar. So benötigen z. B. genetisch vorbelastete Jugendliche größere Mengen an Alkohol, um einen gleichen Rauscheffekt zu erzielen; spätere Missempfindungen wie Kater und Übelkeit fallen bei ihnen moderater aus.

Weitere Risikofaktoren zur Entwicklung süchtiger Verhaltensmuster sind persönlichkeitsspezifischer Natur. Hier werden u. a. ein schwieriges Temperament mit mangelnder Verhaltenskontrolle, hohe Impulsivität und Neugierverhalten (Sensation Seeking, Drug Seeking Behavior), emotionale Labilität, geringe Frustrationstoleranz, mangelnde Selbstregulationsfähigkeit, Ängste, Aggressivität sowie oppositionelles oder dissoziales Verhalten in der Kindheit von substanzmissbrauchenden Jugendlichen aufgeführt. Als *Komorbiditäten* sind sowohl externalisierende als auch internalisierende Verhaltensstörungen belegt:

- Externalisierende Verhaltensstörungen: ADHS, Störungen des Sozialverhaltens, Posttraumatische Belastungsstörungen
- Internalisierende Verhaltensstörungen: Angststörungen, ADS, Depression, bipolare Störungen, Essstörungen

Auf der Grundlage dieser umwelt- und persönlichkeitsspezifischen Merkmale wird ersichtlich, dass günstige Entwicklungsbedingungen enorm erschwert sind. So überrascht es nicht, dass die Kinder und Jugendlichen vielfach früh in eine negative Spirale geraten, die gekennzeichnet ist durch Auffälligkeiten im Kindergarten, schulische Schwierigkeiten, Ablehnungserfahrungen und Entwicklung unterschiedlicher Verhaltensstörungen, deren Endpunkt der Einstieg in einen frühen Drogenkonsum ist. Nicht selten wird dieser Prozess begleitet durch Delinquenz. Die Nutzung der Drogen dient der Herstellung oder Stabilisierung des Selbstwertgefühls, der Überwindung von Hilflosigkeit, Ängsten und Depressionen sowie dem Zugang zu Gleichaltrigen.

Als Risikofaktoren für die Entwicklung einer Medienabhängigkeit bei Jugendlichen werden unter persönlichkeitsspezifischen Aspekten neben einer allgemein erhöhten Vulnerabilität gegenüber nichtstoffgebundenen Reizen eine geringe emotionale Stabilität, eine ängstlich-vermeidende Persönlichkeitsstörung, ein negatives Körper- und Selbstbild, mangelnde Emotions- und Stressregulationsfähigkeit, begrenzte soziale Kompetenzen oder mangelnde Konfliktlösefähigkeit aufgeführt (Müller & Wölfling 2017; Te Wildt 2015; Petry 2015). Bei bestehender Abhängigkeit sind als komorbide Störungen Tabak-, Alkohol- oder Cannabismissbrauch sowie Essstörungen vorfindbar.

Zu beachten sind weiterhin die jeweils spezifischen Wirkmechanismen der konsumierten Drogen, die sich innerhalb des Spektrums von betäubender, halluzinogener und stimulierender Reaktion bewegen. Die neuen psychoaktiven Substanzen sind von den Herstellern so konzipiert, dass sie gesetzliche Bestimmungen unterlaufen und sich bei Gesetzesänderung ihre chemischen Verbindungen unmittelbar wieder ändern lassen. Zudem werden sie unter irreführenden Namen wie Badesalz oder Räuchermischungen im Internet angeboten (Heyden et al. 2018).

Den psychosozialen Bedingungsfaktoren kommt in der Frage der Entstehung von Suchtstörungen bei Kindern und Jugendlichen eine besondere Bedeutung zu. Sie stehen in enger Wechselbeziehung zu den biogenetischen und persönlichkeitsspezifischen Faktoren einer Person. So erhöhen nachgewiesenermaßen ein drogenmissbrauchendes Elternhaus, ein hoher und ständiger familiärer Stresszustand, mangelnde Erziehungskompetenzen, das Vorhandensein psychischer Erkrankungen bei einem oder beiden Elternteilen sowie schwierige soziale und ökonomische Verhältnisse das Risiko zur Entstehung von Suchtverhalten (Koglin & Petermann 2008; Klein 2009). Ebenso wird einem gestörten Bindungsverhalten zwischen Eltern und Kind eine gewichtige Rolle zugeschrieben. Kinder aus suchtbelasteten Familien sind zudem häufig Opfer sexueller oder körperlicher Misshandlungen.

Therapie

Die therapeutischen Maßnahmen im Suchtbereich bewegen sich zwischen den beiden Polen von kontrolliertem Umgang und völliger Abstinenz. Bei der Medienabhängigkeit kann das Ziel nur im Erlernen eines kontrollierten Umgangs mit den entsprechenden Medien liegen, da diese zur gesellschaftlichen Lebenswirklichkeit gehören und aus dem Alltag nicht mehr wegzudenken sind. Ihre Nutzung ist zudem im schulischen, beruflichen oder privaten Bereich vorgegeben. Bei den legalen Drogen muss in der Altersgruppe der Jugendlichen realistischerweise ebenfalls eine Zielvorgabe sein, einen kontrollierten Umgang mit den stoffgebundenen Substanzen bzw. deren Verringerung zu entwickeln. Das Abstinenzgebot ist in diesem Alter schon allein aufgrund mangelnder Einsichtsfähigkeit hinsichtlich des Gefährdungspotenzials zu Beginn der Behandlung in vielen Fällen überfordernd. Es kann jedoch als Langzeitziel aufrechterhalten werden, wenn eine entsprechende Motivation entwickelt worden ist. Anders sieht es bei dem Konsum vieler illegaler Drogen aus, da diese ein höheres Maß an Abhängigkeitspotenzial besitzen und mit größeren körperlichen und psychischen Schädigungen einhergehen.

Akutbehandlung In der Akutbehandlung müssen auf der medizinischen Seite primär die *körperlichen Folgen* von Substanzmissbrauch, einschließlich der Entzugssymptomatik, behandelt werden. Dies kann eine medikamentöse Behandlung beinhalten (Kuhlmann 2012; Thomasius & Stolle 2009) sowie tagesstrukturierende Maßnahmen wie Bewegungs- und Sporttherapie, Gruppen- und Einzeltherapieinterventionen. Die Motivation zu einer längerfristigen Therapie mit pragmatischen Zielsetzungen sollte zusammen mit dem Jugendlichen an dieser Stelle schon entwickelt werden *(Motivational Interviewing)*. Die Maßnahmen werden im optimalen Fall durch erste familientherapeutische Interventionen begleitet. In dieser Behandlungsphase ist bei einer Medienabhängigkeit zudem jede Nutzung untersagt. Je nach Art, Schwere und Länge des Substanzmissbrauchs sowie den familiären und schulischen Rahmenbedingungen erfolgt an dieser Stelle auch die weitere Behandlungsphase – entweder in einem ambulanten oder stationären Setting.

Postakute stationäre Behandlungsphase In der postakuten stationären Behandlungsphase stehen bei allen Suchtformen die psychischen und entwicklungspsychologischen Funktionsstörungen im Vordergrund der Therapie. Dazu ist ein breit angelegtes multimodales, interdisziplinäres Behandlungskonzept im stationären Bereich notwendig (Thomasius & Stolle 2009). Auf psychotherapeutischer Ebene stehen die Frage nach der Funktion des Suchtstoffes bei dem Kind oder Jugendlichen sowie die möglichen komorbiden Störungen im Mittelpunkt. Themen wie Selbstwertgefühl, Frustrationstoleranz, Stimmungslabilität, Emotionsregulation, sexuelle Identität, Stressbewältigung oder Problemlösefertigkeiten und soziale Kompetenzen sind wichtige Bestandteile der Einzel- und Gruppentherapie. Ein wichtiges Thema wird die Auseinandersetzung mit der Frage nach vollständiger Abstinenz oder kontrolliertem Gebrauch von Drogensubstanzen sein.

Bei der Medienabhängigkeit werden zudem die Möglichkeiten und Wege zur Kontrolle (Teilabstinenz) der Mediennutzung, einschließlich alternativer Verhaltensweisen, in Spannungs- und Stress-Situationen erarbeitet (Illy & Florack 2018;

Petry 2015). Dies kann zu Beginn einer stationären Behandlung auch eine Medienabstinenz erfordern, um später im Verlauf eine kontrollierte Mediennutzung und -kompetenz zu erlernen. Hier wird bei der Nutzung von Internetmedien mit dem Ampelmodell gearbeitet, d. h., die User erarbeiten unter therapeutischer Begleitung ein System von Anwendung, Einschränkung und Tabubereich, das ihnen einen kontrollierten Mediengebrauch eröffnet. Ergänzend kommen bewegungstherapeutische Maßnahmen und Sportaktivitäten, ergo-, kunst- bzw. kreativtherapeutische Angebote sowie sozialpädagogische Maßnahmen bei allen Abhängigkeitsformen zur Anwendung (Klein 2008).

Die Maßnahmen zur Behandlung der entwicklungspsychologischen Funktionsstörungen betreffen schwerpunktmäßig schulische oder ausbildungsbezogene Defizite; sie dienen der Entwicklung von Zukunftsperspektiven. Die Jugendlichen sind in dieser Phase in einen engen tagesstrukturierenden Rahmen mit klaren Regeln oder Vereinbarungen eingebunden. Bestehen Doppeldiagnosen oder sind schon Rückfälle bezüglich des Substanzmissbrauchs vorhanden, kann eine mehrmonatige Langzeitbehandlung in speziellen Institutionen notwendig sein.

Zudem ist bei allen stoffgebundenen und stoffungebundenen Suchtformen nach dem stationären Aufenthalt auf eine Weiterbehandlung im ambulanten Bereich zu achten bzw. die Nutzung möglicher Angebote der lokalen Drogenberatungsstellen anzubieten (Turk & Deimel 2002). Die bewegungs- und sporttherapeutischen Maßnahmen sind zudem unter dem Gesichtspunkt der Übertragung in zukünftiges alternatives Freizeitverhalten zu planen und durchzuführen. Dabei sollte weiterhin die Orientierung an den neu erworbenen Kompetenzen sowie den vorhandenen Ressourcen im Vordergrund stehen. Die Einbindung in bestehende Gruppen wie Sportvereine, selbst organisierte Gruppen, Lauftreffs oder gesundheitsorientierte Studios trägt dabei zum Wiedereingliederungsprozess in die Gesellschaft bei.

3.6.2 Ziele

Die Behandlung von Kindern und Jugendlichen mit substanzbezogenen Missbrauchserfahrungen oder Abhängigkeit stellt die Bewegungstherapie aufgrund der zuvor beschriebenen Bedingungen der Klientel vor besondere Herausforderungen. Dies liegt zum einen an der Motivationslage, die sich zwischen absoluter Lustlosigkeit (»Null-Bock«-Einstellung) und starker Motivation bis hin zu massiver Selbstüberschätzung bewegen kann. Je nach Stimmungslage, Befindlichkeit oder Tagesform kann diese sich täglich ändern. Zum anderen reicht das Spektrum von geringer körperlicher und motorischer Leistungs- und Belastungsfähigkeit bis hin zu überraschend guten konditionellen Grundlagen. Die bewegungstherapeutischen Ziele und Indikationen variieren demnach in diesem Bereich, je nachdem, ob sich die Personen in der *qualifizierten Akutbehandlung* (Entgiftung) oder der *Postakutbehandlung* (Entwöhnung) befinden. In der ersten Phase können aufgrund der Kürze der Zeit (1–2 Wochen) nur kurzfristige Zielsetzungen umgesetzt werden, in der zweiten Phase hingegen mittel- und langfristige Zielsetzungen mit breiten Interventionsmöglichkeiten.

Es bleibt zu beachten, dass bisher nur wenige differenzierte Konzeptionen zu den einzelnen Suchtstörungen vorliegen bzw. wissenschaftlich überprüft wurden (Kuhlmann 2012; Niggehoff & Deimel 2016; Lashlee & Schlieckau 2009). Ebenso können die Konzepte aus dem Bereich der Suchterkrankungen im Erwachsenenalter nicht ohne Weiteres auf diese Zielgruppe übertagen werden.

Im folgenden Teil werden die Ziele, Inhalte und die methodischen Aspekte für das gesamte Spektrum der zuvor genannten Suchtstörungen zusammenfassend beschrieben. Besonders beachtenswerte Merkmale bei einzelnen Suchtformen werden an entsprechender Stelle ausgewiesen.

Aufgrund der relativ kurzen Akutbehandlungsphase lassen sich folgende primäre Aufgaben und Zielsetzungen für diese Personengruppe nennen.

Zielsetzungen in der Akutbehandlungsphase

- Erfassung der körperlichen und motorischen Ausgangslage bezüglich Koordination, Kraft, Ausdauer und Flexibilität
- Allgemeine körperliche Aktivierung, um entzugsbedingte Unruhezustände, Schlafstörungen, körperliche Beschwerden, Missempfindungen oder negative Stimmungen zu beeinflussen
- Einbindung in eine feste Tagesstruktur
- Auseinandersetzung mit ersten Interventionsangeboten und unterschiedlichen Rahmenbedingungen (Indoor- und Outdoor-Aktivitäten, Fitness-Training, Entspannungsverfahren, Spiele, Schwimmen u. a.)
- Entwicklung erster Zielsetzungen für die Postakutphase

Es empfiehlt sich, zu Beginn der Behandlung die Bedürfnisse, Ressourcen, Hobbys oder mögliche positive Sporterfahrungen aus der Vergangenheit zu erfragen. Dies erfolgt in Form eines ausführlichen anamnestischen Gesprächs, in dem auch die gegebenen institutionellen klinischen Rahmenbedingungen mit einbezogen werden müssen. Hierzu gehört auch, dass die Jugendlichen das Unterstützungspotenzial der Angebote erkennen, die bestehenden Begrenzungen und Einschränkungen jedoch auch zu akzeptieren lernen. Das Einstiegsgespräch sollte weiterhin so gestaltet werden, dass in der Regel bestehende *Ressourcen* der Person identifiziert, Hoffnung und Optimismus auf Veränderungschancen geweckt sowie eventuell bestehende Ängste verringert oder Vorurteile abgebaut werden. All dies dient der Entwicklung einer vertrauensvollen Beziehung. Neben der allgemeinmedizinischen-psychiatrischen Diagnostik, die zu Beginn routinemäßig durchgeführt wird, ist es sinnvoll, Ähnliches für die Bewegungs- und Sporttherapie durchzuführen. Dazu können entsprechende motorische Testverfahren eingesetzt werden (Bös 2017). Auf dieser Grundlage lassen sich erste Schwerpunkte in der Entgiftungsphase setzen. Nach der Beendigung der Akutphase kann zudem eine differenzierte Therapieplanung unter Einbeziehung möglicher Interessen der Person darauf aufbauen.

In der Akutbehandlungsphase ist eine möglichst regelmäßige Teilnahme an den Bewegungs- und Trainingseinheiten empfehlenswert, es sei denn, es liegt eine medizinisch begründete Kontraindikation vor. Dies unterstützt die häufig verloren gegangene innere Strukturbildung. Im Vordergrund stehen Bewegungsaktivitäten, die gut geeignet sind zur Stimmungs- und Befindlichkeitsregulation sowie der kurzfristigen Milderung von Entzugssymptomen. Dazu zählt auch die kognitive Ablenkung von Grübelei, Verunsicherungen, Ängsten oder depressiven Denkmustern (Selbstabwertungen, Misserfolgsorientierung, mangelnde Zukunftsperspektiven).

Inhaltlich kommen gut modifizierbare Spielformen wie Volleyball, Badminton, Indiaca oder Mini-Hockey, Schwimmen oder Zirkeltraining mit unterschiedlich gestaltbaren Übungen zur Anwendung. Je nach Alters- und Gruppenzusammensetzung ist auch ein dosiertes Ausdauertraining möglich. Bei Jugendlichen mit Cannabisabhängigkeit wird durch ein derartiges Training gegebenenfalls das Suchtverlangen reduziert (Buchowski et al. 2011). Empfehlenswert sind kleinere Entspannungsphasen zum Ende einer Einheit. Zusätzlich kann auch ein separates Entspannungsverfahren (z. B. Progressive Muskelrelaxation) angeboten werden, um die Körperwahrnehmung und Empfindungsfähigkeit anzuregen. Primär geht es in dieser Phase darum, erste positive Körper-, Selbst- und Sozialerfahrungen ohne Leistungsdruck zu vermitteln, die zur Stabilisierung des Selbstwertes beitragen und evtl. die Einsicht zu einer langfristigen Therapie wecken (Bohner 2004; Niggehoff & Deimel 2016).

Ein wichtiger Schwerpunkt in dieser Phase ist neben der körperlichen Aktivierung die *Motivationsarbeit*, die an die ersten Bewegungstherapie-Eindrücke anknüpft, um individuelle Ressourcen sichtbar zu machen, realistische Zielsetzungen für die Postakutphase zu entwickeln und zukünftige Wege und Angebote im ambulanten Feld aufzuzeigen.

Jugendliche mit Substanzabhängigkeiten werden häufig durch die Befriedigung unmittelbarer Bedürfnisse geleitet; die Auseinandersetzung mit längerfristigen Zielen und Perspektiven ist hingegen lediglich ansatzweise entwickelt, da sich diese vielfach nur schrittweise und mit viel Mühen, Überwindung und Konstanz verwirklichen lassen.

Die Motivationsarbeit gilt auch für Personen mit Medienabhängigkeit, um bestehende Ängste zu verringern sowie eine Zuwendung zur realen Welt mit ihren Bezügen und Beziehungen einzuleiten (Wölfling et al. 2013).

Im Anschluss an die Akutbehandlung erfolgt die qualifizierte *postakute stationäre Behandlung*. Je nach Art und Schweregrad der Abhängigkeit stehen dafür unterschiedliche Institutionen zur Verfügung. Das Spektrum erstreckt sich dabei von spezialisierten Fachabteilungen innerhalb der Kinder- und Jugendpsychiatrie über ambulante bzw. tagesklinische Angebote bis hin zu Fachkliniken zur Rehabilitation für Alkohol- und Drogenabhängigkeit, die teilweise auch Jugendliche mitbehandeln. Allerdings ist die therapeutische Versorgung insbesondere für medienabhängige Jugendliche bisher noch wenig verbreitet.

In die Planung der bewegungstherapeutischen Maßnahmen für diese Phase fließen im optimalen Fall die zuvor ermittelten Informationen und Eindrücke über die Jugendlichen sowie ihre individuellen Zielsetzungen mit ein. Dabei ist zu überprüfen, inwieweit diese in die bestehenden klinischen Maßnahmen integriert werden können. Wird die Behandlung in einer anderen Institution durchgeführt, muss gegebenenfalls die sportmotorische Ausgangslage neu erhoben werden. Die Ressourcenorientierung und der Aufforderungscharakter einzelner bewegungstherapeutischer Interventionen stehen weiter im Vordergrund, um motorische, affektiv-emotionale, kognitive und soziale Lernprozesse kontinuierlich aufrechtzuerhalten bzw. zu optimieren. Zur Stabilisierung des Selbstwertgefühls und des Selbstvertrauens ist diese anfängliche Fokussierung unbedingt notwendig. Vielen Patienten ist es nicht bewusst, dass sie eigentlich bestimmte gute sportmotorische Fertigkeiten aus ihrer Vergangenheit mitbringen bzw. diese vernachlässigt haben. Tiefergehende therapeutische Inhalte auf emotionaler oder sozialer Ebene lassen sich erst auf dieser Basis im weiteren Behandlungsverlauf angehen, wenn sich eine tragfähige, wertschätzende Beziehung des Bewegungstherapeuten zu den Jugendlichen entwickelt hat.

Im Folgenden werden die Schwerpunkte zu den verschiedenen Zielebenen aufgelistet, wobei betont werden muss, dass sich diese Ebenen in der praktischen Arbeit überschneiden bzw. miteinander interagieren:

Motorisch-sensorischer Bereich

Neben den schon für die Akutbehandlung genannten Maßnahmen gilt es in dieser Phase, die oft bestehenden bzw. wechselnden Hypo- und Hyperaktivitätszustände bei diesem Personenkreis zu regulieren. Diese beruhen u. a. auf Frustrationserlebnissen oder Spannungszuständen innerhalb einer Gruppe oder auf der Station. Der Umgang mit solchen Zuständen und deren Regulierung sind damit ein wichtiges Zielkriterium im Hinblick auf das Erlernen einer Stress- und Emotionskontrolle. Die Beachtung der psycho-physischen Regulationstechniken spielt hierbei eine zentrale Rolle (Chermette 2016). Bewährt hat sich in diesem Kontext ihre Anwendung in Form eines ritualisierten Einstiegs mit einer Belastungs- und einer kurzfristigen Entlastungsphase zu Beginn jeder Einheit. Zusätzlich sollten die folgenden Schwerpunkte durch körperliches Training angegangen werden:

- Stabilisierung der somatischen Basis und der vegetativen Funktionen
- Beeinflussung von Koordination, Kraft, Ausdauer und Beweglichkeit mit dem Ziel der Wiederherstellung physischer Belastungsfähigkeit sowie der Stressresistenz
- Reduktion der durch Drogen- oder Medienmissbrauch bestehenden Symptome (z. B. Regulation von Schlaf, Temperaturempfindungen, Unruhezuständen und Muskelschmerzen)
- Verbesserung der Körperwahrnehmung und des Körpererlebens, einschließlich einer Muskeltonus-Regulationsfähigkeit

Besonders bei Jugendlichen mit längerem Cannabismissbrauch oder mit Alkohol- und Cannabisabhängigkeit finden sich häufig deutliche koordinative Beeinträchtigungen (Deimel et al. 2009; Kunert 2009).

Als Methoden zur Verbesserung von Koordination, Ausdauer, Kraft und Flexibilität können alle Trainingsformen eingesetzt werden, wie sie auch im Breiten- und Gesundheitssport zur Anwendung gelangen. Speziell bei dem Personenkreis mit Medienabhängigkeit sind besonders die Kraft und Ausdauer zur Stabilisierung der körperlichen Grundlagen aufgrund der langen Sitzzeiten zu trainieren. Auf eine entsprechende Belastungssteuerung durch den Bewegungstherapeuten ist zu achten, da sich Patienten mit Suchtstörungen häufig unter- oder überschätzen. Wenn die Möglichkeit besteht, können derartige Angebote auch in der Natur durchgeführt werden, um zusätzlich Sinnesreize zu stimulieren.

Kognitiver Bereich

Jugendliche besitzen im kognitiven Bereich häufig auffällige Defizite hinsichtlich ihrer Konzentrationsfähigkeit und Aufmerksamkeitsspanne. Dies erklärt sich durch die unmittelbaren Auswirkungen des Substanzmissbrauchs, jedoch auch durch die häufig vorfindbare Schulverweigerung oder den Abbruch einer Berufsausbildung. Verbesserungen im Bereich der kognitiven Funktionen entwickeln sich dabei auf der Erfahrung von Erfolgserlebnissen, Selbstwirksamkeitserfahrungen sowie der Förderung von Bewegungsqualitäten. Über die gezielte Schulung von feinmotorischen und -koordinativen Bewegungsabläufen und Techniken lassen sich in der Bewegungstherapie die exekutiven Funktionsabläufe gezielt ansprechen und durch korrigierende Feedbacks optimieren.

Weitere Zielsetzungen auf dieser Ebene liegen in folgenden Bereichen:

- Verbesserung der Selbstkontrolle
- Schulung von Vertrauen und Selbstvertrauen
- Vermittlung von Selbstwirksamkeitserfahrungen
- Verbesserung von Konzentrations- und Merkfähigkeit
- Entwicklung einer realistischen Selbsteinschätzung
- Aufbau von Motivation zur Weiterbehandlung sowie zu kurz- und mittelfristigen Zielsetzungen
- Übernahme von Verantwortungsaufgaben (achtsamer Umgang mit Sportgeräten, Fahrrädern u. a.)
- Vermittlung und Aufbau von Optimismus und positivem Selbstbild als Grundlage für Bewältigungsstrategien und Verhaltensmodifikationen

Eine wichtige Rolle spielt die Entwicklung einer realistischen Selbst- und Leistungseinschätzung, die sich nicht selten zwischen starker Selbstunter- oder Selbstüberschätzung der eigenen motorischen Fähigkeiten und Fertigkeiten bewegt. Es empfehlen sich zur Schulung möglichst objektiv durchführbare und messbare Bewegungsaufgaben, z. B. in einem Zirkeltraining, bei dem vorher ein Tipp bezüglich jeder Aufgabe (Wiederholungszahl, Zeit, Treffer usw.) festgehalten wird und mit den Ergebnissen verglichen und darauf aufbauend reflektiert werden.

> **Olaf**
> In einer Bewegungstherapie-Stunde hat der Bewegungstherapeut acht verschiedene Stationen mit unterschiedlichen Aufgaben vorbereitet, ähnlich einem Zirkeltraining. Die Teilnehmer müssen jedoch vor Beginn zu jeder Station einen Tipp auf einem vorbereiteten Blatt abgeben, wie viele Wiederholungen, Punkte, Treffer, Meter usw. sie in einer vorgegebenen Zeit schaffen könnten. Danach durchlaufen die Teilnehmer paarweise den Parcours und tragen jeweils die real geschafften Leistungen des Partners ein. Bei Olaf zeigt sich in der Nachbesprechung, dass zwischen seiner Selbsteinschätzung und der real erzielten Leistung deutliche Diskrepanzen bestehen: Bei einigen Stationen hat er sich unter-, bei anderen Stationen überschätzt. Dies verweist auf bestehende Unsicherheiten bezüglich seiner motorischen und körperlichen Leistungsfähigkeit.

Die der Therapiestunde zugrunde liegende Theorie der Vermittlung einer realistischen Anspruchsniveausetzung ist forschungsmäßig gut belegt (Weßling-Lünnemann 1985; Reuter 2008; Rheinberg & Krug 2017). Bei Olaf ist zu vermuten, dass bei ihm eine Tendenz zu Misserfolgsorientierung besteht. Diese zeigt sich darin, dass er bei einigen Aufgaben einen zu hohen, bei anderen Aufgaben einen zu niedrigen Schwierigkeitsgrad gewählt hat. Allerdings sollte man mit der Interpretation vorsichtig sein, da auch noch andere Faktoren wie Gruppenzusammensetzung, Ablenkung, Lärm oder Tagesverfassung eine Rolle spielen können. Sinnvoll sind Wiederholungen der Thematik mit jeweils anderen Aufgabenstellungen.

Emotionaler Bereich

Eine gelingende Entwicklung zu einer Langzeitmotivation setzt voraus, dass die Teilnehmer in dieser Zeit die bewegungstherapeutischen Einheiten und Angebote als freudvoll, spannend und attraktiv erleben. Insofern ist die Einbeziehung von zuvor genannten Trendsportarten empfehlenswert, da diese in enger Verbindung zur Jugendkultur stehen. Eine Identifikation mit einer dieser Sportarten eröffnet zudem Perspektiven für eine spätere Freizeitgestaltung und die Möglichkeit, einen neuen Freundeskreis zu bekommen.

Im Mittelpunkt der emotionalen Förderung stehen daher folgende Aspekte:

- Förderung der Vitalität, Anregung zu Spaß, Freude und Zufriedenheit an Bewegung und sportlichen Aktivitäten
- Ablenkung von negativen Stresszuständen und von Grübelei
- Entwicklung von Stimmungs- und Befindlichkeitsregulationstechniken
- Intensivierung des Körpererlebens
- Umgang mit und Regulation von aversiven, ängstlichen oder aggressiven Stimmungszuständen
- Verbesserung der Frustrationstoleranz bzw. des Umgangs mit Misserfolg
- Auseinandersetzung mit herausfordernden Bewegungsaufgaben mit Nervenkitzel (Wagnis, »Thrill«)

Die geringe Frustrationstoleranz, die bei diesen Jugendlichen nicht selten besteht und häufig durch eine überspielte Selbstsicherheit und durch Vorlautsein verdeckt wird, stellt ein hohes Risiko für den Abbruch der Therapie dar. Insofern müssen wettkampforientierte Inhalte gut dosiert angeboten werden. Ihr Einsatz ist zudem abhängig von der jeweiligen aktuellen Stimmungslage der Gruppe.

> **Sven**
> Sven hat sich nach anfänglicher Lust- und Interessenlosigkeit besser in die Bewegungstherapie-Einheiten eingefügt. Seine motorischen und körperlichen Leistungsfähigkeiten haben sich inzwischen verbessert. Trotzdem zeigt er im Gruppenverhalten weiter Unsicherheit, Zurückhaltung und Ängstlichkeit, sodass er eine randständige Position einnimmt. Unterstützungsangebote oder Verstärkung seitens des Bewegungstherapeuten wehrt er ab. Zu einer der letzten Einheiten seines stationären Aufenthaltes erscheint er nicht mehr. Auf Nachfrage bei seiner Station erfährt der Bewegungstherapeut, dass Sven abends nach erneutem Substanzkonsum die Klinik verlassen hat. Ein angestrebter Schulwechsel hat sich nicht realisieren lassen, was ihn resignierend zum Abbruch der Behandlung bewogen hat.

Anhand des Beispiels wird deutlich, dass in einzelnen Fällen trotz erster therapeutischer Fortschritte das Selbstwertgefühl und die emotionale Stabilität noch nicht so weit gefestigt sind, dass ernste Frustrationen ertragen, bewältigt werden können bzw. für derartige Situationen unmittelbare therapeutische Unterstützung zur Verarbeitung gesucht werden. Der größte Teil von Behandlungsabbrüchen steht dabei ursächlich mit unbewältigten Problem- und Konfliktsituationen mit anderen Jugendlichen oder dem therapeutischen Team in Verbindung. Dies verweist zum einen auf biographisch bedingte Beziehungsstörungen, zum anderen auf die weiterhin bestehende Bindung an die Droge, deren Stärke nicht unterschätzt werden darf (Brisch 2013; Fischer 2019; Fischer & Möller 2018). Für die bewegungstherapeutische Betreuung bedeutet dies, dass unmittelbare Konflikte mit ihren Auslösern möglichst vor Ort besprochen werden sollten. Wird jedoch sichtbar, dass keine emotionale Beruhigung oder Klärung eintritt, muss der Vorfall in die psychotherapeutische Einzel- oder Gruppentherapie einbezogen werden.

Über unterschiedliche Entspannungstechniken lassen sich die Zusammenhänge zwischen Emotionen und muskulären Spannungen verdeutlichen. Das Erlernen unterschiedlicher Entspannungsverfahren stellt in diesem Zusammenhang eine wesentliche Regulationsmöglichkeit im Umgang mit stressverursachenden Aufgaben oder Situationen dar (Rauscher 1993). Diese werden u. a. für ein erneutes Suchtverlangen bzw. für Rückfälle verantwortlich gemacht. Die jeweiligen Verfahren müssen allerdings an die Konzentrations- und Aufmerksamkeitsleistungen dieser Altersgruppe angepasst werden (► Kap. 2.2.5).

Sozialer Bereich

Jugendliche wünschen sich zurecht Wertschätzung und Respekt ihrer eigenen Person gegenüber, die ihnen häufig in ihrer Sozialisation aufgrund auffälligen Verhaltens von Erwachsenen vorenthalten wurde. Zudem fehlen ihnen nicht selten adäquate kommunikative und sozialintegrative Kompetenzen, die ihre Außenseiterrolle manifestieren.

Die Förderung solcher Kompetenzen lassen sich im Verlauf des therapeutischen Prozesses anhand folgender Punkte thematisieren, wobei dies in enger Kooperation und Absprache mit dem gesamten Behandlungsteam erfolgen sollte:

- Verbesserung der Kommunikations- und Interaktionsfertigkeiten
- Akzeptanz und Einhaltung von Normen, Grenzen und Regeln sowie »fair play«
- Abbau destruktiver, abwertender Verhaltens- und Ausdrucksweisen in der Gruppe
- Aufbau von Beziehungsfähigkeit und Vertrauen in Partner und Gruppe, Gruppenzugehörigkeit
- Verbesserung des psychosozialen Wohlbefindens
- Einbindung in bewegungs-, sport- oder freizeitorientierte Angebote innerhalb und später außerhalb des klinisch-stationären Rahmens

In der praktischen Arbeit fällt bei dieser Zielgruppe dem Spiel bzw. dem Spielen sowie erlebnisorientierten bzw. abenteuerorientierten Angeboten die größte Bedeutung zu. Das große Feld der Spiele (kleine und große Spiele; Spiele ohne Konkurrenz; Partnerspiele, Körperwahrnehmungsspiele und Interaktionsspiele) bietet mit seinem hohen Aufforderungscharakter eine gute und vielseitig einsetzbare Intervention. Spiel und Spielen erleichtern oft den Einstieg in Bewegungsaktivitäten und dienen häufig als »Türöffner« für weitere Bewegungsaktivitäten. Viele Zielsetzungen lassen sich spielerisch erarbeiten und schaffen so eine Art Schonraum zur Entwicklung von psychomotorischen und sozialen Kompetenzen des Einzelnen und der Gruppe. Regeln können dem Alter, dem Entwicklungstand und den Möglichkeiten der Patienten angepasst werden.

Die erlebnis- und abenteuerpädagogischen Angebote zeichnen sich durch ihre Handlungsorientiertheit aus, in der die Elemente von Bewältigung naturgegebener Aufgaben und das Grenz- und Gemeinschaftserleben unter therapeutischen Rahmenbedingungen miteinander verbunden sind. Gerade der offene Handlungsrahmen und das Sich-Ausprobieren des Einzelnen in und mit der Gruppe werden in realen Situationen erfahren. Die eigene Erarbeitung, Gestaltung und der erlaubte »Versuch und Irrtum« geben dem Patienten eine Selbstbestätigung und ein Kompetenzgefühl, »etwas selbst erarbeitet zu haben«. Sie bekommen auf diese Weise intensive Selbstwirksamkeitserfahrungen vermittelt. Der besondere Wert liegt vor allem für die jugendlichen Teilnehmer darin, mit unerwarteten situativen Bedingungen, Herausforderungen sowie eigenen körperlichen und psychosozialen Grenzen, Ängsten, Frustrationen oder Entsagungen konfrontiert zu werden, die sich jedoch aushalten lassen bzw. überwunden werden können. Sie tragen auf diesem Wege zur Korrektur des eigenen Selbstbildes bei.

Durch die Vielzahl zwischenmenschlicher Begegnungs- und Beziehungsmöglichkeiten kommt es im gelingenden Fall zum Abgleich von Selbst- und Fremdwahrnehmung, zum Abbau von Ängsten und Aufbau von Selbstvertrauen, zur Übernahme von Verantwortung, zur Steigerung des psychischen Wohlbefindens und der bewussten Wahrnehmung des Lebens im Hier-und-Jetzt sowie zum Erlernen von Strategien zum angemessenen Umgang mit Ärger, Frust und Aggression. Von Bedeutung ist hierbei, dass alltägliches Erleben durchbrochen wird und eine Herausforderung durch besondere Reize bzw. eine attraktive Aufgabenstellung erfolgt.

Eine bedeutsame Erfahrung für den Einzelnen ist zudem das Zusammenwirken in der Gruppe, die jedoch möglichst im Gruppenverband moderiert werden sollte, um die abgelaufenen Prozesse bewusst werden zu lassen. In unserer heutigen, modernen Welt mit all ihren Ablenkungsmöglichkeiten bietet die Erlebnispädagogik mittels einer Reduzierung von Umweltreizen eine gute Möglichkeit für die jugendlichen drogenabhängigen Menschen, sich selbst und im Kontext zur Natur neu zu erleben (Michl 2015; Eckel et al. 2012).

Als erlebnispädagogische Angebote sind z. B. das »therapeutische Klettern« am Berg oder im Hochseilgarten, das intuitive Bogenschießen, Segeln, Wakeboarden, mehrtägige Wanderungen in anspruchsvollem Gelände, Geocaching, Mountain-Biking oder längere Radtouren oder Kanutouren mit Selbstverpflegung zu nennen. In den meisten Fällen lassen sich dabei sowohl belastungsintensive als auch kontemplative Phasen miteinander verbinden (Klein 1993; Nöcker 1993).

Speziell für junge drogenabhängige und medienabhängige Menschen spielt die Einbeziehung dieser erlebnispädagogischen Angebote auch deshalb eine wichtige Rolle, da hiermit Alternativen zur Suche nach der Herausforderung, dem Wagnis und dem Ausprobieren eigener Grenzen (»Thrill«, »Kick«) unter kontrollierten realen Bedingungen erfolgen kann. Erfahrungsgemäß bilden sie ein »Highlight« in der postakuten Phase und sind mit lange anhaltenden Erinnerungsspuren verbunden, wenn die Maßnahmen intensiv geplant, vorbereitet und verantwortungsbewusst unter qualifizierter therapeutischer Anleitung durchgeführt werden. Der Nachweis entsprechender Lizenzen als Ergänzung eines sportwissenschaftlichen Studienabschlusses sind zur Durchführung dieser Angebote daher eine wesentliche Bedingung (Niggehoff 2015; Thimme 2016; Thimme & Deimel 2012).

Alisha

Während der Zeit der stationären Behandlung nimmt Alisha auch an einer mehrtägigen Wander- und Klettertour teil, bei der Vertrauensübungen mit eingebaut sind, z. B. mit geschlossenen Augen von einem Partner durch unbekanntes Gelände geführt zu werden. Diese Aufgabe kann sie trotz offensichtlicher Ängste bewältigen und hinterher ihr Erleben mitteilen. Bei einer weiteren Aufgabe geht es darum, einen Baum zu erklettern und sich von einem starken Ast aus etwa drei Meter Höhe in ein Fallschirmtuch fallen zu lassen, das durch die Gruppenmitglieder gespannt gehalten wird. Obwohl sie zuvor gesehen hat, dass andere Teilnehmer gut aufgefangen werden, hält sie sich ängstlich am Ast fest und kämpft innerlich mit sich, ob sie dieses Wagnis eingehen möchte. Schließlich gibt sie auf und klettert den Baum herunter. Der Bewegungstherapeut lobt sie in der Nachbesprechung für ihren Mut, ihre eigene Grenze und das damit verbundene »Nein« genutzt zu haben. Am nächsten Morgen bittet sie den Bewegungstherapeuten und die Gruppe um Wiederholung dieser Aufgabe. Sie klettert jetzt entschlossen auf den Ast, zählt laut bis 3 und springt danach in das gespannte Tuch. Das Gehaltenwerden durch die Gruppe berührt sie sehr; ein Mix aus Erleichterung, Mut und Stolz auf das eigene Selbst- und Gruppenvertrauen sprudelt aus ihr heraus.

Wie aus dem Beispiel von Alisha sichtbar wird, können sich durch erlebnispädagogische Angebote punktuell intensive und bedeutsame Situationen hinsichtlich der Selbst- und Sozialerfahrungen eröffnen. Dennoch ist darauf hinzuweisen, dass diese kein »Allheilmittel« sind, um alle mit Suchtmittelmissbrauch und Abhängigkeit verbundenen Problematiken zu bewältigen. Sie geben gegebenenfalls jedoch wertvolle Anstöße zu einer Neuorientierung (Nöcker 1993; Michl 2015).

3.6.3 Methodische Hinweise

Im Folgenden werden einige für die Durchführung der Bewegungstherapie bzw. sportlicher Aktivitäten relevante methodische Hinweise näher erläutert, da diese eine fundamentale Bedeutung im Umgang mit diesem Personenkreis haben. Hinsichtlich der Einführung der verschiedenen Einzel- und Mannschaftsportarten, Spiele oder erlebnispädagogischen Angebote gilt es zunächst, deren normale methodischen Schritte und Wege zur Hinführung und zum Erlernen zu beachten, diese gegebenenfalls jedoch so zu modifizieren, dass sie der jeweiligen motorischen und psychosozialen Ausgangslage der Gruppe angepasst sind. So lassen sich die Spielidee, Raum, Geräte, Anzahl der Mitspieler, Techniken oder Regeln so verändern, dass eine Einbeziehung aller Teilnehmer gewährleistet ist und trotzdem Verbesserungen und Erfolgserlebnisse realisiert werden können. Erfahrungsgemäß geht es in der zur Verfügung stehenden Zeit nicht darum, hochspezialisierte bewegungs- und sportmotorische Fertigkeiten, Techniken oder taktische Spielsysteme zu erarbeiten, was ja schon aufgrund der heterogenen Gruppenzusammensetzungen nicht gelingen kann. Vielmehr steht das Bemühen im Vordergrund, positive, freudvolle Erfahrungen, Erfolgs- und Gruppenerlebnisse sowie Verbesserungen auf der körperlichen und psychosozialen Ebene zu erzielen.

Motivationslage

Begleitend geht es in diesem Prozess darum, die anfänglich bestehende extrinsische, von außen angeregte Motivation im optimalen Fall zu einer intrinsischen, selbst bestimmten Motivation zu verändern, um sportliche Aktivitäten durchzuführen. Hierbei ist es hilfreich, auf die sportliche Sozialisation junger Menschen zurückzugreifen und entsprechende altersgerechte und jugendkulturnahe Sportarten in die Bewegungstherapie zu integrieren (Niggehoff 2015; Niggehoff & Deimel 2016; Laucht et al. 2000; Schmidt 2016; Thimme 2016). Beispielsweise können dies Inline Skaten, Streetball oder Streetsoccer, Klettern, BMX oder Mountainbike, Ultimate- oder Freestyle-Frisbee, Slackline sowie unterschiedliche Formen von Kampfkünsten oder auch achtsamkeitsorientierte Methoden wie z. B. intuitives Bogenschießen sein. Das Angebotsspektrum umfasst daher im optimalen Fall sowohl ruhige, bewegungsarme Angebote wie Yoga, Qi Gong oder Kegeln als auch intensive sportliche Aktivitäten wie Badminton, Beach-Volleyball oder Basketball. Letztere müssen gegebenenfalls so modifiziert werden, dass der Wettkampfcharakter und damit das Verletzungsrisiko minimiert werden.

Ein Merkmal der Jugendlichen mit den unterschiedlichen Formen von Suchtstörungen sind ihre Stimmungslabilität und Befindlichkeitsschwankungen in der gesamten Behandlungsphase. Diese äußern sich in den Bewegungstherapie-Einheiten u.a. in rasch wechselnden Motivationslagen. Vorrausgehende Konflikte untereinander, Frustrationserlebnisse außerhalb der Bewegungstherapie, Verunsicherungen hinsichtlich des schulischen oder beruflichen Werdegangs führen beispielsweise dazu, dass eigentlich gut motivierte Teilnehmer bei der nächsten Einheit lustlos, deprimiert oder höchst aggressiv erscheinen bzw. sich völlig verweigern. Der Bewegungstherapeut sollte daher regelmäßig zu Anfang diese unterschiedlichen Ausgangsbedingungen erfassen, indem er wesentliche Informationen darüber mittels des Stimmungs- oder Daumenbarometers erhält, um dann die Auswahl der Aktivitäten und Intensitäten zu treffen. Dies verlangt von ihm ein gutes Maß an Flexibilität und Variabilität, d.h., in bestimmten Situationen ist es nicht immer sinnvoll, stur an vorher geplante Inhalte festzuhalten. Lösungswege für derartige Situationen eröffnen sich, indem die Gruppe zur Entscheidungsfindung der offensichtlichen Problematik einbezogen wird.

Ganz wesentlich ist es deshalb in diesen Zusammenhängen, das Erleben nach starken emotionsprovozierenden Aufgaben bzw. Erfahrungen in gemeinsamer Runde zu besprechen, damit verbale Zugänge zu den eigenen Gefühlen erlernt und diese differenziert und reguliert werden können. Dies schließt auch die sportlichen Wettkämpfe mit ihren Gefühlsanteilen bei Gewinn und Niederlage mit ein, aber auch Auseinandersetzungen in der Gruppe, die während sportlicher Aktivitäten schnell zutage treten können. Zudem können an dieser Stelle Möglichkeiten zur Emotionskontrolle für zukünftige Situationen vermittelt werden. Genutzt werden kann bildlich eine Skala von 1 bis 100 oder ein »Daumen- oder Fieberthermometer«; die Intensität des jeweilig vorherrschenden Gefühls kann hiermit verortet und mit anderen Teilnehmern verglichen werden. Je nach Intensität eines aversiven Gefühls können z.B. kürzere Auszeiten vereinbart werden, um die Emotionen zu regulieren.

Rahmenbedingung und Vorgehensweise

Bei Jugendlichen mit polytoxikomanischer Abhängigkeit und zusätzlichen Komorbiditäten (z.B. drogeninduzierte Psychosen) kann in Einzelfällen eine anfängliche bewegungstherapeutische Einzeltherapie empfehlenswert sein, um eine soziale Überforderung in einer Gruppe zu vermeiden. Der Zugang zu den Gruppenaktivitäten sollte jedoch möglichst rasch angebahnt werden.

Hinsichtlich der Frage, inwieweit die weiblichen und männlichen Teilnehmer zusammen die Bewegungstherapie-Einheiten betreiben sollen, ist es empfehlenswert, zumindest eine wöchentliche Einheit getrenntgeschlechtlich durchzuführen. Dies begründet sich aus der Tatsache, dass sich weibliche Jugendliche häufig andere Inhalte und Schwerpunkte wünschen bzw. zum gemeinsamen Sporttreiben nicht so gut motiviert sind, da sie Unterlegenheit und Abwertungen befürchten. Zudem bleibt zu beachten, dass bei einem bestimmten Anteil unter ihnen sexuelle Missbrauchserfahrungen vorliegen können. Es besteht die Gefahr, dass Aufgaben mit starken Körperkontakten eine Retraumatisierung provozieren könnten. Körpertherapeutische Angebote verlangen speziell unter diesem Gesichtspunkt einen geschützten Rahmen, wie auch die Auseinandersetzungen mit dem eigenen Körperbild. Zusätzlich ist eine psychotherapeutische Zusatzqualifikation notwendig oder zumindest eine kooperative Durchführung mit einer Psychotherapeutin (Hornung et al. 1996).

In den gemischtgeschlechtlichen Gruppen ist weiterhin darauf zu achten, dass die Wünsche und Erwartungen der weiblichen Teilnehmer gleichberechtigt berücksichtigt und nicht durch ein Dominanzgehabe der männlichen Jugendlichen unterdrückt werden.

Beziehung und Umgang

Für die Bewegungstherapie sind der Aufbau und die Aufrechterhaltung der kontrollierten therapeutischen Beziehung von zentraler Bedeutung, in welcher der Bewegungstherapeut jedoch seine eigenen professionellen Begrenzungen beachtet. Besonders bei jungen Menschen ist eine primär vorsichtige bzw. dosierte, von Empathie getragene Herangehensweise anzuraten, zumal der Bewegungstherapeut in der Regel mit Gruppen arbeitet. Dies kann beinhalten, dass dem einzelnen Patienten anfänglich auch die Möglichkeit eingeräumt wird, erst einmal »nur zuzusehen« und somit einen schrittweisen Einstieg in die Bewegungs- und Sporttherapie zu ermöglichen.

Die Beziehung zwischen den Jugendlichen und dem Sporttherapeuten sollte grundsätzlich von Optimismus, Offenheit und Achtung geprägt sein. Die Jugendlichen erwarten und fordern zurecht Respekt im Kontakt zu ihnen. Aufgrund mangelnder biographischer Erfahrungen im Bereich der sozialen Kompetenzen ist ihr eigenes Verhalten allerdings in vielen Fällen schon mal respektlos – sowohl den Gleichaltrigen als auch den Therapeuten gegenüber. Dies spiegelt sich u. a. bei sportlichen Aktivitäten wider, wenn Mitspieler oder Mitspielerinnen verlacht, verhöhnt, verspottet oder abgewertet werden. Derartige Verhaltensweisen haben einen massiven Einfluss auf das Gruppenklima und verhindern sozialintegrative Gruppenprozesse. Entsprechende Normen und Regeln sollten daher regelmäßig seitens des Bewegungstherapeuten bewusst gemacht und Missachtungen oder Verstöße geahndet werden.

Hinzu kommt der spezielle Sprachgebrauch Jugendlicher, explizit jugendlicher Drogenabhängiger, der zu beachten ist. Diese ist gekennzeichnet durch durch Imponiergehabe und »Street credibility«. Da Sprache ein Fundament der Beziehungsarbeit bildet, sollte der Bewegungstherapeut diese »Szenesprache« zwar verstehen, ohne sie jedoch zu übernehmen. Ansonsten besteht die Gefahr des Verlustes des Nähe-Distanz-Verhältnisses sowie seiner Authentizität.

Zudem werden von ihm eine klare Haltung zum Umgang mit (legalen wie illegalen) Drogen verlangt. Seine Vorbildfunktion hat sich weiterhin im Umgang mit Konflikten und intensiven Emotionen sowie bei verantwortungsvollen Grenzsetzungen zu bewähren. Dies kann in extremen Ausnahmefällen auch den Abbruch einer Stunde oder den Ausschluss eines Teilnehmers in dieser Einheit bedingen. Derartige Konfliktsituationen oder Vorfälle sind im therapeutischen Team zu bearbeiten.

3.6.4 Forschungslage

Im gesamten Bereich der Abhängigkeitserkrankungen bei Jugendlichen finden sich kaum empirische Studien zu dieser Altersgruppe. Nimmt man zusätzlich die Publikationen mit Erwachsenen hinzu, verbessert sich die Forschungslage etwas, hier besonders durch die Einbeziehung von Studien zu Alkoholabhängigkeit oder zu illegalen Substanzen. Für die externe Evidenzbasierung hierzu liegen drei Reviews von Vancampfort et al. (2015a), Giesen et al. (2015) und Hallgren et al. (2017) vor. In ihnen werden einerseits über positive Ergebnisse berichtet, andererseits über methodische Mängel bezüglich der wissenschaftlichen Methodik.

Bezüglich des Medienmissbrauchs und -abhängigkeit existieren bisher keine Studien zu bewegungstherapeutischen Interventionen im stationären Bereich. Es gibt allerdings bisher auch nur wenige spezialisierte stationäre Behandlungseinrichtungen für diese Klientel. Dies gilt auch für Alkoholmissbrauch und -abhängigkeit bei Jugendlichen. Das überrascht, da es sich nicht um eine kleine Gruppe aus dieser Altersgruppe handelt. Zudem bestehen speziell zu dem letztgenannten Störungsbild bisher ebenfalls wenige spezialisierte stationäre Behandlungsstationen, in denen derartig betroffene Jugendliche – evtl. mit zusätzlichen Komorbiditäten – längerfristig behandelt werden. In der Regel werden sie zusammen mit erwachsenen Personen behandelt, was für die Aufarbeitung der entwicklungspsychologischen Problematiken nicht immer von Vorteil ist. Zudem muss von einer im Vergleich zu anderen Störungsbildern höheren Drop-out-Quote in diesem Bereich ausgegangen werden, was sich u. a. aus entwicklungs- und persönlichkeitsspezifischen Gründen erklärt. Ergänzend muss auch auf die leichten Zugriffsmöglichkeiten von Substanzen in unserer Gesellschaft hingewiesen werden. Die vorliegenden empirischen Studien werden folgend dargestellt.

In der Pilotstudie von Roessler (2009, 2010) wurde ein Trainingsprogramm (Ausdauertraining, Krafttraining, Spiele) mit insgesamt 38 ausgewählten drogenabhängigen Patienten einer dänischen Tagesklinik durchgeführt. Einige Teilnehmer waren jünger als 20 Jahre. Eine Kontrollgruppe stand nicht zur Verfügung. Zur Erfassung der körperlichen Fitness wurde der Steptest benutzt, zur Frage nach Verhaltensänderungen ein semistrukturiertes qualitatives Interview verwendet. Ein weiteres Interview erfolgte ein Jahr nach Beendigung der Intervention. 20 Personen beendeten die Intervention erfolgreich. Die Drop-out-Quote lag bei 48 %. Es zeigte sich, dass sich die körperliche Fitness bei ihnen signifikant verbessert hat, was mit einer Verringerung der Entzugserscheinungen einherging. Die psychologischen Effekte spiegelten sich in einem verbesserten Körpergefühl, einem gesteigerten Selbstvertrauen sowie in einem verbesserten Sozialverhalten nach Beendigung der Intervention wider. Zudem berichteten einige Teilnehmer von einem besseren Schlafverhalten und reduzierter Nutzung von Schlafmedikamenten. Die Hälfte der Teilnehmer war auch nach einem Jahr immer noch körperlich aktiv, wenngleich auf geringerem Niveau als während der Interventionsphase. Fünf Personen gaben an, drogenfrei zu leben, zehn Personen hatten ihren Drogenkonsum nach eigenen Angaben verringert. Als allgemeiner bemerkenswerter Gewinn wurde von einigen Personen die Verbesserung ihrer Lebensqualität genannt, da sie ihre frühere Subkultur-Szene verlassen haben und inzwischen unter normalen Bedingungen leben können.

In der Studie von Deimel et al. (2009) konnten bei Jugendlichen und jungen erwachsenen Cannabis-Konsumenten mit Doppeldiagnosen wie zusätzlichen Psychosen oder Angst- und Depressionsstörungen (n = 35) zu Beginn der stationären Therapie signifikante Unterschiede in der Gesamtkörperkoordination und in ausgewählten Variablen des Körper- und Selbstkonzepts (Gesundheit, Körperzufriedenheit, allgemeine Befindlichkeit, Selbstakzeptanz, Selbstwert) im Vergleich zu nichtbetroffenen Gleichaltrigen festgestellt werden. Die Ergebnisse werden im Hinblick auf die Trainingsgestaltung diskutiert.

Buchowski et al. (2011) konnten in einer Pilotstudie ohne Kontrollgruppe bei zwölf abhängigen Cannabiskonsumenten, die sich nicht in klinischer Behandlung befanden, durch ein Fahrradergometrie-Training (5-mal wöchentlich à 30 min) nach zwei Wochen eine deutliche Reduzierung des Konsums sowie des Suchtverlangen feststellen. Zudem verbesserten sich psychologische Faktoren wie Zwanghaftigkeit, Emotionalität und Zuversicht. Die Effekte waren auch nach Beendigung des Programms eine Zeit lang stabil.

Im asiatischen Bereich liegen einige Untersuchungen zum Einsatz von Qi Gong und Tai Chi in der Entzugsbehandlung bei Heroin- oder Amphetaminabhängigkeit vor. In der randomisierten Studie von Li et al. (2002) konnte gezeigt werden, dass sich die Entzugssymptomatik bei heroinabhängigen Rehabilitanden durch Qi Gong schneller minimieren lässt als in den beiden Kontrollgruppen mit dem Standardprogramm. Ebenso verringerten sich ihre Angstwerte deutlicher, allerdings auf nichtsignifikantem Niveau.

In einer ähnlich angelegten Studie von Li et al. (2013) konnten vergleichbare Ergebnisse bei heroinabhängigen Frauen (VG: n = 17; KG: n = 16) durch Tai Chi ermittelt werden: Eine Reihe physiologischer Parameter verbesserten sich zwar, jedoch nicht auf signifikantem Niveau. Es wird ebenfalls auf positive Effekte zur Entzugssymptomatik hingewiesen.

In der Studie von Zhu et al. (2016) wurden die Effekte von Tai Chi in einem Rehabilitationszentrum bei 30 Personen mit Amphetaminabhängigkeit im untersucht, die zusätzlich zum normalen Behandlungsprogramm eine Intervention mit Tai Chi über drei Monate erhielten. Die Kontrollgruppe umfasste 29 Personen und bekam das Standardbehandlungsprogramm der Klinik. Es konnten signifikante Verbesserungen im Bereich des Gleichgewichts festgestellt werden; bei den anderen körperlichen Funktionen konnten keine Unterschiede nach Beendigung des Programms festgestellt werden. Auf psychologischer Ebene verbesserte sich die Lebensqualität im Vergleich zur Kontrollgruppe deutlich. In einer nichtkontrollierten Studie konnte Udupa (1983) ähnlich positive Verbesserungen mittels Yoga und Meditation aufzeigen.

Bei den genannten Studien ist darauf hinzuweisen, dass in den Untersuchungsgruppen zwar auch Jugendliche bzw. junge Erwachsene einbezogen wurden, das Durchschnittsalter der Gesamtheit jedoch immer wesentlich älter war. Eine getrennte Auswertung, nur für die Jugendlichen, wurde nicht vorgenommen. Dennoch ist davon auszugehen, dass auch sie von diesen Verfahren profitiert haben.

In einer Studie von Dolezal et al. (2013) wurde mit Methamphetamin-abhängigen Personen ein 8-wöchiges Trainingsprogramm durchgeführt, bestehend aus dreimal wöchentlich stattfindendem Ausdauer- und Krafttraining. Die Versuchsgruppe, die das Programm erfolgreich beendete, umfasste 15 Personen, die Kontrollgruppe 14 Personen. Das Altersspektrum erstreckte sich zwischen 18 und 55 Jahre. Die meisten Probanden waren polytoxikoman. Es zeigten sich signifikante Verbesserungen der Trainingsgruppe in allen gemessenen physiologischen Parametern sowie im Ausdauer- und Kraftbereich.

Auf eine Review-Studie soll noch verwiesen werden, in der mögliche Zusammenhänge und Beeinflussungsmöglichkeiten von Training auf neurobiologischer Ebene zwischen dem dopaminergen Belohnungssystem und der Drogenabhängigkeit diskutiert werden (Lynch et al. 2013). Die Annahmen der Autoren beruhen dabei u.a. auf einer ganzen Reihe von Tierversuchen, in denen unterschiedliche Effekte auf der Neurotransmitterebene nachgewiesen werden konnten, die jedoch abhängig waren von der Art, Intensität und Häufigkeit des Trainings sowie dem Stadium der Abhängigkeit. Insgesamt sehen die Autoren gute therapeutische Beeinflussungschancen durch die molekulare Aktivierung und Erhöhung von neurotrophen Faktoren (brain-derived neurotrophic factors, BDNF), die zur Regulation und Regeneration der Hirnzellen beitragen und evtl. das Suchtverlangen sowie die Rückfallproblematik abschwächen.

Betrachtet man die Studien zusammenfassend, bleibt festzustellen, dass nur eine schwache externe Evidenzbasierung für die Bewegungstherapie für abhängige Jugendliche besteht. Es konnte keine Studie speziell für diese Altersgruppe gefunden werden. In den zuvor aufgeführten Studien war diese Gruppe zwar mit einbezogen, jedoch nicht separat ausgewertet worden. Zudem besteht bei den meisten Studien eine recht hohe Drop-out-Quote, was auf die spezifischen Verhaltensproblematiken dieser Klientel verweist.

Bei der internen Evidenzbasierung liegt eine Fülle an deskriptiven Veröffentlichungen zu Konzeptionen, zu Inhalten, zu erlebnispädagogischen Ansätzen sowie Erfahrungsbeschreibungen hinsichtlich bewegungstherapeutischer Prozesse in der klinischen Behandlung vor. Diese Arbeiten sind im bewegungstherapeutischen Abschnitt aufgeführt worden. In einer zusammenfassenden Bewertung bleibt jedoch festzuhalten, dass qualitativ hochwertige Forschungsarbeiten für drogen- oder medienabhängige Jugendliche nur in geringem Umfang existieren. Es besteht hoher Forschungsbedarf für diese Thematik, zumal ein Anstieg bei bestimmten Suchtformen wie Medienabhängigkeit aufgrund der frühen Nutzung im Kindesalter zukünftig zu erwarten ist.

3.6.5 Zusammenfassung

Wichtige Aspekte zum Störungsbild werden im folgenden Kasten zusammengefasst.

- Missbrauch und Abhängigkeit von stoffgebundenen Substanzen oder von Medien führen zu gravierenden entwicklungspsychologischen Einschränkungen oder Störungen sowie zu Verhaltensbeeinträchtigungen.
- Jugendliche, die in der Kindheit schon Suchtmittel konsumiert haben, haben ein erhöhtes Risiko, eine Abhängigkeit zu entwickeln. Sie sind zudem häufig familiär vorbelastet.
- Exzessive Mediennutzung wie auch stoffgebundene Substanzen führen zu neurobiologischen Veränderungen; diese beeinflussen u. a. das Motivationssystem. Es bestehen Schwierigkeiten im Umgang mit Belastungen, Stress-Situationen, Stimmungen, Befindlichkeiten und Konflikten.
- Die Entwicklung von Suchtstörungen wird durch bio-psycho-soziale Theorien erklärt.
- Der Schwerpunkt der bewegungstherapeutischen Aktivitäten in der Akutbehandlungsphase liegt zum einen in der Verbesserung der Stimmungs- und Befindlichkeitslage, zum anderen in der Motivationsarbeit zur einer Postakutbehandlung.
- In der Postakutbehandlungsphase werden neben den Verbesserungen der körperlichen und sozialen Funktionsverbesserungen ein kontrollierter Umgang mit Aggressionen sowie bewegungsbezogene Beeinflussungsmöglichkeiten von aversiven Stimmungen und Befindlichkeiten entwickelt. Dies dient u. a. der Minimierung des Suchtverlangens.
- Weitere Schwerpunkte der bewegungstherapeutischen Interventionen liegen in der Schulung einer realistischen Selbsteinschätzung bezüglich der eigenen Leistungsfähigkeit, des Umgangs mit Grenzen sowie der Verbesserung des Selbstwertgefühls.
- Bei den bewegungstherapeutischen Interventionen steht eine Ressourcenorientierung im Vordergrund – mit dem Ziel, über den stationären Bereich hinaus körperliche Aktivität, Spiel und Sport auf der Wohnortebene fortzusetzen.

3.7 Schizophrene Störungen

Einstimmung

Der Begriff »Schizophrenie« stammt aus dem Griechischen und bedeutet »gespaltenes Bewusstsein«. Er verdeutlicht die mangelnde Einheit des Denkens, des Fühlens und Wollens – er meint jedoch nicht »gespaltene Persönlichkeit«, wie in der Bevölkerung häufig angenommen wird. In der Gesellschaft weckt der Begriff »Schizophrenie« meist Assoziationen von Verrücktheit, Wahn und Unzurechnungsfähigkeit und erzeugt wohl auch deshalb fast immer Verunsicherung und Ablehnung. Aber auch Faszination: Das Thema wird in zahlreichen Büchern, Autobiographien und Verfilmungen aufgegriffen, zu denen auch bekannte Hollywood-Inszenierungen wie *A beautiful mind* (2006), *Black Swan* (2010) oder *Shutter Island* (2010) zählen. Im deutschsprachigen Raum verkörpert Daniel Brühl in dem Film *Das weiße Rauschen* (2001) eindrücklich und wirklichkeitsnah einen Jugendlichen mit drogeninduzierter Psychose.

Die Schizophrenie des Kindes- und Jugendalters hat wie fast alle psychischen Erkrankungen seit den ersten Fall-Beschreibungen zu Beginn des 19. Jahrhunderts zahlreiche Veränderungen in der Terminologie und Klassifikation erfahren (Remschmidt & Theisen 2011). Unabhängig von den jeweiligen Diagnosebegriffen stand diese »Störung« jedoch stets für eine besonders schwere Form psychischer Erkrankung, die mit massiven Beeinträchtigungen für die Betroffenen einhergeht. Die Kinder und Jugendlichen erleben akut oder schleichend dramatische Veränderungen ihrer Gefühls- und Gedankenwelt, ihrer Sinneswahrnehmungen und ihres Verhaltens und verlieren den Bezug zu sich selbst, zur Realität und zu ihrer Umwelt. Die Schizophrenie eines Angehörigen geht auch meist für die Familienmitglieder mit starken Irritationen und Ängsten einher, denn Betroffene erscheinen im Vergleich zu früher stark verändert, merkwürdig, fremdartig oder gar feindselig und aggressiv. Eine klinische Behandlung ist meist unabdingbar und erfolgt in der akuten Phase nicht selten in Form einer Notfallvorstellung in der Kinder- und Jugendpsychiatrie.

Yannick

In Begleitung der Polizei wird Yannick auf die geschützte geschlossene Jugendstation eingewiesen, nachdem er seine Nachbarn mit dem Messer bedroht hat. Die Eltern berichten in der Aufnahmesituation, wie sich Yannick über Wochen zunehmend zurückgezogen und sozial isoliert habe. Er habe zunehmend misstrauisch und gedankenverloren gewirkt. Er habe oft merkwürdige Dinge gesagt und z. B. davon gesprochen, dass man ihn beobachte und verfolge. Tage vor dem Vorfall mit den Nachbarn habe er z. B. das gemeinsame Essen eingestellt, aus Angst, vergiftet zu werden.

Als der Bewegungstherapeut drei Tage nach der Notaufnahme Yannick für den ersten Termin aufsucht, sieht dieser auf den ersten Eindruck ungepflegt und verwahrlost aus. Seine Kleidung wirkt abgetragen und schmutzig. Unter seinen langen, ungekämmten Haaren blicken die Augen unruhig, suchend und misstrauisch umher. Rastlos bewegt er sich auf dem Stationsflur auf und ab und wirkt getrieben und unruhig. Als der Bewegungstherapeut ihn begrüßt und sich vorstellt, blickt ihn Yannick eindringlich und prüfend an. Dann murmelt er leise etwas vor sich hin, schüttelt den Kopf und lächelt verschroben. Dann sagt er schließlich: »Sie gehören auch zu denen, oder?«

Die kurze Sequenz macht deutlich, dass mit einer unterschiedlichen Wahrnehmung der Realität die Basis für ein gegenseitiges Verstehen brüchig wird. Die Jugendlichen sind in einer akuten Phase der Erkrankung nicht in der Lage, sich von ihrem Erleben zu distanzieren. Sie befinden sich gänzlich in einer anderen Realität. Die Auswirkungen einer Schizophrenie auf die Lebensqualität und die Einschränkungen der gesellschaftlichen Teilhabe sind oft enorm, und der Betreuungsbedarf der Betroffenen ist meist intensiv und lang.

Schizophrene Störungen sind im Vergleich zu anderen psychischen Erkrankungen zwar selten und kommen insbesondere im Kindes- und Jugendalter verhältnismäßig wenig vor. Dafür sehen sich Therapeuten und Behandler in der Arbeit mit dieser Personengruppe oft einer Reihe an spezifischen Herausforderungen konfrontiert. Diese betreffen z. B. die mangelnde Krankheitseinsicht und die Gestaltung von therapeutischen Maßnahmen in Zwangskontexten (z. B. im Rahmen einer akuten Einweisung), den besonders sensiblen Umgang mit Grenzen und die langfristige Perspektivplanung von Versorgungsangeboten und Hilfemaßnahmen. Auch in der Bewegungstherapie sind diese und weitere Aspekte relevant, wie wir im Verlauf des Kapitels sehen werden.

3.7.1 Klinische Informationen

Definition – Klassifikation – Symptomatik

Schizophrene Störungen sind schwerwiegende und komplexe psychische Erkrankungen. Die Schizophrenie ist in der ICD-10 die häufigste und wichtigste Störung innerhalb der F2-Gruppe, zu der auch die schizotype Störung und wahnhafte Störungen zählen (DIMDI 2020).

Zu den allgemeinen, charakteristischen psychopathologisch auffälligen Symptomen der Schizophrenie zählen

- Wahn,
- Halluzinationen,
- Ich-Störungen,
- Denkstörungen,
- Störungen des Affekts,
- psychomotorische Störungen und
- Antriebsstörungen.

Beim *Wahn* ist die Person subjektiv von etwas überzeugt, das nicht der »realen« Welt entspricht. Der Wahn kann sich als *Wahneinfall* äußern (also ohne Bezug auf äußere Phänomene) oder als *Wahnwahrnehmung* (mit Bezug auf äußere Phänomene). Im letzten Fall sieht oder hört der Betroffene beispielsweise einen realen Hubschrauber, die Zuschreibung und die Interpretation über die Anwesenheit des Hubschraubers ist jedoch wahnhaft (z. B.: »Die wollen mich beobachten und verfolgen, um meine Gedanken auszuspionieren«). Die Überzeugung des Betroffenen ist dann rational nicht mehr zugänglich. Wahnvorstellungen können sehr unterschiedliche Inhalte haben. Besonders häufig sind *Verfolgungswahn*, *Vergiftungswahn* oder *religiöser Wahn*.

Bei *Halluzinationen* handelt es sich um Sinnestäuschungen, die alle Sinnesgebiete betreffen können, also das Hören, das Sehen, das Fühlen, das Riechen oder das Schmecken. Bei einer Halluzination wird ein Reiz wahrgenommen, ohne dass eine Reizgrundlage existiert. Der Betroffene hört Stimmen, ohne dass jemand spricht, oder sieht Objekte, die physikalisch nicht existieren. Besonders häufig sind akustische Halluzinationen. Die Person hört dann Stimmen, die sich entweder unterhalten (dialogisierende Form), das eigene Verhalten bewerten (kommentierende Form) oder Befehle aussprechen (imperative Form). Von akustischen Halluzinationen kann eine besondere Gefahr ausgehen, z. B. wenn die Stimmen den Befehl erteilen, sich oder andere zu verletzen oder sich umzubringen.

Bei *Ich-Störungen* werden die Grenzen zwischen der Person und der Umwelt als durchlässig empfunden. Das subjektive Gefühl der »Einheit« und der eigenen Persönlichkeit geht verloren. Die oder der Betroffene erlebt seine Gedanken, Gefühle oder Teile des Körpers als fremd (*Depersonalisation*) und/oder die Umwelt als fremd und irreal (*Derealisation*). Der Schizophrene leidet beispielsweise unter dem Gefühl, dass sich seine Gedanken unkontrolliert im Raum ausbreiten, dass Gedanken von außen eingegeben werden oder ihm entzogen werden.

Formale Denkstörungen zeigen sich häufig in veränderten sprachlichen Äußerungen, in der Sprachgeschwindigkeit, dem logischen Zusammenhang oder der Schlüssigkeit des Gesagten. Der Betroffene denkt beispielsweise verlangsamt oder kann Gedanken nicht zu Ende bringen, es entstehen keine neuen Gedanken oder wiederkehrende Gedanken drängen sich auf oder wiederholen sich endlos. Das Denktempo kann erhöht sein, oder die Gedanken sind sprunghaft oder vielfach; sie bleiben ohne Zusammenhang, sind unlogisch, bruchstückhaft oder zerfahren. Auch Wortneubildungen (Neologismen) oder sinnloses Wort- und Silbengemisch (Schizophasie) sind im Rahmen einer Schizophrenie nicht untypisch.

Affekte stellen Ausdrucksformen von Emotionen dar. Im Rahmen einer Schizophrenie können sehr unterschiedliche affektive Auffälligkeiten auftreten: Man spricht z. B. von einer *eingeschränkten affektiven Schwingungsfähigkeit*, wenn die Person im Dialog nicht mehr resonanzfähig und modulationsfähig ist, wenn sie also bei einem fröhlichen Thema nicht mehr angeregt reagiert und bei einem traurigen Thema entsprechend nicht mehr ausreichend mitfühlt und betroffen reagiert. Reagiert die Person gar nicht mehr auf die Affekte des Gegenübers, spricht man von einer *affektiven Verflachung*. Verbleibt die Person überdauernd und situationsunabhängig in ihrem Affekt (z. B. Misstrauen, Ablehnung, Feindseligkeit), spricht man hingegen von *Affektstarre*. Darüber hinaus zeigen Schizophrene auch Affekte, die nicht zur Situation passen *(Parathymie)*, oder rasch und abrupt wechselnde Affektausdrücke *(Affektlabilität)*. Es kann beispielsweise zu flapsigem Verhalten mit Albernheit kommen *(läppischer Affekt)* oder sogar zu unwillkürlichen, stereotypen und nicht kontrollierbaren Affektäußerungen *(Affektinkontinenz)*.

Psychomotorische Symptome sind ebenfalls vielfältig: Auch hier gibt es verschiedene Erscheinungsformen, z. B. die starre, unnatürliche und verkrampfte Haltung des gesamten Körpers (katatoner Stupor) oder die Beibehaltung der Körperstellung nach passiver Bewegung durch eine andere Person (Katalepsie). Darüber hinaus können stereotype, rhythmische Bewegungen des Körpers oder der Gesichtsmuskulatur auftreten oder eckige, hölzern und gestelzt wirkende Bewegungsabläufe im Sinne manierierter Bewegungen. Nicht selten treten auch starke psychomotorische Unruhe, Getriebenheit, Impulsivität und körperliche Aggressivität auf.

Die Verminderung oder der Verlust von Energie, Tatkraft, Initiative und Vitalität, also die *Störung des Antriebs* ist ein weiteres klassisches Merkmal der Schizophrenie. Dies führt häufig dazu, dass Verrichtungen des Alltags nicht mehr bewältigt werden können und der Betroffene in eine zunehmende soziale Isolation gerät.

Die Symptomatik der Schizophrenie ist somit breit gefächert und betrifft verschiedene Funktions- und Entwicklungsbereiche. Die ICD-10 teilt die Symptomatik in *neun Gruppen* ein. Mindestens ein eindeutiges Symptom der ersten vier Gruppen muss über die Dauer eines Monats vorhanden sein (bei einer weniger eindeutigen Ausprägung zwei Symptome oder mehr). Alternativ müssen zwei Symptome der Gruppen 5–8 vorliegen. Die neun Gruppen sind in gekürzter Version in folgendem Kasten zusammengefasst.

Symptomgruppen der Schizophrenie

1. Gedankenlautwerden, Gedankeneinengung, Gedankenentzug, Gedankenausbreitung
2. Kontrollwahn, Beeinflussungswahn, wahnhafte Vorstellungen
3. Kommentierende oder dialogische Stimmen
4. Anhaltender bizarrer Wahn
5. Anhaltende Halluzinationen
6. Gedankenabreißen oder Einschiebungen in den Gedankenfluss
7. Katatone Symptome
8. »Negative« Symptome wie Apathie, Sprachverarmung, verflachte Affektivität
9. Eindeutige und durchgängige Veränderung des Verhaltens (in sich selbst verlorene Haltung und sozialer Rückzug)

Die ICD-10 beinhaltet zusätzlich eine Klassifikation der Verlaufsformen, je nachdem, ob die Schizophrenie *kontinuierlich*, *episodisch* und *remittierend* verläuft.

Innerhalb der Schizophrenie werden je nach Art, Ausprägung und Dauer charakteristischer Symptome oder Symptomkomplexe verschiedene Diagnosen verschlüsselt. Bei der paranoiden Schizophrenie (F20.0) wird das klinische Bild z. B. durch Wahnvorstellungen beherrscht, meist begleitet von akustischen Halluzinationen und anderen Wahrnehmungsstörungen. Bei der hebephrenen Schizophrenie (F20.1) hingegen stehen die affektiven Veränderungen, Antriebsstörungen und Denkstörungen im Vordergrund.

Neben der klassischen Unterteilung in verschiedene Subkategorien liegt ein alternatives Konzept der Orientierung an der *Plus- und Minus-Symptomatik* der Schizophrenie vor. Dieses geht von einer dichotomen Aufteilung der psychopathologischen Merkmale aus. Die *Typ-1-Schizophrenie* kennzeichnet sich durch eine produktive Symptomatik (Halluzination, Wahn, Erregung, gesteigerter Antrieb, Rededrang, Ablenkbarkeit), wohingegen sich die *Typ-2-Schizophrenie* durch eine Verminderung bestimmter Erlebens- und Verhaltensweisen und Funktionen kennzeichnet (affektive Verflachung, Spracharmut, Denkhemmung, eingeengte Aufmerksamkeit, verminderte Informationsverarbeitungskapazität).

Schizophrene Störungen sind im Kindesalter schwer zu diagnostizieren, weil die entsprechenden Krankheitssymptome oft wesentlich unspezifischer wirken und zudem eine Ähnlichkeit mit verschiedenen Entwicklungsstörungen aufweisen können. Generell gilt: Die Symptomatik ist umso weniger ausgeprägt, je jünger das Kind ist. Vor dem 10. Lebensjahr herrschen vor allem Minus-Symptome vor, insbesondere auf dem Gebiet des Antriebs, des Kontaktes, der Motorik, der Emotionalität und der Sprache. So kommt es beispielsweise zum Verlust des Spielinteresses und zu einer Abkehr der kindlichen Bezugswelt, zu Alterationen in der Grundstimmung oder zu regressiven Verhaltensweisen wie Einnässen oder Kotschmieren. Im Jugendalter nähert sich die Symptomatik an die des Erwachsenenalters an. Die Symptomatik kann darüber hinaus interindividuell und in Abhängigkeit von der Krankheitsphase erheblich variieren.

Was lässt sich mit einem ersten Blick auf die dargestellte Symptomatik für die Bewegungstherapie ableiten? Innerhalb der breiten Symptompalette sprechen insbesondere die *psychomotorischen Störungen* und die *Antriebsstörungen* aus einer funktionellen Perspektive für eine bewegungstherapeutische Indikation. Auch hinsichtlich der *Ich-Störungen* und der *Affektregulation* sowie der sozialen Isolation lassen sich leicht weitere Zielsetzungen ableiten. Darüber hinaus bietet die konzeptionelle Einteilung in Plus- und Minus-Symptomatik eine hilfreiche Unterscheidung für die Priorisierung und Gewichtung einzelner Zielsetzungen. Die variable Symptomatik in Abhängigkeit vom Alter des Patienten und der Phase der Erkrankung spricht schließlich für eine interindividuelle und flexible Vorgehensweise bei der Planung und Durchführung bewegungsbezogener Maßnahmen. (Mehr dazu in Kapitel 2.1.)

Epidemiologie

Die Lebenszeitprävalenz der Schizophrenie liegt bei etwa 1 %. Das Hauptrisiko für eine Erkrankung liegt im Altersbereich zwischen 20 und 35 Jahren. Nur 4 % aller Schizophrenien treten vor dem 15. Lebensjahr auf, etwa 1 % vor dem 10. Lebensjahr. Nach Erhebung an klinischen Stichproben manifestieren sich etwa 10 % der Erkrankungen im Alter zwischen 14 und 20 Jahren, rund 42 % zwischen 21 und 30 Jahren. Etwa drei Viertel aller schizophren erkrankten Patienten sind zwischen 20 und 40 Jahre alt (Gillberg 2001). Unter Patienten kinder- und jugendpsychiatrischer Kliniken machen schizophrene Erkrankungen im Kindesalter ca. 1–2 % der behandelten Störungsbilder aus, im Jugendalter liegt die Quote zwischen 2 und 5 %. Diese Störungsgruppe stellt somit einen sehr geringen Anteil des Patientenkollektivs in klinischen Einrichtungen dar. Die Geschlechterrelation ist in der Altersgruppe der Kinder und Jugendlichen in etwa ausgewogen. Hinsichtlich der Prognose besagt die Faustregel, dass ein Drittel der Patienten gut remittiert, ein Drittel mit Rezidiven und Beeinträchtigungen zu rechnen hat und ein Drittel chronisch erkrankt bleibt.

Ätiologie

Was führt dazu, dass ein Kind oder ein Jugendlicher schizophren wird? Hierbei können unterschiedliche Einflussgrößen eine Rolle spielen. Genetische und organische Faktoren, hirnstrukturelle Veränderungen und biochemische Befunde zählen zu den *biologischen Einflüssen*. Auch Schwangerschafts- und Geburtskomplikationen, Infektionen und immunologische Faktoren sowie toxische Faktoren (z. B. Drogen) werden in Zusammenhang mit der Schizophrenie-Entwicklung gebracht. Darüber hinaus werden zahlreiche *neuropsychologische und kognitive Auffälligkeiten* bei Schizophrenen beschrieben und ihre Bedeutung in der Entstehung der Erkrankung diskutiert. Diese betreffen z. B. Aspekte der Aufmerksamkeit, der Gedächtnisleistung, der visuellen Informationsverarbeitung, der sozialen Kognitionen oder der Exekutivfunktionen (hierzu ausführlich: Kircher & Gauggel 2008). Schließlich geht man davon aus, dass bestimmte *psychosoziale Einflüsse* wie individuelle Persönlichkeitscharakteristika, belastende Lebensereignisse und familiäre Einflüsse eine wichtige Rolle spielen können. Im Hinblick auf familiäre Einflüsse wird z. B. auf ein negatives und abwertendes Klima oder ambivalente Beziehungsbotschaften hingewiesen.

In jedem Fall geht man in der Ursachenforschung der Schizophrenie schon länger von einem multifaktoriellen Modell aus. Bekannte Konzepte in diesem Zusammenhang sind das sog. Vulnerabilitäts-Stress-Modell (ursprünglich 1977 konzipiert von Zubin und Spring, später vielfach erweitert und modifiziert). Im Mittelpunkt derartiger Konzepte steht die Vorstellung, dass die zentrale Störung der Schizophrenie eine teils angeborene und/oder erworbene erhöhte Verletzbarkeit einer Person gegenüber Stress ist (Vulnerabilität). Eine vulnerable Person reagiert mit einer schizophrenen Symptomatik, wenn sie dauerhaft in eine Überforderungssituation gerät, in der die äußeren Anforderungen die zur Verfügung stehenden Verarbeitungs- und Bewältigungsmöglichkeiten überschreiten (► Kap. 1.3.3). Dabei wird die Vulnerabilitätsschwelle als eine individuell variierende Größe verstanden, die durch genetische, organische und frühkindliche Beeinträchtigungen sowie durch psychosoziale Faktoren, Reifungs- und Lernprozesse determiniert ist.

Es bleibt jedoch weiterhin offen, wie genau all diese Faktorenbündel miteinander in Verbindung stehen. Ein abschließendes Erklärungsmodell, das widerspruchsfrei alle Einflussgrößen integriert und die Zusammenhänge aller Befunde schlüssig verbinden kann, fehlt bislang. Im Gegensatz zu früheren Auffassungen, wonach die Schizophrenie überwiegend auf Umwelteinflüssen und psychosozialen Einflüssen beruht, herrscht jedoch inzwischen Einigkeit über die erhebliche Bedeutung *biologischer*, insbesondere *genetischer* Faktoren für die Entstehung der Erkrankung (ein multifaktorielles Modell in Anlehnung an das Vulnerabilitäts-Stress-Modell für das Kindes- und Jugendalter, erweitert um die zeitliche Entwicklungsperspektive findet sich bei Remschmidt und Theisen [2011]).

Wichtig für die Bewegungstherapie ist in diesem Zusammenhang die Berücksichtigung der Stresstoleranz und der psycho-physischen Belastungsverträglichkeit des Patienten. Die Bedeutsamkeit der Komponente »Stress« in der Ätiologie der Schizophrenie (► auch Kap. 1.3.2) weist auf eine zentrale Zielsetzung für die bewegungstherapeutische Arbeit hin: die frühzeitige Wahrnehmung von Überforderungssituationen bzw. die Stärkung der Stressbewältigungsfähigkeit und Stressresistenz der Patienten.

Therapie

Nach derzeitigem Kenntnisstand und aktuellen Empfehlungen evidenzbasierter Leitlinien verschiedener Fachgesellschaften gehören zur Behandlung meist vier Komponenten, die individuell miteinander kombiniert werden können:

- Pharmakotherapie
- Psychotherapie
- Familien- und umfeldorientierte Maßnahmen
- Spezifische Rehabilitationsmaßnahmen

Die Auswahl des Interventionssettings hängt wesentlich von der *Akuität*, der *Verlaufsform* und dem *Stadium* der Erkrankung ab. Auch das *Gefährdungspotenzial* der Person (Eigen- und Fremdgefährdung, Suizidalität), die *Kooperationsbereitschaft* und die Möglichkeit der Einbeziehung des *familiären Umfeldes* sind entscheidend. Aus der Risiko-Nutzen-Abwägung dieser Faktoren ergibt sich die Wahl des Behandlungssettings. Hierbei wird unterschieden zwischen *stationären*, *teilstationären* und *ambulanten* Maßnahmen.

Bei akut auftretenden schizophrenen Erkrankungen mit Wahn oder Halluzinationen und/oder eigen- oder fremdgefährdendem Verhalten ist eine stationäre kinder- und jugendpsychiatrische Behandlung unumgänglich. Bei fehlender Krankheitseinsicht ist meist eine richterliche Einweisung und damit in der Regel eine Einweisung in eine geschützte geschlossene Station erforderlich. Martin und Remschmidt (Martin & Remschmidt 1983) unterscheiden zwei Phasen der klinischen Behandlung: die *Akutphase* und die *Remissionsphase*.

Akutphase Ziel der Akutphase ist die Beeinflussung der Akutsymptomatik, die Verhinderung von Rückzug und Chronifizierung der Erkrankung. *Reizabschirmung* und *Fremdversorgung* sind für diese Phase kennzeichnend. Begleitend zur medikamentösen Behandlung stehen niederschwellige Aktivierungsangebote und Beschäftigungsmöglichkeiten zur Verfügung. Oft sind die Jugendlichen noch vom Schulunterricht befreit. Die fachtherapeutische Versorgung findet meist in Form von Einzeltherapien statt. Die Familie wird intensiv einbezogen und im Rahmen des psychoedukativen Ansatzes über die Erkrankung und einen angemessenen Umgang mit dem Patienten informiert. Für die bewegungstherapeutische Versorgung bedeutet dies, dass Angebote zu diesem Zeitpunkt – sofern sie überhaupt schon indiziert sind – u. U. in den Räumlichkeiten der geschützten geschlossenen Station und meist als Einzeltherapien stattfinden. Die Wahl der Inhalte und die methodisch-didaktische Vorgehensweise müssen stark an der tagesbezogenen Ausgangslage des Patienten ausgerichtet werden. Die Behandlungsziele sind kurzfristig und beziehen sich beispielsweise auf eine akute Stimmungs- oder Spannungsregulation, auf die Reduktion der Plus-Symptomatik oder die Wiederaufnahme einer geregelten Tagesstruktur. Die Überwindung der Akutsymptomatik bzw. die Teilremission nimmt in der Regel 8–10 Wochen in Anspruch.

Remissionsphase Hat die akute Symptomatik eine gewisse Remission erreicht, treten häufig die Minus-Symptome stärker in den Vordergrund. Hauptfokus der Remissionsphase liegt auf der Verbesserung der kognitiven und emotionalen Fähigkeiten und der Reintegration in Gruppen. Konzentrationstraining, Realitätstraining, die progressive Teilnahme am Schulunterricht, die Integration in fachtherapeutische Gruppenangebote oder Belastungserprobungen im familiären Umfeld sind mögliche Behandlungskomponenten. Die Bewegungstherapie zielt in dieser zweiten Phase im übergeordneten Sinn auf die Unterstützung in der Wiederaufnahme *altersbezogener Entwicklungsaufgaben* ab, z. B. durch eine Steigerung der Belastungsverträglichkeit, durch das Erlernen von Stressbewältigungsmethoden oder durch Wiederaufnahme sportlicher und sozialer Aktivitäten. Bei guten Fortschritten kann mit einer durchschnittlichen Dauer von 6–8 Wochen gerechnet werden. Kann keine zufriedenstellende Remission erreicht werden, schließen sich weitere Phasen der Rehabilitation in spezialisierten Rehabilitationseinrichtungen oder Wohngruppen an. Die Bewegungstherapie sollte in der inhaltlichen Ausrichtung und der formalen Gestaltung an die unterschiedlichen klinischen Phasen angepasst werden.

Der Blick auf das klinische Setting zeigt auch, dass sich schizophren erkrankte Jugendliche verhältnismäßig lange in stationärer Behandlung befinden. Die lange Behandlungsdauer ist u. a. wichtig im Hinblick auf Fragen der Beziehungsgestaltung und die mittel- und langfristige Planung und Steuerung des Therapieprozesses. Wenn die klinische Einrichtung über einen längeren Zeitraum zum Lebensmittelpunkt der Person wird, spielen bewegungsorientierte Aktivitäten im Sinne einer »erfüllten Gegenwart« eine wichtige Rolle. Idealerweise stehen den Patienten verschiedene Sport-, Spiel- und Bewegungsmöglichkeiten zur aktiven Freizeitgestaltung zur Verfügung und ergänzen das Spektrum therapeutischer Angebote. Im Folgenden wird näher auf zwei zentrale Säulen der *klinischen Behandlung* eingegangen und aus Umfangsgründen auf die Beschreibung spezieller Nachsorge- und Rehabilitationsprogramme verzichtet.

Medikation Im Rahmen der Gesamtbehandlung ist die Medikation im Vergleich zu vielen anderen psychiatrischen Erkrankungen des Kindes- und Jugendalters ein zentraler Baustein. Bei Erstmanifestation beträgt die medikamentöse Behandlungsdauer mindestens ein Jahr, bei einem Rezidiv fünf Jahre. Mit ihren Effekten auf Antrieb, Affektivität und Kognition versetzt sie den Patienten oft erst in die Lage, die anderen Behandlungskomponenten wahrnehmen zu können. Die Medikation zielt in erster Linie auf die Behandlung psychotischer Symptome wie Wahn, Halluzinationen oder Denkstörungen ab. Zum Einsatz kommen Psychopharmaka, die oft als »Neuroleptika« oder »Antipsychotika« bezeichnet werden. Ohne an dieser Stelle weiter auf die chemische Struktur, die Rezeptorbindungsprofile und das klinische Profil der verschiedenen Substanzen einzugehen, sei angemerkt, dass eine wissenschaftliche fundierte Basis für die Differenzialindikation verschiedener Neuroleptika bislang nicht existiert.

Es gibt keine verlässliche Vorhersage darüber, wer von welchem Medikament am meisten profitiert. Nicht selten sind ein oder mehrere Wechsel notwendig, bis eine möglichst optimale Wirksamkeit auf Plus- und Minus-Symptomatik gegeben ist.

Im Hinblick auf die Medikation soll an dieser Stelle auf die Problematik der Nebenwirkungen und ihre Bedeutung für die Bewegungstherapie eingegangen werden. In der Tat sind eine Reihe an Neuroleptika (z. B. die sog. atypischen Neuroleptika wie Clozapin und Olanzapin) mit einer mehr oder weniger ausgeprägten Gewichtszunahme assoziiert. Jahresverlaufsstudien bei Jugendlichen weisen bis zu 30 % Gewichtszunahmen unter Olanzapin auf (Fleischhacker & Hummer 2006). Minderjährige zeigen durchschnittlich eine um 100 % stärkere Gewichtszunahme als Erwachsene. Darüber hinaus besteht das Risiko metabolischer Veränderungen, z. B. die Entwicklung eines Diabetes mellitus oder Stoffwechselstörungen. Auch Herz-Kreislauf-Erkrankungen (z. B. Arrhythmie), sexuelle Störungen (z. B. Störung von Libido oder Orgasmus) oder Sedierung (in Form von Müdigkeit, Mattigkeit oder Muskelschwäche) kommen häufig unter der Gabe von Neuroleptika vor.

Die klinischen Erfahrungen zeigen, dass die Nebenwirkungen der Medikation für die Jugendlichen oft eine zusätzliche Belastung darstellen. Insbesondere die Gewichtszunahme mit der potenziellen Gefahr einer Adipositas stellt in der sensiblen Phase der Pubertät eine nicht zu unterschätzende Problematik dar und führt zu Compliance-Problemen (Theisen et al. 2001, 2003, 2004). Mit einer Gewichtszunahme sind oft weitere (bewegungs-)therapeutisch relevante Themen verbunden, z. B. ein verändertes Körpererleben und Vitalitätsempfinden oder Selbstakzeptanzprobleme und Schamgefühle.

Angesichts dieser zahlreichen unerwünschten Folgen der Medikation ist es erstaunlich, dass die Rolle und das therapeutische Potenzial gezielter und systematischer Bewegungsaktivität in der Behandlung der Nebenwirkungen meistens unerwähnt bleiben. In der langen Liste an Behandlungsoptionen von neuroleptikainduzierten Nebenwirkungen finden sich bei verschiedenen Autoren keine Hinweise zum Thema Bewegung (z. B. bei Remschmidt & Theissen 2011), sondern lediglich detaillierte Angaben zur Dosisreduktionen, zur Medikamentenumstellung oder zur Verabreichung einer zusätzlichen Medikation als »Gegenregulation« (wobei für Letzteres gegenwärtig keine hinreichende Evidenz besteht; s. Meta-Analyse von Maayen et al. [2010]). Möglichkeiten der Gewichtsregulation durch Bewegung sind nicht aufgeführt. Vereinzelt wird in Artikeln kinder- und jugendpsychiatrischer Fachzeitschriften auf »Aktivierungsprogramme« hingewiesen, allerdings ohne weitere Angaben oder Erläuterungen. Zum Teil werden bei der Beschreibung der therapeutischen Elemente des Gesamtbehandlungskonzeptes der jugendlichen Schizophrenie sport- und bewegungstherapeutische Maßnahmen noch nicht einmal erwähnt (s. z. B. Mehler-Wex & Schriml 2013).

Dies erstaunt umso mehr, da die positiven Effekte von Bewegungsaktivitäten – insbesondere im Hinblick auf die Gewichtsreduktion, aber auch auf andere physiologische Parameter – sehr gut untersucht und hinreichend belegt sind.

Der Einsatz von Bewegung zur Gegenregulation der neuroleptikainduzierten Nebenwirkungen wäre somit naheliegend. Gezielte Ausdauer- und Krafttrainingmaßnahmen stellen beispielsweise – natürlich unter genauer Berücksichtigung der individuellen Belastbarkeit des Patienten und einer dosierten Steuerung des Trainingsprozesses – geradezu ideale Interventionsformen dar, um in der klinischen Phase Gewichtskontrolle, Herz-Kreislauf-Stabilisierung oder Vitalitäts- und Tonussteigerung zu erreichen und weiteren Folgeerkrankungen wie Adipositas oder Diabetes mellitus vorzubeugen. Die dafür notwendige Konstanz zum Training ist allerdings aufgrund der schwankenden Motivationslage nicht immer gegeben. Hierauf gehen wir im Abschnitt »Methodische Hinweise« noch einmal ein.

Psychotherapeutische Behandlungsmaßnahmen sind bei schizophrenen Erkrankungen ein zweiter wesentlicher Baustein. Zu dem Spektrum an Interventionsmöglichkeiten zählen:

- Psychoedukation,
- soziales Kompetenztraining,
- Problemlösetraining,
- neuropsychologische Funktionstrainings,
- verhaltenstherapeutische Ansätze und
- familientherapeutische Ansätze.

Während die Wirksamkeit der Psychotherapie für den Erwachsenenbereich mittlerweile als gut belegt gilt, ist die Datenlage für den Kinder- und Jugendbereich deutlich schlechter. Die Leitlinien verschiedener nationaler Fachgesellschaften empfehlen derzeit schwerpunktmäßig verhaltenstherapeutische Ansätze, kombiniert mit Psychoedukation und Familieninterventionen. Art, Umfang und Frequenz sowie das Setting orientieren sich hierbei an der Akuität und dem Stadium der Erkrankung sowie an der Belastbarkeit und den Möglichkeiten des Patienten und seinem Umfeld.

Für schizophren Erkrankte liegen eine Reihe spezieller Therapieprogramme vor, z. B. das Metakognitive Training für schizophrene Patienten (MKT, Moritz 2010) oder computergestützte neuropsychologische Trainingsprogramme wie »Cogpack« (Marker 1987–2012). Als ein sehr effektiv eingestuftes und klinisch erprobtes Instrument gilt das IPT (Integriertes Psychologisches Therapieprogramm für schizophrene Patienten; Roder et al. 2008). Das IPT besteht aus fünf (hier stichpunktartig wiedergegebenen) standardisierten Komponenten.

Komponenten des IPT

- *Kognitive Differenzierung:* In einer Reihe von Übungen werden sprachliches Differenzierungsvermögen, Konzeptbildung, Assoziationsgang, Abstraktionsvermögen und Gedächtnisleistung aktiviert.
- *Soziale Wahrnehmung:* Mittels einer Bilderserie werden soziale Situationen beschrieben und interpretiert. Hierdurch werden Wahrnehmungsleistung, Aufmerksamkeit und Interpretationsfähigkeit geschult.

- *Verbale Kommunikation:* In strukturierten Stufen werden Sätze und Bedeutungsinhalte wiedergegeben, Fragen formuliert oder Themen diskutiert.
- *Soziale Fertigkeiten:* Anhand verschiedener »Bausteine« werden Verhaltenskomponenten wie Körperhaltung, Blickkontakt, Gestik, Lautstärke, Tonfall und Redeflüssigkeit geübt.
- *Interpersonelles Problemlösen:* Hier werden realitätsgerechte und realisierbare Problemlösungen in verschiedenen Schritten erarbeitet (Problemidentifikation, Problemaufbereitung, Lösungsalternativen, Entscheidung, Umsetzung, Feedback).

Das IPT wurde für jugendliche Patienten modifiziert (Kienzle & Martinius 1995) und hat sich im auch im kinder- und jugendpsychiatrischen Bereich etabliert. Zusammenfassend zielen die Maßnahmen auf die Verbesserung

- perzeptiver,
- kognitiver und
- sozialer Fertigkeiten und Leistungen

ab. Diese Ziel-Trias psychotherapeutischer Behandlungsprogramme bietet eine weitere wichtige Orientierung für Zielsetzungen der Bewegungstherapie. Im folgenden Abschnitt wird erläutert, wie diese exemplarisch mit bewegungsorientierten Methoden und Interventionen erreicht werden können.

3.7.2 Ziele

Bevor auf einzelne bewegungstherapeutische Zielesetzungen auf *motorisch-sensorischer, emotionaler, kognitiver* und *sozialer* Ebene näher eingegangen wird, sollen nochmal einige Besonderheiten vorgeschaltet werden.

Erstens: Die Zielsetzung und somit auch die Wahl entsprechender Inhalte und Themen hängen entscheidend mit der *Akuität* und der Phase der Erkrankung zusammen. Für den klinischen Kontext bedeutet dies, dass mindestens zwischen der *Akutphase* und einer *Stabilisierungsphase* unterschieden werden kann, die sich im Hinblick auf die Ausprägung der Plus- und Minus-Symptomatik unterscheiden.

In der *Akutphase* sind die Patienten oft psychomotorisch unruhig, geistig desorientiert und emotional verunsichert. Sie weisen eine geringe psycho-physische Belastbarkeit auf und leiden unter perzeptiven Störungen im Hinblick auf basale Dimensionen des *Ich-Bewusstseins* (Scharfetter & Benedetti 1978). Diese äußern sich z. B. in dem Gefühl der Auflösung von Körpergrenzen oder dem Verlust des Gefühls einer körperlichen Einheit. Entsprechend zielen bewegungstherapeutische Maßnahmen in den ersten Wochen primär darauf ab, die Person zu entängstigen und zu stabilisieren. Bewegungsorientierte Interventionen sollten in dieser Phase auf die Linderung der Erregungs- und Spannungszustände abzielen und somit zu einer allgemeinen Beruhigung und Entspannung der Person beitragen (z. B. durch Spaziergänge oder Walken, durch gymnastische Übungen oder ausgewählte Entspannungsverfahren, durch basale Kräftigungs- und Koordinationsübungen). Hierdurch können dysfunktionale körperbezogene Perzeptionen und Wahrnehmungszustände des eigenen Körpers bereits positiv beeinflusst werden.

Darüber hinaus dienen die aktiven Maßnahmen innerhalb des strukturierten Therapieplans ganz allgemein einer rudimentären Wiederherstellung der Orientierung in Raum und Zeit. Aus den Zielsetzungen ergeben sich inhaltliche und organisatorische Konsequenzen, z. B. eine primär übungszentrierte und strukturierte Vorgehensweise in einer geschützten Atmosphäre, übersichtliche klimatische Rahmenbedingungen (z. B. Einzeltherapie, Reizreduktion) sowie Inhalte mit niedrigem Komplexitätsgrad und niederschwelliger Intensität.

In der *Stabilisierungsphase* stehen meist die Minus-Symptome stärker im Vordergrund. Motorische, kognitive und soziale Einschränkungen sprechen für bewegungstherapeutische Ziele wie

- die allgemeine Aktivierung verschiedener Funktionen,
- die Anbahnung sozialer Kontakte,
- die Förderung von Konzentration und Aufmerksamkeit,
- die Steigerung der Vitalität und Bewegungsfreude und
- die Wiederherstellung der Stresstoleranz und Stressbewältigungsfähigkeit.

Diese Ziele sind entsprechend an andere Inhalte und methodische Implikationen geknüpft. Für die poststationäre Phase und die Behandlung in spezialisierten Rehabilitationseinrichtungen gelten wiederum andere bewegungsbezogene Ziele bzw. eine andere Rangordnung von Zielen, auf die hier nicht weiter eingegangen werden kann.

Zweitens: Bei der Definition von Zielen ist vor allem in der akuten Phase davon auszugehen, dass der schizophrene Jugendliche in der Regel aufgrund seiner mangelnder Krankheitseinsicht und/oder mangelnder Kooperationsbereitschaft sowie eingeschränkter kognitiver Funktionen kaum in der Lage sein wird, sich konstruktiv und zielführend an der Definition von Behandlungszielen und somit an der Gestaltung des Behandlungsprozesses zu beteiligen. In Kapitel 2.1 wurden ausführlich Fragen der bewegungstherapeutischen Zieldefinition behandelt.

Im Fall der Schizophrenie stößt das sog. *Verhandlungsmodell* bzw. der *informed consent* an seine Grenzen. Die Fremdversorgung in der *akuten Phase* der Behandlung impliziert auch für die Bewegungstherapie, dass die Vorgehensweise und die Zielsetzungen eindeutig durch das bewegungstherapeutische Fachpersonal in Abstimmung mit dem ärztlich-therapeutischen Kollegium definiert werden. Da der Patient u. U. nicht gut in der Lage ist, sein eigenes Erleben differenziert zu beschreiben und seine Erfahrungen zu reflektieren, ist hier ein besonders sorgfältiger und intensiver Austausch mit dem behandelnden Team erforderlich, da in erster Linie die verschiedenen *Fremdeinschätzungen* des Erlebens und Verhaltens die Grundlage für die Anpassung der therapeutischen Vorgehensweise bilden. Natürlich können und sollten – sofern dies möglich ist und therapeutisch sinnvoll erscheint – individuelle Wünsche und Bedürfnisse des Patienten in der Therapie berücksichtigt und integriert werden. Im Abschnitt

»Methodische Hinweise« wird hierauf nochmals Bezug genommen, z. B. im Hinblick auf die Gestaltung des Erstkontaktes und des Vorgesprächs.

Drittens: Unabhängig von der Phase der Erkrankung und den damit verbundenen Zielen ist bei der Umsetzung der *situationsbezogenen Ausgangslage* in der konkreten Therapiesituation besondere Beachtung zu schenken (► Kap. 2.1). Übergeordnete oder stundenbezogene Ziele und geplante Inhalte sollten unbedingt der momentanen Belastbarkeit und dem Stressempfinden des Patienten angepasst werden. Denn diese können im Verlauf der Behandlung stark variieren.

Yannick

Yannick ist nun seit vier Wochen in Behandlung. Er erscheint leicht verspätet zum Einzeltherapie-Termin der Bewegungstherapie, die mittlerweile 2-mal wöchentlich à 30 min. stattfindet. Yannick wirkt im Vergleich zur vorherigen Einheit überraschend müde und geschwächt; gleichzeitig sind eine unterschwellige motorische Unruhe und Nervosität zu beobachten. Zudem wirkt er leicht desorientiert und gedanklich abwesend. Der Bewegungstherapeut bittet Yannick, von seinem bisherigen Tagesablauf zu berichten. Yannick erzählt von zwei anstrengenden Schulstunden in der Klinikschule, bei denen er an einem Gruppenprojekt teilgenommen habe. Außerdem habe er bereits einen Ergotherapie-Termin am Vormittag gehabt. Seit dem Familiengespräch mit den Eltern fühle er sich »irgendwie wieder komisch, als sei alles so unecht«. Der Bewegungstherapeut entscheidet aufgrund seines Eindrucks einer sich anbahnenden Überforderung, das geplante Federballspiel der letzten Stunde nicht sofort wieder aufzugreifen. Stattdessen bietet er einen sanfteren und energetisch weniger fordernden Einstieg in die Stunde in Form eines »kurzen Spaziergangs« im Klinikpark an. Die zweite Hälfte der Einheit spielt er mit Yannick »Hallen-Boccia« – hier zeigt sich noch einmal deutlich, dass Yannick im Vergleich zur vorausgegangenen Stunde deutlich schlechter konzentriert ist, gedanklich eingebunden wirkt und dem Spielverlauf nur mäßig folgen kann.

Es genügt manchmal, den Patienten zu begleiten, ohne die Therapie mit zu viel zu Gesprächsangeboten potenziell zu überfrachten. Für den Bewegungstherapeuten kann dies auch bedeuten, das Schweigen bei dieser Klientel als eine spezifische Form der Kommunikation zu akzeptieren.

Die flexible Anpassung der Inhalte und der Vorgehensweise an die Ausgangslage ist zwar auch bei anderen Erkrankungen wichtig (wie in den anderen störungsbezogenen Kapiteln deutlich wurde), bei der Schizophrenie ist sie allerdings von immenser Bedeutung. Denn es gilt, den Patienten in der sensiblen klinischen Behandlungsphase auf keinen Fall zu überfordern. Zu intensive Reize und zu hohe Anforderungen könnten bei erhöhter Stress-Vulnerabilität und seelischer Verletzbarkeit die psychotische Symptomatik triggern und den Patienten zutiefst destabilisieren. Für den Bewegungstherapeuten bedeutet dies einen konstanten und besonders sorgfältigen »diagnostischen« Blick auf das Erleben und Verhalten der Person (z. B. im Hinblick auf Körpersprache, Tonus, Affektausdruck, Motivation, Antriebsniveau, Aufmerksamkeit usw.) sowie eine differenzierte Einschätzung des Entwicklungsverlaufe.

Wir halten folgende Grundsätze im Hinblick auf die Ziele bei schizophrenen Jugendlichen fest:

Grundsätze bezüglich der Ziele bei schizophrenen Jugendlichen

- Erste Priorität: Stabilisieren
- Zweite Priorität: Stimulieren

Im Folgenden wird auf einzelne Schwerpunkte der verschiedenen Zielebenen eingegangen.

Motorisch-sensorischer Bereich

Auf *motorisch-sensorischer* Ebene zielen bewegungstherapeutische Maßnahmen darauf ab, hypo- und hyperaktive Erregungszustände zu regulieren. Zustände innerer und äußerer Regungslosigkeit und Bewegungsarmut mit schlaffem Muskeltonus und geringer Körperspannung können das klinische Erscheinungsbild ebenso prägen wie eine kaum beherrschbare psychomotorische Unruhe mit überschießendem, impulsivem und aggressivem Bewegungsverhalten. In beiden Fällen hat sich bewährt, im Sinne der *psycho-physischen Regulation* Übungen, Spielformen und Aufgaben anzuleiten, die ein »Einpendeln« auf ein mittleres Erregungsniveau erlauben. Dies gelingt z. B. durch wechselnde Phasen von Ruhe und Bewegung bei ausdauerorientierten Aktivitäten (z. B. intermittierendes Gehen, Walken oder Laufen), durch Kräftigungsübungen mit bewusster Betonung der Belastungs- und Pausenzeiten, durch Entspannungsverfahren wie Progressive Muskelrelaxation oder Bewegungsspiele, gekoppelt mit kurzen Aufmerksamkeitsphasen.

Zudem zielen bewegungstherapeutische Interventionen auf die Beeinflussung des *Körperempfindens* ab. Vielfach treten bei schizophrenen Patienten taktile Halluzinationen wie brennende, pulsierende oder kribbelnde Empfindungen auf, die meist als ausgesprochen unangenehm und quälend erlebt werden. Damit verwandt sind körperbezogene Wahrnehmungsstörungen *(Coenästhesien)*. Diese Leibgefühlsstörungen umfassen Zustände wie Fremdheitsempfindungen, Steifigkeit, Taubheit oder das Gefühl fehlender Körperteile.

Zudem können ungewöhnlich starke Empfindungen von Schwere oder Leichtigkeit, von Schrumpfung oder Ausdehnung des Körpers und der Körperteile sowie Gleichgewichtsstörungen und Schwindelgefühle registriert werden. Treten diese Empfindungen akut oder phasenhaft auf, sind spezifische Interventionen möglich (s. hierzu: Scharfetter & Benedetti 1978).

Bei dem Gefühl des Verlustes der Verbundenheit aller Körperteile (Störung der *Ich-Konsistenz*) bieten sich z. B. Ganzkörperbewegungen an, bei denen der Bewegungsfluss und die intermuskuläre Koordination erfahrbar werden, z. B. durch das Schwingen oder Pendeln der Arme um den Rumpf oder den flüssigen Schlag beim Federballspiel (kinetische Kette) oder Bewegungsabläufe aus dem

Tai Chi. Auch statische Formen der Kräftigung sind denkbar, die eine gute Gesamtkörperspannung und einen Körperzusammenschluss erfordern, z. B. der Unterarmstütz oder Übungen mit dem Sling-Trainer.

Tritt das Gefühl der Auflösung von Körpergrenzen auf (Störung der *Ich-Demarkation*), können Übungen wie das Abklopfen, das Streichen und Reiben oder das Massieren des Körpers mit den eigenen Händen oder mittels Intermediärobjekten (z. B. Igelball) wohltuend wirken. Auch Übungen zur Visualisierung und Einschätzung der eigenen Körpergrenzen und der Körperaußenmaße (z. B. mithilfe von Seilen) können geeignete Interventionen darstellen. Nicht zuletzt kann der Einbezug der Schwerkraft oder des Drucks durch Materialien und Gerätschaften (z. B. Matten oder Bälle) das Gefühl der eigenen Körpergrenzen wiederherstellen oder verstärken. Schwerpunktmäßig zielen diese Interventionen darauf ab, das Bewusstsein für die eigene Existenz und die Einheit des eigenen Körpers wieder zu stärken. Der eigene Atem, die Haut, die Knochen, die Muskeln, die Verbindung der Gelenke, das eigene Gewicht, die Körperwärme usw. sollen bewusst erfahrbar werden. Die klinische Erfahrung zeigt, dass die Fokussierung auf diese »Realitäten« psychotische Phänomene wie überbordende Wahnideen und wirkmächtige Halluzinationen lindern kann.

Schließlich zielen bewegungstherapeutische Maßnahmen auf motorischer Ebene auf die Förderung konditioneller Fähigkeiten ab. Das Augenmerk liegt hier insbesondere auf der *Ausdauer* und der *Kraft* zur Stabilisierung der somatischen Basis, zur Verbesserung der physischen Leistungsfähigkeit sowie zur Steigerung der allgemeinen Belastungsverträglichkeit und körperlichen Stressresistenz. Vor allem im Hinblick auf die neuroleptikabedingte Gewichtszunahme bieten sich energetisch orientierte Interventionen wie regelmäßige zügige Spaziergänge oder Walken, begleitetes Joggen, angeleitetes Ergometer-Training oder angepasste Varianten des Kraft- und Fitnesstrainings als Maßnahmen zur Regulation des Körpergewichtes an. Ein weiteres Augenmerk liegt in der Förderung von *Beweglichkeit*, da viele schizophren Erkrankte unmodulierte und wenig harmonisch wirkende Bewegungsmuster zeigen, die den Eindruck von Disharmonie im äußeren Erscheinungsbild der Person verstärken und zu Irritationen der Umwelt beitragen. Das Bewegungsverhalten wirkt oft eckig, ruckartig, abgehackt und hölzern oder wächsern, steif und starr. Verschiedene Übungsformen (aktives und passives, statisches und dynamisches Dehnen) lassen sich leicht in die Bewegungseinheiten integrieren und sollten ein fester Bestanteil der trainingsorientierten Angebote sein.

Spiel- und Übungsformen zur Förderung der *Bewegungskoordination*, z. B. zur gezielten Verbesserung der räumlichen Orientierungsfähigkeit oder der Reaktions- und Differenzierungsfähigkeit, bieten sich bei jungen Patienten auch deshalb gut an, weil sie sich meist gut strukturieren und leicht variieren lassen und anregende Materialien eingesetzt werden können.

Das Üben und Trainieren nimmt unter Berücksichtigung adressatenspezifischer Anpassungen somit einen zentralen Platz innerhalb bewegungsorientierter Maßnahmen ein.

Kognitiver Bereich

Auf kognitiver Ebene zielen bewegungsbezogene Interventionen im Wesentlichen auf die Verbesserung der
- Aufmerksamkeits- und Konzentrationsleistung,
- Planungs- und Strukturierungsfähigkeit und
- Problemlösefertigkeiten

ab. Einschränkungen in diesen Bereichen sind typisch für schizophrene Patienten. Dies fällt auch vielfach in Bewegungssituationen auf und kann in diesen gezielt geübt und gefördert werden. Hierzu im Folgenden einige Beispiele aus der Praxis.

Yannick

Zuspiel (Schwerpunkt: *Konzentration*). Beim Federballspiel streben Yannick und der Bewegungstherapeut einen möglichst langen Ballwechsel an. Nach einer ersten Phase, in der Yannick sich wieder an die sportartspezifische Koordination gewöhnen muss, gelingt progressiv ein besseres Zusammenspiel, bis hin zu 30 wechselseitigen Schlägen. Nach etwa zehn Minuten »knicken« Yannicks Leistungen merklich ein. Er wirkt unkonzentriert, schlägt oft daneben und schafft es nicht mehr, die Pässe präzise zurückzuspielen. Nach einer kurzen Erholungsphase mit Wahrnehmungs- und Lockerungsübungen gelingt wieder ein stabiles Miteinander im Zusammenspiel. Im Laufe der Behandlungswochen ist ein deutlicher Fortschritt zu beobachten, und Yannick ist in der Lage, im Federballspiel konzentriert 30 Minuten am Stück zu spielen.

Schattenspiel (Schwerpunkt: *Aufmerksamkeit und Merkfähigkeit*). Der Therapeut und Yannick haben jeweils einen Basketball. Der Therapeut macht bestimmte Bewegungen vor (z. B. den Ball hochwerfen, in die Hände klatschen und den Ball wieder auffangen, bevor er auf dem Boden aufkommt oder den Ball auf den Boden prellen, links herum um die eigene Körperachse drehen und den Ball wieder fangen). Yannick soll die Bewegung gut beobachten und möglichst exakt wiederholen. Mit zunehmender Aufmerksamkeit reiht der Bewegungstherapeut nun verschiedene Bewegungsabläufe aneinander. Die Anzahl der Bewegungen wird an Yannicks Aufmerksamkeits- und Merkfähigkeit angepasst.

Fitnessgruppe (Schwerpunkt: *Planungs- und Strukturierungsfähigkeit*). In den ersten zwei Wochen seiner Teilnahme an der Fitnessgruppe sieht der *Trainingsplan*, in dem Yannick seine Serien, Wiederholungen, das gewählte Trainingsgewicht und sein Anstrengungsempfinden dokumentieren soll, noch sehr lückenhaft aus. Der Plan spiegelt Yannicks Vorgehensweise und sein Verhalten in den Stunden gut wider: Oft führt er die Wiederholungen nicht bis zum Ende aus, er wechselt planlos zwischen den Geräten und behält die Uhr für seine Pausenzeiten nicht im Blick. Er lenkt sich durch seinen erhöhten Rededrang immer wieder mit Gesprächen von seiner Tätigkeit ab und vergisst meist, seine Übungen in den Plan zu übertragen. In der vierten Woche hat Yannick die Vorgehensweise der Fitnessgruppe schon besser verinnerlicht. Er wirkt klarer und zielorientierter in seinen Handlungen, sorgfältiger in seiner Ausführung und selbständiger in seiner Vorgehensweise. Dies spiegelt sich nun auch in seinem Dokumentationsbogen wider.

Rückblick (Schwerpunkt: *Merkfähigkeit und kognitive Differenzierungsfähigkeit*). Am Ende einer Einzeltherapiestunde bittet der Therapeut Yannick, noch einmal die Stunde zusammenzufassen. Verschiedene Fragen können das sprachliche Differenzierungsvermögen, die

Konzeptbildung und Assoziationsgänge unterstützen: Was haben wir in der heutigen Stunde genau gemacht? Wie sind wir dabei vorgegangen? Was war für dich besonders angenehm? Was hast du heute erlebt, gelernt oder geschafft? Was nimmst du dir für das nächste Mal vor?

Auf Möglichkeiten zur Entwicklung von Problemlösefertigkeiten durch Bewegung, Spiel und Sport wurde bereits in den anderen störungsbezogenen Kapiteln hingewiesen.

Die positiven Auswirkungen sportlicher Aktivität auf kognitive Aspekte wie *Merkfähigkeit* und *Aufmerksamkeit* bei dieser Patientengruppe werden durch Ergebnisse jüngerer Meta-Analysen untermauert (s. zusammenfassend: Firth et al. 2017). Es finden sich Hinweise, dass sich insbesondere höhere Belastungsintensitäten günstig auf diese Parameter auszuwirken. Die genauen neurobiologischen Wirkmechanismen sind jedoch nicht ausreichend geklärt, und die Frage genauer Dosis-Wirkungs-Beziehung bleibt offen.

Emotionaler Bereich

Der emotionale Status schizophrener Patienten ist von außerordentlich großer Bedeutung, wie in den vorausgegangenen Abschnitten erläutert wurde. Deshalb kommen in der Therapie auch systematische Manuale wie das »Training emotionaler Intelligenz« (Vauth & Stieglitz 2008) oder das »Emotion Management Training« (Hodel & Brenner 1996) zum Einsatz, die auf eine verbesserte Wahrnehmung bzw. eine bessere Steuerung der Emotionen abzielen. Im Hinblick auf bewegungstherapeutische Zielsetzungen in diesem Bereich wird auf drei Aspekte näher eingegangen.

Erstens können in der akuten Phase der Erkrankung *Aggressionszustände* auftreten. Die ungünstige Konstellation von erkrankungsbedingter psychomotorischer Unruhe und gesteigertem Antrieb, von Fremdbestimmung und räumlicher Enge auf der geschützten Station, gepaart mit mangelnder Krankheitseinsicht, können zu starken inneren Spannungen führen. In dieser Phase können kurzfristige niederschwellige Bewegungsaktivitäten im Sinne eines »Puffereffektes« entlastende Interventionen darstellen und unmittelbar auf das Spannungs- und Erregungsniveau der Patienten einwirken. Inhaltlich bieten sich beispielsweise Aktivitäten wie Walken, Koordinations- und Kräftigungsübungen mit dem eigenen Körper oder unter Einbezug einfacher Hilfsmittel (Bälle, Seile, Sling-Trainer) ebenso an wie technisch einfache Rückschlag- und Wurfspiele wie Tischtennis, Federball oder Indiaca sowie Elemente aus Entspannungsverfahren, die sich ggf. auch gut auf dem begrenzten Außengelände der geschützten Station oder innerhalb der Räumlichkeiten umsetzen lassen, ohne aufwändige apparative Ausstattung.

Zweitens spielen *depressive Zustände* eine wichtige Rolle. Häufig sind depressive Symptome erste Anzeichen und Vorläufer einer beginnenden Schizophrenie, und affektive Beeinträchtigungen wie eine verminderte Schwingungsfähigkeit können die Erkrankung begleiten. Ist das klinische Zustandsbild vorherrschend durch eine Minus-Symptomatik geprägt (Antriebsarmut, Freudlosigkeit, Interessenarmut, affektive Verflachung), zielen bewegungstherapeutische Maßnahmen u. a. auf die Verbesserung des Befindens und die Entwicklung von Bewegungsfreude, auf die Steigerung des Antriebs und der Vitalität sowie auf die Verbesserung von Ausdrucksfähigkeit ab. Beispiele für mögliche Inhalte, Methoden und Verfahren finden sich in Kapitel 3.3.

Drittens: Der wohl wichtigste Aspekt im emotionalen Bereich ist die Unterstützung in der Bewältigung von Situationen, die mit *Angst* und *Stress* verbunden sind. In Verbindung mit Wahnvorstellungen oder Halluzinationen können akute Ängste, Panikgefühle oder Verwirrtheit vorkommen. Darüber hinaus können Ängste oft in Zusammenhang mit *basalen Störungen des Ich-Bewusstseins* auftreten. Diese äußern sich z. B. in Form von Angst vor dem Tod und dem eigenen Absterben (Störung der *Ich-Vitalität*), der Unsicherheit oder dem Gefühl des Verlustes der eigenen Identität (Störung der *Ich-Identität*) oder der Auflösung von Körpergrenzen, von Gedanken oder Gefühlen (Störung der *Ich-Demarkation*). Treten diese Empfindungen und Zustände auf, gilt es, den Patienten akut zu entängstigen und über bewegungstherapeutische Interventionen zu stabilisieren. Dies gelingt z. B. durch folgende Maßnahmen:

- Übungsangebote zur Erfahrung körperlicher Reaktionen wie Atmung oder Pulsschlag oder Körperwärme
- Körperhaltungen und Bewegungsabläufe, die Halt, Sicherheit und Stabilität vermitteln (Grounding-Übungen, Bodenkontakt spüren, Unterstützungsflächen wahrnehmen)
- Nähe- und Distanzübungen mit Partnerkontakt, die die Grenzen der eigenen bzw. der fremden Bewegungsenergie erfahrbar machen oder die eigenen Körpergrenzen mittels Markierungen durch einen Kreis, Matten oder einen Reifen verdeutlichen

Darüber hinaus ist eine zentrale therapeutische Zielsetzung, die Selbstwahrnehmung emotionaler Zustände zu verbessern. Denn diese ist Voraussetzung dafür, dass die Person lernt, frühzeitig auf die Warnsignale des eigenen Körpers zu reagieren und somit Überforderungssituationen zu vermeiden. Gleichzeitig sollten konkrete Hilfen vermittelt werden, die in Belastungs-, Überforderungs-, Angst- und Erregungssituationen situativ angewandt werden können. Zum Repertoire bewegungstherapeutischer Interventionen zählen z. B. basale Selbstberuhigungstechniken mittels Atemkontrolle, Bewegungsrituale, Selbstmassagetechniken oder Übungsverfahren wie die Progressive Muskelrelaxation, wobei es stets auf eine gute zeitliche Dosierung ankommt.

Unabhängig davon, ob es sich um *Aggressivität*, *Depressivität* oder *Angst* handelt, ist in der bewegungsbezogenen Situation davon auszugehen, dass schizophrene Patienten in der Wahrnehmung wie auch in der Regulation ihrer Emotionen Schwächen aufweisen können. Werden emotionale Belastungen sichtbar oder treten Irritationen auf, bieten sich auch gezielte Fragen an, die den Patienten bei der Situationsanalyse und der Steuerung seiner Affekte unterstützen (▸ Kap. 4.2). Diese verbal-reflexive Form der Unterstützung, die zur Introspektion anregt, ist jedoch nicht in der Akutphase einzusetzen. Auch in der Remissionsphase sollte die kognitive Aufnahme- und Verarbeitungsfähigkeit des Patienten nicht überstrapaziert werden. Konkrete Rückmeldungen oder Instruktionen, die Korrektur von Bewegungshandlungen oder Fragen nach Empfindungen zum aktuellen Geschehen wirken dagegen realitätsbildend.

Sozialer Bereich

Auf der sozialen Ebene kann die Bewegungstherapie zunächst ein geeignetes, unspezifisches »Übungsfeld« darstellen, in dem sozial orientiertes Verhalten gefördert und progressiv interpersonelle Anforderungen gesteigert werden können. An dieser Stelle sei jedoch schon darauf hingewiesen, dass Gruppenaktivitäten in Verbindung mit Bewegung, Spiel und Sport mit hoher zwischenmenschlicher Dynamik und intensiver emotionaler Stimulation in der Akutphase der Erkrankung eine Kontraindikation darstellen. Soziale Ziele spielen somit erst im Verlauf der *Remissionsphase* eine größere Rolle. Diese beziehen sich z. B. auf

- die Verbesserung der Fremdwahrnehmung,
- die Förderung der Kontakt- und Beziehungsfähigkeit,
- die Fähigkeit zur Anpassung und Abgrenzung in Gruppensituationen,
- die Entwicklung von Verhaltensflexibilität und Rollenübernahme,
- die angemessene Regulation von Nähe und Distanz und
- die Entwicklung von Gruppenzugehörigkeitsgefühlen.

Das Anforderungsprofil der gewählten Interventionen zur Anbahnung dieser Ziele sollte dabei relativ einfach sein. Basale Aufgaben und Übungen wie die Vorstellung der eigenen Person mit Befindlichkeitsangaben vor der Gruppe zu Beginn der Stunde, das Einlaufen mit einem Partner zur Erwärmung mit gegenseitigem Austausch über bisherige Tagesaktivitäten, einfache Koordinations- und Kräftigungsübungen zu zweit oder die gemeinsame Planung und Gestaltung eines Bewegungsparcours in der Gruppe stellen u. U. schon ausreichend stimulierende soziale Erfahrungen dar. Es ist keineswegs notwendig, eine ganze Therapieeinheit unter der Überschrift »Soziales Kompetenztraining« zu gestalten und hierfür unter extensivem Materialeinsatz vielschichtige gruppendynamische Prozesse anzuregen. Dies wäre mit einer Gefahr der emotionalen Übererregung und Reizüberforderung verbunden. Vielmehr bietet sich an, innerhalb einer Therapieeinheit zeitlich begrenzte, gut überschaubare und leicht steuerbare sozial ausgerichtete Bewegungselemente und Bewegungsphasen einzubauen.

Erfahrungsgemäß spielen in sozial ausgerichteten Gruppenformaten nicht selten Themen wie der Umgang mit der empfundenen eingeschränkten psychophysischen Belastbarkeit, der Umgang mit Scham und dem veränderten Körperbild oder mit den medikamentenbedingten Nebenwirkungen eine Rolle (s. hierzu ausführlich: Soundy et al. 2014b). Betroffene erleben sich selbst als verändert und vor allem im Vergleich zu den anderen als weniger leistungsfähig. Diese Themen sollten bei der inhaltlichen Planung und Gestaltung berücksichtigt werden.

Soziale Aspekte spielen vor allem für die poststationäre Behandlung und die

Nachsorge eine immanent wichtige Rolle. Sportliche Aktivität in der Gruppe kann beziehungsfördernd wirken, das soziale Netzwerk der Person stärken sowie Gemeinschafts- und Zugehörigkeitsgefühle generieren. Das gemeinsame Sporttreiben kann sich positiv auf die Motivation auswirken und zur längerfristigen Anbindung an die Aktivität bzw. zu einem stärkeren Commitment gegenüber der Maßnahme beitragen. Nicht zuletzt scheint das Ausüben einer Gruppenaktivität auch besonders die Gewichtsstabilisierung und -abnahme zu begünstigen (Gross et al. 2016; Soundy et al. 2014a).

3.7.3 Methodische Hinweise

Motivationslage

Spezifische Aspekte zur Motivation schizophrener Jugendlicher im Hinblick auf bewegungsorientierte Aktivitäten lassen sich für die Akutphase aufgrund der interindividuellen Heterogenität des Erkrankungsbildes kaum beschreiben. Bei vorherrschender Minus-Symptomatik in der Remissionsphase ist in der Tendenz eher von einer niedrigen Motivation für bewegungsorientierte Aktivitäten auszugehen, wie Studienergebnisse und die klinische Erfahrung zeigen (Vancampfort et al. 2015a). Gerade deshalb sollten bewegungstherapeutische Angebote im Sinne einer klaren Verordnung und verbindlichen Teilnahme einen festen Platz in der Tages- und Wochenplanung einnehmen. Eine enge »Rahmung« durch äußere Strukturvorgaben erweist sich als hilfreich, wenn keine intrinsische Motivation zum Sporttreiben vorhanden ist (Dauwan et al. 2015).

Als besonders herausfordernd stellt sich bei schizophrenen Personen der Umgang mit der langfristig niedrigen Motivation zu bewegungs- und gesundheitsorientiertem Verhalten dar – dies gilt insbesondere für chronisch Langzeiterkrankte. Dass sich diese Personengruppe weniger bewegt und hieraus viele gravierende gesundheitliche Folgeschäden resultieren, ist durch zahlreiche Studien sehr gut belegt (s. Stubbs et al. 2016). Auch die hohe Drop-out-Rate bei Bewegungsinterventionen (26,7 %) weist auf die Schwierigkeit dieser Klientel hin, Motivation aufrechtzuerhalten (s. Vancampfort et al. 2016b). Forscher und Kliniker betonen in diesem Zusammenhang die Wichtigkeit einer engen fachlichen Betreuung durch qualifiziertes Bewegungsfachpersonal und des Einbezugs motivationaler Strategien, z. B. des *Motivational Interviewings*, oder der Durchführung von individuellen Beratungsgesprächen (Gross et al. 2016; Stubbs et al. 2018).

Rahmenbedingungen und Vorgehensweise

Eine zentrale methodische Grundregel bei desorientiertem Erleben und Verhalten ist die Herstellung und Aufrechterhaltung von Struktur. Eine äußere Struktur in Bezug auf die Rahmenbedingungen bezieht sich z. B. auf

- wiederkehrende und verlässliche Abläufe,
- deutliche Zeitstrukturen,

- überschaubare räumliche Bedingungen und
- eine gewisse Kontinuität in der Gruppenzusammensetzung.

Verlässliche Abläufe ergeben sich z. B. durch einheitliche Stundenabläufe, etwa: Begrüßung der Teilnehmer, Ankündigung der Stundeninhalte, Warm-Up, Hauptteil, Cool-Down, Abschlussrunde und Verabschiedung. Auch wiederkehrende Organisationsformen wie der *Innenstirnkreis* zu Beginn und zum Abschluss der Stunde, bestimmte *Bewegungsrituale* oder die *namentliche Begrüßung* der Teilnehmer durch den Therapeuten zu jeder Stunde können Halt, Sicherheit und Stabilität vermitteln.

Im Hinblick auf die Zeitstrukturen bietet sich beispielsweise an, die Zeit für eine geplante Übung oder Bewegungsphase anzukündigen oder in regelmäßigen Abständen die Uhrzeit zu nennen. Dies ist insbesondere in der Akutphase wichtig, damit die basale Orientierung in Raum und Zeit unterstützt wird.

Zu überschaubaren räumlichen Bedingungen gehören die Konstanz und Ordnung des Umfeldes. Therapieeinheiten sollten – sofern möglich – zu den gleichen Zeiten in den gleichen Räumlichkeiten stattfinden. Zu kleine Räume, in denen die zwischenmenschlichen Abstände zu gering werden, können ebenso ängstigend und bedrohlich erlebt werden wie zu große Mehrzweckhallen. Auch der reduzierte Einsatz ausgewählten Materials trägt zur Übersichtlichkeit bei: Nur die benötigen Materialien sollten sich im Raum befinden. Insbesondere in der akuten Phase sind die Auswirkungen der räumlich-klimatischen Bedingungen auf das Befinden des Patienten nicht zu unterschätzen. Unerwartete akustische Reize (z. B. Radiogeräusche in den Nachbarräumen) oder visuelle Reize (z. B. an der Fensterfront vorbeilaufende Personen) können psychotische Wahnideen animieren. Auch der Einsatz von Musik ist in diesem Zusammenhang zu überdenken und sollte nur vorsichtig und dosiert vorgenommen werden.

Am schwierigsten zu gewährleisten ist in stationären Akutversorgungseinrichtungen die Kontinuität der Gruppenkonstellation. Durch die fortlaufenden Entlassungen und Neuaufnahmen ergeben sich wechselnde Gruppenzusammensetzungen. Umso wichtiger sind die kontinuierliche Präsenz des Gruppenleiters, seine Verlässlichkeit im Verhalten sowie die Eindeutigkeit im Auftreten und Ausdruck.

Neben den äußeren Rahmenbedingungen spielt für die Entwicklung einer inneren Struktur die Vorgehensweise des Therapeuten eine wichtige Rolle. Die klinischen Erfahrungen weisen eindeutig in die Richtung, dass sich eine klar strukturierte, angeleitete und ergebnisorientierte Vorgehensweise gegenüber einer offenen, freien und prozessorientierten Vorgehensweise bewährt – zumindest in der Akutphase und bei stark ausgeprägter Minus-Symptomatik. Dies bedeutet natürlich nicht, dass spontane Wünsche und Gestaltungsideen oder Vorlieben und die Eigeninitiative des Patienten ignoriert oder unterbunden werden. Der Bereich der Entscheidungsspielräume sollte für sie jedoch überschaubar bleiben.

Im Hinblick auf die Vorgehensweise wurde bei den anderen Störungsbildern auf die Vorteile und die Wichtigkeit des bewegungstherapeutischen *Erstge-*

spräches im Jugendalter hingewiesen. Bei schizophren erkrankten Jugendlichen sind in der Akutphase diesbezüglich deutliche Anpassungen vorzunehmen. Längere Gespräche über biographische Hintergründe oder den klinischen Vorstellungsanlass, über persönliche Ziele und Behandlungsmotive oder über die aktuelle Befindlichkeitslage sind zu diesem Zeitpunkt kontraindiziert. Auf ein kurzes Erstgespräch sollte jedoch nicht verzichtet werden, auch damit der Patient nicht von dem ersten praktischen Termin »überrascht« wird. Das Gespräch sollte dabei jedoch eher einen *informativen* als einen *explorativen* Charakter haben. Der Bewegungstherapeut sollte sich in seiner Funktion vorstellen, die Rahmenbedingungen der geplanten Maßnahmen erklären (Wochentage, Uhrzeit, Dauer der Termine, ggf. Inhalt) und die Vorgehensweise erläutern (Abholen auf der Station, Sportkleidung vorbereiten, anschließende Hygienemaßnahmen wie Duschen usw.). Dieser erste Austausch lässt sich u. U. schon gut mit einem kurzen Rundgang in die Bewegungstherapie-Räume verbinden. Diese Art der Vorbereitung trägt nicht selten zur Selbstsicherheit des Patienten bei und erlaubt auch dem Bewegungstherapeuten eine erste Einschätzung seines Gegenübers und somit eine bessere Planung der ersten praktischen Schritte in den Folgeeinheiten.

Die besondere Schwere der Erkrankung und die damit einhergehenden Beeinträchtigungen, vor allem die erhöhte seelische Vulnerabilität und Stressempfindlichkeit in der akuten Phase, ergeben eine klare Indikation für eine Einzeltherapie zu Beginn der stationären Behandlung. Dieses Therapieformat erlaubt eine besonders sorgfältige Berücksichtigung der tagesbezogenen Ausgangslage.

Stundeninhalte können an die psycho-physische Belastbarkeit oder an momentane Bedürfnisse angepasst werden, die angesetzte Therapiezeit kann ggf. gekürzt werden oder geplante Stundenschwerpunkte können flexibel variiert werden, was in Gruppensituationen weniger gut möglich ist. Treten akute Angstzustände, aggressiv gefärbte Spannungszustände oder massives Depersonalisations- und Derealisationsempfinden auf, kann der Therapeut in der 1 : 1-Situation zudem besser auf den Patienten eingehen, ihn in der emotionalen Stabilisierung enger begleiten und situationsbezogen mit spezifischen Interventionen reagieren. Diese individuelle Aufmerksamkeit und Zuwendung, die in der Akutphase meist erforderlich ist, ist in Gruppensituationen nicht leistbar.

Im Einklang mit den klinischen Behandlungsphasen und mit zunehmender Remission kann stufenweise die Integration in reguläre Gruppenformate erfolgen. Diese können bekanntlich sehr unterschiedlich ausgerichtet sein, und bei der Wahl und Zuteilung ist entsprechende Sorgfalt geboten: Hier sind zunächst eindeutig *übungs- und erlebniszentrierte* Angebote gegenüber *konfliktzentrierten* Angeboten vorzuziehen. Übertragen auf sportartbezogene Aktivitäten, kann dies z. B. bedeuten, dass ein Walking-Angebot, eine Fitnessgruppe oder eine Badmintongruppe sich eher anbieten als Klettern, Kampfkunst oder Mannschaftsspiele. Denn die erstgenannten finden zwar in der Gruppe statt, die Teilnehmer werden aber nicht durch sportartspezifische Themen wie *Angst* und *Vertrauen* (Klettern) oder *Nähe/Distanz* und *Aggressivität* (Kampfkunst) oder *Konkurrenz- und Wettkampfgedanken* (Mannschaftsspiele) mit intensiven emotionalen und sozialen Reizen konfrontiert.

Klinisch bewährt haben sich Aktivitäten, die klar strukturiert sind, wiederkehrende Bewegungsabfolgen beinhalten, eine niedrige Komplexität im Hinblick auf die motorischen Anforderungen aufweisen, in der Intensität leicht variabel sind und einen konkreten Realitätsbezug haben. Dies trifft beispielsweise auf »exercise«-orientierte Angebote wie Ergometertraining, moderates Krafttraining, Walking, Yoga oder Rückschlagspiele wie Badminton zu. Kleinere Gruppen von ca. sechs Teilnehmern sind nach unserer Ansicht optimal für schizophren erkrankte Jugendliche, die im Anschluss an die akute Phase in »soziale Systeme« integriert werden.

Beziehung und Umgang

Das Erleben und Verhalten schizophren Erkrankter stellt nicht nur Angehörige, sondern auch Behandler oft vor unmittelbare Herausforderungen: Die Patienten können misstrauisch, feindselig oder bedrohlich wirken und Angst auslösen. Impulsive Reaktionen, unpassender affektiver Ausdruck oder schwer interpretierbares Verhalten können verunsichernd wirken. Das ungepflegte äußere Erscheinungsbild und die mangelnde Körperhygiene können Ekel beim Gegenüber hervorrufen. Das Einfühlungsvermögen in das Erleben und die »andere Wirklichkeit« des Patienten ist im Gegensatz zu affektiv belasteten Patienten (Angst oder Depression) begrenzt und erschwert einen verstehenden oder mitfühlenden Zugang. Die Unterstützungsversuche werden aufgrund der mangelnden Krankheitseinsicht u. U. vom Patienten abgelehnt.

Dies sind nur einige Beispiele aus der klinischen Praxis für herausfordernde Situationen. Folgende Hinweise zum Umgang und zur Kontakt- und Beziehungsgestaltung sollten dabei helfen, trotz dieser Besonderheiten ein konstruktives und tragfähiges Miteinander zu gestalten. Allerdings gilt es auch, den »Eigensinn« und »Eigenarten« einzelner Personen zu akzeptieren.

Verbale Instruktionen sollten sich durch Einfachheit, Klarheit und Übersichtlichkeit kennzeichnen. Die Erörterungen, z. B. zum Ablauf der Stunde oder zu Übungssequenzen, sollten wenig Spielraum für Interpretationen lassen. Andeutungen, Wortspiele oder Ironie sind ebenso zu vermeiden wie negative Kritik oder übertrieben emotionales, exaltiertes Auftreten. Auch im Hinblick auf nonverbale Aspekte der Kommunikation sollten sich Ausstrahlung und Körperhaltung sowie Gestik und Affektausdruck des Therapeuten durch Klarheit, Kontrolle und Ruhe auszeichnen.

Besonderes Fingerspitzengefühl ist im Zusammenhang mit dem Thema *Körperkontakt* erforderlich. Berührungen können bei basalen Störungen des Ich-Bewusstseins (► Abschnitt »Symptomatik«) das Gefühl körperlicher Durchlässigkeit oder aufgelöster Körpergrenzen verstärken. Findet Körperkontakt statt – z. B. bei der Unterstützung motorischer Anforderungssituationen oder bei Partnerübungen –, sollte dieser angekündigt oder mittels eines Intermediärobjektes vorsichtig angebahnt werden. Eine genaue Beobachtung der Reaktionen oder ggf. Rückversicherungen über das Erleben und Empfinden sind methodische Aspekte eines besonders achtsamen Umganges mit diesem sensiblen Thema.

Ein *wertschätzender Umgang* wird in zahlreichen Studien als besonders wichtiger Faktor herausgestellt, der die Bereitschaft schizophrener Patienten zur Teilnahme an Bewegungsaktivitäten positiv beeinflusst (Gross et al. 2016). Konkrete Aspekte einer »guten« Beziehungsgestaltung sind in der folgenden Auflistung zu finden.

Aspekte einer positiven Beziehungsgestaltung zu schizophrenen Patienten

- Wertschätzung der Motivation des Patienten
- Würdigung seiner bewegungsbezogenen Kompetenzen und Anerkennung seiner Fortschritte
- Positive Verstärkung und Konnotation seines Verhaltens
- Einfühlendes Verstehen und das Eingehen auf seine Bedürfnisse
- Emotionaler Support in herausfordernden Situationen
- Lob und Ermutigung und Vermeidung von persönlicher Kritik
- Vermittlung von Vertrauen und Zuversicht

Nicht selten treten im Rahmen der Bewegungstherapie *Überforderungssituationen* auf, z. B. durch die körperliche Nähe zu den anderen Teilnehmern, durch die aktivitätsbedingte körperbezogene Beanspruchung oder durch emotionale Stimuli. Eine Ruhepause auf der Bank, ein »Dabeisein« als nichtaktive Teilnahme oder Rückzugsmöglichkeiten auf der Station stellen entlastende Maßnahmen dar. Auch die Begleitung eines Stationsmitarbeiters zu den ersten Bewegungstherapie-Stunden kann als stabilisierend und stützend erlebt werden.

Als besonders verunsichernd auf therapeutischer Seite wird neben offen aggressivem Verhalten die mögliche Einbindung des Therapeuten in die Wahnideen des Patienten empfunden:

Yannick

Yannick befindet sich seit wenigen Tagen aufgrund eines erneuten »psychotischen Schubes« wieder auf der geschützten Station. Er zeigt sich gegenüber dem Bewegungstherapeuten, der ihn zu einem Einzeltermin abholt, erneut sehr misstrauisch. Er starrt ihn während der Bewegungsphasen immer wieder prüfend an, unterbricht seine Handlungen und redet mit sich selbst. Dabei reibt er sich die Schläfen und zwirbelt seine Haare. Es kommt kaum zu einer Umsetzung der geplanten Aktivität, da Yannick gedanklich immer wieder wegdriftet und wie »abgespalten« wirkt. Dann fixiert er plötzlich lange das Namensschild des Therapeuten und verlässt fluchtartig den Raum.

Derartige Situationen wirken verunsichernd und werfen Fragen auf: Was hat der Patient gerade erlebt? Was hat er in mir gesehen? Was denkt er über mich? Wie soll ich ihm das nächste Mal begegnen? Erst im späten Verlauf der Behandlung klärte sich diese Situation auf. Yannick habe auf dem Namensschild und dem

Kliniklogo eine Botschaft des Teufels gelesen und den Therapeuten in seinen religiösen Wahn eingebunden.

Für den professionellen Umgang mit diesen oder ähnlich irritierenden Momenten ist ein enger Austausch mit dem Behandlungsteam oder die Teilnahme an Supervisionen hilfreich und ein wichtiger Beitrag zur eigenen Handlungsfähigkeit und einer gelungenen Selbstfürsorge (▶ Kap. 4.2.2 und 4.4).

3.7.4 Forschungslage

Die Schizophrenie ist zwar relativ selten, sie zählt nach Schätzungen jedoch zu den zehn kostenintensivsten Erkrankungen weltweit (Gustavsson et al. 2011). Dies ist nicht nur auf die direkten Folgen der Erkrankungen zurückzuführen, sondern vor allem auf die indirekten Folgen wie Produktivitätsausfall durch Erwerbsunfähigkeit oder Frühberentung. Die Erforschung geeigneter präventiver Ansätze und wirksamer Rehabilitationsmaßnahmen ist unter sozioökonomischen Gesichtspunkten somit von großer Bedeutung.

Die Literatur zum Zusammenhang von Schizophrenie und sportlicher Aktivität (»physical activity« bzw. »exercise«) ist verhältnismäßig umfangreich. Vor allem im letzten Jahrzehnt ist die Forschung auf diesem Gebiet regelrecht expandiert, wie die Vielzahl an internationalen Meta-Analysen und Reviews zeigt. Diese intensivierten Forschungsbemühungen sind u. a. auf das Bestreben zurückzuführen, sport- und bewegungsbezogene Behandlungsempfehlungen in den störungsspezifischen Leitlinien für schwere psychische Erkrankungen stärker zu verankern. Dies trifft allerdings nur für die Altersgruppe der Erwachsenen zu – im Kinder- und Jugendbereich ist die Studienlage äußerst karg. Im Hinblick auf die behandelte Adressatengruppe dieses Buches soll angesichts dieser Ausgangslage zumindest ein kurzer Überblick über ausgewählte Fragestellungen im Erwachsenenbereich gegeben werden, ohne die sehr umfangreichen und z. T. heterogenen Befunde an dieser Stelle detailliert ausführen und kommentieren zu können. Dies ist bereits an anderer Stelle erfolgt, z. B. bei Hölter und Deimel (2011), die die wichtigen Forschungsarbeiten und relevanten Studienergebnisse aus dem Zeitraum von 1965 bis 2010 zusammentragen und ausführlich unter methodischen und praktischen Gesichtspunkten diskutieren. Bei der Sichtung neuerer Forschungsarbeiten der letzten Jahre fallen drei größere Themenkomplexe auf.

Ein Großteil der Arbeiten konzentriert sich auf die potenziellen Effekte bewegungsbezogener Interventionen auf verschiedene Aspekte der *Symptomatik*. Im Fokus stehen hierbei die Auswirkungen auf die Negativ-Symptomatik und depressive Symptome, auf kognitive Aspekte wie Aufmerksamkeit und Merkfähigkeit sowie auf das globale Funktionsniveau der Erkrankten. Für die genannten Aspekte sind die Ergebnisse zwar nicht durchgehend homogen, sie weisen in der Tendenz jedoch eindeutig in die Richtung des vielversprechenden Potenzials, des hohen therapeutischen Wertes und des klinischen Nutzens bewegungsbezogener Aktivität (s. zusammenfassend z. B.: Firth et al. 2015, 2017; Dauwan et al. 2015; Gorczynski & Faulkner 2010; Tarpada & Morris 2017).

Gleichzeitig wird untersucht, inwieweit sportliches Training den Folgen der Erkrankung und der Medikation entgegenwirken können. Die medikationsbedingte Gewichtszunahme und das geringere Aktivitätslevel schizophrener Personen stellen Risikofaktoren für weitere gesundheitliche Folgeschäden dar, etwa für koronare Herzerkrankungen. In diesem Zusammenhang werden die Auswirkungen systematischer Bewegung auf das Metabolische Syndrom, auf die kardiorespiratorische Fitness und auf die Lebensqualität der Erkrankten erforscht. Die positiven Effekte sportlichen Trainings werden auch hier hervorgehoben, und der Einsatz bewegungsorientierter Maßnahmen zur Prävention und Rehabilitation wird eindeutig befürwortet (s. zusammenfassend z. B.: Schmitt et al. 2018; Faulkner et al. 2003; Vancampfort et al. 2015b). Vielfach wird in diesem Zusammenhang das HIT (*High-Intensity-Training*) bzw. das HIIT *(High-Intensity-Intervall-Training)* untersucht. Es gilt bei unterschiedlichen Patientengruppen im Bereich der Somatik als besonders wirksam, wenn es z. B. um die Verbesserung kardiorespiratorischer Fitness und metabolischer Parameter geht. In manchen Studien wird der Nutzen dieser speziellen Trainingsmethode auch für schizophrene Patienten diskutiert und sogar als besonders geeignet propagiert (s. z. B. Wu et al. 2015; Heggelund et al. 2014). Dem stehen wir aufgrund unserer klinischen Erfahrungen eher kritisch gegenüber. Zum einen sind deutliche Schwierigkeiten in den Bereichen der Motivation, der Disziplin und der hohen Anstrengungsbereitschaft zu erwarten, die für die situative, aber vor allem für die längerfristige Ausübung eines solchen Trainings erforderlich sind. Zum anderen sind die hohen Intensitätsspitzen nicht unbedingt gut mit der eingeschränkten psycho-physischen Belastungsverträglichkeit und der erhöhten Stress-Vulnerabilität dieser Patientengruppe vereinbar. Die strenge Vorgabe von Belastungsgrößen und Intensitäten steht nicht im Einklang mit den klinischen Empfehlungen, die sich an der individuellen und situativen Belastbarkeit des Patienten ausrichten.

Schließlich werden in der Schizophrenieforschung trainingsbedingte hirnanatomische Veränderungen und neurobiologische Korrelate untersucht (z. B. Veränderungen des Hippocampus-Volumens mittels bildgebender Verfahren). Denn neuroanatomische Veränderungen sind u. a. eng mit kognitiven Funktionen verbunden. Auch in diesem Zusammenhang wird die Frage nach optimaler Dosis-Wirkungs-Beziehung gestellt. Die genauen Wirkmechanismen hierzu sind jedoch noch nicht ausreichend geklärt (s. z. B. van der Stouwe et al. 2018; Vancampfort et al. 2014).

Stubbs et al. (Stubbs et al. 2018) fassen jüngst in ihrem Meta-Review und Positionspapier der *European Psychiatric Association* (EPA) den aktuellen Forschungsstand zusammen und bewerten die Evidenz von sportlicher Aktivität bei Schizophrenen mit dem zweit höchsten Evidenzgrad (B):

> *PA (Physical Activity) is an effective adjunct to improve symptoms, global cognition and various subdomains, and quality of life in schizophrenia-spectrum disorders (…) There is now considerable evidence supporting the use of PA interventions in the treatment of MDD and schizophrenia-spectrum disorders. (ebd., S. 141)*

Insbesondere werden die Effekte auf kognitive Aspekte hervorgehoben und hinsichtlich ihrer Wirksamkeit mit psychologischen Interventionen verglichen. Hinsichtlich der inhaltlichen Gestaltung und der Belastungsdosierung werden aerobe Aktivitäten (auch in Kombination mit Krafttraining) in der Frequenz von zwei- bis dreimal wöchentlich im mittleren bis submaximalen Intensitätsbereich unter professioneller fachlicher Begleitung empfohlen.

Abschließend soll auf drei Aspekte explizit Bezug genommen werden, die aus methodischer Sicht besonders interessant und für die zukünftige Forschung relevant scheinen:

Erstens: Neben aeroben Aktivitäten wie Laufen, Ergometertraining, Walken oder Krafttraining, die bei der überwiegenden Mehrzahl bewegungsbezogener Interventionsstudien bei schweren psychischen Erkrankungen zum Einsatz kommen, rücken in der Schizophrenieforschung auch andere sportliche Zugangswege stärker in den Fokus. Dies zeigen große Reviews zu Bewegungsformen wie dem Yoga. Zu dieser Thematik liegen bereits mehrere Übersichtsarbeiten vor. Broderick et al. (Broderick et al. 2015) untersuchten beispielsweise in ihrem systematischen Review die Wirksamkeit dieser Bewegungsform im Vergleich zu einer Schizophrenie-Standardbehandlung im Hinblick auf verschiedene Parameter wie Symptomverbesserung, soziales Funktionsniveau und Lebensqualität. Zwar ist die Datenlage noch zu uneindeutig, um diese Interventionsform als Additiv in der Standardbehandlung durchgehend zu empfehlen (Broderick & Vancampfort 2019), das therapeutische Potenzial dieses Ansatzes wird aufgrund vielversprechender Ergebnisse bereits hoch eingeschätzt – vor allem in Bezug auf kognitive Aspekte wie Aufmerksamkeit und Merkfähigkeit (Dauwan et al. 2015).

Zweitens werden psychosoziale Wirkfaktoren und die soziale Bedeutung sportlicher Aktivitäten im Vergleich zu früheren Arbeiten zunehmend berücksichtigt. In ihrer Übersichtsarbeit stellen Gross et al. (Gross et al. 2016) beispielsweise heraus, wie wichtig die soziale Einbindung für die Anbahnung einer Bewegungsmaßnahme, die Compliance für Bewegungsprogramme und die Weiterführung der Aktivität ist. Auch indirekte Wirkungen sozial ausgerichteter Interaktionen auf das Selbstwirksamkeitserleben, auf das Selbstkonzept und die Gewichtsstabilisierung werden beschrieben. Soundy et al. (2014a) filtern in ihrer Analyse eine Reihe psychosozialer Wirkfaktoren heraus, denen neben direkten, messbaren Ergebnissen eine ganz zentrale Bedeutung in dem Genesungsprozess zukommt: Zu den positiven Einflüssen sportlicher Aktivität im weiteren Sinne zählen sie die Bildung von Hoffnung, von Vertrauen und Zuversicht, die Übernahme von Verantwortung für den eigenen Heilungsprozess, das Wiedererlangen von Selbstständigkeit und Struktur, die Ausbildung von Rollenkompetenzen und die Erfahrung positiver Interaktion, sozialer Einbindung und Unterstützung.

Drittens werden bei der Wirksamkeitsbewertung und der Beurteilung des therapeutischen Nutzens bewegungsorientierter Maßnahmen im Sinne einer internen Evidenz stärker Experteneinschätzungen und Patientenmeinungen berücksichtigt

(Soundy et al. 2011; Soundy et al. 2014a, 2014b; Rastad et al. 2014; Roberts & Bailey 2011). Vor allem interessieren hierbei die von den Patienten und Therapeuten wahrgenommenen Hürden und Hilfen (»barriers« und »facilitators«) bei der Initiierung und Aufrechterhaltung der sportlichen Aktivität. Um nur auszugsweise einige Stichpunkte zu nennen, zählen aus Sicht der Patienten die niedrige Motivation, negative Körperempfindungen während der Aktivität, eine negative Erwartungshaltung und niedrige Kompetenzerwartungen, falsche Vorstellungen über die Maßnahme (z. B. »Sport muss anstrengend sein, damit es was bringt«) sowie die mangelnde Fähigkeit, körpereigene Reaktionen richtig zu deuten, zu möglichen Hürden (Rastad et al. 2014). Ohne an dieser Stelle weiter auf Einzelheiten einzugehen, liefert diese Art von Studien zweifellos wichtige Informationen, aus denen sich wertvolle und sehr konkrete Handlungsempfehlungen ableiten lassen, z. B. im Hinblick auf die methodisch-didaktische Vorgehensweise, die formale und inhaltliche Gestaltung der Einheiten sowie das Kontakt- und Beziehungsverhalten. Auf diese Aspekte wurde bereits an anderer Stelle ausführlich eingegangen.

Zusammenfassend lässt sich ein Trend in der Forschung beobachten in Richtung

- einer stärkeren Öffnung gegenüber Interventionen mit einer höheren Leib- und Bewegungszentrierung,
- eines ganzheitlichen Bewegungsverständnisses und der starken Berücksichtigung psychosozialer Aspekte sowie
- einer starken Gewichtung und Beachtung interner Evidenz und qualitativer Forschungsmethoden.

Diese Entwicklungen sind zu begrüßen, denn die begrenzte Fokussierung auf die funktionell-instrumentelle Perspektive von Bewegung und die einseitige Orientierung an externen Evidenzkriterien werden dem komplexen Bewegungsphänomen nicht gerecht und führen langfristig zu einer breiteren Kluft von Forschung und Praxis.

Was von den beschriebenen Erkenntnissen aus dem Erwachsenenbereich ist auf die Altersgruppe der Kinder und Jugendlichen übertragbar? Diese Frage kann zum jetzigen Zeitpunkt nicht eindeutig beantwortet werden. Der erste Erkrankungsgipfel der Schizophrenie liegt im frühen Erwachsenenalter zwischen dem 18. und dem 35. Lebensjahr. Es ist daher anzunehmen, dass die positiven Effekte sportlicher Aktivität bei Erwachsenen, z. B. auf die Plus- oder Minus-Symptomatik oder die kognitiven Funktionen, auch bei älteren Jugendlichen zu erwarten sind. Je jünger die Kinder sind, desto stärker ist von alters- und entwicklungsbedingten Spezifika auszugehen, z. B. im Hinblick auf die Ansprechbarkeit auf bestimmte Interventionsformen oder die Wirkmechanismen sportlicher Aktivität auf neurobiologische Aspekte. Im Hinblick auf die somatischen Folgen der Erkrankungen ist im Jugendalter noch mit verhältnismäßig wenig Komplikationen zu rechnen. Diese gehen oft mit einer Chronizität der Erkrankung einher. Hier erhält die sportliche Aktivität eine primär *präventive* als eine *rehabilitative* Funktion.

Allerdings können in diesem Alter bereits wichtige Impulse in gesetzt werden. Gelingt es in dieser Phase, Bewegung, Spiel und Sport so zu vermitteln, dass die Erkrankten es als wohltuend, stärkend, förderlich und hilfreich erleben, ist damit zu rechnen, dass sie im weiteren Verlauf ihrer Erkrankungsgeschichte leicht auf diese Ressource zurückgreifen können. Gerade für die Altersgruppe der Jugendlichen dürften die psychosozialen Aspekte und Wirkfaktoren aufgrund der alterstypischen Entwicklungsthemen wie Autonomiestreben, Rollenidentität oder Gruppenzughörigkeit eine sehr große Rolle spielen. Es wäre wünschenswert, wenn die Altersgruppe der Kinder und Jugendlichen in der Forschung eine stärkere Berücksichtigung erfahren würde.

3.7.5 Zusammenfassung

Wichtige Aspekte zum Störungsbild werden im folgenden Kasten zusammengefasst.

- Die Schizophrenie ist eine verhältnismäßig seltene psychische Erkrankung, vor allem im Kindesalter. Die Symptomatik ist mit umfassenden und schwerwiegenden Beeinträchtigungen im Erleben und Verhalten verbunden.
- Schizophrene leiden unter einer besonderen Vulnerabilität gegenüber Stress. Genetische und organische Faktoren sowie Persönlichkeitseigenschaften und Umwelteinflüsse sind wichtige ätiologische Faktoren.
- Die Erkrankung entsteht akut oder schleichend und verläuft kontinuierlich, episodisch oder remittierend. Der Betreuungsbedarf der Betroffenen ist intensiv und aufgrund der ungünstigen Prognose lang. Die Erkrankung hat meist weitreichende psychosoziale Folgen für die Betroffenen.
- In der stationären Behandlung wird zwischen der Akutphase und der Remissionsphase unterschieden. Bei chronifizierter Symptomatik ist oft eine lebenslange Form der Unterstützung und Betreuung notwendig.
- Bewegungstherapeutische Ziele beziehen sich in der Akutphase primär auf eine emotionale Stabilisierung und die Verbesserung kognitiver Funktionen. Körperliche bzw. motorische Aspekte sowie am Sozialen orientierte Ziele spielen in der langfristigen Behandlung und Nachsorge entscheidende Rollen.
- In der Bewegungstherapie ist bei der Wahl und Gestaltung der Inhalte besonders dem Prinzip der Individualisierung Beachtung zu schenken.
- Die Wirksamkeit sportlicher Aktivität auf verschiedene psycho-physische Parameter und soziale Faktoren ist für diese Patientengruppe verhältnismäßig breit untersucht und für einzelne Aspekte gut belegt. Für das Kindes- und Jugendalter liegen bislang keine gesicherten Erkenntnisse vor.
- Das therapeutische Potenzial bewegungsbezogener Aktivität wird von Klinikern und Forschern als sehr hoch eingeschätzt.

3.8 Autismus-Spektrum-Störungen

Einstimmung

Das Bild von psychischen Erkrankungen in der Öffentlichkeit wird oft von Phänomenen geprägt, die außerhalb der wissenschaftlichen und klinischen Auseinandersetzung liegen. Dies trifft auch und insbesondere für Autismus zu. Neben zahlreichen historischen Persönlichkeiten aus der Wissenschaft und Kunst mit einer posthum diagnostizierten bzw. vermuteten Autismus-Spektrum-Störung (z. B. Charles Darwin, Albert Einstein, Immanuel Kant, Ludwig von Beethoven, Andy Warhol) tragen vor allem Protagonisten in der Belleristik oder im Film dazu bei, dass Autismus eine gewisse Popularität besitzt (s. hierzu Bölte 2009). Hervorzuheben sind z. B. literarische Werke wie »Supergute Tage oder die sonderbare Welt des Christopher Boone« von Mark Haddon oder Hollywoodklassiker wie »Rain Man«, in dem Dustin Hoffman eindrücklich den Autisten Raymond Babbage verkörpert. Durch diese dem breiten Publikum zugängliche und medienwirksame Thematisierung des Phänomens ist vielen Menschen *Autismus* ein Begriff. Ihre Vorstellungen beschränken sich jedoch meist darauf, dass die Betroffenen »speziell« oder »sonderbar« sind und »in ihrer eigenen Welt leben« oder dass sie eine hohe Intelligenz und besondere Fähigkeiten besitzen. Über diese Zuschreibungen hinaus ist oft eine gewisse Unsicherheit zu konstatieren, was sich genau hinter der Diagnose verbirgt. Dies mag auch damit zusammenhängen, dass das Störungsbild in der Tat äußerst vielschichtig und facettenreich ist, weshalb auch von einem *Spektrum* gesprochen wird. Selbst für erfahrene Kliniker stellt die richtige Diagnosestellung deshalb oft eine Herausforderung dar, denn: »Kein Autist gleicht dem anderen« – wie es im Sprachjargon der Therapeuten treffend heißt.

Konrad

Der elfjährige Konrad lässt die Begrüßung des Bewegungstherapeuten auf der Station unbeantwortet und nimmt keinen Blickkontakt auf. Auf dem Weg in die Räumlichkeiten albert er nicht mit den anderen Kindern herum, sondern erzählt ausschweifend und detailreich von Flugzeugmodellen. Dass ihm der Therapeut nur begrenzt Aufmerksamkeit schenken kann, scheint Konrad nicht zu bemerken. In der Umkleide braucht er lange, um sich umzuziehen, auch weil er hierbei äußerst sorgfältig vorgeht: Er faltet seine Kleidung akkurat und legt sie penibel zurecht. Als der Therapeut den Ablauf zu beschleunigen versucht, wirkt Konrad plötzlich sehr angespannt und reagiert gereizt.

Auch für die Bewegungstherapie ergeben sich aufgrund der symptomatischen und ätiologischen Besonderheiten des Störungsbildes zahlreiche Implikationen, auf die im folgenden Kapitel eingegangen wird. Zunächst ein Ausschnitt aus der klinischen Praxis:

Konrad wird uns bei der Beschreibung dieses in vielfacher Hinsicht besonderen Störungsbildes in den folgenden Abschnitten begleiten.

3.8.1 Klinische Informationen

Definition – Klassifikation – Symptomatik

Kaum ein anders psychiatrisches Störungsbild hat in seiner Geschichte so viele verschiedene Benennungen und Veränderungen in der Klassifikation erfahren wie das des Autismus: Die ersten Beschreibungen reichen von dem »wilden Jungen von Aveyron« (Itard 1962), über die »Heller'sche Demenz« (Heller 1908) und »Autismus« als Grundsymptom der Schizophrenie (Bleuler 1911) bis hin zum frühkindlichen Autismus (Kanner 1943) oder dem Asperger-Syndrom (Asperger 1944). Auf die erstmalige Einführung von Autismus in das Klassifikationssystem DSM-III (American Psychiatric Association 1980) in die Kategorie der tiefgreifenden Entwicklungsstörungen folgte eine zunehmende diagnostische Differenzierung und Unterscheidung in voneinander abgegrenzte Störungsbilder mit spezifischen Merkmalen. Im Verlauf wurde diese Vorstellung durch ein breiteres Konzept des Autismus als »Spektrum« oder »Kontinuum« abgelöst, bei dem die Subtypen vielmehr unterschiedliche Ausprägungsgrade einer Störung repräsentieren und nicht als eigene Entitäten voneinander abgegrenzt werden können. Aktuell werden unter dem Begriff »breiter Phänotyp« subklinische Ausprägungen und Autismus als Persönlichkeitsmerkmal diskutiert.

Diese nur angedeutete historische Entwicklung soll zeigen, dass die Definition von Autismus sich stark verändert hat. Auch in der Klassifikation der ICD-11 werden Veränderungen in der Terminologie bzw. Systematisierung erwartet (ein Überblick findet sich bei Bölte 2009 sowie bei Sinzig 2011). Trotz intensiver Forschungsbemühungen und wachsender Erkenntnisse über diese Erkrankung bleiben noch viele Fragen offen.

Autistische Störungen werden aktuell in der ICD-10 unter den tiefgreifenden Entwicklungsstörungen (F84) kategorial erfasst. Der Begriff »Autismus-Spektrum-Störung (ASS)« wird in der ICD-10 zwar nicht ausdrücklich verwendet, ist aber ein allgemein akzeptierter inoffizieller Terminus in Klinik, Praxis und Forschung.

> Unter Autismus-Spektrum-Störung werden insbesondere der frühkindliche Autismus (F84.0), der atypische Autismus (F84.1) und das Asperger-Syndrom (F84.5) verstanden. Für entsprechende Diagnosen müssen unterschiedliche Schweregrade, eigenständige Merkmale sowie Zusammensetzungen von Symptomen und Entwicklungsaspekten vorliegen.

Während eine auffällige und beeinträchtigte Sprachentwicklung sowie eine Beeinträchtigung der kognitiven Leistungsfähigkeit typisch für den frühkindlichen Autismus ist, zeigen Asperger-Autisten keine Sprachentwicklungsverzögerung und bewegen sich in ihrer Intelligenz im Normbereich. Das Spektrum reicht somit von geistig behinderten Kindern ohne Sprachentwicklung mit ausgeprägt autistischen Symptomen bis hin zu überdurchschnittlich begabten Kindern mit einer gut entwickelten Sprache und milderer Symptomausprägung.

Diese höchst unterschiedlichen Zustandsbilder innerhalb einer Störungsgruppe machen eine Beschreibung einheitlicher bewegungstherapeutischer Zielsetzungen und Behandlungsempfehlungen kaum möglich. In den folgenden Ausführungen und praktischen Beispielen haben wir uns in der Tendenz eher an der autistischen Variante mit relativ hohem Funktionsniveau orientiert (z. B. Asperger-Syndrom). Denn im klinischen bzw. stationären Kontext wird diese Personengruppe häufiger diagnostisch oder therapeutisch behandelt. Dies hängt damit zusammen, dass die Diagnose des *frühkindlichen Autismus* meist vor der Vollendung des dritten Lebensjahrs gestellt wird und diese Kinder aufgrund des speziellen Förderbedarfs häufiger ambulant bzw. in spezialisierten Fördereinrichtungen betreut werden.

Die Trias der Leitsymptomatik bei ASS

- Defizite und Störungen in der sozialen Interaktion
- Qualitative Beeinträchtigungen und Störungen in der Kommunikation
- Eingeschränkte repetitive Verhaltensmuster, Interessen oder Aktivitäten

Störungen der Interaktion beziehen sich auf die Initiierung, Aufrechterhaltung und Gestaltung von zwischenmenschlichen Beziehungen im Rahmen von Familie, Freunden oder Gleichaltrigen in Kindergarten oder Schule. Die sozioemotionale Gegenseitigkeit ist eingeschränkt, und die spontane Freude, Interessen und Aktivitäten mit anderen zu teilen, ist deutlich reduziert.

Störungen der Kommunikation beziehen sich sowohl auf die Sprachenentwicklung als auch auf die nonverbale Kommunikation, einschließlich Gestik, Mimik und Blickverhalten. Hinzu kommen bei kognitiv begabten Betroffenen auch Einschränkungen paraverbaler Leistungen (z. B. das Verstehen von übertragener Bedeutung in Sprichwörtern und Humor oder Ironie). Im Spiel ist ein Mangel an Als-ob-Spielen oder Imitationsspielen kennzeichnend.

Eingeschränkte repetitive Verhaltensweisen, Interessen oder Aktivitäten zeigen sich in Spezialinteressen, in ritualisierten Tagesabläufen und einer starken Abneigung gegenüber Veränderungen der Lebensumstände. Motorisch können stereotype Körperbewegungen oder Manierismen der Hände und Arme vorkommen.

Konrad

Während die anderen Kinder sich beim Betreten der Halle wie gewohnt im Sitzkreis sammeln, bleibt Konrad nahe der Eingangstür stehen und inspiziert aufmerksam die elektrischen Schalter zur Öffnung der Dachfenster. Er erkundigt sich nach dem genauen Funktionsmechanismus und setzt sich erst auf die wiederholte Bitte des Therapeuten zur Gruppe dazu. Während der Einstiegsrunde, bei der die Kinder ihre aktuelle Stimmung beschreiben können, wirkt Konrad unbeteiligt: Er reagiert nicht auf die Erzählungen und Äußerungen seiner Mitpatienten und scheint gedanklich beschäftigt. Es fällt zudem auf, dass er seinen Körper im Sitzen leicht rhythmisch bewegt und wiederholt seine Hände schüttelt. Als er nach seinem Befinden befragt wird, schaut Konrad irritiert.

Bei dem ersten Bewegungsspiel sollen die Kinder »Autos« verkörpern, die in unterschiedlichen Geschwindigkeiten durch die Halle brausen. Konrad bleibt zunächst verunsichert stehen, während die anderen Kinder in der gesamten Halle umherflitzen und Autogeräusche imitieren. Auf Ermutigung des Therapeuten setzt sich Konrad auch in Bewegung. Sein Gangbild wirkt hierbei steif, staksig und hölzern, und neben dem beobachteten Händeschütteln fällt nun auch ein Laufen auf Zehenspitzen auf. Während die anderen Kinder im Spiel spontane Ausweichmanöver, Staus oder Auffahr-Unfälle simulieren und hierbei ihre Spannung und Bewegungsfreude ausleben, bewegt sich Konrad am äußeren Spielfeldrand und wirkt im Gruppengeschehen eher wie ein »Fremdkörper«.

Die Symptomatik kann im Einzelfall sehr vielgestaltig sein, und das klinische Erscheinungsbild kann sich über die Lebensspanne durchaus verändern. Ein weiteres wesentliches Charakteristikum der Autismus-Spektrum-Störung besteht darin, dass sie sich im Unterschied zu anderen psychischen Erkrankungen des Kindes- und Jugendalters nicht zurückbilden. Die Betroffenen profitieren zwar oft von gezielten therapeutischen Interventionen, bleiben aber über die gesamte Lebensspanne beeinträchtigt.

Epidemiologie

Während man früher davon ausging, dass autistische Syndrome relativ selten vorkommen, zeigen neuere Untersuchungen, dass die Prävalenzangaben deutlich gestiegen sind. Dennoch bleibt die Häufigkeit von 0,9–1,1 % für ASS im Vergleich zu anderen psychischen Erkrankungen des Kindes- und Jugendalters gering. Jungen sind allgemein häufiger betroffen als Mädchen. Das Geschlechterverhältnis liegt bei ca. 4:1 (Fombonne et al. 2011). Die Rate komorbider psychischer Störungen ist mit ca. 70 % beachtlich hoch (Simonoff et al. 2008). Bei Kindern und Jugendlichen mit ASS dokumentieren die NICE-Guidelines bei 45 % der Fälle komorbide Aufmerksamkeits- und Konzentrationsdefizite und bei 27 % Angststörungen. Für die Variante des frühkindlichen Autismus sind es respektive 41 % (ADHS) und 62 % (Angst). Zudem leidet die Hälfte der Betroffenen an selbstverletzendem Verhalten (50 %). Dies hat zahlreiche Implikationen für die Ableitung therapeutischer Maßnahmen – auch für die Bewegungstherapie. Im Unterschied zu vielen psychischen Störungen mit typischen Remissionen und Rezidiven weisen Kinder mit ASS Einschränkungen oder Verzögerungen mit einem stetigen Verlauf auf. Verschiedene Studien weisen in der Tendenz darauf hin, dass sich über die Lebensspanne am deutlichsten Verbesserungen der Sprache ergeben, während geringe Symptomverbesserungen im sozialen Bereich (z. B. Freundschaften eingehen) zu erwarten sind.

Ätiologie

Die neuropsychologische, die neurophysiologische und die molekularbiologische Forschung sowie bildgebende Verfahren haben die Erkenntnisse über dieses Störungsbild in den letzten Jahrzehnten erheblich erweitert, und es gibt mittlerweile keinen Zweifel mehr an einer neurobiologischen Pathogenese der autistischen Syndrome. Hierbei interagieren im Sinne einer multifaktoriellen Genese verschiedene Faktoren miteinander (weiterführende Informationen zu den folgenden Angaben finden sich z. B. bei Sinzig [2011] oder Bernard [2017]). Die Bedeutung der *genetischen* Komponente wird durch zahlreiche Ergebnisse von Familienuntersuchungen, Zwillingsstudien und molekulargenetischen Untersuchungen belegt. Es wird angenommen, dass bis zu 20 Gene an der Verursachung von ASS beteiligt sind. Die konkreten Auswirkungen der genetischen Besonderheiten und ihre Bedeutung für Prozesse des Gehirns sind noch nicht vollständig geklärt.

Darüber hinaus zeigen sich bei autistischen Menschen *strukturelle* und *funktionelle* Abweichungen der Hirnentwicklung. Bildgebende Verfahren zeigen, dass bestimmte Hirnareale (u. a. Großhirn, limbisches System, frontaler Kortex) in *Größe* und *Aktivität* bzw. *Funktion* bei Autisten verändert sind. Diese Hirnregionen stehen im Zusammenhang mit beobachteten Defiziten im sozial-emotionalen Lernen oder veränderten kognitiven Prozessen. Zudem wird davon ausgegangen, dass diverse Hirnareale neuronal unzureichend vernetzt sind. Es bleibt jedoch weiterhin unklar, ob die beobachteten Abweichungen in bildgebenden Studien Ursachen oder Folge des Autismus sind.

Neben den *molekularbiologischen* Ansätzen und den *neuroanatomischen* Befunden liegt ein weiterer ätiologischer Fokus auf *neuropsychologischen* Auffälligkeiten, die bei Autisten vorkommen. Diese Defizite sind insbesondere für die Therapie relevant, denn sie bieten gute Anknüpfungspunkte für eine spezifische Förderung. Vier Bereiche werden vorgestellt:

Exekutive Funktionen Es zeigen sich Defizite in exekutiven Funktionen. Diese umfassen zielorientierte Prozesse der *Planung*, *Organisation* und *Strukturierung* von kognitiven Fähigkeiten. Personen mit einer Autismus-Spektrum-Störung zeigen Schwierigkeiten bei Planungsprozessen, bei der Entwicklung von langfristigen Strategien zur Problemlösung und weisen Einschränkungen in ihrer geistigen Flexibilität auf.

Zentrale Kohärenz Auch zeigen sich Defizite in der zentralen Kohärenz. Reize und Informationen werden hierbei weniger kontextgebunden und zusammenhängend verarbeitet. Vielmehr können einzelne und isolierte Details verstärkt betrachtet werden. So kann die Merkfähigkeit von zufälligen Wörtern, die nicht in einem kommunikativen Kontext stehen, gut ausgeprägt sein. Die Interpretation von sozialen Situationen hingegen, die eine kontextgebundene Wahrnehmung und Reizselektion erfordert, gelingt weniger gut.

Theory of Mind Diese umschreibt die Fähigkeit, eigene und fremde Gefühle, Gedanken und Absichten anderer zu erkennen, zu verstehen und vorherzusagen. Bei Menschen mit Autismus äußern sich Defizite z. B. in einem unzureichenden Verständnis für innerpsychische Vorgänge, für soziale und emotionale Situationen oder metaphorische Bedeutungen (z. B. Witz oder Ironie).

Imitationsdefizite Schließlich zeigen sich deutliche Imitationsdefizite. Die Fähigkeit, Handlungen mit Gegenständen oder Gesten zu imitieren, ist eingeschränkt. Die Imitationsfähigkeit ist jedoch eine wichtige Grundlage für Lernprozesse und Entwicklungsschritte. Neben ihrer Bedeutung für Phantasie- und Rollenspiele spielt sie eine wichtige Rolle für die Entwicklung einer »gemeinsamen Aufmerksamkeit« in der sozialen Interaktion. Als mögliche Ursache für Imitationsdefizite werden Dysfunktionen der Spiegelneurone diskutiert. Spiegelneurone lösen während der Betrachtung eines Vorgangs die gleichen Nervenpotenziale aus, wie sie entstehen, wenn der Vorgang selbst aktiv gestaltet würde.

Trotz des zunehmenden Verständnisses der verschiedenen Pathomechanismen stehen die beschriebenen Faktoren vorerst noch nebeneinander. Ein schlüssiges integrierendes Modell zur Ätiopathogenese der ASS liegt bislang nicht vor (Remschmidt & Kamp-Becker 2006).

Therapie

Im Gegensatz zu anderen Störungsbildern, bei denen eine *krankheitsstadienbezogene* Behandlung erfolgt, wird bei Autismus *symptom-* und *altersbezogen* behandelt. Eine ursachenbasierte Behandlung existiert bislang nicht. Grundlegende Schwerpunkte der Behandlung sind die Verbesserungen der

- sozialen Wahrnehmung,
- Kommunikations- und Interaktionsfertigkeiten,
- Emotionsregulation,
- Problemlöse- und Generalisierungsfähigkeiten,
- lebenspraktischen Fähigkeiten.

Ein möglichst früher Beginn, eine langfristige Auslegung sowie eine multimodale Ausrichtung steigern die Erfolgsaussichten einer Therapie. Insbesondere der *Entwicklungsdimension* kommt eine zentrale Bedeutung zu. Altersbezogene Förderschwerpunkte beziehen sich z. B. auf psychoedukative Maßnahmen für Eltern im *Säuglings- und Kleinkindalter*, auf den Erwerb sprachlicher und kommunikativer Fähigkeiten im *Vorschulalter*, auf den Aufbau sozialer Kompetenzen im *Schulalter* und auf spezifische Entwicklungsthemen im *Jugendalter* (psychosexuelle Entwicklung, Selbstständigkeit, Ablösung usw.). Da das Ausmaß der Symptome, Defizite und Fähigkeiten bei jedem Patienten sehr unterschiedlich ausgeprägt ist, beruht das therapeutische Vorgehen auf einem *individuellen Therapieplan*, der meist intensiv die Eltern und das erweiterte Umfeld (Kindergarten, Schule, Fördereinrichtungen usw.) mit einbezieht.

Es liegen eine Reihe lernorientierter Programme für Autisten vor, z. B. das *Treatment and Education of Autistic and Related Communication Handicapped Children* (TEACCH), die *Angewandte Verhaltensanalyse* (ABA), die *Alternative Kommunikation* (PECS) und die *Social Stories* von Carol Gray (2000). Evaluierte Interventionsprogramme für Autismus stellen meist symptomatische Behandlungsansätze dar. Sie zielen auf eine Abschwächung der Symptome und den Auf- und Ausbau bestimmter Fähigkeiten ab, um den Patienten zu einem möglichst eigenständigen Leben zu verhelfen. Diese Programme basieren überwiegend auf verhaltenstherapeutischen Ansätzen und beinhalten meist hochstrukturierte Interventionen (eine Übersicht findet sich bei Poustka et al. [2012] sowie Francis [2005]). Manche Kinder profitieren sehr von bestimmten Förderangeboten, andere wiederum kaum – die Suche nach dem passenden Ansatz wird durch spezielle Beratungsstellen oder Handbücher erleichtert (s. z. B. Weiß 2002).

Zwar lassen sich mangelnde soziale Reaktivität und mangelnde Kommunikationsfähigkeit als Kernsymptome autistischer Störungen nicht medikamentös behandeln, die Pharmakotherapie kann jedoch eine wichtige Komponente der multimodalen Behandlung darstellen. Denn sie kann Symptome wie Hyperaktivität, Impulsivität, Aggressivität oder rigides, repetitives und stereotypes Verhalten beeinflussen oder komorbid bedingte Ängste oder Depressionen reduzieren. Ihr Einsatz beruht oft auf klinischer Beobachtung und Analogieschlüssen – systematische Wirksamkeitsstudien liegen nur begrenzt vor (Sinzig 2011).

3.8.2 Ziele

Bei der Beschreibung und Ordnung von Bewegungstherapie-Zielen ist bei ASS eine Reihe an Besonderheiten zu berücksichtigen, auf die wir zunächst eingehen.

ASS unterscheiden sich insofern von anderen psychischen Erkrankungen des Kindes- und Jugendalters, als dass therapeutische Zielsetzungen in vielen Fällen nicht gemeinsam mit dem Patienten definiert und abgestimmt werden können. Mangelnde sprachliche Kompetenzen, ein ungenügendes Introspektionsvermögen, eine verminderte Wahrnehmungsfähigkeit und Artikulationsfähigkeit eigener Bedürfnisse und das fehlende Verständnis für die eigene Diagnose sowie den daraus resultierenden Behandlungsbedarf erschweren u. U. die Kommunikation über die therapeutische Vorgehensweise und den Sinn und Zweck der Interventionen. Auf diese Problematik und mögliche Lösungsansätze wird im Abschnitt »Methodik« näher eingegangen.

Bewegungstherapeutische Ziele sind bei ASS zudem in höherem Maße als bei anderen psychischen Erkrankungen des Kindes- und Jugendalters abhängig von verschiedenen Faktoren:

Alter und Entwicklungsstand Autistische Symptome bestehen über die gesamte Lebensspanne. Bewegungsbezogene Maßnahmen können somit vom Säuglings- bzw. Kleinkindalter bis zum frühen Erwachsenenalter therapeutisch eingesetzt werden. Dass hieraus unterschiedliche Schwerpunkte in der Zielsetzung resultieren, ist selbsterklärend: Bei einem 4-jährigen Kind können beispielsweise das Lernen und Üben von kleinschrittigen Handlungssequenzen zur Verbesserung basaler motorischer Fertigkeiten oder die Vermittlung von angenehmen Körperkontakterfahrungen im Vordergrund stehen. Für den 16-jährigen Jugendlichen hingegen, der sich mit Identitäts- und Autonomiefragen beschäftigt oder sich mit seiner Diagnose auseinandersetzt, sind möglicherweise stärker psychotherapeutisch orientierte und psychosoziale Ziele in der Bewegungstherapie von Bedeutung.

Unabhängig vom biologischen Alter und den damit einhergehenden spezifischen Entwicklungsthemen bestehen oft extreme Unterschiede im *Entwicklungsstand*: Während die eine Person geistig behindert, motorisch entwicklungsverzögert, ohne Sprachentwicklung und mit massiver sozial-emotionaler Symptomatik in nahezu allen Lebensbereichen stark eingeschränkt ist, zeigt sich die andere Person im gleichen Altersabschnitt überdurchschnittlich begabt, mit einer sehr gut entwickelten Sprache und gut ausgeprägten lebenspraktischen Fertigkeiten. Die Entwicklungsspanne ist groß und das Spektrum potenzieller Zielsetzungen entsprechend auch.

Individuelle Symptomatik und Ausgangslage Während sich bei anderen psychischen Erkrankungen trotz einer gewissen Variabilität im klinischen Erscheinungsbild oft ähnliche Schwerpunkte in der Bewegungstherapie ergeben, variieren die Ziele bei Autismus-Spektrum-Störung stärker in Abhängigkeit von der spezifischen Symptomatik und der individuellen Ausgangslage. Diese betrifft nicht nur den Schweregrad oder die Ausprägung bestimmter Symptome und Verhaltensweisen, sondern auch Aspekte der Motivation und der Kooperation oder die Ausprägung bestimmter Ressourcen, Fähigkeiten und Neigungen. Während bei der einen Person aufgrund ihres ausgeprägten Interesses für sich bewegende Objekte ein Zugang über Materialien und Sportgeräte wie Rollbretter, Reifen oder Bälle möglich ist, verweigert sich die andere Person gegen bewegungsbezogene Maßnahmen konsequent und reagiert aggressiv und impulsiv auf die Kontaktaufnahme des Bewegungstherapeuten. Diese unterschiedlichen Ausgangslagen und Voraussetzungen erweitern oder begrenzen mögliche Ziele und Interventionen deutlich.

Setting Schließlich muss der spezifische Kontext berücksichtigt werden, in dem bewegungstherapeutische Maßnahmen eingesetzt werden: Im klinisch-stationären Bereich geht es in der überwiegenden Mehrzahl der Fälle um die Sicherung von Verdachtsdiagnosen oder eine akute Krisenintervention im Rahmen von Überforderungssituationen (Sinzig 2011). Stationäre Maßnahmen sind oft kurz und inhaltlich begrenzt. In diesem Kontext zielen bewegungstherapeutische Interventionen folglich weniger auf mittel- oder langfristige entwicklungs- und gesundheitsfördernde Veränderungsprozesse ab, sondern sind eng an den diagnostischen Auftrag geknüpft. Die Bewegungstherapie stellt dann in erster Linie ein weiteres geeignetes Setting dar, in dem das klinische Bild vervollständigt werden kann. Die Bewegungssituationen sollten dann so gestaltet werden, dass sie Aufschluss über relevante Fragen in diesem Zusammenhang geben können.

Diagnostische Fragestellungen in der Bewegungstherapie bei Kindern und Jugendlichen mit ASS

- Wie gut gelingt es dem Kind, die soziale Interaktion und Kommunikation aktiv und wechselseitig zu gestalten?
- Wie gut ist das Kind in der Lage, sich an die situativen Gegebenheiten und an Veränderungen in Spielprozessen anzupassen?

- Wie gut gelingt es dem Kind, in bewegungsbezogenen Aktionen nonverbale Signale zu verstehen und die Körpersprache des Gegenübers zu interpretieren?
- Wie funktional, repetitiv und stereotyp bzw. wie phantasievoll, explorativ und kreativ wird das Material eingesetzt?
- Wie bedeutsam ist dem Kind die Beziehung zum Therapeuten (Interesse, Anerkennung, Lob, Bestätigung usw.), oder scheint die Person als Spielpartner eher zweckgebunden und austauschbar?

Im stationären Kontext richten sich Ziele auch an der komorbiden Symptomatik aus. Nicht selten stellen depressive Krisen oder gesteigerte Ängste akute Aufnahmeanlässe für Kinder und Jugendlichen mit ASS in Kliniken dar, und nicht die autistische Symptomatik als solche. Dies betrifft insbesondere das Jugendalter, in dem die Diagnose bereits oft gesichert ist. Die Regulation von situativen Stimmungs- und Spannungslagen und die Linderung von Angst-, Unruhe- oder Aggressionszuständen sind dann weitere Indikationen für bewegungstherapeutische Maßnahmen.

Für andere Settings wie ambulante Hilfeeinrichtungen, spezialisierte Förderstellen, inklusive Schulen oder für Institutionen mit speziellen Bewegungsprogrammen für Menschen mit ASS, können Zielsetzungen langfristiger und breiter angelegt sein. Unabhängig von den individuellen Besonderheiten bietet sich für eine störungsspezifische Schwerpunktsetzung in diesen Kontexten eine Orientierung an der Kernsymptomatik an.

Zwischenfazit

- Alter, Entwicklungsstand, Symptomatik und Setting beeinflussen bewegungstherapeutische Zielsetzungen bei allen psychiatrischen Störungsbildern – bei ASS trifft dies aber aufgrund der Besonderheiten der Erkrankung in stärkerem Maße zu.
- Bewegungstherapeutische Ziele sind bei ASS höchst variabel.
- Ebenso wie die Gesamtbehandlung einen individuellen Therapieplan vorsieht, so scheint es auch für den Bewegungskontext sinnvoll, die Ziele individuell auszurichten und zu gewichten.
- Das große Spektrum der Störung impliziert ein ebenso breites Spektrum potenzieller Zielsetzungen.

In Anlehnung an die in Kapitel 2.1 vorgestellten vier Entwicklungsbereiche werden nun einzelne Ziele und Interventionsmöglichkeiten exemplarisch beschrieben.

Motorisch-sensorischer Bereich

Im motorisch-sensorischen Bereich zielen bewegungstherapeutische Maßnahmen u. a. darauf ab,

- bestehende motorische Defizite und körperbezogene Symptome zu reduzieren,

- eine gewisse Stresstoleranz gegenüber aversiven Körperempfindungen zu entwickeln,
- negative körperbezogene Spannungszustände zu reduzieren und
- individuelle bewegungsbezogene Fähigkeiten, Stärken und Ressourcen zu aktivieren und zu fördern.

Bei Menschen mit ASS wird eine Vielzahl bewegungsbezogener Besonderheiten beschrieben. Die Ursachen möglicher Defizite sind noch nicht eindeutig geklärt (Miyahara 2013). Neben den stereotypen und repetitiven motorischen Manierismen der Extremitäten oder des ganzen Körpers, die in der ICD-10 als diagnostische Kriterien geführt werden, ist die Liste von dokumentierten Auffälligkeiten und Defizite lang: Störungen der Grob- und Feinmotorik, der Visuomotorik und einzelner koordinativer Fähigkeiten (z. B. Gleichgewichtskontrolle, räumliche Orientierungsfähigkeit, Rhythmusfähigkeit), mangelnde Haltungskontrolle und Probleme in der Steuerungsfähigkeit und Nachahmungsfähigkeit, Schwierigkeiten in der Verarbeitung und Integration propriozeptiver, visueller und akustischer Reize, motorische Schwerfälligkeit, vermindertes Explorationsverhalten, eingeschränkte motorische Lernfähigkeit, Auffälligkeiten im Gangbild, eine allgemein geringere Bewegungsaktivität und eingeschränkte Teilhabe an sportlichen Aktivitäten sind als Beispiele zu nennen. Auch wenn sich viele der Befunde empirisch nicht einheitlich belegen lassen und ASS nicht zwangsläufig mit motorischen Beeinträchtigungen einhergehen müssen, so weisen Aussagen von Forschern, Praktikern, Angehörigen sowie vielen Menschen mit ASS eindeutig in Richtung verminderter bewegungsbezogener Kompetenzen. Diese Auffälligkeiten sollten jedoch keinesfalls als Hürde zur allgemeinen Teilnahme an sportlichen Aktivitäten betrachtet werden, sondern vielmehr als Einladung, sich mit Fragen und Möglichkeiten individueller Förderung und Inklusion auseinanderzusetzen.

Das breite Spektrum motorischer Auffälligkeiten bei ASS spricht für eine zweigleisige Zielsetzung und Vorgehensweise: Die Interventionen sollten darauf abzielen, vielseitige Bewegungserfahrungen zu ermöglichen sowie eine sichere motorische Basis zu entwickeln.

Grundlegende Fertigkeiten wie Greifen, Werfen, Fangen, Laufen, Springen, Hüpfen, Balancieren, Hangeln, Stützen, Drehen usw. sollten möglichst früh geübt und erworben werden. Denn diese elementaren Bewegungen stellen oft die Grundlage für sportartspezifische Handlungen und komplexere Bewegungsabläufe dar. Das zielgerichtete Werfen und sichere Fangen von Wurfobjekten ist beispielsweise eine motorische Schlüsselkompetenz in vielen Mannschafts- und Gruppenspielen (z. B. Brennball, Völkerball, Zombie-Ball, Ballspiele). Diese Spiele sind in Vereinen, in Freizeit und Schule oft beliebt – für Kinder und Jugendliche mit ASS stellen sie jedoch nicht selten eine Überforderung dar, denn sie verlangen dem Spieler neben den motorischen Fertigkeiten eine Reihe weiterer Kompetenzen ab, z. B. Antizipationsvermögen, taktisches Vorgehen, Verständnis und Deutung von

Spielzügen und Körpersprache. Gezielte frühe Übungen zur Verbesserung der Greifmotorik und der Hand-Auge-Koordination oder methodische Übungsreihen zur räumlichen Orientierungsfähigkeit, zur Umstellungsfähigkeit, zur Antizipationsfähigkeit und Reaktionsfähigkeit können zumindest auf motorischer Ebene für diese Situationen mehr Sicherheit verschaffen.

Da *koordinative* Fähigkeiten und insbesondere die Feinmotorik für die Bewältigung alltagspraktischer Anforderungen (z. B. Anziehen, Schuhe binden, Besteck benutzen) bedeutender sind als *konditionelle* Fähigkeiten, sollten diese auch im Zentrum motorischer Förderung stehen, um die Selbstständigkeitsentwicklung der Kinder zu unterstützen.

Gleichzeitig sollte möglichst früh auf beobachtete Auffälligkeiten mit einer *gezielten individuellen Förderung* im Sinne eines maßgeschneiderten »Trainings« reagiert werden. Wenn sich z. B. im Kleinkindalter bereits Unsicherheiten in der Gleichgewichtsfähigkeit andeuten, die im späteren Verlauf mit hoher Wahrscheinlichkeit die Haltungskontrolle und das Gangbild beeinflussen, sollte diesen Auffälligkeiten durch geeignete Maßnahmen und Übungen entgegengewirkt werden. Bestehen im Jugendalter Schwierigkeiten in der Visuomotorik oder der Feinmotorik, können beispielsweise bestimmte Sportarten wie Tischtennis, Jonglage oder Bogenschießen geeignete sportartspezifische Förderwege darstellen.

Kinder und Jugendliche mit ASS zeigen nicht selten eine erhöhte körperliche Sensitivität und Hyperreagibilität auf bestimmte Reize. Oft geht dies mit einer Zunahme innerer Spannung und körperlicher Missempfindungen einher. Die plötzliche Berührung durch einen Mitspieler oder die veränderte Geräuschkulisse in der Halle kann sie aufgrund ihrer Reizfilterschwäche um ein Vielfaches stärker vereinnahmen und beeinträchtigen. Gleichzeitig muss diese Empfindsamkeit nicht auf alle Situationen zutreffen. Dieselbe Person kann sich gegenüber anderen taktilen Reizen relativ unberührt zeigen und ein mangelndes Schmerz- und Berührungsempfinden aufweisen. Überempfindlichkeit und Unempfindlichkeit stehen einander somit schroff gegenüber (Schirmer 2018).

Konrad

Konrad zeigt sich in einer Bewegungstherapie-Stunde plötzlich nicht bereit, ein Wurfspiel mitzumachen. Wortlos zieht er sich aus dem Geschehen zurück. Durch gezieltes Fragen gelingt es dem Therapeuten, herauszufinden, dass Konrad den Ball nicht wegen des »Schaumstoffes« berühren möchte. Als ihm ein Ball mit einer anderen Oberflächenbeschaffenheit zur Verfügung gestellt wird, kann er sich auf das Spiel einlassen.

Bewegungsbezogene Aktivitäten bieten zahlreiche Gelegenheiten, durch die unterschiedlichen leiblichen Erfahrungen den eigenen Körper in seiner Funktionsweise besser kennenzulernen und die eigenen körperbezogenen Reaktionen auf bestimmte Reize (taktil, vestibulär, kinästhetisch, optisch oder akustisch) besser zu verstehen. Die therapeutische Unterstützung in der Exploration dessen, was körperlich als angenehm oder aversiv erlebt wird, kann als ein weiteres wichtiges Lernziel betrachtet werden. Zudem können bewegungstherapeutische Maßnahmen auch dazu beitragen, eine gewisse Stresstoleranz gegenüber den körperbezogenen Missempfindungen zu entwickeln.

> **Konrad**
> Konrad zeigt verhältnismäßig viel Bewegungsfreude und Vergnügen, als in einer Folgestunde eine Schwungschaukel aufgebaut wird. Insbesondere scheint es zu seiner Entspannung und Beruhigung beizutragen, wenn er beim Schwingen seine Füße auf dem Boden schleifen kann. Im Verlauf lässt er sich sogar darauf ein, dass ihn andere Kinder anschwingen, obwohl er »Berührungen eigentlich nicht mag«.

Es ist an dieser Stelle nicht möglich, auf sämtliche Aspekte der Motorik im Zusammenhang mit ASS einzugehen. Hier sei auf die umfangreiche weiterführende Literatur verwiesen. Die beschriebenen Aspekte betreffen natürlich nicht »nur« isoliert die motorische Ebene, sondern sind immer eng mit *kognitiven*, *sozialen* und *emotionalen* Prozessen verbunden. Ziele auf der motorischen Ebene sollten in jedem Fall auch deshalb einen zentralen Platz einnehmen, da bewegungsbezogene Defizite zu einer verringerten Teilhabe an spielerischen und sportlichen Aktivitäten mit Gleichaltrigen führen und sich somit negativ auf die soziale Integration und die psychosoziale Entwicklung von Kindern und Jugendlichen mit ASS auswirken können (vgl. Stins & Emck 2018).

Kognitiver Bereich

Ziele auf der kognitiven Ebene in der Bewegungstherapie betreffen z. B.
- die Verbesserung des Planungs- und Organisationsvermögens,
- die Förderung von geistiger Flexibilität sowie
- die Entwicklung von Problemlösefertigkeiten und Transferkompetenzen.

In Anlehnung an die in Kapitel 1.2.2 beschriebenen Defizite der *exekutiven Funktionen* bietet es sich in der Bewegungstherapie an, Situationen zu gestalten, die das Planen und Organisieren von Bewegungsvollzügen und sportlich-spielerischen Handlungen erfordern: der Transport verschiedener Materialien auf dem Rollbrett, die Konstruktion eines stabilen Turms mit Schaumstoffelementen unterschiedlicher Größe und Form oder der gemeinsame Aufbau eines Bewegungsparcours sind mögliche Beispiele für eine bewegungsbezogene Förderung dieser Kompetenzen. Die gemeinsame Besprechung der Vorgehensweise und die Beschreibung erforderlicher Zwischenschritte sowie das Zerlegen von Handlungen in kleinere Einzelsequenzen können dabei helfen, eine innere Struktur zu entwickeln. Insbesondere für Kinder mit einem niedrigen kognitiven Funktionsniveau und eingeschränkten geistigen Fähigkeiten erweisen sich diese Maßnahmen als wertvoll.

Zeigt das Kind bzw. der Jugendliche ein rigides Denken und/oder ausgeprägte repetitive und begrenzte Verhaltensweisen, sind Bewegungssituationen durch ihre nahezu unbegrenzten Variationsmöglichkeiten sehr gut geeignet, geistige Flexibilität zu fördern, starre Verhaltensmuster zu unterbrechen und gewohnte

Routinen aufzulockern. Selbst kleinere Modifikationen wie der Wechsel der Ballgröße oder der Ballfarbe innerhalb eines Wurfspiels, die Abänderung einer Bewegungsaufgabe oder der spontane Wechsel einer Reihenfolge können für eine Person mit ASS bereits Irritationen darstellen und Anlass bieten, den Umgang mit veränderten Bedingungen zu üben.

> **Konrad**
> Zu Beginn der Stunde dürfen sich die Kinder in den ersten zehn Minuten »frei« im Raum mit Rollbrettern bewegen. Während die meisten Kinder mit ihren Rollbrettern durch die Halle flitzen, sich mit Elan von den Wänden abstoßen, Wettrennen machen oder sich genussvoll um die eigene Achse drehen, sitzt Konrad jede Stunde vor seinem umgedrehten Rollbrett und bewegt ununterbrochen eines der Räder. Einladungen, das Rollbrett zum Fahren zu nutzen oder Bewegungsmöglichkeiten zu erproben, nimmt er nur ungerne wahr und kehrt lieber zu seiner isolierten Tätigkeit zurück. Der Therapeut vereinbart mit ihm im Verlauf, dass er sich die ersten fünf Minuten seiner Lieblingsbeschäftigung widmen kann, den Rest der Zeit jedoch etwas »Neues« ausprobieren soll.

Die Fähigkeit, sich auf eine sich verändernde Umwelt einstellen zu können, ist in nahezu allen Lebensbereichen gefordert und somit von enormer Bedeutung für eine erfolgreiche Bewältigung des Alltags. Deshalb sollte die Förderung geistiger Flexibilität in der Bewegungstherapie einen zentralen Platz einnehmen. Innerhalb einer verlässlichen Grundstruktur sollten immer wieder Bewegungssituationen initiiert werden, die dazu einladen, »Neuland« zu erkunden und Handlungsspielräume zu erweitern.

Die Unterstützung bei der Entwicklung von Problemlösungs- und Transferkompetenzen stellt ein weiteres wichtiges kognitives Lernziel in der Bewegungstherapie dar. Nicht selten fällt es Kindern und Jugendlichen mit ASS schwer, eigenständig tragfähige und sozial kompatible Lösungen für Probleme zu entwickeln oder diese auf andere Situationen zu übertragen und kontextgebunden anzupassen. Gezielte Reflexions- und Rückmeldungsphasen helfen ihnen dabei, die Auswirkungen ihres Handelns besser zu verstehen und mögliche Handlungsalternativen zu entwerfen.

Emotionaler Bereich

Auf *emotionaler* Ebene liegen Ziele der Bewegungstherapie z. B. in

- der Vermittlung von Bewegungsfreude und genussvollen Bewegungserfahrungen,
- der Regulation emotionaler Zustände, insbesondere Wut und Angst, sowie
- der Verbesserung der Wahrnehmung, der Beschreibung und dem Ausdruck von Gefühlen.

Der erste Punkt scheint basal und selbstverständlich, wird in seiner Bedeutung jedoch häufig unterschätzt. Erfahrungsberichte autistischer Menschen zeigen, dass bewegungs- und sportbezogene Aktivitäten oft mit Angst, Unbehagen,

Überforderung und Stress verbunden sind (s. z. B. Nass & Hammer [2016], Gerland [1998] oder »Autisten bloggen« [autistenbloggen] und »Aspies« [Aspies e. V.]). Die Bewegungstherapie sollte deshalb darauf abzielen, Genuss und Entspannung, Sicherheit und Kontrolle sowie Bewegungsfreude und Wohlbefinden zu vermitteln. Jene Aktivitäten, die zu einer allgemeinen emotionalen Ausgeglichenheit und Stabilität beitragen, sollten in den Therapieplänen fest verankert werden und einen zentralen Platz in den Stundeninhalten einnehmen.

Ein weiteres wichtiges Ziel betrifft die Regulation von emotionalen Zuständen. Bezogen auf akute emotionale Zustände ist hier vor allem der Umgang mit Aggressionen und Autoaggressionen zu nennen. Dabei ist es zunächst wichtig, die konkrete und situative Ursache für die gesteigerte Aggressivität zu verstehen. Wenn die Person z. B. aufgrund ihrer Reizfilterschwäche überfordert ist und die Situation nicht mehr als bewältigbar erlebt (auch als *overload* bezeichnet), können vereinbarte Ruhe- und Rückzugsräume Mittel darstellen, um die Kinder bei ihrer Affektregulation zu unterstützen. Bei gut entwickelten kognitiven Fähigkeiten kann die Person beispielsweise auch durch Fragen darin unterstützt werden, ein besseres Verständnis vom Zusammenhang äußerer Bedingungen (»Es ist hier so laut«), inneren Zuständen (»Es macht mich nervös«) und ihrer emotionalen Bewertung (»Ich mag das nicht«) zu entwickeln. Dies ist eine Voraussetzung dafür, eigene Bedürfnisse zu erkennen (»Ich brauche mehr Ruhe«) und Veränderungswünsche sozialverträglich artikulieren zu können (»Kann ich mir eine Auszeit nehmen?«). Dies ist nur ein Beispiel unter vielen möglichen verursachenden und auslösenden Bedingungen für Aggressionen. Ebenso können eruptive Affektausbrüche durch die Fehlinterpretation sozialer Signale, durch veränderte Abläufe, durch zu viel Nähe oder räumliche Enge oder durch inkonsistentes oder verunsicherndes Verhalten von Bezugspersonen ausgelöst werden (s. ausführlich: Heinrich & Beuers 2016). Die Bewegungstherapie kann an dieser Stelle ein geeignetes Übungsfeld darstellen, auf dem individuelle Auslösebedingungen für Aggressionen erkannt und spannungslindernde Maßnahmen in einem sicheren Rahmen ausprobiert werden können.

Auch autoaggressive Verhaltensweisen wie Sich-an-den-Haaren-Ziehen, Sich-gegen-den-Kopf-Hämmern, Sich-in-die-Hände-Beißen oder Sich-die-Haut-Aufkratzen treten bei autistischen Kindern und Jugendlichen häufiger auf. Das Verhalten kann eine Form der Selbststimulation sein oder zum Abbau innerer Erregung und Spannung dienen. Auch hier können Bewegungshandlungen wie Klopfen, Schlagbewegungen gegen die Weichbodenmatte oder andere motorische Reize mögliche Alternativen darstellen, die nicht mit einer Selbstschädigung einhergehen.

Bezogen auf überdauernde emotionale Zustände, ist ein weiteres Ziel auf emotionaler Ebene die Reduktion von Angst, die häufig im Rahmen komorbider Störungen auftritt. Vorbesprechungen von Stundeninhalten, eine kleinschrittige Vorgehensweise bei der Bewältigung von Aufgaben, sicherheitsspendende Rituale und übersichtliche »klimatische« Bedingungen (Gruppengröße, Raumgestaltung usw.) sind hilfreiche methodische Mittel, die in diesem Zusammenhang wirksam sind (► auch Kap. 4 bzw. 3.4).

Die Verbesserung der Wahrnehmung, der Beschreibung und des Ausdrucks von Gefühlen kann in der Bewegungstherapie durch zahlreiche Spiele und Übungen gefördert werden, von denen einige exemplarisch in Kurzform beschrieben werden:

Praxisbeispiele

Detail: Ein Kind bekommt im Sitzkreis die Aufgabe, die anderen genau zu beobachten und dann den Raum zu verlassen. Ein Detail wird verändert (z. B. Ausdruck oder Körperhaltung eines Mitspielers). Das Kind kommt zurück und muss herausfinden, was sich verändert hat.

Spiegelbild: Die Kinder gehen in Zweierpaaren zusammen. Ein Kind nimmt eine Körperhaltung ein, die das andere Kind möglichst genau spiegelbildlich nachahmen soll.

Bildhauer: Die Kinder gehen in Zweierpaaren zusammen. Ein Kind kann das andere Kind zu einer Skulptur formen, indem es ihm Anweisungen gibt (z. B.: »Lege deine linke Hand auf den Kopf, setze dich aufrecht auf den Boden, beuge deine Knie« usw.).

Schattenlaufen: Die Kinder gehen in Zweierpaaren zusammen. Das vordere läuft los und macht Bewegungen, die das andere als Schatten imitiert.

Pantomime: Die Kinder ziehen aus einem Stapel von Tierkarten zufällig eine heraus und sollen das Tier pantomimisch darstellen. Alternativ können Berufe, Alltagshandlungen oder Gefühle pantomimisch dargestellt werden.

Mein linker Nachbar: In der Einstiegsrunde kann jedes Kind seinen linken Nachbarn beobachten und Vermutungen äußern, wie es der Person geht (»Ich glaube, es geht meinem linken Nachbarn …«. Anschließend wird geprüft, inwieweit die Person richtig lag.

Smiley: In der Abschlussrunde liegen verschiedene Smileys mit unterschiedlichen Gefühlsausdrücken auf dem Boden. Die Kinder sollen sich das passende für ihre Stimmungslage aussuchen und beschreiben, wie es ihnen geht. Auf der Rückseite stehen verschiedene Begriffe (zur Hilfe).

Sozialer Bereich

Da Störungen der Kommunikation und der Interaktion wesentliche Merkmale der ASS sind, liegen weitere Akzente der Bewegungstherapie auf der sozialen Ebene. Mögliche Zielsetzungen sind

- die Förderung der Sprache durch Bewegung,
- das Training sozialer Kompetenzen und interaktiver Fertigkeiten sowie
- die Förderung von Gruppenzugehörigkeit und Gemeinschaftsgefühl.

Im Hinblick auf die verspätete bzw. gestörte Entwicklung der Sprache bei ASS stellt die Verknüpfung von *Bewegung und Sprache* ein zentrales Ziel der Bewegungstherapie dar. Der Zusammenhang von Sprach- und Bewegungsentwicklung ist breit untersucht, und die Wirksamkeit bewegungsorientierter Sprachförderung gut belegt. Zimmer (2015) führt in ihrem »Handbuch Sprachförderung durch Bewegung« differenziert auf, wie verschiedene Kompetenzen gezielt durch Bewegung gefördert werden können:

- Prosodische Kompetenzen (Betonung, Sprachrhythmus)
- Linguistische Kompetenzen (Organisation von Sprachlauten, Erkennen der Wortbedeutung)
- Pragmatische Kompetenzen (kommunikativer Gebrauch von Sprache)

Dies gelingt durch Übungen zur Mundmotorik und Artikulationsfähigkeit, durch die simultane Akzentuierung und Modulierung von Bewegung in Verbindung mit Wörtern, durch das Klatschen, Stampfen oder Springen zu Silben, durch Reime in Bewegung und Bewegungslieder oder durch die sprachliche Begleitung von Bewegungshandlungen, um nur einige Beispiele aus dem breiten Spektrum möglicher Interventionen zu nennen. Für diesen Förderbereich existiert eine Reihe an praxisorientierten Standardwerken mit entsprechenden Übungen und geeigneten Spielformen (z. B. »Komm, wir spielen Sprache« von Nienkerke-Springer & Beudels [2001]). Bei der gezielten Verbindung von Sprache und Motorik ist auch an die Integration musikalischer Elemente in die Bewegungstherapie zu denken. Der therapeutische Nutzen musikalischer Maßnahmen in Verbindung mit Bewegung für Menschen mit ASS wird in diesem Zusammenhang hoch bewertet (s. zusammenfassend: Srinivasan & Bhat 2013).

Die Möglichkeiten, soziale Kompetenzen durch Bewegung, Spiel und Sport zu fördern, sind nahezu unbegrenzt. Der Komplexitätsgrad und die Anforderungen sollten bei der Wahl entsprechender Inhalte jedoch nicht zu hoch sein. Basale Fertigkeiten wie *Kontakt aufnehmen*, *Small Talk führen*, *das gegenseitige Zuhören* oder *persönliche Erfahrungen austauschen* sind für die meisten Kinder und Jugendlichen eine Selbstverständlichkeit. Für Personen mit ASS stellen sie u. U. schon schwierige soziale Hürden dar, die mit bewegungsbezogenen Aufgaben und Übungen gesenkt werden können.

Praxisbeispiele

Vorstellungsrunde: Jedes Kind stellt sich zu Beginn der Stunde mit Namen, Alter und einem Wunsch für die Stundengestaltung vor und nimmt hierbei Blickkontakt zu den anderen Teilnehmern im Kreis auf. Dann wendet er sich an seinen rechten Nachbarn, nimmt mit diesem Blickkontakt auf und sagt: »Ich gebe das Wort weiter an … (Name, Blickkontakt)«.

Partnerlauf: Zum Aufwärmen finden sich Zweierpaare zusammen. Beide tauschen sich während des fünfminütigen Einlaufens über ihren bisherigen Tagesablauf aus. Anschließend stellt jeder in der Gruppe vor, was er von dem anderen erfahren hat (z. B.: »Heute war mein Laufpartner Mathias schon in der Schule und hat eine Mathearbeit geschrieben« Usw.).

Begrüßung: Jedes Kind überlegt sich eine individuelle Form der Begrüßung (Hand schütteln, Abklatschen, Verneigen, Knicks, Zunicken, Zwinkern usw.). Anschließend laufen die Kinder in der Halle kreuz und quer. Auf ein akustisches Signal hin finden sich Zweierpaare zusammen und begrüßen sich gegenseitig mit »ihrer« Geste. Im Verlauf können die Gesten der anderen ausprobiert werden.

Schnick-Schnack-Schnuck: Die Kinder laufen in der Halle auf den Bodenlinien. Begegnen sich zwei Spieler auf einer Linie, machen sie ein Schnick-Schnack-Schnuck-Duell (Schere – Stein – Papier). Der Verlierer macht mit einer wohlwollenden Geste den Laufweg für den Gewinner frei.

Diese Spiele und Übungen stellen relativ einfache Interventionen dar, um soziale Unsicherheiten abzubauen, grundlegende kommunikative Fertigkeiten zu üben und die verbale/nonverbale Interaktion mit anderen zu verbessern. Darüber hinaus sind Gruppenspiele sowie erlebnispädagogische Maßnahmen weitere Praxisfelder, in denen unter komplexeren Bedingungen soziale Kompetenzen gefördert werden können. Beim Klettern können autistische Kinder beispielsweise lernen, Verantwortung zu übernehmen, sich in wechselnden Gruppenkonstellationen anzupassen, unterschiedliche Rollen einzunehmen und mit Gleichaltrigen zu kooperieren.

Nicht zuletzt ist die Förderung von Gruppenzugehörigkeits- und Gemeinschaftsgefühl ein zentrales soziales Ziel. Die Integration und Inklusion in reguläre Gruppenformate scheinen manchmal aus vielfältigen Gründen schwierig. Die Praxis zeigt jedoch, dass individuelle Lösungen oft möglich sind.

Konrad

Den Besuch des Schwimmbades lehnt Konrad vehement ab. In der Schule nehme er ja auch nicht teil. Erst in einem ausführlichen Gespräch mit ihm wird klar, dass ihn die Keime im Wasser besorgen. Ihm wird vorgeschlagen, den Raum für die Wasserwerte (Temperatur, pH-Wert usw.) zu besichtigen, da er ein großes Interesse an Technik hat. Das weckt seine Neugierde, und er nimmt die ersten zwei Stunden als »Kontrolleur« teil und überprüft regelmäßig die Sauberkeit durch die entsprechenden Werte. Auf Ermutigung des Therapeuten nimmt er in der dritten Stunde seine Schwimmsachen mit. Die Folgestunden sitzt Konrad am Beckenrand und beschäftigt sich ausgiebig mit kleinen Pfützen, die sich auf einer Matte im Wasser hin- und herbewegen. Im Verlauf regt der Therapeut Konrad dazu an, mal auf der Matte Platz zu nehmen und sich von dieser tragen zu lassen, »ohne hierbei nass zu werden«. Mit etwas Zuspruch traut sich Konrad dies zu. In der Folgestunde ziehen ihn die anderen Kinder auf der Matte behutsam von einer Beckenseite zur anderen. Die Nässe an Beinen und Händen, die durch das Einsinken des Körpers auf der Matte entsteht, kann Konrad mittlerweile »ertragen«, und er bekommt immer ausreichend Zeit zum Duschen, um sich »gründlich zu säubern«. Konrad zieht es zwar weiterhin vor, viel alleine im Becken zu sein, sein Transport von der einen zur anderen Beckenseite etabliert sich aber als festes Stundenritual.

3.8.3 Methodische Hinweise

Die bisherigen Beschreibungen legen nahe, dass in der pädagogisch-therapeutischen Arbeit mit dieser Personengruppe eine Vielzahl an methodisch-didaktischen Besonderheiten berücksichtigt werden muss. Da das klinische Erscheinungsbild von Kindern und Jugendlichen mit ASS jedoch höchst uneinheitlich ist, lassen sich die folgenden Angaben nicht auf alle autistischen Kinder und Jugendliche gleichermaßen übertragen. Im Vergleich zu den anderen Störungsbildern sind die folgenden Themen wie der Umgang mit mangelnder Motivation, die Gestaltung der Rahmenbedingungen oder die Wahl der Therapieformate noch stärker unter dem Aspekt der Individualität zu betrachten als bei anderen psychischen Erkrankungen.

Motivationslage

Eine niedrige Motivation und eine geringe Bereitschaft, an der Bewegungstherapie teilzunehmen, kann mit *allgemeinen Faktoren* zusammenhängen, z. B. damit, dass sich die Person in dem Behandlungskontext unsicher fühlt, wenig Interesse an dem Thema hat, in der Vergangenheit negative Erfahrungen in Zusammenhang mit Bewegung und Sport gemacht hat oder sich selbst als inkompetent einschätzt. Zudem können *situative Faktoren* eine Rolle spielen, in der Form, dass die Person gerade mit einer anderen Aktivität beschäftigt ist und sich nicht auf wechselnde Bedingungen einstellen kann oder die Verspätung des Bewegungstherapeuten das innere Zeitkonzept der Person durcheinanderbringt. Nichtautistische Kinder und Jugendliche besitzen meist die Fähigkeit, diese Einflüsse in ihre Motivationslage zu integrieren, innere Ambivalenzen auszuloten oder soziale Erwartungen zu berücksichtigen (»Ich habe zwar schlechte Erfahrungen im Schulsport gemacht, aber hier in der Klinik ist es ja vielleicht anders …«; »Ich bin zwar gerade mit Lego-Spielen beschäftigt, aber das kann ich nach dem Termin weitermachen …«; »Ich habe zwar keine Lust, aber die Therapie ist Teil der Behandlung, und es wird von mir erwartet, dass ich mitmache …«). Autistische Kinder und Jugendliche reagieren hingegen meist rigider in ihrer Ablehnung, direkter und ehrlicher in ihrer Unlustbekundung, oder sie drücken ihre Verweigerung mit einem Verhalten aus, das für Außenstehende schwerer interpretierbar ist.

Besteht eine allgemein niedrige Motivation für bewegungsbezogene Aktivitäten, bietet es sich beispielsweise an, besondere Interessen, Vorlieben, Eigenarten oder feste Gewohnheiten der Person aufzugreifen (vgl. Healy & Block 2016). Spezialinteressen können bei Menschen mit ASS sehr ausgeprägt sein, und oftmals gelingt es, über ihre Faszination an diesem Thema die Brücke zur Bewegung zu schlagen. Das Interesse für sich bewegende Objekte kann z. B. eine Einladung darstellen, sich in der Bewegungstherapie zunächst mit Materialien wie Bällen, Reifen, Ringen oder Rollbrettern zu beschäftigen. Das Interesse an technischen Abläufen und Gerätschaften könnte Anlass bieten, Materialien wie Seile, Spanngurte oder Karabiner zu nutzen und hiermit attraktive Bewegungssituationen zu gestalten. Bewegungsbezogene Vorlieben zum Springen, Schwingen, Drehen oder Schaukeln könnten ebenso gut aufgegriffen werden. Die Berücksichtigung von Spezialinteressen und Besonderheiten bietet sich an, um bei dem Kind oder dem Jugendlichen »anzukoppeln« und einen sicheren Einstieg zu erleichtern. Handelt es sich um Kinder, die aufgrund ihrer eingeschränkten Sprache und kognitiven Fähigkeiten zu wenig Auskunft über ihre bewegungsbezogenen Vorlieben, Neigungen und Interessen geben können, sind die Eltern oft eine wichtige Informationsquelle.

Handelt es sich um situationsbezogene Unlust, so hilft meist nur die zunehmende Erfahrung im Umgang mit der Person selbst. Hier sind Einfühlungsvermögen, Anschluss- und Ankopplungsfähigkeit des Therapeuten gefragt sowie das Vermögen, sich auf sein Gegenüber einzustellen und die subjektiven Motive und Beweggründe für das Verhalten zu erfassen. In der klinischen Praxis haben sich bei dieser Patientengruppe darüber hinaus informelle »Übergaben« zwischen den Berufsgruppen als hilfreich erwiesen. Hierbei kann beispielsweise der Pflege- und Erziehungsdienst auf der Station kurz vor Beginn der Bewegungstherapie-Einheit Auskunft darüber geben, in welcher Verfassung das Kind ist und welche Reaktionen bzw. Komplikationen im Umgang zu erwarten sind. Der Kontaktverweigerung sollte allgemein mit freundlicher Unbeirrbarkeit begegnet werden.

Rahmenbedingungen und Vorgehensweise

Kinder und Jugendliche mit ASS profitieren tendenziell von einer klaren, übersichtlichen und transparenten Struktur der Abläufe. Ihre Veränderungssensitivität ist hoch, und wechselnde Kontextbedingungen führen bei ihnen zu größeren Irritationen als bei anderen Kindern und Jugendlichen. Um Verunsicherung, Überforderung und Angst in diesem Zusammenhang zu vermeiden, ist es ratsam, durch die Gestaltung der Rahmenbedingungen Halt, Sicherheit und Stabilität zu vermitteln. Dies gelingt beispielsweise durch

- eine Vorstellung der eigenen Person und der eigenen Zuständigkeit beim ersten Termin,
- die pünktliche Einhaltung der Therapiezeiten und die Kontinuität der Termine,
- eine ritualisierte Form der Begrüßung zu Beginn jeder Stunde,
- wiederkehrende Abläufe und Stundeninhalte,
- die Strukturierung der Zeitabläufe und
- die verlässliche Berücksichtigung bestimmter Verhaltensregeln.

Die plötzliche Übernahme der Therapiestunde durch eine Praktikantin, der spontane Wechsel der Sporthalle, die unangekündigte Abweichung eines Stundenablaufes oder rasch wechselnde Gruppenkonstellationen sind zu vermeiden. Wenn möglich, sollten Veränderungen angekündigt und vorbesprochen werden. Werden sie gezielt als therapeutischer Schritt eingesetzt, ist es empfehlenswert, den Sinn und Zweck der Intervention transparent zu machen (▶ folgende Beispiele).

Praxis

Therapeut zum Kind: »Ich weiß, dass du gerne mit dem blauen Schaumstoffball spielst, aber ich möchte heute gerne den grünen Igelball nehmen, damit du lernst, verschiedene Bälle zu werfen und zu fangen.«
Therapeut zum Jugendlichen: »Wir haben uns jetzt drei Stunden in der Einzeltherapie gesehen. Im Team haben wir den Eindruck, dass du dich mittlerweile sicherer auf der Station fühlst und mit anderen Jugendlichen etwas mehr Kontakt aufgebaut hast. Ich würde

gerne, dass du nächste Woche mal mit in die Bewegungstherapie-Gruppe kommst, damit du deine sportlichen Fähigkeiten auch mal in der Gruppe einbringen kannst. Was meinst du?«

In den Stunden ist zudem darauf zu achten, Überforderungssituationen zu vermeiden und aufkommende Irritationen und wachsende Anspannung frühzeitig anzusprechen. Aufgrund eingeschränkter Introspektionsfähigkeit oder des begrenzten Vermögens der Kinder und Jugendlichen mit Autismus, eigene Emotionen und Bedürfnisse verständlich und sozialverträglich ausdrücken zu können, sollte zunächst der Therapeut aktiv und initiativ Entlastungsmöglichkeiten und Rückzugsräume zur Verfügung stellen und/oder im Verlauf Signale vereinbaren, mit denen die betroffene Person eine Auszeit einfordern kann. Hierbei bietet sich zur Reizminimierung eine gezielte Fokusänderung an.

Praxis

Therapeut: »Konrad, du wirkst gerade sehr angespannt. Ich habe den Eindruck, dass es im Augenblick etwas viel für dich ist. Die Gruppe ist groß, und es ist sehr laut. Wenn du magst, kannst du dich jetzt, wie vereinbart, auf die Weichbodenmatte zurückziehen. Du kannst meine Stoppuhr mitnehmen, und wenn du wieder teilnehmen kannst, kommt du zu mir und gibst mir die Stoppuhr zurück.«

Bei der methodischen Vorgehensweise ist zu berücksichtigen, dass Kinder und Jugendliche mit ASS beispielsweise ein mangelndes Imitationsvermögen und ein mangelndes Sprachverständnis haben (▸ Kap. 3.8.1). Dies ist für die Vermittlung von neuen Bewegungsabläufen relevant. Klassische methodisch-didaktische Lernwege wie das *Lernen am Modell* durch Vormachen des Therapeuten oder die Erläuterung und *Beschreibung von Bewegungsaufgaben* »greifen« weniger gut. Hier sind alternative Mittel gefragt. Nass und Hammer (2016) empfehlen in diesem Zusammenhang visualisierte Strukturierungshilfen, z. B. in Form von Bildkarten, wie sie im TEACCH-Ansatz verwendet werden. Hierbei werden Handlungsanweisungen, Anforderungssituationen, Übungssequenzen oder Bewegungstechniken bildhaft veranschaulicht und überschaubar und nachvollziehbar dargestellt. Diese können auch bei basalen lebenspraktischen Fertigkeiten eingesetzt werden, z. B. beim Umziehen in der Umkleide oder beim Packen des »Turnbeutels«. Hat das Kind hier in der Abfolge der Handlungen Schwierigkeiten, kann die korrekte Reihenfolge der jeweiligen Kleidungsstücke mit entsprechenden Icons abgebildet werden. Weitere Beispiele für erweiterte Instruktionen und Strukturierungshilfen sind im Hinblick auf die Zeit eine gemalte Uhr mit verstellbarem Zeiger (wenn das Ende der Stunde naht, wird der Zeiger in den roten Bereich geschoben), das Verwenden einer Klingel oder Ampelsysteme. Darüber hinaus können zur räumlichen Strukturierung *Marker* wie farbliche Matten, Raumteiler, Schilder oder Klebebänder genutzt werden. Auf diese Weise werden verschiedene Bereiche in ihrer Funktion gekennzeichnet, z. B. *Besprechungsraum* und *Spielraum*. Für all diese Hilfen gilt: So viel Struktur wie nötig und so wenig wie möglich.

Der Therapeut wird in der Arbeit mit dieser Personengruppe verhältnismäßig stark gefordert sein, inhaltliche und gestalterische Anpassungen vorzunehmen, damit eine Teilnahme und Integration des Kindes in den Bewegungskontext gelingt oder die Durchführung einer bewegungsbezogenen Aktivität möglich ist. Hierbei kann die Orientierung an den STEP-Merkmalen (**S**pace, **T**ask, **E**quipment, **P**eople) nach Roisbás et al. (2011) hilfreich sein. STEP-Merkmale beziehen sich auf Veränderungen des *Raumes* (z. B. Spielfeldgröße), der *Aufgabe* (z. B. Komplexitätsgrad oder Sonderregeln), des *Materials* (z. B. Größe, Form und Beschaffenheit des Wurfobjektes) oder der involvierten *Personen* (z. B. Gruppengröße oder Mannschaftsgröße). Es ist außerordentlich hilfreich, diese Veränderungsoptionen und Variablen in der bewegungstherapeutischen Arbeit stets vor Augen zu haben, um situativ und flexibel eine möglichst optimale Passung zwischen Medium und Person zu erreichen.

Mannschaftsspiele und komplexe Gruppenspiele stellen in mehrfacher Hinsicht für Kinder und Jugendliche mit ASS eine große Herausforderung dar:

Mannschaftsspiele und ASS

Spiele wie Brennball oder Basketball beinhalten meist technisch anspruchsvolle Bewegungen und erfordern Laufschnelligkeit, eine gute Hand-Auge-Koordination, räumliches Orientierungsvermögen, Reaktionsfähigkeit und Umstellungsfähigkeit – verschiedene Bewegungen müssen zeitlich und dynamisch miteinander verbunden werden. Allein aus dieser motorischen Perspektive sind Mannschaftsspiele oft hochkomplexe Bewegungsvollzüge, die für Kinder und Jugendliche mit ASS aufgrund ihrer vielfältigen motorischen Auffälligkeiten und ihren Einschränkungen der exekutiven Funktionen noch um ein Vielfaches schwieriger zu bewältigen sind.

Während andere Teilnehmer in Mannschaftsspielen meist ein gemeinsames Ziel verfolgen und sich schwerpunktmäßig auf den Gesamtprozess fokussieren, richtet die Person mit ASS ihr Tun eher an individuellen Zielen aus und fokussiert auf Details.

Mannschaftsspiele erfordern ein gewisses Gespür für die Dynamik des Gruppengeschehens sowie ein Verständnis für Kooperation und taktisches Geschick – Fähigkeiten, die bei Personen mit ASS weniger gut ausgeprägt sind.

Mannschaftsspiele sind oft begleitet von einer hohen Emotionalität und Spannung, da es in der Regel um Gewinnen und Verlieren geht. Teamgeist und Gruppenzugehörigkeit werden auf dem Spielfeld emotional ausgetragen. Eine Person mit ASS hat jedoch eine mangelnde Einsicht in das soziale Gefüge, kann Emotionen weniger gut nachvollziehen und einordnen, oder sie misst dem Wettbewerb als Motiv gar keine Bedeutung bei.

Diese Beispiele ließen sich mühelos um weitere Aspekte ergänzen. Sie sprechen dafür, diese sonst bei Kindern und Jugendlichen so beliebten Inhalte bei dieser Patientengruppe mit Bedacht und Vorsicht einzusetzen. Der Komplexitätsgrad und das Anforderungslevel sollten bei diesen sportartspezifischen Interventionen sehr genau an die Adressaten angepasst werden. Sportartbezogene Maßnahmen mit einer geringeren sozialen Stimulanz, die eine bessere Übersichtlichkeit des Spielgeschehens erlauben und motorisch leichter zu bewältigen sind, stellen nach klinischer Erfahrung das bessere Mittel der Wahl dar. Hier sind z. B. Rückschlagspiele wie Federball zu nennen. Aber auch energetisch orientierte Angebote in der Gruppe, wie Walken, Schwimmen oder Fitnesstraining, eignen sich offenbar gut. Das strukturierte Vorgehen und die Orientierung an klaren Inhalten und festen Belastungsgrößen (Serien, Wiederholungszahlen, Pausenzeiten), die Möglichkeit der individuellen Dosierung sowie die Tatsache, dass das Training zwar in der Gruppe stattfindet, aber wenig soziale Kompetenz erfordert, sind günstigere sportliche Zugangswege im Vergleich zu den »klassischen« Mannschaftsspielen.

Nicht zuletzt sollte die Berücksichtigung des *Lerntempos* bei der Gestaltung der Einheiten und der methodischen Vorgehensweise nicht überschätzt werden. Bewegungstherapeutische Interventionen und Maßnahmen sollten nicht mit der unrealistischen Erwartung verknüpft werden, in Kürze bestehende motorische Defizite zu verringern, individuelle Fertigkeiten zu verbessern oder soziale Kompetenzen zu entwickeln. Das Prinzip der kleinen Schritte hat sich in der Praxis als äußerst hilfreich erwiesen, und selbst minimale Veränderungen in die gewünschte Richtung sollten positiv hervorgehoben werden. Weniger das *objektive Ergebnis*, sondern das *subjektive Erlebnis* sollten im Vordergrund der Therapie stehen.

Die Frage nach dem »richtigen« Format der Therapie ist ebenso entscheidend für den Erfolg der Maßnahme, wie sie schwer zu beantworten und zu generalisieren ist. Neben zahlreichen anderen Faktoren, wie dem *Behandlungsauftrag* oder dem *Setting*, ist sie vor allem von dem Fähigkeits- und Fertigkeitsniveau der Person bzw. von der Ausprägung der Symptomatik abhängig. Auch hier ist entscheidend, wo sich die Person auf dem Spektrum autistischer Störungen bewegt.

Im klinischen Rahmen haben sich grundsätzlich bei Kindern und Jugendlichen mit ASS zu Beginn der diagnostischen Phase oder des therapeutischen Prozesses Einzeltherapien bewährt. Diese erlauben zunächst eine differenzierte Einschätzung der motorisch-sensorischen und kognitiven Fähigkeiten sowie der Besonderheiten im emotionalen Erleben und Verhalten der Patienten, die durch standardisierte Testverfahren vervollständigt werden kann (► Kap. 1.6.2). In den Einzelstunden kann im Vergleich zu den Gruppenstunden dem Prinzip der *Individualität* mehr Raum gegeben werden. Das autistische Kind hat zudem die Möglichkeit, mit den räumlichen und atmosphärischen Begebenheiten stückweise vertraut zu werden und den Rahmen als sicher zu erleben. Gleichwohl sollte dieses Format stets ein »Sprungbrett« in Kleingruppenformate und Mehrpersonenkontexte sein, denn hier liegen ja bekanntlich die zentralen Herausforderungen und Entwicklungsfelder der Personen mit ASS.

Als Überleitung in reguläre Gruppenformate bietet sich im stationären Rahmen als Zwischenschritt an, zunächst ein weiteres Kind mit in die Einheit zu nehmen. Hier können die Kommunikation und Interaktion unter relativ übersichtlichen Bedingungen beobachtet und das soziale Miteinander geübt werden. Die Konstellation dieser »Minigruppe« ist hierbei natürlich von Bedeutung, und das andere Kind sollte ein gewisses Maß an Offenheit, Sozialkompetenz und

Kontaktbereitschaft mitbringen, damit der Prozess des Von-einander-Lernens nicht zusätzlich erschwert wird. Die Wahl des anderen Kindes sollte darüber hinaus nicht ausschließlich dadurch gerechtfertigt sein, dass das autistische Kind einen geeigneten »Spielpartner« braucht, sondern ebenfalls an therapeutische Indikationen gekoppelt sein. Die klinische Erfahrung zeigt, dass durch eine sorgfältige Gruppenkonstellation beide Kinder voneinander profitieren können.

Bei der Integration in reguläre Gruppenformate, die in therapeutischen Einrichtungen nicht selten an bestimmte Inhalte geknüpft sind (z. B. »Sportspielegruppe«, »Fitness-Gruppe« oder »Tanztherapie«), sollte genau geprüft werden, mit welcher Indikation und mit welcher Zielsetzung eine Teilnahme erfolgen soll und ob das entsprechende Format auch tatsächlich für die Person geeignet ist. Die bloße Überlegung, der Patient »solle an der Tanztherapie teilnehmen, um mal mehr mit anderen in Kontakt zu kommen«, reicht nicht aus! Denn u. U. werden hierdurch Überforderungssituationen geschaffen, die kontratherapeutisch wirken. Was bei allen anderen Störungsbildern gilt, ist insbesondere für Kinder und Jugendliche mit ASS wichtig: eine besonders sorgsame Berücksichtigung der *Komfortzone* und der *Lernzone* des Kindes bzw. des Jugendlichen und die Ausrichtung der Therapie an individuellen Zielen. Eine vorausschauende und regelmäßige Absprache zwischen dem Bewegungstherapeuten, dem betreuenden Arzt bzw. Psychologen, den Eltern und in erster Linie (sofern möglich) natürlich der Person selbst sollte diese Entscheidungen rahmen.

Eine weitere wichtige Frage stellt sich bei dieser Patientengruppe: Ist die Teilnahme an störungsspezifischen Gruppen (also Bewegung »unter Autisten«) oder die Integration in störungsübergreifende Gruppen bzw. in »normale« Gruppen günstiger? Eine störungsbezogene Bewegungstherapie mit ausschließlich autistischen Teilnehmern ermöglicht zwar eine stärkere Orientierung an den Bedürfnissen, Motiven und symptomatischen Besonderheiten – dafür werden Problemlösungs- und Transferkompetenzen aber weniger gut geschult. Ein Vorteil störungsübergreifender Gruppen ist, dass autistische Kinder durch die anderen Teilnehmer mehr Möglichkeiten haben, »am Modell« zu lernen, und dass die sozialen Anforderungssituationen stärker dem Alltag entsprechen. Gleichzeitig hängt das Gelingen der Inklusion auch maßgeblich von der Kompetenz der anderen Teilnehmer ab, z. B. davon, ob diese in der Lage sind, auf die Besonderheiten in der Kommunikation und Interaktion mit dem autistischen Kind ausreichend Rücksicht zu nehmen. Folglich sollten die Vor- und Nachteile dieser Formate genau abgewogen werden. Maßgebend für diese Entscheidung ist, wo sich das Kind bzw. der Jugendliche auf dem autistischen Spektrum befindet. Als Leitidee kann gelten: Das, was möglich ist, sollte getan werden, und das, was sich als hilfreich erweist, sollte fortgesetzt werden.

Ein überaus lohnenswerter Gedanke ist schließlich der Einbezug der Eltern bzw. der primären Bezugspersonen in die Bewegungstherapie. Psychoedukative Maßnahmen sowie verhaltens- und interaktionsorientierte Elterntrainingsprogramme nehmen in der Gesamtbehandlung von autistischen Störungen einen zentralen Platz ein. Hierbei werden Eltern neben der psychologischen Wissensvermittlung über das Störungsbild dabei unterstützt, Lernsituationen zu strukturieren, die kommunikativen Signale ihrer Kinder zu verstehen und auf diese konsistent zu reagieren sowie Schlüsselfertigkeiten ihrer Kinder zu fördern oder Verhaltensexzesse abzubauen. Aufseiten der Eltern ist die Beziehung zu ihrem Kind nicht selten durch Verunsicherungen geprägt und durch das Gefühl mangelnder Wirksamkeit oder durch Schuldgefühle. An dieser Stelle kann die Bewegungstherapie ein hilfreicher Baustein sein, um

- Positiv-Zeiten zu gestalten und gemeinsam Spannung, Spiel und Spaß zu erleben,
- die Eltern für die individuellen bewegungsbezogenen Kompetenzen und Stärken ihres Kindes zu sensibilisieren,
- den Eltern gezielte motorische Fördermöglichkeiten und individuelle Unterstützungsmaßnahmen aufzuzeigen und
- die Eltern bei der Integration in reguläre Vereinsaktivitäten zu beraten bzw. über geeignete Autismus-spezifische Bewegungsprogramme zu informieren.

Auch außerhalb des klinischen Rahmens bietet sich der enge Einbezug der Eltern in bewegungsorientierte Maßnahmen an. Im Rahmen des Münchner Netzwerkes zur Entwicklung, Erprobung und Evaluation von Bewegungs-, Spiel- und Sportsituationen bei Autismus (Modell NETSITUA) wird beispielsweise ein spezielles Familiensportmodul für autistische Kinder und Jugendliche und ihre Familienangehörigen angeboten. Banik (2009) beschreibt den Wert und Nutzen dieses Angebotes und dokumentiert zahlreiche Vorteile für die Beteiligten.

Beziehung und Umgang

Die Kernsymptomatik der kommunikativen und interaktiven Störungen beeinflusst natürlich auf vielfältige Art und Weise die therapeutische Beziehung. Im Folgenden wird auf einige relevante Aspekte zur Kontaktgestaltung und zum Umgang mit dieser Personengruppe eingegangen.

Nicht selten wird es vorkommen, dass autistische Kinder und Jugendliche keinen Blickkontakt herstellen oder halten, dass sie plötzlich aus dem Kontakt gehen, dass sie auf Ansprache verzögert oder gar nicht mehr reagieren oder in Gesprächssituationen unbeteiligt, abwesend und desinteressiert wirken. Dieses Verhalten sollte nicht unreflektiert als Missachtung der eigenen Person oder als Provokation aufgefasst werden und ungefiltert in eine Kränkung bzw. in Verärgerung münden. Denn möglicherweise ist die Person gerade auf etwas anderes fokussiert oder sie ist durch den zu hohen Anforderungscharakter der Situation überfordert oder sie kann den Bedeutungsgehalt der Situation nicht ausreichend interpretieren. Vielmehr ist es hilfreich, zum Sachinhalt zurückzukehren, an die Aufmerksamkeit zu appellieren, die Ansprache zu wiederholen und sich zu fragen, womit die Person innerlich gerade beschäftigt ist.

Darüber hinaus sollte in der verbalen Kommunikation bedacht werden, dass autistische Kinder und Jugendliche einen überwiegend konkretistischen Bezug zur Sprache haben. Sie messen dem sachlichen Inhalt weitaus mehr Bedeutung als andere Personen zu, die bei der Rezeption und Sendung einer Sprachbotschaft auch die Konnotation, die Körpersprache oder das Nicht-Gesagte mitberücksichtigen. Autistische Kinder und Jugendliche sind weniger empfänglich für Nuancen und Schattierungen der gesprochenen Sprache, und ihr Verständnis für Humor, Witz und Ironie oder auch für Andeutungen, flüchtige Kommentare oder Randbemerkungen ist eingeschränkt. Folglich sollte in der bewegungstherapeutischen Arbeit ein Bewusstsein für den sprachlichen Verarbeitungsmodus des Gegenübers vorhanden sein – die eigene Sprache und Ansprache sollte unbedingt adressatengerecht angepasst werden. Dies gilt natürlich insbesondere für Kinder mit einer Sprachentwicklungsverzögerung. Einige praktische Hinweise sind im folgenden Kasten zusammengefasst.

Praxistipps verbale Kommunikation

- In kurzen und einfachen Sätzen sprechen
- Konkrete und eindeutige Botschaften formulieren
- Keinen Interpretationsspielraum lassen und kein Abstraktionsvermögen verlangen
- Negative Formulierungen wie »Nicht mit einem Fuß abspringen« vermeiden, sondern positive Instruktionen geben: »Mit beiden Füßen gleichzeitig abspringen«
- Dem Gegenüber Zeit lassen, das Gesagte zu verarbeiten

Auch die nonverbale Kommunikation spielt im bewegungsbezogenen Geschehen eine wichtige Rolle, vor allem wenn der Therapeut aktiv beteiligt ist. Auch hier ist es wichtig, sich der mangelnden Interpretationsfähigkeit der Körpersprache autistischer Kinder und Jugendlicher bewusst zu sein und die eigenen Handlungen bzw. Mimik und Gestik durch verbale Kommentare zu begleiten. Eine in Falten gelegte Stirn oder das Verschränken der Arme zum Zeichen der Verärgerung, eine einladende Geste in Richtung des Geräteraumes zum Erkunden des Materials oder das schwungvolle Gestikulieren der Hände zum Zeichen der Tempobeschleunigung im Spiel reichen für ein gegenseitiges Verstehen oft nicht aus. Wird die Körpersprache gezielt eingesetzt, sollte sie eindeutig und überdeutlich sein.

Bei autistischen Kindern und Jugendlichen kann es darüber hinaus leicht passieren, dass im Rahmen bewegungstherapeutischer Maßnahmen Momente der Verunsicherung, der Irritation oder der Überforderung auftreten. Dies ist nicht ungewöhnlich für Personen, die sich wegen Krisensituationen in Behandlungskontexten befinden. Der entscheidende Unterschied bei Personen mit ASS ist jedoch, dass sich der Grund bzw. die Quelle der Verunsicherung oder der Überforderung für den Therapeuten möglicherweise nicht so schnell bzw. nicht so leicht erschließt. Darüber hinaus drücken autistische Personen diese Zustände oft ungefilterter und direkter, ohne »sozialen Filter« aus. Hierdurch ergibt sich meist eine gewisse Dringlichkeit, zu intervenieren, z. B. wenn ein autistisches Kind aufgrund einer Reizüberflutung ganz plötzlich autoaggressiv reagiert oder zu schreien beginnt, ohne dass dem Therapeuten der Grund klar ist. Dies kann auf therapeutischer Seite ebenso zu Verunsicherung oder dem Gefühl der Überforderung führen. Zunächst ist es wichtig, auf diese Eventualitäten vorbereitet zu sein. In der Situation selbst hilft es, mit Ruhe und Gelassenheit zu reagieren und Sicherheit, Klarheit und Stabilität zu verkörpern.

Ein fokussiertes, unaufgeregtes und entdramatisierendes Verhalten trägt dazu bei, die Selbstregulationsfähigkeit des Gegenübers zu stärken und den nötigen Halt zu vermitteln. Klar formulierte Handlungsanweisungen und die situative Bereitstellung möglicher Entlastungsmöglichkeiten helfen oft akut. Gleichzeitig ist ein besonderes Maß an Sensibilität, Empathie und Einfühlungsvermögen wichtig, um die angstauslösenden Bedingungen bzw. die subjektiven Stressoren sowie die zugrunde liegenden Bedürfnisse zu erfassen. Schließlich sind auf therapeutischer Seite oft Kreativität und Improvisationsvermögen gefragt, wenn es um situationsgerechte Hilfen und spontane Unterstützungsmöglichkeiten geht. Im Falle einer Reizfilterschwäche bzw. Überempfindlichkeit gegen Licht oder Lärm kann sich das Abdunkeln des Raumes, der Einsatz von Schirmmützen, Sonnenbrillen oder Ohrenschützern durchaus als hilfreich erweisen.

Bewegungsbezogenen Handlungen liegen oft unterschiedliche Motive zugrunde. Ein starkes Motiv bei Kindern und Jugendlichen ist das Bedürfnis nach Anerkennung und Zuwendung, nach Lob und Aufmerksamkeit bzw. das Gefühl, gesehen und gemocht zu werden. Für eine »gute Beziehung« sind Kinder und Jugendliche oft bereit, sich anzustrengen, etwas zu investieren oder etwas zu leisten. Autistische Kinder und Jugendliche hingegen richten ihre Handlungen in der Regel weniger an sozialen Motiven aus. Unter Umständen ist ihnen der Therapeut als Person selbst gar nicht so wichtig (sondern eher seine Rolle und Funktion), und sie messen der Qualität der Beziehung kaum Bedeutung bei. Deshalb ist es für den therapeutischen Prozess wichtig, die Beziehungsebene nicht mit zu hohen Erwartungen zu belasten und auch hier eine gewisse Neutralität und Zweckgebundenheit gegenüber der eigenen Person auszuhalten.

Ein wichtiger Schlusspunkt: Aufgrund ihrer »Eigenheiten« und »Besonderheiten«, ihrer »verzögerten« Sprache, ihrer »auffälligen« Motorik oder ihrer »eingeschränkten« Interessen entwickeln sich schnell ein defizitärer Blick und eine vergleichende Orientierung an der Norm. Es besteht leicht die Gefahr, Personen mit ASS durch eine »pathologische Brille« zu betrachten und zu bewerten. Dabei sollte nicht verkannt werden, dass wir uns alle im Hinblick auf unterschiedliche Aspekte (Persönlichkeitseigenschaften, Motorik, Aufmerksamkeit, Auffassungsgabe usw.) auf Spektren bewegen. In diesem Zusammenhang ist auch oft von »Neurodiversität« die Rede. Die medizinisch-psychiatrischen Zuschreibungen stellen nur eine Sichtweise auf diese »Spielart der Natur« dar, die nicht in einem limitierten Blick auf die Person münden sollte. Aufrichtiges Interesse, Offenheit und Neugier gegenüber der Person und ihrer Sicht auf die Welt sowie eine wertfreie Akzeptanz des »So-Seins« sollten die therapeutische Haltung prägen.

3.8.4 Forschungslage

Betrachtet man die niedrige Prävalenzrate autistischer Störungen im Vergleich zu anderen psychiatrischen Störungsbildern im Kindes- und Jugendalter (z. B. Angststörungen), so ist es erstaunlich, wie viele Informationsquellen und Autismus-spezifische Literatur es für unterschiedliche Adressatengruppen (Ärzte, Psychologen, Eltern, Pädagogen, Erzieher, Therapeuten und Betroffene) gibt.

Neben zahlreichen medizinischen Standardwerken, therapeutischen Manualen und einer umfangreichen Ratgeber-Literatur gibt es mehrere spezialisierte Fachzeitschriften. Im deutschsprachigen Raum sind beispielsweise die Schriftenreihe *AUTISMUS – Studien, Materialien und Quellen* (Hrsg.: Schirmer, Weidler Verlag), die Zeitschrift *Autismus* des Bundesverbandes zur Förderung von Menschen mit Autismus oder das Magazin *Autismus verstehen* zu nennen. Im angloamerikanischen Raum tragen Journals wie der *Review journal of autism and developmental disorders* oder *Autism: The International Journal of Research and Practice* neueste wissenschaftliche Erkenntnisse über das Störungsbild zusammen. Darüber hinaus gibt es zahlreiche Expertenkommissionen, Forschungsgruppen und Fachgesellschaften, z. B. die WGAS (Wissenschaftliche Gesellschaft Autismus Spektrum), die sich intensiv mit Autismus-bezogenen Themen aus den Bereichen der Medizin, der Psychologie und der Biologie beschäftigen.

Das Störungsbild ist komplex, das Forschungsinteresse ist hoch und die Datenlage umfangreich. Dies spiegelt sich auch in der interdisziplinären Leitlinie *S3-Leitlinie zu Autismus-Spektrum-Störung im Kindes-, Jugend- und Erwachsenenalter* (DGKJP e. V. & DGPPN 2016) wider. Allein der *Diagnostikteil* umfasst hier beeindruckende 250 Seiten und beinhaltet ein 30-seitiges Literaturverzeichnis.

Die geringe Prävalenzrate der Erkrankung steht also geradezu im Kontrast zum intensiven fachtheoretischen und wissenschaftlichen Diskurs rund um das Thema »Autismus«. Auch bewegungs- und sportwissenschaftliche Fragestellungen werden hierbei nicht ausgeklammert. Es existiert mittlerweile eine Reihe an Sammelbänden und Monographien, z. B. das 500 Seiten umfassende französische Werk »Autisme et psychomotricité« von Perrin und Maffre (2013). Dieses behandelt ausführlich die psychomotorische Entwicklung des autistischen Kindes, die störungsspezifische Diagnostik, die differenziellen psychomotorischen Fördermöglichkeiten und die Rolle der Psychomotorik in verschiedenen psychologischen Behandlungsansätzen. In dem amerikanischen Standardwerk »A Teacher's Guide to Adapted Physical Education« (Block 2016) werden in dem Beitrag von Healy und Block (2016) differenzierte Handlungsempfehlungen zur Inklusion dieser Zielgruppe im Sportunterricht gegeben, die sich an vielen Stellen mühelos auf therapeutische Kontexte übertragen lassen. Im deutschsprachigen Raum zählt der Beitrag von Nass und Hammer (2016) zu den jüngeren Fachbeiträgen, die sich mit Fragen der Gestaltung von Bewegungsaktivitäten für Menschen mit Autismus beschäftigen und methodische Anregungen vermitteln.

Darüber hinaus gibt es mittlerweile ein weites Feld internationaler Studien zu verschiedenen Zusammenhängen zwischen *Autismus* und *Bewegung* bzw. *sportlicher Aktivität*, deren Ergebnisse in zahlreichen Reviews und Meta-Analysen zusammengefasst werden. Aus dem breiten Themenkomplex wird im Folgenden auf einige relevante Fragestellungen und Erkenntnisse näher eingegangen:

> Welche Bewegungsunterschiede zeigen Kinder und Jugendliche mit ASS im Vergleich zu normal entwickelten Gleichaltrigen, und können diese Bewegungsauffälligkeiten diagnostisch als Indikator für ASS in Betracht gezogen werden?

Miyahara (2013) analysiert in einem Meta-Review die Studienlage zu Bewegungsunterschieden (inkludierte Meta-Analysen und Reviews: Fournier et al. 2010; Emck et al. 2009; Downey & Rapport 2012; Williams et al. 2004). Der Autor kommt zu dem Schluss, dass nach derzeitigem Kenntnisstand die Ergebnisse zwar für eine Reihe an substanziellen und z. T. signifikanten Bewegungsunterschieden zwischen jungen Menschen mit ASS und normal entwickelten Gleichaltrigen sprechen (z. B. im Hinblick auf Grobmotorik, Haltungskontrolle, Nachahmungsfähigkeit). Die geringe Datenlage und die methodische Qualität bzw. Heterogenität der Studien erlauben jedoch bislang keine Ableitung von Bewegungsauffälligkeiten als Kernsymptom von ASS. Motorische Auffälligkeiten, die nicht zwangsläufig bei jeder Person mit ASS auftreten müssen, sollten entsprechend durch die komorbide Diagnose einer motorischen Entwicklungsstörung separat verschlüsselt werden.

> Welche Effekte haben bewegungsorientierte Interventionen auf Teilaspekte der Symptomatik oder andere körperliche und psychosoziale Parameter?

Die Aussagekraft bisheriger Reviews (Baranek 2002; Petrus et al. 2008; Lang et al. 2010; Sowa & Meulenbroek 2012) zu den Effekten bewegungsbezogener Interventionen wird von Miyahara (2013) ebenfalls kritisch hinterfragt. Denn oft ist nicht zu unterscheiden, wie stark die dokumentierten Veränderungen (z. B. im Hinblick auf stereotypes Verhalten, motorische Fertigkeiten, soziale Fähigkeiten) tatsächlich auf die Bewegungsaktivität als solche zurückzuführen sind und welche Rolle die psychosozialen Komponenten im Rahmen der Intervention spielen. Auch hier bleibt die Datenlage nach Ansicht des Autors zu uneinheitlich und die Evidenz niedrig bis moderat.

Bremer et al. (2016) untersuchten schwerpunktmäßig verhaltensbezogene Veränderungen durch individualisierte Interventionen mit einem hohen Betreuungsschlüssel (1:1 für 10 der 13 inkludierten Studien). Die Auswirkungen der sportlichen Maßnahmen wie *Joggen, Reiten, Kampfkünste* und *Schwimmen* auf bestimmte Aspekte des Verhaltens wie Stereotypien, kommunikatives und interaktives Verhalten, sozial-emotionales Verhalten, auf Aufmerksamkeit und kognitive Leistungsfähigkeit werden zusammengetragen. Die Aussagekraft des systematischen Reviews bleibt auch hier relativ schwach. Die Vergleichbarkeit und Generalisierbarkeit der dokumentierten Effekte ist aufgrund der höchst unterschiedlichen Interventionen (Art, Intensität, Umfang, Frequenz, Dauer, Setting) sowie der unterschiedlichen methodischen Vorgehensweisen und Studiendesigns nicht möglich. Die angedeuteten positiven Effekte und der potenzielle Gewinn bewegungsorientierter Interventionen bleiben auch deshalb empirisch schwer nachweisbar, da sich die Veränderungen nicht auf die sportliche Aktivität als solche zurückführen lassen, sondern ebenso gut durch die Interaktion mit dem Betreuungspersonal oder durch unabhängige Verbesserungen der exekutiven Funktionen bedingt sein könnten.

Neuere Reviews, die sich auf Veränderungen im motorischen Bereich beschränken, dokumentieren moderate bis starke Effekte bewegungsbezogener Interventionen auf eine Reihe von körperbezogenen Variablen (s. zusammenfassend: Healy et al. 2018). Die signifikanten Verbesserungen beziehen sich auf motorische Fertigkeiten bzw. koordinative Fähigkeiten (»manipulative skills«, »locomotor skills«, »skill-related fitness«) und konditionelle Fähigkeiten wie Kraft und Ausdauer. Die Autoren sprechen sportlicher Aktivität aufgrund der vielfach positiven Wirkungen auf funktioneller Ebene potenziell den Rang einer evidenzbasierten Maßnahme in der Behandlung von Menschen mit ASS zu.

Für die klinische bzw. ambulante bewegungstherapeutische Arbeit ist die in der Forschung dominierende Fragestellung generalisierbarer Effekte von Bewegungsinterventionen nur bedingt relevant, da sich die meisten Studien auf den schulischen Bereich beziehen und eine Übertragung der Erkenntnisse auf das therapeutische Setting fraglich scheint. Denn in der Therapie richtet sich der Prozess an individuellen Zielen aus – hieraus resultieren individuelle Fördermaßnahmen, die in individuellen Veränderungen münden.

Zu den funktionellen Wirkungen sei angemerkt: Selbst wenn ein gezieltes Ausdauer- oder Krafttraining auch bei autistischen Jugendlichen zur verbesserten Kondition führt (was, nebenbei bemerkt, nicht verwundert), so ist doch ein entscheidender Punkt, ob die Person eine ausreichende langfristige Motivation für diese Maßnahme aufbringen kann und die Aktivität mit dem Ziel einer langfristigen Gesundheitsförderung in ihr Leben integrieren kann. Die meisten Studien klammern die Fragen von Langzeiteffekten der Interventionen und der Fortsetzung der Maßnahmen jedoch aus. Vor allem in Hinblick auf die Umsetzbarkeit und den Transfer in den Alltag besteht noch großer Forschungsbedarf.

Wie unterscheiden sich Kinder und Jugendliche mit ASS im Hinblick auf das Ausmaß sportlicher Betätigung und der Aktivität im Alltag sowie hinsichtlich ihres Fitnessniveaus im Vergleich zu normal entwickelten Gleichaltrigen und welche gesundheitlichen Folgen resultieren aus der geringeren sportlichen Betätigung und dem Bewegungsmangel?

Im Hinblick auf das Ausmaß sportlicher bzw. körperlicher Aktivität und die Teilhabe an bewegungsbezogenen Aktivitäten von Kindern und Jugendlichen mit ASS lässt die Studienlage insgesamt etwas klarere Aussagen zu: Kinder und Jugendliche mit ASS bewegen sich weniger als normal entwickelte Gleichaltrige (Jones et al. 2017), sie nehmen weniger an sportlichen Aktivitäten und aktiven

Freizeitbeschäftigungen teil (McCoy et al. 2016; Memari et al. 2015; Potvin et al. 2013; Ratcliff et al. 2018), sie neigen mehr zu sitzenden Tätigkeiten (Jones et al. 2017) und sind körperlich weniger fit (Borremans et al. 2010).

Niedrige körperliche und sportliche Aktivität im Kindes- und Jugendalter wird mit einer Reihe an gesundheitlichen Risikofaktoren und Folgen assoziiert, z. B. Adipositas, Herz-Kreislauf-Erkrankungen und niedriges Wohlbefinden. Deshalb sind sich Forscher, Kliniker und Praktiker einig, dass eine frühe und gezielte Anbindung an bewegungsorientierte Aktivitäten und die Unterstützung bei der aktiven Freizeitgestaltung für diese Personengruppe elementare gesellschaftspolitische Aufgaben sind.

Welche Schwierigkeiten und Herausforderungen in der Teilnahme und Teilhabe an bewegungsbezogenen Aktivitäten in Schule, Freizeit und Verein treten auf?

Die Gründe für eine verringerte sportliche Aktivität und die niedrigere Teilnahme an Bewegungsaktivitäten können vielseitig sein und sind oft auf komplexe Art und Weise miteinander verbunden (vgl. Arnell et al. 2018). Einigkeit besteht darüber, dass die *Symptomatik* und im Wesentlichen die Störungen der Kommunikation und Interaktion hohe Hürden darstellen. Hinzu kommt die hohe Rate komorbider Störungen wie Angststörungen oder ADHS, die sich ebenfalls negativ auf die Wahrnehmung bewegungsbezogene Situationen auswirken können.

Healy und Block (2016) führen neben den symptomatisch bedingten motorischen Beeinträchtigungen eine Reihe an *gesundheitlichen* und *medizinischen Problemen* an, die bei Kindern und Jugendlichen mit ASS gehäuft vorkommen und sie an der Ausübung sportlicher Aktivitäten hindern können. Hierzu zählen Asthma bronchiale, Kopfschmerzen und Migräne, Krämpfe und epileptische Anfälle, Allergien, Autoimmunerkrankungen, gastrointestinale Komorbiditäten oder Störungen des autonomen Nervensystems.

Darüber hinaus weisen eine Reihe von Studien darauf hin, dass *intrinsische Faktoren* für eine geringere sportliche Aktivität verantwortlich sind. Hierzu zählen eine niedrige Motivation (Stanish et al. 2015), geringes Interesse an sportlichen Aktivitäten (Obrusnikova & Dillon 2011) sowie eine geringe wahrgenommene Freude an sportlicher Aktivität (Eversole et al. 2016). Eltern autistischer Kinder schreiben auch der Gemeinde und den Institutionen eine wichtige Rolle zu, die nicht immer ausreichend adäquate Angebote offerieren (Obrusnikova & Miccinello 2012). Auch soziodemographische Faktoren wie Einkommen und Erreichbarkeit der Angebote werden diskutiert (Memari et al. 2015).

Was behindert oder begünstigt eine Partizipation am sportlichen Geschehen aus Sicht der Betroffenen?

Arnell et al. (2018) führten mit 24 Jugendlichen mit *High-functioning*-Autismus im Alter zwischen 12 und 16 Jahren Interviews zu ihren Wahrnehmungen, ihrem

Erleben und ihren Einschätzungen. Die qualitativen Analysen zeigen eine Reihe gut nachvollziehbarer Aspekte: Sie erleben es z. B. als motivationsfördernd,

- wenn die Aktivität als freudvoll und wichtig erlebt wird,
- wenn sie mit bestimmten Personen durchgeführt wird, die für sie bedeutsam sind, oder
- wenn die Aktivität an eigene sinnhafte Ziele ankoppelt.

Sie schätzen es, wenn sie ausreichend Informationen über die Aktivität bekommen und die Aktionen vorhersehbar sind, wenn sie Möglichkeiten der Mitgestaltung haben, z. B. im Hinblick auf die Wahl der Inhalte, die Rahmenbedingungen und den sozialen Kontext. Ein freundlicher und klarer Umgang des Stundenleiters mit einem guten Verständnis für ihre Bedürfnisse und Besonderheiten wird als wichtig erlebt, ebenso wie die klare Vorstellung von der Aktivität und nachvollziehbare Erklärungen und Anleitungen. Eine wahrgenommene niedrige Kompetenz und wenig Selbstvertrauen führen zu einem stärkeren Gefühl der Verletzlichkeit. Unsicherheiten können sich auf die Exposition des eigenen Körpers oder der eigenen Person beziehen oder auf das Unvermögen, auf soziale Anforderungen angemessen zu reagieren (Arnell et al. 2018).

All die genannten Aspekte wirken letztlich wenig spezifisch und treffen sicherlich auch auf die Mehrzahl ihrer Altersgenossen ohne psychische Erkrankung zu. Allerdings kristallisieren die Autoren einen Aspekt heraus, nach dem sie ihr Konzept benennen: »Conditional participation«. Hiermit ist gemeint, dass die Teilnahmebereitschaft neben den beschriebenen begünstigenden Faktoren wie *Vorhersehbarkeit*, *Wahlfreiheit* und *Mitgestaltungsmöglichkeit*, *Selbstvertrauen* und *Motivation* von spezifischen, höchst individuellen und situativen Faktoren abhängen kann. Das plötzliche Auftauchen einer »falschen« Person während der Aktivität oder die minimale Veränderung von äußeren Gegebenheiten können alle anderen Bedingungen »überschatten« und in einer Ablehnung der Aktivität münden. Wir schließen daraus: Eine gute Vorbereitung und die Berücksichtigung adressatenspezifischer Aspekte bei der inhaltlichen und formalen Gestaltung der Aktivität sind zwar wesentlich. Die erfolgreiche Integration bzw. Inklusion wird aber auch davon abhängen, wie kompetent die Stundenleitung mit auftretenden Schwierigkeiten umzugehen vermag und in der Lage ist, gemeinsam mit der Person individuelle Lösungen zu erarbeiten.

> Die bewegungstherapeutische Arbeit mit Kindern und Jugendlichen mit ASS erfordert neben einer hohen Sach- und Fachkompetenz spezifische persönliche Eigenschaften wie Einfühlungsvermögen, geistige Flexibilität, Spontaneität und Kreativität.

Zusammenfassend zeigt sich, dass trotz zunehmender Kenntnisse und praktischer Ansätze die Herausforderungen in der bewegungsbezogenen Arbeit mit dieser Zielgruppe hoch bleiben (Obrusnikova & Dillon 2011; Obrusnikova & Miccinello 2012). Die unterschiedlichen Akteure in diesem Feld – Lehrer, Trainer in Sportvereinen, Erzieher in spezialisierten Einrichtungen, Bewegungstherapeuten sowie die Eltern von autistischen Kindern und Jugendlichen – stehen oft vor ähnlichen Hürden, wenn es um Fragen der Integration und Inklusion bzw. um die Gestaltung von Bewegungsaktivitäten geht. Hier ist neben spezifischen Konzepten und konkreten Handlungsempfehlungen ein intensiver Dialog der involvierten Beteiligten notwendig, damit eine Teilhabe und langfristige Anbindung an Bewegung, Spiel und Sport gelingt.

3.8.5 Zusammenfassung

Im folgenden Kasten werden die wichtigsten Fakten zu den Autismus-Spektrum-Störung stichpunktartig zusammengefasst.

- ASS gehören zu den selten psychiatrischen Erkrankungen. Sie sind genetisch bedingt und somit nicht heilbar. Die Behandlung erfolgt alters- und symptomorientiert.
- Das breite Spektrum (Symptomatik, Funktionsniveau) bei ASS impliziert ein breites Spektrum an therapeutischen Zielsetzungen – auch in der Bewegungstherapie.
- Bei der Gestaltung bewegungstherapeutischer Interventionen sind eine Reihe an methodisch-didaktischen Besonderheiten zu beachten. Diese betreffen z. B. den Umgang mit Überforderung und Reizüberflutung, die Berücksichtigung des Funktionsniveaus der Person oder die Wahl des passenden Formates. Vor allem kommt dem Prinzip der *Individualisierung* eine hohe Bedeutung zu.
- Die Forschungslage zu bewegungsbezogenen Fragestellungen ist im Vergleich zu anderen psychischen Erkrankungen umfangreich. Vor allem aufgrund der motorischen Auffälligkeiten, der geringen Teilhabe an sportlichen Aktivitäten und den damit verbundenen langfristigen Gesundheitsrisiken besteht eine hohe Indikation für bewegungsorientierte Maßnahmen.
- Methodische Konzepte und Handlungsleitfäden für die bewegungsbezogene Arbeit mit dieser Personengruppe liegen vor. In der Praxis stehen Professionelle und Betroffene oft vor Herausforderungen bei der Integration und Inklusion.

3.9 Fazit

In den vorausgegangenen Teilkapiteln haben wir uns um die Darstellung einer störungsspezifischen und entwicklungsorientierten Bewegungstherapie bemüht. Betrachtet man die klinischen Störungsbilder, die bewegungstherapeutischen Ziele, die methodischen Besonderheiten und die Forschungslage nun in der Rückschau, so fallen einige nennenswerte und interessante Aspekte auf.

Die **Störungsbilder** unterscheiden sich natürlich durch ihre spezifische Symptomatik, durch ihre Prävalenzzahlen, ihre ätiologischen Modelle oder ihre spezifischen therapeutischen Ansätze. Lenkt man den Blick auf Gemeinsamkeiten, so trifft für alle Störungsbilder zu, dass sich die Symptome immer auf unterschiedlichen Ebenen des Erlebens und Verhaltens manifestieren und stets motorische, emotionale, kognitive und soziale Anteile einer Person betreffen. Bei den verschiedenen Erkrankungen stehen meist bestimme Symptombereiche im Vordergrund. Bei Essstörungen fallen z. B. die körperlichen Veränderungen im Sinne der Gewichtsabnahme auf, aber auch das exzessive Bewegungsverhalten. Bei ADHS zählt die Hypermotorik zu den Kernsymptomen. Bei affektiven Störungen wie Depressionen oder Angststörungen imponieren hingegen emotionale Symptome. Bei Autismus-Spektrum-Störung oder Störungen des Sozialverhaltens sind die sozialen Auffälligkeiten vorherrschend und bei Schizophrenie die Veränderungen der Kognitionen. Bei allen Erkrankungen treten oft zusätzliche Komorbiditäten auf.

Für das Zustandekommen und die Entwicklung einer Störung wird stets das Verhältnis von bio-psycho-sozialen Stressoren auf der einen Seite und Ressourcen bzw. Schutzfaktoren auf der anderen Seite diskutiert. In den letzten Jahren hat insbesondere das Interesse an biologischen Erklärungsansätzen zugenommen, aber auch Kontext- und Milieufaktoren erfahren eine starke Berücksichtigung. Monokausale Erklärungsmodelle gelten hingegen als überholt.

Die klinische Therapie ist in der akuten Phase der Erkrankung immer multimodal ausgerichtet. Zu den etablierten Maßnahmen zählen die Psychotherapie und die Pharmakotherapie, soziotherapeutische Dienste und die Fachtherapien, wie die Ergotherapie, die Heilpädagogik, die Musiktherapie und die Bewegungstherapie. Die psychotherapeutische und medikamentöse Behandlung gelten als am besten erforscht – die anderen Maßnahmen sind zwar in der klinischen Praxis fest verankert und werden meist standardmäßig verordnet –, ihre Bedeutsamkeit und ihr Stellenwert spiegeln sich jedoch nicht ausreichend in den einschlägigen kinder- und jugendpsychiatrischen Lehrbüchern, Fachzeitschriften oder den medizinischen Behandlungsleitlinien wider.

Betrachtet man **bewegungstherapeutische Ziele** bei den einzelnen psychiatrischen Störungsbildern, lässt sich festhalten, dass sich diese an unterschiedlichen Merkmalen der Erkrankungen orientieren können:

- an den Entstehungsursachen der Erkrankung,
- an der spezifischen Symptomatik und/oder
- an den Folgen der Erkrankung.

Im Falle einer Depression kann die Bewegungstherapie beispielsweise dazu beitragen, negative Denkschemata abzubauen (als Ursache für depressives Erleben), die traurige Stimmungslage zu verbessern (als klinisches Symptom) oder der sozialen Isolation entgegenzuwirken (als Folge der Depression).

Darüber hinaus wird deutlich, dass sich ein Teil der bewegungstherapeutischen Ziele auf allgemeine Aspekte des Erlebens und Verhaltens beziehen und *störungsunspezifisch* sind, z. B. die gesteigerte Aktivierung, die Herstellung einer emotionalen Stabilität oder die Erfahrung von Selbstwirksamkeit. Gleichzeitig können sich bewegungstherapeutische Ziele auf *störungsspezifische* Aspekte der Erkrankung beziehen, z. B. die Verbesserung des Körperbildes bei Essstörungen oder die verbesserte Impulskontrolle bei hyperkinetischen Störungen (► auch Kap. 2.1).

Ziele sind darüber hinaus bei bestimmten Störungsbildern abhängig von den *Phasen* einer Erkrankung. Das am Zielgewicht orientierte gestufte Vorgehen bei

Essstörungen verlangt z. B. andere Ziele zu Beginn der Behandlung als an deren Ende. Bei der Schizophrenie wird z. B. die Akutphase von der Remissionsphase unterschieden – beide Phasen gehen mit unterschiedlichen Symptomen einher und erfordern unterschiedliche Ziele und Interventionen.

Schließlich bleibt festzuhalten, dass in der klinischen Akutversorgung aufgrund der relativ kurzen Behandlungsdauer tendenziell *kurzfristige* Ziele im Vordergrund stehen, z. B. die Steigerung des Wohlbefindens, die Verbesserung der Spannungs- und Emotionsregulation, die Vermittlung von Erfolgserlebnissen, Freude und Genuss oder das Erleben von Selbstwirksamkeit oder Gruppenzugehörigkeit. Andere Kontexte (z. B. ambulante Hilfen oder Nachsorge) ermöglichen *längerfristige* Zielsetzungen, etwa die Entwicklung von gesundheitsorientiertem Verhalten, die Verbesserung sozialer Kompetenzen oder der Aufbau des Selbstwertgefühls.

Auch bezüglich der **Methodik** gibt es aus unserer Sicht eine Reihe von *allgemeinen Aspekten*, die *störungsübergreifend* in der Bewegungstherapie berücksichtigt werden sollten. Hierzu zählen z. B. der Einbezug relevanter Patienteninformationen in die Konzeption und Planung der Therapieeinheiten, die Abstimmung der Vorgehensweise mit dem Behandlungsteam und die Berücksichtigung der tagesbezogenen Ausgangslage und interindividuellen Belastbarkeit der Patienten. Weitere methodische Schritte betreffen den Aufbau und die Struktur der Therapieeinheiten oder die Gestaltung von Reflexionsphasen, um das Erleben und Verhalten zu besprechen und therapeutisch aufzubereiten. Auch grundlegende Prinzipien der Trainingslehre, wie das Prinzip der Individualisierung oder der progressiven Belastungssteigerung, zählen zu dem allgemeinen methodischen Handwerk in der Arbeit mit psychisch erkrankten Kindern und Jugendlichen – unabhängig von der Diagnose (▸ auch Kap. 4).

Gleichzeitig gibt es eine Reihe an *störungsspezifischen* methodischen Aspekten, die zu einem Therapierfolg beitragen. Dies betrifft z. B. den Einsatz von Visualisierungstechniken in der Bewegungserklärung bei autistischen Kindern, die Anwendung strukturfördernder Interventionen bei hyperkinetischen Verhaltensweisen, den Einsatz deeskalativer Strategien im Umgang mit Störungen des Sozialverhaltens und spezifische methodische Vorgehensweisen in der Behandlung von Essstörungen.

In den einzelnen Störungskapiteln wurde darüber hinaus mehrfach auf die Vorteile, Chancen und Möglichkeiten hingewiesen, die in der Gestaltung unterschiedlicher Formate liegen (z. B. Einzeltherapien, Kleingruppen, reguläre Gruppenformen). Die Umsetzbarkeit dieser adressatengerechten Gestaltung und Ausrichtung der Therapie hängt von der Versorgungsstruktur und dem Behandlungskonzept der Einrichtung bzw. den entsprechenden Personalschlüsseln ab.

Schließlich wurde immer wieder betont, dass therapeutisches Wissen und eine adäquate Methodik nur dann zum Tragen kommen können, wenn die Bewegungstherapie auf dem Boden einer stabilen und vertrauensvollen Beziehung stattfindet. Auf Therapeutenvariablen und Aspekte der Kontakt- und Beziehungsgestaltung wird in Kapitel 4 nochmal ausführlicher eingegangen.

Im Hinblick auf die **Forschungslage** zu den Effekten bewegungsbezogener Interventionen zeigen sich ebenfalls einige interessante Tendenzen, von denen wir drei nochmal aufgreifen möchten:

Erstens haben sich die Forschungsbemühungen auf dem Gebiet in den letzten zehn Jahren insgesamt deutlich intensiviert – für viele Erkrankungen liegen zahlreiche Meta-Analysen und systematische Reviews vor. Der Wert und der klinische Nutzen bewegungstherapeutischer Maßnahmen wird von Forschern und Klinikern meist sehr hoch eingeschätzt, und es liegen für einzelne Störungsbilder mittlerweile zahlreiche Belege für die Wirksamkeit von Bewegungsinterventionen auf ausgewählte Aspekte der Symptomatik vor. Hinsichtlich des Publikationsumfangs ist die Forschungslage bei den einzelnen Störungsbildern allerdings keineswegs homogen. So überrascht z. B., dass es zu seltenen Erkrankungen wie Autismus oder Schizophrenie viel Forschungsliteratur gibt, wohingegen zu anderen Störungen, die einen Großteil der klinischen Population ausmachen (z. B. Störungen des Sozialverhaltens oder auch Depressionen und Angststörungen), verhältnismäßig wenige Studien existieren. Die Mehrzahl der Studien beziehen sich auf Jugendliche – für die Altersgruppe der Kinder bleibt der Forschungsbedarf besonders hoch.

Die klinische Bewegungstherapie ist als Verfahren im multimodalen Behandlungssetting fest etabliert und zählt in fast allen deutschen kinder- und jugendpsychiatrischen Einrichtungen zu den Standardtherapien. Dies bildet sich in den klinischen Behandlungsleitlinien der medizinischen Fachgesellschaften allerdings nur unzureichend und undifferenziert ab. Dies zeigt sich beispielsweise in einer diffusen Terminologie, in der mangelnden Berücksichtigung wichtiger (deutschsprachiger) Befunde und in der fehlenden Integration bewährter klinischer Konzepte. So erstaunt es, dass z. B. bei Störungsbildern wie Essstörungen oder Aufmerksamkeit- und Hyperaktivität, bei denen bewegungs- und körperbezogene Aspekte eine zentrale Rolle im Krankheitsgeschehen spielen und Teil der Kernsymptomatik sind, bewegungstherapeutische Perspektiven und Beiträge nur randständig erwähnt und abgehandelt werden. An dieser Stelle besteht aus unserer Sicht Anpassungsbedarf. Eine angemessene Repräsentation und Anerkennung der Bewegungstherapie als eigenständiges Verfahren mit seinen störungsspezifischen Anwendungs- und Behandlungsmöglichkeiten in Diagnostik und Therapie wäre wünschenswert.

Zweitens scheint sich das Verständnis von einer einseitig trainingsorientierten Therapie hin zu einer ganzheitlichen, mehrperspektivischen Betrachtung von therapeutischer Bewegung zu verändern. Dies zeigt sich z. B. an den untersuchten Inhalten und Interventionen. Über viele Jahre wurden fast ausschließlich Aktivitäten wie Ergometer-Training, Krafttraining oder »Aerobic Exercise« untersucht. Ein Großteil des wissenschaftlichen Diskurses ringt dabei um die Fragen, wie häufig, wie lange und wie intensiv sportliches Training durchgeführt werden sollte, um optimale Behandlungseffekte zu erzielen. Die Untersuchungen zielen meist auf die Ableitung von Empfehlungen für störungsspezifische Behandlungsleitlinien ab. Dies ist für eine weitere Etablierung der Bewegungstherapie als klinisches Verfahren natürlich von großer Bedeutung. Gleichzeitig betonten viele Forscher und Experten, dass diese einseitige Perspektive das breite Spektrum der Inhalte der Bewegungstherapie nicht ausreichend repräsentiert. Eine Reduktion auf instrumentelle Funktionen der Bewegung und eine ausschließlich »exercise«-orientierte Therapie greifen in der klinischen Praxis zu kurz. Erfreulicherweise werden nun auch andere bewegungsorientierte Ansätze und Interventionen wie Yoga oder Tai Chi, die stark sensible Funktionen der Bewegung betonen, systematisch untersucht. Auch soziale Funktionen sportlicher Aktivitäten und ihre Bedeutung für die Therapie werden im wissenschaftlichen Diskurs stärker wahrgenommen, wie sich am Beispiel der Schizophrenie oder bei den Autismus-Spektrum-Störung zeigt. Welche Rolle spielen z. B. *soziale Prozesse* für die Motivation zur Bewegung in der Therapie? Wie wirken sich bewegungstherapeutische Gruppenaktivitäten auf die Förderung sozialer Kompetenzen aus? Wie bedeutsam ist die soziale Einbettung für die langfristige Anbindung an Bewegungsaktivitäten? Diese Fragen sind aus unserer Sicht ebenso elementar wie die Frage optimaler Belastungsgrößen.

Bei Betrachtung der internationalen Forschungslage fällt **drittens** auf, dass externe Evidenzkriterien weiterhin eine überproportionale Bedeutungszuschreibung erfahren. Die Auswirkungen bewegungsbezogener Aktivitäten auf biologische oder kognitive Parameter oder auf spezifische Aspekte der Symptomatik werden meist mittels quantitativer Methoden erfasst, wobei RCT-Studien als Goldstandard gelten. Für das klinische Setting – hierüber herrscht Einigkeit – stellt sich die Realisierung methodisch hochwertiger Studien allerdings als sehr herausfordernd dar. Die Problematik der Bildung von Kontrollgruppen, die kurze durchschnittliche Behandlungsdauer der Patienten und multimodale Therapiekonzepte mit verschiedenen Maßnahmen erschweren eindeutige Ursache-Wirkungs-Rückschlüsse. In den letzten Jahren ist die Tendenz einer intensiveren interdisziplinären Zusammenarbeit im Sinne multiprofessioneller Forschungsprojekte wahrnehmbar, bei denen auch interne Evidenzen im Sinne der Evidence Based Practice eine stärkere Berücksichtigung erfahren. Wie haben *die Patienten* die therapeutischen Maßnahmen erlebt? Was haben sie selbst als hilfreich wahrgenommen und was nicht? Wie schätzen sie den Wert der Bewegungstherapie subjektiv ein? An welchen Punkten ergeben sich individuelle »Transfereffekte« für den Alltag? Was von dem Gelernten setzen die Patienten selbstständig, langfristig und nachhaltig um? Die Erfassung patientenbezogener Motive, Erwartungen, Einstellungen und Erfahrungen, aber auch die Experteneinschätzungen qualifizierter Therapeuten mittels geeigneter Methoden scheinen uns überaus wichtige und fruchtbare Forschungszweige zu sein.

Schließlich bleibt zu beantworten, inwieweit allgemeine oder spezifische Wirkfaktoren in der Bewegungstherapie zum Tragen kommen und über welche genauen physiologischen und psychologischen Wirkmechanismen Behandlungseffekte entstehen.

4 Praktische Handreichungen und Hilfen

Die bewegungstherapeutische Arbeit mit Kindern und Jugendlichen besteht in den meisten Behandlungskontexten und Anwendungsfeldern nicht nur aus der Durchführung der »eigentlichen« Bewegungsaktivität und den damit verbundenen Fragen der inhaltlichen und formalen Stundengestaltung, sondern umfasst viele weitere Tätigkeiten im Spannungsbogen zwischen der *Konzeption* und der *Evaluation*. Im klinischen Rahmen gehören hierzu z. B. Prozeduren wie das Erstgespräch, die fachlichen Rückmeldungen und der Austausch im Rahmen interdisziplinärer Teamsitzungen und Fallkonferenzen oder die elektronische Dokumentation und Leistungserfassung der einzelnen Therapieeinheiten. Mit den genannten Tätigkeiten sind konkrete und praktische Fragen verbunden z. B.:

- Welche Punkte umfasst ein Erstgespräch mit Jugendlichen und wie gestalte ich ein solches Gespräch sinnvoll und zielführend?
- Wie bringe ich meine fachspezifischen Beobachtungen in Fallkonferenzen und Teamsitzungen übersichtlich und verständlich ein?
- Was ist bei der Dokumentation der Therapieeinheiten zu beachten?

Diese Fragen werden in der Fachliteratur für die klinische bewegungstherapeutische Arbeit mit Kindern und Jugendlichen bisher kaum differenziert behandelt. Auch in der Aus- und Weiterbildung werden sie nur randständig thematisiert. Es scheint uns wichtig, diese Aspekte genauer zu beleuchten, da sie sich unmittelbar auf die Qualität der eigenen Arbeit, die interdisziplinäre Zusammenarbeit und somit auf die Behandlung der Kinder und Jugendlichen auswirken.

Darüber hinaus gibt eine Reihe praxisbezogener Fragen und Themen, die professions- und konzeptübergreifend jedem Bewegungstherapeuten früher oder später in der Arbeit mit psychisch erkrankten Kindern und Jugendlichen begegnen:

- Welchen Stellenwert hat die *Reflexion* im handlungs- und erlebniszentrierten Vorgehen, und wie gelingt ein Transfer der Erfahrungen und Erkenntnisse in den Alltag der Patienten?
- Wie geht man mit herausforderndem Verhalten um, z. B. wenn die Patientin/der Patient nicht mehr zu Bewegungstherapie erscheint oder wenn sie/er sich aggressiv und dissozial verhält?
- Was für Anforderungen stellt die klinische Arbeit an den Bewegungstherapeuten, und was trägt im Berufsalltag zur eigenen psychischen Gesundheit bei?

Durch die fachliche Betreuung von Studierenden, die Supervision von Bewegungstherapeuten sowie aus Fort- und Weiterbildungstätigkeiten wissen wir, dass diese Fragen »bewegen« und dass es hierzu einen gewissen Bedarf an theoretischem Wissen und »praktischem Handwerkszeug« gibt.

Uns ist bewusst, dass diese Fragen eng an die Gegebenheiten der jeweiligen Institution, an die spezifischen Behandlungskonzepte und die internen Fachbereichsstrukturen geknüpft sind. Auch der eigene Ausbildungshintergrund, das eigene Rollenverständnis und die eigene Persönlichkeit spielen hierbei eine wichtige Rolle. Deshalb können sie auch nicht einheitlich beantwortet werden. Dennoch möchten wir in diesem Kapitel einige »Tipps und Tools« zur Verfügung stellen, die sich in jahrzehntelanger Arbeit in unterschiedlichen Kontexten mit dieser Zielgruppe bewährt haben.

Das Kapitel umfasst

- Hilfen zur Vorbereitung der Therapie,
- Hilfen zur Gestaltung der Therapie,
- Hilfen zur Nachbereitung der Therapie sowie
- Hilfen für den Therapeuten.

Die Anregungen auf den nächsten Seiten sind als Orientierungs- und Strukturierungshilfen zu verstehen. Je nach Bedarf können sie modifiziert und den jeweiligen Rahmenbedingungen und der persönlichen Arbeitsweise angepasst werden. Die Praxisorientierung dieses Kapitels drückt sich auch dadurch aus, dass auf eine breite theoretische Rahmung der einzelnen Themen verzichtet wird.

4.1 Hilfen zur Vorbereitung der Therapie

In den folgenden Abschnitten werden Aspekte der Therapievorbereitung behandelt. Hierbei werden Fragen beleuchtet wie: Wie erhalte und filtere ich relevante Informationen über den Patienten vor dem Erstkontakt? Wie strukturiere ich sinnvoll und zielführend ein Erstgespräch mit Jugendlichen? Wie gestalte ich den Erstkontakt mit Kindern, und unter welchen Umständen ist ggf. ein »Teilnahmevertrag« für die Bewegungstherapie sinnvoll? Nach welchen Kriterien erfolgt die Zuordnung des Patienten zu den verschiedenen Therapieformaten und den unterschiedlichen Angeboten?

4.1.1 Patienteninformationen

Die bewegungstherapeutische Arbeit mit Kindern und Jugendlichen beginnt nicht mit dem Betreten der Halle, sondern mit vorbereitenden Schritten. Zu einer gründlichen Vorbereitung zählen z. B. das Erfassen und Filtern von Informationen zu dem Kind oder den Jugendlichen, die für die therapeutische Arbeit relevant sein können. Im klinischen Kontext geschieht dies im Wesentlichen über zwei Informationswege: (1) den *Aufnahmebefund* und (2) die *interdisziplinäre Teamsitzung*.

Zu Punkt (1): Die stationäre/teilstationäre oder ambulante Behandlung beginnt in aller Regel mit der Aufnahme, die vom behandelnden Arzt oder Therapeuten durchgeführt wird. Die Aufnahme erfolgt meist in Form eines strukturierten Interviews und umfasst verschiedene Punkte, die dann in Form eines Aufnahmebefundes verschriftlicht werden. Dieser setzt sich zusammen aus

- allgemeinen Patienteninformationen,
- dem Aufnahmeanlass und dem Behandlungsauftrag,
- der Vorgeschichte (Eigen- und Familienanamnese),
- dem psychopathologischen und körperlichen Befund bei Aufnahme,
- testpsychologischen und laborchemischen Befunden und
- der Verdachtsdiagnose bei Aufnahme.

Der Aufnahmebefund ist den Mitarbeitern der verschiedenen Berufsgruppen des Behandlungsteams zugänglich – meist in elektronischer Form. Er liefert bereits wichtige Informationen, die vor der ersten Begegnung mit dem Patienten und für die Planung der bewegungstherapeutischen Vorgehensweise von großem Wert sein können, wie folgende Beispiele verdeutlichen: Der Aufnahmeanlass, der Behandlungsauftrag und die Verdachtsdiagnose bei Aufnahme grenzen bereits ein, ob es sich um eine akute Krisenintervention von wenigen Tagen, eine diagnostische Einschätzung von wenigen Wochen oder einen therapeutischen Auftrag mit voraussichtlich längerer Verweildauer handelt. Hiermit sind Fragen zur Wahl und Gestaltung des bewegungstherapeutischen Settings verbunden. Die genaue Erfassung der aktuellen Symptomatik sowie testpsychologische Vorbefunde ermöglichen eine Ableitung von möglichen störungsspezifischen Zielsetzungen, wie sie in Kapitel 3 ausführlich beschrieben wurden.

Werden in der Vorgeschichte sportliche Interessen, Hobbys und aktuelle oder frühere Vereinsaktivitäten beschrieben, können diese gezielt als »Türöffner« in der Bewegungstherapie genutzt werden und der Aktivierung von persönlichen Ressourcen und Kompetenzen dienen. Nicht selten werden in der Anamnese auch Erlebnisse und Verhaltensweisen beschrieben, aus denen sich auf therapeutischer Seite eine erhöhte Sensibilität und Achtsamkeit im Umgang mit bestimmten Themen ableitet. Eine Patientin mit sexuellen Missbrauchserfahrungen in der Vorgeschichte wird sich möglicherweise in einer Einzeltherapiestunde mit einem männlichen Bewegungstherapeuten sehr unwohl fühlen. Eine sorgsame Planung und Anpassung der Vorgehensweise, z. B. die Begleitung zu der ersten Stunde durch eine Mitarbeiterin des Pflege- und Erziehungsdienstes, wäre u. U. angebracht. Der Hinweis auf dissoziales und grenzüberschreitendes Verhalten in der Vorgeschichte wäre hingegen ein wichtiges Indiz, um weitere vorbeugende Maßnahmen vor der ersten praktischen Einheit zu treffen (z. B. einen »Teilnahmevertrag« für die Bewegungstherapie abzuschließen, ▸ Abb. 4.2 in Kap. 4.1.3).

Auch im körperlichen und laborchemischen Befund sind oft wichtige Informationen enthalten, die sich auf eine Teilnahmefähigkeit an der Bewegungstherapie auswirken können: Ist die Teilnahme an der Bewegungstherapie beispielsweise aufgrund eines niedrigen BMIs vorerst kontraindiziert oder nur eingeschränkt möglich? Wie kompetent und selbstständig geht das Kind mit seinem Asthma in Bewegungssituationen um? Welche Bewegungseinschränkungen ergeben sich durch vorhandene Haltungsschwächen, körperliche Behinderungen oder Sinnesbehinderungen? Ist bei der Teilnahme an der Schwimmgruppe durch die ausgeprägte Adipositas mit Themen wie Scham, Selbstwert und Körperbild zu rechnen? Dies sind nur einige Beispiele für mögliche Fragestellungen.

Auch der psychopathologische Befund in der Aufnahmesituation ist aufschlussreich: Wie wird das Kind auf therapeutischer Seite eingeschätzt und wie hoch ist seine Behandlungsmotivation? Womit ist auf emotionaler Ebene in der ersten Stunde zu rechnen? Mit Unsicherheit und Angst, mit Niedergeschlagenheit und Traurigkeit oder mit Wut und Ärger, Ablehnung und Verweigerung? Und welche Art des Zugangs und des Umgangs leitet sich für die erste Kontaktgestaltung daraus für den Bewegungstherapeuten ab?

Zu Punkt (2): Während der Aufnahmebefund bereits viele allgemein wichtige Informationen beinhaltet, aus denen sich schon bewegungstherapeutische Zielsetzungen und Besonderheiten ergeben, ist ein weiterer wichtiger Schritt zur konkreten Planung der Therapie der kollegiale fachliche Austausch im interdisziplinären Team. Im klinischen Setting finden hierfür regelmäßige, meist wöchentliche Besprechungen statt. Hierbei werden neu aufgenommene Patienten vorgestellt und spezifische fachtherapeutische Indikationen diskutiert. Auf bewegungstherapeutischer Seite können hierbei folgende Fragen relevant sein:

- Was ist der klinische Auftrag und welche allgemeinen und/oder spezifischen Ziele sind hiermit verbunden?
- Was ist der fachtherapeutische/bewegungstherapeutische Behandlungsauftrag?
- Welche sportlichen Neigungen, Interessen, Vorerfahrungen sind bekannt?
- Welchen Unsicherheiten, Abneigungen und Ängste sind in Zusammenhang mit Sport und Bewegung bekannt?
- Bestehen ggf. Kontraindikationen zur Teilnahme an bestimmten Therapieformaten?
- Sind besondere Aspekte in der Kontakt- und Beziehungsgestaltung und im Umgang zu erwarten oder zu berücksichtigen?

Es ist ratsam, die beiden beschriebenen zentralen Informationswege in der Planungsphase sorgfältig zu nutzen.

4.1.2 Erstgespräch mit Jugendlichen

In verschiedenen Abschnitten dieses Buches wurde bereits auf die Vorteile eines ausführlichen bewegungstherapeutischen Erstgespräches mit Jugendlichen Patienten hingewiesen. Dieser vorgeschaltete Schritt ist oft ein wichtiger »Türöffner«, der den Weg in die Praxis ebnet. Erfahrungsgemäß können durch ein Erstgespräch viele potenzielle »Stolpersteine« in der Therapie vermieden werden.

Das Erstgespräch erfüllt mehrere Funktionen: Es dient zum einen einem guten *Kontakt- und Beziehungsaufbau.* Dieser ist dann möglich, wenn sich eine Person sicher fühlt und wenn sie sich innerhalb ihrer Komfortzone bewegt. »Bewegungstherapie« stellt allerdings selten ein vertrautes Terrain für die Jugendlichen dar. Diffuse Vorstellungen und Erwartungen der Jugendlichen über dieses therapeutische Verfahren sind oft gepaart mit mangelndem Kompetenzerleben im sportlichen Bereich, mit Schamgefühlen, mit Sorge vor der Bewertung durch andere oder mit Leistungsängsten. Nicht selten liegt eine negative Voreingenommenheit durch Sportunterricht in der Schule vor. Im Gegensatz zu einem »Kaltstart« in der Praxis bietet ein ruhiges und geordnetes Gespräch einen *stabilisierenden* und *selbstsichernden* Rahmen.

In diesem Rahmen werden wichtige Informationen ausgetauscht. Jugendliche möchten oft eine konkretere Vorstellung davon gewinnen, was *Bewegungstherapie* überhaupt ist, was dort genau gemacht wird, wer außer ihnen noch daran teilnimmt, und manchmal auch davon, welcher Zweck und Sinn hinter der Maßnahme steckt. Durch den Austausch erhält der Jugendliche ein genaueres Bild von dem Behandlungs- und Hilfeangebot. Auf therapeutischer Seite zielen die Fragen im Wesentlichen darauf ab, ein besseres Verständnis der individuellen Ausgangslage des Jugendlichen zu bekommen, um aus den zusätzlichen Informationen ggf. weitere Behandlungsziele und Teilnahmeindikationen ableiten sowie individuelle Präferenzen und Bedürfnisse bei der Planung berücksichtigen zu können.

Julia

Julia wird aufgrund einer depressiven Symptomatik zur stationären Behandlung aufgenommen. Im Rahmen des Bewegungstherapie-Erstgespräches berichtet sie u. a. davon, sich »in ihrer Haut oft unwohl zu fühlen«, sich für ihren Körper oft zu schämen und sich vor sich selbst zu ekeln. Sie habe sich aufgrund des »Hasses auf ihren Körper« auch schon mehrfach geritzt. Neben bereits anvisierten Maßnahmen zur Reduktion der depressiven Symptomatik bzw. zur Steigerung ihres Aktivierungsgrades und ihrer Vitalität (»Walking-Gruppe«, »Fitness-Gruppe«) werden die Teilnahme an einer »Körperwahrnehmungs-Gruppe« sowie eine Einzeltherapie vereinbart. In diesen Therapieformaten werden die körperbezogenen Empfindungen, Einstellungen, Gefühle und Verhaltensweisen explizit thematisiert und bearbeitet.

Im Idealfall gelingt es im Verlauf, im Sinne einer gemeinsamen Absprache verbindliche Vereinbarungen über die konkrete Vorgehensweise zu treffen. Das Gespräch erfüllt somit gewissermaßen die Funktion eines *Kontraktes* (Vertrag bzw. Zustimmung). Dieser umfasst z. B. das Einverständnis über die Teilnahme an bestimmten Therapien (und damit verbundenen Zielsetzungen), die Verständigung auf bestimmte Teilnahmevoraussetzungen und die Akzeptanz konkreter Verhaltensregeln und Vorgehensweisen (Sportkleidung, keine elektronischen Geräte, respektvoller Umgang, Tag und Uhrzeit der Termine usw.).

Was zunächst einfach und trivial klingt, erweist sich in der Durchführung manchmal als herausfordernd: Die Jugendlichen sind z. B. durch die Symptomatik eingeschränkt auskunftsfähig oder -willig. Manchmal wirken sie desinteressiert oder zeigen sich sogar ablehnend gegenüber den Angeboten bis hin zur Verweigerung des Gespräches. Andere sind wiederum so niedergeschlagen oder emotional aufgewühlt und erregt oder gedanklich so unstrukturiert und kognitiv eingeschränkt, dass sie kaum in der Lage sind, konstruktiv etwas zu dem Gespräch beizusteuern. Umso wichtiger ist auf therapeutischer Seite eine klare, geordnete Gesprächsführung, damit relevante Aspekte zusammengetragen werden können.

Das Erstgespräch umfasst verschiedene Phasen, die aufeinander aufbauen:
1. Vorstellungsphase
2. Interviewphase
3. Abstimmungsphase

Vorstellungsphase

In klinischen Einrichtungen hat es sich bewährt, die Patienten auf der Station zum Erstgespräch abzuholen. Akute Vorkommnisse oder tagesbezogene Besonderheiten, die den Patienten betreffen, können in einer kurzen informellen Übergabe hierdurch mit dem Stationspersonal ausgetauscht werden.

Die erste Phase beinhaltet
- die Vorstellung der eigenen Person und der fachlichen Zuständigkeit,
- die Information über das Ziel und den Rahmen des bevorstehenden Gespräches,
- die Vorstellung des Fachbereichs und der verschiedenen Therapieformate.

Interviewphase

Das Interview kann thematisch verschiedene Bereiche abdecken. Im Folgenden finden Sie eine Auswahl an Beispielfragen zu verschiedenen Themenkomplexen, die aus Sicht der Verfasser hilfreiche und nützliche Informationen generieren können. Die Fragen sind in Anlehnung an systemische Therapieansätze *lösungs- und ressourcenorientiert* und lassen sich professions- und konzeptunabhängig leicht integrieren. Sie sind als eine Zusammenstellung von *Anregungen* zu verstehen, die je nach Belieben ergänzt, umstrukturiert und an die fachbereichsspezifischen Konzepte und die individuelle Arbeitsweise angepasst werden können.

Etwas über die aktuelle Verfassung des Jugendlichen und die Veränderungen seit seiner Aufnahme erfahren Die fachtherapeutischen Erstgespräche finden meist wenige Tage nach Aufnahme statt. Es kann durchaus hilfreich sein, zunächst genauer zu explorieren, in welcher Verfassung sich der Jugendliche befindet (sofern dies nicht unmittelbar durch das Auftreten, den mimisch-gestischen Ausdruck, durch Körpersprache oder Gesagtes offensichtlich ist) und was sich seit der Aufnahme geändert hat. Dies erlaubt manchmal Rückschlüsse darüber, was dem Jugendlichen aktuell guttut und an welchen Bedürfnissen bewegungstherapeutische Maßnahmen »ansetzen« können.

Beispielfragen

- Nehmen wir an, Du würdest einem Unbekannten deine aktuelle Situation schildern, was würdest Du über Dich erzählen?
- Auf einer Wohlbefindens-Skala von 1 bis 10 (1 = niedrig, 10 = hoch), wie niedrig war Dein Wohlbefinden am Tag der Aufnahme? Wie niedrig/hoch ist es heute? Was hat sich in den letzten Tagen verändert? Woran merkst Du dies konkret?

- Was genau hat dazu beigetragen, dass das Wohlbefinden bereits wieder etwas gestiegen ist? Welche äußeren Bedingungen und Maßnahmen haben zu Deiner akuten Entlastung beigetragen (Gespräche, Medikation, Distanz von zu Hause, Ruhe, Struktur usw.)?
- Was hast Du selbst aktiv zu dazu beitragen können, dass es Dir bereits etwas bessergeht (Offenheit gegenüber den Angeboten, Gespräche angenommen, Ablenkung usw.)?
- Was müsste passieren, damit Du Dich auf der Skala noch einen Schritt weiter nach oben bewegst?
- Was kann/was darf derzeit so bleiben, wie es ist? Womit bist Du aktuell zufrieden? Was gibt Dir gerade Kraft, diese außergewöhnliche Situation zu bewältigen?

Ist die verbale Exploration des Jugendlichen hier wenig aufschlussreich, können andere Informationsquellen herangezogen werden, z. B. durch Fremdeinschätzungen des therapeutischen Kollegiums oder Pflege- und Erziehungsdienstes.

Etwas über die Veränderungswünsche des Jugendlichen erfahren Therapie ist in der Regel ein Prozess der *Veränderung*. Je klarer die Vorstellung davon ist, was die Person verändern möchte, desto leichter lassen sich entsprechende Hilfeangebote formulieren und gestalten. Jugendliche sind in dieser Hinsicht sehr unterschiedlich. Einige können »nichts« über ihre eigenen Veränderungswünsche sagen, andere bleiben allgemein und diffus *(»Mein Leben wieder in Ordnung bringen«)*, andere wiederum äußern sich konkret, aber unrealistisch *(»Ich will meine Angst besiegen, bleibe aber nicht länger als drei Wochen hier!«)*. Folgende Fragen unterstützen in der Exploration und Konkretisierung von Veränderungswünschen.

Beispielfragen

- Was erhoffst Du Dir von der Entscheidung, Dich hier behandeln zu lassen?
- Woran würdest Du genau merken, dass es eine gute Entscheidung war, Dich hier behandeln zu lassen?
- Nehmen wir an, Du verlässt in einigen Wochen zufrieden die Klinik, worin könnte/würde diese Zufriedenheit bestehen?
- Nehmen wir an, diese Behandlung wäre erfolgreich, wie sähe dieser Erfolg für Dich aus?
- Woran würdest Du genau merken, dass es Dir bessergeht? Was würdest Du konkret *anders* machen? Was würdest Du *wieder* machen?
- Worin würden sich diese Veränderungen als Erstes zeigen? Wer würde diese Veränderungen in Deinem Umfeld als Erstes wahrnehmen?

Etwas über allgemeine Ressourcen des Jugendlichen erfahren Wer Veränderungen anstrebt oder therapeutisch begleitet, sollte wissen, welche Ressourcen und Kompetenzen vorhanden sind, um diese umzusetzen. Die folgenden Fragen schärfen den Blick für die individuellen Fähigkeiten und Eigenschaften der Person.

Beispielfragen

- Welche persönlichen Eigenschaften haben Dir bisher bei der Bewältigung ähnlicher Schwierigkeiten und Krisen geholfen? Welche Stärken, Fähigkeit und Kompetenzen zeichnen Dich aus?
- Nehmen wir an, Dein bester Freund oder Deine beste Freundin säße mit uns hier im Gespräch und würde mir von Deinen Stärken berichten, was würde er/sie über Dich erzählen?
- Welche von Deinen Stärken und Kompetenzen kannst Du in Deiner jetzigen Situation am ehesten gebrauchen/aktivieren/nutzen?
- Welche Ideen hast Du darüber, wer oder was dir hier beim Erreichen Deiner Ziele behilflich sein kann?

Etwas über die sportlichen Vorerfahrungen und bewegungsbezogenen Kompetenzen, Motive und Einstellungen des Jugendlichen erfahren Bewegungs- und Sporttherapie ist meist ein unvertrautes Terrain. Bewegung und Sport hingegen nicht. Oft stellen diese sogar wichtige Ressourcen in der Lebenswelt von Kindern und Jugendlichen dar. Folgende Fragen lenken einen fachspezifischen Blick auf bewegungsbezogene Motive, Kompetenzen und Einstellungen.

Beispielfragen

- Berichte mir von Deiner schönsten Erinnerung, die mit Bewegung und Sport zu tun hat. Warum ist dies eine gute Erinnerung für Dich? Was genau hat den Moment ausgemacht? Wie hast Du in diesem Moment gedacht, gefühlt, erlebt? Nehmen wir an, es würde uns hier in der Klinik gelingen, ähnliche Erlebnisse zu schaffen, was müssten wir hierfür tun?
- Nehmen wir an, Du könntest eine sportliche Situation noch einmal erleben, die Dich positiv geprägt hat, welche wäre das? Warum war die Situation so wichtig für Dich? Was daran hat sich so gut angefühlt? Wodurch kam das Gefühl zustande? Wie könnten wir dieses Gefühl hier in der Bewegungstherapie erzeugen?
- Welche Bewegungsaktivitäten/Sportarten übst Du aktuell aus? (Wenn es aktuell keine gibt, dann Vergangenheit oder Zukunft: … hast Du gerne ausgeübt/würdest Du gerne ausüben?) Was genau gefällt Dir an der Aktivität? Was ist Dir dabei wichtig? Was treibt Dich dabei an?
- Wie intensiv, wie häufig, wie lange trainierst Du schon? Was motiviert Dich, diese Aktivität auszuüben, regelmäßig zu trainieren, weiterzumachen?
- Beschreibe mir möglichst genau, was eine gelingende sportliche Aktivität für Dich ausmacht? Was machst Du? Was erlebst Du? Wie erlebst Du Dich? Was spürst Du besonders? Was für Gedanken hast Du? Wie geht es Dir dabei? Wie geht es Dir danach?
- Nehmen wir an, wir würden Deinen Trainer fragen, was für ein Spielertyp Du bist, was würde er über Dich erzählen? Was würden Deine Mitspieler über Dich berichten? Was sind Deine wichtigsten spielerischen Qualitäten und Eigenschaften »auf dem Platz«?
- Nehmen wir an, Du könntest drei Sportarten Deiner Wahl ausprobieren, welche wären das? Warum diese drei? Was würde Dich daran reizen?
- Wie müsste ein Bewegungsangebot aussehen, damit Du Dir eine Teilnahme gut vorstellen kannst (Gruppengröße, Rahmenbedingungen, Mitbestimmung usw.)?
- Hast Du ein sportliches Idol? Was bewunderst Du an ihm/ihr? Was fasziniert Dich an ihm/ihr? Womit kannst du dich gut identifizieren?

Etwas über sport- und bewegungsbezogene Sorgen, Ängste, Unsicherheiten und Abneigungen des Jugendlichen erfahren und auf Schwierigkeiten vorbereiten Bewegung und Sport werden nicht immer mit Spannung, Spiel und Spaß assoziiert, sondern bei manchen Jugendlichen auch mit Konkurrenz, Leistungsdruck, Scham, Unsicherheit, Versagen und Angst. Ebenso wichtig wie die Ressourcen sollten im Gespräch auch die »Schattenseiten« exploriert und ernst genommen werden, welche die Jugendlichen mit diesem Thema verbinden. Dies hilft insbesondere, wenn Jugendliche zunächst ablehnend gegenüber der Bewegungstherapie wirken. Es ist in diesem Zusammenhang ratsam, die Unterschiede von *Schulsport*, *Vereinssport* und *Therapie* zu erläutern. Der Verzicht auf Leistungsbewertung und Wettkampforientierung, die Förderung von gesundheits- und entwicklungsförderndem Verhalten sowie die Stärkung von individuellen Ressourcen und Kompetenzen als zentrale Merkmale der Therapie sollten deutlich gemacht werden.

Beispielfragen

- Was waren weniger gute Erfahrungen, die Du im Sport gemacht hast? Was daran war so unangenehm für Dich?
- Wie würdest Du eine misslungene Sportstunde beschreiben?
- Was genau löst in sportlichen Situationen Unbehagen und Missempfindungen bei Dir aus?
- Woran merkst Du konkret, dass Dir das Sporttreiben in der Gruppe mit anderen schwerfällt? Was denkst Du hierbei über dich? Wie erlebst Du Dich in solchen Momenten? Wie verhältst Du Dich dann?
- Was dürfte auf keinen Fall hier im Rahmen der Bewegungstherapie wieder passieren? Worauf müssten wir besonders Acht geben?
- Welche weiteren Schwierigkeiten könnten uns in der Zusammenarbeit hier begegnen?
- Wie könnten wir Dich unterstützen, wenn Du nicht den nötigen Antrieb und die Motivation für die Termine aufbringen kannst?
- Bestehen körperliche Erkrankungen/Einschränkungen/Behinderungen oder akute Verletzungen? Wenn ja, welche? Welche Rolle können diese in der Bewegungstherapie spielen? Wie ist Dein Umgang mit dieser Einschränkung?

Etwas über den Gesamtzustand und die Selbsteinschätzungsfähigkeit des Jugendlichen erfahren Vor allem wenn das Gespräch schleppend verläuft und Jugendliche wortkarg, passiv, wenig auskunftswillig oder introspektionsfähig sind, bietet sich an, die Selbstbeschreibungen zu vereinfachen. Über Skalierungsfragen können z. B. wichtige Informationen zusammengetragen werden (▶ Abb. 4-1).

Ziele konkretisieren Ziele werden nicht nur im Rahmen von Erstgesprächen thematisiert, sondern spielen im (bewegungs-)therapeutischen Prozess immer wieder eine Rolle (▶ Kap. 4.1.2 und 4.1.3). Ziele zu benennen ist nicht schwer – sie zu erreichen hingegen schon, wenn bestimmte Kriterien bei der Zielbeschreibung und Formulierung nicht beachtet werden. Insbesondere weil die Zielerreichung eng mit der Zufriedenheit und der Bewertung des Therapieerfolges zusammenhängt, lohnt es sich, genauer zu beleuchten, woran sich »gute« Ziele erkennen

Wie schätzt Du Dich in Bezug auf folgende Aspekte im Moment selber ein?

Allgemeiner Gesundheitszustand

sehr gut	gut	eher gut	mittel	nicht so gut	schlecht	sehr schlecht

Aktuelles Wohlbefinden

sehr niedrig	niedrig	eher niedrig	mittel	eher hoch	hoch	sehr hoch

Aktuelle körperliche Belastbarkeit

sehr niedrig	niedrig	eher niedrig	mittel	eher hoch	hoch	sehr hoch

Aktuelle Motivation zur Teilnahme an der Bewegungstherapie

sehr niedrig	niedrig	eher niedrig	mittel	eher hoch	hoch	sehr hoch

Abb. 4-1 Selbsteinschätzungsskalen zur aktuellen Ausgangslage

lassen. Im Bereich des Projekt- und Selbstmanagements, der Personalentwicklung und des Gesundheitscoachings wird oft von *smarten* Zielen gesprochen (z.B. Seiwert 2000; Birgmeier 2011). *S.M.A.R.T.* ist ein Akronym und steht hierbei für fünf Kriterien, die auch für den Zieldefinitionsprozess der Bewegungstherapie eine wertvolle Orientierung darstellen können.

S.M.A.R.T.-Kriterien

- **S.** – Spezifische Ziele: Ziele sollten eindeutig und präzise sein. Unspezifische, vage Ziele in der fernen Zukunft sind unverbindlich und entwickeln keine Zugkraft.
- **M.** – Messbare Ziele: Ziele sollten messbar oder beobachtbar sein, entweder anhand objektiver Kriterien oder subjektiver Kriterien.
- **A.** – Aktionsorientierte/attraktive Ziele: Ziele sollten für die Person erstrebenswert und attraktiv sein. Sie sollten Motivation für das eigene Handeln und die eigene Aktivität des Patienten auslösen.
- **R.** – Realistische Ziele: Ziele sollten von tatsächlichen Verhältnissen ausgehen, und nicht von Wunschvorstellungen. Sie sollten so gesteckt sein, dass eine gewisse Anstrengung zur Zielerreichung erforderlich ist und ernsthafte Realisierungschancen bestehen.
- **T.** – Terminierte Ziele: Den Zeitpunkt für die Zielerreichung festzulegen erzeugt einen gewissen Handlungsdruck. Die Auseinandersetzung mit dem Zeitaufwand hilft dabei, überzogene Erwartungen auf ein realistisches Maß zu bringen.

Insbesondere in der Arbeit mit Kindern und Jugendlichen kann es leicht passieren, dass von den Patienten Ziele geäußert werden, die ein oder mehrere dieser Kriterien nicht erfüllen. In ▸Tabelle 4-1 sind typische Beispielsätze von Zielen von Kindern und Jugendlichen aufgeführt, die sich mit therapeutischer Unterstützung leicht in »smartere« Ziele verwandeln lassen.

Tab. 4-1 S.M.A.R.T.-Ziele in der Bewegungstherapie

Zielkriterien/ Beispiele	Ursprüngliche Ziele	Umgewandelte Ziele
S Spezifisch	»Ich möchte gerne wieder fitter werden.«	»Ich möchte gerne meine Ausdauer so verbessern, dass ich in der Lage bin, 30 Minuten am Stück zu laufen.«
M Messbar	»Ich will wieder mehr Freude haben.«	»Wenn ich auf einer 10-stufigen Befindlichkeitsskala von der 2 auf eine 4 komme, wäre ich sehr zufrieden.«
A Aktionsorientiert	»Ich raste nicht mehr aus, wenn ich frustriert bin.«	»Wenn ich an meine Grenzen komme, nutze ich das Signal ›Spielstopp‹ und nehme mir eine Auszeit. Mit diesem Verhalten kann ich in der Gruppe bleiben, die mir Spaß macht.«
R Realistisch	»Ich will keine Angst mehr in neuen Situationen haben.«	»Im Rahmen der Behandlung möchte ich lernen, besser mit meiner Angst umzugehen.«
T Terminiert	»Ich möchte irgendwann mal die rote Kletterroute schaffen.«	»Ich möchte in den nächsten zwei Einheiten gerne die rote Kletterroute schaffen.«

Wie in den Beispielen deutlich wird, machen schon kleinere Veränderungen oft einen entscheidenden Unterschied aus und können sich auf motivationale und volitionale Prozesse auswirken. Allerdings sollte nicht der Eindruck entstehen, dass jeder therapeutischen Intervention immer Ziele zugrunde liegen müssen, die alle genannten Kriterien erfüllen. Dies würde dem Prozesscharakter einer Therapie nicht gerecht werden und die Kreativität und den Gestaltungsspielraum auf therapeutischer Seite erheblich einschränken. Ziele können sich auch im Tun entwickeln, sie können sich im Verlauf ändern, sie können angepasst oder wieder verworfen werden. Die *Zielorientierung* und die *Zielentwicklung* verlangen eine gewisse Offenheit und Flexibilität, die *Zielformulierung* sollte allerdings so klar wie möglich sein. Hierfür bieten die S.M.A.R.T.-Kriterien eine gute Grundlage.

Abstimmungsphase

Die Abstimmungsphase bildet den Abschluss des Erstgespräches. Auf therapeutischer Seite stehen nun für die Planung der Vorgehensweise verschiedene Informationen aus unterschiedlichen Quellen zur Verfügung: Informationen aus dem

Aufnahmebefund und der *interdisziplinären Teamsitzung* sowie *komplementäre Informationen aus dem Erstgespräch*. Hieraus lassen sich eine individuelle Indikation und eine ausreichende Grundlage für die spezifische Vorgehensweise und Zuordnung zu bestimmten bewegungstherapeutischen Angeboten und Formaten (► Kap. 4.1.4) ableiten. Am Ende des Gespräches sollte die Einigung zu einer verbindlichen Teilnahme stehen. Im Idealfall steht für den Jugendlichen dann fest, an welchen bewegungstherapeutischen Maßnahmen er teilnimmt (z. B. Klettern), welche Zielsetzungen mit den angesetzten Maßnahmen verbunden sind (z. B. verbesserter Umgang mit Angst) und wie die organisatorischen Rahmenbedingungen aussehen (z. B. Wochentage, Uhrzeit und Dauer und Frequenz der Termine, Örtlichkeiten, Sportkleidung usw.). Auch hier sollte darauf hingewiesen werden, dass die angesetzten Maßnahmen und die besprochene Vorgehensweise nicht »in Stein gemeißelt« sind, sondern dass diese im Behandlungsverlauf angepasst und geändert werden können, z. B. bei Überforderung oder wenn sich eine Therapie über die Wochen nicht als hilfreich erweist.

Die hier vorgestellten Themenkomplexe und Fragen sind nicht als strenger Leitfaden zu verstehen, sondern als Anregung, als Grundlage oder flexible Ergänzung für die eigene therapeutische Vorgehensweise.

4.1.3 Erstkontakt mit Kindern

Während das Erstgespräch vor allem bei der Altersgruppe von 13 bis 18 Jahren infrage kommt, bietet sich in der stationären Behandlung von Kindern an, die erste Einheit in Form einer Einzelstunde stattfinden zu lassen. Diese findet in einem ruhigen und geordneten Rahmen statt, der ebenso wie das Erstgespräch die Möglichkeit bietet, einander unter übersichtlichen Bedingungen zu begegnen und eine vertrauensvolle Beziehung aufzubauen. Dieses Format erleichtert eine allgemeine Verhaltensbeobachtung und/oder ggf. die Durchführung einer bewegungsspezifischen Diagnostik. Diese bilden dann neben den anderen Informationen eine gute Grundlage für die Zuordnung zu den spezifischen Therapieformaten.

Oft bieten die Berichte der Kinder über ihre Lieblingssportarten, ihre sportlichen Idole oder eigene Vereins- oder Freizeitaktivitäten gute Anknüpfungspunkte, um einen thematischen Einstieg zu finden. Ob Fußball, Tischtennis, Parcours, Karate oder Breakdeance – meist lassen sich leicht entsprechende Partnerübungen entwickeln, um in einen gemeinsamen aktiven Dialog zu treten.

Max

Der zehnjährige Max wirkt auf dem Weg in die Halle noch sehr zurückhaltend und schüchtern. Unsicher beantwortet er die ersten Fragen des Bewegungstherapeuten und berichtet davon, noch viel »Heimweh« zu haben und wegen Leon, seines Zimmernachbarn, in seinen ersten zwei Nächten in der Klinik schlecht geschlafen zu haben. Insgesamt macht er einen traurigen und etwas verängstigten Eindruck. Beim Betreten der Halle entdeckt Max die Fußballtore: »Ich war mal Torwart!«, berichtet er mit Stolz. An seine sportbezogene Bewegungsfreude lässt sich schnell wieder anknüpfen. Max und der Bewegungstherapeut spielen sich zunächst im lockeren Passspiel den Ball zu und verändern im Verlauf der Übung die Schussdistanz. Bei Dribbel-Übungen taut Max zunehmend auf, wirkt lockerer und gelöster, und bei den abwechselnden Schüssen auf's Tor zeigt er sich gut konzentriert, flink und reaktionsschnell. Im abschließenden Spiel »Kegelfußball« geht Max gut in die Offensive, zeigt Spielfreude und Spannung und drückt nun auch seine Freude und seinen Spaß offen und kindlich aus. Nach einer kurzen, abschließenden Ruhe-Übung berichtet er von sich aus, dass er wegen Ängsten in der Klinik sei und nicht mehr zur Schule gehe. Dann fügt er hinzu: »Das Spiel hat echt Spaß gemacht. Ich hoffe, ich kann bald wieder zum Training.«

Erfahrungsgemäß freuen sich die Kinder meist, wenn sie aus »ihren« Sportarten etwas zeigen können oder diese im Rahmen der ersten Stunde aufgegriffen werden können. Das Bewegen in der eigenen sportlichen Komfortzone bietet ihnen eine gewisse Sicherheit und ermöglicht das Ankoppeln an ihre Ressourcen, Kompetenzen und Interessen. Nicht selten ergeben sich durch die Aktivität dann Möglichkeiten, miteinander ins Gespräch zu kommen und mehr über das Kind zu erfahren. Neben der Gestaltung einer vertrauensvollen Beziehungsbasis und der Möglichkeit eines ersten fachspezifischen, diagnostischen Blickes dient der Erstkontakt mit den Kindern in Form einer Einzelstunde auch dazu, bestimmte Vorkehrungen und Maßnahmen aus den Beobachtungen abzuleiten und auf besondere »Störungen« zu reagieren.

Leon

Der elfjährige Leon betritt den Bewegungstherapie-Raum expansiv, nachdem er auf dem Weg zur Halle schon selbstüberhöhend über sein Fußball- und Kickboxtalent berichtet hat. Ohne abzuwarten, rennt er direkt in Richtung der Hallenmatten, um sich dort mit wilden Tritten auszutoben. Leon tritt im Verlauf der Stunde sehr autonom auf. In frustrierenden Situationen, wenn er z. B. ein Gegentor beim Fußballspiel »kassiert« oder wenn ihm ein Übungsschritt nicht gelingt, beschwert er sich lautstark und enthemmt. Als er im Fußballspiel den Therapeuten mit dem Ball am Kopf trifft, lacht er laut los und wirkt wenig betroffen. Die erste Stunde ist im Hinblick auf die Interaktions- und Beziehungsgestaltung ein stetiger Balanceakt, da Leon durch sein impulsives Verhalten und das Ignorieren von Ansagen und an ihn gestellten Anforderungen immer wieder Grenzen überschreitet.

Liegen – wie in dem Fallbeispiel von Leon – deutliche Hinweise auf eine Sozialverhaltensstörung vor, so ist es ratsam, vor der Teilnahme an den regulären Gruppentherapien die Teilnahme- und Rahmenbedingungen zu besprechen und diese durch einen Vertrag zu besiegeln (► Abb. 4-2).

Bei dieser Art von schriftlichen oder mündlichen Verträgen ist auf eine adressatengerechte, leichte Sprache zu achten. Die Sätze sollten z. B. kurz sein und einfache Wörter beinhalten, Aussagen können durch Symbole und Icons unterstützt werden (ausführliche Hinweise finden sich z. B. beim Netzwerk *Leichte Sprache* (Netzwerk Leichte Sprache 2020).

Vertrag für die Teilnahme an der Bewegungstherapie

Zwischen LEON **und** Herrn Thimme

REGEL 1 Ich achte darauf, die anderen Kinder und Erwachsenen nicht zu beleidigen, zu beschimpfen oder durch körperliche Gewalt zu verletzen.

REGEL 2 Ich spreche die anderen Kinder und Erwachsenen respektvoll an und lasse die Anderen ausreden.

REGEL 3 Ich halte mich an die Anweisungen, die in der Stunde ausgesprochen werden.

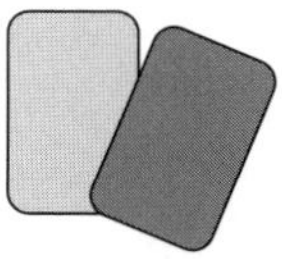

Bei der ersten Regelverletzung, gibt es eine gelbe Karte als Verwarnung. Bei der zweiten Regelverletzung, gibt es eine rote Karte und ich muss zwei Minuten das Spiel aussetzen.

Bei zwei roten Karten ist die Stunde für mich zu Ende.

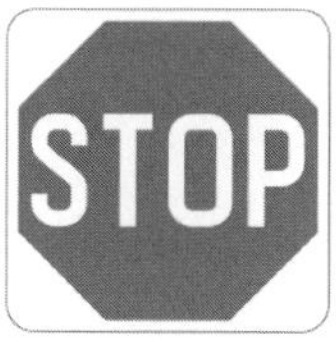

Wenn ich mich im Spiel von Anderen ungerecht behandelt fühle oder wenn ich dringend etwas sagen möchte, rufe ich

„Spielstop"

Der Therapeut unterstützt und fördert die Person nach besten Kräften.

Ich habe den Vertrag gelesen und verstanden.

LEON .... Till Thimme ....

Kind / Jugendlicher Therapeut

Abb. 4-2 Beispielvertrag für die Teilnahme an der Bewegungstherapie

4.1.4 Auswahl geeigneter Therapieformate

Der Begriff »Format« bezieht sich auf die *Form* bzw. das *Setting*. Gemeint sind die *Rahmenbedingungen* und *Umgebungsfaktoren* der Therapie. Strukturell ließe sich z. B. im Hinblick auf die Anzahl der Teilnehmer unterscheiden zwischen *Einzeltherapien*, *Kleingruppen* (zwei oder drei Patienten) oder *regulären Gruppengrößen* (im klinisch-stationären Bereich ca. sechs Patienten). Weitere Unterscheidungsmöglichkeiten sind

- *stationsbezogene* und *stationsübergreifende* Formate,
- *störungsspezifische* und *störungsunspezifische* Formate,
- *sportartspezifische* und *themenspezifische* Formate und
- *therapeutisch-ausgerichtete* und *komplementäre* bzw. *freizeitorientierte* Formate.

Die formale Verordnung der Bewegungstherapie liegt in der Hand des fallführenden Arztes bzw. Therapeuten – die konkrete Zuweisung, die spezifische Planung sowie die Umsetzung der Versorgungsangebote nimmt der Bewegungstherapeut vor. Nach welchen Kriterien werden die Patienten zu unterschiedlichen Therapieformaten zugeteilt, und welche Angebote innerhalb eines Spektrums sind möglicherweise kontraindiziert? Diese Fragen beschäftigen oft Studierende und Berufseinsteiger. Wir wollen im Folgenden einige Aspekte vorstellen, die in der Frage der Zuweisung zu unterschiedlichen Therapieformaten eine Rolle spielen können. Grundsätzlich ist die Frage der geeigneten Therapieformate eng an die Frage der Ziele geknüpft (► hierzu ausführlich: Kap. 2.1).

Doch zunächst zur Einzel- und Gruppentherapie: Wie in den störungsspezifischen Kapiteln bereits ausführlich beschrieben wurde, eignet sich zu Beginn einer stationären Behandlung im Jugendalter ein Erstgespräch und im Kindesalter eine Einzelstunde. Unter welchen Umständen ist eine Weiterführung der Einzeltherapie sinnvoll oder die Indikation für eine ausschließliche Einzeltherapie gegeben?

Indikationen für Einzeltherapien

- Der Patient behindert durch sein destruktives und dissoziales Verhalten den Gruppenprozess erheblich und schränkt die Lern- und Entwicklungsspielräume der anderen Kinder hierdurch stark ein.
- Der Patient ist mit Gruppensituationen aufgrund der hohen sozialen Stimulation und der Reizintensität überfordert, oder es liegt eine deutliche eingeschränkte psycho-physische Belastbarkeit vor (z. B. bei Autismus-Spektrum-Störung oder Schizophrenie).
- Der Patient ist akut eigen- oder fremdgefährdend, wodurch eine besondere Form pädagogisch-therapeutischer Unterstützung und Abgrenzung notwendig ist, die im Gruppenkontext nicht gewährleistet werden kann.
- Es soll eine spezifische bewegungstherapeutische Diagnostik durchgeführt werden, die unter standardisierten Bedingungen stattfindet.
- Es liegt eine klare Indikation für die Bearbeitung eines spezifischen therapeutischen Themas vor, das im Rahmen von Gruppenformaten nicht umsetzbar ist.

Die Bildung von Kleingruppen von zwei oder drei Patienten bietet sich als Überleitung zu regulären und größeren Gruppenformaten an, z.B. wenn Ziele wie eine Anbahnung und Festigung sozialer Kontakte oder die Entwicklung basaler Kommunikations- und Interaktionsfertigkeiten vorliegen. Dies kann beispielsweise bei Kindern mit Autismus-Spektrum-Störung, bei Kindern mit extremer sozialer Ängstlichkeit oder bei kognitiv stark eingeschränkten Kindern der Fall sein. Die direkte Integration und Zuordnung zu regulären Gruppenformaten sollten in allen anderen Fällen erfolgen, da bei vielen psychischen Erkrankungen des Kindes- und Jugendalters psychosoziale Ziele ein zentraler Schwerpunkt bewegungstherapeutischer Arbeit sind.

Neben der Frage »Einzel oder Gruppe?« ist für die weitere Zuordnung der Patienten natürlich entscheidend, welche spezifischen *Inhalte*, *Methoden* und *Interventionen* in dem Format zum Einsatz kommen (▸ Kap. 2.2), welche Ziele mit den Maßnahmen verbunden werden und wodurch sich das Format im Hinblick auf die *Modalität* und die *Methodik* auszeichnet. Folgende Polaritäten können bei der Zuordnung eine Orientierungshilfe darstellen.

Unterscheidungsmerkmale von Gruppentherapien

- Ein hohes oder niedriges Maß an Struktur bzw. Offenheit?
- Aktionsorientierung oder Introspektionsorientierung?
- Hohe oder niedrige motorische Anforderungssituationen?
- Räumlich-apparative Reizarmut oder Reizintensität?
- Geringe oder hohe soziale Stimulation?
- Ergebnisorientierung oder Prozessorientierung?
- Symptomfokussierte oder ressourcenorientierte Interventionen?
- Therapeutengesteuertes oder patientengesteuertes Vorgehen?
- Übungszentrierung, Erlebniszentrierung oder Konfliktzentrierung?

Hierzu ein Beispiel aus der Praxis:

Praxis

Die Teilnahme an der Gruppe »Bewegung und Spiel im Wasser« auf der Kinderstation ist ggf. für einen autistischen Jungen zunächst kontraindiziert, da der Lärmpegel dort relativ hoch ist, die prozessorientierte Vorgehensweise nicht ausreichend strukturgebend ist und die freie Interaktionsgestaltung und die flexiblen Gruppenkonstellationen zu hohe soziale Anforderungen für das Kind darstellen. Im Gegensatz dazu ist die Integration in die »Yogagruppe« der Kinderstation naheliegender. Denn in diesem Format werden unter relativ reizarmen äußeren Bedingungen Bewegungsabfolgen strukturiert und ritualisiert angeleitet, wobei die sozialen Anforderungen überschaubar bleiben.

4.2 Hilfen zur Durchführung der Therapie

In diesem Abschnitt werden ausgewählte Hilfen zur Gestaltung der Therapie gegeben. Es gibt natürlich keine idealtypische Art und Weise, eine bewegungstherapeutische Behandlung durchzuführen und zu gestalten. Der Therapeut (mit seiner eigenen Sportsozialisation, seinem Ausbildungshintergrund und seiner spezifischen Methodik, seiner Erfahrung, seiner Persönlichkeit usw.), der Patient (mit seiner individuellen Krankheitsgeschichte, seinen persönlichen Zielen, seinen akuten Bedürfnissen usw.) wie auch die institutionellen Rahmenbedingungen (formale Vorgaben, Behandlungskonzept, räumlich-apparative Ausstattung usw.) stellen wichtige Einflussgrößen dar, die sich auf unterschiedlichste Art und Weise auf die Durchführung einer Therapie auswirken können. Die Vielfalt an Zugängen und Ansätzen, an methodischen Vorgehensweisen, an Strukturierungs- und Gestaltungsmöglichkeiten ist nahezu unbegrenzt. Gleichwohl gibt es aus unserer Sicht einige allgemeine Aspekte, deren Berücksichtigung entscheidend zum Gelingen eines therapeutischen Prozesses beitragen können. Sie betreffen beispielsweise den Aufbau und die Stundenstruktur und damit verbundene zentrale Merkmale einer Therapie-Einheit, den Umgang mit herausforderndem Verhalten der Kinder und Jugendlichen oder Aspekte des Therapeutenverhaltens.

4.2.1 Struktur der Therapieeinheiten

Insbesondere im klinischen Kontext zeichnen sich Bewegungstherapie-Gruppen häufig durch eine hohe Heterogenität aus. Diese betrifft z. B. die motorischen und kognitiven Fähigkeiten der Teilnehmer, ihre situative Motivation und Anstrengungsbereitschaft, ihre sozialen Kompetenzen oder das Spektrum der vorhandenen Störungsbilder. Darüber hinaus ergeben sich aufgrund der kontinuierlichen Entlassungen und Neuaufnahmen häufig wechselnde Gruppenkonstellationen und ein unterschiedliches Maß an Vertrautheit mit den Abläufen und Inhalten des jeweiligen Stundenformates. Um unter diesen besonderen Bedingungen einen guten Stundenablauf zu gewährleisten, ist die Beachtung von *Struktur* besonders wichtig. In der Literatur werden bei der Strukturierung von Sporteinheiten in pädagogischen und therapeutischen Kontexten meist drei Phasen unterschieden: die *Vorbereitung*, der *Hauptteil* und der *Ausklang*. Welche Merkmale und Besonderheiten sind bei diesen Phasen in der Behandlung psychisch kranker Kinder und Jugendlicher zu beachten?

Vorbereitungsphase

Die Vorbereitungsphase der Stunde bezieht sich nicht nur auf das allgemeine oder spezifische Erwärmen, sondern kann viele weitere Schritte umfassen:

- Die Abholsituation und das Umziehen
- Die Begrüßung der Teilnehmer in der Halle
- Die Ankündigung oder Besprechung der Ziele, Inhalte und der Vorgehensweise

- Die Besprechung von Verhaltensregeln und Konsequenzen
- Die Selbsteinschätzung der Teilnehmer (z. B. Befindlichkeit o. Ä.)
- Die psycho-physische Einstimmung bzw. die allgemeine und spezifische Erwärmung

Die langjährige klinische Erfahrung zeigt, dass diese erste Phase oft entscheidend für den weiteren Stundenverlauf ist: Gelingt es dem Therapeuten, einen guten Kontakt zu den einzelnen Kindern herzustellen, ausreichend Sicherheit und Stabilität zu vermitteln, Neugier und Motivation zu wecken, Spannung und Vorfreude zu erzeugen, anbahnende Konflikte zu deeskalieren, das Aktivierungsniveau der Kinder durch entsprechende Spielformen gut zu nivellieren und auf das Kernthema der Stunde vorzubereiten? In der ersten Phase werden hierfür wichtige Grundsteine gelegt. Beginnt die Stunde mit dem Abholen der Kinder auf der Station, ist eine kurze informelle Übergabe mit dem Pflege- und Erziehungsdienst bzw. dem Stationspersonal ungemein hilfreich:

- Gab es besondere Vorkommnisse in der Gruppe oder bei einzelnen Teilnehmern?
- Liegen z. B. akute Einschränkungen oder Somatisierungstendenzen bei Kindern vor?
- Ist mit grenzüberschreitendem Verhalten zu rechnen?
- Sind alle Kinder im Besitz ihrer Sportkleidung?

Die Situation in der Umkleide ist nicht nur vor, sondern auch nach der Stunde ein heikler Übergang: Manche Kinder beeilen sich voller Spannung und Vorfreude auf die Stunde, andere sind unstrukturiert und desorientiert und benötigen Unterstützung beim Umziehen, wieder andere profitieren von der unbeobachteten Situation, um gezielt zu ärgern oder zu provozieren. Die Gruppenkonstellation und das Maß an Selbstständigkeit und Verantwortung der Kinder entscheidet darüber, wie viel Rahmung und Präsenz durch den Therapeuten hier erforderlich ist. Hilfreich ist in diesem Zusammenhang auch die Zuteilung fester Plätze.

Zu der Begrüßung der Kinder eignen sich wiederkehrende räumliche Formationen wie der *Innenstirnkreis*. Insbesondere neue Kinder können durch ein explizites Willkommen-Heißen gewürdigt werden. Die erstmalige Teilnahme eines neuen Kindes ist auch eine gute Gelegenheit, die Regeln und Rahmenbedingungen – einschließlich der Konsequenzen – nochmal zu besprechen. Hierbei kann die Gruppe methodisch mehr oder weniger mit einbezogen werden. Unsichere Kinder profitieren in der Regel von der Ankündigung der bevorstehenden Abläufe und Inhalte.

Die Vorbereitungsphase erlaubt dem Therapeuten auch eine erste differenzierte Einschätzung der Gruppe, z. B. im Hinblick auf Aspekte der Befindlichkeit, der Motivation oder bezüglich individueller Ziele. Hierzu gibt es eine breite Palette an kindgerechten und kreativen Methoden, auf die im nächsten Abschnitt noch näher eingegangen wird.

Die Vorbereitungsphase schließt mit dem allgemeinen oder spezifischen Aufwärmen ab. Im Hinblick auf die Heterogenität bieten sich Spiel- und Übungsformen an, die wechselhafte Phasen von Aktivierung und Deaktivierung beinhalten und inhaltlich auf das Hauptthema der Stunde vorbereiten. Hierdurch können sich die Teilnehmer auf ein mittleres Erregungs- und Aktivierungsniveau einpendeln, das sich günstig auf das Lern- und Leistungsvermögen der Gruppe auswirkt.

Hauptteil

Der Hauptteil der Stunde kennzeichnet sich meist durch einen gewissen Stundenschwerpunkt, der organisatorisch sorgfältig vorstrukturiert und inhaltlich möglichst umfassend aufbereitet werden sollte (▸ Kap. 2.2.2). Hierbei bietet sich ebenfalls an, Phasen der Reflexion und Introspektion in das handlungsorientierte und erlebniszentrierte Geschehen einzubetten. Diese können z. B. genutzt werden, um

- individuelle oder gruppenbezogene Rückmeldungen zu geben,
- sich nach den Einschätzungen und dem Erleben der Patienten zu erkundigen,
- Inhalte und Vorgehensweisen zu besprechen und situativ anzupassen,
- individuelle Hilfestellungen zu geben,
- Erklärungen und Bewegungsdemonstrationen zu geben oder
- Wissen zu vermitteln (z. B. über leib-seelische Funktionszusammenhänge).

Ausklang

Der Ausklang der Stunde bietet sich im Anschluss an die Cool-Down-Phase an, um eine etwas ausführlichere Reflexion vorzunehmen. Hierbei kann z. B. von Interesse sein, welche kurzfristigen Veränderungen sich aus Patientensicht durch die therapeutische Maßnahme ergeben haben. Dies ist auch wichtig, weil die Rückmeldungen der Kinder und Jugendlichen ein wichtiges Indiz für die Wirksamkeit einer therapeutischen Intervention darstellen können. Es bietet sich an, die Abschlussrunde mit einer kurzen Rückschau zu verbinden und die Gruppe oder die Teilnehmer einzeln für ihren Einsatz, ihre Anstrengungsbereitschaft, ihre Offenheit, ihre Kreativität usw. zu würdigen. Dies ist auch ein geeigneter Zeitpunkt, um auf Entwicklungsspielräume hinzuweisen und anzusprechen, was noch besser gelingen könnte oder welche Probleme eventuell noch nicht gelöst sind. Der Abschluss der Stunde markiert auch den Übergang in den klinischen Alltag. Transferfragen eignen sich, um die Erfahrungen und Erlebnisse aus der Stunde in den Behandlungs- und Lebenskontext des Patienten zu stellen (▸ Kap. 4.2.3). Besondere Vorkommnisse sollten an das Behandlungsteam im Sinne einer informellen Übergabe weitergleitet werden.

4.2.2 Umgang mit herausforderndem Verhalten

Was im Umgang mit den Patienten und in der eigenen Arbeit als herausfordernd erlebt wird, ist natürlich höchst individuell. Wir möchten auf zwei Aspekte eingehen, die nach unserer Erfahrung besonders häufig in der therapeutischen Arbeit mit dieser Zielgruppe auftreten und zu denen es bereits bewährte Ansätze und Maßnahmen gibt, die sich gut im Rahmen der Bewegungstherapie einsetzen lassen: (1) den Umgang mit aggressiv-dissozialem Verhalten, (2) den Umgang mit mangelnder Motivation.

Umgang mit aggressiv-dissozialem Verhalten

Dissoziales und aggressives Verhalten ist nicht nur auf Sozialverhaltensstörungen begrenzt, es kann in Gruppen immer dann entstehen, wenn unterschiedliche Interessenlagen, Wünsche und Bedürfnisse im Raum stehen und keine ausreichenden Konfliktbewältigungsfähigkeiten der Beteiligten vorliegen. Im Rahmen von Bewegung, Spiel und Sport treten aggressive und dissoziale Verhaltensweisen z. B. in Konkurrenz- und Wettkampfsituationen auf, bei Aktivitäten des Mit- und Gegeneinanders oder bei kritischen Regelauslegungen oder Regelverstößen.

Eine Möglichkeit, dieses problematische Verhalten zu modifizieren, stellen *Token-Systeme* dar. Dabei werden Tokens (z. B. Chips, Münzen, Gutscheine, Wertmarken, Punkte, Smileys usw.) als Verstärkung bzw. Belohnung für erwünschte Verhaltensweisen eingesetzt. Diese kann das Kind gegen vorher festgelegte erwünschte Objekte oder Tätigkeiten eintauschen. Hierbei ist eine Reihe an Punkten zu beachten, z. B. dass das gewünschte Verhalten sowie die Regeln des Token-Erwerbs und die Eintauschverstärker genau bestimmt und definiert werden. Der Einsatz von Tokens in der Bewegungstherapie sollte im stationären Rahmen gemeinsam mit dem behandelnden Bezugstherapeuten/Arzt abgestimmt werden.

Eine andere Möglichkeit, soziales Verhalten und Konfliktfähigkeit zu fördern, stellen *Selbstinstruktionen* dar. Dabei wird die Bedeutung der inneren Sprache für die Planung und Strukturierung von Handlungen genutzt. Angestrebt wird eine verbesserte Fähigkeit zur Selbststeuerung und Selbstkontrolle. Die Einführung in die Technik erfolgt durch die Demonstration des Therapeuten, der »laut denkt«, wie eine problematische Situation bewältigt werden kann:

- »HALT! Wie kann ich das Problem noch sehen?« (Interpretationsalternative bieten)
- »WAS kann ich tun?« (Handlungsmöglichkeiten entwickeln)
- »WAS wird passieren?« (Konsequenzen bedenken)
- »WAS mache ich?« (Entscheidung statt Automatismus fördern)

Die einzelnen Schritte können in Form von kurzen Merksätzen oder Signalkarten festgehalten werden. Progressiv wird das Kind dabei angeleitet, diese Merksätze zu verinnerlichen und in konflikthaften Situationen anzuwenden. Selbstinstruktionen sollten dabei möglichst kurz, prägnant und positiv formuliert sein und das individuelle Verhalten und Entwicklungsniveau des Kindes berücksichtigen (z. B.: »Ich warte erst mal ab und bleibe ruhig«). Durch diese Verbalisierungshilfen und Selbstinstruktionen können aggressive Spontanimpulse hinausgezögert und automatisiertes Verhalten unterbrochen werden. Gerade für junge Kinder kann es zunächst hilfreich sein, derartige Signale und Bedenkpausen zu vereinbaren: STOPP! SCHAU! HÖRE! DENKE! TUE! (s. auch Kiphard 1993).

Neben diesen verhaltenstherapeutischen Ansätzen fasst Hölter (1988, 2018) in Anlehnung an Redl und Wineman (1976) eine Reihe pädagogisch-therapeutischer Techniken zusammen, die als Vorbeugung, aber auch als Hilfe zur Lösung von Konflikten dienen können. Sie tragen insgesamt zu einer Erweiterung der Handlungskompetenz des Therapeuten im Umgang mit aggressiv-dissozialem Verhalten bei und werden in leicht modifizierter Form im folgenden Kasten dargestellt.

Pädagogisch-therapeutische Techniken bei herausforderndem Verhalten

Unterstützung der Ich-Kontrolle und Selbstbeherrschung

- Eingriff durch Signale
- Kontrolle durch körperliche Nähe und Berührung
- Spannungsentschärfung durch Humor
- Ableitung von Spannungen durch offene Diskussion
- Vorbeugendes Hinausschicken zur Wiederherstellung von Selbstkontrolle
- Vorausschauendes Besprechen möglicher Konflikte

Situationsgerechte Hilfen

- Umstrukturierung der Situation, z. B. durch Umgruppierung
- Unterstützung durch Routineabläufe
- Physisches Eingreifen als beschützende Handlung
- Setzen von Grenzen und Verboten
- Umdeutungen von Verhalten

Appell an die Reflexion und Wertehaltung und Normen/Hinweis auf Folgen

- Direkter Appell
- Deutungen am Rande
- Gespräch nach einer Problemsituation

Einsatz des Lust- und Unlustprinzips

- Belohnungen und Versprechungen
- Androhungen bzw. Andeutungen von Konsequenzen
- Lob und Tadel

Maßnahmen der ersten Kategorie bieten sich zur *Unterstützung der Ich-Kontrolle und der Selbstbeherrschung* an. Sie entfalten ihre Wirkung in der Entstehungsphase von Konflikten und weniger, wenn der Erregungspegel schon sehr hoch ist. *Situationsgerechte Hilfen*, wie das physische Eingreifen oder das Trennen der Konfliktpartner, reichen von verbalen Interventionen (etwa dem Umdeuten von Verhaltensweisen) bis hin zum handfesten Einschreiten. Sie erfordern ein gutes Gespür für das momentane Befinden der Beteiligten und mögliche Motive hinter dem offensichtlichen Verhalten. *Appelle und Ermahnungen* der dritten Kategorie setzen voraus, dass eine gemeinsame Wertvorstellung, ein Mindestmaß an Introspektions- und Reflexionsvermögen und eine grundsätzliche Bereitschaft zur Einsicht vorhanden sind. Durch Einsatz des *Lust- und Unlustprinzips* kann die

Motivation, sich adäquat zu verhalten oder zu kooperieren, ebenso gut wiederhergestellt werden. Androhungen und Andeutungen von Konsequenzen sollten in dem Bewusstsein eingesetzt werden, dass sich Kinder mit einer Sozialverhaltensstörung tendenziell eher an der Gegenwart als an Zukünftigem orientieren.

Umgang mit mangelnder Motivation

Ein weiterer spezieller Interventionsbedarf ergibt sich bei mangelnder Motivation der Kinder und Jugendlichen. Diese kann sich auf einzelne Bewegungssituationen beziehen, aber auch auf die generelle Bereitschaft, die Bewegungstherapie als fachtherapeutische Behandlungsmaßnahme wahrzunehmen.

Bevor auf mangelnde Motivation mit therapeutischem Aktionismus reagiert wird, lohnen sich zunächst die Fragen: Was bewegt jemanden dazu, ein therapeutisches Unterstützungsangebot *nicht* wahrzunehmen? Welche »*guten*« Erklärungsgründe gibt es aus Sicht der Person, eine Maßnahme abzulehnen? Was motiviert jemanden, sich so zu verhalten, wie er es tut? Denn die Ursachen dafür, dass sich eine Person nur noch geringfügig, oberflächlich und scheinbar ohne Engagement, ohne Interesse und Anstrengungsbereitschaft am Geschehen teilnimmt, vereinbarte Maßnahmen »abbricht« oder die Therapie gar »verweigert«, können sehr unterschiedlich sein.

Fallbeispiele

Sylvia tritt ihrer ersten Stunde scheinbar unmotiviert in die Pedale ihres Fahrradergometers. Als der Therapeut sie im Anschluss an die Stunde hierzu befragt, berichtet sie von ihrer Angst zu schwitzen und hierdurch in der Gruppe unangenehm aufzufallen und ausgegrenzt zu werden.

Pedro macht bei den Lauf- und Fangspielen demonstrativ lustlos und unmotiviert mit. Als sich der Therapeut ihm zuwendet und ihm verstärkt Aufmerksamkeit schenkt, beteiligt er sich direkt aktiver am Geschehen.

Mark erscheint nicht mehr zu seinem Gruppentermin. Auf Nachfrage gibt er an, nicht mehr motiviert zu sein. Im Gespräch mit ihm stellt sich heraus, dass er sich als minderwertig und sportlich inkompetent erlebt und aus Angst vor Misserfolgserlebnissen den Gruppentermin meidet.

Karoline weigert sich, zum Erstgespräch mitzukommen. Sie sei »sowieso nicht motiviert, irgendetwas Sportliches zu machen« und »hasse Sport«. Sie lässt sich immerhin auf einen Spaziergang ein. Hierbei berichtet sie nach einer Weile von traumatisierenden Mobbingerfahrungen im Vereinssport.

Hinter Sylvias vordergründiger Motivationslosigkeit steht der Wunsch nach Gruppenzugehörigkeit. Pedro sucht mit seinem unmotivierten »Auftritt« Zuwendung und Beziehung. Mark ist bemüht, keine weiteren Negativerfahrungen zu machen, und Karoline versucht, sich vor einer Retraumatisierung zu schützen. Deutlich wird bei diesen Beispielen, dass hinter der vordergründigen »mangelnden Motivation« eine Geschichte steht. Diese lohnt es sich, genau zu explorieren.

Erst dann kann mit geeigneten Maßnahmen reagiert und Motivation für eine bestimmte Aktivität aufgebaut werden.

Motivation ist ein komplexes Phänomen, das eng an psychische Konstrukte wie *Anspruchsniveau* und *Bewertungsmaßstäbe, Selbsteinschätzung* und *Kausalattribution* oder das *Selbstkonzept* der Person gekoppelt ist.

Je nachdem, was die mangelnde Motivation bedingt und begünstigt, sind im Rahmen der Therapie verschiedene *Maßnahmen zur Förderung der Motivation* möglich. Diese können sich in Anlehnung an Dordel (2007) auf verschiedene Aspekte beziehen:

- Förderung eines angemessenen Anspruchsniveaus
- Abbau ungünstiger Voreingenommenheit
- Bewertung individueller Leistungsfortschritte
- Vermittlung von Erfolgszuversicht
- Förderung einer realistischen Selbsteinschätzung

Im folgenden Kasten werden hierzu einige Beispiele aufgelistet.

Maßnahmen zur Förderung der Motivation

Förderung eines angemessenen Anspruchsniveaus durch

- Freie Wahl der Aufgabenschwierigkeit bei differenzierter Aufgabenstellung
- Möglichkeiten, Schwierigkeitsstufen individuell zu erleichtern oder zu erschweren
- Förderung von ausdauerndem Üben
- Festlegung realistischer Nahziele und Zwischenziele

Abbau ungünstiger Voreingenommenheit durch

- Gespräche über das Thema Leistung (z. B. individuelle Leistungsfähigkeit, Leistungsvoraussetzungen, Leistungssteigerung)
- Vermittlung angemessener Ursachenzuschreibung
- Bewusstmachung der Bedeutung eines individuellen Bewertungsmaßstabes
- Bewusstmachung von Anstrengungsbereitschaft in Zusammenhang mit einer angemessenen Aufgabenschwierigkeit

Bewertung individueller Leistungsfortschritte durch

- Individuelle Hinweise, Lob, Bestätigung, Hilfen, Korrekturen usw.
- Gemeinsame Festlegung von Bewertungskriterien (objektiv/subjektiv)
- Aufgabenstellungen, die keinen direkten Leistungsvergleich ermöglichen
- Dokumentation von individuellen Leistungsfortschritten (z. B. Protokolle)

Vermittlung von Erfolgszuversicht durch

- Verbalisierung positiver Erwartungen
- Unterstützung durch Mimik, Gestik, Haltung des Therapeuten
- Differenzierte Aufgabenstellung
- Betonung der Zusammenhänge zwischen Anstrengungsbereitschaft und Übungserfolg

Förderung einer realistischen Selbsteinschätzung durch

- Freie Wahl und Einschätzung der Aufgabenschwierigkeit
- Bewusstmachung der eigenen Stärken und Schwächen
- Abstimmung des individuellen Anspruchsniveaus auf die eigenen Fähigkeiten

Die Maßnahmen und Interventionsmöglichkeiten beziehen sich sowohl auf inhaltliche Gestaltungsaspekte der Therapie als auch auf das Verhalten des Therapeuten. Für die Förderung von Motivation sind die Persönlichkeit, die Ausstrahlung, das Verhalten und die Haltung des Therapeuten von großer Bedeutung. Hierauf werden in Kapitel 4.4 explizit eingehen.

Was tun, wenn Patienten gar nicht mehr zu Terminen erscheinen? Nicht immer ist mangelnde Motivation die Ursache. Tabelle 4-2 gibt eine Übersicht

Tab. 4-2 Ursachen und Interventionsmöglichkeiten bei Therapieabbrüchen

Ursachen	Interventionen
Überforderung/ Überanstrengung oder Unterforderung	• Anpassung der Settingbedingungen: Art, Dauer, Frequenz der Termine • Terminverlagerung zur Entlastung von Belastungsspitzen im Wochenplan • Attraktivität und Passung der Maßnahme überprüfen
Angst	• Exploration der genauen Angstursachen: Versagensängste, Angst vor Ablehnung oder Bewertung durch andere, vor dem Umgang mit anderen, Angst vor neuen Bewegungssituationen usw. • Besprechung und Durchführung ursachenbezogener Hilfsmaßnamen, z. B. Überprüfung der Erwartungshaltung, Vorschläge zur Lösung sozialer Kommunikations- und Interaktionsprobleme, Vorbesprechung neuer Situationen usw.
Mangelnder Antrieb	• Erinnerung an Termine durch Klinikpersonal • Abholen oder Begleiten von der Station zu den Räumlichkeiten • Feste »Verabredung« mit den anderen Gruppenteilnehmern zum gemeinsamen Verlassen der Station
Mangelnde Motivation	• Schaffung von Anreizen und Verstärkern • Besprechung möglicher Konsequenzen bei Nicht-Teilnahme für den Behandlungsverlauf • Besprechung/In-Aussicht-Stellen der zu erwartenden Effekte bei regelmäßiger Teilnahme (»Expertensicht«)
Mangelndes Verständnis für die therapeutische Sinnhaftigkeit der Maßnahme	• Verdeutlichung der therapeutischen Sinnhaftigkeit der angesetzten Maßnahme durch Gespräch • Erklärung der Bedeutsamkeit der fachtherapeutischen Maßnahme im Gesamtbehandlungsplan
Strukturlosigkeit	• Wecker für Therapiezeiten stellen • Schriftlicher »Wochenbegleiter« oder Tagesstundenplan • Engmaschige Führung und Begleitung durch Klinikpersonal

über mögliche Ursachen für »Therapieabbrüche« und Interventionsmöglichkeiten.

Die Maßnahmen bei Nicht-Erscheinen der angesetzten Therapie sollten in jedem Fall eng mit dem behandelnden Team besprochen werden.

4.2.3 Reflexion von Erleben und Verhalten

Die bewegungstherapeutische Arbeit kennzeichnet sich nicht nur durch einen logischen Aufbau gut durchdachter methodischer Übungsreihen, durch thematische Spiele und sportartbezogene Bewegungsaufgaben oder strukturierte Trainingsformen aus, sondern sie besteht aus einem Wechsel von *Aktion* und *Reflexion*. Denn Kinder und Jugendliche sollten im therapeutischen Kontext durch das Medium *Bewegung* nicht nur umfassende Möglichkeiten erhalten, sich leiblich intensiv zu spüren, unterschiedliche Sinneserfahrungen zu sammeln und ihre motorisch-sensorischen Kompetenzen zu erweitern, sondern auch ein besseres *Verständnis* von sich selbst und ihren Beziehungen zur Umwelt entwickeln. In diesem Sinne zielt therapeutisches Arbeiten auch immer ein Stück weit auf *Erkenntnisgewinn* und die Förderung von *Einsicht* und *Bewusstheit* ab. Dieser Brückenschlag zwischen der *Aktion* und der *Reflexion*, zwischen dem *Erlebnis* und der *Erkenntnis*, zwischen dem *Handeln* und dem *Verstehen* passiert jedoch nicht per se und automatisch. Vor allem mit Kindern und Jugendlichen muss dieser Schritt von therapeutischer Seite gerahmt und gezielt gesteuert werden.

In den folgenden Abschnitten möchten wir näher auf Möglichkeiten eingehen, in der *Vorbereitungsphase*, der *Hauptphase* und dem *Ausklang* die therapeutische Arbeit durch Reflexionsphasen anzureichern. Hierfür werden für unterschiedliche Situationen exemplarische Formulierungshilfen gegeben. Im Wesentlichen zielen sie darauf ab, die Kinder und Jugendlichen für ihr Erleben und Verhalten zu sensibilisieren und Handlungsalternativen für den Umgang mit ihren Gefühlen und Problemen zu entwickeln.

Der Beginn der Stunde eignet sich für eine kurze Reflexion bzw. Selbsteinschätzung der Teilnehmer hinsichtlich ihrer aktuellen Stimmungslage, ihrer Motivation oder ihrer Ziele.

Einstiegsmöglichkeiten für Gruppentherapien

- *Smileys:* Die Kinder suchen sich unter einer Reihe unterschiedlicher Stimmungssmileys jenes Gesicht aus, das zu ihrer eigenen Stimmung passt, und ergänzen den folgenden Satz: »Wenn das Gesicht sprechen könnte, würde es Folgendes über sich sagen: …« (► Abb. 4-3)
- *Wetterkarten:* Die Kinder suchen sich symbolisch für ihre Stimmung »Wetterkarten« (sonnig, bewölkt, stürmisch usw.) aus. Auf der Rückseite stehen verschiedene Begriffe als Verbalisierungshilfen, die typisch für die illustrierte Stimmungslage sind.
- *Stimmungslinie:* Auf dem Hallenboden werden zwei Hütchen positioniert. Die Teilnehmer der Gruppe sollen sich zwischen dem Pol »Ich fühle mich gerade sehr wohl« und »Ich fühle mich gerade sehr unwohl« positionieren. Wer möchte, kann etwas zu seinem »Stand der Dinge« sagen.

- *Post-it!:* Auf dem Hallenboden wird eine 5-stufige Skala mittels Post-its markiert. Die Teilnehmer sollen sich bezüglich ihrer Motivation (alternativ: Bewegungsfreude oder Anstrengungslust) zuordnen.
- *Daumenbarometer:* Auf ein Signal des Therapeuten zeigen alle Teilnehmer mittels Daumenbarometer, wie ihre aktuelle Stimmungslage zu Beginn der Stunde ist.
- *Pantomime:* Die Teilnehmer nehmen der Reihe nach eine Körperhaltung ein, die symbolisch ausdrückt, wie es ihnen geht. Die anderen Teilnehmer nehmen diese Haltung mit ein. Alternativ kann eine Bewegung oder Geste gemacht werden.
- *Partnerlauf:* Zum Aufwärmen finden sich Zweierpaare zusammen. Beide tauschen sich während des 5-minütigen Einlaufens über ihren bisherigen Tagesablauf aus. Anschließend stellt jeder in der Gruppe vor, was er von dem anderen erfahren hat (z. B.: »Heute war mein Laufpartner Mathias schon in der Schule und hat in der Ergotherapie ein Bild gemalt, gerade geht es ihm …«).
- *Nehmen wir an:* Die Teilnehmer sollen der Reihe nach folgenden Satz vervollständigen: »Es würde sich für mich gelohnt haben, heute hier gewesen zu sein, wenn …«

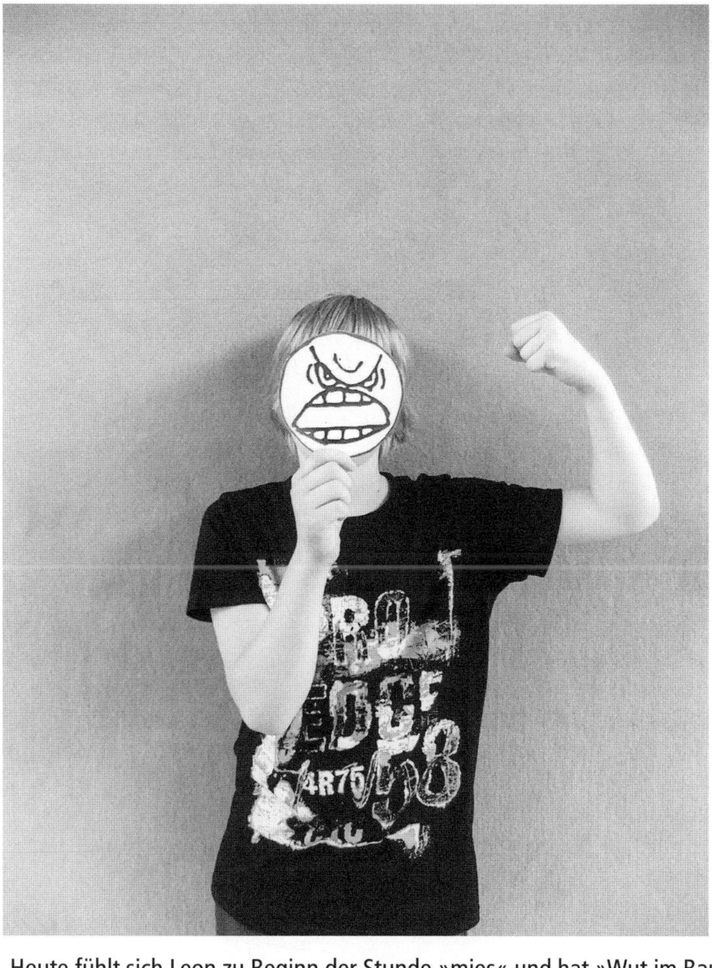

Abb. 4-3 Heute fühlt sich Leon zu Beginn der Stunde »mies« und hat »Wut im Bauch«

Gerade in Einzeltherapien mit Jugendlichen bietet sich zu Beginn der Stunde an, die Vorstellungen, Wünsche, Anliegen und Ideen zu explorieren und diese – wenn dies sinnvoll und möglich erscheint – mit in Stundengestaltung einzubeziehen. Folgende Fragen können bei der Ausrichtung der Therapiestunde behilflich sein:

Einstiegsfragen für Einzeltherapien

- In welchem Zustand kommst du gerade in der Stunde an? Wie wünschst du dir aus der Stunde herauszugehen? Was müssten wir hierfür tun?
- Wenn du deinen aktuellen Zustand mit wenigen Worten zusammenfassen müsstest, was würdest du über dich erzählen?
- Was könnte dir in deinem Zustand guttun? Was könnte dich entlasten? Was würde dich stärken?
- Was sollte hier und jetzt passieren, dass dies eine hilfreiche Stunde für dich wird?
- Welche Idee hast du davon, was heute hier passieren soll?
- Nehmen wir an, du verlässt nach der Einheit zufrieden die Halle, worin könnte diese Zufriedenheit bestehen?
- Was müssen wir tun, damit es sich für dich gelohnt hat, hier gewesen zu sein?
- Was müsstest du erleben/erreichen, damit du zufrieden aus der Stunde herausgehst?

Reflexionsphasen können im Hauptteil der Stunde sowohl situativ genutzt werden, wenn es die Umstände erfordern, als auch als feste, wiederkehrende Stundenrituale gepflegt werden.

Reflexionsphasen situativ und ritualhaft nutzen

- Beim Gruppenspiel Zombie-Ball wird Jan von Felix am Kopf getroffen und setzt sich wütend und unter Tränen auf die Bank, wobei er Felix als »Penner« beschimpft. Der Therapeut unterbricht das Spiel, sammelt die Gruppe im Sitzkreis. Jan und Felix erhalten der Reihe nach Gelegenheit, sich zu der Aktion und dem Konflikt zu äußern. Der Therapeut unterstützt beide Kinder darin, sich emotional wieder etwas zu beruhigen und sich an einer Lösung der Problemlage zu beteiligen. Jan nimmt sich vor, zukünftig auf Beleidigungen zu verzichten und stattdessen das vereinbarte Signal »Spielstop« zu rufen, wenn er sich ungerecht behandelt fühlt. Felix entschuldigt sich für seinen Treffer am Kopf. Die Gruppe einigt sich darauf, sich bei versehentlichen Treffern unmittelbar per Handschlag zu entschuldigen.
- Zur Halbzeit der Kletterstunde trifft sich die Gruppe immer im Sitzkreis. Der Therapeut erkundigt sich bei den verschiedenen Kletterpaaren nach der Zusammenarbeit, nach der Zufriedenheit mit den eigenen Leistungen, nach Veränderungswünschen und bringt seine Beobachtungen in Form von Lob und kritischen Anmerkungen zu einzelnen Teilnehmern in die Runde mit ein. Für den zweiten Teil der Stunde werden weitere Ziele besprochen.

Eine zentrale Entwicklungsaufgabe im Kindes- und Jugendalter ist die *Emotionsregulation*. Reflexionsphasen sollten entsprechend gezielt eingesetzt werden, um emotionale Aspekte des Erlebens und Verhaltens gemeinsam mit den Kindern und Jugendlichen zu beleuchten. Die Patienten können durch gezielte Fragen darin unterstützt werden, ihre affektiven Zustände bewusster wahrzunehmen, Gefühle genauer zu beschreiben und die Zusammenhänge von Gefühlen, Gedanken, Empfindungen und Verhalten besser zu verstehen:

Fragen zur bewussten Wahrnehmung affektiver Zustände

- Welche unterschiedlichen Gefühle erlebe ich gerade?
- Wie lassen sich diese Gefühle passend und genau beschreiben?
- Welches meiner Gefühle ist gerade vorherrschend?
- Wie ist mein Gefühl entstanden?
- Welche Gedanken gehen mit dem Gefühl einher?
- Was für Empfindungen gehen mit dem Gefühl einher?
- Was für Bedürfnisse kann ich aus meinen Gefühlen ableiten?
- Wie drücke ich meine Gefühle sozialverträglich aus?

Wichtig ist bei jeder Form der Reflexion die Beachtung des Entwicklungsstandes des Patienten. Insbesondere bei Kindern sollte die Fähigkeit zur Introspektion und Selbstreflexion nicht überschätzt werden! Jüngere Kinder profitieren von einprägsamen Symbolen und Bildern und sollten zunächst etwas direktiver angeleitet und unterstützt werden.

Hilfen der Emotionsregulation im Kindesalter

Zündschnur und Rakete

Leon (8 Jahre) zeigt in frustrierenden spielerischen Bewegungssituationen immer wieder ein impulsiv-aggressives Verhalten. Der Therapeut stellt ihm folgendes Bild zur Verfügung: »Wenn du dich so verhältst, erinnerst du mich an eine Bombe, die explodiert. Aber jede Bombe hat auch eine Zündschnur. Stell dir vor, auch du hättest eine Zündschnur. Sagen wir, sie ist 3 m lang. Bei 3 m ist alles in Ordnung. Bei 2 m spürst du schon etwas Wut im Bauch, bei 1 m bist u kurz vor dem Explodieren. Ich möchte, dass du lernst, diese Zündschnur zu beobachten. Ich werde dich im Spiel immer mal wieder fragen, wie lang deine Zündschnur gerade ist – besonders dann, wenn ich den Eindruck habe, dass dein Ärger wächst.« Alternativ kann das Bild einer Rakete genutzt werden (z. B. mit fünf Schritten, bevor sie »hochgeht«).

Während im Fall von Leon die Regulation des emotionalen Zustandes und die akute Steuerung seines Verhaltens im Vordergrund der Intervention stehen, können Reflxtionsphasen auch dazu dienen, Problemsituationen gemeinsam zu analysieren und hieraus Bewältigungsstrategien abzuleiten.

Hilfen in der Analyse von Problemsituationen im Jugendalter

Lea (15 Jahre) hat eine soziale Ängstlichkeit und zeigt ein ausgeprägtes Vermeidungsverhalten bei unangenehmen Situationen. Während einer Gruppeneinheit in der Fitnessgruppe spricht sie den Therapeuten an. Sie wolle »zurück zu Station«, weil es ihr »irgendwie« nicht gutgehe. Der Therapeut unterstützt Lea, die Situation etwas genauer zu beschreiben:

- Worin genau besteht das akute Problem?
- Was genau führt dazu, dass du dich gerade unwohl fühlst?
- Nehmen wir an, du gehst jetzt aus der Gruppe, was würdest du hierdurch lernen?
- Welche anderen Optionen hättest du noch, mit diesem Problem umzugehen?
- Was würde passieren, wenn du dich für eine andere Option entscheidest?
- Wie entscheidest du dich?

Lea wird durch die Fragen darin unterstützt, ihr Vermeidungsverhalten und daraus resultierende Lernerfahrungen besser zu verstehen und dysfunktionale Bewältigungsstrategien schrittweise zu ersetzen.

Auch soziale Aspekte wie die Verantwortung der einzelnen Teilnehmer für ein positives soziales Klima der Gruppe, die Wahrnehmung, Differenzierung und Integration von Unterschieden in der Gruppe, die Übernahme von Rollen sowie der Umgang mit Regeln und Konflikten sollten in Reflexionsphasen thematisiert werden.

Der Ausklang der Stunde eignet sich, um die individuellen Erlebnisse der Patienten noch einmal zu beleuchten. Wovon haben die Kinder und Jugendlichen profitiert? Was wurde als hilfreich, wohltuend oder angenehm erlebt? Oder, im Gegenteil, als schwierig, unangenehm und herausfordernd? Wo liegen mögliche Entwicklungsschritte? Wie lassen sich Erfahrungen aus der Bewegungstherapie in den Alltag übertragen?

Abschluss- und Transferfragen mit Jugendlichen

- Nun ist fast eine Stunde vergangen. In welchem Zustand bist du in die Stunde gekommen, und wie gehst du aus der Stunde wieder raus?
- Welcher Moment der Stunde wird dir am stärksten in Erinnerung bleiben, wenn du jetzt wieder auf Station gehst? Was hat dich heute am meisten »bewegt«?
- Die Jugendlichen werden gebeten, einen Satz zu vervollständigen (Auswahl):
  - »Ich lobe mich heute für …«
  - »Es hat sich heute für mich gelohnt, an der Bewegungstherapie teilgenommen zu haben, weil …«
  - »Besonders hilfreich war für mich heute, dass …«
  - »In der heutigen Stunde ist mir gelungen, …«
- Du beschreibst, dass du dich nach langer Zeit wieder zufrieden und stolz gefühlt hast. Was müsstest du in den nächsten Tagen tun, um diese Gefühl aufrechtzuerhalten oder zu aktivieren? Was könntest du hierfür selbst tun?
- Nehmen wir an, du möchtest die Ausdauer und Konzentration, die du heute beim Jonglieren gezeigt hast, auch in der Schule zeigen können: Was würdest du dafür benötigen? Welche inneren und äußeren Faktoren begünstigen eine gute Konzentration?

- Nehmen wir an, es gelingt dir gut, die heutige Erfahrung der Angstbewältigung an der Kletterwand auf deine schulische Situation zu übertragen: Wie sähe das aus?
- Was müsstest du konkret tun, um deinen Einsatz und deine Anstrengungsbereitschaft, die heute beim Sport sichtbar wurden, in den nächsten Stunden zu bewahren?
- Was müsstest du tun, um dich in Zukunft auch in anderen Gruppensituationen so erfolgreich abzugrenzen, wie es dir heute bei den kämpferischen Partnerübungen gelungen ist?

Das Ende einer Therapie markiert schließlich einen wichtigen Punkt, der ebenfalls dazu einlädt, den Behandlungs- und Entwicklungsverlauf in der Bewegungstherapie noch einmal zu reflektieren. Abschiede können Aufbrüche markieren und mit Erleichterung und Freude von den Patienten begrüßt werden. Ebenso gut können sie mit Unsicherheit, Verlust und Trauer verbunden sein. Viele der Patienten, die stationär behandelt werden, haben bereits schmerzliche und schlecht bewältigte Trennungen erlebt. Auch deshalb sollte der Schlusssituation bewusst Zeit und Raum eingeräumt werden, auch in der Bewegungstherapie. Hierfür eignen sich z. B. Rituale. Diese sorgen dafür, dass die Patientinnen und Patienten im Verlauf ihrer Therapie durch die Entlassung anderer Teilnehmer auf diese Form des Abschieds vorbereitet werden. Im folgenden Kasten finden sich einige Beispiele für Gruppensituationen.

Abschiedsrituale in der Gruppe

- *Lieblingsspiel:* Das Kind, das verabschiedet wird, darf sich zum Abschluss der letzten Stunde noch einmal sein Lieblingsspiel wünschen.
- *Mattenkönig:* Das Kind, das verabschiedet wird, darf von allen anderen Kindern auf dem Mattenwagen zur Hallentür geschoben werden und auf dem Weg die Richtung vorgeben.
- *Klopfgasse:* Die Gruppe bildet eine Innenstirngasse vor der Tür. Das Kind, das verabschiedet wird, geht durch die Gasse und wird schulterklopfend von den anderen Teilnehmern sanft nach draußen begleitet.
- *Gute Gedanken:* Die Gruppe sitzt im Innenstirnkreis am Ende der Stunde zusammen. Der Reihe nach darf jedes Kind sich mit zwei Gedanken von dem »Entlass-Kind« verabschieden: »Ich schätze besonders an dir …«. Und: »Ich wünsche dir für deine Zukunft …«
- *Hinter die Ohren schreiben:* In der letzten Stunde gibt der Therapeut dem Kind eine persönlichkeitsstabilisierende und wachstumsfördernde Botschaft vor der Gruppe mit auf den Weg. Bei Kindern kann dies so inszeniert werden, dass der Therapeut den Satz – z. B. »Du bist eine gute Sportskanone. Bewahre dir deinen Mut!« – dem Kind ins Ohr flüstert. Gleichzeitig schreibt er mit Finger diese Botschaft »hinter die Ohren«. Hierdurch werden somatische Marker aktiviert.

Hinweis: Freiwilligkeit beachten. Kein Zwang!

Der Therapeut kann die Abschlusssituation noch einmal nutzen, um den Entwicklungsverlauf zu beschreiben, konkrete Erfolge oder offene Themen anzusprechen. Hierbei sollte möglichst die Wertschätzung im Vordergrund stehen und der Anteil des Patienten am Erfolg der Therapie hervorgehoben werden. Im Kindesalter kann dies z. B. in Form von Urkunden erfolgen.

Im Jugendalter und in Einzeltherapien bzw. bei langen stationären Behandlungsverläufen (z. B. bei Essstörungen) bietet sich an, erneut ein etwas ausführlicheres bzw. differenzierteres Resümee zu ziehen. Mithilfe eines Seiles können beispielsweise zwei Felder auf dem Boden markiert werden. Die Person bekommt kleine Kärtchen (z. B. Post-its), auf die Stichwörter notiert werden, die anschließend in die beiden Felder geklebt werden. Das linke Feld steht für die Aussage »Was ich mitnehme …«; das rechte Feld für »Was ich loslasse …«. Alternativ können die Felder für die Fragen stehen: »Was habe ich in der Bewegungstherapie als hilfreich erlebt?« und »Was habe ich in der Bewegungstherapie vermisst?«

Can

Der 17-jährige Can war über sechs Monate in der stationären Therapie. Neben einer diagnostizierten Angststörung und einer begleitenden depressiven Symptomatik litt Can bei seiner Aufnahme unter seinem Übergewicht und einem sehr negativ gefärbten Körperbild. Can nahm über das halbe Jahr hochfrequent unterschiedliche bewegungstherapeutische Angebote wahr, u. a. auch Einzeltherapien, in denen seine körperbezogenen Empfindungen, Einstellungen, Gefühle und Verhaltensweisen thematisiert wurden. Zu seinen persönlichen Erfolgen zählt er zum Abschluss der Therapie, dass er jetzt »zehn Kilo weniger wiege und sich zufriedener mit seinem Körper fühle«, seine Angst habe er »jetzt wesentlich besser im Griff«. Die Gewichtsreduktion führe er vor allem auf das regelmäßige Fitnesstraining zurück. Das Klettern in der Gruppe habe ihm »mehr Sicherheit« im Umgang mit der Angst gegeben. Auf die Frage, was für ihn in der in der Therapie am hilfreichsten war, sagt er: »Dass ich wieder mit anderen Jugendlichen zusammen war.«

Dieses Fallbeispiel verdeutlicht, dass für den Therapierfolg neben fachspezifischen Wirkfaktoren auch allgemeine Wirkfaktoren von großer Bedeutung sein können (► Kap. 1.5.2). Was sich im Einzelfall wie, wodurch und unter welchen Umständen für den Patienten als hilfreich erweist, ist eine sehr lohnenswerte und aufschlussreiche Frage. Im Sinne einer qualitativen Evaluation liefert sie wichtige Erkenntnisse über die Rolle und die Beziehung unterschiedlicher Wirkfaktoren innerhalb eines individuellen Behandlungsprozesses. Die abschließende Reflexion kann durch weitere Fragen ergänzt werden.

Beispielfragen für den Abschied

- Wenn es etwas gäbe, das du aus deinen Erfahrungen in der Bewegungstherapie auf andere Lebensbereiche übertragen könntest: Was genau wäre das?
- Was vermutest du: Wer in deinem Umfeld wird als Erstes merken, dass du …
  - … jetzt etwas offener und sicherer im Umgang mit Gleichaltrigen geworden bist?
  - … dich etwas wohler in deinem Körper fühlst?
  - … etwas »fitter« geworden bist?
  - … dir mehr zutraust?
- Wenn du einen Rucksack vollpacken könntest mit deinen Positiverfahrungen aus der Bewegungstherapie: Womit wäre der Sack genau gefüllt? In welchen Alltagssituationen könnten dir diese Erfahrungen eine Hilfe darstellen? Von welchen Lasten konntest du dich befreien?

- Nehmen wir an, morgen wird in der Klinik ein Jugendlicher aufgenommen, der in der gleichen Situation ist wie du bei deiner Aufnahme. Was würdest du ihm für die Bewegungstherapie empfehlen, und warum?

Nicht zuletzt sollte die Abschluss-Situation genutzt werden, um den Blick in die Zukunft zu richten und Perspektiven anzusprechen, die im Zusammenhang mit gesundheits- und bewegungsbezogenem Verhalten stehen.

Ist die Wiederaufnahme von (früheren) sportlichen Vereinsaktivitäten angedacht und konkret geplant? Sind die Eltern über bewegungsbezogene post-stationäre bzw. ambulante Nachsorgengebote informiert? Gibt es einen speziellen Förderbedarf, der ärztlich attestiert werden muss? Können Trainingspläne oder Empfehlungen für die Fortsetzung von Sportaktivitäten (z.B. Lauftraining, Fitnesstraining usw.) oder Informationsbroschüren ausgehändigt oder Literaturempfehlungen gegeben werden, wenn Patienten sich mit einem Thema weiter beschäftigen möchten?

Erfahrungsgemäß tragen diese Fragen dazu bei, die Entwicklungsschritte und Impulse aus der stationären Therapie zu festigen und in den Alltag zu integrieren.

4.3 Hilfen zur Nachbereitung der Therapie

Während die Vorbereitung der Therapie darauf abzielt, inhaltlich und formal einen möglichst gelungenen Start in den bewegungstherapeutischen Prozess zu gestalten, geht es in den folgenden Abschnitt darum, wie die fachspezifischen Beobachtungen und Einschätzungen des Therapeuten weiterverarbeitet werden. Denn die Bewegungstherapie versteht sich zwar als eigenständiges therapeutisches Verfahren – die praktischen Einheiten sind hierbei jedoch kontextgebunden und fest in einen institutionellen Rahmen bzw. in einen interdisziplinären Behandlungsprozess eingebettet. Im klinischen Setting ist jede pädagogische oder therapeutische Intervention am Patienten begründet und gegenüber den Kostenträgern der Behandlung (Krankenkassen) dokumentationspflichtig. Die Informationen aus den unterschiedlichen Fachbereichen der Behandlung werden mit dem Rest des Behandlungsteams ausgetauscht. Dies geschieht z.B. über die schriftliche (meist elektronische) Leistungserfassung und Dokumentation der einzelnen Therapieeinheiten, aber auch über Besprechungen, z.B. in Form wöchentlicher *Teambesprechungen*, *Fallkonferenzen* oder *Visiten*. Hier werden die fachspezifischen Beobachtungen aus den unterschiedlichen Professionen zusammengetragen, reflektiert und für die weitere Therapieplanung genutzt.

Hiermit sind Anforderungen an den Bewegungstherapeuten verbunden. Jeder Berufseinsteiger wird bestätigen, dass es eine Kunst für sich ist, die Beobachtungen und Einschätzungen aus den einzelnen Stunden klar und präzise zu formulieren, relevante Aspekte des Erlebens und Verhaltens der Patienten zusammenzutragen oder Entwicklungen und Verläufe einer Behandlung schlüssig auf den Punkt zu bringen. Damit dies leichterfällt, werden in den ersten beiden Abschnitten einige Strukturierungshilfen für die Dokumentation gegeben und Vorlagen präsentiert, die sich z. B. für Fallkonferenzen oder Abschlussbefunde nutzen lassen.

Wir wollen gleichzeitig auf Möglichkeiten hinweisen, wie sich die Erlebnisse und Erfahrungen der Kinder und Jugendlichen über die praktische Bewegungstherapie-Einheit hinaus nutzen lassen. Dies wird exemplarisch anhand der Therapie-Mappe bzw. des Bewegungstagebuchs und der Urkunde vorgestellt.

4.3.1 Dokumentation

Im klinischen Setting werden alle therapeutischen und pädagogischen Interventionen dokumentiert. Die dokumentierten Inhalte sind meist allen Berufsgruppen des Behandlungsteams zugänglich. Neben der Tatsache, dass die Dokumentation im Rahmen der Leistungserfassung ein notwendiger formaler Akt gegenüber den Kostenträgern der Behandlung ist, stellt sie eine wichtige Grundlage im Sinne des Informationsaustausches innerhalb des multiprofessionellen Teams dar. Sie ist somit von großer Bedeutung für den Therapieprozess. Nach unserer Auffassung ist die fachspezifische Dokumentation ein wichtiges und eigenständiges Qualitätsmerkmal der klinischen Bewegungstherapie: Sie enthält fachspezifische Beobachtungen und Beschreibungen, transportiert die diagnostischen Einschätzungen, verdeutlicht die fachspezifische Vorgehensweise und macht Entwicklungsverläufe transparent. Sie wird z. T. als Grundlage für Besprechungen und Empfehlungen genutzt, Teilaspekte fließen in den »Entlassbrief« der klinischen Behandlung ein. Umso mehr erstaunt es, dass zu diesem Thema für den kinder- und jugendpsychiatrischen Bereich kaum spezifische Hinweise in der bewegungs- und sportwissenschaftlichen Literatur zu finden sind.

Die Dokumentation ist nicht nur fachlich bedeutsam, sie macht auch einen erheblichen Umfang der klinischen Tätigkeit aus, wie ein kurzes Rechenbeispiel verdeutlichen soll:

Dokumentation – ein Rechenbeispiel

Bei drei Gruppeneinheiten mit jeweils sechs Patienten und zwei Einzeltherapien pro Tag werden 20 Patienten dokumentiert. Nehmen wir eine durchschnittliche Dokumentationszeit von drei Minuten pro Patient an, so ergibt sich eine Gesamtzeit von bereits einer Stunde. Bei fünf Gruppen mit jeweils sechs Patienten und drei Minuten Dokumentation pro Patient ergeben sich für den Tag bereits 1 ½ Stunden reine Dokumentationszeit.

Das Rechenbeispiel zeigt, dass die Dokumentation nicht nur inhaltlich eine wichtige Funktion erfüllt, sondern je nach Versorgungsstrukturen bis zu 20 % der Zeit der klinischen Tätigkeit umfassen kann. Mit den folgenden Hinweisen möchten wir auf dieses wichtige Thema eingehen und insbesondere Berufseinsteigern einige Strukturierungshilfen zur Verfügung zu stellen. Was macht eine »gute« Dokumentation aus und wie wird sie gemacht? Zunächst ein paar allgemeine Hinweise:

Die Dokumentation sollte in dem Bewusstsein geschrieben werden, dass sie verschiedenen Adressaten zugänglich ist. Einerseits sind dies Behandler aus *kli-*

nikinternen Berufsgruppen: Ärzte, Psychologen, Ergotherapeuten, Heilpädagogen, Musiktherapeuten, Sozialarbeiter und der Pflege- und Erziehungsdienst. Andererseits erhalten auch *externe* Leser Zugang: Die Patienten selbst und die Eltern haben ein Anrecht, die Dokumentation zu lesen; sie kann im Rahmen von Gutachten oder Prozessen verwendet oder vom medizinischen Dienst der Krankenkassen zur Überprüfung der Behandlungsnotwendigkeit herangezogen werden. Hieraus ergeben sich verschiedene Anforderungen an den Verfasser. Bezüglich der *Sprache* ist beispielsweise von Bedeutung, dass diese den fachspezifischen Blickwinkel verdeutlicht, ohne hierbei jedoch in eine komplexe Fachterminologie abzudriften. Klarheit, Lesbarkeit und professionsübergreifende Verständlichkeit sind in diesem Zusammenhang wichtig. Ferner ist von Bedeutung, dass wir mit der Beschreibung von Phänomenen immer Realitäten *konstruieren*. Der Verfasser beschreibt *eine* mögliche Perspektive auf das Geschehen. Dies sollte sich bei der Dokumentation widerspiegeln.

Dokumentation ist Realitätsbeschreibung

Max *wirkt* (und nicht: Max *ist*) zu Beginn der Stunde müde und antriebslos. Auf Nachfrage berichtet er, schlecht geschlafen zu *haben* (und nicht: er *hat* schlecht geschlafen). Er *zeigt* sich bei der Bewegungsaktivität phasenweise unkonzentriert und bei kleineren Misserfolgserlebnissen übermäßig unzufrieden und schnell frustriert, lässt sich jedoch durch therapeutische Unterstützung meist gut zum Weitermachen motivieren. Abschließend *äußert* er sich zufrieden über seine aktive Teilnahme und *wirkt* stolz, die Einheit trotz anfänglicher Startschwierigkeiten aktiv wahrgenommen zu haben.

Die Dokumentation sollte zudem den therapeutischen Unterstützungsbedarf verdeutlichen, ohne dabei die Kompetenzen und Stärken des Patienten zu vernachlässigen. Der Blick auf den Patienten sollte grundsätzlich salutogenetisch und ressourcenorientiert sein und gleichzeitig die für die klinische Behandlung relevanten psychopathologischen Aspekte einschließen. Die konkrete Beschreibung der *psychopathologischen Symptomatik* ist insbesondere bei diagnostischen Aufträgen von Bedeutung. Denn neben den standardisierten Tests sind im stationären Setting vor allem die realitätsnahen Situationen für die Beurteilung dieser Auffälligkeiten von Bedeutung.

Salutogenetische und pathogenetische Aspekte beschreiben

Kevin zeigt sich heute bewegungsfreudig, lebhaft und voller Tatendrang. Er bringt konstruktive Impulse mit in das Gruppengeschehen ein, hat vielerlei kreative Ideen und kindliche Gestaltungswünsche, die er offen kommuniziert *(Ressourcen)*. Allerdings handelt er auch immer wieder impulsiv, zeigt sich bei der Umsetzung unstrukturiert und unkonzentriert, lässt sich immer wieder von äußeren Reizen ablenken und tritt zuweilen auch dominant in der Gruppe auf. Beim Üben von akrobatischen Elementen zeigt Kevin ADHS-typische Symptome in Form von Hypermotorik und mangelnder Konzentrationsfähigkeit, insbesondere hinsichtlich der Aufmerksamkeitsspanne *(Symptomatik)*.

Bei der Dokumentation empfiehlt es sich, eine gewisse Struktur einzuhalten oder sich an bestimmten *Strukturmerkmalen* zu orientieren. Hierfür werden im Folgenden einige Beispiele und Formulierungshilfen gegeben.

Vor dem Beginn der eigentlichen Bewegungstherapie-Einheit stehen, chronologisch gesehen, die Begrüßung und die Kontaktaufnahme. Diese erfolgt auf den Stationen, wenn die Kinder zu den Fachtherapien abgeholt werden oder in den Räumlichkeiten der BWT.

Aspekte der Kontaktgestaltung und Motivationslage beschreiben

… zeigt sich bei der Begrüßung …

… freundlich, offen, zugewandt, kontaktsuchend, aktiv, motiviert, initiativ-ergreifend … er kommt bereitwillig mit, hat eigene Gestaltungswünsche, bringt sich ein, … tritt dominant, überbordend, grenzüberschreitend, fordernd, unsicher auf … wirkt verhalten, misstrauisch, ablehnend, abweisend, verweigernd, passiv, ambivalent, teilnahmslos, indifferent …

Für die Dokumentation des bewegungstherapeutischen Geschehens bietet sich ferner eine Orientierung an den verschiedenen Aspekten des Erlebens und Verhaltens an, die für eine strukturierte Zielformulierung in den störungsspezifischen Kapiteln vorgenommen wurde (motorische, emotionale, kognitive und soziale Aspekte).

Aspekte des Erlebens und Verhaltens strukturiert beschreiben

Leonie zeigt sich bei den heutigen Geschicklichkeitsspielen bewegungsunsicher und gehemmt. Insbesondere fallen in den motorischen Anforderungssituationen Schwächen der Feinmotorik und der Hand-Auge-Koordination auf. Basale Bewegungsfertigkeiten wie Werfen und Fangen wirken wenig gefestigt. Bei intensiveren Fang- und Laufspielen wirkt sie konditionell wenig gefördert und benötigt aufgrund ihrer mangelnden Ausdauer zusätzliche Pausen *(Motorik)*. Trotz der Anforderungen, die diese Stunde motorisch an sie stellt, macht sie überwiegend freudvoll mit, wirkt positiv gestimmt, zeigt ihre Gefühle offen und direkt *(Emotion)*. Bei Erklärungen hört sie konzentriert zu und lässt sich von anderen Geschehnissen nicht ablenken. Bei den Aufgaben schätzt sie sich in der Tendenz oft schlechter ein als sie ist. In der Abschlussrunde kann sie ihre Erlebnisse aus der Stunde gut beschreiben *(Kognition)*. In der Gruppe bleibt sie überwiegend passiv und abwartend, beobachtend und ergreift selten die Initiative. Sie traut sich wenig, sich für ihre Bedürfnisse einzusetzen. Bei der Mitpatientin Clara findet sie ein verlässliches Gegenüber, der ihr Halt und Sicherheit gibt *(Soziales)*.

Ein weiterer Aspekt ist die Dokumentation von *Verläufen*. Denn für die Behandlungs- und Perspektivplanung des Patienten ist es besonders wichtig, ob und inwieweit die angesetzten Maßnahmen zu den angestrebten Veränderungen führen. Spezifische Aspekte des Erlebens und Verhaltens können sich im Verlauf einer Einheit verändern, also *kurzfristig* sein. Dies wäre z. B. ein Hinweis darauf, wie leicht oder wie schwer die Symptomatik ausgeprägt ist und wie gut sich der Patient situativ auf Hilfeangebote einlassen kann. Die Dokumentation kann sich aber auch auf *längerfristige* Verläufe beziehen.

Entwicklungsverläufe beschreiben

- Viktor wirkt zu Beginn der Stunde getrieben, unruhig und angespannt. Auf die therapeutische Vorgehensweise kann er sich gut einlassen und nimmt die Übungen zur Spannungsregulation dankbar an. Anschließend wirkt er etwas gelöster und freier. Er äußert, dass ihm die Stunde »gutgetan« habe und dass er sich »klarer« fühle.
- Es gelingt Kevin im Verlauf der *letzten drei Wochen*, sich besser an Regeln und Absprachen zu halten.
- Es gelingt Sylvia in den *letzten zwei Stunden* besser, Problemlösefertigkeiten in herausfordernden Bewegungssituationen anzuwenden und positive Aspekte zu benennen.

Schließlich sollte die Dokumentation auch besondere Interventionen beschreiben, die im Rahmen der Bewegungstherapie durchgeführt wurden, z. B.:

- »Aufgrund von massivem Übergewicht wurde eine Adipositasberatung durchgeführt.«
- »Es wurden mit dem Patienten Möglichkeiten der Anbindung an Vereinsaktivitäten besprochen.«
- »Die Eltern wurden über ambulante Versorgungsangebote informiert.«

In diesem Abschnitt wurden verschiedene Aspekte und Strukturierungshilfen vorgestellt. Mit ein wenig Übung und zunehmender Erfahrung gelingt es, diese zu verinnerlichen und anzuwenden. Neben den beschriebenen Funktionen der Dokumentation ist eine präzise und sorgfältige Beschreibung auch eine gute Gelegenheit, die eigene Arbeitsweise zu reflektieren: Was wurde in der Einheit gemacht? Mit welchem Ziel? Was hat die Intervention bei dem Patienten gewirkt? Wie hat sich dies gezeigt? Was lässt sich daraus schließen?

In Teamsitzungen und Fallkonferenzen werden in regelmäßigen Abständen die Beobachtungen aus den unterschiedlichen Fachbereichen zusammengetragen. Hier fließen die täglichen Beobachtungen des Stationsalltags, die Ergebnisse von Beratungsgesprächen der Eltern, Testbefunde und fachtherapeutische Beobachtungen zusammen. Für diese Besprechungsformate stellt die in ► Abb. 4-4 zu sehende Vorlage eine Möglichkeit dar, relevante Beobachtungen der Bewegungstherapie strukturiert zusammenzutragen und einzubringen.

Im ersten Abschnitt des Dokumentationsbogens finden sich allgemeine Patienteninformationen (Name und Alter des Patienten, behandelnder Bezugstherapeut, Zugehörigkeit der Station) und eine Übersichtstabelle, die zusammenfasst, an *welchen spezifischen Therapieformaten* der Patient *seit wann* und in *welcher Frequenz* teilnimmt. Der Hauptteil des Formulars besteht aus einer Zusammenstellung von Aspekten zu den vorgestellten Erlebens-, Verhaltens- und Entwicklungsbereichen *Motorik/Sensorik*, *Emotion*, *Kognition* und *Soziales*. Hier wird die aus der Eingangsdiagnostik und aus der bisherigen Behandlung resul-

Fachbereich für Bewegungstherapie

Dokumentationsbogen

Name: *Winter* Vorname: *Leon* Station: *Kinderstation* Bezugstherapeut: *Frau Hamann*

Aus der Eingangsdiagnostik und Anamnese resultierende Behandlungsempfehlung

Setting/Format	Anzahl der Einheiten/Woche	Realisiert seit
Einzeltherapie	Einmalig/Erstkontakt	Aufnahme
Therapeutisches Klettern Gruppe		
Ringen & Raufen-Gruppe	1 x wöchentlich	Seit Beginn
Schwimmgruppe		
Kleinstgruppe	1 x wöchentlich	Seit Beginn
Eltern-Kind-Interaktion		

Aus der Diagnostik/Behandlung resultierende Indikation und eingeschätzter Förderbedarf

MOTORISCH-SENSORISCHE EBENE	
• Verbesserung der Tonusregulationsfähigkeit (Regulation von hyper- bzw. hypoaktiven Zuständen)	3
• Verbesserung der motorischen Steuerungsfähigkeit	3
• Verbesserung der motorischen Lernfähigkeit	2
• Verbesserung der Grobmotorik	1
• Verbesserung der Feinmotorik	2
• Erhaltung und Verbesserung koordinativer Fähigkeiten (Gleichwichtsfähigkeit, Differenzierungsfähigkeit, Rhytmisierunsfähigkeit, Reaktionsfähigkeit, Kopplungsfähigkeit, Umstellungsfähigkeit, Orientierunsfähigkeit)	2
• Erhaltung und Verbesserung konditioneller Fähigkeiten (Kraft, Ausdauer, Schnelligkeit, Flexibilität)	2
• Entwicklung einer positiven Körperwahrnehmung (taktil-kinästetisch, vestibluär) des eigenen Körpers – perzeptive Teilkomponete des Körperbildes	3
AFFEKTIVE/EMOTIONALE EBENE	
• Herstellung einer ausgeglichenen Befindlichkeit und emotionalen Stabilität	3
• Abbau und Regulation von Angstzuständen	0
• Abbau und Regulation von Depressionszuständen	0
• Abbau und Regulation von Aggressionszuständen	3
• Entwicklung von Selbstsicherheit und Selbstvertrauen	1
• Entwicklung von Vitalität und Bewegungsfreude	0
• Entwicklung von Ausdrucksfähigkeit und Spontaneität	0

• Erhöhung der Frustrationstoleranz	3
• Entwicklung einer positiven Bewertung des eigenen Körpers – affektive Teilkomponente des Körperbildes	1
KOGNITIVE/MOTIVATIONALE EBENE	
• Verbesserung von Konzentrationsfähigkeit und Merkfähigkeit	2
• Verbesserung der Aufmerksamkeit und Erhöhung der Aufmerksamkeitsspanne	2
• Schulung von Problemlöseverhalten/Entwicklung von Bewältigungsstrategien	3
• Förderung der Selbstreflexionsfähigkeit und Introspektionsfähigkeit	3
• Entwicklung und Verbesserung einer realistischen Selbsteinschätzung	2
• Entwicklung einer angemessenen Bewertung von Erfolg und Misserfolg	2
• Entwicklung von Selbstwirksamkeit und Kontrollüberzeugung	1
• Entwicklung einer inneren Struktur und Planungsfähigkeit	3
• Entwicklung von Motivation für gesundheitsorientiertes Verhalten	n. b.
• Entwicklung einer postiven Einschätzung und Beurteilung des eigenen Körpers – kognitive Teilkomponente des Körperbildes	n. b.
SOZIALE/INTERPERSONELLE EBENE	
• Förderung der Kontakt- und Beziehungsfähigkeit	2
• Förderung der Kooperationsfähigkeit und Anpassungsfähigkeit	3
• Förderung der Auseinandersetzungsfähigkeit und Konfliktfähigkeit mit Partner und Gruppe	3
• Verbesserung sozialer Kommunikations- und Interaktionsfertigkeiten	3
• Entwicklung und Verbesserung von Gruppenzugehörigkeits- und Gemeinschaftsgefühlen	2
• Verbesserung von Empathie und Einfühlungsvermögen	3
• Entwicklung einer verbesserten Regulation von Nähe und Distanz	1
• Entwicklung und Verbesserung von Vertrauen	1
• Entwicklung von Verhaltensflexibilität und Rollenübernahme	2
• Entwicklung eines positiven Umgangs mit dem eigenen Körper – Verhaltensbezogene und sozialeTeilkomponente des Körperbildes	n. b.

0 = keine Indikation / 1 = mäßige Indikation / 2 = hohe Indikation / 3 = sehr hohe Indikation / n. b. = nicht beurteilbar
Zuständiger Bewegungstherapeut / bearbeitet von: Hr. Thimme

Abb. 4-4 Dokumentationsbogen Bewegungstherapie

tierende Indikation bzw. der bewegungstherapeutische Förderbedarf auf einer 4-stufigen Skala beurteilt (0 = keine Indikation, 1 = mäßige Indikation, 2 = hohe Indikation, 3 = sehr hohe Indikation, n. b. = nicht beurteilbar).

Durch das Formular wird auf einen Blick ersichtlich, wie der bewegungstherapeutische Versorgungstatus der Person ist, welche Maßnahmen seit seiner Aufnahme initiiert wurden und in welchen Bereichen schwerpunktmäßig die Auffälligkeiten und Entwicklungsfelder des Kindes bzw. Jugendlichen liegen. Im Fall von Leon schätzt der zuständige Bewegungstherapeut den Förderbedarf auf *motorisch-sensorischer Ebene* besonders hoch im Bereich der Verbesserung seiner Tonusregulationsfähigkeit und Steuerungsfähigkeit sowie in der Entwicklung einer positiven Körperwahrnehmung ein. Auf der sozialen Ebene liegen eine Reihe weiterer Förderschwerpunkte aus Sicht des Therapeuten, die sich z. B. auf die Kontakt- und Beziehungsfähigkeit, auf die Kooperations- und Anpassungsfähigkeit oder die Auseinandersetzungs- und Konfliktfähigkeit beziehen. Usw.

Das Formular kann z. B. auch als Abschlussbefund fungieren und zusätzlich zu den bewegungsdiagnostischen Testergebnissen (falls vorhanden) in die Patientenakte bzw. den Abschlussbefund aufgenommen werden. Auch für wissenschaftliche Fragestellungen, z. B. im Hinblick auf die Erfassung von Auffälligkeiten im Erleben und Verhalten in Bewegungssituationen kann diese systematische Ordnung nach Entwicklungsbereichen eingesetzt werden.

Die hier vorgestellten Dokumentations- und Verbalisierungshilfen sind eng an den institutionellen Rahmen geknüpft und stellen lediglich eine unter vielen Möglichkeiten dar, Aspekte des Erlebens und Verhaltens zu ordnen und zu beschreiben.

4.3.2 Aufbereitung von Therapieerfahrungen

Während es in den letzten Abschnitten um Fragen ging, wie Informationen *über* den Patienten auf therapeutischer Seite verarbeitet werden, geht es an dieser Stelle um Möglichkeiten, die leiblichen Erfahrungen und Erlebnisse aus den praktischen Einheiten *für* Patienten und *mit* dem Patienten weiter zu nutzen. Eine kreative Option besteht darin, eine Bewegungstherapie-Mappe bzw. ein Bewegungstagebuch zu gestalten.

In dieser Therapie-Mappe können persönlich bedeutsame Erlebnisse und Erfahrungen im Anschluss oder am Ende schriftlich festgehalten werden, die in Verbindung zum Thema Bewegung, Spiel und Sport stehen.

> **Leon**
>
> Leon schreibt im Anschluss an die heutige »Klettergruppe«: »Heute habe ich es beim Klettern zum ersten Mal bis ganz nach oben geschafft. Das war anstrengend, aber auch supercool. Oben habe ich ganz schön gezittert, aber als ich wieder unten war, war ich richtig glücklich. Die anderen haben sogar in der Abschlussrunde geklatscht.«

Durch diese Art der Beschreibung können Kinder Positiverfahrungen noch stärker in ihrem Bewusstsein verankern. Zudem kann hierdurch die Introspektion des Binnenerlebens unterstützt werden. Eine Alternative zu der Verschriftlichung besteht bei jüngeren oder kognitiv eingeschränkten Kindern darin, die Erlebnisse und Erfahrungen malen zu lassen.

Ebenso gut können Bewegungssituationen in der Therapie fotografisch festgehalten werden: der erfolgreiche Durchstieg der Kletterwand, der Sprung durch einen rollenden Reifen, der Lauf über den Mattensteg im Schwimmbad, der Hochsprung über die Zauberschnur vom Mini-Trampolin, der erste Jonglage-Zyklus, das Spiel mit Gymnastikbändern, der freie Stand auf dem Pezzi-Ball, die Durchquerung der Mattenschlucht, der Sprung von der Sprossenwand … Erfahrungsmäßig macht es den Kindern und Jugendliche viel Spaß und Freude, diese besonderen Momente zu verewigen und sich anschließend selbst zu bestaunen(▸ Abb. 4-5).

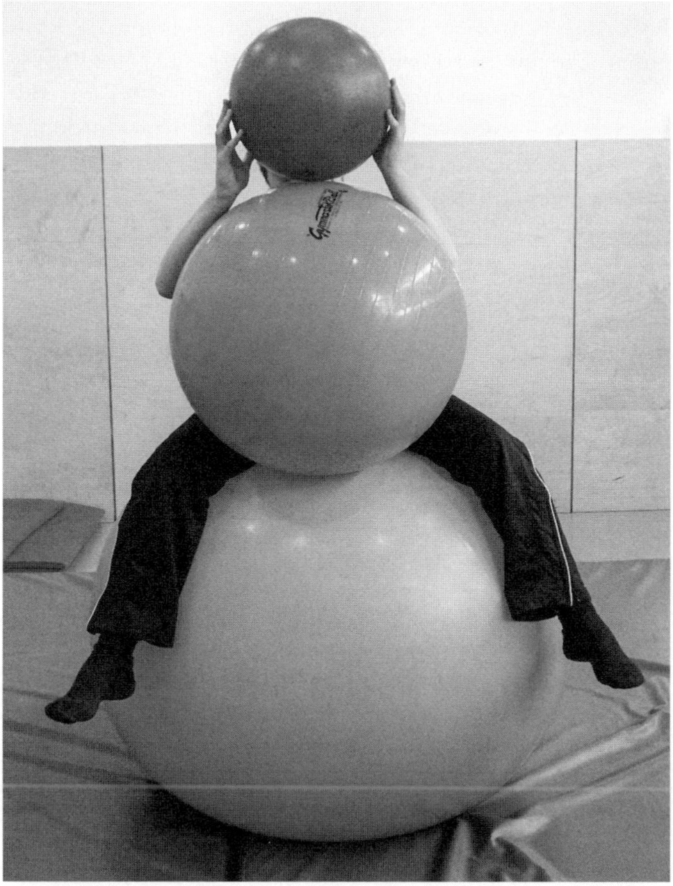

Abb. 4-5 Nach langem Üben hat Jonas endlich den »Schneemann« gemeistert!

Kinder sind meist besonders gut auf ihre sportlichen Idole zu sprechen. Auch diese können einen Platz in dem Heft bzw. Ordner finden. Therapeutisch lässt sich dies leicht nutzen, z. B. indem *Gemeinsamkeiten* und *Unterschiede* beschrieben werden: Welche Stärken hat mein Lieblingsspieler vom FC? Was verbindet mich mit ihm? Was bewundere ich an ihm? Welcher seiner Stärken kenne ich von mir selbst (Ausdauer, Ehrgeiz, Lockerheit, Willenskraft, Fairness usw.)? In welchen Situationen zeigen sich diese Stärken bei mir? Wann kann ich diese Stärken besonders gut entfalten? Wer weiß von meinen Stärken? Wo zeigen sich diese Stärken auch außerhalb vom Sport? Wie habe ich diese Stärken entwickelt?

Die Erfahrung zeigt, dass insbesondere Kinder mit niedrigem Selbstwert gut von diesen relativ einfachen Maßnahmen profitieren und dass kleine Schritte wie diese bereits eine große Wirkung entfalten können.

Im Jugendalter kann die Therapie-Mappe z. B. auch im Sinne eines *Bewegungstagebuches* geführt werden und eine Möglichkeit darstellen, sich genauer mit dem Medium Bewegung und den persönlichen Verbindungen zu diesem Thema zu beschäftigen. In dem Bewegungstagebuch können beispielsweise persönliche bewegungsbezogene Neigungen, Vorlieben, Interessen und Kompetenzen festgehalten werden. Darüber hinaus können Erlebnisse aus den Therapieeinheiten gezielt *nachbearbeitet* werden. Dies bietet sich z. B. an, wenn Jugendliche in den Gruppen Angst haben, sich vor den anderen zu äußern. In dem Fall können »Hausaufgaben« mitgegeben werden. Gezielte Fragen können dazu einladen, sich bis zur nächsten Stunde intensiver mit einem bestimmten Thema auseinanderzusetzen:

- Was ist mir in der heutigen Bewegungstherapie-Gruppe gut gelungen?
- Was ist mir in der Bewegungstherapie bereits leichter gefallen als letztes Mal?
- Mit welchen Aspekten meiner Körperlichkeit bin ich derzeit zufrieden?
- Was fordert mich in sportlichen Situationen am meisten heraus?
- Welche Grenzen setze ich mir selbst beim Sporttreiben?
- Was fällt mir so schwer daran, mich sportlich in einem positiven Licht zu sehen?
- Was gibt mir in sportlichen Situationen ein gutes Gefühl?
- Woran merke ich, dass ich mich beim Sporttreiben wohl/unwohl fühle?
- Wie ist es dazu gekommen, dass ich mich so ungerne vor der Gruppe bewege?

Je nach Situation und individueller Ausgangslage können hier unterschiedlichste Themen beleuchtet werden. Methodisch kann der Patientin in einem weiteren Schritt vorgeschlagen werden, ihre schriftlichen Gedanken oder Auszüge davon im Rahmen einer Einzelstunde zu besprechen oder diese im Rahmen der psychotherapeutischen Gespräche zu thematisieren.

In die Bewegungstherapie-Mappe können auch individuelle Trainingspläne geheftet werden.

Julia

Julia wird aufgrund ihrer Depressionen stationär behandelt. Sie ist übergewichtig und äußert im Erstgespräch den Wunsch, ihr Gewicht zu reduzieren, um sich wieder »wohler« in ihrem Körper zu fühlen. Sie erhält einen individuellen Trainingsplan, der neben den regulären Therapien auch selbstständige Bewegungsaktivitäten beinhaltet, die Julia in den Stationsalltag und das Wochenende in Form eines Ausdauertrainings integriert. Da Julia nur wenig Erfahrung im sportlichen Bereich hat, erhält sie neben dem individualisierten Trainingsplan einige schriftliche Tipps und Hinweise zum Laufen sowie einen Protokollbogen, auf dem sie ihr Anstrengungsempfinden und ihre Befindlichkeit dokumentiert. Julia bringt zu der wöchentlichen Einzeltherapie ihre Bewegungstherapie-Mappe mit, um ihre Entwicklungen zu besprechen.

Bastian

Bastian kommt gerne in die Fitnessgruppe der Jugendstation, die zweimal wöchentlich stattfindet. Sein Protokollbogen zeigt nicht nur die Leistungen der einzelnen Trainingstage (Anzahl der Trainingssätze, Wiederholungen, Gewicht), sondern auch, wie intensiv sich Bastian in der Regel fordert (Anstrengungsempfinden), welche kurzfristigen Veränderungen der Stimmung er durch die Aktivität erlebt (Befindlichkeitsskala) und wie er seine Leistung bei einzelnen Übungen über den Verlauf mehrerer Wochen steigert. Der Plan macht auch sichtbar, dass Bastian seine Termine sehr konstant und regelmäßig wahrnimmt und seine Dokumentation sehr sorgfältig ist. Durch den Plan werden somit auch Eigenschaften wie Disziplin, Ehrgeiz und Gründlichkeit sichtbar. Den Plan nimmt Bastian zu den wöchentlichen Visiten mit und berichtet stolz davon, jetzt schon acht Klimmzüge am Stück zu schaffen.

Wie auch immer das Tagebuch gestaltet und inhaltlich gefüllt wird – es bietet den Kindern und Jugendlichen die Möglichkeit, ihre Erfahrungen und Erlebnisse zu reflektieren, zu vertiefen und sichtbar zu machen.

Das, was auf therapeutischer Seite den Abschlussbefund darstellt, kann in kindlich gerechter Form dem Patienten ausgehändigt werden, z. B. als Urkunde (▸ Abb. 4-6). Der jahrelange Einsatz dieser Praxis zeigt, wie ernst und wichtig die Kinder (und auch Jugendliche!) diese Form der individuellen Wertschätzung und Würdigung nehmen. Ein guter Zeitpunkt für die Aushändigung ist die letzte Therapiestunde. Hier kann die Urkunde vor der Gruppe (wenn das Kind dies wünscht und zulässt) vorgelesen werden.

Es bietet sich inhaltlich an, auf der einen Seite die Stärken und Kompetenzen zu beschreiben, die im Rahmen der Bewegungstherapie sichtbar geworden sind, auf der anderen aber auch die Entwicklungsschritte und das Entwicklungspotenzial der Person anzusprechen (▸ Abb. 4-7).

Sporturkunde

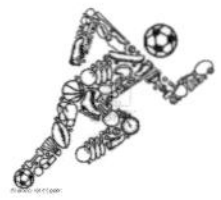

für

Fabian

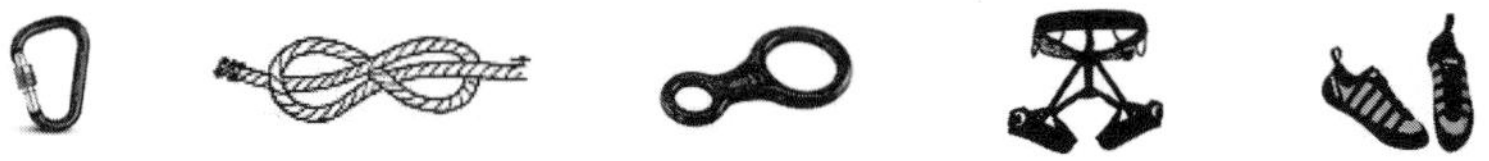

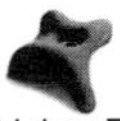

Was du gut kannst und gelernt hast...

Lieber Fabian,
nach mehreren Wochen deiner Teilnahme an den verschiedenen Gruppen der Kinderstation beginnt nun für dich ein neuer Abschnitt. Diese Urkunde erzählt von deinen Fähigkeiten und Stärken, die hier sichtbar wurden. Du bist ein freundlicher und offener Junge, der sich schnell für viele sportliche Spiele und Aktivitäten begeistern kann. Du hast dich in den Gruppen schnell zurecht gefunden und dich sehr um ein gutes Mitmachen bemüht.

In der Ringen- und Raufen-Gruppe ist vor allem aufgefallen, dass du ein sehr fairer Sportler sein kannst, der darauf bedacht ist, die Regeln, Absprachen und Rituale gut einzuhalten. Mit deinen guten Einfällen und Ideen hast du oft dazu beigetragen, ein Spiel zu verbessern oder zu verändern. Bei den Aufwärmspielen hast du dich meist sehr bemüht, gut mitzumachen und deine Rolle gut zu erfüllen. In den Zweikämpfen hast du versucht, deine Kraft gut einzusetzen, was dir auch sehr häufig gelungen ist. Du kannst dich gut auf unterschiedliche Partner einstellen und dich dem Rhythmus der Gruppe anpassen. Ich habe gerne mit dir gekämpft, weil ich mich jederzeit sicher gefühlt habe und wusste, dass du ein fairer Partner bist. Wenn ihr mit mehreren gegen mich gekämpft habt, so hattest du in der Gruppe oft die entscheidenden Ideen, wie ihr mit vereinten Kräften gegen mich vorgehen könnt. Wenn Konflikte bei anderen Kindern aufgetreten sind, findest du schnell gute Lösungen, um den Streit zu schlichten und hast mit deiner guten Regelakzeptanz zu einem ruhigen Stundenablauf beigetragen.

In der Klettergruppe hast du wirklich alles erreicht, was man an Leistungen hier erreichen kann: Du kennst den Achterknoten, alle wichtigen Signale und den Partnercheck. Du weißt, wie man die Zweitsicherung und auch die Erstsicherung macht. Dies konntest du lernen, weil du aufmerksam und vertrauenswürdig warst. Ich hatte keinerlei Bedenken, dass du deine Aufgabe nicht mit viel Verantwortung und Sorgfalt erledigst. Auch beim Klettern hast du viele tolle Dinge ausprobiert und gemeistert: Du bist alle Routen bis nach oben geklettert, sogar nach Farbe und schließlich sogar mit verbundenen Augen! Das sind wirklich ganz tolle Leistungen, auf die du mächtig stolz sein kannst. Mit deiner hilfsbereiten Art wurdest du in der Gruppe akzeptiert und gemocht. Alle deine Lernfortschritte wie zum Beispiel das Sichern haben andere Kinder dazu motiviert, sich auch Mühe zu geben, um diese erlernen zu können. Du warst also auch in vielen Dingen ein Vorbild. Toll, dass du es so weit gebracht hast.

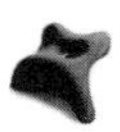

Was ich dir für deine Zukunft wünsche...

Lieber Fabian, nun beginnt ein neuer Abschnitt für dich. Es warten auch sicherlich Herausforderungen, die es zu bewältigen und zu meistern gilt. Hierfür bist du jetzt ja gut gerüstet und hast eine Menge Fähigkeiten und Stärken im Gepäck. Wenn es mal schwierig werden sollte, denke daran, dass es bei vielen Dingen ähnlich wie beim Klettern ist: Man sucht sich ein erreichbares Ziel aus und geht in kleinen Schritten vorwärts. Wenn die Angst mal kommt, lohnt es sich zu schauen, was die Angst auslöst und nicht vor ihr zu fliehen. Dann packt man mit neuem Mut nochmal beherzt zu und ist meist schon einen Schritt weiter.... Alles Gute! Herr Thimme

Abb. 4-6 Sporturkunde 1

Sporturkunde

für

Dominik

Nach 5 Stunden Übung ist es Dominik gelungen, mit Geduld, Konzentration und Ausdauer

199 Ballwechsel

im Federballspiel mit Herrn Thimme zu spielen. Dominik ist somit am **25.06.2016 der Rekordhalter des längsten Ballwechsels**, der jemals auf Kinderstation gespielt wurde.

Herzlichen Glückwunsch Dominik !!!

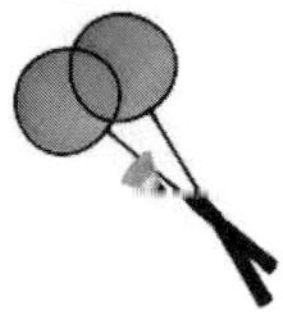

Abb. 4-7 Sporturkunde 2

4.4 Hilfen für den Therapeuten

In diesem Abschnitt möchten wir abschließend die Gesundheit des Therapeuten etwas in den Blickpunkt nehmen und auf Aspekte der Prävention eingehen. Die therapeutische Arbeit findet immer in einem bestimmten Kontext statt. Die klinischen Strukturen kennzeichnen sich z.B. durch besondere Tagesabläufe, durch die intensive kollegiale Zusammenarbeit und Interdisziplinarität sowie durch strukturelle und spezifische Rahmen- und Arbeitsbedingungen, die sich auf die eigenen Gesundheit auswirken können (*Verhältnisprävention*). Wir gehen im Folgenden auf zwei Aspekte der Verhaltensprävention ein: Der eine betrifft die Frage, welche professionellen Anforderungen die bewegungstherapeutische Tätigkeit mit psychisch erkrankten Kindern und Jugendlichen an den Therapeuten stellt – und, hiermit verbunden, welche Eigenschaften, Kompetenzen und Qualitäten auf therapeutischer Seite zu einer gelingenden Arbeit beitragen können. Hieraus ergibt sich eine Art »Kompetenz-Profil« für Bewegungstherapeuten. Der andere Aspekt betrifft die Selbstfürsorge, also Maßnahmen und Hilfen, die zur Erhaltung der eigenen psychischen Gesundheit beitragen können.

4.4.1 Der »gute« Therapeut

Dieser Abschnitt ist insbesondere für Berufseinsteiger als Anregung und Einladung zu verstehen, sich mit dem eigenen therapeutischen Profil, der eigenen Haltung und Persönlichkeit etwas genauer zu beschäftigen: Welche Anforderungen stellt mein spezifischer Arbeitskontext an mich? Welche Kompetenzen bringe ich bereits mit, und wo liegen ggf. persönliche Entwicklungsfelder?

In dem folgenden Kasten werden stichpunktartig ausgewählte Merkmale und Facetten zusammengetragen und verschiedenen Bereichen zugeordnet: der *personalen Kompetenz*, der *sozialen Kompetenz* und der *professionellen Kompetenz*. Doch vorab eine Klarstellung: Mit diesem »Profil« soll nicht die Vorstellung geweckt werden, dass ein Therapeut alle im Folgenden angesprochenen Kompetenzen, Eigenschaften und Qualitäten in seiner Person vereinen muss, um ein »guter« Therapeut zu sein. Es gibt kein idealtypisches therapeutisches Profil, ebenso wenig wie es eine idealtypische therapeutische Vorgehensweise gibt, die für jeden Arbeitskontext und jeden Patienten gleichermaßen passend ist. Auch das Vorhandensein bestimmter Kompetenzen ist keine »Garantie« für einen gelingenden Therapieprozess.

Anforderungs- und Kompetenzprofil für Bewegungstherapeuten

Personale Kompetenzen, Eigenschaften und Qualitäten

- Optimistische und zuversichtliche Grundhaltung
- Lösungs- und Ressourcenorientierte Sichtweise
- Authentizität und Kongruenz
- Sensibilität und Achtsamkeit

- Selbstsicherheit und psychische Belastbarkeit
- Kreativität und Phantasie
- Geduld und Akzeptanz
- Bereitschaft zur Selbstreflexion

Soziale Kompetenzen, Eigenschaften und Qualitäten

- Interesse und Neugier am Gegenüber, Offenheit
- Freundlichkeit, Wertschätzung
- Empathie
- Humor
- Professioneller Umgang mit Nähe und Distanz
- Flexibilität im Umgang mit verschiedenen Rollen
- Konfliktfähigkeit
- Anpassungsfähigkeit

Professionelle Kompetenzen (Fach-, Methoden- und Systemkompetenz)

- Sportwissenschaftliche und bewegungstherapeutische Kenntnisse
- Kenntnisse im Bereich verwandter Querschnittsdiziplinen (Medizin, Psychologie etc.)
- Störungs- und krankheitsspezifische Kenntnisse
- Kenntnisse zur Dynamik von Gruppenprozessen
- Kenntnisse im Bereich ergänzender Verfahren (Verhaltenstherapie, Motivational Interviewing, Entspannungsverfahren etc.)
- Methodisch-didaktische Kenntnisse, z. B. Trainings- und Bewegungslehre
- Sport- und bewegungsbezogene Selbsterfahrung
- Materialwissen (Einsatz, Beschaffenheit, Variation etc.)
- Wissen zur Versorgungsstruktur und den institutionellen Bedingungen
- Organisations- und Planungskompetenz, Zeitmanagement
- Interdisziplinarität und Teamfähigkeit

Ohne auf einzelne Aspekte im Detail einzugehen, macht der Blick auf die gelisteten Punkte deutlich, dass ein »gutes therapeutisches Profil« verschiedene Facetten vereint, die je nach Tätigkeit und Situation erforderlich sein können. Neben einer optimistischen und zuversichtlichen Grundhaltung und persönlichkeitsnahen Eigenschaften wie Kreativität, Kongruenz, der Fähigkeit zur Selbstakzeptanz oder der Bereitschaft zur kritischen Selbstreflexion sind aus unserer Sicht vor allem *soziale Kompetenzen* in diesem Setting von großer Bedeutung. Ein unverfälschtes Interesse und Offenheit gegenüber den Kindern und Jugendlichen, ein freundlicher und wertschätzender Umgang scheinen uns ebenso elementar wie ein ausgeprägtes Einfühlungsvermögen und Humor. Die Fähigkeit, im Geschehen situativ unterschiedliche Rollen einzunehmen und flexibel auf das Gegenüber und Anforderungssituationen zu reagieren, ein souveräner Umgang mit Konfliktsituationen sowie ein gutes Gespür für ein angemessenes Maß an Nähe und Distanz im zwischenmenschlichen Umgang zählen auch zu den sozialen Kernkompetenzen eines Bewegungstherapeuten. Zum Selbstverständnis sollten allerdings auch die Einsicht und Akzeptanz gehören, dass man nicht jeden Tag gleich »gut« sein kann und auch nicht zu jedem Patienten einen gleich intensiven Kontakt herstellen kann.

Neben den ersten beiden Kategorien, die vor allem in der *Kontakt- und Beziehungsgestaltung* zum Tragen kommen und die Qualität des Umgangs und des Miteinanders betreffen, sind Fach- und Methodenkompetenzen vor allem für die *inhaltliche und formale Gestaltung* der Therapie bedeutsam:

Auf welchen theoretischen Fundamenten und wissenschaftlichen Erkenntnissen fußt das bewegungstherapeutische Konzept, mit dem gearbeitet wird? Welches Spektrum an Inhalten und Zugängen, an Methoden und ergänzender Verfahren steht aufgrund der beruflichen Qualifikationen zur Verfügung? Wie gut ist die Therapeutin in der Lage, auf dem Hintergrund ihrer störungs- und krankheitsspezifischen Kenntnisse, aber auch durch ihre eigene Selbsterfahrung mit dem eingesetzten Medium sowie durch ihr Materialwissen und methodisches Know-how die therapeutischen Inhalte adressatenspezifisch auszurichten und interindividuell anzupassen?

Als interdisziplinär ausgerichtetes und institutionell verankertes Verfahren stellt die Bewegungstherapie schließlich auch *Systemanforderungen* an den Therapeuten. Diese betreffen z. B. das Wissen zu den medizinischen Versorgungsstrukturen und den spezifischen institutionellen Rahmenbedingungen, zu rechtlichen Aspekten oder zu Fragen der Verordnung und Abrechnung der Therapie. Die eigenständige und -verantwortliche Planung, Durchführung und die Auswertung bzw. Dokumentation der Therapieeinheiten verlangen zudem ein gutes Maß an Organisations- und Planungskompetenz. Insbesondere in stationären Einrichtungen ist ein gutes Zeitmanagement erforderlich, da die Bewegungstherapie-Einheiten in den gesamten Therapieplan eingebettet sind. Für die erfolgreiche und fruchtbare Zusammenarbeit innerhalb der eigenen Berufsgruppe wie auch mit den anderen Berufsgruppen ist schließlich Teamfähigkeit ein wichtiges Kompetenzmerkmal. Dies schließt z. B. Aspekte wie Respekt und Toleranz, proaktives Engagement, Motivation und Zuverlässigkeit oder Konflikt- und Kritikfähigkeit mit ein.

Abschließend möchten wir an dieser Stelle noch einmal betonten, dass nach unserem Verständnis die Bewegungstherapie ein *beziehungsorientiertes* Verfahren ist. Das therapeutische Angebot, neue Bewegungserfahrungen zu machen und Handlungsalternativen zu erproben, Ressourcen und Kompetenzen zu aktivieren und zu entwickeln, Symptome zu lindern oder Funktionsfähigkeit wiederherzustellen usw. – all das findet auf der Basis einer vertrauensvollen und tragfähigen Beziehung statt. Dass die *therapeutische Beziehung* und *Therapeutenvariablen* für den Therapieerfolg von entscheidender Bedeutung sind, lässt sich mittlerweile durch Wirksamkeitsstudien zu allgemeinen und spezifischen Wirkfaktoren der Psychotherapie gut belegen. Die therapeutische Beziehung gilt mittlerweile als eine der prominentesten Hauptwirkfaktoren (Wampold et al. 2018; Flückiger et al. 2018). Zwar lässt sich diese Erkenntnis nicht ohne Weiteres auf andere Fachbereiche und therapeutische Verfahren wie die *Bewegungstherapie* übertragen. Die Vermutung liegt jedoch nahe, dass auch (oder vielleicht sogar gerade?) in der Bewegungstherapie Behandlungseffekte entstehen, die nicht nur an das Verfahren selbst bzw. an die spezifische Intervention und Methodik geknüpft sind. Denn unter dem Gesichtspunkt der Beziehungsgestaltung kennzeichnet sich die Bewegungstherapie durch ein hohes Maß an dynamischer Interaktion, leiblicher Präsenz und aktiver Teilnahme des Therapeuten aus, z. B. bei Hilfestellungen, beim Demonstrieren von Bewegungen, im Spiel mit- oder gegeneinander oder bei Berührungen. Der Bewegungstherapeut bringt sich aktiver mit seinem eigenen Leib und seiner Körpersprache, mit seinem Ausdruck und seinem Bewegungsverhalten, mit seinen unmittelbaren körperbezogenen Affekten und Spannungen in das Geschehen ein, als es Psychotherapeuten in der Regel tun. Zusätzlich zu dem verbalen Dialog findet ein intensiver leib- und bewegungsbezogener Dialog statt, in dem Faktoren wie *Empathie*, *Zuwendung*, *Vertrauen* oder die Fähigkeit zur *Aktivierung von Ressourcen* mit hoher Wahrscheinlichkeit ebenso wirksam sind wie in rein verbal orientieren Verfahren.

4.4.2 Der »gesunde« Therapeut

In der klinischen Arbeit mit psychisch erkrankten Kindern und Jugendlichen wird man als Therapeutin zwangsläufig mit Leid konfrontiert. Dies liegt in der Natur der Sache. Insbesondere in stationären Einrichtungen und psychiatrischen Akut-Kliniken befinden sich die Patienten meist in emotionalen Ausnahmesituationen, viele blicken trotz ihres jungen Alters bereits auf eine sehr belastende Lebensgeschichte zurück, und manche zeigen mitunter extreme Verhaltensweisen: Sie hungern sich bis an die Todesgrenze herunter, sie überschreiten impulsiv zwischenmenschliche Grenzen oder schlucken in suizidaler Absicht Rasierklingen.

Therapeuten kommen in diesem Setting unmittelbar mit *Extremen* des menschlichen Erlebens und Verhaltens in Berührung und werden auf der Beziehungsebene intensiv gefordert. Gleichzeitig haben ökonomische Interessen in der Medizin während der letzten 20 Jahre dazu geführt, dass die Behandlungsdauer in stationären Rehabilitationseinrichtungen stetig kürzer geworden ist. Die kurze Verweildauer der Patienten führt dazu, dass Therapeuten sich in diesem Setting immer wieder sehr schnell auf neue Kinder und Jugendliche einlassen müssen. *Beziehungsaufbau* und *Beziehungsende* liegen oft nur wenige Wochen voneinander entfernt. Angesichts dieser doppelten Beanspruchung auf der Beziehungsebene stellen sich wichtige Fragen des Selbstmanagements:

Wie bleibe ich als Therapeutin gesund? Wie sorge ich innerhalb und außerhalb meines Berufskontextes für mein eigenes körperliches und seelisches Gleichgewicht? Wie gehe ich achtsam mit meinen Bedürfnissen und mit meinen eigenen Grenzen um?

Unter dem Stichwort »Psychohygiene« bzw. »Selbstfürsorge« ist in den letzten Jahren für unterschiedliche beziehungsintensive Professionen (Ärzte, Therapeuten, Berater, Lehrer, Sozialarbeiter, Pflege usw.) eine umfangreiche Ratgeber-Literatur entstanden. Auf eine theoretische Rahmung verzichten wir an dieser Stelle bewusst, sondern stellen vielmehr im Sinne praktischer Handreichungen eine Reihe konkreter Aspekte für die eigene Arbeit vor, die aus unserer Sicht einen Beitrag zu einer gelungenen Selbstfürsorge leisten können. Als Selbstfürsorge verstehen wir hier in Anlehnung an Reddemann (2005) einen liebevollen, wohlwollenden und achtsamen Umgang mit sich selbst.

Verschiedene Aspekte können dazu beitragen, dass Selbstfürsorge gelingt. Hierbei lässt sich unterscheiden zwischen Aspekten der *individuellen* und der *professionellen* Selbstfürsorge. In Tabelle 4-3 werden hierfür einige Beispiele aufgelistet.

Tab. 4-3 Psychohygiene im Kontext der Bewegungstherapie

Individuelle Psychohygiene	Professionelle Psychohygiene
• Balance aus Ruhe und Bewegung • Ausgewogene Ernährung • Ausgleichende Aktivitäten • Naturkontakt • Meditation • Distanzierungstechniken • Spiritualität • Soziales Netzwerk und Unterstützung	• Gestaltung des Arbeitsplatzes • Arbeitsklima • Rahmenbedingungen • Sicherheit • Deeskalationsmanagement • Supervision • Intervision und kollegialer Austausch • Regelmäßige Fort- und Weiterbildungen

Individuelle Formen der Psychohygiene können sehr unterschiedlich ausfallen. Aspekte wie eine ausgeglichene Balance aus Erholung und Bewegung, eine ausgewogene Ernährung oder ein gutes soziales Netzwerk können als relativ stabile und verlässliche Quellen für die eigene Psychohygiene außerhalb des Arbeitskontextes gelten. Hierfür gibt es ausreichend Belege. Ob und wie hilfreich eine Person Meditations- und Distanzierungstechniken oder Spiritualität erlebt oder welche sonstigen Aktivitäten zum Ausgleich praktiziert werden (Musik, Sport, Schauspiel, Kunst, Origami, Lesen usw.), bleibt hingegen sehr individuell, aber auch eine Frage des jeweiligen Lebenskontextes und der äußeren Bedingungen und Anforderungen. Auch berufliche Tätigkeiten außerhalb des therapeutischen Kontextes (z. B. in Sportvereinen) können zu ausgewogenen Arbeits- und Beanspruchungsprofil beitragen. Individuelle Formen der Psychohygiene sind nichts Statisches, sondern verändern sich über die Lebensspanne.

Auf *professioneller Seite* können Aspekte wie die Arbeitsplatzgestaltung und das Arbeitsklima entscheidend dazu beitragen, ob die eigenen Bedürfnisse (z. B. nach Ruhe, Ordnung, Sicherheit usw.) geachtet werden können. Gibt es ein Büro mit ausreichend Ausstattung? Stehen für die Mittagspause Räumlichkeiten ohne Patientenkontakt zur Disposition? Ist der Therapeut mit einem »Funker« für Notfälle ausgestattet? Finden Unterweisungen in Sicherheitsfragen oder regelmäßige Schulungen (z. B. Deeskalationsmanagement) statt? Wie ist der Umgang mit belastenden oder traumatischen Erlebnissen (z. B. bei körperlichen Angriffen durch Patienten) konzeptionell geregelt?

An dieser Stelle möchten wir auf die Bedeutung von Supervision hinweisen, ohne hierbei auf Grundlagen oder Forschungsfragen näher eingehen zu können (s. hierzu: Schigl et al. 2020 oder Belardi 2013; speziell zur Supervision in der Bewegungstherapie: Hölter 2003, 2005). Supervision ist mittlerweile in klinischen Einrichtungen ein fest etabliertes und unverzichtbares »Instrument«, auch im Hinblick auf ihren Beitrag zur Psychohygiene. Supervision verstehen wir in Anlehnung an Schütze (1994) als eine institutionell verankerte Reflexionstätigkeit, die sich auf Handlungsstrukturen und die systematischen Problembestände professioneller Arbeit bezieht. Sie kann in unterschiedlicher Form erfolgen: als *Einzelsupervision* (Eins-zu-Eins-Situation), als *Gruppensupervision* (verschiedene Berufsgruppen), als *Teamsupervision* (innerhalb einer Berufsgruppe), als *Fallsupervision* (Bearbeitung von Fragestellungen einen konkreten Fall betreffend), als *interne Supervision* (durch einen Vorgesetzten oder Berater der gleichen Institution) oder als *Intervision* (kollegiale Beratung ohne Anwesenheit einer Supervisorin).

Übergeordnete Ziele der Supervision (nach Ebbecke-Nohlen 2017)

- Erweiterung oder Vertiefung persönlicher Erkenntnisse über die eigenen Möglichkeiten und Grenzen, über Einstellungen und Werthaltungen
- Veränderungen des eigenen Verhaltens und Verbesserung der Praxistätigkeit im jeweiligen Aufgabenfeld
- Verbesserung des Wissens über soziale und institutionelle Rahmenbedingungen für das berufliche Handeln
- Erweiterung oder Vertiefung der eigenen Handlungskompetenz und der praktischen Fertigkeiten
- Multiplikation des beruflichen Know-hows

Die Supervision ermöglicht, gegenüber problematischen Situationen neue Perspektiven zu entwickeln und Distanz einzunehmen, den Umgang mit Anforderungen und herausfordernden Situationen zu reflektieren und persönliche Themen wie die Auseinandersetzung mit Ansprüchen, den eigenen Rollen oder biographischen Bezügen zu beleuchten. Hierdurch leistet sie einen wichtigen Beitrag in der Aufrechterhaltung und Wiederherstellung der eigenen psychischen Gesundheit. In klinischen Einrichtungen sollte die Teilnahme der Bewegungstherapeuten an den vorhandenen Supervisionsformen garantiert sein.

4.5 Fazit

In diesem Kapitel wird deutlich, dass die bewegungstherapeutische Arbeit mit psychisch erkrankten Kindern und Jugendlichen ein breites Spektrum an Tätigkeiten und Aufgaben zwischen der *Konzeption*, der *Realisation* und der *Evaluation* umfasst. Für die verschiedenen Phasen wurden ausgewählte praktische Handreichungen und Hilfen vorgestellt. Zu Beginn eines jeden therapeutischen Prozesses stehen Fragen der Planung und Vorbereitung, z. B. in Form einer sorgfältigen Berücksichtigung und Integration relevanter Patienteninformationen aus dem Aufnahmebefund oder in Form von Erstgesprächen mit Jugendlichen.

Verschiedene Themenkomplexe mit entsprechenden Fragen wurden im Sinne eines offenen Interviewleitfadens für Erstgespräche mit Jugendlichen vorgestellt. Die gewonnenen Informationen fließen in die Indikation und die Wahl geeigneter Therapieformate mit ein und tragen dazu bei, die Bewegungstherapie entwicklungs- und störungsspezifisch auszurichten und dabei die individuelle Ausgangslage der Kinder und Jugendlichen zu berücksichtigen.

Bezogen auf die Durchführung der Therapie haben wir neben Aspekten der formalen Struktur und dem inhaltlichen Aufbau der Einheiten den Umgang mit ausgewählten herausfordernden Situationen beleuchtet. Dabei haben wir festgestellt, dass für störungsübergreifende Themen wie aggressiv-dissoziales Verhalten oder mangelnde Motivation eine Reihe pädagogisch-therapeutischer Interventionen und Techniken zur Verfügung stehen, die sich in unterschiedlichen Anforderungssituationen anwenden lassen. Die Wirksamkeit der vorgestellten Maßnahmen hängt jedoch immer davon ab, wie gut der Therapeut die konkrete Situation einzuschätzen vermag und wie gut er in der Lage ist, auf die spezifischen situativen und interpersonellen Anforderungen flexibel zu reagieren.

Bewegungstherapie versteht sich nicht nur als leiblicher Erfahrungsraum und begnügt sich nicht nur mit der adressatengerechten Gestaltung von bewegungs-, spiel- und sportbezogenen Inhalten, sondern begreift sich als Zusammenspiel von Aktion *und* Reflexion.

Wie die Verbindung von Erleben und Verstehen in den verschiedenen Phasen einer Therapiestunde konkret gelingen kann, haben wir unter Berücksichtigung alters- und entwicklungsspezifischer Besonderheiten an praktischen Beispielen aufgezeigt.

Die klinische Bewegungstherapie endet nicht mit dem Betreten und Verlassen der Halle. Auf therapeutischer Seite werden die Beobachtungen und Einschätzungen zum Erleben und Verhalten sowie zu der Entwicklung des Patienten anschließend oder abschließend dokumentiert. Da es für den klinischen Kontext hierzu kaum Empfehlungen und Richtlinien gibt, wurden an dieser Stelle ausführlicher Strukturierungs- und Verbalisierungshilfen vorgestellt, die sich beispielsweise für interdisziplinäre Teamsitzungen, Fallkonferenzen oder Abschlussbefunde nutzen lassen. Darüber hinaus bieten sich auch kreative Methoden wie das Bewegungstagebuch oder Urkunden an, um Bewegungserfahrungen und Therapieerlebnisse auf Patientenseite zu festigen und therapeutisch weiterzuverarbeiten.

Abschließend wurde mit zwei Aspekten der Blick auf den Behandler gerichtet. Die bewegungstherapeutische Arbeit mit psychisch erkrankten Kindern und Jugendlichen stellt spezifische Anforderungen an den Therapeuten. Diese wurden unter personalen, sozialen und institutionellen Gesichtspunkten beleuchtet und im Sinne eines »Kompetenz-Profils« zusammengefasst. Hierbei wurde noch einmal deutlich, dass Bewegungstherapie sich als ein beziehungsorientiertes Verfahren versteht. *Bewegung* (im therapeutischen Kontext) ist *Begegnung* – mit sich selbst, mit und durch den anderen. Hiermit sind Fragen der Kontakt- und Beziehungsgestaltung, des Umgangs und des Miteinanders verbunden, ebenso Fragen nach der eigenen professionellen Identität, der eigenen Biographie und Persönlichkeit, der eigenen Haltung. Die therapeutische Beziehung und Therapeutenvariablen spielen in der Bewegungstherapie eine zentrale Rolle und sind unmittelbar mit Fragen der Wirksamkeit dieses Verfahrens verknüpft.

Wer in therapeutischen Settings tätig ist, wird mit Leid konfrontiert. Dies impliziert auf therapeutischer Seite einen achtsamen Umgang mit sich selbst. Das Ringen um den Erhalt und die Verbesserung der Gesundheit ist nicht nur für den Patienten wichtig, sondern auch für den Behandler. Nur wer selbst den eigenen Balanceakt von Gesundheit und Krankheit versteht und beherrscht, kann diesen auch authentisch vermitteln. Deshalb wurde abschließend auf präventive Aspekte der individuellen und professionellen Selbstfürsorge hingewiesen, die ein wichtiger Schlüssel zur eigenen psychischen Stabilität und Gesundheit darstellt.

5 Ausblick

Für diesen Ausblick nehmen wir das anfängliche bildhafte Plädoyer zu »Grenzüberschreitungen« von T. Fydrich auf. Dieses Plädoyer war für uns eine Ermunterung, das vorliegende Buch gemeinsam in Angriff zu nehmen und uns der Frage zu stellen, in welcher Hinsicht eine eigenständige Bewegungstherapie zur Förderung der psychischen Gesundheit von Kindern und Jugendlichen im Vergleich mit der Standardbehandlung durch Psychopharmaka und verbalen Therapien Grenzen überschreitet.

Die Grenzen, die uns im Laufe der Bearbeitung immer stärker bewusst wurden, sind vor allem die wissenschaftliche Bewertung und praktische Einschätzung eines Verfahrens, in dessen Mittelpunkt mehr das leibhaftige Handeln steht, und nicht das Reden oder eine medikamentöse Beeinflussung. Bei der wissenschaftlichen Bewertung gibt es kaum Zweifel, wenn es um die funktionellen Wirkungen von Bewegungsaktivitäten geht. Ob allerdings die Bewegungstherapie einen bedeutenden Beitrag zur psychischen Gesundheit leisten könnte, wurde und wird eher als fragwürdig angesehen. Diese skeptische Einschätzung beruht weitgehend auf einer methodischen Einseitigkeit von Untersuchungen, die sich vorwiegend an dem Modell der externen Evidenz und an einer einseitigen Form der Evidenzgraduierung orientieren. »Grenzüberschreitend« – und dies gilt keineswegs nur für die Bewegungstherapie – wäre es in dieser Hinsicht, die Vielfalt von methodischen Zugängen für eine Erkenntnisgewinnung und den Nachweis für eine Wirksamkeit methodenübergreifend besser zu nutzen. Hierzu gibt es in der Fachliteratur beeindruckende Beispiele von Forschern wie Kleine et al. (1990) oder Faulkner und Sparkes (1999), die sich nach langjährigen Erfahrungen mit größeren empirischen Studien zu einer regelgeleiteten Untersuchung von Einzelfällen entschlossen haben. Ihre Ergebnisse, z. B. zum Einfluss von Ereignissen außerhalb des Therapiegeschehens sowie zu den Gründen für Therapieabbrüche, ermöglichen durch ihre individualisierende Sichtweise präzisere und tiefergehende Fragen zur Wirksamkeit von therapeutischen Interventionen – mit wertvollen Konsequenzen für die weitere Forschung und Praxis. Um es zusammenfassen: Eine zukünftige Forschung zu den Wirkungen der Bewegungstherapie bedarf aus unserer Sicht nicht noch weiterer umfassenderer randomisierter Studien, sondern einer kreativen Kombination von ethnographischen und mikroanalytischen Studien, narrativen Berichten, Bobachtungsverfahren, Experten- und Patientenbefragungen sowie praxeologischen Schilderungen und theoretischen Reflexionen. Dies haben z. B. Khvostova und Willmann (2018) in ihrer Zusammenstellung von Studien zur Bewegungs- und Tanztherapie bei Anorexia nervosa berücksichtigt.

Eine weitere Grenzüberschreitung ist eine stärkere Berücksichtigung des Handelns in der Therapie. In Bezug auf die Berücksichtigung des Körpers deutet sich hier in den letzten Jahren ein Wandel an. Zum einen wird in der Körperpsychotherapie eine Bereicherung des psychotherapeutischen Prozesses um leibnahe Elemente von Bewegung, Tanz und Körperarbeit angestrebt. Zum anderen geht es um die Etablierung der Bewegungstherapie als eigenständiges Verfahren mit ihrem zentralen und elementaren Gegenstand *Bewegung* und theoretischen Bezügen, die über die Psychotherapie hinausgehen. In diesem Lehrbuch haben wir uns um das Letztere bemüht. Ein Kernmerkmal der Bewegungstherapie ist ihr »leibhaftiges Handeln«, häufig in bekannten Formen verschiedener Bewegungsaktivitäten, die dann für therapeutische Zwecke anders akzentuiert und störungsspezifisch gestaltet werden. Dies haben wir für verschiedene Erkrankungen dargestellt und durch Beispiele illustriert – in enger Orientierung an psychiatrischen bzw. psychotherapeutischen Konzepten und am klinischen Setting. In diesem Zusammenhang sind wir kaum auf einen Aspekt eingegangen, der sich nur schwer versprachlichen und evaluieren lässt. Es geht um die Erfahrung der »Eigenmächtigkeit des Bewegungsgeschehens«, die Zulliger (1953) für das Spiel treffend als »Heilende Kräfte im kindlichen Spiel« beschrieben hat. Damit sind die Faszination einer gelungenen Bewegung und die elementaren Empfindungen von Glück, Freude und Spannung gemeint, die z. B. beim Schaukeln, Drehen, Tauchen oder »In-die-Luft-getragen-Werden« entstehen können. Bisher ist noch wenig bekannt, welche psychologischen, biologischen und neurologischen Prozesse sich hier genau abspielen, aber erfahrene Bewegungstherapeutinnen berichten immer wieder von solchen Erlebnissen und ihren Wirkungen, die sich u. a. in der Mimik, der Gestik oder im Tonus der Patienten widerspiegeln.

Eine dritte Grenzüberschreitung bezieht sich auf die Reflexion über die Wirksamkeit und Nachhaltigkeit stationärer Behandlungen aus Sicht der Sozialpsychiatrie. Wenn man wie Weinmann (2019) vorschlägt, die »Psychiatrie vom Sozialen aus neu zu denken«, dann hat hier ein therapeutischer Zugang wie die Bewegungstherapie besonders gute Chancen, über die Klinik hinaus zu wirken. Denn das Medium ist den meisten Patienten vertraut und lässt sich leicht in ihren Alltag und ihr Umfeld integrieren. Für Kinder und Jugendliche mit psychischen Erkrankungen trifft dies in der Realität kaum auf ein gemeindenahes Nachsorgesystem, wie es für Erwachsene z. T. existiert. Eine Zukunftsaufgabe wäre daher eine engere Kooperation von Kliniken, niedergelassenen Ärzten, Krankenkassen und verschiedenen Anbietern von Bewegungsaktivitäten, um eine gemeindenahe Integration in diesen Teilbereich des Lebens sinnvoll zu organisieren.

Mit dem Plädoyer für eine »Grenzüberschreitung« ist gleichzeitig die Forderung nach einer »anspruchsvollen Professionalisierung« verbunden (Enke 1983). Hierfür wollen wir mit diesem Lehrbuch einen Beitrag leisten.

Literatur

Abraham, A. (2013): Der Körper als Bühne adoleszenter Konflikte. Entwicklungtheoretische Überlegungen für die Tanzpädagosgische Arbeit mit Jugendlichen: Tanz, Spiel, Kreativität. Leipzig: Henschel, 185–200.

Achamrah, N.; Coëffier, M.; Déchelotte, P. (2016): Physical activity in patients with anorexia nervosa. *Nutrition reviews* 74 (5), 301–311.

Achenbach, T. M. (2014): Child Behavior Checklist. Deutsche Schulalter-Formen der Child Behavior Checklist von Thomas M. Achenbach. Göttingen: Hogrefe.

ADHS-Infoportal (2020), zuletzt geprüft am 14. 02. 2020. Online verfügbar unter https://www.adhs.info/.

Aichele, K. (2001): Phantasie und Symbolisierung. Analytische Kinder- und Jugendlichen-Psychotherapie 1 (109), 148.

Ajuriaguerra, J. de (1970): Manuel de psychiatrie de l'enfant. Paris: Masson.

Albert, M.; Hurrelmann, K.; Quenzel, G.; Kantar (2019): 18. Shell-Jugendstudie. Jugend 2019 – eine Generation meldet sich zu Wort. Weinheim: Beltz.

Alfermann, D. (1993): Handbuch Trainingswissenschaft-Trainingslehre. Schorndorf: Hofmann.

Alfermann, D. & Stoll, O. (2017): Sportpsychologie. Ein Lehrbuch in 12 Lektionen. Aachen: Meyer & Meyer Verlag.

Ambühl, H. (Hg.) (1999): Therapieziele. Göttingen, Seatlle: Hogrefe.

American Psychiatric Association (1952): Diagnostic and Statistical Manual of Mental Disorders (DSM). DSM-1. USA: APA.

American Psychiatric Association (1980): Diagnostic and statistical manual of mental disorders. DSM-3. Washington DC: APA.

American Psychiatric Association (2013): Diagnostic and Statistical Manual of Mental Diseases. DSM-5. USA: APA.

Amft, H.; Gerspach, M.; Mattner, D. (2002): Kinder mit gestörter Aufmerksamkeit. ADS als Herausforderung für Pädagogik und Therapie. Stuttgart: Kohlhammer.

Anders, W. & Weddemar, S. (2002): Häute scho(e)n berührt? Körperkontakt in Entwicklung und Erziehung. Dortmund: Borgmann.

Anderssen-Reuster, U. (2011): Achtsamkeit in Psychotherapie und Psychosomatik. Haltung und Methode. Stuttgart: Schattauer.

Angold, A. & Costello, E. J. (1995): Developmental epidemiology. *Epidemiologic reviews* 17 (1), 74–82.

Angold, A. & Costello, E. J. (2001): The epidemiology of disorders of conduct: Nosological issues and comorbidity.: Conduct disorders in childhood and adolescence. Cambridge, U. K, New York, NY: Cambridge University Press.

Antonovsky, A. (1979): Health, Stress and Coping: New Perspectives on Mental and Physical Well-Being. San Francisco: Jossey-Bass.

Arcelus, J.; Mitchell, A. J.; Wales, J.; Nielsen, S. (2011): Mortality rates in patients with anorexia nervosa and other eating disorders. A meta-analysis of 36 studies. *Archives Of General Psychiatry* 68 (7), 724–731.

Archer, T. & Garcia; D. (2016): Exercise in Anorexia Nervosa: Complexity of Pathology and Health. *Clinical and Experimental Psychology* 2 (3).

Armstrong, T. D.; Costello, E. J. (2002): Community studies on adolescent substance use, abuse, or dependence and psychiatric comorbidity. *Journal of Consulting and Clinical Psychology* 70 (6), 1224–1239.

Arnaud, N. & Thomasius, R. (2019): Substanzmissbrauch und Abhängigkeit bei Kindern und Jugendlichen. Stuttgart: Kohlhammer.

Arnell, S.; Jerlinder, K.; Lundqvist, L.-O. (2018): Perceptions of Physical Activity Participation Among Adolescents with Autism Spectrum Disorders: A Conceptual Model of Conditional Participation. *Journal of Autism and Developmental Disorders* 48 (5), 1792–1802.

Asperger, H. (1944): Die »Autistischen Psychopathen« im Kindesalter. *Archiv für Psychiatrie und Nervenkrankheiten* 117 (1), 76–136.

Asperger, H. (1968): Heilpädagogik. Einführung in die psychopathologie des Kindes für Ärzte, Lehrer, Psychologen, Richter und Fürsorgerinnen. Wien, New York: Springer.

Aspies e. V., zuletzt geprüft am 10.02.2020. Online verfügbar unter https://www.aspies.de/.

autistenbloggen, zuletzt geprüft am 10.02.2020. Online verfügbar unter https://autistenbloggen.wordpress.com/.

Axline, V. M. (1972): Kinder-Spieltherapie im nicht-direktiven Verfahren. München, Basel: E. Reinhardt.

Bachmann, C. J.; Lehmkuhl, G.; Petermann, F.; Scott, S. (2010): Evidenzbasierte psychotherapeutische Interventionen für Kinder und Jugendliche mit aggressivem Verhalten. *Kindheit und Entwicklung* 19 (4), 245–254.

Bahr, S.; Behrens, M.; Fischer, K. (2016): Interdisziplinäre Analyse der Bedeutung von Bewegung und Körperlichkeit. In: K. Fischer, G. Hölter, W. Beudels, C. Jasmund, A. Krus, S. Kuhlenkamp (Hg.): Bewegung in der frühen Kindheit. Fachanalyse und Ergebnisse zur Aus- und Weiterbildung von Fach- und Lehrkräften. Wiesbaden: Springer Fachmedien Wiesbaden, 31–42.

Bahrami, F.; Movahedi, A.; Marandi, S. Mohammad; Sorensen, C. (2016): The Effect of Karate Techniques Training on Communication Deficit of Children with Autism Spectrum Disorders. *Journal of Autism and Developmental Disorders* 46 (3), 978–986.

Banaschewski, T. (2010): ADHD and hyperkinetic disorder. Oxford: Oxford University Press.

Banik, B. (2009): Bewegung, Spiel und Sport: Autismus. Spektrum, Ursachen, Diagnostik, Intervention, Perspektiven. Bern: Huber.

Baranek, G. T. (2002): Efficacy of sensory and motor interventions for children with autism. *Journal of Autism and Developmental Disorders* 32 (5), 397–422.

Barkley, R. A. (1990): Attention deficit hyperactivity disorder. A handbook for diagnosis and treatment. New York: The Guilford Press.

Barkmann, C. & Schulte-Markwort, M. (2004): Prävalenz psychischer Auffälligkeit bei Kindern und Jugendlichen in Deutschland. Ein systematischer Literaturüberblick. *Psychiatrische Praxis* 31 (6), 278–287.

Barkmann, C. & Schulte-Markwort, M. (2012): Prevalence of emotional and behavioural disorders in German children and adolescents: a meta-analysis. *Journal of epidemiology and community health* 66 (3), 194–203.

Barranco-Ruiz, Y.; Etxabe, B. E.; Ramírez-Vélez, R.; Villa-González, E. (2019): Interventions Based on Mind-Body Therapies for the Improvement of Attention-Deficit/Hyperactivity Disorder Symptoms in Youth: A Systematic Review. *Medicina* 55 (7).

Bartley, C. A.; Hay, M.; Bloch, M. H. (2013): Meta-analysis: aerobic exercise for the treatment of anxiety disorders. *Progress in neuro-psychopharmacology & biological psychiatry* 45, 34–39.

Barzen, A. (2020): Fachbeitrag: Psychische, soziale und emotionale Wirkung pferdegestützter Interventionen bei Kindern: Ein systematisches Review. *mensch & pferd international* 12 (2), 48–63.

Basquin, M.; Basquin-Roger, M. C.; Lauras, A. (1988): Körpertherapien bei Jugendlichen während einer akuten psychotischen Krise. *Acta paedopsychiatrica* 51 (1), 18–27.

Bauer, C. & Sonntag, D. (2017): Prävalenz riskanter Konsumformen. In: Tretter, F. Suchtmedizin kompakt. Suchtkrankheiten in Klinik und Praxis. Stuttgart: Schattauer, 44–52.

Bauer, J. (2013): Das Gedächtnis des Körpers. Wie Beziehungen und Lebensstile unsere Gene steuern. München: Piper.
Baum, D. (2010): Psychisch kranke Menschen auf dem Pferd. Heilpädagogisches Reiten und Voltigieren. München: Ernst Reinhardt Verlag, 198–234.
Bear, M. F.; Connors, B. W.; Paradiso, M. A.; Engel, A. K.; Held, A.; Niehaus-Osterloh, M. (2018): Neurowissenschaften. Ein grundlegendes Lehrbuch für Biologie, Medizin und Psychologie. Berlin, Heidelberg: Springer Spektrum.
Beck, A. T. (1967): Depression. Clinical, experimental, and theoretical aspects. London: Staples Press.
Beck, A. T.; Rush, A. John; Shaw, B. F.; Emery, G.; Hautzinger, M. (2017): Kognitive Therapie der Depression. Weinheim, Basel: Beltz.
Becker, H. (1982): Konzentrative Bewegungstherapie (KBT). Ein nonverbales Psychotherapieverfahren zur Erweiterung der Indikation. *Nervenarzt* 53 (1), 7–13.
Becker, M.; Correll, C. U. (2020): Suicidality in Childhood and Adolescence. *Deutsches Arzteblatt international* 117 (15), 261–267.
Becker, P. (1994): Sozialarbeit mit Körper und Bewegung. Theoretische und programmatische Vorbemerkungen zur Entwicklung einer bewegungsbezogenen Sozialarbeit. Frankfurt am Main, Griedel: AFRA-Verlag.
Becker, P. (2000): Offenheit der Erfahrung, Bewährung im Abenteuer und Selbsttätigkeit im praktischen Tun. Zum Konzept einer körper- und bewegungsbezogenen Jugendsozialarbeit. *neue Praxis* 30 (5), 472–485.
Becker, P. & Schirp, J. (2001): Jugendhilfe und Schule. Zwei Handlungsrationalitäten auf dem Weg zu einer? Münster: Votum.
Beetz, A.; Riedel, M.; Wohlfahrt, R. (Hg.) (2018a): Tiergestützte Interventionen. Handbuch für die Aus- und Weiterbildung. München: E. Reinhardt.
Beetz, A.; Wohlfarth, R.; Kotrschal, K. (2018b): Die Mensch-Tier-Beziehung und Wirkmechanismen: Tiergestützte Interventionen. Handbuch für die Aus- und Weiterbildung. München: E. Reinhardt, 24–43.
Behrens, C. (2011): Bewegungsgestaltung aus Schülerperspektive. Eine empirische Studie zum Erleben von Gestalten, Tanzen und Darstellen. Dissertation. Deutsche Sporthochschule Köln.
Behringer, K. H. & Rösch, N. (2016): Autogenes Training mit Kindern. Weinheim: Beltz.
Beitzen, M. (2019): Ringen, Raufen, Kämpfen – aber fair! Unterrichtsreihe mit Stationskarten und Spielen für ein kindgerechtes Kräftemessen. Hamburg: Persen.
Belardi, N. (2013): Supervision. Grundlagen, Techniken, Perspektiven. München: Beck.
Belhadj Kouider, E.; Dupont, M.; Lorenz, A. L.; Petermann, F. (2016): Verteilungen psychischer Störungen und psychosozialer Belastungen bei Kindern und Jugendlichen einer psychiatrischen Inanspruchnahmepopulation. *Psychiatrische Praxis* 43 (5), 265–272.
Bellmann, J. & Müller, T. (2011): Wissen, was wirkt. Kritik evidenzbasierter Pädagogik. Wiesbaden: Verlag für Sozialwissenschaften.
Bengel, J.; Strittmatter, R.; Willmann, H. (1999): Was erhält Menschen gesund? Antonovskys Modell der Salutogenese; Diskussionsstand und Stellenwert. Köln: Bundeszentrale für gesundheitliche Aufklärung.
Berger, M. (1993): »Und die Mutter blickte stumm auf dem ganzen Tisch herum.« Anmerkungen zur Diskussion über das hyperkinetische Syndrom. *Kinderanalyse* 1 (2), 131–149.
Bernard, H.-U. (2017): Ursachen von Autismus-Spektrum-Störung. Eine Spurensuche. Stuttgart: Kohlhammer.
Bettinaglio, A. (1993): Integrative Bewegungstherapie und Aikido in der Behandlung psychiatrischer Patienten. *Integrative Bewegungstherapie* 2, 10–22.
Beudels, W. (2016): Bewegung als Medium des Lernens. In: K. Fischer, G. Hölter, W. Beudels, C. Jasmund, A. Krus, S. Kuhlenkamp (Hg.): Bewegung in der frühen Kindheit. Fachanalyse und Ergebnisse zur Aus- und Weiterbildung von Fach- und Lehrkräften. Wiesbaden: Springer Fachmedien Wiesbaden, 47–60.

Beudels, W. & Anders, W. (2001): Wo rohe Kräfte sinnvoll walten. Handbuch zum Ringen, Rangeln und Raufen in Pädagogik und Therapie. Dortmund: Borgmann.

Beudels, W. & Beudels, L. (2019a): Bewegen und Spielen statt Zügeln und Zähmen. Zum Umgang mit sog. »ADHS-Kindern« in der Kita. *Praxis der Psychomotorik* 44 (2), 99.

Beudels, W. & Hamsen, R. (2005a): Bewegungsorientierte Förderung so genannter ADHS-Kinder. Ein Beitrag zur Wirksamkeitsdiskussion. *Motorik: Zeitschrift für Psychomotorik in Entwicklung, Bildung und Gesundheit* 28 (2), 70–83.

Beudels, W. & Hamsen, R. (2005b): Bewegungsorientierte Förderung so genannter ADHS-Kinder. Ein Beitrag zur Wirksamkeitsdiskussion. *Motorik* 28 (2), 70–83.

Biddle, S. J. H. & Asare, M. (2011): Physical activity and mental health in children and adolescents: a review of reviews. *British Journal of Sports Medicine* 45 (11), 886–895.

Bilke-Hentsch, O.; Batra, A.; Wölfling, K. (Hg.) (2014): Praxisbuch Verhaltenssucht. Symptomatik, Diagnostik und Therapie bei Kindern, Jugendlichen und Erwachsenen. Stuttgart, NewYork, Delhi, Rio: Georg Thieme Verlag KG.

Birgmeier, B. (2011): Coachingwissen. Wiesbaden: VS Verlag.

Bittner, G.; Ertle, C.; Schmid, V. (1971): Verhaltensgestörte Kinder. Zur Kritik der Sonderschule und Sonderpädagogik ; Gutachten. The Hague: Argus.

Blanz, B., Remschmidt, H., Schmidt, M., Warnke, A. (2006): Psychische Störungen im Kindes- und Jugendalter. Ein entwicklungspsychopathologisches Lehrbuch; mit 84 Tabellen. Stuttgart: Schattauer.

Blech, J. (2003): Die Krankheitserfinder. Wie wir zu Patienten gemacht werden. Frankfurt am Main: Fischer.

Block, M. E. (Hg.) (2016): A teacher's guide to adapted physical education. Including students with disabilities in sports and recreation. Baltimore, London Sydney: Brookes Publishing.

Bloem, J.; Moget, P.; Petzold, H. G. (2004): Budo, Agressionsreduktion und psychosoziale Effekte: Faktum und Fiktion? Forschung. Agressionspsychologie, Neurobiologie. *Integrative Therapie* 30, 101–145.

Böckelmann, W. (2018): Halt und Haltung. Schulische Arbeit mit Kindern und Jugendlichen im Förderschwerpunkt Emotionale und soziale Entwicklung. *Zeitschrift für Heilpädagogik* 10, 448–456.

Böhme, R. (2019): Human Touch. Warum körperliche Nähe so wichtig ist. München: C. H. Beck Paperback.

Bohner, S. (2004): Sport- und Bewegungstherapie im Drogenentzug. Bewegungstheoretische und empirische Bestandsaufnahme. Zugl.: Hamburg, Univ.-Diss., 2002. Butzbach/Griedel: AFRA-Verlag.

Bölte, S. (Hg.) (2009): Autismus. Spektrum, Ursachen, Diagnostik, Intervention, Perspektiven. Bern: Huber.

Bonnet, U., Harries-Hedder, K.; Leweke, F. M.; Schneider, U.; Trossmann, H. P. (2006): Cannabisbezogene Störungen: Evidenzbasierte Suchtmedizin. Behandlungsleitlinie Substanzbezogene Störungen. Köln: Deutscher Ärzte-Verlag, 143–170.

Book, S. & Luttenberger, K. (2015): Fortbildung Psychiatrie. Klettern und Psyche. Ein neuer Weg in der Behandlung depressiver Symptome. *Der Neurologe und Psychiater* 16 (11), 30–34.

Borgetto, B.; Born, S.; Bünemann-Geißler, D.; Düchting, M.; Kahrs, A.-M.; Kasper, N. et al. (2007): Die Forschungspyramide – Diskussionsbeitrag zur Evidenz-basierten Praxis in der Physiotherapie. *physioscience* 3 (1), 27–34.

Borgetto, B.; Tomlin, G. S.; Max, S.; Brinkmann, M. (2019): Evidenz in der Gesundheitsversorgung: Die Forschungspyramide: Gesundheitswissenschaften. Berlin, Heidelberg: Springer, 643–654.

Borremans, E.; Rintala, P.; McCubbin, J. A. (2010): Physical fitness and physical activity in adolescents with asperger syndrome: a comparative study. *Adapted Physical Activity Quarterly* 27 (4), 308–320.

Bös, K. (Hg.) (2017): Handbuch Motorische Tests. Sportmotorische Tests, motorische Funktionstests, Fragebögen zur körperlich-sportlichen Aktivität und sportpsychologische Diagnoseverfahren. Göttingen: Hogrefe.

Bouffard, M.; Reid, G. (2012): The good, the bad, and the ugly of evidence-based practice. *Adapted physical activity quarterly: APAQ* 29 (1), 1–24.

Brandl-Bredenbeck, H. Peter; Schmidt, W.; Neuber, N.; Rauschenbach, T.; Süßenbach, J.; Breuer, C. (Hg.) (2015): Dritter Deutscher Kinder- und Jugendsportbericht. Kinder- und Jugendsport im Umbruch. Schorndorf: Hofmann.

Branik, E. (2002): Störungen des Sozialverhaltens. Therapeutische Möglichkeiten und Grenzen in der stationären Kinder- und Jugendpsychiatrie. *Praxis der Kinderpsychologie und Kinderpsychiatrie* 51 (7), 533–545.

Braun, E. (1990): Bewegungstherapie in der Psychiatrie: Krankengymnastik. Stuttgart u. a.: Thieme, 60–106.

Bräuninger, I. & Bacigalupe, G. (2017): Dance Therapy in Healthcare: Should We Dance Across the Floor of the Ward? The Oxford handbook of dance and wellbeing. New York: Oxford University Press, 739–756.

Bremer, E.; Crozier, M.; Lloyd, M. (2016): A systematic review of the behavioural outcomes following exercise interventions for children and youth with autism spectrum disorder. *Autism: the international journal of research and practice* 20 (8), 899–915.

Brisch, K. H. (2013): Die bindungsbasierte Behandlung von Suchterkrankungen auf verschiedenen Altersgruppen: Bindung und Sucht. Stuttgart: Klett-Cotta.

Broderick, J.; Knowles, A.; Chadwick, J.; Vancampfort, D. (2015): Yoga versus standard care for schizophrenia. *Cochrane Database of Systematic Reviews* (10), CD010554.

Broderick, J. & Vancampfort, D. (2019): Yoga as part of a package of care versus non-standard care for schizophrenia. *Cochrane Database of Systematic Reviews* 4, CD012807.

Brown, H. Elizabeth; Pearson, N.; Braithwaite, R. E.; Brown, W. J.; Biddle, S. J. H. (2013): Physical activity interventions and depression in children and adolescents: a systematic review and meta-analysis. *Sports Medicine* 43 (3), 195–206.

Brown, S. W.; Welsh, M. C.; Labbé, E. E.; Vitulli, W. F.; Kulkarni, P. (1992): Aerobic exercise in the psychological treatment of adolescents. *Perceptual And Motor Skills* 74 (2), 555–560.

Brunner, J. (2017): Psychotherapie und Neurobiologie. Neurowissenschaftliche Erkenntnisse für die psychotherapeutische Praxis. Stuttgart: Kohlhammer.

Brunner R. & Resch, F. (2016): Empirische Befunde bei Jugendlichen mit einer Borderline-Persönlichkeitsstörung.: Empirische Befunde bei Jugendlichen mit einer Borderline-Persönlichkeitsstörung, 22–35.

Buchowski, M. S.; Meade, N. N.; Charboneau, E.; Park, S.; Dietrich, M. S.; Cowan, R. L.; Martin, P. R. (2011): Aerobic exercise training reduces cannabis craving and use in non-treatment seeking cannabis-dependent adults. *PloS one* 6 (3), e17465.

Buck, G. (2002): Anwesenheit im Körper, Freiheit in der Bewegung: Aikodo im Rahmen ambulanter Psychiatrienachsorge.: Heilen statt Hauen! Aikido-Erweiterungen in Therapie und beruflicher Bildungsarbeit. Augsburg: ZIEL, 43–62.

Buck, G. & Buck, H. E. (2004): Aikido – eine körperorientierte Ergänzung in der multimodalen behandlung von ADHS. Doch unzerstörbar ist mein Wesen. Diagnose AD(H)S – Schicksal oder Chance? Weinheim u. a.: Beltz, 239–262.

Bundesgesetzblatt (Dezember / 2016): Gesetz zur Stärkung der Teilhabe und Selbstbestimmung von Menschen mit Behinderungen (Bundesteilhabegesetz – BTHG). Fundstelle: Bonn. *Bundesgesetzblatt* 1 (66), 3234–3340.

Büsch, D.; Prieske, O.; Kriemler, S.; Puta, C.; Gabriel, H.; Granacher, U. (2017): Krafttraining im Kindes- und Jugendalter: Bedeutung, Wirkung und Handlungsempfehlungen. *Swiss Sports & Exercise Medicine* 65 (3), 34.

Buytendijk, F. J. J. (1956): Allgemeine Theorie der Menschlichen Haltung und Bewegung. Berlin, Heidelberg: Springer.

Callaway, W. (1973): Eating Disorders: Obesity, Anorexia Nervosa, and the Person Within. *JAMA* 225 (8), 997.

Calogero, R. M. & Pedrotty, K. N. (2004): The practice and process of healthy exercise: an investigation of the treatment of exercise abuse in women with eating disorders. *Eating disorders* 12 (4), 273–291.

Carl, J. L. (1984): The effect of aerobic exercise and group counseling on the reduction of anxiety in special education students. *Dissertation Abstracts International* 44 (7-A), Jan-A.

Carter, T.; Morres, I. D.; Meade, O.; Callaghan, P. (2016): The Effect of Exercise on Depressive Symptoms in Adolescents: A Systematic Review and Meta-Analysis. *Journal of the American Academy of Child and Adolescent Psychiatry* 55 (7), 580–590.

Cash, T. F. (2004): Body image: past, present, and future. *Body Image* 1 (1), 1–5.

Castellanos, F. X. & Tannock, R. (2002): Neuroscience of attention-deficit/hyperactivity disorder: the search for endophenotypes. *Nature Reviews Neuroscience volume* 3 (8), 617–628.

Chang, C.-C.; Tsou, K.-S.; Shen, W. W.; Wong, C.-C.; Chao, C.-C. (2004): A social skills training program for preschool children with attention-deficit/hyperactivity disorder. *Chang Gung medical journal* 27 (12), 918–923.

Chang, Y.-K.; Liu, S.; Yu, H.-H.; Lee, Y.-H. (2012): Effect of acute exercise on executive function in children with attention deficit hyperactivity disorder. *Archives of clinical neuropsychology: the official journal of the National Academy of Neuropsychologists* 27 (2), 225–237.

Chermette, C. (2016): Zum Einsatz von Entspannungsverfahren in der Kinder- und Jugendpsychiatrie. In: H. Deimel & T. Thimme (Hg.): Bewegungs- und Sporttherapie bei psychischen Erkrankungen des Kindes- und Jugendalters. Sankt Augustin: Academia Verlag, 216–235.

Choi, J. Won; Han, D. Hyun; Kang, K. Doo; Jung, H. Yeon; Renshaw, P. F. (2015): Aerobic exercise and attention deficit hyperactivity disorder: brain research. *Medicine & Science in Sports & Exercise* 47 (1), 33–39.

Cochrane, A. L. (1972): Effectiveness and efficiency random reflections on health services. London: Nuffield Provincial Hospitals Trust.

Cohen-Kahn, D. D. (1995): The effects of a graded mastery weighttraining program on depression and overall functioning in inpatient adolescents. *the Sciences & Engineering* 55, 1995 (8-b), Feb-B.

Cohn, R. C. (2009): Von der Psychoanalyse zur themenzentrierten Interaktion. Von der Behandlung einzelner zu einer Pädagogik für alle. Stuttgart: Klett-Cotta.

Conn, V. S. (2010): Anxiety outcomes after physical activity interventions: meta-analysis findings. *Journal of Nursing Research and Practice* 59 (3), 224–231.

Cook, B. & Leininger, L. (2017): The ethics of exercise in eating disorders: Can an ethical principles approach guide the next generation of research and clinical practice? *Journal of sport and health science* 6 (3), 295–298.

Cook, B. J.; Wonderlich, S. A.; Mitchell, J. E.; Thompson, R.; Sherman, R.; McCallum, K. (2016): Exercise in Eating Disorders Treatment: Systematic Review and Proposal of Guidelines. *Medicine & Science in Sports & Exercise* 48 (7), 1408–1414.

Costello, E. J.; Foley, D. L.; Angold, A. (2006): 10-year research update review: the epidemiology of child and adolescent psychiatric disorders: II. Developmental epidemiology. *Journal of the American Academy of Child and Adolescent Psychiatry* 45 (1), 8–25.

Coughtrey, A.; Millington, A.; Bennett, S.; Christie, D.; Hough, R.; Su, M. T. et al. (2017): The Effectiveness of Psychosocial Interventions for Psychological Outcomes in Pediatric Oncology: A Systematic Review. *Journal of Pain and Symptom Management* 55 (3), 1004–1017.

DAK (2015): DAK-Gesundheitsreport 2015.

Danielsen, M.; Rø, Ø.; Bjørnelv, S. (2018): How to integrate physical activity and exercise approaches into inpatient treatment for eating disorders: fifteen years of clinical experience and research. *Journal of eating disorders* 6, 34.

Daumann, J. & Gouzoulis-Mayfrank, E. (2015): Amphetamine, Ecstasy und Designerdrogen. Stuttgart: Kohlhammer.

Dauwan, M.; Begemann, M. J. H.; Heringa, S. M.; Sommer, I. E. (2015): Exercise Improves Clinical Symptoms, Quality of Life, Global Functioning, and Depression in Schizophrenia: A Systematic Review and Meta-analysis. *Schizophrenia Bulletin* 42 (3), 588–599.

Debuse, D.; Riedel, M.; Struck, H. (2018): Pferdegestützte Interventionen: Tiergestützte Interventionen. Handbuch für die Aus- und Weiterbildung. München: E. Reinhardt, 124–152.

Dederich, M. (1995): In den Ordnungen des Leibes. Zur Anthropologie und Pädagogik von Hugo Kükelhaus. Dissertation. Universität Münster, Münster.

Deffner, C. (2017): Förderung der exekutiven Funktionen im Setting der Psychomotorik. *Motorik* 40 (2), 63.

Deimel, H. (1988): Sport und Bewegung in der klinischen Therapie von Erwachsenen. Eine empirische Untersuchung zur Bewertung bewegungsbezogener Maßnahmen. In: G. Hölter: Bewegung und Therapie. Interdisziplinär betrachtet. Dortmund: Verlag Modernes Lernen, 87–105.

Deimel, H. & Chermette, C. (2020): Patient Reported Outcomes. Wie hilfreich ist die Bewegungs- und Sporttherapie? *B & G* 36 (4), 145–153.

Deimel, H.; Kleinknecht, C.; Ruef, D.; Kunert, H. J. (2009): Mehrfachabhängigkeit bei jungen Drogenabhängigen. Psychomotorische Ausgangslage bei Therapiebeginn. *B & G* 25 (06), 240–247.

Deimel, H. & Niggehoff, S. (2015): Abhängigkeitserkrankungen. In: A.-C. Kowald & A. K. Zajetz (Hg.): Therapeutisches Klettern. Anwendungsfelder in Psychotherapie und Pädagogik. Stuttgart: Schattauer, 212–223.

Deimel, H. & Thimme, T. (Hg.) (2016): Bewegungs- und Sporttherapie bei psychischen Erkrankungen des Kindes- und Jugendalters. Sankt Augustin: Academia Verlag.

Deusinger, I. M. (2013): FKKS – Frankfurter Körperkonzeptskalen. Göttingen, Bern, Toronto, Seattle: Hogrefe Verlag.

DGKJP e. V. (2007): Leitlinien zu Diagnostik und Therapie von psychischen Störungen im Säuglings-, Kindes- und Jugendalter. Köln: Deutscher Ärzte-Verlag.

DGKJP e. V. (2017): Leitlinie »ADHS bei Kindern, Jugendlichen und Erwachsenen«. Berlin: AWMF online.

DGKJP e. V. & DGPPN (2016): Leitlinie »Autismus-Spektrum-Störung im Kindes-, Jugend- und Erwachsenenalter«. Berlin: AWMF online.

DGPM; DGPPN; DGKJP e. V.; DGESS (2018): Leitlinien »Diagnostik und Therapie der Essstörungen«. Berlin: AWMF online.

DGPPN (Hg.) (2013): S3-Leitlinie Psychosoziale Therapien bei schweren psychischen Erkrankungen. S3-Praxisleitlinien in Psychiatrie und Psychotherapie. Berlin, Heidelberg: Springer.

DGPPN (2019): S3-Leitlinie Psychosoziale Therapien bei schweren psychischen Erkrankungen. S3-Praxisleitlinien in Psychiatrie und Psychotherapie. Berlin, Heidelberg: Springer.

DGSPJ e. V. (2019): Kongressbericht 2019. Kongress für Kinder- und Jugendmedizin. München: Internationalen Congress Center München (ICM).

Diaz, A. B. & Motta, R. (2008): The effects of an aerobic exercise program on posttraumatic stress disorder symptom severity in adolescents. *International Journal of Emergency Mental Health and Human Resilience* 10 (1), 49–59.

Die Drogenbeauftragte der Bundesregierung (2019): Drogen und Suchtbericht 2019: Bundesministerium für Gesundheit.

Dilling, H. (Hg.) (2005): Internationale Klassifikation psychischer Störungen. ICD-10 Kapitel V (F); klinisch-diagnostische Leitlinien. Bern u. a.: Huber.

DIMDI (1999): ICD-10-SGB V. Systematisches Verzeichnis. Köln: Deutscher Ärzte-Verlag GmbH.

DIMDI (2020): Internationale statistische Klassifikation der Krankheiten und verwandter Gesundheitsprobleme (ICD-10).

Dittmer, N.; Jacobi, C.; Voderholzer, U. (2018): Compulsive exercise in eating disorders: proposal for a definition and a clinical assessment. *Journal of eating disorders* 6, 42.

Dittmer, N.; Mönch, C.; Marwitz, M.; Mühlen, M. von der; Baumann, S.; Cuntz, U. et al. (2020): Zwanghaftes Bewegungsverhalten bei Essstörungen. Ein Therapiemanual. Göttingen, Niedersachs: Hogrefe Verlag.

DKThR (Hg.) (1996): Freiheit erfahren – Grenzen erkennen. Tagungsband der 3. interdisziplinären Arbeitstagung des DKThR München 1995. Warendorf: FN-Verlag.

DKThR (Hg.) (2005a): Die Arbeit mit dem Pferd in Psychiatrie und Psychotherapie. Warendorf: FN-Verlag.

DKThR (2005b): Heilpädagogisches Reiten und Voltigieren-Spezielle Aufgabenfelder. Warendorf: FN-Verlag.

DLRG e.V (2017): Schwimmfähigkeit. Online verfügbar unter https://www.dlrg.de/informieren/die-dlrg/presse/schwimmfaehigkeit/, zuletzt geprüft am 14.04.2020.

Döbler, E. & Döbler, H. (2018): Kleine Spiele. Das Standardwerk für Ausbildung und Praxis. Mülheim: Verlag an der Ruhr.

Dolezal, B. A.; Chudzynski, J.; Storer, T. W.; Abrazado, M.; Penate, J.; Mooney, L. et al. (2013): Eight Weeks of Exercise Training Improves Fitness Measures in Methamphetamine-Dependent Individuals in Residential Treatment. *Journal of addiction medicine* 7 (2), 122–128.

Dolle, K. & Schulte-Körne, G. (2014): Komplementäre Ansätze zur Behandlung von depressiven Störungen bei Kindern und Jugendlichen. *Praxis der Kinderpsychologie und Kinderpsychiatrie* 63 (3), 237–263.

Döpfner, M. (1997): Aufmerksamkeits- und Hyperaktivitätsstörungen: Symptomatik, Verlauf und Behandlungsmöglichkeiten. *Psychologische Förder- und Interventionsprogramme für das Kindes- und Jugendalter* 22 (4), 236–241.

Döpfner, M.; Breuer, D.; Wille, N.; Erhart, M.; Ravens-Sieberer, U. (2008): How often do children meet ICD-10/DSM-IV criteria of attention deficit-/hyperactivity disorder and hyperkinetic disorder? Parent-based prevalence rates in a national sample. Results of the BELLA study. *European Child & Adolescent Psychiatry* 17 (1), 59–70.

Döpfner, M.; Lehmkuhl, G.; Frölich, J. (2013a): Aufmerksamkeitsdefizit-/Hyperaktivitätsstörung (ADHS). Göttingen: Hogrefe.

Döpfner, M.; Schürmann, S.; Frölich, J. (2001): Therapieprogramm für Kinder mit hyperkinetischem und oppositionellem Problemverhalten. THOP. Weinheim: Beltz.

Döpfner, M.; Schürmann, S.; Frölich, J. (2013b): Therapieprogramm für Kinder mit hyperkinetischem und oppositionellem Problemverhalten. THOP; mit Online-Materialien. Weinheim u. a.: Beltz.

Dordel, S. (2005): Bewegungsförderung in der Schule. Handbuch des Sportförderunterrichts. Dortmund: Modernes Leben.

Dordel, S. (2007): Bewegungsförderung in der Schule. Handbuch des Sportförderunterrichts. Dortmund: Modernes Leben.

Downey, R.; Rapport, M. Jane K. (2012): Motor activity in children with autism: a review of current literature. *Pediatric physical therapy* 24 (1), 2–20.

Duncker, H. R. (2005): Die evolutionsspezifischen Grundlagen der spezifisch menschllichen Motorik. *Motorik* 28 (4), 178–188.

Ebbecke-Nohlen, A. (2017): Einführung in die systemische Supervision. Heidelberg: Auer.

Eberhard-Kaechele, M. & Gotthardt, P. (2016): Mutmacher. Methodische Ansätze der Bewegungstherapie bei Angststörungen im Kindes- und Jugendalter. In: H. Deimel & T. Thimme (Hg.): Bewegungs- und Sporttherapie bei psychischen Erkrankungen des Kindes- und Jugendalters. Sankt Augustin: Academia Verlag, 143–159.

EBMWG (1992): Evidence-based medicine. A new approach to teaching the practice of medicine. *JAMA* 268 (17), 2420–2425.

Eckel, D.; Niggehoff, S.; Stürmer, M.; Deimel, H. (2012): Bewegungs- und Sporttherapie bei

Abhängigkeitserkrankungen – Praxisempfehlungen für eine zukünftige Leitlinie: Facetten derBewegungs- und Sporttherapie in Psychiatrie, Psychosomatik und Suchtbehandlung. Sankt Augustin: Academia Verlag, 237–265.

Efstratopoulou, M.; Janssen, R.; Simons, J. (2012): Motor Behaviar Checklist. Lueven: Katholieke Universität Lueven.

Eggert, D. (2009): Probleme mit der Psychomotorik: Kann sie wirklich alle Kinder mit besonderem Förderbedarf wirkungsvoll fördern? *Zeitschrift für Heilpädagogik* 11, 460–465.

Eggert, D.; Kiphard, E. J. (Hg.) (1972): Die Bedeutung der Motorik für die Entwicklung normaler und behinderter Kinder. Internationales Motorik-Symposium. Frankfurth. Schorndorf: Hofmann.

Eggert, D.; Reichenbach, C.; Bode, S. (2003): Das Selbstkonzept Inventar (SKI) für Kinder im Vorschul- und Grundschulalter. Theorie und Möglichkeiten der Diagnostik. Dortmund: Borgmann.

Ehni, H.; Kretschmer, J.; Scherler, K. (1985): Spiel und Sport mit Kindern: Rowohlt.

Ekkekakis, P. (2013): Physical Activity as a Mental Health Intervention in the Era of Managed Care: A Rationale.: Routledge handbook of physical activity and mental health. London, New York: Routledge.

Ekkekakis, P.; Cook, D. B. (Hg.) (2013): Routledge handbook of physical activity and mental health. London, New York: Routledge.

Emck, C.; Bosscher, R.; Beek, P.; Doreleijers, T. (2009): Gross motor performance and self-perceived motor competence in children with emotional, behavioural, and pervasive developmental disorders: a review. *Developmental medicine and child neurology* 51 (7), 501–517.

Emck, C. & Bosscher, R. J. (2010): PsyMot: an instrument for psychomotor diagnosis and indications for psychomotor therapy in child psychiatry. *Body, Movement and Dance in Psychotherapy* 5 (3), 244–256.

Emminghaus, H. & Gerhardt, C. (1887): Die psychischen Störungen des Kindesalters. Tübingen: Laupp.

Enke, H. (1983): Was ist Psychotherapie heute?: Die Neue Psychotherapie. München: Causa, 9–17.

Essau, C. (2007): Depression bei Kindern und Jugendlichen. Psychologisches Grundlagenwissen. München, Stuttgart: Ernst Reinhardt Verlag.

Essau, C. (2014): Angst bei Kindern und Jugendlichen. Mit 35 Tabellen und 97 Übungsfragen. München u. a.: Ernst Reinhardt Verlag.

Essau, C., Conradt, J. (2009): Komorbidität. In: R. Thomasius, M. Schulte-Markwort, U. J. Küstner, P. Riedesser (Hg.): Suchtstörungen im Kindes- und Jugendalter. Das Handbuch: Grundlagen und Praxis. Stuttgart, New York: Schattauer, 69–75.

Essau, C. A. & Petermann, F. (2000): Immer mehr Depressionen bei Kindern und Jugendlichen. Nur frühe Intervention kann schlimme Schicksale verhindern. *MMW – Fortschritte der Medizin* 142 (18), 40–42.

Esser, G. (Hg.) (2015): Klinische Psychologie und Verhaltenstherapie bei Kindern und Jugendlichen. Stuttgart: Thieme.

Esser, G. & Schmidt, M. H. A. (1987): Minimale cerebrale Dysfunktion – Leerformel oder Syndrom? Empirische Untersuchung zur Bedeutung eines zentralen Konzepts in der Kinderpsychiatrie. Stuttgart: Enke.

Eversole, M.; Collins, D. M.; Karmarkar, A.; Colton, L.; Quinn, J. Phillips; Karsbaek, R. et al. (2016): Leisure Activity Enjoyment of Children with Autism Spectrum Disorders. *Journal of Autism and Developmental Disorders* 46 (1), 10–20.

Fabel, K. & Kempermann, G. (2008): Physical activity and the regulation of neurogenesis in the adult and aging brain. *NeuroMolecular Medicine* 10 (2), 59–66.

Faraone, S. V.; Biederman, J.; Mick, E. (2006): The age-dependent decline of attention deficit hyperactivity disorder: a meta-analysis of follow-up studies. *Psychological Medicine* 36 (2), 159–165.

Faulkner, G. & Duncan, M. (2017): Physical Activity and Mental Health. A focus on depression.: Routledge handbook of physical activity policy and practice. London: Routledge.

Faulkner, G.; Soundy, A. A.; Lloyd, K. (2003): Schizophrenia and weight management: a systematic review of interventions to control weight. *Acta psychiatrica Scandinavica* 108 (5), 324–332.

Faulkner, G. & Sparkes, A. (1999): Exercise as therapy for schizophrenia. An ethnographic study. *Journal of Sport and Exercise Psychology* 21 (1), 52–69.

Fediuk, F. & Hölter, G. (2003): Schüler mit Behinderung. Für eine Sportpädagogik der Vielfalt. *Sportpädagogik* 27 (4).

Fegert, J. (Hg.) (2012): Psychiatrie und Psychotherapie des Kindes- und Jugendalters. Berlin: Springer.

Fegert, J. M. & Kölch, M. (2013): Klinikmanual Kinder- und Jugendpsychiatrie und -psychotherapie. Berlin: Springer.

Festor (1993): »So langsam verliere ich den Boden unter den Füßen« – Mototherapie im Wasser. In: G. Hölter (Hg.): Mototherapie mit Erwachsenen. Sport, Spiel und Bewegung in Psychiatrie, Psychosomatik und Suchtbehandlung. Schorndorf: Hofmann, 153–160.

Field, T. (2012): Exercise research on children and adolescents. *Complementary Therapies in clinical practise* 18 (1), 54–59.

Finger, J. D.; Manz, K.; Krug, S.; Mensink, G. B. (2017): Epidemiologie der körperlichen Aktivität und Inaktivität. In: W. Banzer (Hg.): Körperliche Aktivität und Gesundheit. Präventive und therapeutische Ansätze der Bewegungs- und Sportmedizin. Berlin, Heidelberg: Springer, 3–13.

Firth, J.; Cotter, J.; Elliott, R.; French, P.; Yung, A. R. (2015): A systematic review and meta-analysis of exercise interventions in schizophrenia patients. *Psychological Medicine* 45 (7), 1343–1361.

Firth, J.; Stubbs, B.; Rosenbaum, S.; Vancampfort, D.; Malchow, B.; Schuch, F. et al. (2017): Aerobic Exercise Improves Cognitive Functioning in People With Schizophrenia: A Systematic Review and Meta-Analysis. *Schizophrenia Bulletin* 43 (3), 546–556.

Fischer, F. & Möller, C. (2018): Sucht, Trauma und Bindung bei Kindern und Jugendlichen. Stuttgart: Verlag W. Kohlhammer.

Fischer, K. (1989a): Kinderspiel und sinnliche Erfahrung. *Motorik* 12, 85–86.

Fischer, K. (1989b): Spielen ist Handeln. *Motorik* 12, 120–130.

Fischer, K. (2011): Konzept und Wirksamkeit der Psychomotorik in der Frühförderung. *FI* 30 (1), 2–16.

Fischer, K. (2016a): Bewegung als Medium der Entwicklungsförderung. In: K. Fischer, G. Hölter, W. Beudels, C. Jasmund, A. Krus, S. Kuhlenkamp (Hg.): Bewegung in der frühen Kindheit. Fachanalyse und Ergebnisse zur Aus- und Weiterbildung von Fach- und Lehrkräften. Wiesbaden: Springer Fachmedien Wiesbaden, 75–78.

Fischer, K. (2016b): Kategorisierung der Bedeutungsdimension von Bewegung. In: K. Fischer, G. Hölter, W. Beudels, C. Jasmund, A. Krus, S. Kuhlenkamp (Hg.): Bewegung in der frühen Kindheit. Fachanalyse und Ergebnisse zur Aus- und Weiterbildung von Fach- und Lehrkräften. Wiesbaden: Springer Fachmedien Wiesbaden, 43–44.

Fischer, K. (2019): Einführung in die Psychomotorik. Stuttgart: Ernst Reinhardt Verlag.

Fischer, K. & Behrens, M. (2012): Motorik – formale Strukturen und inhaltliche Merkmale: Rückblick auf 35 Jahre Zeitschriftenentwicklung. *Motorik: Zeitschrift für Psychomotorik in Entwicklung, Bildung und Gesundheit* 35 (4), 151.

Fleischhacker, W. W. & Hummer, W. (2006): Pharmakotherapie der Schizophrenie. *Der Nervenarzt* 77 (2), S77–97; S98.

Fleischhaker, C.; Priemer, K.; Schulz, E.; Remschmidt, H. (2002): Psychotische Störungen und Drogenmissbrauch bei Jugendlichen. *Zeitschrift für Kinder- und Jugendpsychiatrie und Psychotherapie* 30 (2), 87–95.

Flitner, A. (2009): Spielen – Lernen. Praxis und Bedeutung des Kinderspiels. Weinheim: Beltz.

Flosdorf, P. (Hg.) (1988): Theorie und Praxis stationärer Erziehungshilfe. Freiburg im Breisgau: Lambertus.

Flosdorf, P. (2004): Heilpädagogische Beziehungsgestaltung. Freiburg: Lambertus.

Flosdorf, P. & Rieder, H. (1967): Sport und Spiel in Gruppe und Heim. Freiburg im Breisgau: Lambertus.

Flückiger, C.; Del Re, A. C.; Wampold, B. E.; Horvath, A. O. (2018): The alliance in adult psychotherapy: A meta-analytic synthesis. *Psychotherapy: Theory, Research, Practice, Training* 55 (4), 316–340.

Föcker, M.; Heidemann-Eggert, E.; Antony, G.; Becker, K.; Egberts, K.; Ehrlich, S. et al. (2017): Die Versorgung von Kindern und Jugendlichen mit Anorexia nervosa in deutschen Kliniken. *Zeitschrift fur Kinder- und Jugendpsychiatrie und Psychotherapie* 45 (5), 381–390.

Fombonne, E.; Quirke, S.; Hagen, A. (2011): Epidemiology of pervasive developmental disorders.: Autism spectrum disorders. New York, Oxford: Oxford University Press.

Fonagy, P. (2015): What works for whom? A critical review of treatments for children and adolescents. New York: The Guilford Press.

Fournier, K. A.; Hass, C. J.; Naik, S. K.; Lodha, N.; Cauraugh, J. H. (2010): Motor coordination in autism spectrum disorders: a synthesis and meta-analysis. *Journal of Autism and Developmental Disorders* 40 (10), 1227–1240.

Francis, K. (2005): Autism interventions: a critical update. *Developmental medicine and child neurology* 47 (7), 493–499.

Franke, A. (2006): Modelle von Gesundheit und Krankheit. Bern: Huber.

Friebel, V. (1995): Welche Farbe hat die Stille? Wie Kinder lernen, sich zu entspannen. Stuttgart: Trias.

Fritz, A. & Keller, R. (1991): Hyperkinetische und verhaltensauffällige Kinder: Spektrum der Bewegungspsychotherapie. BPT. Thun: Verlag Herri Deutsch, 31–44.

Frölich, J. & Lehmkuhl, G. (2012): Computer und Internet erobern die Kindheit. Vom normalen Spielverhalten bis zur Sucht und deren Behandlung. Stuttgart: Schattauer.

Frostig, M. & Lockowandt, O. (2000): Frostigs Entwicklungstest der visuellen Wahrnehmung (1972). Göttingen: Hofgrefe.

Fuchs, M.; Bösch, A.; Hausmann, A.; Steiner, H. (2013): »The Child is Father of the Man« – Review von relevanten Studien zur Epidemiologie in der Kinder- und Jugendpsychiatrie. *Zeitschrift für Kinder- und Jugendpsychiatrie und Psychotherapie* 41 (1), 45–55; quiz 56–57.

Fuchs, R. (2003): Sport, Gesundheit und Public Health. Göttingen: Hogrefe.

Fuchs, R. & Gerber, M. (2018): Handbuch Stressregulation und Sport. Berlin: Springer.

Fuchs, R. & Klaperski, S. (2012): Sportliche Aktivität und Stressregulation. In: R. Fuchs, W. Schlicht (Hg.): Seelische Gesundheit und sportliche Aktivität. Göttingen, Bern, Wien: Hogrefe, 100–121.

Fuchs, T. (2000): Das Gedächtnis des Leibes. *Phänomenologische Forschungen* 5, 71–89.

Fuchs, T.; Sattel, H., Henningsen, P. (2010): The embodied self: dimensions, coherence and disorders. Stuttgart: Schattauer.

Funke-Wieneke, J. (2004): Bewegungs- und Sportpädagogik. Wissenschaftstheoretische Grundlagen, zentrale Ansätze, entwicklungspädagogische Konzeption. Baltmannsweiler: Schneider-Verlag Hohengehren.

Fydrich, T. (2019): Zum Gutachten zur wissenschaftlichen Anerkennung der Humanistischen Psychotherapie. *körper – tanz – bewegung* 7 (1), 9–16.

Gabrys, L. (2017): Körperliche Fitness als gesundheitsrelevanter Prädiktor. In: W. Banzer (Hg.): Körperliche Aktivität und Gesundheit. Präventive und therapeutische Ansätze der Bewegungs- und Sportmedizin. Berlin, Heidelberg: Springer, 67–75.

Gapin, J. I.; Labban, J. D.; Etnier, J. L. (2011): The effects of physical activity on attention deficit hyperactivity disorder symptoms: the evidence. *Preventive Medicine* 52 (1), S70–4.

Gebhard, B. (2009): Motorik und Interaktion in der Entwicklung von Risikokindern. Eine Unter-

suchung zur Förderung frühgeborener Kinder auf dem Laufband. Universität Dortmund, Dortmund.
Gerland, G. (Hg.) (1998): Ein richtiger Mensch sein. Autismus, das Leben von der anderen Seite. Stuttgart: Verlag Freies Geistesleben.
Geuter, U. (2013): Körperpsychotherapie und Körpertherapie. Versuch einer Definition. *körper – tanz – bewegung* 1 (4), 161.
Geuter, U. (2015): Körperpsychotherapie. Grundriss einer Theorie für die klinische Praxis. Berlin: Springer.
Geuter, U. (2019): Praxis Körperpsychotherapie. 10 Prinzipien der Arbeit im therapeutischen Prozess. Berlin: Springer.
Giesen, E. S.; Deimel, H.; Bloch, W. (2015): Clinical exercise interventions in alcohol use disorders: a systematic review. *Journal of Substance Abuse Treatment* 52, 1–9.
Gillberg (2001): Epidemiology of early onset schizophrenia: Schizophrenia in children and adolescents. Cambridge u. a.: Cambridge University Press, 43–59.
Gilles, C. (2003a): Age-related mild cognitive deficit: a ready-to-use concept? *Dialogues in Clinical Neuroscience* 5 (1), 61–76.
Gilles, C. (2003b): Kicker, Fußball, Kletterwand … Zur konzeptionellen Einbindung von Sport, Bewegung und Abenteuer in der Offenen Kinder- und Jugendarbeit. In: J. Koch, L. Rose, J. Schirp, J. Vierth (Hg.): Bewegungs- und körperorientierte Ansätze in der sozialen Arbeit. Opladen: Verlag Leske & Budrich, 17–30.
Gilsdorf, R. & Kistner, G. (2018): Kooperative Abenteuerspiele. Eine Praxishilfe für Schule, Jugendarbeit und Erwachsenenbildung. Seelze: Kallmeyer.
Gleser, J.; Brown, P. (1988): Judo principles and practices: applications to conflict-solving strategies in psychotherapy. *Amercian Journal of Psychotherapy* 42 (3), 437–447.
Göllnitz, G. & Schulz-Wulf, G. (1976): Rhythmisch-psychomotorische Musiktherapie. Eine gezielte Behandlung entwicklungsgeschädigter Kinder und Jugendlicher. Jena: Fischer.
Gorczynski, P.; Faulkner, G. (2010): Exercise Therapy for Schizophrenia. *Cochrane corner* 36 (4), 665–666.
Graf, C. (2017a): Empfehlungen für gesundheitswirksame körperliche Aktivität im Kindes- und Erwachsenenalter. In: W. Banzer (Hg.): Körperliche Aktivität und Gesundheit. Präventive und therapeutische Ansätze der Bewegungs- und Sportmedizin. Berlin, Heidelberg: Springer, 61–66.
Graf, C.; Dordel, S.; Reinehr, T.; Ernst, M.; Kersting, M.; Koch, B. (Hg.) (2007): Bewegungsmangel und Fehlernährung bei Kindern und Jugendlichen. Prävention und interdisziplinäre Therapieansätze bei Übergewicht und Adipositas. Köln: Deutscher Ärzte-Verlag.
Graf, C.; Ferrari, N.; Beneke, R.; Bloch, W.; Eiser, S.; Koch, B. et al. (2017b): Empfehlungen für körperliche Aktivität und Inaktivität von Kindern und Jugendlichen – Methodisches Vorgehen, Datenbasis und Begründung. *Gesundheitswesen* 79 (S 01), S11–S19.
Graf, C.; Rost, R.; Abel, T. (Hg.) (2012): Lehrbuch Sportmedizin. Basiswissen, präventive, therapeutische und besondere Aspekte. Köln: Deutscher Ärzte-Verlag.
Gräff, C. (1995): Konzentrative Bewegungstherapie in der Praxis. Stuttgart: Klett-Cotta.
Grässner, M.; Deimel, H. (2007): Kampfkunst in Psychosomatik und Psychotherapie. *Bewegungstherapie und Gesundheitssport* 23 (2), 66.
Grawe, K. (1995): Psychotherapie im Wandel. Diskussionsbemerkung zum Beitrag von Ulrike Hoffmann-Richter. *Psychiatrische Praxis* 22 (1), 37.
Grawe, K. (2004): Die Professionalisierung der Psychotherapie. *Psychologie heute* 31 (10), 64–66.
Grawe, K.; Donati, R.; Bernauer, F. (1994): Psychotherapie im Wandel. Von der Konfession zur Profession. Göttingen: Hogrefe.
Gray, C. (2000): Writing Social Stories with Carol Gray. Arlington, Texas: Future Horizons.
Groen, G. & Petermann, F. (2011): Wie wird mein Kind wieder glücklich? Praktische Hilfe gegen Depressionen. Bern: Huber.

Gross, J.; Vancampfort, D.; Stubbs, B.; Gorczynski, P.; Soundy, A. (2016): A narrative synthesis investigating the use and value of social support to promote physical activity among individuals with schizophrenia. *Disability and rehabilitation* 38 (2), 123–150.

Grunwald, M. (2017): Homo hapticus. Warum wir ohne Tastsinn nicht leben können. München: Droemer.

Grupe, O. (1976): Was ist und was bedeutet Bewegung?: Die Menschliche Bewegung. Schorndorf: Hofmann.

Gustavsson, A.; Svensson, M.; Jacobi, F.; Allgulander, C.; Alonso, J.; Beghi, E. et al. (2011): Cost of disorders of the brain in Europe 2010. *European Neuropsychopharmacology* 21 (10), 718–779.

Hacker, W. (2014): Allgemeine Arbeitspsychologie. Psychische Regulation von Tätigkeiten. Göttingen: Hogrefe.

Hackfort, D. (Hg.) (2000): Handeln im Sport als handlungspsychologisches Modell. Festschrift zum 60sten Geburtstag von Jürgen R. Nitsch. Heidelberg: Asanger.

Hafeneger, B. (2003): Lernen und Bildung im Prozess jugendkultureller Modernisierung. In: J. Koch, L. Rose, J. Schirp, J. Vierth (Hg.): Bewegungs- und körperorientierte Ansätze in der sozialen Arbeit. Opladen: Verlag Leske & Budrich, 107–132.

Haffner, J.; Roos, J.; Goldstein, N.; Parzer, P.; Resch, F. (2006): Zur Wirksamkeit körperorientierter Therapieverfahren bei der Behandlung hyperaktiver Störungen: Ergebnisse einer kontrollierten Pilotstudie. *Zeitschrift für Kinder- und Jugendpsychiatrie und Psychotherapie* 34 (1), 37–47.

Hahn, M. (2004): Schwimmen. Stilarten, Methodik, Training und Equipment. München, Wien, Zürich: BLV.

Hallgren, M.; Vancampfort, D.; Giesen, E. S.; Lundin, A.; Stubbs, B. (2017): Exercise as treatment for alcohol use disorders: systematic review and meta-analysis. *British Journal of Sports Medicine* 51 (14), 1058–1064.

Halliday, G. C.; Miles, G. C. P.; Marsh, J. A.; Kotecha, R. S.; Alessandri, A. J. (2017): Regular exercise improves the well-being of parents of children with cancer. *Pediatric Blood & Cancer* 64 (12).

Hamburger, F. (1939): Die Neurosen des Kindesalters. Wien, Berlin: Urban & Schwarzenberg.

Hammer, R. (2001): Bewegung allein genügt nicht. Psychomotorik als grundlegendes Prinzip der Alltagsgestaltung. Dortmund: Verlag Modernes Lernen.

Hammer, R. (2015): Psychomotorik in der Kinder- und Jugendhilfe.: Psychomotorik in sozialpädagogischen Arbeitsfeldern: Kohlhammer; Stuttgart, 133–145.

Hammer, R. & Paulus, F. (2002): Psychomotorische Familientherapie – Systeme in Bewegung. *Zeitschrift für Motopädagogik und Mototherapie* 25 (1), 13.

Hamsen, R. (2003): Bewegungsorientierte Förderung von Kindern mit Aufmerksamkeitsdefizit- und Hyperaktivitätsstörungen. Eine Evaluationsstudie zum Heilpädagogischen Voltigieren. Dissertation. Universität Dortmund, Dortmund. Fakultät Rehabilitationswissenschaften.

Hamsen, R. (2004a): Bewegungsorientierte Förderung von Kindern mit Aufmerksamkeitsdefizit- und Hyperaktivitätsstörungen. Technische Universität Dortmund, Dortmund.

Hamsen, R.; Beudels, W.; Hölter, G. (2004b): Aufmerksamkeitsdefizit- und Hyperaktivitätsstörungen (ADHD) im Kindesalter. *Zeitschrift für Sportpsychologie* 11 (3), 91–102.

Hanselmann, H. (1958): Einführung in die Heilpädagogik. Praktischer Teil für Eltern, Leher, Anstaltserzieher, Jugendfürsorger, Richter und Ärzte. Zürich: Rotapfel Verlag.

Hariprasad, V. R.; Arasappa, R.; Varambally, S.; Srinath, S.; Gangadhar, B. N. (2013): Feasibility and efficacy of yoga as an add-on intervention in attention deficit-hyperactivity disorder: An exploratory study. *Indian Journal of Psychiatry* 55 (3), 379–384.

Harnack, G.-A. v. (1958): Nervöse Verhaltensstörungen beim Schulkind. Eine medizinisch-soziologische Untersuchung. Stuttgart: Thieme.

Hartley, L.; Flowers, N.; Lee, M. Soo; Ernst, E.; Rees, K. (2014): Tai chi for primary prevention of cardiovascular disease. *Cochrane Database of Systematic Reviews* (4), CD010366.

Harvey, W. J. & Reid, G. (1997): Motor Performance of Children with Attention-Deficit Hyperactivity Disorder: A Preliminary Investigation. *Adapted Physical Activity Quarterly* 14 (3), 189–202.

Healy, S. & Block, M. E. (2016): Autism spectrum disorder. In: M. E. Block (ed.): A teacher's guide to adapted physical education. Including students with disabilities in sports and recreation. Baltimore, London Sydney: Brookes Publishing, 187–203.

Healy, S.; Nacario, A.; Braithwaite, R. E.; Hopper, C. (2018): The effect of physical activity interventions on youth with autism spectrum disorder: A meta-analysis. *Autism research: official journal of the International Society for Autism Research* 11 (6), 818–833.

Hebebrand, J.; Albayrak, Ö.; Banaschewski, T.; Dittmann, R.; Fegert, J. M.; Fendrich, H. et al. (2009): Forschungsbericht. Forschungsleistung der deutschen Kinder- und Jugendpsychiatrie, Psychosomatik und Psychotherapie 2003–2008. *Zeitschrift für Kinder- und Jugendpsychiatrie und Psychotherapie* 37 (4), 231–367.

Heckmair, B. & Michl, W. (2018): Erleben und Lernen. Einführung in die Erlebnispädagogik. München: Ernst Reinhardt Verlag.

Hediger, K. & Zink, R. (2017): Pferdegestützte Traumatherapie. München: Ernst Reinhardt Verlag.

Heger, J. Pia; Brunner, R.; Parzer, P.; Fischer, G.; Resch, F.; Kaess, M. (2014): Depression und Risikoverhalten bei Jugendlichen. *Praxis der Kinderpsychologie und Kinderpsychiatrie* 63 (3), 177–199.

Heggelund, J.; Kleppe, K. Daniel; Morken, G.; Vedul-Kjelsås, E. (2014): High aerobic intensity training and psychological States in patients with depression or schizophrenia. *Frontiers in Psychiatry* 5, 148.

Heinrich, J. & Beuers, C. (Hg.) (2016): Akute Krise Aggression. Aspekte sicheren Handelns bei Menschen mit geistiger Behinderung. Marburg: Lebenshilfe-Verlag.

Heller, T. (1904): Grundriss der Heilpädagogik. Leipzig: Wilhelm Engelmann.

Heller, T. (1908): Über dementia infantilis. Verblödungsprozess im Kindesalter. *Zeitschrift für Erforschung und Behandlung des jugendlichen Schwachsinns. Wissenschaftliche Grundlagen* 2, 17–18.

Henderson, S. E.; Sudgen, D. A.; Bernett, A. L. (2009): Movement Assessment Battery for Children. Deutsche Bearbeitung: F. Petermann unter Mitarbeit von K. Bös und J. Kastner, 2015.

Hensel, T. (2017): Stressorbasierte Psychotherapie. Belastungssymptome wirksam transformieren – Ein integrativer Ansatz. Stuttgart: Kohlhammer Verlag.

Hermanns, S. (2017): Akzeptierende Drogenarbeit. Drogenpolitik im Spannungsfeld von Strafrecht und Kriminologie. Masterarbeit. Berlin: Wissenschaftlicher Verlag Berlin.

Herpertz, S.; Herpertz-Dahlmann, B.; Fichter, M.; Tuschen-Caffier, B.; Zeeck, A. (2011): S3-Leitlinie Diagnostik und Behandlung der Essstörungen. Berlin: Springer.

Herpertz-Dahlmann, B.; Hagenah, U.; Vloet, T.; Holtkamp, K. (2005): Essstörungen in der Adoleszenz. *Praxis der Kinderpsychologie und Kinderpsychiatrie* 54 (4), 248–267.

Herring, M. P.; Jacob, M. L.; Suveg, C.; O'Connor, P. (J. (2011): Effects of short-term exercise training on signs and symptoms of generalized anxiety disorder. *Mental Health and Physical Activity* 4, 71–77.

Heuer, H. & Keele, S. (1994): Psychomotorik. Göttingen [u. a.]: Hogrefe.

Heyden, M. v; Jungaberle, H.; Majić, T. (Hg.) (2018): Handbuch psychoaktive Substanzen. Berlin: Springer.

Hillenbrand, C. (2008): Einführung in die Pädagogik bei Verhaltensstörungen. München: Reinhardt.

Hintzpeter, B.; Metzner, F.; Pawils, S.; Bichmann, H.; Kamtsiuris, P.; Ravens-Sieberer, U. et al. (2014): Inanspruchnahme von ärztlichen und psychotherapeutischen Leistungen durch Kinder und Jugendliche mit psychischen Auffälligkeiten. *Kindheit und Entwicklung* 23 (4), 229–238.

Hodel, B. & Brenner, H. D. (1996): Ein Trainingsprogramm zur Bewältigung von maladaptiven

Emotionen bei schizophren Erkrankten. Erste Ergebnisse und Erfahrungen. *Der Nervenarzt* 67 (7), 564–571.

Hoffmann, H. (1848): Der Struwwelpeter oder lustige Geschichten und drollige Bilder (für Kinder von 3–6 Jahren. Frankfurt am Main: Literarische Anstalt (J. Rütten).

Höhmann-Kost, A. & Siegele, F. (2004): »Arbeit an sich selbst« – der »Weg der Übung«. Kampfkünste in der Integrativen Therapie und Supervision Suchtkranker. *Integrative Therapie* 30 (1–2), 6.

Hölling, H. & Schlack, R. (2007): Essstörungen im Kindes- und Jugendalter. Erste Ergebnisse aus dem Kinder- und Jugendgesundheitssurvey (KiGGS): Epidemiologie und Gesundheitsberichterstattung.

Hollmann, W. & Strüder, H. K. (2009): Sportmedizin. Grundlagen für körperliche Aktivität, Training und Präventivmedizin. Stuttgart, New York: Schattauer.

Hölter, G. (1987): Als Pädagoge von Therapien lernen. *Sportpädagogik* 11 (4), 16–28.

Hölter, G. (1988): Bewegung und Therapie. Interdisziplinär betrachtet. Dortmund: Verlag Modernes Lernen.

Hölter, G. (1991): Von der Erziehung zum Tanz zur Therapie durch Tanz. In: E. Wilke, G. Hölter, H. Petzold (Hg.): Tanztherapie – Theorie und Praxis. Ein Handbuch. Paderborn: Junfermann, 449–464.

Hölter, G. (Hg.) (1993): Mototherapie mit Erwachsenen. Sport, Spiel und Bewegung in Psychiatrie, Psychosomatik und Suchtbehandlung. Schorndorf: Hofmann.

Hölter, G. (2002): Beziehungsgestaltung in der Psychomotorik. Psychomotorik. Grundlagen und Wege der Förderung. Dortmund: Verlag Modernes Lernen, 77–86.

Hölter, G. (2003): Supervision in der Bewegungstherapie mit psychisch kranken Menschen. »Aufeinander zubewegen« – durch Bewegung, Spiel und Sport. 13. International Symposium. Kongressbericht. Wien: Manz, 287–293.

Hölter, G. (2005): Supervision und Wirksamkeitsforschung in der Psychotherapie. Implikationen für das Dortmunder Modell einer universitätsintegrierten Supervision. In: K. Bahrfeck-Wichitill, G. Dupuis, K. Subellok (Hg.): Sprachtherapie: fröhliche Wissenschaft oder blinde Praxis? Ausbildung akademischer Sprachtherapeutinnen in Dortmund. Oberhausen: Athena-Verlag, 101–111.

Hölter, G. (2011a): Bewegungstherapie bei psychischen Erkrankungen. Grundlagen und Anwendung. Köln: Deutscher Ärzte-Verlag.

Hölter, G. (2011b): Konturen der klinischen Bewegungstherapie. In: Bewegungstherapie bei psychischen Erkrankungen. Grundlagen und Anwendung. Köln: Deutscher Ärzte-Verlag, 71–154.

Hölter, G. (2012): Leitlinien und Evidenzbasierung in der Bewegungstherapie. In: H. Deimel (Hg.): Facetten der Bewegungs- und Sporttherapie in Psychiatrie, Psychosomatik und Suchtbehandlung. Sankt Augustin: Academia Verlag, 100–114.

Hölter, G. (2016): Bildungsforschung in der Spanne von Transparenz, Evidenz und Praktikabilität. In: K. Fischer, G. Hölter, W. Beudels, C. Jasmund, A. Krus, S. Kuhlenkamp (Hg.): Bewegung in der frühen Kindheit. Fachanalyse und Ergebnisse zur Aus- und Weiterbildung von Fach- und Lehrkräften. Wiesbaden: Springer Fachmedien Wiesbaden, 395–411.

Hölter, G. (2018): »Psychohygiene« als professionelle Unterstützung im Umgang mit herausforderndem Verhalten – zur Aktualität von Fritz Redl. In: H. P. Färber, K. Barthold, V. Bez, A. Blunck, J. Leibfritz, G. Mohler, W. Welte (Hg.): Beziehungen professionell gestalten. Mössungen: Stiftung KBF, 93–107.

Hölter, G.; Deimel, H. (2011): Affektive Störungen. In: G. Hölter: Bewegungstherapie bei psychischen Erkrankungen. Grundlagen und Anwendung. Köln: Deutscher Ärzte-Verlag, 156–210.

Hölter, G.; Tiedt, A. (1979): »Travolta spuckt nicht in die Turnhalle« – Sportunterricht mit lernbehinderten und verhaltensauffälligen Sonderschülern. In: Ausschuss Deutscher Leibeserzieher (Hg.): »Theorien in der Sportpraxis«. Schorndorf: Hofmann, 104–108.

Holtkamp, K.; Herpertz-Dahlmann, B.; Hebebrand, K.; Mika, C.; Kratzsch, J.; Hebebrand, J.

(2006): Physical activity and restlessness correlate with leptin levels in patients with adolescent anorexia nervosa. *Biological psychiatry* 60 (3), 311–313.

Holtmann, M.; Becker, K.; Hartmann, M.; Schmidt, M. H. (2002): Gibt es einen zeitlichen Zusammenhang von Substanzmissbrauch und Psychose bei Jugendlichen? *Zeitschrift für Kinder- und Jugendpsychiatrie und Psychotherapie* 30 (2), 97–103.

Hopf, H. (2000): Zur Psychoanalyse des hyperkinetischen Syndroms. *Zeitschrift für Theorie und Praxis der Kinder- und Jugendlichen-Psychoanalyse* 31 (3), 279–308.

Hornung, R.; Eggli, P.; Bachmann, N. (1996): Geschlechtsspezifische Aspekte von Sport in der Therapie von Drogenabhängigkeit. *DrogenMagazin: Zeitschrift für Suchtfragen* 22 (1), 13–19.

Hottenrott, K. & Seidel, I. (Hg.) (2017): Handbuch Trainingswissenschaft – Trainingslehre. Schorndorf: Hofmann.

Hötting, K. & Röder, B. (2013): Beneficial effects of physical exercise on neuroplasticity and cognition. *Neuroscience and biobehavioral reviews* 37, 2243–2257.

Hubble, M. A. (Hg.) (2001): So wirkt Psychotherapie. Empirische Ergebnisse und praktische Folgerungen. Dortmund: Modernes Leben.

Huizinga, J. (1966): Homo ludens. Vom Ursprung der Kultur im Spiel. Reinbek bei Hamburg: Rowohlt.

Hüther, G. (2001): Kritische Anmerkungen zu den bei ADHD-Kindern beobachteten neurobiologischen Veränderung und den vermuteten Wirkungen von Psychostimulantien. *Analytische Kinder- und Jugendlichenpsychotherapie* 32 (4), 471–486.

Ihle, W. & Esser, G. (2002): Epidemiologie psychischer Störungen im Kindes- und Jugendalter. *Psychologische Rundschau* 53 (4), 159–169.

Ihle, W.; Groen, G.; Walter, D.; Esser, G.; Petermann, F. (2012): Depression. Göttingen, Bern, Wien, Paris, Oxford, Prag, Toronto, Cambridge, MA, Amsterdam, Kopenhagen, Stockholm: Hogrefe Verlag.

Illy, D. & Florack, J. (2018): Ratgeber Videospiel- und Internetabhängigkeit. Hilfe für den Alltag. München: Elsevier.

Irmler, M.; Peter, L.; Gebhard, B. (2014): Psychomotrische Entwicklungsförderung und Begleitung für Kinder mit chronischen und progredienten Erkrankungen. *Motorik: Zeitschrift für Psychomotorik in Entwicklung, Bildung und Gesundheit* 37 (4), 191–193.

Itard, J. M. G. (1962): The wild boy of Aveyron. Original works published 1801 and 1806. New York: Appleton-Century-Crofts.

Iversen, L.; Dilling, H.; Dilling, K. (Hg.) (2009): Speed, Ecstasy, Ritalin. Amphetamine – Theorie und Praxis. Bern: Huber.

Jäckel, W. H. & Bengel, J. (2008): Patientenorientierung in der Rehabilitation. *Die Rehabilitation* 47 (2), 65–66.

Jacobi, F.; Höfler, M.; Strehle, J.; Mack, S.; Gerschler, A.; Scholl, L. et al. (2014): Psychische Störungen in der Allgemeinbevölkerung: Studie zur Gesundheit Erwachsener in Deutschland und ihr Zusatzmodul Psychische Gesundheit (DEGS1-MH). *Der Nervenarzt* 85 (1), 77–87.

Jacobs, B. E. (1984): The effects of physical fitness training on anxiety. Dissertation.

Jaite, C. (2013): Anorexia nervosa. In: Gerd Lehmkuhl, Fritz Poustka, Martin Holtmann und Hans Steiner: Lehrbuch der Kinder- und Jugendpsychiatrie. Band 1. Grundlagen. Band 2: Störungsbilder. Göttingen: Hogrefe, 800–828.

Jakob, R. (2018): ICD-11 – Anpassung der ICD an das 21. Jahrhundert. *Bundesgesundheitsblatt – Gesundheitsforschung – Gesundheitsschutz* 61 (7), 771–777.

James, W. (1890): The Principles of Psychology. United States: Henry Holt and Company.

James, W.; Dürr, E.; Dürr, M. (1909): Psychologie. Leipzig: Quelle & Meyer.

Janssen, I.; Leblanc, A. G. (2010): Systematic review of the health benefits of physical activity and fitness in school-aged children and youth. *The international journal of behavioral nutrition and physical activity* 7, 40.

Jay, M. (2011): High Society. Eine Kulturgeschichte der Drogen. Darmstadt: Primus-Verlag.

Jensen, P. S. (2016): It Takes a (Green) Village … *Journal of the American Academy of Child and Adolescent Psychiatry* 55 (7), 540–541.

Jones, R. A.; Downing, K.; Rinehart, N. J.; Barnett, L. M.; May, T.; McGillivray, J. A. et al. (2017): Physical activity, sedentary behavior and their correlates in children with Autism Spectrum Disorder: A systematic review. *PloS one* 12 (2), e0172482.

Joraschky, P. & Arnim, A. v. (Hg.) (2009): Körpererleben und Körperbild. Ein Handbuch zur Diagnostik. Stuttgart: Schattauer.

Joraschky, P.; Lausberg, H.; Pöhlmann, K. (2008): Körperorientierte Diagnostik und Psychotherapie bei Essstörungen. Gießen: Psychosozial-Verlag.

Joraschky, P.; Sebastian S.; Riera R. (1998): Der Körperbildskulpturtest: Körpererleben in der Schizophrenie. Göttingen, Seattle: Hogrefe.

Jukschat, N.; Zenses, E.-M.; Rehbein, F.; Mößle, T. (2015): Epidemiologische Daten zur Medien- und Computernutzung bei Kindern und Jugendlichen. In: C. Möller (Hg.): Internet- und Computersucht. Ein Praxishandbuch für Therapeuten, Pädagogen und Eltern. 2., akt. und erw. Aufl. Stuttgart: Kohlhammer Verlag, 19–28.

Kabat-Zinn, J. (2013): Gesund durch Meditation. Das große Buch der Selbstheilung mit MBSR. München: Droemer Knaur. Kaltwasser, V. (2016): Praxisbuch Achtsamkeit in der Schule. Selbstregulation und Beziehungsfähigkeit als Basis von Bildung. Weinheim: Beltz.

Kaluza, G. (2014): Gelassen und sicher im Stress. Das Stresskompetenz-Buch: Stress erkennen, verstehen, bewältigen. Berlin: Springer.

Kamp, C. F. (2015): Auswirkungen von moderater, naturbezogener und hochintensiver Bewegungstherapie auf psychosoziale, motorische sowie leistungsphysiologische Parameter bei Kindern mit Aufmerksamkeitsdefizit-/Hyperaktivitätsstörung. Dissertation. Philosophische Fakultät II; Julius-Maximilians-Universität Würzburg; Winter Industries GmbH, Julius-Maximilians-Universität Würzburg.

Kampmann-Elsas, C. (1997): Spieltherapie. In: H. Remschmidt (Hg.): Psychotherapie im Kindes- und Jugendalter. Stuttgart, New York: Thieme, 114–119.

Kanner, K. D. (1991): High versus low-intensity exercise as part of an inpatient treatment program for childhood and adolescent depression. *Dissertation Abstracts International* 51 (8-B), Feb-B.

Kanner, L. (1943): Autistic disturbances of affective contact. *Nervous Child* 2, 217–250.

Kapustin, P. (1984): Sport mit verhaltensgestörten Kindern und Jugendlichen: Fernuniversität Hagen.

Karkou, V.; Oliver, S.; Lycouris, S. (Hg.) (2017): The Oxford handbook of dance and wellbeing. New York: Oxford University Press.

Kegel, B. (2009): Epigenetik. Wie Erfahrungen vererbt werden. Köln: DuMont.

Kempermann, G. (2012): Neuroscience. Youth culture in the adult brain. *Science* 335 (6073), 1175–1176.

Kern, L.; Godart, N.; Tailhardat, L.; Peguet, A.; Grall-Bronnec, M.; Fautrelle, L. (2019): A latent profile analysis revealed different categories of patients in anorexia nervosa: proposal of guidelines in adapted physical activity. *Movement & Sport Sciences – Science & Motricité* (103), 55–66.

Kestenberg-Amighi, J. (1999): The meaning of movement. Developmental and clinical perspectives of the Kestenberg Movement Profile. Amsterdam, Netherlands: Gordon and Breach.

Khvostova, O. & Willmann, M. (2018): Tanz der Anorexie. Bewegungs- und Tanztherapie bei Magersucht. Gießen: Psychosozial-Verlag.

Kienast, T.; Beck, A.; Müller, C.; Heinz, A. (2014): Abhängigkeitsstörungen.: Neurobiologie und Psychotherapie. Integration und praktische Anwendung bei psychischen Störungen. Stuttgart: Schattauer, 30–56.

Kienzle, N.; Martinius, J. (1995): Modifikationen und Adaptationen des IPT für die Anwendung bei schizophrenen Jugendlichen: IPT, Integriertes psychologisches Therapieprogramm für schizophrene Patienten. Weinheim: Beltz, Psychologie-Verlags-Union, 171–182.

Kim, J.; Mutyala, B.; Agiovlasitis, S.; Fernhall, B. (2011): Health behaviors and obesity among US children with attention deficit hyperactivity disorder by gender and medication use. *Preventive Medicine* 52 (3–4), 218–222.

Kinnen, C.; Halder, J.; Döpfner, M. (2016): THOP-Elternprogramm – Arbeitsbuch für Eltern. Gruppenprogramm für Eltern von Kindern mit ADHS-Symptomen und expansivem Problemverhalten. Weinheim: Beltz Psychologie Verlag-Union.

Kiphard, E. J. (1970): Bewegungs- und Koordinationsschwächen im Grundschulalter. Schorndorf: Verlag Karl Hofmann.

Kiphard, E. J. (1980): Der Trampolin-Körperkoordinationstest (TKT). *Motorik: Zeitschrift für Psychomotorik in Entwicklung, Bildung und Gesundheit* 3 (2), 78–83.

Kiphard, E. J. (Hg.) (1993): Psychomotorik in der Entwicklung. Schorndorf: Hofmann.

Kiphard, E. J. (1997): Das hyperaktive Kind aus psychomotorischer Sicht. Hyperaktive Kinder: psychomotorische Therapie. München, Basel: Ernst Reinhardt Verlag, 64–84.

Kircher, T.; Gauggel, S. (Hg.) (2008): Neuropsychologie der Schizophrenie. Symptome, Kognition, Gehirn. Heidelberg: Springer-Verlag.

Klein, D. A.; Bennett, A. S.; Schebendach, J.; Foltin, R. W.; Devlin, M. J.; Walsh, B. Timothy (2004): Exercise »addiction« in anorexia nervosa: model development and pilot data. *CNS Spectrums* 9 (7), 531–537.

Klein, M. (1993): Sport- und Bewegungstherapie als integrative Arbeit in der Suchtbehandlung. In: G. Hölter (Hg.): Mototherapie mit Erwachsenen. Sport, Spiel und Bewegung in Psychiatrie, Psychosomatik und Suchtbehandlung. Schorndorf: Hofmann, 81–91.

Klein, M. (2008): Suchtgefährdete Kinder stark machen. In: Kinder und Suchtgefahren. Risiken, Prävention, Hilfen. Stuttgart, New York: Schattauer, 482–484.

Klein, M. (2009): Kinder in suchtbelasteten Familien. In: R. Thomasius, M. Schulte-Markwort, U. J. Küstner, P. Riedesser (Hg.): Suchtstörungen im Kindes- und Jugendalter. Das Handbuch: Grundlagen und Praxis. Stuttgart, New York: Schattauer, 160–164.

Kleine, W.; Hautzinger, M.; Hoffmann, R.; Rosenberg, C.; Klöckner, W. (1990): Sport und psychisches Wohlbefinden. Beiträge zum Lehren und Lernen im Gesundheitssport. Aachen: Meyer & Meyer.

Kluck-Puttendörfer, B. (2006): Psychogene Essstörungen: Lehrbuch konzentrative Bewegungstherapie. Grundlagen und klinische Anwendung. Stuttgart: Schattauer.

Klüwer, B. (2011): Psychotherapie mit dem Pferd – bindungsrelevante Wahrnehmungsübungen auf körpersprachlicher Ebene. In: U. Schultz-Venrath, A. Bartak (Hg.): Psychotherapien in Tageskliniken. Methoden, Konzepte, Strukturen. Berlin: MWV, Medizinisch Wissenschaftliche Verlagsgesellschaft, 151–165.

Klüwer, C. (1996): Zur Arbeit mit dem Pferd in Psychiatrie und Psychotherapie. In: DKThR (Hg.): Freiheit erfahren – Grenzen erkennen. Tagungsband der 3. interdisziplinären Arbeitstagung des DKThR München 1995. Warendorf: FN-Verlag, 11–35.

Klüwer, C. (1997): Selbsterfahrung durch das Medium Pferd. In: M. Gäng (Hg.): Heilpädagogisches Reiten und Voltigieren. München, Basel: E. Reinhardt, 10–226.

Knab, E. & Eckhart (1999): Sport in der Heimerziehung. Bewegungspädagogik und Psychomotorik in der Heimerziehung für verhaltensgestörte Kinder und Jugendliche. Dissertation. Frankfurt am Main u. a.: Lang.

Knieps, F. & Pfaff, H. (2015): BKK Gesundheitsreport 2015. Langzeiterkrankungen. Zahlen, Daten, Fakten. Berlin: Medizinisch wissenschaftliche Verlagsgesellschaft.

Knobloch, H. & Pasamanick, B. (1958): Gesell and Amatruda's Developmental Diagnosis. Hagerstown: Harper/row.

Knobloch, H. & Pasamanick, B. (1974): Gesell and Amatruda's Developmental Diagnosis. Hagerstown: Harper/row.

Knoll, M. (1997): Sporttreiben und Gesundheit. Eine kritische Analyse vorliegender Befunde. Schorndorf: Hofmann.

Kobbert, M. J. (2010): Kulturgut Spiel. Münster: Daedalus.

Kobi, E. J. (1987): Therapie aus heilpädagogischer Sicht. *Vierteljahresschrift für Heilpädagogik* 47 (3), 214-224.

Koch, J. (Hg.) (2003): Bewegungs- und körperorientierte Ansätze in der sozialen Arbeit. Opladen: Verlag Leske & Budrich.

Köckenberger, H. & Gaiser, G. (2009): »Sei doch endlich still!«. Entspannungsspiele und -geschichten für Kinder. Dortmund: Borgmann.

Koemeda-Lutz, M.; Kaschke, M.; Revenstorf, D.; Scherrmann, T.; Weiss, H.; Soeder, U. (2006): Evaluation der Wirksamkeit von ambulanten Körperpsychotherapien – EWAK. *Psychotherapie, Psychosomatik, medizinische Psychologie* 56 (12), 480–487.

Koglin, U. & Petermann, F. (2008): Vorläufersyndrome von Suchtstörungen. In: M. Klein (Hg.): Kinder und Suchtgefahren. Risiken, Prävention, Hilfen. Stuttgart, New York: Schattauer, 61–71.

Kottje-Birnbacher, L. & Birnbacher, D. (1999): Ethische Aspekte bei der Setzung von Therapiezielen. In: H. Ambühl (Hg.): Therapieziele. Göttingen, Seattle: Hogrefe, 15–32.

Kowald, A.-C. & Naab, S. (2015): Essstörungen. In: A.-C. Kowald & A. K. Zajetz (Hg.): Therapeutisches Klettern. Anwendungsfelder in Psychotherapie und Pädagogik. Stuttgart: Schattauer, 186–190.

Kowald, A.-C. & Zajetz, A. K. (Hg.) (2015): Therapeutisches Klettern. Anwendungsfelder in Psychotherapie und Pädagogik. Stuttgart: Schattauer.

Krauss, H.; Buraczyńska-Andrzejewska, B.; Piątek, J.; Sosnowski, P.; Mikrut, K.; Głowacki, M. et al. (2012): Occurrence of neurotic and anxiety disorders in rural schoolchildren and the role of physical exercise as a method to support their treatment. *Annals of agricultural and enviromental medicine* 19 (3), 351–356.

Krisor, M. (2005): Aufgehoben in der Gemeinde. Entwicklung und Verankerung einer offenen Psychiatrie. Bonn: Psychiatrie-Verlag.

Kröger, C. B. & Lohmann, B. (2007): Tabakkonsum und Tabakabhängigkeit. Göttingen u. a.: Hogrefe Verlag.

Krowatschek, D. (1995): Entspannung in der Schule. Anleitung zur Durchführung von Entspannungsverfahren in den Klassen 1–6. Dortmund: Borgmann.

Krowatschek, D.; Albrecht, S.; Krowatschek, G. (2010): Marburger Konzentrationstraining (MKT) für Kindergarten, Vorschule und Eingangsstufe. Dortmund: Borgmann.

Krus, A. (2004): Mut zur Entwicklung. Das Konzept der psychomotorischen Entwicklungstherapie. Schorndorf: Hofmann.

Krus, A. (2006): Psychomotrische Entwicklungsförderung zur Stärkung der kindlichen Resilienz. In: K. Fischer, E. Knab, M. Behrens (Hg.): Bewegung in Bildung und Gesundheit. 50 Jahre Psychomotorik in Deutschland. Lemgo: Verlag Aktionskreis Literatur und Medien, 355–361.

Krus, A. & Bahr, S. (2016): Bewegung als Medium der Gesundheitsförderung. In: K. Fischer, G. Hölter, W. Beudels, C. Jasmund, A. Krus, S. Kuhlenkamp (Hg.): Bewegung in der frühen Kindheit. Fachanalyse und Ergebnisse zur Aus- und Weiterbildung von Fach- und Lehrkräften. Wiesbaden: Springer Fachmedien Wiesbaden, 61–73.

Kuhlenkamp, S. (2008): Forschung, Versorgung, Lehre – Das Bewegungsambulatorium an der Technischen Universität Dortmund. In: W. Beudels, G. Hölter (Hg.): Bewegung in der Lebensspanne. Festschrift für Gert Hölter. Lemgo: Verlag Aktionskreis Literatur und Medien, 105–113.

Kuhlenkamp, S. (2016): Bewegung als Lerngegenstand. In: K. Fischer, G. Hölter, W. Beudels, C. Jasmund, A. Krus, S. Kuhlenkamp (Hg.): Bewegung in der frühen Kindheit. Fachanalyse und Ergebnisse zur Aus- und Weiterbildung von Fach- und Lehrkräften. Wiesbaden: Springer Fachmedien Wiesbaden, 45–46.

Kuhlmann, T. (2012): Über den Stellenwert der Sporttherapie in qualifizierter stationärer Entzugsbehandlung und medizinischer Rehabilitation Drogenabhängiger. In: H. Deimel (Hg.):

Facetten der Bewegungs- und Sporttherapie in Psychiatrie, Psychosomatik und Suchtbehandlung. Sankt Augustin: Academia Verlag, 191–199.

Kuhn, D. (2009): The Importance of Learning About Knowing: Creating a Foundation for Development of Intellectual Values. *Child Development Perspectives* 3 (2), 112–117.

Kunert, H. J. (2009): Neurowissenschaftliche Aspekte des chronischen Cannabis-Konsums: Bedeutung für bewegungsorientierte Therapie- und Rehabilitationsansätze. *Bewegungstherapie und Gesundheitssport* 25 (06), 234–239.

Kuntz, H. (2016): Drogen & Sucht. Alles, was Sie wissen müssen. Weinheim: Beltz Psychologie Verlag-Union.

Laban, R. (1947): Effort. Economy of human movement. London: Macdonald and Evans.

Ladner, D. & Ladner, A. (2018): Bindung und Persönlichkeit. In: A. Beetz, M. Riedel, R. Wohlfahrt (Hg.): Tiergestützte Interventionen. Handbuch für die Aus- und Weiterbildung. München: E. Reinhardt, 361–368.

Lambert, M. J. (1992): Psychotherapy Outcome Research: Implications for integrative and eclectic therapists. In: J. C. Norcross, M. R. Goldfried (Hg.): Handbook of psychotherapy integration. Oxford: Oxford University Press, 94–129.

Lang, R.; Koegel, L. Kern; Ashbaugh, K.; Regester, A.; Ence, W.; Smith, W. (2010): Physical exercise and individuals with autism spectrum disorders: A systematic review. *Research in Autism Spectrum Disorders* 4 (4), 565–576.

Lange, H. & Sinning, S. (2019): Kämpfen, Ringen und Raufen im Sportunterricht. Wiebelsheim: Limpert Verlag.

Lapierre, A. & Aucouturier, B. (1984): La symbolique du mouvement: psychomotricité et éducation. Paris: Éditions de l'Épi.

Lapierre, A. & Aucouturier, B. (2002): Die Symbolik der Bewegung. Psychomotorik und kindliche Entwicklung. München: Ernst Reinhardt Verlag.

Larun, L.; Nordheim, L. V.; Ekeland, E.; Hagen, K. B.; Heian, F. (2006): Exercise in prevention and treatment of anxiety and depression among children and young people. *Cochrane Systematic Review* (3), CD004691.

Lashlee, A.; Schlieckau, J. (2009): Sport- und Bewegungstherapie in der Postakutbehandlung In: R. Thomasius, M. Schulte-Markwort, U. J. Küstner, P. Riedesser (Hg.): Suchtstörungen im Kindes- und Jugendalter. Das Handbuch: Grundlagen und Praxis. Stuttgart, New York: Schattauer, 271–279.

Laucht, M.; Esser, G.; Schmidt, M. H. (2000): Längsschnittforschung zur Entwicklungsepidemiologie psychischer Störungen: Zielsetzung, Konzeption und zentrale Befunde der Mannheimer Risikokinderstudie. *Zeitschrift für Klinische Psychologie und Psychotherapie* 29 (4), 246–262.

Lausberg, H. (2008): Bewegungsdiagnostik und -therapie in der Behandlung von Körperbild-Störungen bei Patienten/-innen mit Essstörungen. In: P. Joraschky, H. Lausberg, K. Pöhlmann (Hg.): Körperorientierte Diagnostik und Psychotherapie bei Essstörungen. Gießen: Psychosozial-Verlag, 109–128.

Lausberg, H. (2013): Understanding body movement. A guide to empirical research on nonverbal behaviour with an introduction to the NEUROGES coding system. Frankfurt am Main, New York: PL Academic Research.

Lauth, G. W.; Naumann, K.; Schlottke, P. F. (1998): Rastlose Kinder, ratlose Eltern. Hilfen bei Überaktivität und Aufmerksamkeitsstörungen. München: Deutscher Taschenbuch-Verlag.

Lauth, G. W. & Schlottke, P. F. (1993): Training mit aufmerksamkeitsgestörten Kindern. Diagnostik und Therapie. Weinheim: Beltz Psychologie-Verlag-Union.

Lauth, G. W. & Schlottke, P. F. (2009): Training mit aufmerksamkeitsgestörten Kindern. Mit Online-Materialien. Weinheim, Basel: Beltz Psychologie Verlag-Union.

Legenbauer, T.; Vocks, S.; Schütt-Strömel, S. (2007): Validierung einer deutschsprachigen Version des Body Image Avoidance Questionnaire BIAQ. *Diagnostica* 53 (4), 218–225.

Lehmkuhl, G. (2008): Suchtstörungen. In: M. Klein (Hg.): Kinder und Suchtgefahren. Risiken, Prävention, Hilfen. Stuttgart, New York: Schattauer, 49–60.

Lempp, T. Jakob (2016): BASICS Kinder- und Jugendpsychiatrie. München: Elsevier Urban & Fischer.

Leuzinger-Bohleber, M.; Staufenberg, A.; Fischmann, T. (2013): ADHS – Indikation für psychoanalytische Behandlungen? Einige klinische, konzeptuelle und empirische Überlegungen ausgehend von der Frankfurter Präventionsstudie. Saarbrücken: Universitäts- und Landesbibliothek.

Leyendecker, C. (2005): Motorische Behinderungen. Grundlagen, Zusammenhänge und Förderungsmöglichkeiten. Stuttgart: Kohlhammer Verlag.

Leyfer, O. T.; Folstein, S. E.; Bacalman, S.; Davis, N. O.; Dinh, E.; Morgan, J. et al. (2006): Comorbid psychiatric disorders in children with autism: interview development and rates of disorders. *Journal of Autism and Developmental Disorders* 36 (7), 849–861.

Li, D.-X.; Zhuang, X.-Y.; Zhang, Y.-P.; Guo, H.; Wang, Z.; Zhang, Q. et al. (2013): Effects of Tai Chi on the protracted abstinence syndrome: a time trial analysis. *The American journal of Chinese medicine* 41 (1), 43–57.

Li, M.; Chen, K.; Mo, Z. (2002): Use of qigong therapy in the detoxification of heroin addicts. *Alternative therapies in health and medicine* 8 (1), 50-4, 56-9.

Lier-Schehl, H. (2008): Bewegungsdialoge bei Mutter und Kind. Bewegungsmuster bei Beziehungsstörungen postpartal erkrankter Frauen und ihrer Säuglinge in einer stationären psychiatrischen Mutter-Kind-Station. Dissertation. Hamburg: Kovač.

Lindermüller, A.; Pogarell, O.; Keeser, D. (2014): Neurofeedback in der kinder- und jugendpsychiatrischen Behandlung. *Forum für Kinder- und Jugendpsychiatrie, Psychosomatik und Psychotherapie* 24 (4), 51.

Lochmüller, E. (2008): Aikido bei ADS und/oder Störung des Sozialverhaltens.: Budo-Pädagogik. Kampf-Kunst in Erziehung, Therapie und Coaching. Augsburg: ZIEL, 84–109.

Löwnau, H. (1957): Leibeserziehung unter heilpädagogischem Aspekt. *Zeitschrift für Heilpädagogik* 8, 214–223.

Luckert, H. (1996): Hyperaktivität als Zivilisationsstörung: Mototherapeutische Arbeit mit hyperaktiven Kindern. München: Reinhardt.

Ludwig, A. & Deimel, H. (2016): Bewegungs- und Sporttherapie bei expansiven Verhaltensstörungen – ein Überblick der aktuellen Studienlage. In: H. Deimel & T. Thimme (Hg.): Bewegungs- und Sporttherapie bei psychischen Erkrankungen des Kindes- und Jugendalters. Sankt Augustin: Academia Verlag, 78–96.

Ludwig, H.; Siegele, F.; Petzold, H. G. (2017): Integrative Budōtherapie – eine ICF-orientierte Therapie bei aggressivem Verhalten im Rahmen der Suchtrehabilitation. *B & G* 33, 4–12.

Lutz, J. (1961): Kinderpsychiatrie. Eine Anleitung zu Studium und Praxis für Ärzte, Erzieher, Fürsorger, Richter ; mit besonderer Berücksichtigung heilpädagogischer Probleme. Zürich u. a.: Rotapfel Verlag.

Lynch, W. J.; Peterson, A. B.; Sanchez, V.; Abel, J.; Smith, M. A. (2013): Exercise as a novel treatment for drug addiction: a neurobiological and stage-dependent hypothesis. *Neuroscience and biobehavioral reviews* 37 (8), 1622–1644.

Maayan, L.; Vakhrusheva, J.; Correll, C. U. (2010): Effectiveness of medications used to attenuate antipsychotic-related weight gain and metabolic abnormalities: a systematic review and meta-analysis. *Neuropsychopharmacology* 35 (7), 1520–1530.

MacMaster, F. P.; Mirza, Y.; Szeszko, P. R.; Kmiecik, L. E.; Easter, P. C.; Taormina, S. Preeya et al. (2008): Amygdala and hippocampal volumes in familial early onset major depressive disorder. *Biological psychiatry* 63 (4), 385–390.

Macsenaere, M. (2006): 10 Jahre Wirkungsforschung in der Kinder- und Jugendhilfe: Welche Befunde lassen sich daraus für die Psychomotorik gewinnen? *Motorik* 29 (4), 194–200.

Maczkowiak, S.; Hölter, G.; Otten, H. (2007): WATSU – Zur Wirksamkeit unterschiedlich akzentuierter bewegungstherapeutischer Interventionen bei klinisch depressiven Patienten. *B & G* 23 (02), 58–64.

Mann, K. (Hg.) (2014): Verhaltenssüchte. Grundlagen, Diagnostik, Therapie, Prävention. Berlin, Heidelberg: Springer.

Marker, K. R. (1987–2012): Handbuch zum Programmpaket COGPACK. Heidelberg, Ladenburg: marker software.

Markser, V. (2015): Essstörungen: Sport- und Bewegungstherapie bei seelischen Erkrankungen: Forschungsstand und Praxisempfehlungen. Stuttgart: Schattauer.

Martin, D.; Carl, K.; Lehnertz, K. (1993): Handbuch Trainingslehre. Schorndorf: Hofmann.

Martin, L. A. L.; Koch, S. C.; Hirjak, D.; Fuchs, T. (2016): Overcoming Disembodiment: The Effect of Movement Therapy on Negative Symptoms in Schizophrenia. A Multicenter Randomized Controlled Trial. *Frontiers in psychology* 7, 483.

Martin, M.; Remschmidt, H. (1983): Ein Nachsorge- und Rehabilitationsprojekt für jugendliche Schizophrene. *Zeitschrift für Kinder- und Jugendpsychiatrie und Psychotherapie* 11 (3), 234–242.

Mattejat, F. (2017): Rezension. *Zeitschrift fur Kinder- und Jugendpsychiatrie und Psychotherapie* 45 (4), 341–342.

Mattejat, F.; Lenz, A.; Wiegand-Grefe, S. (2011): Kinder psychisch kranker Eltern. Eine Einführung in die Thematik: Kinder mit psychisch kranken Eltern. Göttingen u. a.: Vandenhoeck & Ruprecht.

Mattejat, F.; Remschmidt, H. (2008): The children of mentally ill parents. *Deutsches Arzteblatt international* 105 (23), 413–418.

Mawhood, L. (1995): Autism and Developmental Language Disorder: Implications from a Follow-up in Early Adult Life. Dissertation. University of Lincoln, Lincoln.

McCoy, S. M.; Jakicic, J. M.; Gibbs, B. Barone (2016): Comparison of Obesity, Physical Activity, and Sedentary Behaviors Between Adolescents With Autism Spectrum Disorders and Without. *Journal of Autism and Developmental Disorders* 46 (7), 2317–2326.

Mechling, H. & Blischke, K. (2003): Handbuch Bewegungswissenschaft – Bewegungslehre. Schorndorf: Hofmann.

Mehler-Wex, C. (2008): Depressive Störungen. Berlin, Heidelberg: Springer.

Mehler-Wex, C.; Schriml, S. A. (2013): Erste Symptome bei Kindern und Jugendlichen oft verkannt. *NeuroTransmitter* 24 (1), 34–47.

Meinel, K. & Schnabel, G. (1987): Bewegungslehre – Sportmotorik. Abriß einer Theorie der sportlichen Motorik unter pädagogischem Aspekt. Berlin: Volk und Wissen.

Meinel, K.; Schnabel, G. (2015): Bewegungslehre – Sportmotorik. Abriss einer Theorie der sportlichen Motorik unter pädagogischem Aspekt. Aachen u. a.: Meyer & Meyer.

Memari, A. Hossein; Panahi, N.; Ranjbar, E.; Moshayedi, P.; Shafiei, M.; Kordi, R.; Ziaee, V. (2015): Children with Autism Spectrum Disorder and Patterns of Participation in Daily Physical and Play Activities. *Neurology research international* 2015, 531906.

Mercurio, L. Y.; Amanullah, S.; Gill, N.; Gjelsvik, A. (2019): Children With ADHD Engage in Less Physical Activity. *Journal of attention disorders.*

Merleau-Ponty, M. (1966): Phänomenologie der Wahrnehmung. Berlin: de Gruyter.

Meßler, C. F. (2016): Hochintensives Intervalltraining (HIIT) als neuer Ansatz in der Sporttherapie bei Kindern mit Aufmerksamkeitsdefizit-/Hyperaktivitätsstörung. In: H. Deimel & T. Thimme (Hg.): Bewegungs- und Sporttherapie bei psychischen Erkrankungen des Kindes- und Jugendalters. Sankt Augustin: Academia Verlag, 97–107.

Michels, H. (2007): Hauptsache Sport. *Sozial Extra* 31 (9–10), 13–16.

Michels, H. (2014): Sport, Körper und Bewegung in der Sozialen Arbeit – das Düsseldorfer Modell. *Sozialmagazin* 2, 76–83.

Michels, H. (2018): Die Bedeutung der Erlebnispädagogik in der Sozialen Arbeit: Handbuch Erlebnispädagogik. München: Ernst Reinhardt Verlag, 3.

Michl, W. (2009): Erlebnispädagogik. München: Ernst Reinhardt Verlag.

Michl, W. (2015): Erlebnispädagogik. 3. Aufl. München: Ernst Reinhardt Verlag.

Miedzinski, K. & Fischer, K. (2006): Die neue Bewegungsbaustelle. Lernen mit Kopf, Hand und Fuß; Modell bewegungsorientierter Entwicklungsförderung. Dortmund: Borgmann Media.

Miller, S. D.; Duncan, B. L.; Hubble, M. A. (2000): Jenseits von Babel. Wege zu einer gemeinsamen Sprache in der Psychotherapie. Stuttgart: Klett-Cotta.

Ministerium für Schule und Weiterbildung NRW (2005): Bewegungserziehung und Sport in der sonderpädagogischen Förderung.

Miyahara, M. (2013): Meta review of systematic and meta analytic reviews on movement differences, effect of movement based interventions, and the underlying neural mechanisms in autism spectrum disorder. *Frontiers in integrative neuroscience* 7, 16.

Miyahara, M. (Hg.) (2019): Learning from individual movement development. 70th anniversary of the Movement Development Clinic. Dunedin, New Zealand: Motohide Miyahara.

Mohr, H. M.; Zimmermann, J.; Röder, C.; Lenz, C.; Overbeck, G.; Grabhorn, R. (2010): Separating two components of body image in anorexia nervosa using fMRI. *Psychological Medicine* 40 (9), 1519–1529.

Möller, H.-J.; Laux, G.; Deister, A. (Hg.) (2015): Psychiatrie, Psychosomatik und Psychotherapie. Stuttgart: Thieme.

Montagu, A. (1974): Körperkontakt. Die Bedeutung der Haut für die Entwicklung des Menschen. Stuttgart: Klett-Cotta.

Moola, F. J.; Gairdner, S. E.; Amara, C. E. (2013): Exercise in the care of patients with anorexia nervosa: A systematic review of the literature. *Mental Health and Physical Activity* 6 (2), 59–68.

Moritz, S. (2010): Metakognitives Training für schizophrene Patienten. *Der Nervenarzt* 79, 351.

mpfs (2019): KIM-Studie 2018. Kindheit, Internet, Medien. Basisuntersuchung zum Medienumgang 6- bis 13-Jähriger in Deutschland. Stuttgart: Medienpädagogischer Forschungsverbund Südwest.

Müller, A.; Wölfling, K.; Müller, K. W. (2018): Verhaltenssüchte – pathologisches Kaufen, Spielsucht und Internetsucht. Göttingen: Hogrefe.

Müller, K. W.; Ammerschläger, M.; Freisleder, F. Joseph; Beutel, M. E.; Wölfling, K. (2012): Suchtartige Internetnutzung als komorbide Störung im jugendpsychiatrischen Setting. Prävalenz und psychopathologische Symptombelastung. *Zeitschrift für Kinder- und Jugendpsychiatrie und Psychotherapie* 40 (5), 331–339.

Müller, K. W. & Wölfling, K. (2017): Pathologischer Mediengebrauch und Internetsucht. Stuttgart: Kohlhammer.

Muruchi, A. M.; Scheibehenne, B.; Thiele, A. (2020): Psychomotorische Entwicklungsförderung am Ambulatorium für Rehabilitation der Universität Oldenburg. *Motorik* 43 (1), 42.

Mutrie, N. & Parfitt, G. (1998): Physical Activity and its link with mental, social and moral health in young people: Young and active? Young people and health-enhancing physical activity – evidence and implications; a report of the Health Education Authority Symposium Young and Active? London: Health Education Authory, 49–68.

Myschker, N. & Stein, R. (2018): Verhaltensstörungen bei Kindern und Jugendlichen. Erscheinungsformen – Ursachen – hilfreiche Maßnahmen. Stuttgart: Kohlhammer.

Nachtlberger, D.; Wolters, J.-M. (Hg.) (2016): BUDO – Pädagogik und Therapie. Beispiele und Konzepte der erfolgreichen Praxis. Purkersdorf: Hollinek.

Nachtwey, G. (2003): Judo als bewegungsorientierte Förderung von Kindern mit ADHS. *Praxis der Psychomotorik* 28 (2), 106.

Nass, R. & Hammer, R. (2016): Bewegung in Autismus bringen: die Gestaltung von Bewegungsaktivitäten für Menschen mit Autismus. In: H. Deimel & T. Thimme (Hg.): Bewegungs- und

Sporttherapie bei psychischen Erkrankungen des Kindes- und Jugendalters. Sankt Augustin: Academia Verlag, 127–142.

Netzwerk Leichte Sprache (2020): Leichte Sprache. Online verfügbar unter https://www.leichte-sprache.org/leichte-sprache/, zuletzt geprüft am 03.05.2020.

Neuhäuser, G. (1990): Das Therapiekonzept der Psychomotorik aus medizinischer Sicht. In: G. Huber, G. Neuhäuser, H. Rieder (Hg.): Psychomotorik in Therapie und Pädagogik. Dortmund: Verlag Modernes Lernen, 121–135.

Nezu, A.M.; Nezu, C.M.; Perri, M.G. (1989): Problem-solving therapy for depression. Theory, research, and clinical guidelines. New York: Wiley.

Ng, L.W.C.; Ng, D.P.; Wong, W.P. (2013): Is supervised exercise training safe in patients with anorexia nervosa? A meta-analysis. *Physiotherapy* 99 (1), 1–11.

Ni, X.; Liu, S.; Lu, F.; Shi, X.; Guo, X. (2014): Efficacy and safety of Tai Chi for Parkinson's disease. A systematic review and meta-analysis of randomized controlled trials: Public Library of Science (PLoS).

Nienkerke-Springer, A. & Beudels, W. (2001): Komm, wir spielen Sprache. Handbuch zur psychomotorischen Förderung von Sprache und Stimme. Dortmund: Borgmann.

Niggehoff, S. (2015): Therapeutisches Felsklettern und Erlebnispädagogik in einer Klinik für Abhängigkeitserkrankungen. In: A.-C. Kowald & A.K. Zajetz (Hg.): Therapeutisches Klettern. Anwendungsfelder in Psychotherapie und Pädagogik. Stuttgart: Schattauer, 279–286.

Niggehoff, S. & Deimel, H. (2016): Bewegungs- und Sporttherapie bei jungen Menschen mit stoffgebundenen Abhängigkeitserkrankungen. In: H. Deimel & T. Thimme (Hg.): Bewegungs- und Sporttherapie bei psychischen Erkrankungen des Kindes- und Jugendalters. Sankt Augustin: Academia Verlag, 176–186.

Nitsch, J. (2001): Sportpsychologie und Praxis des Sports. H. Gabler, J.R. Nitsch, R. Singer, D. Alfermann, A. Conzelmann, D. Hackfort, J. Knobloch, P. Schwenkmezger, I. Sonnenschein, B. Strauß (Hg.): Einführung in die Sportpsychologie. Teil 2. Anwendungsfelder. Schorndorf: Hofmann, 13–28.

Nitsch, J.R. (2004): Handlungstheoretische Grundlagen der Sportpsychologie. In: H. Gabler, J.R. Nitsch, R. Singer, D. Alfermann, A. Conzelmann, D. Hackfort, J. Knobloch, P. Schwenkmezger, I. Sonnenschein, B. Strauß (Hg.): Einführung in die Sportpsychologie. Schorndorf: Hofmann, 43–164.

Nitsch, S. & Nitsch, J. (1979): Psychotherapie und Sport. In: G. Bäumler, E. Hahn, J.R. Nitsch (Hg.): Aktuelle Probleme der Sportpsychologie. Schorndorf: Hofmann (Schriftenreihe des Bundesinstituts für Sportwissenschaft, 27), 218–229.

Nöcker, G. (1993): Gesund durch Risiko? Erlebnispädagogische Ansätze in Suchtprävention und -behandlung. In: G. Hölter (Hg.): Mototherapie mit Erwachsenen. Sport, Spiel und Bewegung in Psychiatrie, Psychosomatik und Suchtbehandlung. Schorndorf: Hofmann, 194–202.

Oberste, M.; Großheinrich, N.; Wunram, H.-L.; Graf, J. Levin; Ziemendorff, A.; Meinhardt, A. et al. (2018): Effects of a 6-week, whole-body vibration strength-training on depression symptoms, endocrinological and neurobiological parameters in adolescent inpatients experiencing a major depressive episode. (the »Balancing Vibrations Study«): study protocol for a randomized placebo-controlled trial. *Trials* 19 (1), 347.

Obrusnikova, I. & Dillon, S.R. (2011): Challenging situations when teaching children with autism spectrum disorders in general physical education. *Adapted physical activity quarterly: APAQ* 28 (2), 113–131.

Obrusnikova, I. & Miccinello, D.L. (2012): Parent perceptions of factors influencing after-school physical activity of children with autism spectrum disorders. *Adapted physical activity quarterly: APAQ* 29 (1), 63–80.

Olivier, N.; Marschall, F.; Büsch, D. (2016): Grundlagen der Trainingswissenschaft und -lehre. Schorndorf: Hofmann.

Opgen-Rhein, C.; Kläschen, M.; Dettling, M. (2011): Pferdegestützte Therapie bei psychischen Erkrankungen. Stuttgart: Schattauer.

Orlick, T. (2007): Zusammen spielen – nicht gegeneinander! 150 kooperative Spiele für Kinder. Mülheim an der Ruhr: Verlag an der Ruhr.

Pajonk, F.-G. (2015): Neurobiologische und neuroendokrinologische Grundlagen. In: V. Markser & K. J. Bär (Hg.): Sport- und Bewegungstherapie bei seelischen Erkrankungen: Forschungsstand und Praxisempfehlungen. Stuttgart: Schattauer, 18–35.

Parish-Plass, J. & Lufi, D. (1997): Combining Physical Activity with a Behavioral Approach in the Treatment of Young Boys with Behavior Disorders. *Small Group Research* 28 (3), 357–369.

Passolt, M. (2001): Hyperaktivität zwischen Psychoanalyse, Neurobiologie und Systemtheorie. München: Ernst Reinhardt Verlag.

Pauschardt, J.; Eimecke, S.; Mattejat, F. (2015): Ängste, Phobien und Kontaktstörungen.: Klinische Psychologie und Verhaltenstherapie bei Kindern und Jugendlichen. Stuttgart: Thieme, 128–148.

Pelsser, L. M.; Frankena, K.; Toorman, J.; Rodrigues P., R. (2017): Diet and ADHD, Reviewing the Evidence: A Systematic Review of Meta-Analyses of Double-Blind Placebo-Controlled Trials Evaluating the Efficacy of Diet Interventions on the Behavior of Children with ADHD. *PloS one* 12 (1), e0169277.

Perrin, J. & Maffre, T. (2013): Autisme et psychomotricité, Bruxelles: De Boeck-Solal, coll. »Psychomotricité«. *Développements* 15 (2), 44.

Petermann, F. (2005): Zur Epidemiologie psychischer Störungen im Kindes- und Jugendalter – Eine Bestandsaufnahme. *Kindheit und Entwicklung* 14 (1), 48–57.

Petermann, F. (2014): Conners Skalen zu Aufmerksamkeit und Verhalten – 3. *Zeitschrift für Psychiatrie, Psychologie und Psychotherapie* 62 (1), 73–75.

Petermann, U. (2010): Entspannungstechniken für Kinder und Jugendliche. Ein Praxisbuch. Weinheim: Beltz.

Petermann, U. (2019): Die Kapitän-Nemo-Geschichten. Geschichten gegen Angst und Stress. Göttingen: Hogrefe.

Petermann, U.; Suhr-Dachs, L. (1995): Trennungsangst: Lehrbuch der klinischen Kinderpsychologie. Modelle psychischer Störungen im Kindes- und Jugendalter. Göttingen, Bern, Toronto, Seattle: Hogrefe, 369–386.

Petermann, F. & Petermann, U. (2012): Training mit aggressiven Kindern. Mit Online-Materialien. Weinheim: Beltz Psychologie-Verlags-Union.

Petermann, F. & Petermann, U. (2017): Training mit Jugendlichen. 9., überarb. u. erw. Aufl. Göttingen: Hogrefe.

Petermann, U.; Petermann, F.; Franz, M. (2010): Erziehungskompetenz und Elterntraining. *Kindheit und Entwicklung* 19 (2), 67–71.

Petrus, C.; Adamson, S. R.; Block, L.; Einarson, S. J.; Sharifnejad, M.; Harris, S. R. (2008): Effects of exercise interventions on stereotypic behaviours in children with autism spectrum disorder. *Physiotherapy Canada. Physiotherapie Canada* 60 (2), 134–145.

Petry, J. (2015): Pathologischer PC/Internet-Gebrauch – Störungsbild und Behandlung. *päd* 21 (5), 283.

Petzold, H. G. (1988): Integrative Bewegungs- und Leibtherapie. Ein ganzheitlicher Weg leibbezogener Psychotherapie. Paderborn: Junfermann.

Pfeifer, K. & Huber, G. (2004): Bewegungstherapie und Evidenzbasierung. In: VDR (Hg.): Selbstkompetenz – Weg und Ziel der Rehabilitation. Düsseldorf, 179–181.

Pfennig, A. & Hölter, G. (2011): Evidence-based Medicine ist der Goldstandard der Leitlinienentwicklung. *Psychiatrische Praxis* 38 (5), 218–220.

Philipsen, A. (2019): Dimensional und transdiagnostisch: Zur Definition und Behandlung psychischer Erkrankungen. *Forschung & Lehre* 2 (19), 130–134.

Piggin, J.; Mansfield, L.; Weed, M. (Hg.) (2017): Routledge handbook of physical activity policy and practice. London: Routledge.

Pikler, E. (1988): Laßt mir Zeit. Die selbständige Bewegungsentwicklung des Kindes bis zum freien Gehen. München: Pflaum.

Plag, J.; Gaudlitz, K.; Ströhle, A. (2015): Sporttherapie bei Angsterkrankungen. In: V. Z. Markser, K. J. Bär (Hg.): Sport- und Bewegungstherapie bei seelischen Erkrankungen: Forschungsstand und Praxisempfehlungen. Stuttgart: Schattauer, 71–95.

Potvin, M.-C.; Snider, L.; Prelock, P.; Kehayia, E.; Wood-Dauphinee, S. (2013): Recreational participation of children with High Functioning Autism. *Journal of Autism and Developmental Disorders* 43 (2), 445–457.

Poustka, L.; Rothermel, B.; Banaschewski, T.; Kamp-Becker, I. (2012): Intensive verhaltenstherapeutische Interventionsprogramme bei Autismus-Spektrum-Störung. *Kindheit und Entwicklung* 21 (2), 81–89.

Prenner, K. (1989): Zum sozialen Wandel von Kindheit und Bewegungswelt: Psychomotorik in der Entwicklung. Zur Emeritierung von Prof. Dr. Ernst J. Kiphard. Schorndorf: Hofmann, 39–54.

Probst, M. (1993): Psychomotorische Therapie bei Anorexia nervosa Patientinnen. In: G. Hölter (Hg.): Mototherapie mit Erwachsenen. Sport, Spiel und Bewegung in Psychiatrie, Psychosomatik und Suchtbehandlung. Schorndorf: Hofmann, 161–173.

Probst, M. (1997): Body experience in eating disorder patients. Dissertation. Katholieke Universität Leuven, Leuven.

Probst, M. (2018): Eating disorders and Exercise. A Challenge. In: Stubbs, B.; Rosenbaum, S.: Exercise-Based Interventions for Mental Illness. Physical Activity as Part of Clinical Treatment: Academic Press, 169–186.

Prochaska, J. O.; Redding, C.; Evers, K. (2002): The Transtheoretical Model and stages of change.: Health behavior and health education. Theory, research, and practice. San Francisco: Jossey-Bass.

Quante, S. (2003): Was Kindern gut tut! Handbuch der erlebnisorientierten Entspannung. Dortmund: Verlag Modernes Lernen.

Quaschner, K. (1997): Hyperkinetische Störungen. In: H. Remschmidt (Hg.): Psychotherapie im Kindes- und Jugendalter. Stuttgart, New York: Thieme, 343–355.

Quaschner K.; Theisen F. M. (2008): Störungen des Sozialverhaltens. In: H. Remschmidt, F. Mattejat, A. Warnke (Hg.): Therapie psychischer Störungen bei Kindern und Jugendlichen. Ein integratives Lehrbuch für die Praxis. Stuttgart: Thieme, 337–350.

Rall (1880): Turnen in Idiotenanstalten. *Zeitschrift für Idiotenwesen* 1, 55–57.

Ranjbar, E.; Memari, A. Hossein; Hafizi, S.; Shayestehfar, M.; Mirfazeli, F. Sadat; Eshghi, M. Ali (2015): Depression and Exercise: A Clinical Review and Management Guideline. *Asian Journal of Sports Medicine* 6 (2), e24055.

Rastad, C.; Martin, C.; Asenlöf, P. (2014): Barriers, benefits, and strategies for physical activity in patients with schizophrenia. *Physical therapy* 94 (10), 1467–1479.

Ratcliff, K.; Hong, I.; Hilton, C. (2018): Leisure Participation Patterns for School Age Youth with Autism Spectrum Disorders: Findings from the 2016 National Survey of Children's Health. *Journal of Autism and Developmental Disorders* 48 (11), 3783–3793.

Rauscher, R. (1993): Entspannung in der Mototherapie mit Abhängigkeitserkrankten. In: G. Hölter (Hg.): Mototherapie mit Erwachsenen. Sport, Spiel und Bewegung in Psychiatrie, Psychosomatik und Suchtbehandlung. Schorndorf: Hofmann, 203–214.

Ravens-Sieberer, U.; Wille, N.; Bettge, S.; Erhart, M. (2007): Psychische Gesundheit von Kindern und Jugendlichen in Deutschland. Ergebnisse aus der BELLA-Studie im Kinder- und Jugendgesundheitssurvey (KiGGS). *Bundesgesundheitsblatt – Gesundheitsforschung – Gesundheitsschutz* 50 (5–6), 871–878.

Reddemann, L. (2005): Selbstfürsorge. In: O. F. Kernberg, B. Dulz, J. Eckert (Hg.): Wir: Psychotherapeuten über sich und ihren »unmöglichen« Beruf. Stuttgart: Schattauer, 563–569.

Redl, F.; Wineman, D. (1976): Steuerung des aggressiven Verhaltens beim Kind. *Psyche – Zeitschrift für Psychoanalyse* 33 (7), 651–652.

Redl, F.; Fatke, R.; Wattenberg, W. W. (Hg.) (1980): Leben lernen in der Schule. Pädagogische Psychologie in der Praxis. München u. a.: Piper.

Reich, G. (2010): Verlauf und Prognose bei Anorexie, Bulimie, Binge-Eating-Störung, nicht näher bezeichneten Essstörungen und Adipositas. In: G. Reich & M. Cierpka (Hg.): Psychotherapie der Essstörungen. Krankheitsmodelle und Therapiepraxis – störungsspezifisch und schulenübergreifend: 17 Tabellen. Stuttgart: Thieme, 52 f.

Reichenbach, C. (2006): Bewegungsdiagnostik in Theorie und Praxis. Bewegungsdiagnostische Verfahren und Modelle; Bedeutung für Praxis und Qualifizierung. Vollst. zugl.: Hannover, Univ., Diss., 2005 u.d.T.: Reichenbach, Christina: Möglichkeiten und Grenzen von Bewegungsbeobachtung in alltäglichen Situationen. Dortmund: Borgmann Media.

Reinelt, T.; Schipper, M.; Petermann, F. (2016): Viele Wege führen zur Resilienz. *Kindheit und Entwicklung* 25 (3), 189–199.

Reiter, M.; Heimbeck, A.; Müller, M.; Voderholzer, U. (2014): Bewegungstherapie und therapeutisches Klettern. *Der Neurologe und Psychiater volume* 15 (3), 62–66.

Remschmidt, H. & Kamp-Becker, I. (2006): Asperger-Syndrom. Berlin, Heidelberg: Springer.

Remschmidt, H.; Mattejat, F. (2001): Treatment evaluation in child and adolescent psychiatry. *European Child & Adolescent Psychiatry* 10, 1–2.

Remschmidt, H.; Mattejat, F.; Warnke, A. (Hg.) (2008): Therapie psychischer Störungen bei Kindern und Jugendlichen. Ein integratives Lehrbuch für die Praxis. Stuttgart: Thieme.

Remschmidt, H. & Theisen, F. M. (2011): Schizophrenie. Berlin, Heidelberg: Springer.

Reuter, S. (2008): Motivationsförderung im Sportunterricht. Examensarbeit. Zugleich: Göttingen, Universität, Hausarbeit erste Staatsprüfung Lehramt Gymnasien, 2008. München: Grin-Verlag.

Rheinberg, F. & Krug, S. (2017): Motivationsförderung im Schulalltag. Psychologische Grundlagen und praktische Durchführung. Göttingen: Hogrefe.

Rice, J.; Hardenbergh, M.; Hornyak, L. (1989): Disturbed body image in anorexia nervosa: Dance/movement therapy interventions. In: L. M. Hornyak, E. K. Baker (Hg.): Experiential therapies for eating disorders. New York: Guilford Press, 252–278.

Richardson, C. R.; Faulkner, G.; McDevitt, J.; Skrinar, G. S.; Hutchinson, D. S.; Piette, J. D. (2005): Integrating physical activity into mental health services for persons with serious mental illness. *Psychiatric services (Washington, D. C.)* 56 (3), 324–331.

Rieder, H. (1971): Sport als Therapie. Schorndorf: Hofmann.

RKI (2008): Gesundheit in Deutschland 2006. Berlin: Federal Statistical Office.

Roberts, S. Haf; Bailey, J. Elisabeth (2011): Incentives and barriers to lifestyle interventions for people with severe mental illness: a narrative synthesis of quantitative, qualitative and mixed methods studies. *Journal of advanced nursing* 67 (4), 690–708.

Roder, V.; Brenner, H. D.; Kienzle, N.; Müller, D. (2008): Integriertes Psychologisches Therapieprogramm bei schizophren Erkrankten IPT. Weinheim: Beltz Psychologie-Verlags-Union.

Roessler, K. Kaya (2009): »Sport macht mich high«. *Zeitschrift für Sportpsychologie* 16 (4), 151–155.

Roessler, K. Kaya (2010): Exercise treatment for drug abuse. a Danish pilot study. *Scandinavian journal of public health* 38 (6), 664–669.

Röhricht, F. (2019): Forum: Quo vadis Körperpsychotherapie? Eine kritische Bestandsaufnahme anlässlich des Gutachtens des Wissenschaftlichen Beirats Psychotherapie zum Antrag der AGHPT. *ktb* 7 (1), 22–31.

Roibás, A. Cereijo; Stamatakis, E.; Black, K. (2011): Design for Sport. Abingdon, Oxon: Taylor and Francis.

Romanczuk-Seiferth, N. (2014): Neurobiologie der Internetabhängigkeit. *Rausch* 3 (3–4), 239–244.

Romanczuk-Seiferth, N. (2017): Internetbezogene Störungen. *Die Psychiatrie* 14 (04), 204–209.

Romer, G. (1980): Choreographie einer haltenden Umwelt: die frühe Mutter-Kind-Beziehung in Bewegungsmustern. In: K. Hörmann (Hg.): Tanztherapie: Beiträge zur Angewandten Tanzpsychologie. Göttingen: Hogrefe, 72–81.

Romer, G.; Sossin, K. M. (1990): Parent-Infant Holding Patterns and Their Impact on Infant Perceptual and Interactional Experience. *Pre- and Peri-Natal Psychology* 5 (1), 69.

Rommelspacher, H. (2009): Neurobiologische Modelle. In: R. Thomasius, M. Schulte-Markwort, U. J. Küstner, P. Riedesser (Hg.): Suchtstörungen im Kindes- und Jugendalter. Das Handbuch. Grundlagen und Praxis. Stuttgart: Schattauer, 97–112.

Rose, L. (2003): Geschlecht als Kategorie in der bewegungsorientierten Sozialen Arbeit – mehr Fragen als Antworten? In: J. Koch, L. Rose, J. Schirp, J. Vierth (Hg.): Bewegungs- und körperorientierte Ansätze in der sozialen Arbeit. Opladen: Verlag Leske & Budrich, 59–72.

Roth, G. & Strüber, N. (2018): Wie das Gehirn die Seele macht. Stuttgart: Klett-Cotta.

Roth, S. (1993): Aikido mit Drogenabhängigen. *Integrative Bewegungstherapie* (2), 23–28.

Ruploh, B.; Martzy, F.; Bischoff, A.; Matschulat, N.; Zimmer, R. (2013): Veränderungen im Selbstkonzept nach psychomotorischer Förderung. Eine Pilotstudie im Mixed Methods Design. *Motorik* 36 (4), 180.

Rytz, T. (2018): Achtsam bei sich und in Kontakt. Emotionsregulation und Stressreduktion durch achtsame Wahrnehmung. Bern: Hogrefe.

Sack, P. M. (2009): Behandlungsverlauf und Ergebnisse. In: R. Thomasius, M. Schulte-Markwort, U. J. Küstner, P. Riedesser (Hg.): Suchtstörungen im Kindes- und Jugendalter. Das Handbuch: Grundlagen und Praxis. Stuttgart, New York: Schattauer, 337–343.

Sack, P.-M.; Thomasius, R. (2009): Klassifikation der Suchtstörungen. In: R. Thomasius, M. Schulte-Markwort, U. J. Küstner, P. Riedesser (Hg.): Suchtstörungen im Kindes- und Jugendalter. Das Handbuch: Grundlagen und Praxis. Stuttgart, New York: Schattauer, 8–20.

Sackett, D. L. (2002): The arrogance of preventive medicine. *CMAJ: Canadian Medical Association Journal* 167 (4), 363–364.

Sackett, D. L.; Richardson, W. S.; Rosenberg, W.; Haynes, R. B. (1997): Evidence-based Medicine: How to pratice and teach EBM. New York: Churchill Livingstone.

Saile, H.; Röding, A.; Friedrich-Löffler, A. (1999): Familienprozesse bei Aufmerksamkeits- und Hyperaktivitätsstörung. *Zeitschrift für Kinder- und Jugendpsychiatrie und Psychotherapie* 27 (1), 19–26.

Sandberg, S.; Garralda, M. E. (1996): Psychosocial contributions: Hyperactivity disorders of childhood. Cambridge, MA: University Press, 280–327.

Sanders, M. R. & Turner, K. M. T. (2006): Trainermanual für das Teen Triple P Gruppenprogramm. Münster: Verlag für Psychotherapie.

Schäfer, C. (2017): Bewegte Familienzeit. Empirische Studie zur Förderung der Interaktion und Lebenszufriedenheit von Familien durch ein präventives Bewegungsangebot. Technische Universität Dortmund, Dortmund.

Scharfetter, C.; Benedetti, G. (1978): Leiborientierte Therapie schizophrener Ich-Störungen. Vorschlag einer zusätzlichen Therapiemöglichkeit und grundsätzliche Überlegungen dazu. *Swiss Archives of Neurology, Psychiatry and Psychotherapy* 123 (2), 239–255.

Schiffer, E. (1997): Der kleine Prinz in Las Vegas. Spielerische Intelligenz gegen Krankheit und Resignation. Weinheim: Berlin; Beltz, Quadriga.

Schiffer, E. (2002): Wie Gesundheit entsteht. Salutogenese: Schatzsuche statt Fehlerfahndung. Weinheim: Beltz.

Schigl, B.; Höfner, C.; Artner, N. A.; Eichinger, K.; Hoch, C. B.; Petzold, H. G. (2020): Supervision auf dem Prüfstand. Wirksamkeit, Forschung, Anwendungsfelder, Innovation. Wiesbaden: Springer.

Schirmer, B. (2018): Elternleitfaden Autismus. Wie Ihr Kind die Welt erlebt. Mit gezielten Therapien wirksam fördern. Stuttgart: Trias.

Schitter, A. M.; Fleckenstein, J.; Frei, P.; Taeymans, J.; Kurpiers, N.; Radlinger, L. (2020): Applications, indications, and effects of passive hydrotherapy WATSU (WaterShiatsu)-A systematic review and meta-analysis. *PloS one* 15 (3), e0229705.

Schlicht, W. (1994): Does physical exercise reduce anxious emotions? a meta-analysis. *Anxiety, Stress & Coping* 6 (4), 275–288.

Schmacke, N. (2006): Evidenzbasierte Medizin und Psychotherapie: die Frage nach den angemessenen Erkenntnismethoden. *Psychotherapie, Psychosomatik, medizinische Psychologie* 56, 202–209.

Schmais, C. (1991): Heilprozesse. *Musik-, Kunst-, Tanztherapie* 2 (4), 207–219.

Schmid, M.; Goldbeck, L.; Nuetzel, J.; Fegert, J. M. (2008): Prevalence of mental disorders among adolescents in German youth welfare institutions. *Child and adolescent psychiatry and mental health* 2 (1), 2.

Schmidt, B. (2016): Escrima als Medium in der bewegungstherapeutischen Arbeit in der Kinder- und Jugendpsychiatrie. In: H. Deimel & T. Thimme (Hg.): Bewegungs- und Sporttherapie bei psychischen Erkrankungen des Kindes- und Jugendalters. Sankt Augustin: Academia Verlag, 206–215.

Schmidt, M. H. (1999): Kinder- und Jugendpsychiatrie. Kompendium für Ärzte, Psychologen, Sozial- und Sonderpädagogen. Köln: Deutscher Ärzte-Verlag.

Schmidt, M. H.; Esser, G.; Moll, G. H. (1991): Der Verlauf hyperkinetischer Syndrome in klinischen und Feldstichproben. *Zeitschrift für Kinder- und Jugendpsychiatrie und Psychotherapie* 19 (4), 240–247.

Schmidt, S.; Petermann, F. (2008): Entwicklungspsychopathologie der ADHS. *Zeitschrift für Psychiatrie, Psychologie und Psychotherapie* 56 (4), 265–274.

Schmidtchen, S. (2001): Allgemeine Psychotherapie für Kinder, Jugendliche und Familien. Ein Lehrbuch. Stuttgart: Kohlhammer.

Schmidtchen, S. (2003): Behandlung der Störung des Sozialverhaltens durch eine klientenzentrierte Psychotherapie für Kinder, Jugendliche und Familien. *0932-934X* 34 (4), 213.

Schmitt, A.; Malchow, B.; Lembeck, M.; Maurus, I.; Roeh, A.; Papiol, S. et al. (2018): Bedeutung von Ausdauersport für die Verbesserung von Kognition und Remission bei post-akuter Schizophrenie. *Nervenheilkunde* 37 (5), 324.

Schneider, S. & In-Albon, T. (2010): Angststörungen und Phobien im Kindes- und Jugendalter. Evidenzbasierte Diagnostik und Behandlung. *Psychotherapeut* 55 (6), 525–540.

Schnurnberger, M. (1995): Zur Situation von Bewegungs- und Körpertherapie in der Kinder- und Jugendpsychiatrie. *Praxis der Kinderpsychologie und Kinderpsychiatrie* 43, 208–215.

Schnurnberger, M. (2011): »Konflikte bewegen«. Stockkampfkunst – neue Perspektiven zum Umgang mit herausforderndem Verhalten. *Praxis der Psychomotorik* 36, 134–137.

Schön Klinik Roseneck (2020): Therapeutisches Klettern bei psychischen Erkrankungen. Kongress. Prien am Chiemsee, 2020.

Schott, N. (2019): Dual-Task Performance in Developmental Coordination Disorder (DCD): Understanding Trade-offs and Their Implications for Training. *Current Developmental Disorders Reports* 6 (2), 87–101.

Schott, N.; Roncesvalles, N. (2004): Motorische Ungeschicklichkeit. Diagnose und Therapie. *Zeitschrift für Sportpsychologie* 11 (4), 147–162.

Schuch, F. B.; Vancampfort, D.; Firth, J.; Rosenbaum, S.; Ward, P. B.; Silva, E. S. et al. (2018): Physical Activity and Incident Depression: A Meta-Analysis of Prospective Cohort Studies. *The American journal of psychiatry* 175 (7), 631–648.

Schüle, K. & Huber, G. (Hg.) (2012): Grundlagen der Sport- und Bewegungstherapie. Prävention, ambulante und stationäre Rehabilitation. Köln: Deutscher Ärzte-Verlag.

Schulte-Markwort, M.; Resch, F.; Bürgin, D.; Romer, G.; Weber, M.; Klitzing, K. v. et al. (2004): Themenschwerpunkt. Die »Operationalisierte Psychodynamische Diagnostik im Kindes- und Jugendalter« (OPD-KJ) in der Praxis. *Praxis der Kinderpsychologie und Kinderpsychiatrie* 53 (2), 77–126.

Schulz, H. (Hg.) (2008): Psychotherapeutische Versorgung. Berlin: Robert Koch-Institut.
Schulz, M.; Schwartze, W. (2018): Autismus-Spektrum-Störung. In: A. Beetz, M. Riedel, R. Wohlfahrt (Hg.): Tiergestützte Interventionen. Handbuch für die Aus- und Weiterbildung. München: E. Reinhardt, 292–304.
Schütze, F. (1994): Strukturen des professionellen Handelns, biographische Betroffenheit und Supervision. Supervision (26), 10–39.
Schwiertz, H. (2011): Essstörungen. In: G. Hölter: Bewegungstherapie bei psychischen Erkrankungen. Grundlagen und Anwendung. Köln: Deutscher Ärzte-Verlag, 329–376.
Seewald, J. (1989): Leib und Symbol. Ein sinnverstehender Zugang zur kindlichen Entwicklung. München: W. Fink Verlag.
Seewald, J. (1992): Vorläufiges zu einer ›Verstehenden Motologie‹. *Motorik* 4, 204–221.
Seewald, J. (2007): Der verstehende Ansatz in Psychomotorik und Motologie. München: Ernst Reinhardt Verlag.
Seiffge-Krenke, I. & Lohaus, A. (2007): Stress und Stressbewältigung im Kindes- und Jugendalter. Göttingen: Hogrefe.
Seiwert, L. J. (2000): Selbstmanagement. Persönlicher Erfolg, Zielbewußtsein, Zukunftsgestaltung. Offenbach: GABAL.
Seligman, M. E. P. (1975): Helplessness; on depression, development, and death. San Francisco: Freeman.
Seligman, M. E. P. (2016): Erlernte Hilflosigkeit. Weinheim und Basel: Beltz Psychologie-Verlags-Union.
Selye, H. (1988): Stress. Bewältigung und Lebensgewinn. München u. a.: Piper.
Semmer, N. K. & Zapf, D. (2018): Theorien der Stressentstehung und -bewältigung. In: R. Fuchs, M. Gerber (Hg.): Handbuch Stressregulation und Sport. Berlin: Springer, 23–50.
Seyda, M. (2011): Persönlichkeitsentwicklung durch Bewegung, Spiel und Sport. Die Bedeutung des Schulsports für die Selbstkonzeptentwicklung im Grundschulalter. Aachen: Meyer & Meyer.
SGB IX (2016): SGB IX – Sozialgesetzbuch Neuntes Buch – Rehabilitation und Teilhabe von Menschen mit Behinderungen – (Artikel 1 des Gesetzes v. 23. Dezember 2016, BGBl. I S. 3234). Online verfügbar unter https://www.gesetze-im-internet.de/sgb_9_2018/BJNR323410016.html, zuletzt geprüft am 09. 03. 2020.
Shavelson, R. J.; Hubner, J. J.; Stanton, G. C. (1976): Self-Concept: Validation of Construct Interpretations. *Review of Educational Research* 46 (3), 407–441.
Sherborne, V. & Dirjack, C. (1998): Beziehungsorientierte Bewegungspädagogik. München: Reinhardt.
Siegele, F. (2013): Budōtherapie – ein körper- und bewegungstherapeutischer Weg in der Psychotherapie. In: P. Schay, I. Lojewski, F. Siegele (Hg.): Integrative Therapie in der Drogenhilfe. Theorie; Methoden; Praxis in der sozialen und medizinischen Rehabilitation. Stuttgart: Thieme, 162–177.
Siegele, F. (2018): Budōtherapie. Kampfkunst in der Integrativen Leib- und Bewegungstherapie. In: A. Höhmann-Kost (Hg.): Integrative Leib- und Bewegungstherapie (IBT). Theorie und Praxis. Bern: Hogrefe, 145–155.
Siegfried, W.; Eder, A.; Schoosleitner, C.; Knollmann, M.; Lohmann, A.; Rehbein, F.; Mößle, T. (2015): »Internet Gaming Disorder«, »Schulvermeidendes Verhalten« und »Obesitas« bilden immer häufiger eine Trias: Gibt es ein ISO-Syndrom? *päd* 21 (2), 100.
Silva, A. P.; Prado, S. O. S.; Scardovelli, T. A.; Boschi, S. R. M. S.; Campos, L. C.; Frère, A. F. (2015): Measurement of the effect of physical exercise on the concentration of individuals with ADHD. *PloS one* 10 (3), e0122119.
Simchen, H. (2016): Essstörungen und Persönlichkeit. Magersucht, Bulimie und Übergewicht – Warum Essen und Hungern zur Sucht werden. Stuttgart: Kohlhammer.
Simonoff, E.; Pickles, A.; Charman, T.; Chandler, S.; Loucas, T.; Baird, G. (2008): Psychiatric disorders in children with autism spectrum disorders: prevalence, comorbidity, and associated

factors in a population-derived sample. *Journal of the American Academy of Child and Adolescent Psychiatry* 47 (8), 921–929.

Simons, J.; van Coppenolle, H.; Pierloot, R.; Wauters, M. (1989): Zielgerichtete Beobachtung des Bewegungsverhaltens in der Psychiatrie. *Motorik* 12 (2), 66–71.

Sinzig, J. (2011): Frühkindlicher Autismus. Berlin, Heidelberg: Springer.

Smith, A. L.; Hoza, B.; Linnea, K.; McQuade, J. D.; Tomb, M.; Vaughn, A. J. et al. (2013): Pilot physical activity intervention reduces severity of ADHD symptoms in young children. *Journal of attention disorders* 17 (1), 70–82.

Sonnenmoser, M. (2008): Operationalisierte psychodynamische Diagnostik. Weiterentwicklungen in der zweiten Version. *Deutsches Ärzteblatt* (7), 318–320.

Soundy, A.; Freeman, P.; Stubbs, B.; Probst, M.; Coffee, P.; Vancampfort, D. (2014a): The transcending benefits of physical activity for individuals with schizophrenia: a systematic review and meta-ethnography. *Psychiatry research* 220 (1-2), 11–19.

Soundy, A.; Kingstone, T.; Coffee, P. (2011): Understanding the Psychosocial Processes of Physical Activity for Individuals with Severe Mental Illness: A Meta-Ethnography: Mental Illnesses. Evaluation, Treatment and Implications. Rijeka, Croatia: InTech.

Soundy, A.; Stubbs, B.; Probst, M.; Hemmings, L.; Vancampfort, D. (2014b): Barriers to and facilitators of physical activity among persons with schizophrenia: a survey of physical therapists. *Psychiatric services (Washington, D.C.)* 65 (5), 693–696.

Sowa, M.; Meulenbroek, R. (2012): Effects of physical exercise on Autism Spectrum Disorders: A meta-analysis. *Research in Autism Spectrum Disorders* 6 (1), 46–57.

Soyka, M. & Küfner, H. (2008): Alkoholismus – Missbrauch und Abhängigkeit. Entstehung, Folgen, Therapie. Stuttgart: Thieme.

Spitzer, M. (2003): Lernen. Gehirnforschung und die Schule des Lebens. Heidelberg: Spektrum Akademischer Verlag.

Srinivasan, S. M. & Bhat, A. N. (2013): A review of »music and movement« therapies for children with autism: embodied interventions for multisystem development. *Frontiers in integrative neuroscience* 7, 22.

Stanish, H.; Curtin, C.; Must, A.; Phillips, S.; Maslin, M.; Bandini, L. (2015): Enjoyment, Barriers, and Beliefs About Physical Activity in Adolescents With and Without Autism Spectrum Disorder. *Adapted physical activity quarterly: APAQ* 32 (4), 302–317.

Steingard, R. J.; Renshaw, P. F.; Yurgelun-Todd, D.; Appelmans, K. E.; Lyoo, I. K.; Shorrock, K. L. et al. (1996): Structural abnormalities in brain magnetic resonance images of depressed children. *Journal of the American Academy of Child and Adolescent Psychiatry* 35 (3), 307–311.

Steinhausen, H.-C. (2002): The outcome of anorexia nervosa in the 20th century. *American Journal of Psychiatry* 159 (8), 1284–1293.

Steinhausen, H.-C. (2010): Psychische Störungen bei Kindern und Jugendlichen. Lehrbuch der Kinder- und Jugendpsychiatrie und -psychotherapie. München: Elsevier Urban & Fischer.

Steinhausen, H.-C. (2016): Psychische Störungen bei Kindern und Jugendlichen. Lehrbuch der Kinder- und Jugendpsychiatrie und -psychotherapie. 7. Aufl. München: Urban & Fischer.

Steinhausen, H.-C. (2019): Angststörungen: Psychische Störungen bei Kindern und Jugendlichen. Lehrbuch der Kinder- und Jugendpsychiatrie und -psychotherapie: mit 36 Abbildungen und 120 Tabellen sowie 76 Original-Fragebögen und Skalen. 9. Aufl. München: Elsevier.

Stern, D. N. & Vorspohl, E. (2011): Formen der Vitalität. Die Erforschung dynamischen Erlebens in Psychotherapie, Entwicklungspsychologie und den Künsten. Frankfurt am Main: Brandes & Apsel.

Stins, J. F. & Emck, C. (2018): Balance Performance in Autism: A Brief Overview. *Frontiers in psychology* 9, 901.

Stolze, H. (Hg.) (2002): KBT – Die Konzentrative Bewegungstherapie. Grundlagen und Erfahrungen. Berlin, Heidelberg: Springer.

Storch, E. A.; Ledley, D. Roth; Lewin, A. B.; Murphy, T. K.; Johns, N. B.; Goodman, W. K.; Geffken, G. R. (2006): Peer victimization in children with obsessive-compulsive disorder: relations with symptoms of psychopathology. *Journal of clinical child and adolescent psychology: the official journal for the Society of Clinical Child and Adolescent Psychology, American Psychological Association, Division 53,* 35 (3), 446–455.

Storch, M.; Cantieni, B.; Hüther, G.; Tschacher, W. (2017): Embodiment. Die Wechselwirkung von Körper und Psyche verstehen und nutzen. Bern: Huber.

Storch, M. & Tschacher, W. (2014): Embodied communication. Kommunikation beginnt im Körper, nicht im Kopf. Bern: Huber.

Stork, J. (1993): Über die psychischen Hintergründe des hyperkinetischen Verhaltens. *Kinderanalyse* 1 (2), 203–230.

Strauß, B. (2019): Licht- und Schattenseiten psychotherapeutischer Arbeit. *Die Psychodynamische Psychotherapie* 18 (2), 88–96.

Stubbs, B.; Firth, J.; Berry, A.; Schuch, F. B.; Rosenbaum, S.; Gaughran, F. et al. (2016): How much physical activity do people with schizophrenia engage in? A systematic review, comparative meta-analysis and meta-regression. *Schizophrenia research* 176 (2–3), 431–440.

Stubbs, B.; Vancampfort, D.; Hallgren, M.; Firth, J.; Veronese, N.; Solmi, M. et al. (2018): EPA guidance on physical activity as a treatment for severe mental illness: a meta-review of the evidence and Position Statement from the European Psychiatric Association (EPA), supported by the International Organization of Physical Therapists in Mental Health (IOPTMH). *European psychiatry: the journal of the Association of European Psychiatrists* 54, 124–144.

Tanczos, D.; Zajetz, A. Konstantin (2015): Ausbildung, Sicherheit und rechtliche Fragen. In: A.-C. Kowald & A. K. Zajetz (Hg.): Therapeutisches Klettern. Anwendungsfelder in Psychotherapie und Pädagogik. Stuttgart: Schattauer, 71–80.

Tannock, R. (1998): Attention deficit hyperactivity disorder: advances in cognitive, neurobiological, and genetic research. *The Journal of Child Psychology and Psychiatry and Allied Disciplines* 39 (1), 65–99.

Tarpada, S. P. & Morris, M. T. (2017): Physical Activity Diminishes Symptomatic Decline in Chronic Schizophrenia: A Systematic Review. *Psychopharmacology Bulletin* 47 (4), 29–40.

Te Wildt, B. (2015): Digital Junkies. Internetabhängigkeit und ihre Folgen für uns und unsere Kinder: Droemer TB.

Teicher, M. H.; Samson, J. A.; Anderson, C. M.; Ohashi, K. (2016): The effects of childhood maltreatment on brain structure, function and connectivity. *Nature reviews. Neuroscience* 17 (10), 652–666.

The Lancet (2017): Department of Error. *The Lancet* 390 (10106), e38.

Theisen, F. M.; Gebhard, S.; Haberhausen, M. et al. (2004): Gewichtsveränderungen und Gewichtsregulation unter neuroleptischer Behandlung. In: H. Remschmidt (Hg.): Schizophrene Erkrankungen im Kindes- und Jugendalter. Klinik, Ätiologie, Therapie und Rehabilitation. Stuttgart, New York: Schattauer, 146–162.

Theisen, F. M.; Linden, A.; Geller, F.; Schäfer, H.; Martin, M.; Remschmidt, H.; Hebebrand, J. (2001): Prevalence of obesity in adolescent and young adult patients with and without schizophrenia and in relationship to antipsychotic medication. *Journal of Psychiatric Research* 35 (6), 339–345.

Theisen, F. M.; Linden, A.; König, I. R.; Martin, M.; Remschmidt, H.; Hebebrand, J. (2003): Spectrum of binge eating symptomatology in patients treated with clozapine and olanzapine. *Journal of neural transmission* 110 (1), 111–121.

Theisen F. M.; Linden, A.; Sommerlad, C.; et al. (2001): Gewichtsveränderung unter Neuroleptika: Epidemiologie, Regulationsmechanismen und klinische Aspekte: Leponex. Pharmakologie und Klinik eines atypischen Neuroleptikums: Aspekte der Lebensqualität in der Schizophrenietherapie. Berlin, New York: Springer, 103–118.

Thelen, E.; Smith, L. B. (2006): Dynamic Systems Theories.: Handbook of child psychology: Theoretical models of human development: Wiley, 258–312.

Thien, V.; Thomas, A.; Markin, D.; Birmingham, C. Laird (2000): Pilot study of a graded exercise program for the treatment of anorexia nervosa. *International Journal of Eating Disorders* 28 (1), 101–106.

Thienemann, M.; Blanz, B. (2013a): Angststörungen. In: In: G. Lehmkuhl, F. Poustka, M. Holtmann, H. Steiner (Hg.): Lehrbuch der Kinder- und Jugendpsychiatrie. Göttingen: Hogrefe, 705–736.

Thiersch, H. (1997): Lebensweltorientierte soziale Arbeit. Aufgaben der Praxis im sozialen Wandel. Weinheim: Beltz.

Thimme, T. (2016): Therapeutisches Klettern in der Kinder- und Jugendpsychiatrie. In: H. Deimel & T. Thimme (Hg.): Bewegungs- und Sporttherapie bei psychischen Erkrankungen des Kindes- und Jugendalters. Sankt Augustin: Academia Verlag, 236–256.

Thimme, T. (2017a): Auswirkungen sportlicher Aktivität auf das psycho-physische Befinden depressiver Jugendlicher unter Berücksichtigung des subjektiven Anstrengungsempfindens. Eine klinische Wirksamkeitsstudie im stationären Setting. Köln: Deutsche Zentralbibliothek für Medizin.

Thimme, T. (2017b): Kampfkunst in der Kinder- und Jugendpsychiatrie – Praxiseinblicke in die bewegungstherapeutische Arbeit mit Budo-Disziplinen. *Bewegungstherapie und Gesundheitssport* 33 (01), 13–20.

Thimme, T.; Deimel, H. (2012): Zur therapeutischen Wirksamkeit von Kampfkünsten. In: H. Deimel (Hg.): Facetten der Bewegungs- und Sporttherapie in Psychiatrie, Psychosomatik und Suchtbehandlung. Sankt Augustin: Academia Verlag, 128–148.

Thomasius, R.; Stolle, M. (2009): Postakutbehandlung. In: R. Thomasius, M. Schulte-Markwort, U. J. Küstner, P. Riedesser (Hg.): Suchtstörungen im Kindes- und Jugendalter. Das Handbuch: Grundlagen und Praxis. Stuttgart, New York: Schattauer, 245–259.

Thompson, M. A.; Gray, J. J. (1995): Development and validation of a new body-image assessment scale. *Journal of personality assessment* 64 (2), 258–269.

Thürauf, N.; Kornhuber, J. (2015): Der Einfluss von Sport und Bewegung auf die neuronale Konnektivität. In: C.-D. Reimers, I. Reuter, B. Tettenborn, A. Broocks, N. Thürauf, G., Knapp (Hg.): Prävention und Therapie durch Sport. München: Urban & Fischer, 11–16.

Traub, J. & In-Albon, T. (2017): Therapie-Tools: Angststörungen im Kindes- und Jugendalter. Mit E-Book inside und Arbeitsmaterial. Weinheim, Basel: Beltz Psychologie-Verlag-Union.

Treasure, J. & Russell, G. (2011): The case for early intervention in anorexia nervosa: theoretical exploration of maintaining factors. *The British Journal of Psychiatry* 199 (1), 5–7.

Tretter, F. & Braun, M. (Hg.) (2017): Suchtmedizin kompakt. Suchtkrankheiten in Klinik und Praxis. Stuttgart: Schattauer.

Tschacher, W. & Storch, M. (2017): Grundlagen des Embodiment-Ansatzes in den Humanwissenschaften. *Motorik: Zeitschrift für Psychomotorik in Entwicklung, Bildung und Gesundheit* 40 (3), 118.

Tucha, O. & Lange, K. W. (2004): Handwriting and attention in children and adults with attention deficit hyperactivity disorder. *Motor Control* 8 (4), 461–471.

Turk, K. & Deimel, H. (2002): Vernetzung in der Suchtkrankenhilfe – Aufgezeigt am Beispiel des Netzwerkes »Gesundheit, Sport und Erlebnis«. *Gesundheitssport & Sporttherapie* 18 (1), 20.

Udupa, K. N. (1983): Yoga and meditation for mental health. Geneva, Switzerland: World Health Organization.

Uexküll, T. v. (1992): Integrierte psychosomatische Medizin in Praxis und Klinik. Stuttgart, New York: Schattauer.

Uexküll, T. v.; Fuchs, M.; Johnen, R.; Müller-Braunschweig, H. (1994): Subjektive Anatomie. Theorie und Praxis körperbezogener Psychotherapie. Stuttgart: Schattauer.

Vaitl, D. (2004): Entspannungsverfahren. Das Praxishandbuch. Weinheim: Beltz, PVU.
Vaitl, D.; Petermann, F. (Hg.) (1993): Handbuch der Entspannungsverfahren. Grundlagen und Methoden. Weinheim: Beltz.
van der Schoot, P. (1976): Aktivierungstheoretische Perspektiven als wissenschaftliche Grundlegung für den Sportunterricht mit geistig retardierten Kindern. Schorndorf: Hofmann.
van der Stouwe, E. C. D.; van Busschbach, J. T.; Vries, B. de; Cahn, W.; Aleman, A.; Pijnenborg, G. H. M. (2018): Neural correlates of exercise training in individuals with schizophrenia and in healthy individuals: A systematic review. *NeuroImage: Clinical* 19, 287–301.
Vancampfort, D.; Vanderlinden, J.; Hert, M. de; Adámkova, M.; Skjaerven, L. Helvik; Catalán-Matamoros, D. et al. (2013a): A systematic review on physical therapy interventions for patients with binge eating disorder. *Disability and rehabilitation* 35 (26), 2191–2196.
Vancampfort, D.; Vanderlinden, J.; Hert, M. de; Soundy, A.; Adámkova, M.; Skjaerven, L. Helvik et al. (2013b): A systematic review of physical therapy interventions for patients with anorexia and bulemia nervosa. *Disability and rehabilitation* 36 (8), 628–634.
Vancampfort, D.; Probst, M.; Hert, M. de; Soundy, A.; Stubbs, B.; Stroobants, M.; Herdt, A. de (2014): Neurobiological effects of physical exercise in schizophrenia: a systematic review. *Disability and rehabilitation* 36 (21), 1749–1754.
Vancampfort, D.; Hert, M. de; Stubbs, B.; Soundy, A.; Herdt, A. de; Detraux, J.; Probst, M. (2015a): A systematic review of physical activity correlates in alcohol use disorders. *Archiv for Psychiatric Nursing* 29 (4), 196–201.
Vancampfort, D.; Hert, M. de; Stubbs, B.; Ward, P. B.; Rosenbaum, S.; Soundy, A.; Probst, M. (2015b): Negative symptoms are associated with lower autonomous motivation towards physical activity in people with schizophrenia. *Comprehensive psychiatry* 56, 128–132.
Vancampfort, D.; Rosenbaum, S.; Probst, M.; Connaughton, J.; Du Plessis, C.; Yamamoto, T. et al. (2016a): Top 10 research questions to promote physical activity research in people with binge eating disorder. *Eating disorders* 24 (4), 326–337.
Vancampfort, D.; Rosenbaum, S.; Schuch, F. B.; Ward, P. B.; Probst, M.; Stubbs, B. (2016b): Prevalence and predictors of treatment dropout from physical activity interventions in schizophrenia: a meta-analysis. *General hospital psychiatry* 39, 15–23.
Vandereyken, W., Depreietere, L., Probst, M. (1987): Body-oriented therapy for anorexa nervosa patients. *American Journal of Psychotherapy* 41, 252–259.
Vauth, R. & Stieglitz, R.-D. (2008): Training Emotionaler Intelligenz bei schizophrenen Störungen. Ein Therapiemanual. Göttingen: Hogrefe.
VDR (2002): Verband deutscher Rentenversicherung – Statistik.
VDR (2006): Verband deutscher Rentenversicherung – Statistik.
Verbeek, D. & Petermann, F. 1953–2019 (2015): Essstörungen bei Jugendlichen vorbeugen. Auffälliges Essverhalten erkennen und handeln. Göttingen: Hogrefe.
Vertonghen, J.; Theeboom, M. (2010): The social-psychological outcomes of martial arts practise among youth: a review. *Journal of Sports Science & Medicine* 9 (4), 528–537.
Veser, S.; Bady, M.; Wiesner, M. (2009): Konzentriert durch Klettern – Therapeutisches Klettern bei Kindern mit ADHS. *ergopraxis* 2 (4), 18–21.
Virilio, P. (1977): Vitesse et politique. Essai de dromologie. Paris: Galilée.
Virilio, P. & Voullie, R. (1980): Geschwindigkeit und Politik. Ein Essay zur Dromologie. Berlin: Merve-Verlag.
Vocks, S. & Legenbauer, T. (2005): Körperbildtherapie bei Anorexia und Bulimia Nervosa. Ein kognitiv-verhaltenstherapeutisches Behandlungsprogramm. Göttingen: Hogrefe.
Volmer, J. (2013): Bewegt ins Gleichgewicht. Misshandelte und missbrauchte Jungen in psychomotorischer Therapie. München: Reinhardt.
Voss, M. W.; Nagamatsu, L. S.; Liu-Ambrose, T.; Kramer, A. F. (2011): Exercise, brain, and cognition across the life span. *Journal of applied Physiology* 111 (5), 1505–1513.

Voß, R. (1983): Fördern Eltern, Lehrer, Erzieher und Ärzte den fortschreitenden Medikamentenmißbrauch bei Kindern und Jugendlichen? Anmerkungen zu einer ganzheitlichen Orientierung der Abhängigkeitsprophylaxe in der Schule. *Suchtgefahren* 29 (4), 369–378.

Waechter, F. K. (1970): Der Anti-Struwwelpeter. Frankfurt: Melzer.

Wagner, P. & Alfermann, D. (2006): Allgemeines und physisches Selbstkonzept. In K. Bös, W. Brehm (Hg.): Handbuch Gesundheitssport. Schorndorf: Hofmann, 334–345.

Wagner, W. (2002): Schwertarbeit in der Psychotherapie. In: P. Schettgen (Hg.): Heilen statt Hauen! Aikido-Erweiterungen in Therapie und beruflicher Bildungsarbeit. Augsburg: ZIEL, 31–42.

Waldenfels, B. & Giuliani, R. (2000): Das leibliche Selbst. Vorlesungen zur Phänomenologie des Leibes/Bernhard Waldenfels; hrsg. v. Regula Giuliani. Frankfurt am Main: Suhrkamp.

Wallbott, H. G. (1982): Contributions of the German »Expression Psychology« to nonverbal communication research. *Journal of Nonverbal Behavior* 7 (1), 20–32.

Wampold, B. E. (2001): The great psychotherapy debate. Models, methods, and findings. Mahwah, N. J.: Lawrence Erlbaum Associates.

Wampold, B. E. (2015): How important are the common factors in psychotherapy? An update. *World psychiatry: official journal of the World Psychiatric Association (WPA)* 14 (3), 270–277.

Wampold, B. E.; Imel, Z. E.; Flückiger, C.; Vasks, P. (2018): Die Psychotherapie-Debatte. Was Psychotherapie wirksam macht. Bern: Hogrefe.

Wang, F.; Lee, E.-K. Othelia; Wu, T.; Benson, H.; Fricchione, G.; Wang, W.; Yeung, A. S. (2014): The effects of tai chi on depression, anxiety, and psychological well-being: a systematic review and meta-analysis. *International journal of behavioral medicine* 21 (4), 605–617.

Warnke, A. & Lehmkuhl, G. (Hg.) (2011): Kinder- und Jugendpsychiatrie und Psychotherapie in Deutschland. Die Versorgung von psychisch kranken Kindern, Jugendlichen und ihren Familien. Stuttgart: Schattauer.

Warwitz, S. A. & Rudolf, A. (2014): Vom Sinn des Spielens. Reflexionen und Spielideen. Baltmannsweiler: Schneider Verlag Hohengehren.

WBP (2010): Methodenpapier des Wissenschaftlichen Beirats Psychotherapie nach § 11 PsychThG. Verfahrensregeln zur Beurteilung der wissenschaftlichen Anerkennung von Methoden und Verfahren der Psychotherapie.

Wegner, M.; Helmich, I.; Machado, S.; Nardi, A. E.; Arias-Carrion, O.; Budde, H. (2014): Effects of exercise on anxiety and depression disorders: review of meta-analyses and neurobiological mechanisms. *CNS & neurological disorders drug targets* 13 (6), 1002–1014.

Weichold, K. (2009): Epidemiologie des Substanzkonsums im Jugendalter. In: R. Thomasius, M. Schulte-Markwort, U. J. Küstner, P. Riedesser (Hg.): Suchtstörungen im Kindes- und Jugendalter. Das Handbuch: Grundlagen und Praxis. Stuttgart, New York: Schattauer, 21–33.

Weineck, J. (2019): Optimales Training. Leistungsphysiologische Trainingslehre unter besonderer Berücksichtigung des Kinder- und Jugendtrainings. Balingen: Spitta.

Weinmann, S. (2019): Die Vermessung der Psychiatrie. Täuschung und Selbsttäuschung eines Fachgebiets. Köln: Psychiatrie Verlag.

Weiser, M.; Kutz, I.; Kutz, S. J.; Weiser, D. (1995): Psychotherapeutic aspects of the martial arts. *Amercian Journal of Psychotherapy* 49 (1), 118–127.

Weiss, H.; Harrer, M.; Dietz, T. (2011): Das Achtsamkeits-Buch. Mehr Lebensqualität durch Entschleunigung. Grundlagen, Übungen, Anwendungen. Stuttgart: Klett-Cotta.

Weiß, M. (2002): Autismus. Therapien im Vergleich: ein Handbuch für Therapeuten und Eltern. Berlin: Wissenschaftlicher Verlag Spiess.

Weizsäcker, V. v. (1946): Anonyma. Bern: Francke.

Welsche, M. (2006): Sherborne's Beziehungsorientierte Bewegungspädagogik als Baustein der klinisch-bewegungstherapeutischen Arbeit mit Jugendlichen. *Praxis der Psychomotorik* 31 (4), 225.

Welsche, M. (2011): Psychische Erkrankungen im Kindes- und Jugendalter. In: G. Hölter (Hg.): Bewegungstherapie bei psychischen Erkrankungen. Grundlagen und Anwendung. Köln: Deutscher Ärzte-Verlag, 448–526.

Welsche, M. (2018a): Beziehungsorientierte Bewegungspädagogik. München: Ernst Reinhardt Verlag.

Welsche, M. (2018b): Sportorientierte Angebote in der teil- und vollstationären Jugendhilfe. Überlegungen zu grundlegenden Prinzipien der Durchführung. *Motorik* 41 (1), 11.

Welsche, M. (2019): Bewegungs- und sportorientierte Aktivitäten in den teil- und vollstationären Hilfen zur Erziehung in Baden-Württemberg. *neue Praxis* 3, 248–263.

Welsche, M. & Friedrich, B. (2017): »Beziehung in Bewegung« – ein Eltern-Kind-Projekt. *Praxis der Psychomotorik* 42 (1), 12.

Welsche, M. & Romer, G. (2005): Qualitative Bewegungsbeobachtung in der erlebnis- und bewegungspädagogischen Gruppenarbeit mit Jugendlichen im psychiatrisch klinischen Setting. *Bewegungstherapie und Gesundheitssport* 21, 206–214.

Welsche, M. & Schillinger, C. (2015): Bewegung und Sport als Thema in ausgewählten Fachzeitschriften der sozialen Arbeit. *neue Praxis* 45 (4), 435–443.

Welsche, M.; Stobbe, C.; Hölter, G.; Romer, G. (2007): Bewegungsdiagnostik und -therapie in der Kinder- und Jugendpsychiatrie. Eine Stanortbestimmung. *Zeitschrift für Kinder- und Jugendpsychiatrie* 35 (6), 435–445.

Welsche, M.; Stobbe, C.; Romer, G.; Hölter, G. (2009): Psychomotorik und Bewegungstherapie in der Kinder- und Jugendpsychiatrie. Eine Studie zu Rahmenbedingungen und Akzeptanz. *Praxis der Psychomotorik* 34 (4), 172.

Werner, E. E. (2005): What can we learn about resilience from Large – ScaLE Longitudinal Studies?: Handbook of resilience in children. New York: Kluwer Academic/Plenum Publishers, 91–105.

Werner, E. E. & Smith, R. S. (1982): Vulnerable, but invincible. A longitudinal study of resilient children and youth. New York: Adams, Bannister, Cox.

Weßling-Lünnemann, G. (1985): Motivationsförderung im Unterricht. Göttingen: Hogrefe.

WHO (1980): International Classification of Impairment, Disabilities and Handicaps. Geneva: World Health Organization.

WHO (1993): International Statistical Classification of Diseases and Related Health Problems (ICD-10). Geneva: WHO.

WHO (2001): International Classification of Functioning, Disability and Health. Geneva: World Health Organization.

WHO (2019): International Classification of Health Interventions (ICHI). Geneva: World Health Organization.

WHO-FIC (2007): International Classification of Health Interventions.

Wigal, T.; Swanson, J. M.; Regino, R., Lerner, M. A.; Soliman, I.; Steinhoff, K. et al. (1999): Stimulant medications for the treatment of ADHD: Efficacy and limitations. *Mental Retardation and Developmental Disabilities Research Reviews* 5 (3), 215–224.

Wilda-Kiesel, A. (1987): Kommunikative Bewegungstherapie. Leipzig: Johann Ambrosius Barth Verlag.

Wilken, B. (2019): Methoden der kognitiven Umstrukturierung. Ein Leitfaden für die psychotherapeutische Praxis. Stuttgart: Kohlhammer.

Willcutt, E. G.; Nigg, J. T.; Pennington, B. F.; Solanto, M. V.; Rohde, L. A.; Tannock, R. et al. (2012): Validity of DSM-IV attention deficit/hyperactivity disorder symptom dimensions and subtypes. *Journal of Abnormal Psychology* 121 (4), 991–1010.

Williams, J. H. G.; Whiten, A.; Singh, T. (2004): A systematic review of action imitation in autistic spectrum disorder. *Journal of Autism and Developmental Disorders* 34 (3), 285–299.

Willke, E. (2007): Tanztherapie. Theoretische Kontexte und Grundlagen der Intervention. Bern: Huber.

Wipfli, B. M.; Rethorst, C. D.; Landers, D. M. (2008): The anxiolytic effects of exercise: a meta-analysis of randomized trials and dose-response analysis. *Journal of Sport and Exercise Psychology* 30 (4), 392–410.

Wittchen, H.-U.; Jacobi, F. (2001): Die Versorgungssituation psychischer Störungen in Deutschland. *Bundesgesundheitsblatt – Gesundheitsforschung – Gesundheitsschutz* 44 (10), 993–1000.

Wohak, B. (2002): Das Körperschema der Angst auflösen: Schwertarbeit als Empowerment für Traumaopfer. In: P. Schettgen (Hg.): Heilen statt Hauen! Aikido-Erweiterungen in Therapie und beruflicher Bildungsarbeit. Augsburg: ZIEL, 89–102.

Wölfling, K.; Jo, C.; Bengesser, I.; Beutel, M. E.; Müller, K. W. (2013): Computerspiel- und Internetsucht. Ein kognitiv-behaviorales Behandlungsmanual. Stuttgart: Kohlhammer.

Wolters, J.-M. (1999): Kampfkunst in der Kinder- und Jugendpsychiatrie: Was ist normal? Normalitätskonstruktionen in Jugendhilfe und Jugendpsychiatrie. Weinheim, München: Juventa-Verlag, 173–180.

Wolters, J.-M. (Hg.) (2008): Budo-Pädagogik. Kampf-Kunst in Erziehung, Therapie und Coaching. Augsburg: ZIEL.

Wolters, J.-M. & Nachtlberger, D. (2015): Budo in der Kinder- und Jugendpsychiatrie. Budopädagogik und -therapie in der teilstationären Behandlung einer Tagesklinik. In: Budopädagogik. Wien, 64–80.

Woody, M. L. & Gibb, B. E. (2015): Integrating NIMH Research Domain Criteria (RDoC) into Depression Research. *Current opinion in psychology* 4, 6–12.

Worth, A.; Woll, A.; Albrecht, C.; Karger, C.; Mewes, N.; Oberger, J. et al. (2015): MoMo-Längsschnittstudie »Physical Fitness and Physical Activity as Determinants of Health Development in Children and Adolescents«. Testmanual zu den motorischen Tests und den anthropometrischen Messungen. *KIT Scientific Reports.*

Wu, M. Hsiu; Lee, C. Pang; Hsu, S. Chieh; Chang, C. Ming; Chen, C. Yen (2015): Effectiveness of high-intensity interval training on the mental and physical health of people with chronic schizophrenia. *Neuropsychiatric disease and treatment* 11, 1255–1263.

Wunram, H. (2016): »Mood Vibes« – Umsetzbarkeit eines intensiven Sportprogramms als adjunktive Therapie bei depressiven Jugendlichen. In: H. Deimel & T. Thimme (Hg.): Bewegungs- und Sporttherapie bei psychischen Erkrankungen des Kindes- und Jugendalters. Sankt Augustin: Academia Verlag, 65–77.

Wurll, P. (2011): Achtsamkeit als Haltung. In: U. Anderssen-Reuster (Hg.): Achtsamkeit in Psychotherapie und Psychosomatik. Haltung und Methode. 2. Aufl. Stuttgart: Schattauer, 110–121.

Wustmann, C. (2005): Die Blickrichtung der neueren Resilienzforschung. Wie Kinder Lebensbelastungen bewältigen. *Zeitschrift für Pädagogik* 51 (2), 192–206.

Zang, Y. (2019): Impact of physical exercise on children with attention deficit hyperactivity disorders: Evidence through a meta-analysis. *Medicine* 98 (46), e17980.

Zeeck, A. & Herpertz, S. (2015): Diagnostik und Behandlung von Essstörungen. Ratgeber für Patienten und Angehörige. Patientenleitlinie der Deutschen Gesellschaft für Essstörungen (DGESS). Berlin: Springer.

Zeeck, A. & Schlegel, S. (2013): Sportprogramme und sporttherapeutische Interventionen bei Essstörungen. *Psychotherapie im Dialog* 14 (04), 62–65.

Zhou, J.; Yin, T.; Gao, Q.; Yang, X. Cun (2015): A Meta-Analysis on the Efficacy of Tai Chi in Patients with Parkinson's Disease between 2008 and 2014. *Evidence-Based Complementary and Alternative Medicine*, 1–9.

Zhu, D.; Xu, D.; Dai, G.; Wang, F.; Xu, X.; Zhou, D. (2016): Beneficial effects of Tai Chi for amphetamine-type stimulant dependence: a pilot study. *The American journal of drug and alcohol abuse* 42 (4), 469–478.

Zimmer, P.; Schenk, A.; Bloch, W. (2017): Genetische und epigenetische Aspekte in Bezug auf körperliche Aktivität und Gesundheit. In: W. Banzer (Hg.): Körperliche Aktivität und

Gesundheit. Präventive und therapeutische Ansätze der Bewegungs- und Sportmedizin. Berlin, Heidelberg: Springer, 359–367.

Zimmer, R. (2015): Handbuch Sprachförderung durch Bewegung. Freiburg: Herder.

Zimmermann, K. (2016): Ansätze und Methoden in der kinder- und jugendpsychiatrischen Tagesklinik. In: H. Deimel & T. Thimme (Hg.): Bewegungs- und Sporttherapie bei psychischen Erkrankungen des Kindes- und Jugendalters. Sankt Augustin: Academia Verlag, 269–277.

Zubin, J.; Spring, B. (1977): Vulnerability: A new view of schizophrenia. *Journal of Abnormal Psychology* 86 (2), 103–126.

Zulliger, H. (1953): Umgang mit dem kindlichen Gewissen. Stuttgart: Ernst Klett.

Zunker, C.; Mitchell, J. E.; Wonderlich, S. A. (2011): Exercise interventions for women with anorexia nervosa: a review of the literature. *The International journal of eating disorders* 44 (7), 579–584.

Sachverzeichnis

T

U

V

W

Y

Z

Wissen & Leben (Herausgegeben von Wulf Bertram)

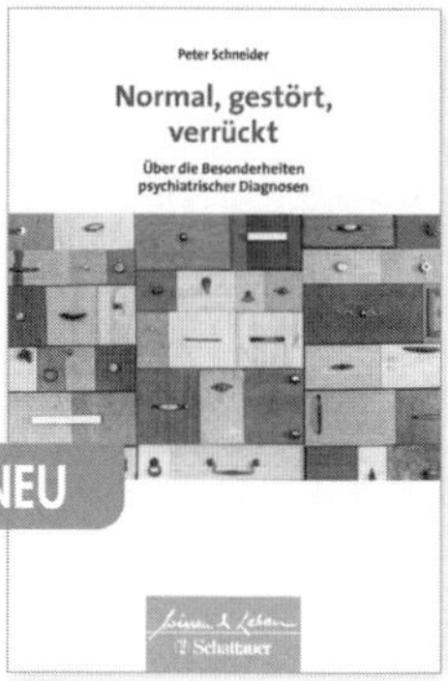

NEU

Peter Schneider

Normal, gestört, verrückt

Über die Besonderheiten psychiatrischer Diagnosen

Psychiatrische Diagnosen werden ausschließlich anhand klinischer Befunde erhoben, zum größten Teil aufgrund dessen, was die Patienten selbst von sich und ihrem Leiden erzählen. Alle Ankündigungen, ein psychiatrisches Diagnosesystem auf »objektive« biologische, genetische oder neurologische Daten gründen zu können, haben sich als leere Versprechungen erwiesen. So bleibt es dabei, dass die Diagnosen psychischer Störungen einzig durch das Vorliegen einer Reihe von Symptomen (und nicht etwa durch eine Theorie ihrer Entstehung) definiert sind.

2020. 196 Seiten, Klappenbroschur
€ 20,– (D) | ISBN 978-3-608-40031-1

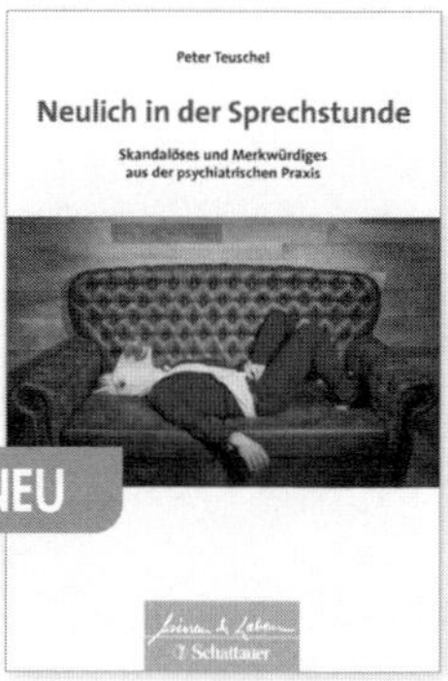

NEU

Peter Teuschel

Neulich in der Sprechstunde

Skandalöses und Merkwürdiges aus der psychiatrischen Praxis

Es läuft nicht immer alles rund, nein, meistens läuft es sogar ziemlich schräg. Peter Teuschel, bloggender Psychiater aus München, hat einen scharfen Blick für alles, was seine PatientInnen und die Gesellschaft heutzutage bis zur Verbiegung bewegt. Sie wollen es geradlinig? Dann greifen Sie nicht zu diesem Buch! Denn alles Angepasste hat keinen Platz darin oder wird auf die Schippe genommen. Teuschel blickt genau hin und gibt Anregungen zur Menschlichkeit – denn ohne sie bleibt in der Medizin und im Leben alles auf der Strecke.

2020. 267 Seiten, Klappenbroschur
€ 20,– (D) | ISBN 978-3-608-40052-6

Schattauer